여성건강간호학 I

7th Edition

ELSEVIER

FOUNDATIONS OF MATERNAL-NEWBORN AND WOMEN'S HEALTH NURSING, SEVENTH EDITION

ISBN: 978-0-323-39894-7

This edition of Foundations of Maternal-Newborn and Women's Health Nursing, seventh edition by Sharon Murray, MSN, RN; Emily McKinney, MSN, RN, C; Karen Shaw Holub, MS, RNC-OB; and Renee Jones, DNP, RNC-OB, WHNP-BC is published by arrangement with Elsevier Inc.

Foundations of Maternal-Newborn and Women's Health Nursing, Seventh edition by Sharon Murray, MSN, RN; Emily McKinney, MSN, RN, C; Karen Shaw Holub, MS, RNC-OB; and Renee Jones, DNP, RNC-OB, WHNP-BC의 한국어판은 Elsevier, Inc.와의 계약을 통해 (주)학지사메디컬에서 출간되었습니다.

여성건강간호학, 강남미 외
Korean ISBN : 978-89-6069-761-4 94510(세트) / 978-89-6069-762-1 94510(1권) / 978-89-6069-763-8 94510(2권)

여성건강간호학 I 7판

Foundations of Maternal-Newborn and Women's Health Nursing 7th EDITION

2019년 8월 20일 1판 1쇄 발행
2020년 2월 10일 1판 2쇄 발행

지은이 | Sharon Smith Murray, Emily Slone McKinney, Karen Holub, Renee Jones
옮긴이 | 강남미 외
펴낸이 | 김진환
펴낸곳 | 학지사메디컬 HAKJISA MEDICAL
04031 서울특별시 마포구 양화로 15길 20 마인드월드빌딩
대표전화_ 02-330-5188 팩스_ 02-326-0338
등 록 | 2010년 2월 8일 제313-2010-36호
메 일 | hakjisamd@hakjisamd.co.kr
홈페이지 | http://www.hakjisamd.co.kr

ISBN 978-89-6069-761-4 94510(세트) / 978-89-6069-762-1 94510(1권) / 978-89-6069-763-8 94510(2권)

가 격 | 85,000원(세트) / 45,000(1권) / 40,000(2권)

여성건강간호학 I

7th Edition

Foundations of Maternal-Newborn and Women's Health Nursing

Sharon Murray | Emily McKinney | Karen Holub | Renee Jones 공저

강남미 구자성 김송순 김영희 김정애 김지인 김태희 박현순
박혜서 윤미선 이상복 이은숙 장순양 하주영 황문숙 황신우 외 편역

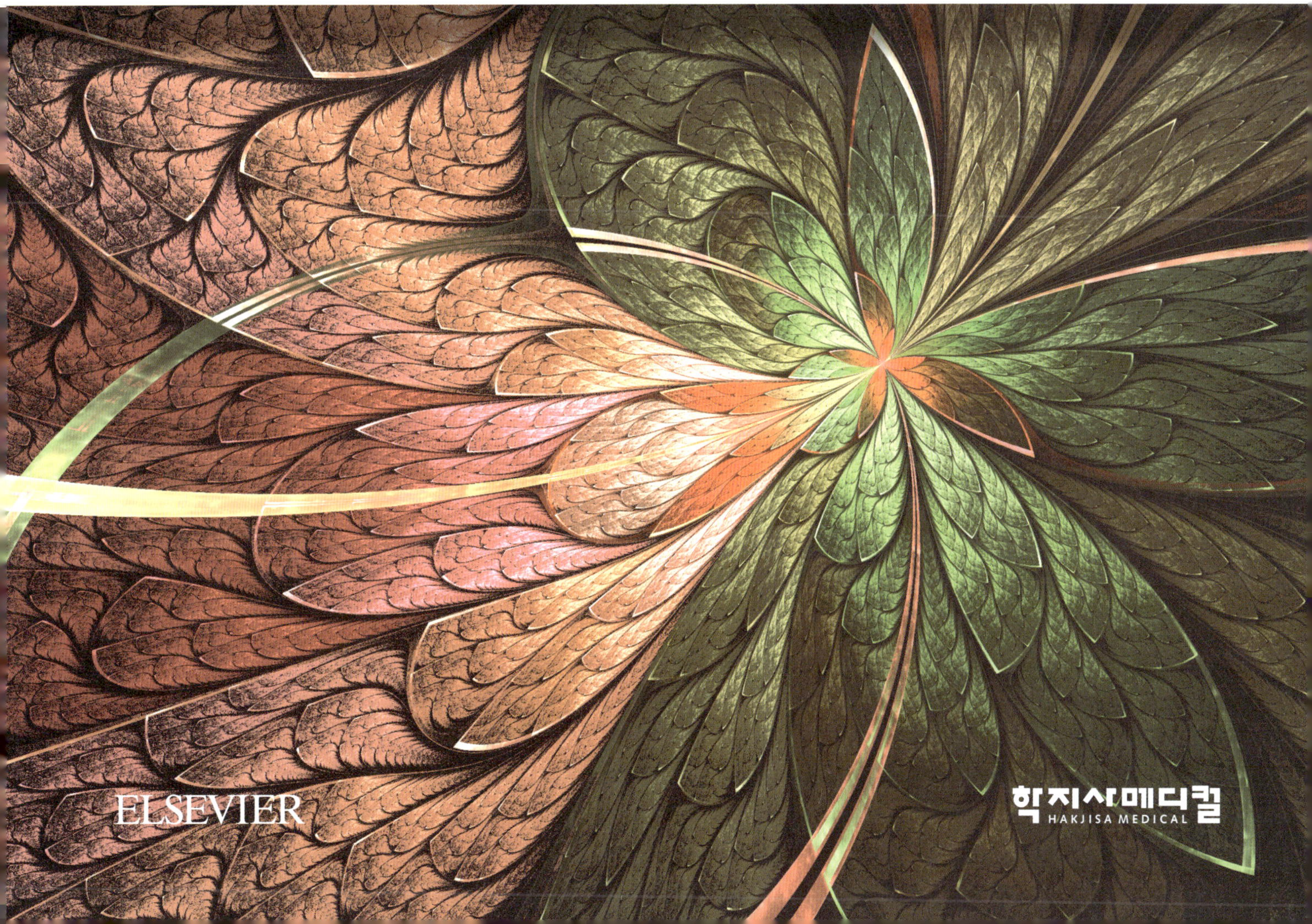

ELSEVIER

학지사메디컬 HAKJISA MEDICAL

역자 소개

대표역자

강남미 건국대학교

편집위원

구자성	강릉영동대학교	김태희	백석문화대학교	이은숙	동의대학교
김송순	동원과학기술대학교	박현순	강원관광대학교	장순양	대구대학교
김영희	원광보건대학교	박혜서	제주한라대학교	하주영	부산대학교
김정애	초당대학교	윤미선	백석대학교	황문숙	우석대학교
김지인	대구보건대학교	이상복	경동대학교	황신우	대구보건대학교

감수

김현준	건국대학교병원	이필량	서울아산병원

집필진

강남미	건국대학교	김정애	초당대학교	이선옥	신라대학교
강승주	전남과학대학교	김정희	부산여자대학교	이윤정	서울여자간호대학교
구건이	구미대학교	김지인	대구보건대학교	이은숙	동의대학교
구자성	강릉영동대학교	김태희	백석문화대학교	이정임	경북전문대학교
구혜자	경성대학교	남지란	구미대학교	이혜진	경북보건대학교
권숙희	대동대학교	박점미	남서울대학교	장순양	대구대학교
권순조	계명문화대학교	박현순	강원관광대학교	전미화	건국대학교
김문정	부경대학교	박혜서	제주한라대학교	정은자	호산대학교
김미옥	동명대학교	박혜진	경남정보대학교	채경숙	신성대학교
김민경	안산대학교	손진희	호산대학교	최동숙	경북과학대학교
김보미	경북전문대학교	양현주	창신대학교	최소영	경상대학교
김성미	대구과학대학교	오미정	영산대학교	최은영	경동대학교
김송순	동원과학기술대학교	유영란	안동과학대학교	하주영	부산대학교
김수미	동신대학교	유혜영	제주관광대학교	한지우	경동대학교
김영아	제주대학교	윤미선	백석대학교	황문숙	우석대학교
김영희	원광보건대학교	이경란	가톨릭상지대학교	황신우	대구보건대학교
김윤미	가천대학교	이상복	경동대학교		

머리말

여성건강간호는 임신기와 분만기는 물론 청소년기부터 노년기 여성의 전반적인 건강을 돌보는 것을 의미합니다. 그러므로 간호사들은 근거에 기반을 둔 정보, 간호과정, 의사소통, 대상자 교육과 비판적 사고기법을 활용할 수 있어야 합니다. 이에 모성 · 여성건강간호는 건강간호분야에서 일어나는 변화에 발맞추어 '하이-터치' 케어와 '하이-테크' 케어 간의 균형 안에서 환자 중심 간호과정을 교수-학습할 수 있도록 해야 합니다. 효과적인 간호중재는 의학적 처지와 간호행동의 근거를 분명하게 이해하는 데에 달려 있습니다. 따라서 교수와 학생들 모두에게 여성건강간호의 체계적이고 효율적인 교수-학습과정을 위해서 근거를 기반으로 비판적 사고를 전개시킬 수 있는 적합한 교재가 필수적입니다.

이 책은 여성에 관련된 병리생리의 원리와 간호중재의 기반이 되는 연구결과를 제시하고, 여성건강전문분야에서 이 정보를 어떻게 적용할지 생각해 볼 수 있도록 구성되었다는 점이 특징입니다. 복잡한 자료를 가능한 간단하고 분명하게 전달하고자 평가 부분에서 단계별 지침을 다시 한 번 확인함으로써 학생들이 임상으로 진출하였을 때 간호시작 단계부터 신속하게 역할을 수행할 수 있는 가이드라인을 제공하였습니다. 또한 학생들의 이해를 돕기 위해 요약, 도표 등의 학습 보조내용을 구성하였습니다.

간호학과 학생들은 임상실습 시 강의시간에 학습한 일반적인 정보를 특정 대상자 간호로 적용시키는 데 종종 어려움을 겪습니다. 따라서 이 책은 출산, 신생아, 여성건강관련 간호 시 발생되는 상황별 사례에 근거하여 간호계획을 제시하고 있기 때문에 학생들의 이해를 향상시키는 데 효율적이라고 생각합니다. 여성건강간호에서 의사소통 기법 역시 출산가족을 위해 정확한 보살핌을 제공하는 데 있어 필수적입니다. 학생들이 이미 보유하고 있는 지식을 강화하고 출산, 신생아 및 여성건강관련 상황에서 의사소통 기법이 사용될 수 있는 실제적인 사례를 제공하고 있습니다. 뿐만 아니라 각 장의 첫 머리에 학습목표를 설명하고 주요용어를 제공하고 있으며, 시각적으로 명료하게 개념을 전달하고 학습효과를 강화시키는 데 도움이 되는 그림과 사진들을 포함하고 있습니다. 학생들이 내용을 이해했는지 확인할 수 있도록 돕는 질문들이 각 장마다 배치되어 있으며, 임상적 상황에 따른 정보를 풍부하게 제공하고 있습니다. 따라서 여성건강간호학 교재로서 교수학습과정에서 효율적으로 활용할 수 있다는 점이 특징입니다.

이 책을 교재로 하여 효율적이고 효과적인 교수-학습과정을 통해 훌륭하고 능력 있는 여성전문간호사가 배출되기를 기대합니다.

이 책이 출판되기까지 수정보완해주신 모든 저자, 편집위원 교수님들께 감사의 마음을 전하며, 본 역서를 바쁘신 가운데도 꼼꼼하게 감수해주신 아산병원 이필량 교수님과 건국대병원 김현준 교수님께 감사의 마음을 표합니다.

2019년 8월

참된 여성건강간호의 발전을 위하여...

대표역자 강남미

목차

PART 1 여성건강의 이해

PART 5 고위험 임신 간호

CHAPTER 22 산욕기 합병증

CHAPTER 23 난임

PART 6 여성건강문제

PART 1

여성건강의 이해

1

여성건강의 이해

Maternity and Women's Health Care Today

학습목표

1. 모성돌봄의 변화를 설명한다.
2. 여성건강간호의 개념과 목적을 설명한다.
3. 여성건강간호에 적용되는 이론을 설명한다.
4. 여성건강간호의 현황을 파악한다.
5. 여성건강간호의 문제를 기술한다.

주요용어

가족 family
결과관리 outcome management
모성돌봄 maternity care
보완대체의학 complementary and alternative medicine, CAM
사례관리 case management
사망률 mortality rate
조산사 midwive
진통, 분만, 회복실 labor, delivery and recovery (LDR) room
출산 childbirthing
포괄수가제 dignosis-related groups, DRGs

모성돌봄(maternity care)의 변화는 출산 환경이 가정에서 병원으로 바뀌는 20세기 초 · 중반에 일어났다. 여성건강간호에 대한 변화는 현재도 계속되고 있으며, 기술의 빠른 발전과 그에 따른 의료비용 증가로 갈등이 빚어지고 있다. 이런 문제에도 불구하고 건강돌봄제공자들은 돌봄의 질을 유지하려고 노력한다.

비만, 당뇨, 고혈압과 같은 건강문제는 일생 동안 여성에게 영향을 미치는데, 가임기 여성뿐만 아니라 중년 이상의 여성에게도 부정적인 영향을 미친다.

가족의 구조와 기능 변화 및 문화적 믿음과 관습의 차이 역시 보건의료에 영향을 미친다. 미국에서는 보건의료의 발전으로 인해 엄마와 영아의 사망률이 상당히 감소하였지만, 통계를 살펴보면 인종 간에 큰 차이가 나타난다.

1. 출산의 역사적 관점

1) 조산사

20세기 이전에는 대부분 조산사의 도움을 받아 가정에서 출산하였다. 조산사는 경험이 많은 할머니 또는 비전문조산사들에 의해 훈련되었다. 경제수준이 낮은 여성들은 의과생들이 교육을 받고 있는 병원에서 주로 분만했고, 부유한 여성들은 조산사가 도와주는 가정분만을 선호했다.

조산사의 도움을 받는 가정분만 과정에서 많은 여성과 영아가 사망한다. 그러나 모성과 영아 사망률은 병원이나 가정분만 모두 높았다. 모성 사망의 일차적인 원인은 산후출혈과 산후감염(산욕열) 그리고 임신중독증(자간전증 또는 임신성 고혈압)이었다. 영아 사망의 주요 원인은 조산, 설사로 인한 탈수, 전염성 질환이었다.

2) 의학적 관리의 발전

19세기 후반, 의학의 발전으로 인해 가정분만 감소와 더불어 병원 분만이 증가되었다. 모성돌봄에 있어 중요한 변화는 다음과 같은 요인들에 의해 이루어졌다.

- 위생 관리를 통한 산후감염 예방
- 출산을 촉진할 수 있는 겸자(forcep)의 개발
- 출산 동안의 통증을 조절할 수 있는 클로로포름의 발견

- 진통의 시작을 유도하거나 자궁수축을 증가시키는 약물 사용
- 제왕절개 분만 같은 수술 절차의 발전

병원들은 감염 예방을 위한 정책과 절차를 발전시키고, 기술적 도움을 받아들이는 데 박차를 가했다.

모성돌봄은 대부분 여성에게 엄격하게 적용되었다. 의사들은 모든 산전(antepartum, 진통 시작 전), 분만 중(intrapartum, 진통과 출산 시간), 산후(postpartum, 출산 후 처음 6주) 돌봄을 관리했다. 많은 지역에서 비전문조산사의 일은 불법이 되었고, 간호조산술이 정착되지 못했다. 의사가 신생아를 '받아냈고' 간호사의 주요 역할은 의사를 돕고 출산 후 처방된 치료적 지시를 따르는 것이었다. 그 당시에는 교육과 상담은 가치 있는 간호업무가 아니었다. 간호사는 기존의 방법보다 더 효과적인 실무 향상을 위한 간호연구는 공식적으로 이루어지지 않았다.

가정분만과는 달리 병원분만은 부모와 신생아의 애착을 방해했다. 진통 중 여성은 마약과 스코폴라민(scopolamine) 혼합 약물을 처방받았다. 부모와 아이 초기 접촉의 중요성에 대한 무지로 산모는 출산 후 여러 시간 동안 신생아를 볼 수 없었다. 신생아 출산 후 일정 시간 동안 산모와의 면회가 허용되지 않아 아빠는 대기실에서 기다려야만 했다.

기술적 진보로 가정분만에서 병원분만으로 이동이 있었음에도 불구하고 모성과 신생아 사망률 감소는 뚜렷하게 이루어지지 못했다. 이것은 임산부의 불량한 영양 상태, 감염성 질환, 부적절한 산전 돌봄과 같이 예방 가능했던 문제인 건강돌봄 불균형이 지속되었기 때문이다. 부유한 가족들은 임신 초기부터 포괄적인 의료돌봄을 받을 수 있었지만, 경제 상태가 좋지 않은 가족들은 출산과 관련된 산전 돌봄과 정보에 대한 접근이 매우 한정적이었다.

3) 모성 · 신생아 돌봄에 대한 정부의 개입

경제 수준이 낮은 여성의 높은 모성 · 신생아 사망률은 모성돌봄에 대한 필요성을 증가시켰다. 오늘날 정부는 모성, 신생아, 어린 아이들의 건강을 증진시키기 위해 다양한 프로그램을 지원한다(**표 1-1**). 정부의 자금으로 모성과 신생아 사망 문제가 일부 해결되었지만, 아직까지 건강돌봄의 불평등 문제가 남아 있다. 대부분의 의료행위는 보험을 가지고 있고 의료서비스 비용을 더 잘 지불할 수 있는 사람들이 거주하고 있는 도시나 교외에서 이루어진다. 그러나 보험 비용이 빠르게 증가하면서 고용주들은 피고용인들에게 보험의 책임을 떠넘기거나 보험 혜택을 중지한다. 건강보험은 파트타임으로 일하는 여성에게 지원이 어려운 서비스일 수도 있다. 직장의료보험이 불가능한 경우 현실적인 대안이 없다. 중산층 가정에서는 고용주가 지원하는 건강보험이 너무 비싸 가족들을 부양하기에도 수입이 부족하기 때문에 가능한 한 보장범위를 줄인다.

부적절한 건강돌봄 보장범위로 인해 여성과 아동에게 건강돌봄 제공에 문제가 지속되자 간호사의 역할 범위가 확장되었으며, 발전된 교육 프로그램을 통해 돌봄제공자는 면허를 취득한 조산사(certified nurse-midwives, CNMs), 임상간호사, 전문간호사로 나뉘어졌다(2장 참조).

4) 건강돌봄에 대한 요구

임신한 여성들은 더 이상 수동적으로 제공되는 것만을 받아들이려 하지 않는다. 가족계획을 세우고 이에 맞는 정보를 원하고 임신 중에 발생 가능한 일들을 궁금해한다. 또한 아빠, 형제자매, 조부모는 임신과 출산이라는 특별한 과정에 참여하기를 원한다. 부모는 그들의 아이가 태어나는 방식에 대해 좀 더 '참여하기'를 원한다.

1950년대 초반 Dr. Grantly Dick-Read는 약물중재 없이 임신부가 분만 중 두려움을 조절하고 통증을 통제하도록 하는 방법을 제안했다. Lamaze와 Bradley의 방법 또한 선호되었다.

소아심리학자와 간호연구가는 부모와 신생아의 초기 접촉이 감염 위험을 줄인다는 것을 확인했다. 이러한 지식이 있는 부모는 항상 신생아와 함께 있기(모자동실)를 원하며, 가족으로부터 신생아 감염이 증가되지 않는 한 신생아가 부모와 함께 있도록 하는 가족 중심의 모성돌봄이 표준화되었다.

5) 가족중심 돌봄의 발전

가족중심 돌봄은 신생아를 포함한 가족의 신체적 · 정신적 요구를 정확히 파악하는 안전하고 수준 높은 돌봄을 말한다. 신체적인 안전을 유지하는 동안 가족 통합성을 증진시키는 것이 목표이다.

가족중심 돌봄의 기본 원칙은 다음과 같다.

- 출산은 가족의 삶에 있어서 정상적이고 건강한 사건이다.
- 출산은 가족 전체에게 영향을 미치고 가족관계는 조화롭

표 1-1 엄마와 어린이 돌봄에 대한 연방 계획

프로그램	목적
National Institute of Health and Human Development www.nichd.nih.gov	모성과 아이 건강 프로그램에 필요한 교육과 연구활동을 할 수 있도록 지원한다.
Title V Amendment of Public Health Service Act	공공 진료소에서 포괄적인 산전 영아 돌봄 제공을 위해 모성과 영아돌봄(MIC) 프로젝트를 만든다.
Title XIX of Medicaid	임신한 여성과 아동의 건강돌봄 접근을 촉진하기 위해 경제적 지원을 제공한다.
Head Start www.acf.hhs.gov	학령기 이전의 저소득층 아동에게 교육 기회를 제공한다.
Women, Infants, and Children (WIC) Program www.fns.usda.gov/wic/women-infants-and-children-wic	보충 음식과 영양 정보를 제공한다.
Temporary Assistance to Needy Families(TANF)	경제상태가 낮은 아동과 그 가족의 기본 생활비 지원을 위해 주마다 다른 적절한 자격과 제한시간을 정하고 일시적인 경제적 지원을 제공한다. 미국 원주민(부족)을 위한 Aid to Families가 Dependent Children(AFDC) 프로그램을 제공한다.
National Center for Family Planning	임신에 대한 정보를 제공한다.
Healthy Start	영아 사망률과 출생 시 저체중을 감소시키기 위해 지역사회가 문화적으로 적절한 전략을 발전시키도록 강화한다.

게 재구성될 필요가 있다.

- 가족은 적절한 정보와 전문적인 지지를 받는다면 돌봄에 대한 결정을 할 수 있다.
- 가족 또는 다른 지지에 초점을 맞추는 것은 여성이 건강 유지를 추구하고자 할 때 혜택을 줄 수 있다.

가족중심의 돌봄은 간호사의 책임을 크게 증가시켰다. 현재 간호사는 출산에 대해 가족을 교육하고, 상담하고, 지지하는 데 중요한 역할을 한다. 가족중심 돌봄은 여성건강의 중요한 부분이다.

2. 출산 환경

1) 전통적인 병원 환경

과거 출산 환경에서는 작은 병실 혹은 응급실 같은 기능적인 분만실에서 진통이 이루어졌다. 여성은 출산이 임박했을 때 수술실 같은 분만실로 이동되었고, 출산 후에는 1~2시간 관찰을 위해 회복실로 옮겨졌다. 이후 일반 병실 같은 산욕기 병실로 이동했다. 신생아는 산모가 회복실로 이동될 때 보통 신생아실로 이동했다. 산모는 산욕기병실에서 안정이 되면 산모와 신생아가 모자동실이 되었다. 간호사가 산욕기 병실에서 산모를 돌보았던 아기를 돌보는 경우는 거의 없었다. 1970년대부터 아버지나 다른 보호자가 진통, 분만, 회복기 동안 산모와 함께 있을 수 있게 되었다.

전통적인 병원분만은 안전하지만, 그 환경은 비인간적이고 산모가 이동해야 하는 불편함이 있었다. 출산 직전 진통실에서 분만실로의 이동은 특히 산모에게 힘든 일이었다. 이렇게 이동함에 따라 가족이 함께 모이는 시간이 줄어들고 종종 부모와 신생아가 격리되었다. 이러한 단점 때문에 병원들은 더 편안하고 가족 참여를 강화하는 환경을 마련하기 시작했다.

2) 출산 장소

(1) 진통, 분만, 회복실

오늘날 질식 분만을 위한 보편적인 장소는 LDR실, 즉 진통(labor), 분만(delivery), 회복(recovery)실이다. LDR실에서는 진통, 분만, 회복이 한꺼번에 이루어진다(**그림 1-1**). LDR실은 집과 비슷한 환경으로 냉장고, 전자기기, 부드러운 조명 등이 있다. 가구는 형태를 쉽게 바꿀 수 있어 필요 시 LDR실을 분만실로 바꿀 수 있다. 장식물을 이동시키면 흡인기나 산소기구가 노출되고, 천장의 조명이 바뀌고, 목재장이 열리면 태아감시장치와 장비가 그대로 드러난다. 지금은 오히려 이런 기술 장비들을 기대하기 때문에 LDR실이 처음 만들어졌을 때에 비해 장비를 그대로 노출하는 것이 일반적이다.

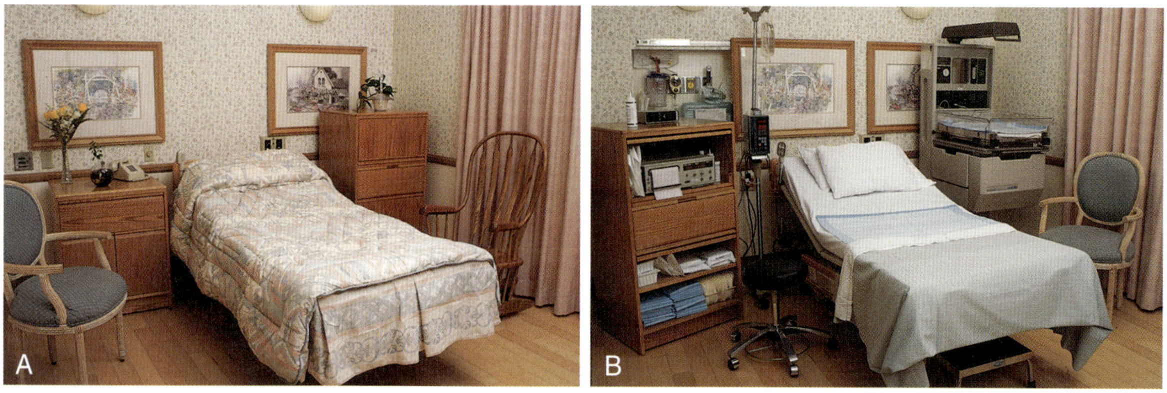

그림 1-1 A: 전형적인 진통, 분만, 회복실. 가정과 같은 가구들 B: 필요한 기술적 장비를 노출시키기 위해 빠르게 변경

진통 중인 여성은 기관의 정책과 본인의 요청에 따라 친척, 친구, 자녀 등 가까운 사람들과 함께 할 수 있다.

출산 후 산모는 LDR실에 1~2시간 머무르다 산욕기 병실로 옮겨지게 된다. 건강한 신생아는 엄마가 LDR실에 머무는 내내 함께 남아 신생아의 삶에 적응할 수 있도록 간호사정을 받을 수 있다. 엄마가 출산 후 산욕기 병실로 이동될 때 신생아는 보다 광범위한 사정을 위해 신생아실로 옮겨지거나 산욕기 병실에서 엄마와 함께 사정받을 수 있다.

LDR실의 장점은 환경이 가정과 비슷하고 가족들이 산모와 함께 있을 수 있다는 점이다. 그러나 가족구성원들이 LDR실의 기술적인 요소를 단점으로 받아들일 수도 있다.

(2) 진통, 분만, 회복, 산욕실

어떤 병원은 산모가 회복된 후 산욕기 병실로 이동되지 않고 구조와 기능이 있는 LDR실을 제공한다. 산모와 신생아는 퇴원할 때까지 진통, 분만, 회복 그리고 산욕실(LDRP)에 머무른다.

(3) 가정분만

미국에서는 소수 여성만이 가정분만을 한다. 가정분만에 참여하는 조산사들은 의료과실 시 비싼 의료보험 때문에 의료보장을 받기 어려워 조산사(CNM)만이 이 서비스를 제공한다. 많은 조산사들이 병원이나 출산센터에서 실무를 담당하고 있으며, 의사들과 함께 근무한다. 이전에 가정분만을 경험한 모성들은 병원이나 출산센터의 안전한 환경에서 제공되는 가족중심 돌봄의 장점을 알게 되어 여전히 조산사의 돌봄과 소극적인 간호중재를 선호한다.

가정분만은 출산과정 내내 친숙한 환경 속에서 가족과 함께 있을 수 있다는 장점이 있다. 가정분만이 잘 진행된다면 가족구성원 모두 성장시키는 경험이 될 수 있다. 어린 형제자매들은 엄마와 떨어져 있지 않고 출산 후 즉시 신생아와 긍정적인 관계를 형성할 수 있다. 신생아와의 접촉은 병원 일상에 방해받지 않으면 모유수유가 적극 지지된다. 가정분만한 여성은 적극적으로 출산의 세부 사항

이해하기

1. 여성과 신생아 건강돌봄에 연방 정부가 참여한 이유는 무엇인가? 오늘날 경제상태가 높고 낮은 여성의 건강돌봄에는 어떤 차이점이 있는가?(미국과 우리나라 비교)
2. 가족중심 모성돌봄과 19세기 전반의 모성돌봄의 차이점은 무엇인가? 가족중심의 돌봄과 지지로 출산을 하지 않을 때 여성건강에 어떠한 영향을 미치는가?
3. 가정분만은 진통, 분만, 회복실(LDR) 분만 또는 진통, 분만, 회복, 산욕실(LDRP) 분만과 어떠한 차이가 있는가?

이해하기 정답

1. 경제 상태가 낮은 여성들에서 높은 모성 사망률과 영아 사망률은 산모, 영아, 학령전기 아동의 건강 증진을 위해 연방정부 프로그램이 생겨나게 했다. 많은 의사들과 다른 의료제공자들이 의료에 대한 지불이 더 확실한 영역에서 진료하기 때문에 의료에 대한 분배는 가난한 여성과 부유한 여성들 사이에 불평등을 낳았다.
2. 가족중심의 간호는 출산 중 가족 전체의 신체적 · 심리적 욕구 모두에 적응하는 안전하고 질높은 간호를 제공하고, 간호 제공에 간호사의 책임이 크게 향상되었다. 가족중심의 간호와 지지는 비임신 여성건강간호도 포함한다.
3. LDR과 LDRP는 출산에 가족참여를 촉진하는 편안한 환경을 제공하지만, 응급상황에서는 병원 환경이 더 수월하게 다루어질 수 있다.

을 계획하고 준비했기 때문에 통제감이 유지된다.

가정분만을 준비하는 여성은 합병증 위험이 거의 없다는 것을 확실히 하기 위해 신중하게 검사해야 한다. 만일 응급 시 근처 병원으로 이송이 필요한 경우 시간이 지체될 수도 있다. 가정분만과 관련된 다른 문제로 출산을 위한 환경과 적절한 물품이 제공되어야 한다는 것이다. 이에 산모는 병원과 출산센터에서 받을 수 있는 즉각적인 도움 없이 자신과 신생아를 돌봐야 한다.

3. 주산기·모성 간호 현황

미국에서는 정부, 보험회사, 건강돌봄 시설 그리고 건강돌봄 제공자들 모두 건강돌봄 비용 증가를 통제하려고 노력하고 있다. 과거에는 건강돌봄 예산 서비스 제공이 기관청구 급성기 환경에서 사용되었다.

병원은 서비스를 제공하고 이에 대해 시설 비용을 청구받았기 때문에 효율성과 비용에 신경 쓸 이유가 없었다. 오늘날 많은 서비스가 주간에 이루어지며, 수술, 상처 치료, 통증 관리와 같은 비급성 지역사회 환경에서 발생한다.

1) 비용

비용을 통제하기 위한 목적으로 사전지불 형식을 갖춘다. 보험회사는 더 이상 시설이나 돌봄제공자가 서비스 비용을 청구할 때마다 지불할 필요가 없다. 대신 시설, 제공자 그리고 지불자는 특정 진단을 받은 상황에서 필요한 서비스에 대한 고정된 금액을 합의한다. 이러한 접근 사례가 포괄수가제(diagnosis-related groups, DRGs)이다.

2) 포괄수가제

포괄수가제(Diagnosis-Related Groups, DRGs)는 특정 상황에 처한 사람이 일반적으로 필요로 하는 서비스의 유형과 복잡성에 기반을 두고 이와 관련된 의학적 진단을 분류한다. 이 방법은 1987년 연방 정부가 각 진단과 관련해 Medicare가 지불할 금액을 정할 때 기준이 되었다. 어떤 사람이 특정 DRG가 지불할 비용보다 더 많은 서비스를 필요로 하거나 서비스 비용이 더 비싼 경우 시설은 그 비용을 감당해야 한다. 반대로 시설이 DRG에 비용보다 더 낮은 비용으로 돌봄을 제공한다면 남은 비용은 절약된다. 급성기 병원은 환자의 체류기간(length of stay, LOS)이 짧아서 서비스에 대한 비용을 줄일 수 있다면 재정적 이익을 얻는다. 비록 DRG 시스템이 원래는 Medicare 대상자에게 적용되었지만, 대부분 이 시스템은 Medicaid 지불에도 적용해오고 있고, 대부분 보험회사가 이와 유사한 시스템을 사용한다.

3) 모성돌봄에 대한 비용 억제 효과

사전지불 계획은 주로 입원 기간과 관련하여 모성돌봄에 중요한 영향을 미쳤다. 미국의 경우 정상분만 산모들은 대개 분만 후 48시간 이내에 신생아와 함께 퇴원하고, 제왕절개 산모는 96시간 이후 퇴원한다. 사전지불제도가 실시된 초기에는 미리 예측된 금액에 따라 강제 입원기간이 조정되었고, 이 짧은 입원기간으로 인해 산모와 신생아에게 문제가 발생하였다. 문제는 재입원 시 실제적 또는 잠재적 문제에 대해 초기 인식을 제대로 하지 못함으로써 더 심각한 상태가 될 수 있다. 그 결과 많은 주에서 산모와 건강돌봄제공자들이 조기퇴원 시기를 선택하지 않는다면 정상 분만에는 최소 48시간, 제왕절개에는 96시간의 입원 기간을 요구하는 법안을 통과시켰다.

48시간은 간호사가 출산으로 인해 피곤한 산모에게 퇴원 전에 반드시 필요한 교육을 수행하기에 여전히 짧은 시간이다. 산모는 자신과 신생아에게 필요한 돌봄을 위해 산전교실을 방문하기도 하지만, 산전 돌봄을 전혀 받지 않은 경우도 있다. 모든 산모가 퇴원 후 가족과 친구의 지지를 받는 것은 아니다.

입원기간 감소는 돌봄제공자인 간호사에게도 영향을 미친다. 1990년대 중반 이후 간호사는 신생아 및 단기간 입퇴원하는 가족 요구를 충족시키는 데 관심을 가져왔다. 간호사는 특히 산후 회복 중인 산모와 신생아 돌봄에 적절한 간호 정보제공을 어려워한다.

(1) 의료관리

건강보험회사 역시 의료관리(Managed Care)에 건강돌봄 비용을 점검하고 건강돌봄 전달체계를 도입하는 데 동참하였다. 의료관리 조직은 건강유지기관(health maintenance organizations, HMOs), 작용시점(point of service, POS) 계획, 선호되는 제공자 조직(preferred provider organizations, PPOs)을 포함할 수 있다. 건강유지기관은 조직에 등록한 개인에게 정해진 비용 혹은 비싼 비용으로 상대적 포괄 건강서비스를 제공한다. 그러나

HMOs는 구역 내에서 전문가에게 의뢰하는 것이 제한적이며, 구역 밖의 돌봄은 보장되지 않을 수 있다. POS 계획은 POS 조직 내의 일차 돌봄제공자가 네트워크 안에 있지 않은 전문가에게 의뢰할 수 있다는 점에서 보다 유연성이 있다. PPOs는 할인된 가격으로 유사하게 특정 그룹의 대상자들에게 건강돌봄서비스를 제공하는 건강돌봄 제공자들의 그룹이다. 대상자에게 의료적 치료가 필요할 때 의료관리는 비용을 통제하기 위해 지불 조정과 선 입원 및 치료 승인 전략을 포함한다. 가정에서 여성과 가족들은 건강돌봄제공자에 의해 치료와 절차가 조정될 수 있다. 이럴 때 소비자는 제공자에게 네트워크가 되어 있는 기관에 비해 추가 비용을 더 지불할 수 있다.

의료관리의 적절한 지원은 다양한 유형의 건강돌봄제공자와 서비스에 대한 접근을 증가시킬 수 있지만 잘 관찰되어야 한다. 간호사는 예방적인 차원뿐만 아니라 급성 혹은 만성 돌봄 분야에서 사례관리자, 대변자 역할도 수행한다.

(2) 사례관리

사례관리(case management)는 건강돌봄 팀이 가장 잘 활용할 수 있는 자원으로 접근해서 최상의 결과를 도출하기 위해 특정 대상자를 인식하고, 체계적인 접근을 활용하여 돌봄을 관리하는 것이다. 사례관리자 혹은 조정인 간호사는 돌봄의 질과 비용, 결과에 초점을 맞추고 대상자가 필요로 하는 서비스를 조율한다. 1995년에 만들어진 Joint Commission on Accreditation of Healthcare Organizations(JCAHO) 지침은 현재 간단히 The Joint Commission이라고 불리는데, 대상자 돌봄에 있어 다학제적이며 상호협조적인 접근을 요구한다(TJC, www.jointcommission.org). 이런 개념이 사례관리의 핵심이다. 가정이나 재활기관에서 사례관리자인 간호사는 대상자 요구를 평가하고, 보상 지원을 위해 필요한 자료를 작성하고, 장기 돌봄의 계획을 수립한다.

(3) 결과관리

결과관리는 건강돌봄 비용의 통제와 상관없이 돌봄의 질을 유지하며 경제적 비용 감소를 위해 임상실무모델로 사용되고 있다. 산욕기 여성에서 기대되는 결과달성을 위한 간호중재에 초점을 맞추는 것이다. 미리 정해진 목표와 결과를 인지하고 충족하기 위해 건강돌봄팀은 계획도구를 활용한다. 임상실무에서의 다른 명칭은 임상 방식, 돌봄 방식, 돌봄 지도, 돌봄 협업 계획, 예측되는 회복 방식 그리고 타 분야와의 활동 계획이다.

임상경로(clinical pathways). 임상경로는 특정 대상자를 위해 고안되고, 표준화되어 있는 여러 분야의 돌봄 계획이다. 임상경로는 대상자의 예상되는 결과를 알고, 그 결과를 달성하기 위해 시간을 명확히 하고, 적절한 중재가 지속되도록 관리하고, 타 분야의 중재를 포함하며, 협업을 독려하고, 돌봄에 대한 포괄적인 접촉을 촉진한다. 비록 임상경로의 개념이 새로운 것은 아니지만 사례관리가 다양한 건강돌봄 환경에서 활용됨에 따라 최근 광범위하게 수용되고 있다. 의료관리와 사례관리에서처럼 그 목적은 비용을 통제하면서 고품질의 돌봄을 제공하는 것이다.

임상경로를 활용하는 방법은 시설마다 다르다. 예를 들면 입원 기간, 개인적 요구, 각 대상자를 위한 교대 근무 등 우선순위이며, 이에 대한 정보를 알기 위해 교대 근무 보고서를 활용할 수도 있다. 또한 대상자 간호계획과 기대되는 결과를 충족하기 위해 진행 과정에 대한 자료를 활용할 수 있다. 이와 같이 다양한 경로가 추후 돌봄이 필요한 가족을 알아내는 데 도움이 된다. 대부분 컴퓨터 기반 시스템이 임상경로를 나타내기도 한다.

변이(variances). 변이는 기대되었던 것과 실제로 발생한 것 간의 차이이다. 변이는 긍정적이거나 부정적일 수도 있다. 긍정적 변이는 대상자가 기대했던 것보다 회복이 빠르며, 계획보다 일찍 퇴원하는 것이다. 부정적 변이는 회복이 기대보다 느리고, 계획한 기간보다 입원기간이 길어지는 것이다.

학생들의 임상경로 활용. 임상경로는 돌봄을 위한 지침이다. 비록 경로가 사정과 돌봄을 계획하는 데 통찰을 제공하지만 그것이 간호기술과 절차에 대한 교육을 의미하지는 않는다. 이 책의 목적은 학생에게 충분한 정보를 주어서 임상환경에서 임상경로를 활용할 수 있게 하는 것이다. 이는 왜 그리고 어떻게 사정하는지 교육하고 수집한 자료의 중요성을 해석하는 것을 포함한다. 더 나아가 임상경로에 따라 대상자의 회복 정보, 돌봄, 여성과 가족의 안위 제공 방식을 강조한다.

(4) 근거기반간호

밀접하게 연관된 간호관리의 초점 변화는 안전하고

효과적인 돌봄을 제공하기 위함이다. 근거기반(evidence-based) 혹은 연구기반(research-based) 임상실무지침은 간호사와 다른 전문가가 대상자의 사정과 돌봄을 가장 낮은 비용으로 최상의 실무를 위해 돌봄의 질과 결과 모두를 향상시키는 방안으로, 사례기준을 전통이나 습관보다 연구 자료에 기반한다.

「미국 보건의료연구소」(Agency for Healthcare Research and Quality, AHRQ)는 모성과 아동을 위한 건강 문제 연구를 적극적으로 지원한다. 임상실무지침은 모성, 신생아, 아동, 가족들 모두에게 안전하고 효과적인 근거기반돌봄을 제공하기 위해 개발한 중요한 도구이다. AHRQ는 건강돌봄과 관련하여 다른 조직과 전문가 그룹이 성인과 아동 간호와 관련된 지침을 개발해 왔다. 실무지침에는 안전성, 질 향상, 강화된 일차 돌봄, 질 높은 돌봄의 접근 방법과 특정 질병에 이용 가능한 내용을 다루고 있다(www.guidelines.gov 참조).

Institute of Medicine(IOM)은 지침개발자들과 별도로 지침 간의 일관성을 최대한 유지하기 위해 실무지침개발 기준을 발간해오고 있다. IOM은 모든 지침에서 정보와 진행 단계를 포함하도록 추천한다. 이는 임상실무지침 그룹 구성원의 다양성 확립, 이익상충의 완전한 노출, 심도 있는 체계적인 평가 추천, 근거에 대한 조항, 근거 수준, 그리고 지도 위원회에 의해 만들어진 각 추천에 대한 강점, 지침 타당성에 대한 외부평가(IOM, 2011)를 포함한다. 간호사나 전문간호단체에 의해 개발된 임상실무지침의 표준화는 근거기반돌봄을 강화할 것이다.

산전간호에서 또 다른 근거기반실무 출처는 Cochrane Collaboration인데, 이곳은 개인과 기관의 국제적인 네트워크에 대한 연구 결과를 조정하여 제공한다. Cochrane 데이터베이스 결과는 기관에 따라 정책, 절차 혹은 지침을 규정하지 않는다. 그러나 연구평가와 연구결과를 명확히 함으로써 기관의 임상실무는 최상의 실무로 통합될 수 있다(www.cochrane.org).

4) 지역사회기반 주산기 및 여성건강간호

지역사회기반 돌봄이 주산기 및 여성건강간호에서 증가하고 있는 이유는 급성기 치료가 건강돌봄 서비스를 전달하는 데 있어 비용이 가장 높기 때문이다. 이동식 기술과 무선 송신의 발달은 한때 병원으로만 제한되던 많은 실무 영역이 가정에서도 업무수행을 가능하게 하였다. 무선 인터넷 연결은 문서화와 자료 복구도 가능하게 하였다. 또한 여성과 가족의 가벼운 문제는 가정간호사가 관리 감독하고, 악화 가능성이 있는 문제일 때만 병원을 방문하도록 한다.

미래의 건강돌봄체계는 지역사회 기반이 될 것이며 더 많은 대상자를 위해 가정이나 지역사회 단체가 돌봄에 관여할 것이다. 지역사회기반 혹은 가정간호의 조건에 대해서는 다음 장에서 논의할 것이다. 많은 여성이 보건소에서 산전, 산후, 신생아 돌봄을 받는다. 간호사가 관리하는 산후센터와 관련된 다른 지역사회 기관 역시 대상자를 위한 돌봄으로 여성과 아동을 위한 쉼터와 다양한 프로그램을 제공한다.

간호사는 지역사회를 기반으로 그 돌봄이 필요한 장소와 관계없이 효과적인 돌봄을 제공하기 위해 광범위한 기술이 요구된다. 이는 그들이 일하는 지역사회와 그 지역사회 안의 다양성을 이해해야 한다. 간호사는 다학제적 접근 방법 기술이 있어야 한다. 이에 때때로 첨단기술을 통해 대상자를 돕도록 책임 있는 의사소통과 교육 기술에 능숙해질 필요가 있다.

지역사회 환경의 분만 전후 간호 서비스는 산전, 산후 그리고 신생아 돌봄을 포함한다. 돌봄이 급성 돌봄 환경으로부터 물리적으로 멀리 떨어져 있는 환경에서 제공될 수도 있기 때문에 간호사는 독립적으로 기능할 수 있어야 하며, 뛰어난 임상적 · 비판적 사고기술을 가지고 있어야 한다. 또한 면담, 상담, 교육에 능숙해야 한다. 복잡한 상황에서 가족에게 필요한 서비스를 조정하고 리더십을 발휘하고 자주 다른 돌봄 제공자들의 일을 감독한다.

5) 주산기 가정 돌봄의 일반적인 유형

주산기 가정 돌봄. 대부분 예측 가능하고 저위험의 출산 전 돌봄은 개인 병원이나 보건소에서 이루어진다. 가정기반 산전간호에서 나타날 수 있는 고위험 상황은 조산, 임신오조증, 출혈, 만삭 전 조기양막파열, 고혈압, 임신 중 당뇨이다. 이러한 문제는 각 임신주수의 심각성 정도에 따라 대처 방법에 영향을 준다.

출산 후 그리고 신생아 가정 돌봄. 의료기관에서 초산모와 신생아의 문제 징후는 건강돌봄제공자들에게 퇴원 후 추후관리를 위한 교육 제공이 매우 어려울 수 있다. 모성이 퇴원하기 전 교육자료로 강좌, 자체 내 TV 프로그램, 문서자료, 리플릿, 개별 교육, 시범, 역시범 등을 제공하고, 집에서 참고할 수 있도록 많은 관련 주제를 다룬

DVD를 배포할 수도 있다.

모성에게 퇴원 후 다양한 서비스가 가정돌봄을 위해 제공된다. 이 서비스는 전화, 가정방문, 정보제공처, 모유수유상담을 포함한다. 또한 간호사가 운영하는 보건진료소가 있는 지역에서는 모성과 아동을 위한 돌봄을 제공한다.

고위험 신생아를 위한 가정간호. 고위험 신생아를 위해 가정간호사는 의학적으로 심각한 상태로 급성 돌봄 시설에서 퇴원 한 신생아에게 돌봄을 제공할 수 있다. 조산아 혹은 저체중아의 부모는 많은 정보와 지지를 필요로 한다. 구순 구개열(cleft lip and palate)과 같은 선천적 기형을 가진 신생아는 상황에 맞는 돌봄을 필요로 한다. 호흡기 보조, 완전 비경구영양, 정맥주사, 무호흡 모니터링과 같이 의료기술이 필요한 신생아의 상당수가 이제는 가정에서 돌봄을 받는다.

고위험 신생아에 대한 돌봄을 조정하는 것은 가정간호사에게 커다란 도전이다. 여러 분야의 의사, 간호사, 호흡치료를 위한 장비 판매자와 같은 전문 제공자의 참여가 요구되며, 이는 서비스 중복과 세분화를 가져올 수 있다. 서비스 중복은 불필요한 비용을 초래하며 서비스 세분화는 돌봄에 있어서 위험한 간극을 만들 수 있다.

4. 출산 전후 여성건강간호 실무 기준

지역사회 기반 급성 돌봄 서비스는 기관 자체가 적합한 전문 수행 기관이며, 인정 기관이 수립한 실무지침을 충족해야 한다.

1) 기관 기준

보건의료기관은 돌봄의 모든 요소를 안내할 정책, 절차, 그리고 방법을 정해야 한다. 국가 기준은 반드시 지켜져야 하며 간호 인력이 쉽게 접근할 수 있어야 한다. 이런 기관 기준에 대한 지침서는 기관 내 온라인에서 쉽게 이용 가능하다. 돌봄지침의 타당성을 유지하기 위해 업데이트와 주기적인 평가가 필요하다.

2) 조직 기준

조직 기준은 국가적으로 승인된 보다 광범위한 지침을 제공한다. Association of Women's Health, Obstetric, and Neonatal Nurses(AWHONN)는 출산 전후와 여성을 위한 건강간호서비스에 대한 표준, 교육지침, 학술논문, 전문적 이슈, 그리고 간호실무지침을 발간하는 승인된 국가 전문가 조직이다. American Congress of Obstetricians and Gynecologists (ACOG), American Academy of Pediatrics (AAP), 그리고 National Association of Home Care and Hospice (NAHCH)와 같은 다른 전문가 조직에 의해 정해진 표준은 출산 전후와 여성건강간호 표준에 영향을 미칠 수 있다.

3) 법적 기준

건강돌봄 전달시스템에서 일하는 간호사들은 간호실무의 정의와 업무 환경 속에서 그 실무를 통제하는 규칙과 규정을 이해해야 한다. 간호사 또한 간호수행법령에 정의된 대로 다양한 장소에서의 실무 범위를 알아야 한다.

5. 기술의 발전

보건의료의 다른 영역과 함께 출산 전후의 돌봄은 기술적 진보에 발맞추어 이루어져야 한다. 건강돌봄제공자와 대상자는 자주 업데이트되는 다양한 데이터베이스에 온라인으로 접근할 수 있다. 이들 중 많은 부분은 이 책에서 자료로 활용되었다. 태아 모니터링 자료는 종이기록지보다는 전자 미디어에 저장될 수 있다. 비디오와 디지털 미디어 방식이 또렷한 이미지를 저장하고 불러오기 위해 사용되며, 장거리에서도 서로 영상을 띄워 컴퓨터로 비교하는 것이 가능하다. 개인 컴퓨터 시스템은 직원 배치, 스케줄 정하기, 의사소통, 직원 혜택에 대한 정보교환을 위해 연결된다. 오늘날 간호학생은 통상적으로 교수와 전자메일로 의사소통을 하며 인터넷으로 성적을 받고 테스트와 과제를 완료한다. 노트북 컴퓨터는 교실이나 회의실에서 메모하는 일반적인 방법이다. 보안이 가능한 개인 디지털 보조도구(PDA)는 간호사가 의약품 정보를 가지고 다니는 것을 도와주고, 무선으로 전자메일을 주고받고, 연락을 유지하고, Journal of Obstetric, Gynecologic, Neonatal Health and Nursing for Women's Health, 이전 AWHONN Lifelines, Maintaining security 등에서 논문을 확인하는 데 사용될 수 있다.

6. 보완대체의학

보완대체의학(complementary therapy, CAM)은 동양권 문화에서는 수천년 전부터 기원한 것이며, 최근 북미 이민자들에 의해 제한적으로 활용되고 있다. 보완대체의학은 현재 북미 전통적 의학 시스템에서 필수적 부분이 아닌 시스템, 실행 방법, 중재, 약제 사용, 전문직업, 치료, 가설, 그리고 주장으로 정의될 수 있다(ACOG, 2010). 그 치료는 단독으로 쓰일 수도 있고(대체 치료), 다른 치료와 함께 사용되거나 전통적 의학치료에 추가(보완적 치료)하여 사용될 수도 있다. 현재 통합의학이라는 용어는 점점 더 많은 보완대체의사에 의해 사용되고 있다. **표 1-2**는 보완대체의학의 예를 보여준다.

2008년에, National Center for Complementary and Alternative Medicine (NCCAM)과 National Center for Health Statistics (NCHS)는 보완대체의학의 미국 내 사용에 대한 새로운 결과를 보고하였다(NCCAM, 2008a). 미국에서 약 38%, 어른 10명 중 4명, 어린이 9명 중 1명이 보완대체의학을 활용한다. 보완대체의학을 이용하는 성인 중에는 더 높은 교육과 소득 수준을 가진 베이비부머 여성들이 많았다. 부모가 보완대체의학을 사용할수록 어린 아동에서 더 많이 사용했다. 보완대체의학의 활용은 미국 인디언과 알래스카 원주민에게서 더 일반적이어서 약 50%에 달하며, 백인들은 43%, 아시아인들은 40%, 아프리카계 미국인들은 25%, 그리고 히스패닉은 23%에 달한다. 조사에 따르면 보완대체의학을 사용하는 이유는 다음과 같다.

- 허리 혹은 목의 통증
- 관절염, 관절통
- 코감기, 기침감기
- 불안, 우울
- 배탈
- 심각한 두통, 편두통
- 불면증

NCCAM (2011)에서 American Association of Retired Persons (AARP)가 수행한 조사에 따르면 50세 이상의 2/3가 보완대체의학의 일부 유형을 사용하지만 이에 대해 의료인과 대화하는 비율은 1/3 미만이라고 한다.

보완대체의학의 활용에서 주요한 문제점은 안전이다. 이 기술 혹은 물질을 사용하는 많은 사람들은 스스로 진단하고 처방한다. 어떤 보완대체의학 치료는 전통적 약과 혼합되거나 과다 복용을 했을 때 위험하다. 한약과 비타민은 약이라기보다는 식품으로 분류되기에 엄격하게 규제되지 않는다. 따라서 사람들은 이 물질에서 다양한 양의 활성 성분을 소비할 수 있다. 한방 치료는 난임, 월경전증후군, 월경통, 폐경증후군, 임신과 회음부 불편감, 수유 불편감에 사용할 수 있다. 또한 많은 사람들이 어떤 치료를 '대체의학'으로 생각하지 않을 수도 있는데 그것들이 서양 의학에서는 '대체의학' 것으로 간주되는데 비해 이들의 문화에서는 주요한 방법

표 1-2 보완대체의학의 범주

범주	예
몸과 마음의 중재: 건강에 대한 행동적 · 정신적 · 사회적 · 영적 접근	요가, 이완 반응 기술, 명상, 태극권, 최면 요법, 음악 치료, 영성, 생체 자기 치료, 지지 그룹과 인지-행동 치료와 같은 어떤 것이 현재는 주류이다.
조작적이고 몸에 기반한 방법: 몸의 하나 혹은 그 이상의 부분 조작 또는 움직임에 기반함	카이로프랙틱 혹은 접골요법, 도수치료, 마사지
대체의료시스템: 서양의 생리의학적인 접근은 밖에서 발전되었거나 미국에서 초기의 전문적인 의학적 접근과는 별도로 진화한 시스템	서양 문화 안에서 발달한 시스템의 예는 동종요법, 자연요법, 카이로프랙틱 의학을 포함한다. 비서양권 접근은 전통적인 중국 의학, 고대 인도 의학, 미국 원주민 의학, 침을 포함한다.
생리적인 근거를 가진 치료: 약초, 음식, 비타민과 같은 자연에서 발견되는 물질의 사용	식이보조물, 약초나 비오바, 인삼, 에키나시아, 소팔메토, 위치하젤, 빌베리, 알로에베라, 피버퓨, 그리고 녹차와 같은 의료적인 식물; 방향요법
에너지치료: 두 가지 유형이 에너지 영역에 포함된다.	
바이오필드치료: 몸을 둘러싼 에너지 영역에 영향을 주는 것으로 생각된다.	바이오필드치료는 과학적으로 증명이 되지 않았다. 예로는 기공, 기 치료, 치료적인 어루만짐을 포함한다.
생체전자기기반치료: 전자기장의 관례적이지 않은 활용법이다.	전자기기반치료의 예는 펄스장, 자기장, 그리고 교류와 직류장이 포함된다.

으로 생각되기 때문이다. 보완대체의학은 의학, 간호학, 약학, 그리고 다른 건강돌봄 전문분야에서 많은 대상자를 사정하는 데 보다 보편적으로 활용되고 있다(Darby, 2009). NCCAM(2008b)은 보완대체의학에 대한 논의에서 대상자와 제공자 모두에게 조언한다.

간호사는 그들의 전문적인 가치가 여러 보완대체의학 치료와 충돌을 일으키지 않는다는 것을 발견할 수도 있다. 전문 분야로서 간호는 개인 스스로의 건강에 대한 막중한 책임을 지고 있는 자가간호와 건강돌봄에 대한 예방적 접근을 지지한다. 간호실무는 전통적으로 보완대체의학과 맞는 전인적인 몸-마음-정신의 건강 모델을 강조하여 왔다. 간호사는 치료적 접촉과 같은 보완대체의학 치료를 많이 실천하고 있을 수도 있다. 보완대체의학에 대한 관심이 증가하고 있는 것은 간호사에게 이 치료 방법에 대한 합법성과 관련한 연구에 참여할 기회를 준다.

이해하기

4. 비용 억제 정책은 모성과 신생아 간호에 어떻게 영향을 미치는가?
5. 임상경로의 기능은 무엇인가?
6. 보완대체의학 사용 시 발생할 수 있는 위험은 무엇인가?

이해하기 정답

4. 비용 억제 정책은 출산시설에서 산모와 그들 영아의 체류기간이 짧아지게 했다. 이는 간호사들이 피곤한 산모에게 매우 짧은 시간 동안 돌봄에 대한 정보를 제공하게 했다.
5. 임상경로는 기한에 따라 대상자를 위한 기대되는 결과를 정의하는 지침들이다. 여기에는 예상되는 체류 기간과 바람직한 결과를 성취하려는 중재 순서를 포함한다.
6. 대체의학과 같은 치료 양식들은 안전이 주요 관심사이다. 대상자들은 다른 약과 병행하여 사용했을 때 해가 될 수 있는 복용 중인 물질에 대해 의사에게 말하지 않을 수 있다. 일부 유기질은 약물과 같은 다양한 활성성분을 포함하고 있다.

7. 가족

가족은 전통적, 비전통적, 고위험의 세 가지 그룹으로 나뉜다. 이론상 전통적 가족은 비전통적이거나 고위험 가족에게 필요한 것과는 다른 돌봄을 필요로 한다.

1) 전통적 가족

전통적 가족 혹은 핵가족은 양육을 삶의 우선순위로 보며, 가난, 질병 혹은 약물남용과 같은 스트레스 상황에서는 에너지를 가진 부모가 이끌어간다. 보통 전통적 가족은 임신, 출산, 양육에 대해 그들이 할 수 있는 모든 것을 배우고자 한다. 이 가족은 요구 사항이 있을 때 정보를 제공받음으로써 가장 적절한 서비스를 받게 된다. 전통적인 가족은 외벌이이거나 맞벌이 가족일 수 있다.

미국 가정 중 혼자 경제활동을 하는 외벌이 가족은 소수이다. 대부분 부부는 외벌이의 수입으로는 생계유지가 어렵고, 한부모 가족이 겪는 것과 같은 문제에 접하게 된다. 예를 들면 믿을만하고 능력 있는 육아 돌봄은 많은 가족들이 경험하는 주요한 스트레스 원인이며, 재정적 부담을 증가시킨다. 부채에 대한 높은 부담은 실직을 했을 때와 같은 재정적 차질에 대한 완충작용을 하지 못한다. 이런 가족에게는 일과 아이들의 요구사항을 모두 맞추기 위한 시간과 유연성을 가지기 어려울 수 있다.

2) 비전통적 가족

비전통적 가족은 그들의 독특한 구조가 특징이며 한부모 가족, 혼합 가족 혹은 확대 가족일 수 있다. 그들은 종종 한부모 계층, 다둥이 부모 계층, 입양 가족 계층과 같은 특별한 요구를 맞추기 위해 위탁기관으로부터 혜택을 받을 수 있다.

(1) 한부모 가족

수백만의 가족이 현재는 한부모로 구성되어 있고, 대부분 가정주부, 돌봄제공자이며 또한 중요한 경제 활동가로서 가족의 요구를 충족시키기 위한 기능을 해야만 한다.

결혼하지 않은 여성이 출산하는 것도 한 가지 요인이지만 이혼이 가장 일반적인 이유이다. 미혼모의 출산율은 1970년 28%에서 2009년에는 50% 이상으로 증가하였다. 부부가 사별한 경우도 있다.

한부모는 혼자 자녀에 대한 양육을 책임져야 한다는 부담감을 가질 수도 있으며, 두 부모 가족에 비해 질병이나 실직에 대한 준비가 덜 되어 있을 수 있다.

간호사는 각 가족의 독특한 문제에 초점을 맞추고 한부모 가족을 지지하고 독려할 수 있다. 간호사는 이런 가족 다수에게 건강돌봄에 대한 정보를 주는 일차적인 출처이고 사회와 정부 기관과의 연결 고리가 될 수 있다.

(2) 혼합 가족

혼합 가족은 이혼하거나 사별한 부모가 이전 결혼에서 생긴 아이들과 함께 재혼가정을 꾸릴 때 생긴다. 일반적인 상황에서 배우자들은 서로의 아이를 '너의 아이, 나의 아이, 우리 아이'로 묘사되는 가족 구조를 만들어낸다. 이 가족은 그들이 양육 유형과 가치에 있어서의 차이를 극복할 수 없다면 화합하는 가족을 만들어 내는 데 어려움이 있을 수 있다. 아이의 행동과 발달에 대한 기대가 다르고 원칙에 대한 믿음이 다른 것은 종종 가족 갈등의 원인이 된다. 한 쪽 부모가 이전 관계로부터 생긴 아이에 대한 양육비를 지급해야만 할 때는 혼합 가족에게 재정적인 어려움이 발생할 수도 있다.

(3) 확대 가족

확대 가족은 한 지붕 아래 최소 3세대의 구성원이 포함되어 있다. 이 가족 구조는 미국에서 점차 일반적이 되어 가고 있고 '부메랑 가족'이라는 용어가 증가하고 있다. 나이 많은 부모가 성인이 된 자녀와 살거나, 결혼하지 않은 혹은 결혼한 성인이 자신의 아이들을 데리고 부모의 집으로 돌아오는데 그들이 가족을 부양할 수 없거나 조부모가 손자와 손녀들에게 추가적인 지원을 해 주기를 원하기 때문이다. 한 가정에서 살면서 성인 자녀와 그들의 아이들은 나이든 부모가 필요로 하는 많은 돌봄을 제공할 수도 있다. 확대 가족은 세대 갈등을 피할 수 없으며 가족 단위의 붕괴를 막기 위해 교육과 조언이 필요할 수 있다. 그러나 확대 가족은 모든 구성원들에게 커다란 지지를 줄 수도 있다.

부모가 아이를 돌볼 수 없는 무능력 때문에 조부모 혹은 더 나이 든 가족구성원이 아이와 함께 늘어난 가족을 이끌고 있다. 다시 아이를 양육한다는 것에 대한 긴장은 엄청난 신체적 · 재정적 · 정서적 스트레스를 초래할 수 있다.

(4) 동성 부모 가족

우리나라는 동성 부모가 이끄는 가족이 상대적으로 드물지만 미국 내에서는 이러한 가족이 증가하고 있다. 동성 가족의 아이는 이전의 이성 결합, 입양, 시험관 수정과 같은 보존 생식 기술의 도움을 받아 생겼을 수 있다. 이 가족은 다른 생활양식에 익숙하지 않은 지역사회로부터 부정적인 시선에 직면할 수 있다. 아이의 적응은 부모의 정신적인 적응, 생물학적 부모의 부재에 대한 참여와 지지 정도, 지역사회의 수용과 지지에 달려 있다.

(5) 입양 가족

아이를 입양한 사람들은 생물학적 부모를 모른다는 문제가 있을 수 있다. 생물학적 부모는 임신으로 인한 점차적인 변화를 겪으면서 정서적 · 사회적으로 아이의 출산에 적응하게 된다. 입양 부모가 양육에 대해 비현실적으로 높은 기준을 가지고 있을 때 스스로를 더욱 압박할 수 있다. 입양 가족과 관련하여 발생할 수 있는 추가적인 문제는 다음과 같다.

- 아이의 건강 이력에 대한 지식이 거의 없음
- 아이가 다른 나라에서 입양되었을 때 동화의 어려움
- 아이의 드러나지 않았던 발달 문제와 성장지연
- 언제 어떻게 아이에게 입양 사실을 이야기해 주느냐에 대한 결정

생물학적 부모만큼이나 입양하는 부모들은 신생아나 아이들의 돌봄을 준비하고 관계를 유지하기 위한 정보와 지지 그리고 지침이 필요하다.

입양 부모는 입양이 마무리되었을 때 더 나이가 들 수도 있다. 특히 신생아를 입양한 부모는 입양된 아이와 나이 차이가 훨씬 더 많이 날 수 있다. 이러한 차이는 입양 부모가 기저귀를 갈고 밤에 수유를 하는 동안 친구들은 아이와 축구 경기에 참석하고, 팀 연습을 하는 것을 보며 거리감을 느낄 수 있다.

3) 고위험 가족

고위험 가족은 빈곤 수준 이하의 경제력을 가진 가족, 십대의 한부모 가족, 조산, 질병, 혹은 장애를 가진 가족, 신생아의 예상치 않았던 스트레스를 가진 가족들이다. 게다가 알코올중독, 물질남용, 그리고 가정 폭력과 같은 생활 양식의 문제를 가진 가족은 신생아에 대한 적절한 돌봄 제공에 높은 위험이 있는 것으로 간주된다.

많은 고위험 가족이 특별한 서비스를 필요로 한다. 이때 간호사의 중요한 역할은 고위험 가족을 포괄적인 돌봄을 제공할 수 있는 기관으로 의뢰해 주는 것이다. 가장 일반적인

의뢰는 재정적 지원, 위기 중재, 가정 방문, 약물 재활 프로그램을 다루는 사회복지기관에 의뢰하는 것이다.

4) 건강한 가족의 특징

일반적으로 건강한 가족은 가족 단위에서 일어나는 변화를 받아들일 수 있다. 임신과 출산은 가족에게 가장 강력한 변화로서 성인들 간의 관계는 나약한 신생아를 돌보기 위해 변화되어야만 한다. 아이들은 새로운 형제자매와 부모의 관심을 나누는 것에 적응해야만 한다. 건강한 생존력이 있는 가족은 이러한 변화를 지나친 스트레스 없이 받아들일 수 있지만 변화에 준비되지 않은 가족은 갈등으로 고통받을 수 있다.

건강한 가족은 간호사가 모든 가족의 역할을 사정하는 데 필요한 일반적인 특징을 보여준다. 그 특징들은 다음과 같다.

- 건강한 가족구성원은 각자의 근심과 요구를 표현하기 위해 서로 개방적으로 의사소통을 한다.
- 건강한 가족은 만일 어떤 사람이 임무를 완수하지 못하면 다른 구성원이 도움을 주기 때문에 역할 분담에 있어 유동적이다.
- 건강한 가족의 성인들은 훈육과 잠자는 시간, 생활 양식이 대체로 유사하기 때문에 양육에 대한 기본 원칙에 동의한다.
- 건강한 가족은 수용적이며 출산의 결과로 인해 가정 내의 변화와 관계에 압도되지 않는다. 예를 들면, 적응하는 가족은 완벽하지 않은 집안일, 불규칙한 식사, 수면 방해 등 신생아가 가족구성원으로 들어왔을 때 발생하는 일반적인 모든 일들을 수용할 수 있다.
- 건강한 가족구성원은 상대의 요청을 기다리지 않고 자발적으로 도움을 준다. 젊은 부모는 양육과 관련한 도움 요청에 죄책감을 느낄 수 있지만 도움이 제공되면 안도감을 느낀다.

5) 가족 기능 방해 요소

간호사는 가족구성원 개개인의 요구를 충족시키기 위해 가족의 능력을 방해하는 요소를 인지할 필요가 있다. 이러한 요소는 재정적 자원의 부족, 적절한 가족 지원의 부재, 특별한 돌봄을 필요로 하는 신생아의 출생, 흡연 혹은 약물 남용과 같은 건강하지 않은 습관, 그리고 신생아에게 돌봄을 제공하기 위해 성숙한 결정 능력의 부재 등이다.

이해하기

7. 전통적 가족과 비전통적 가족의 차이점은 무엇인가?
8. 고위험 가족으로 인식될 수 있는 4가지 이유는 무엇인가?
9. 건강한 가족의 특징은 무엇인가?
10. 가족 기능을 방해하는 요소들은 무엇인가?

이해하기 정답

7. 전통적인 가족들은 대체로 결혼한 남성과 여성이 양육을 삶의 주요 우선순위로 본다. 비전통적인 가족들은 그들의 독특한 구조에 의해 정의되는 데 한부모 가족, 혼합 가족, 확대 가족, 동성 부모 가족, 입양 가족이 포함된다.
8. 가족이 빈곤층에 속하고, 십대인 한부모 가정이거나, 조산아나, 아프고 장애가 있는 영아가 있거나, 물질남용이나, 가족 폭력 같은 생활양식의 문제가 있으면 고위험 가족으로 판명될 수 있다.
9. 건강한 가족은 출산 변화에 대해 과도한 스트레스 없이 적응할 수 있다. 개방적 의사소통의 구성원들은 역할 분담에 유연성이 있고, 육아의 기본 원칙에 동의하고, 변화에 적응 가능하며, 가족구성원을 돕기 위해 도움을 자원한다.
10. 가족 기능을 방해하는 요소들로는 가족 자원의 부족, 충분한 가족 지지의 부재, 특별한 간호가 요구되는 영아의 출산, 건강하지 않은 습관(흡연과 물질남용 같은), 성숙한 결정을 내릴 수 있는 능력이 없음이 포함된다.

8. 출산의 문화적 관점

문화는 특정한 집단에서 세대에 걸쳐 학습되고, 공유되고 전달되어 온 믿음과 가치이다. 문화적 가치는 특히 출산과 같은 중심축이 되는 사건에 있어서 생각, 결정, 집단 행동을 제시한다. 민족은 종교적 · 인종적 · 국가적 · 물리적 특성 그리고 언어 습관, 사회적 관습과 같은 문화적인 집단의 성격에 존재한다. 민족성은 식성, 문학, 민속학뿐만 아니라 인종, 언어와 방언, 종교적 믿음, 전통, 가치, 상징 등으로 나눈 특정 집단에 속해 있는 성향이다. 문화적인 믿음과 가치는 다른 집단 사이에서 다양하므로 간호사는 개개인이 종종 자신의 문화적 가치와 행동 양상이 우월하다고 믿는다. 자기민족중심주의(ethnocentrism)라 불리는 이 믿음은 다른 문화 집단의 사람들과 잦은 접촉을 할 때 발생하는 여러 갈등의 원인이 된다. 횡문화간호(transcultural nursing)는 개인, 가족, 집단의 민감한 요구에 대한 대처방식에 간호돌봄 규정이 관련되어 있다. 문화 특수적 돌봄은 어떤 집단에게는 종종 유일한 가치, 믿음, 행동을 고려한다. 문화 보편적 돌봄은 일반적으로 공유되는 가치, 믿음, 그리고 행동과 관련된다

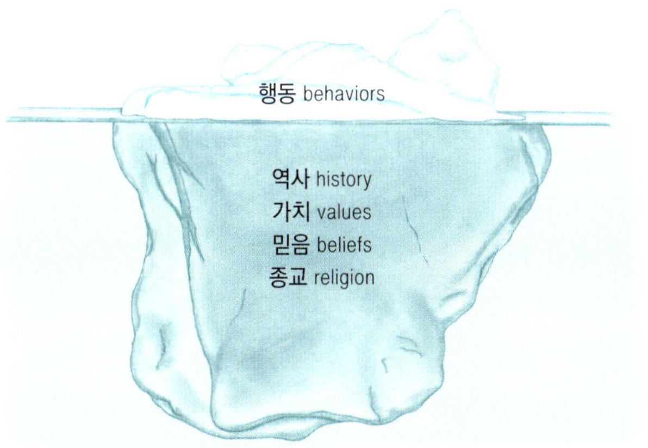

그림 1-2 문화의 보이는 모습과 숨은 모습은 빙산의 윗부분과 가라 앉아 있는 부분과 같다. 다양한 문화적 차이가 수면 아래에 숨겨져 있다.

(DeLapp, 2013; Mattson, 2011).

간호의 문화는 빙산 아래 숨은 모습을 가지고 있다(**그림 1-2**). 관찰되는 행동은 드러난 부분 즉, 빙산의 윗부분으로 비교될 수 있다. 역사, 믿음, 가치 그리고 종교는 드러나지 않지만 행동의 기반이 되고, 그 기반은 빙산의 커다란 가라앉은 부분에 비교된다. 문화적 행동의 완전한 이해는 행동으로 표현되는 숨은 믿음에 대한 지식이 포함된다.

1) 출산 전후 간호의 문화적 다양성

미국 인구는 많은 문화적, 민족적 집단으로 구성되어 있다. 문화적으로 다양한 가족에게 출산 전후 간호와 여성건강간호를 제공할 것이다. 간호사는 효과적인 돌봄을 제공하기 위해서 문화가 건강돌봄 인식에 영향을 미치는 가장 의미 있는 요소로 작용하고 있음을 알아야 한다. 더 많은 정보를 위해서는 Office of Minority Health의 웹사이트(minority-health.hhs.gov)를 참조한다.

(1) 서구 문화의 믿음

미국에서 간호실무는 주로 서구적인 믿음에 기반한다. 간호사는 이 믿음이 다른 사회와는 상당히 다를 수 있으며 그 차이가 갈등을 일으킬 수 있음을 알아야 한다.

Leininger(1978)는 7가지의 지배적인 서구 문화 가치를 언급했다. 다음 목록에서 언급된 그 가치는 간호사의 사고와 행동에 크게 영향을 미치지만 대상자와는 공유되지 않을 수도 있다.

1. 민주주의는 집단 내 연배가 높거나, 권위를 가진 사람에 의해 의사결정이 내려진다고 믿는 가족과 문화적 가치에 차이가 있다.
2. 개인주의는 개인적인 목표가 집단의 선의보다 못하다고 생각하는 문화 집단의 가치와 충돌을 일으킨다.
3. 건강돌봄제공자가 분(minutes)과 시간(hours)에 집착하는 것은 시간에 대한 요구가 타인의 기준과 다르기 때문에 갈등을 일으키는 원인이 될 수 있다.
4. 기계와 장비에 대한 의존은 기술에 대한 익숙함이 최소한의 수준에도 이르지 못하는 가족에게는 두려운 것일 수 있다.
5. 건강이 권리라는 믿음은 건강이 중요한 점도 아니고 기대할만한 것조차 아니라는 문화에서는 믿음과 직접적인 갈등을 유발한다.
6. 재정적인 성공은 부의 가치보다 영성과 같은 요소에 가치를 두는 다른 사회와는 갈등을 일으킬 수 있다.

(2) 의사소통

의사소통 역시 '지배적인 문화'와 '비지배적인 문화'의 건강돌봄제공자 사이에서 갈등의 원인이 될 수 있다. 이것은 특히 동남아시아인, 히스패닉인계, 아프리카계 미국인, 그리고 중동인에게서 두드러지게 나타난다.

동남아시아인. 동남아시아인을 포함하여 최근 북미 이민 가족에게 언어는 건강돌봄을 받는 데 가장 큰 장벽이다. 이 가족들 중 미국이나 캐나다에서 태어난 가임기 여성보다 나이가 더 많은 사람은 영어를 배우지 못할 수 있다. 영어보다 베트남어, 캄보디아어, 라오스어 등의 모국어나 방언 혹은 문자가 가족에게 친숙할 수도 있다. 동남아시아에서 온 사람은 부드럽게 말하고, 눈맞춤은 정직과 솔직함을 보여준다는 서구식 믿음과는 대조적으로 무례하다고 생각하기 때문에 눈맞춤을 오래 하지 않는다. 그들은 언제나 연장자, 승려, 의사들에게 존경을 표현한다. 약이나 치료를 처방받았을 때 그들은 "아니오"라고 답을 하는 경우가 거의 없다. 그들은 처방이나 약을 받을 수는 있지만 약을 먹지 않을 수 있고 절차를 수행하는 데 동의할 수는 있지만 약속을 지키지는 않을 수 있다(Appel, 2013).

중앙아시아인. 중앙아시아 이민자들은 레바논, 시리아, 아라비아, 이집트, 터키, 이란, 이라크, 팔레스타인을 포함한 다양한 나라에서 왔다. 이슬람교가 지배적인데 이들 나라에서 공식적인 종교이고, 이 종교의 추종자들은 무슬

림이라고 알려져 있다. 이슬람교는 가족의 일은 가족 안에 두라고 하기 때문에 이 집단에서 건강돌봄 정보를 얻는 것은 어려울 수 있다. 아프카니스탄인들은 잘 사용하지 않는 법적인 이름과 가족이나 다른 아프카니스탄인들에게만 불리는 친근한 이름을 가지고 있다. 낯선 사람에게는 여성의 법적 혹은 친근한 이름보다 직책 명칭으로 그녀를 호칭한다. 이러한 양상은 여권과 같은 서류에 법적 이름이 필요하게 됨에 따라 변하고 있다. 개인 정보는 개인적인 친구와 나누고 건강 사정은 점진적인 방법으로 이루어져간다. 의사결정은 보통 가정의 가장인 남자에 의해 이루어진다. 통역자는 가능한 대상자와 같은 나라 출신이고 같은 종교여야 하는데, 이는 종교적 차이와 적대감 때문이다(Iqbal, Lipson, & Omidian, 2013).

이슬람교도는 하루에 다섯 번 새벽, 정오, 오후, 일몰 후, 밤이 된 후에 무릎을 꿇고 기도를 한다. 무슬림들은 돼지고기를 먹지 않고, 술을 마시지 않으며, 대부분 채식주의자이다.

(3) 혼합된 문화의 건강에 대한 믿음

미국에는 100개 이상의 다른 민족문화 집단이 존재하며 이런 집단 사이에서 다양한 전통적 건강 믿음이 관찰된다. 문화에 기반을 둔 건강에 대한 정의가 일반적이다. 아시아에 뿌리를 둔 여성들은 건강을 '음'과 '양' 사이의 균형으로 생각한다. 아프리카와 아이티에 뿌리를 둔 사람들은 건강을 '자연과 조화'로 정의할 수 있다. 멕시코, 중앙 · 남아메리카, 그리고 푸에르토리코에 뿌리를 둔 사람들은 건강을 '뜨거움'과 '차가움'의 균형으로 간주한다.

질병 예방을 위한 전통적인 방법. 질병을 예방하는 전통적인 방법은 질병의 원인이 그 사람의 문화에 의해 정의된 바에 따라 다르다. 그 원인은 다음과 같은 내용을 포함할 수 있다.

- 아동을 때리고, 상해입히고, 질병 혹은 불운을 가져올 수 있는 마법, 주문, 혹은 '사악한 눈'과 같은 요인
- 영혼상실, 친구나 지인에 대한 부러움, 질투, 혹은 미움에 대한 우발적 자극
- 나쁜 공기와 같은 환경적인 요인, 일식과 같은 자연적인 현상

질병 예방 행위는 질병의 원인을 생각해 보는 믿음에서 발전했다.

건강을 유지하기 위한 전통적인 방법. 건강을 유지하기 위해 여러 전통적인 방법이 사용된다. 임신한 여성의 건강을 유지하기 위해 스카프와 같은 적절한 옷으로 추위를 막고, 찬 공기를 피해야만 한다고 믿는 다른 예는 적절한 음식이다. 아시아인 여성은 매일 쌀을 먹는다. 정신적 · 영적 건강은 조용함, 명상, 그리고 기도와 같은 활동으로 유지한다. 많은 사람이 질병을 종교적 규범을 지키지 않은 벌이라고 생각하고 건강을 유지하기 위해 종교적 도덕과 행동을 엄격하게 준수한다.

건강을 회복하기 위한 전통적인 방법. 건강을 회복하기 위한 전통적인 방법은 종종 서양 의학의 방법과 충돌을 일으킨다. 가장 일반적인 방법은 질병을 치료할 수 있는 약초나 식물과 같은 자연의 물질을 사용하는 것이다. 의학적인 견해를 듣기 전 종교적인 부적, 성스러운 말, 그리고 전통적인 치료사들을 찾는다. 종교적인 메달, 기도 카드, 희생물이 질병 치료에 사용될 수 있다.

질병 치료를 위해 다양한 물질이 복용될 수 있다. 간호사는 그 물질을 알아내서 그 약이 약물로서 영향을 미치는지 판단해야 한다.

2) 문화적 사정

모든 건강돌봄제공자들은 문화적 사정 기술을 발전시켜 서로 다른 문화 집단에서 출산의 의미를 이해할 수 있어야 한다. 다음과 같은 질문이 사정하는 데 도움이 될 수 있다.

- 각 가족의 인종적 뿌리는 무엇인가?
- 출산이 정상적인 과정으로 받아들여지는가? 아니면 취약시기나 질병 상태로 받아들여지는가?
- 임신과 출산 중 식이, 활동, 행동과 관련하여 처방된 수행, 관습 그리고 의식은 무엇인가?
- 임신과 출산 중 모성에게 제한점과 주의점은 무엇인가? 여성은 이 시기에 종교적인 일에서 제외되는가? 출산 후 종교적으로 해야 하는 일은 무엇인가?
- 임신, 출산 그리고 그 이후에 누가 도움을 줄 것인가?
- 신생아 돌봄에 있어서 처방 내용과 제한점은 무엇인가?
- 가족 서열에서 누가 돌봄에 대한 결정을 하는가?
- 분, 시간, 계절 또는 신체의 요구로 시간을 어떻게 측정하는가?
- 운명 예정설과 체념론을 포함해서 삶과 죽음에 대한 견해는 무엇인가?

• 어떻게 건강돌봄제공자들이 도움이 될 수 있는가?

이와 같이 사정 후 돌봄에 대한 계획은 문화적 차이와 전통적인 치료 행위에 대해 존중해 주어야 한다(영양, 임신, 출산 그리고 산후 기간의 문화와 관련된 특정 분야를 이 책 전체에서 추가 정보로 다루고 있다).

이해하기

11. 간호사가 대상자의 문화적 가치와 믿음을 점검해 보는 것이 왜 중요한가?
12. 의사소통이 어떻게 갈등의 원인이 되는가?
13. 문화는 어떻게 빙산에 비유되는가?

이해하기 정답

11. 간호사는 자신의 신념과 다른 문화적 신념을 지닌 사람과의 갈등이 조장될 가능성을 판단하기 위하여 대상자의 문화적 가치와 신념을 살펴보아야 한다.
12. 언어의 차이는 가장 큰 어려움을 자아낸다. 의사소통 양식이나 지배적인 가족구성원은 갈등을 초래할 수 있다.
13. 빙산의 일각처럼 단지 드러나 보이는 부분(행동)만 보이기 때문에 문화는 이해하기 어렵다. 행동(예: 종교적 신념과 도덕적 가치)에 대한 이유는 빙산의 아래 부분처럼 드러나지 않아 연구가 필요하다.

9. 모성, 영아 및 여성건강 통계

통계는 숫자 자료를 수집하여 해석하는 과학이다. 건강의학에서 자료는 때때로 주어진 인구의 사망률에 초점을 둔다. 사망률(mortality rates)이란 여러 가지 다른 영역에서 매년 발생하는 사망자수를 말한다. 그것은 국가 내 인구 집단의 건강에 대한 중요한 정보원이 된다. 또한 사회가 건강돌봄에 대해 두는 가치와 사람들에게 제공 가능한 건강돌봄의 종류를 알려 준다. 모성과 신생아 건강에 대한 가장 최근의 통계는 National Center for Health Statistics의 웹사이트(www.cdc.gov/nchs)에서 얻을 수 있다.

1) 모성과 신생아사망률

역사적으로, 특히 출산과 관련하여 모성과 신생아의 사망률은 높았다. 모성과 신생아의 사망률은 일반인의 건강증진과 기본위생 원칙의 적용, 의학적 지식이 증가하면서 낮아지기 시작했다. 광범위한 항생제와 공공 건강 시설 이용, 산전 돌봄을 포함한 건강돌봄에서의 발전이 더 나아가 신생아사망률을 줄였다. 오늘날 모성사망률은 거의 없고 신생아사망률은 또한 계속 감소 추세이다.

(1) 모성사망률

2013년, 모성사망률(maternal mortality)은 미국의 여성 전체에서 출산 100,000명당 17.3명이었다. 비히스패닉계 흑인 여성들은 백인 여성과 비교하여 출산 관련 사망률이 높다. 비히스패닉계 흑인 여성들의 모성사망률은 10만 명당 41.1명인 반면, 백인 여성들은 10만 명당 11.8명이다(Hoyert, 2007; NCHS, 2012; www.facethefactsusa.org, 2012). 출산 후 42일이 지난 후에 사망하더라도 임신에 의한 사망으로 포함되기 때문에 전 해에 비해 그 비율은 더 높아졌다(CDC, 2016).

(2) 신생아사망률

영아사망률(infant mortality, 1세 이전 사망)은 2013년에 1,000명당 5.96명으로 감소했다. 같은 시기 신생아 사망(neonatal mortality rate, 출생 후 28일 내 사망)은 출산 1,000명당 4.04명꼴로 상대적으로 감소되었다. 신생아사망률의 원인은 선천적 결함, 조산, 임신합병증이다(Mathews, MacDorman, & Thoma, 2015).

(3) 인종 집단 간의 불일치

모성과 신생아 사망률에서 불일치는 백인과 가장 큰 소수 집단을 형성하는 비히스패닉계 흑인들 사이에서 가장 명확하다. 그 차이는 주로 흑인 여성의 신생아가 더 높은 조산률과 저체중 출생률(2,500g 이하)을 보이기 때문이다(MacDorman, Mathews, Moshangoo, & Zeitlin, 2014).

조산아와 저체중아는 호흡기 장애, 발달 지연 혹은 신생아돌연사증후군(sudden infant death syndrome, SIDS)과 같은 장·단기적 건강 문제를 일으킬 위험이 더 크다(March of Dimes, 2015).

인종이 아니라 가난이 중요한 요소이다. 빈곤층의 비율이 미국에서 백인에 비해 백인이 아닌 경우 더 높다. 저소득층은 영양 섭취와 주거 환경이 좋지 않고 적절한 예방적 건강돌봄서비스를 받지 못한다. 임신과 신생아기에는 돌봄을 받는 것이 중요하며 돌봄 부족은 모든 영역에서 높은 사망률과 관련된다.

2) 우리나라의 모성과 신생아 사망률

(1) 모성사망률

우리나라에서는 2010년 출생아 10만 명당 모성사망률은 15.7명이었고, 2016년에는 8.4명으로 전년대비 3.4% 감소하였다(2013년: 11.5명, 2014년: 11.0명, 2015년: 8.7명, 2016년: 8.4명). 그러나 OECD 회원국의 모성사망률 평균은 6.8명으로 한국은 다소 높은 수준이다.

(2) 영아사망률

우리나라 영아사망률은 2010년 출생아 1,000명당 3.7명으로 비교적 낮은 수준이며, 이후 지속적인 감소추세를 보여 2013년 3.0명, 2014년 3.0명, 2015년 2.7명, 2016명 2.8명으로 조사되었다. 또한 신생아사망률은 2010년 출산 1,000명당 1.8명, 2013년 1.7명, 2014년 1.7명, 2015년 1.5명, 2016년 1.6명으로 매우 낮은 수준이다.

(3) 모성, 영아 돌봄에 대한 정부의 개입

우리나라 모자보건사업은 1963년 보건사회부 내에 모자보건과를 설치하면서 본격화되었다. 그러나 당시에는 가족계획사업의 일환으로 모자보건사업을 관장했는데 주로 분만세트를 배포하는 정도에 그쳤다. 1973년에는 「모자보건법」이 공포되었고, 1981년부터 「농어촌특별법」에 따라 무의촌지역에 공중보건의사와 보건진료원을 배치하였다. 국제부흥개발은행(Internation Bank for Reconstruction and Development, IBRD) 차관사업으로 의료취약지역에 89개소의 모자보건센터를 설치하면서 임산부의 산전관리 및 시설분만의 제고를 위해 힘쓰게 되었다.

1986년에는 「모자보건법」 개정으로 대상자의 효율적 관리를 위한 임신 신고제를 도입하였고, 공공부문에 대한 서비스의 질적 수준을 제고하기 위해 보건소에 임산부, 영유아건강진단사업 등 새로운 서비스를 제공하였다. 1990년대 이후 공공모자보건사업 영역은 기존의 중점관리 대상자인 임산부 및 영 · 유아는 물론 모성에 대한 준비가 필요한 청소년 및 미혼여성과 장년기 여성까지 대상자의 범위가 확대되었다. 2002년부터는 공공모자보건사업 기능을 재정립하고, 지역사회의 요구에 부응하는 양질의 모자보건서비스를 제공함으로써 모자건강을 증진함과 아울러 지자체의 지역모자보건사업 기획 및 평가 능력을 제고하는 데 크게 기여하였다.

이를 위해 임산부, 영유아등록관리 및 건강검진사업, 선천성대사이상검사, 미숙아 및 선천성질환아 등록관리 및 의료비지원사업, 보건소 여성과 어린이 건강증진사업, 모유수유 운동 전개 등의 사업을 전개하고 있다.

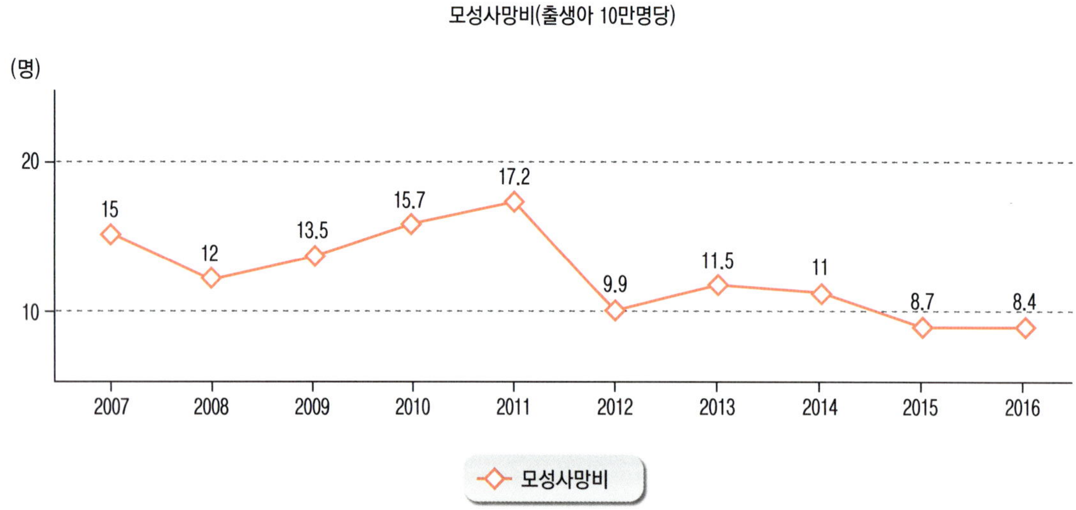

그림 1-3 우리나라 모성사망률

출처: 2008년 이전; 보건복지부 영아모성사망조사(국가승인통계 제11733호), 2009년 이후; 사망원인통계조사(국가승인통계 제101054호)

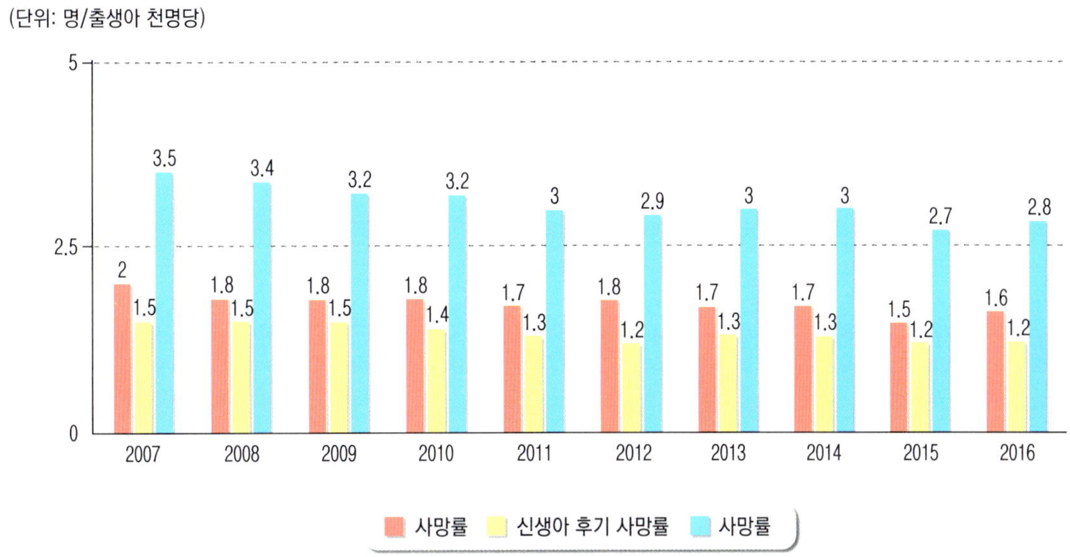

그림 1-4 우리나라 영아사망률

출처: 2008년 이전; 보건복지부 영아모성사망조사(국가승인통계 제11733호), 2009년 이후; 사망원인통계조사(국가승인통계 제101054호)

개념요약

- 입원 기간 감소는 간호사가 출산 후 피로와 불편감으로부터 회복 과정의 여성에게 자가간호와 신생아간호에 대해 정보 제공을 더 어렵게 만든다.
- 임상경로는 기대되는 결과를 가장 짧은 시간에 얻게 하는 사정과 중재에 대한 지침이다.
- 변이는 경로에서 시간 계획이나 기대했던 결과에서의 이탈이며 회복이 더 빠르거나 지체될 수 있다.
- 가난, 계획되지 않은 임신 그리고 이혼의 증가와 같은 사회적 추세는 가족구조와 기능을 바꾸어 왔고, 간호사가 제공하는 정보와 지지에 다양성이 요구된다.
- 문화적으로 다양한 대상자들에게 돌봄을 제공하기 위해서 간호사는 자신의 믿음을 점검해 보고 실무 환경에서 마주치게 되는 다른 문화적 가치와 관습에 익숙해져야 한다.
- 지난 50년간 영아사망률은 크게 감소되어 왔다. 그러나 미국은 다른 선진국에 비해 더 높은 영아와 모성사망률을 가지고 있고 민족집단 간의 모성사망률은 여전히 차이가 있다.

참고문헌

American Association of Colleges of Nursing (AACN). (2016). 2015.2016 Enrollment and Graduations in Baccalaureate and Graduate Programs in Nursing. Washington, DC: Author.

American College of Obstetricians and Gynecologists (ACOG). (2017). Alliance for innovation on maternal health: AIM. Re trieved from www.acog.org.

Association of Women's Health, Obstetric and Neonatal Nurses (AWHONN). (2014). Women's Health and Perinatal Nursing Care Quality Refined Draft Measures Specification. Washington, DC: Author. Retrieved from www.awhonn.org.

Benner, P., Malloch, K., & Sheets (2010). V. Nursing pathways for patient safety. St Louis, MO: Elsevier.

Centers for Disease Control and Prevention (CDC). (2014). Teen pregnancy in the United States. Retrieved from www.cdc.ogov/teenpregnancy.

Centers for Disease Control and Prevention (CDC). (2015). Preterm birth. Retrieved from www.cdc.gov/reproductive-health/maternalinfanthealth/pretermbirth.htm.

Centers for Disease Control and Prevention (CDC). (2016). Trends in pregnancy-related deaths. Retrieved from www.cdc.gov/reproductivehealth/maternalinfanthealth/pmss.html.

Council on Patient Safety in Women's Health Care. (2017). A Primer: Council on Patient Safety in Women's Health Care. Washington, DC: Author. Retrieved from www.safehealthcare foreverywoman. org.

Institute for Healthcare Improvement. (2017). Improvement stories: What is a bundle? Retrieved from www.ihi.org/resources/Pages/ImprovementStories/WhatIsaBundle.aspx.

Institute of Medicine (IOM). (2011). The future of nursing: Leading change, advancing health. Washington, DC: National Academies Press.

Institute of Medicine (IOM). (2011). Clinical practice guidelines we can trust. Retrieved from www.nationalacademies.org/hmd/reports/2011/clinical-practice-guidelines-we-can-trust.

Interprofessional Education Collaborative. (2016). Core compe tencies for interprofessional collaborative practice: 2016 update. Washington, DC: Author.

MacDorman, M. F., Mathews, T. J., Mohangoo, A. D., & Zeitlin, J. (2014). International comparisons of infant mortality and related factors: United States and Europe, 2010. National vital statistics reports; vol 63 no 5. Hyattsville, MD: National Center for Health Statistics.

March of Dimes. (2015). 2015 prematurity birth report card. Retrieved from www.marchofdimes.org.

Mathews, T. J., MacDorman, M. L., & Thomas, M. E. (2015). Infant mortality statistics from the 2013 period: Linked birth/infant death data set. National Vital Statistics Reports, 64(9).

Melnyk, B. M., Fineout-Overholt, E., Stillwell, S., & Williamson, K. M. (2010). Evidence-based practice: Step by step: The seven steps of evidence-based practice. American Journal of Nursing, 110(1), 51-53.

National Association of Clinical Nurse Specialists (NACNS). (2012). Organizing framework and CNS core competencies. Retrieved from www.nacns.org.

National Center for Complementary and Alternative Medicine (NCCAM). (2011). CAM basics: What is CAM? Publication number D347. Bethesda, MD: National Institutes of Health. Retrieved from www.nccam.nih.gov.

National Center for Complementary and Alternative Medicine (NCCAM). (2016). Complementary, alternative or integrated health: What's in a name? Retrieved from http://nccam.nih.gov.

National Conference of State Legislatures. (2011). The affordabl care act: A brief summary. Retrieved from www.ncsl.org/portals/1/documents/health/hraca.pdf.

Rossler, K. L., & Kimble, L. P. (2016). Capturing readiness to learn and collaboration as explored with an interprofessional simulation scenario: A mixed-methods research study. Nurse Education Today, 36, 348.353.

The Joint Commission. (2017). Specification Manual for Joint Commission National Quality Measures (v2017A). Retrieved from https://manual.jointcommission.org/releases/TJC2017A/PerinatalCare.html.

U.S. Department of Health and Human Services. (2010). Healthy People 2020. Retrieved from www.healthypeople.gov.

모성 · 여성건강간호사의 역할

The Nurse's Role in Maternity and Women's Health Care

학습목표

1. 여성건강간호사의 역할을 설명한다.
2. 간호실무에서 비판적 사고의 중요성을 설명한다.
3. 간호과정의 5단계를 모성과 여성간호에 적용한다.
4. 간호과정과 비판적 사고의 관계, 임상에서 간호연구의 중요성을 설명한다.

주요용어

간호과정 nursing process
간호사의 역할 nurse's role
모아와 여성건강간호 maternal-newborn and women's health nursing
비판적 사고 critical thinking
전문간호사 nurse practitioner
조산사 certified nurse-midwife, CNM
초기사정 screening assessment
초점사정 focussed assessment
치료적 의사소통술 therapeutic communication

모성돌봄은 산모와 신생아를 엄격히 관리했던 돌봄에서 가족 중심 돌봄으로 변화하면서 독립성 측면에서 새롭게 발전하였다. 이전의 여성건강돌봄은 가임기 여성에 중점을 두었기 때문에 사춘기부터 노년기까지 전 생애의 여성들을 다루지는 못하였다. 또한 같은 질환이라 하더라도 남성과 여성에 따라 간호가 달라질 수 있음을 인식하지 못했다.

간호사는 여성에게 최선의 간호를 제공하기 위해 효과적인 의사소통술과 지식이 필요하다. 간호사는 비판적 사고를 할 수 있어야 하고, 가족의 요구를 충족시킬 수 있는 간호계획을 세우고 간호과정을 적용할 수 있어야 한다. 환자들은 간호사들이 최신 연구를 기반으로 사정하고, 다른 의료진들과 협력하여 간호실무를 수행하기를 기대한다.

1. 간호사 부족

간호사 부족은 지난 수년간 간헐적으로 단기간 발생해 왔다. 미국의 경기침체로 인해 간호사(registered nurse, RN)는 풀타임 혹은 파트타임으로 복귀하기 시작했다. 교육기관의 증설로 간호 졸업생 수가 많아지자 일각에서는 더 이상 간호사 부족 사태는 없을 것이라고 생각했지만, 현실은 그렇지 않았다(Staiger, Auerbach, & Buerhaus, 2012).

현직 간호사들 중에는 베이비부머(baby boomers, 1946~1964년 사이에 태어난 사람들)로, 이미 은퇴했거나 은퇴를 앞두고 있는 사람들이 많다. 전체 인구 중 큰 비중을 차지하고 있는 이들의 노화에 따라, 제공되어야 할 의료서비스에 대한 수요도 증가할 것으로 예측된다.

환자 대비 간호사의 비율이 높을 때 병원에서의 사망률이 감소한다는 연구결과가 보고되었다. 미국의학회(The Institute of Medicine [IOM], 2010)에서는 2020년까지 학사 이상의 자격을 갖춘 신규간호사가 80% 정도 더 필요하다고 산정하고 있다. 하지만 현재 50% 정도의 인력만이 충당되고 있다. 또한 2008년에 석사 이상 학위를 가진 간호학과 교수의 60%가 50세 이상이었다. 이들이 은퇴하면 교수진의 부족으로 간호교육이 수용할 수 있는 학생 수에 한계가 생길 수 있다. 한 연구에서 2011~2012년 사이에 1,100명의 교수진이 부족하다는 보고에 따라 새로운 교수진 양성의 필요성을 역설하였다(American Association of Colleges of Nursing [AACN], 2012a, 2012b; Fang & Li, 2011).

인구의 노령화로 인해 환자는 늘었지만 간호인력은 줄어들면서 간호사들의 업무 스트레스가 점점 심해지고 있다. 업무 스트레스로 많은 간호사가 이직 또는 사직을 하기도 한다. 대부분의 응급의료시설에서 실시하고 있는 12시간 근무제가 경력간호사에게 부담이 될 수 있다. 간호사에게 돌봄이 필요한 어린 아기나 노인 가족이 있을 경우 또는 공부와 학업을 병행하고 있는 경우에는 12시간 근무제가 부담될 수 있다. 긴 근무시간으로 인한 피로는 간호사의 건강뿐만 아니라 환자들의 안전까지도 위협할 수 있다(Trinkoff, Geiger-Brown, Brady et al., 2006). 이에 많은 의료기관들이 신규간호사의 학업을 지원할 뿐만 아니라 경력간호사의 수를 유지하려고 애쓰고 있다. 대상자와 직원의 안전을 보장하기 위한 노력들은 상해 예방과 생산성 향상에 도움이 될 것이다. 응급치료시설에서 근무 일정을 좀 더 유연하게 조절할 수 있다면 경력 간호사뿐만 아니라 신입 간호사의 이직도 감소하였다(Johnson, 2007; Zolnierek, 2008).

2. 여성건강간호사 심화교육

간호가 더 복잡해지고 비용 절감의 필요성이 증가함에 따라 다양한 형태의 심화교육이 개발되고, 이 과정을 이수한 간호사의 수요가 증가하게 되었다. 심화과정의 실무교육을 받은 간호사는 조산사(certified nurse-midwife, CNM), 전문간호사, 간호교수, 연구간호사로 근무할 수 있다. 심화된 간호실무에 종사하기 위해서는 석사 및 박사학위가 필요하다. 또 공인된 기관에서 주관하는 자격증을 취득해야 하지만 그 세부사항은 국가나 주(state)에 따라 차이가 있다. 보통 중간 이상의 관리급 간호사에게는 석사 이상의 학위와 전문성이 요구된다.

1) 조산사

조산사(midwife)는 심화 교육을 수료하고 풍부한 임상경험을 가진 RN이다. 조산사로 일하기 위해서는 미국조산사협회(American College of Nurse-Midwives)에서 시행하는 자격시험을 통과하여야 한다. 조산사는 전체 건강력 조사 및 신체사정을 할 자격이 있으며 임신, 분만, 산욕기 동안 전반적으로 환자를 돌볼 수 있다. 그리고 합병증이 없는 정상 산모와 신생아에 대한 간호 업무를 행할 수 있다. 조산사의 의무는 임신 기간 동안 합병증을 예방하고 정상적인 임신과 분만에 도움이 될 정보를 제공하며, 출산기의 가족을 상담하고 지원한다. 조산사는 건강한 여성에 대한 정기검진(well-woman examination, WWE), 부인과 간호, 가족계획 상담 등을 제공한다. 임신과 출산은 정상적인 과정으로 간주되기 때문에 출산 시 개입이나 지원은 조산사의 업무범위에 해당하지 않는다.

조산사는 오랜 역사에 걸쳐 다양한 효용성을 입증하고 있다. 1930년대에 빈곤층 여성들을 돕기 위해 설립된 출산보건소협회는 공중보건간호사들에게 조산술을 가르치기 시작하였다.

조산사의 유용성이 입증되었음에도 불구하고 의사들은 조산사가 다방면의 영역에서 활동하는 것을 반대하였고, 이에 따라 조산사의 업무 영역이 제한되었다. 그러나 1970년에 미국산부인과협회(American College of Obstetricians and Gynecologists, ACOG)와 미국산부인과간호사협회(Nurse's Association of the American College of Obstetricians and Gynecologists, NAACOG)는 공동성명을 통해 조산사를 의료팀의 일원으로 인정하였고, 1981년에는 의회에서 조산사의 의료수가를 지원하는 메디케이드 법안이 통과되었다. 이로써 조산사는 건강관리기관(HMOs), 의원, 조산원, 병원 등 다양한 영역에서 활동하게 되었다.

2) 전문간호사

전문간호사(nurse practitioners)란 어떤 특정한 수준의 일차 진료를 할 수 있도록 심화교육을 받은 RN이다. 전문간호사는 전반적인 건강력 조사 및 신체사정을 하며, 각종 검사와 진단 테스트를 지시하고 그 결과를 판독할 뿐만 아니라 건강 유지 증진을 위한 일차 진료를 할 수 있다. 대부분 전문간호사들은 치료와 처방에 대해 의사와 연계해서 일하지만, 국가가 정한 법규 내에서 독립적으로 개업하거나 약을 처방하기도 한다. 오늘날 전문간호사들은 여성건강을 포함한 여러 전문분야에서 두각을 나타내며, 간호학 석사과정 전공 선택 시 전문간호사 과정의 선호도도 높아지고 있다.

여성건강전문간호사는 청소년기부터 여성의 생애 전반에 이르기까지, 여성의 건강에 중점을 두고 일차적인 부인과 및 생식기 관련 진료를 담당한다. 주된 업무는 여성건강검진, 성전파성질환(sexually transmitted disease, STD) 관리, 가족계획 등이다. 또한 산전 진찰을 위해 의료기관을 찾는 여성 환자들을 진찰하고 분류하기도 한다.

가정전문간호사는 노인뿐만 아니라 청소년에게도 예방적 간호와 전인적 돌봄을 제공하고, 합병증이 없는 건강한 임신부와 출산 여성 및 신생아를 돌볼 수 있다. 그러나 조산사와 달리 가정전문간호사는 출산에 참여하지 않는다.

신생아전문간호사는 출생 직후나 신생아 집중치료실의 고위험군 신생아들을 돌본다. 소아과전문간호사는 의사의 진료가 필요하지 않은 신생아나 아동들이 건강을 유지할 수 있도록 도와준다.

3) 임상전문간호사

임상전문간호사(clinical nurse specialists)는 복잡한 문제를 가진 출산 여성을 돌볼 수 있도록 석사나 박사과정에서 학업과 임상훈련과정을 마친 RN이다. 임상전문간호사는 자문, 관리행정, 협력, 감독, 연구 및 윤리적 의사결정 권한을 가지고 있다(National Association of Clinical Nurse Specialists [NACNS], 2012). 그러나 전문간호사와는 달리 임상전문간호사는 일차 진료를 제공하지 않는다.

3. 간호사의 역할 변화

간호사는 응급진료시설뿐만 아니라 태아진단센터, 난임클리닉, 유전자 상담시설 등 다양한 장소에서 근무한다. 조산의 위험이 있는 대상자에게는 가정간호를 제공하기도 한다. 또한 교육이나 상담, 출산 가족의 삶에 관련된 여러 가지 의학외적인 문제를 중재하는 등 독립적인 기능도 수행한다. 교육이나 상담 같은 부가적 책무를 위해 간호사는 대인관계의 기술을 익히고 유지해야 한다. 이 기술에는 대화법, 효과적인 교육법, 비판적 사고, 건강문제를 파악하고 중재하기 위한 간호과정 적용법이 포함된다.

1) 치료적 의사소통술

사교적 대화와 달리 치료적 대화는 의도적이며 목표지향적이고 초점이 있는 대화 기법이다. 치료적 의사소통술을 올바르게 적용하기 위해서는 의식적인 노력과 상당한 연습이 필요하다. 이 책에서 대화법을 강조한 이유는 첫째, 의사소통 과정을 재검토하고, 둘째, 여성건강과 신생아 간호에서 대화의 중요성을 강조하며, 셋째, 환자 가족들과 치료적 대화를 나누는 예를 제시하기 위함이다.

(1) 치료적 대화를 위한 지침

치료적 대화에는 융통성이 필요하고 특정한 기법에만 의존해서는 안 된다. 다음의 지침들을 숙지한다면 도움이 될 것이다.

1. 사생활 보호: 개인의 사생활이 보장되며 대화에 방해를 받지 않고 집중할 수 있는 편안한 환경을 제공한다.
2. 자기소개와 역할에 대한 정보 제공: 간호사는 자신의 이름과 역할을 소개하는 것으로 대화를 시작한다. "제 이름은 Claudia입니다. 어제 시작했던 퇴원 교육을 마무리하기 위해 왔습니다." 이것은 간호사가 방문한 목적을 알려주고, 아기를 낳고 퇴원하는 여성의 가족들이 걱정을 표현하며 관심사를 토론할 기회를 만들어 준다.
3. 개방형 질문: 치료적 의사소통술은 초점이 분명하고 가족들의 요구를 충족시켜야 한다. 대화의 초점을 맞추기 위해 개방형 질문을 사용한다. 초점을 맞추는 한 방법은 개방형 질문으로 말문을 여는 것이다. "오늘 퇴원하시는데 기분이 어떠세요?" 대화의 방향을 다시 잡아주는 것도 도움이 될 수 있다. "이렇게 예쁜 아기 사진을 보여 주셔서 감사합니다. 그런데 아기에게 수유하는 데 문제는 없으신가요?"
4. 비언어적 표현의 해석: 언어적 표현보다 행동이나 표정이 더 강력한 의미를 전달하기도 한다. 예컨대 표정이나 눈의 움직임은 산모가 말하는 것이 진심인지 아닌지를 보여주기도 한다. 손가락으로 탁자를 계속해서 톡톡 치거나 머리카락을 꼬는 것은 좌절감이나 짜증, 지루함 등을 의미할 수도 있다. 몸동작, 자세, 걸음걸이 등도 활력이나 침울함 혹은 불편함을 보여준다. 목소리의 음색, 고저, 속도, 크기 등도 기쁨, 분노, 두려움을 나타낼 수 있다. 몸단장도 산모의 자아상에 대한 메시지를 전달해 준다. 산모가 말로는 문제가 없다고 하더라도 몸이 피곤하거나 기분이 우울하다면 자신의 외모를 단장하는 데 소홀할 것이다.
5. 비언어적 의사소통술: 능동적 경청을 하기 위해 간호사는 비언어적인 행동에도 주의를 기울일 필요가 있다. 간호사가 신경을 쓰고 있고 환자를 이해하려 애쓰고 있다는 것을 보여주는 행동은 다음과 같다.
   - 눈 마주치기: 기꺼이 대화하고자 하는 자세를 보여

준다.

- 편안하지만 곧은 자세 취하기: 상체는 상대방 쪽으로 약간 기울이는 것이 좋다.
- 끄덕거리기, 미소짓기, 좀 더 가까이 몸을 기울이기와 같이 약간의 호응을 나타내는 행동하기: "네, 계속 말씀하세요.", "그것에 대해서 말씀해 주세요.", "예를 하나 들어 주시겠어요?" 같이 말한다.
- 접촉하기: 가벼운 신체적 접촉은 말이 대화의 분위기를 방해하거나 감정의 깊이를 다 전달하지 못할 때 강력한 효과를 발휘한다.

6. 문화적 차이 고려: 어떤 아시아 문화권에서는 눈을 오래 마주치는 것을 도전의 의미로 받아들이므로 문제가 될 수 있다. 중동이나 아메리카 인디언 문화에 속한 사람들은 신체접촉에 대해 불편하거나 불쾌하게 느낀다.
7. 대화 내용 확인하기: 간호사가 전달받은 메시지가 대상자가 전하려는 의도와 부합하는지 확인하는 과정이 필요하다. 대화에서 확인이 필요한 경우, 간호사는 다음과 같이 말할 수 있다: "다시 한 번 말씀해 주시겠어요?", "그러니까 모유수유 여부를 아직 결정하지 못하셨다는 말씀이시죠?"
8. 반영적 경청: 감정도 대화의 일부이므로 간호사는 언어적 또는 비언어적으로 표현된 감정을 반영해주어야 한다. "자연분만을 원했는데 제왕절개(cesarean birth)를 하게 되어 속상하신 것 같군요."

(2) 치료적 대화 기법

치료적 대화(therapeutic communication)는 경청과 대답을 포함하므로 대화를 단절시키지 않고 촉진시키는 대화법이 필요하다. 대화를 촉진시키기 위해서는 상대방의 말과 함께 동반되는 감정에도 주의를 기울여야 한다. 이 기법들은 다양한 연령층에 유효하며 환자 본인뿐만 아니라 보호자에게도 효과적이다. 치료적 의사소통술에는 확인하기, 반영하기(reflecting), 되짚어보기, 주의 깊게 헤아리기, 침묵하기, 질문하기, 부추기기 등이 포함된다(**표 2-1**). 또한 간호사는 대화를 방해하는 요소들을 파악할 필요가 있다(**표 2-2**).

이해하기

1. 치료적 대화와 사교적 대화의 차이점은 무엇인가?
2. 주요 대화 기법에는 어떤 것들이 있는가?
3. 대화를 방해하는 장애물에는 어떤 것들이 있는가?

이해하기 정답

1. 치료적 의사소통은 목적의식이 있고, 목표지향적이고, 집중적이다.
2. 주요 대화 기법에는 명확히 하기, 다른 말로 바꾸어 표현하기, 반영하기, 침묵, 구조화하기, 정확히 찾아내기, 질문하기, 주도하기, 요약하기가 포함된다.
3. 의사소통의 주요 장애는 관심 부족을 전달하거나 서두름, 폐쇄된 자세 보이기, 중단하기, 잘못된 안심 제공하기, 부적절한 자아개방, 충고하기, 언급하기나 감정을 인정하기가 포함된다.

2) 교육과 학습에서의 간호사 역할

간호사는 환자와 밀접한 관계이므로 의료팀에서 환자 교육에 중요한 역할을 담당한다. 여성들은 보통 의사보다는 간호사를 더 편하게 생각하고, 의사가 하찮게 여길지도 모르는 자기의 걱정거리에 대해서도 시간을 내서 대답해 주길 바란다. 또한 의사들은 정해진 시간 안에 진료해야 하는 환자의 수가 정해져 있다. 하지만 간호사는 일대일 대화, 정규 교육, 그룹 상담 등 다양한 방법으로 대상자에게 교육을 제공할 수 있다(**그림 2-1**). 교육의 효과를 높이기 위해서는 교육과 학습의 기본원리를 알고 있어야 한다.

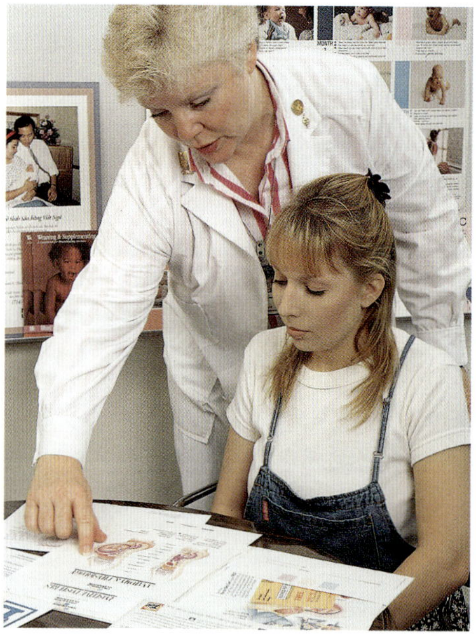

그림 2-1 산전교실에서 간호사가 여성에게 일대일 교육을 하고 있다.

표 2-1 대화 기법

정의	보기
명확히 하기 상대방이 한 말이나 감정을 분명히 파악하기, 혹은 간호사가 상대방의 말을 제대로 이해했는지 알기 위해 다시 확인한다.	"당신의 계획을 잘 이해하지 못했어요. 다시 한 번 설명해 주시겠어요?" "다른 사람이 된 듯한 기분이라고 말씀하신 게 어떤 의미인지 말씀해 주세요." "__________라는 말씀이세요?" "__________에 대해서 조금 더 말씀해 주세요."
다른 언어로 바꾸어 말하기 확인하기의 한 형태: 상대방이 사용한 것 외의 다른 단어로 바꾸어 말한다.	**보기 1** 산모: "남자친구(아기 아빠)가 분만실에 들어오지도 않았어요. 난 정말 화가 나요." 간호사: "남자친구(아기 아빠)가 함께 하지 못해 화가 나신 것 같군요." **보기 2** 산모: "아기가 계속 울어 우리는 잠을 못 자고 있어요." 간호사: "아기가 많이 울어 피곤하다는 말씀이시군요. 평상시 당신의 하루가 어떤지 말씀해 주시겠어요?"
반영하기 대상자의 말이나 감정에 대한 이해를 말로 표현한다. 말과 감정을 연계시켜 거울 앞에 선 사람의 모습을 반영하듯 상대방을 반영하는 것이 중요하다. 간호사 본인의 의견, 가치관, 개성을 반영하지 않도록 주의한다.	**보기 1** 산모: "어떻게 해야 할지 모르겠어요. 남편은 제왕절개를 안 해도 된다 하고, 의사는 아기가 힘들어하고 있대요." 간호사: "가족들과 의료진의 의견이 달라서 혼란스럽고 걱정되시는군요." **보기 2** 진통 초기의 산모: "아기를 갖자는 건 남편의 생각이었어요. 난 처음엔 심드렁했어요." 간호사: "틀림없이 아주 좋은 아빠가 될 거예요."와 같은 대답은 자기 자신의 의견을 반영한 것이지 산모의 말을 인정해 주는 것이 아니다. "임신했을 때 남편이 더 좋아하셨군요."가 더 바람직한 대답이다.
침묵하기 대상자가 더 말하도록 기다려 준다. 대화가 반드시 이어져야 하는 것은 아니다.	산모가 계속 말하도록 조용히 기다린다.
순위 정하기 지침을 세우거나 우선순위를 정한다.	"아기를 어떻게 돌봐야 하는지 모르겠고 다시 임신하는 게 두렵다고 말씀하셨어요. 둘 중 무엇에 대해 먼저 대화를 나눌까요?"
요점을 정확히 하기 말이 일관성이 없다면 주의를 환기시킨다.	8세 아동과 이야기하는 간호사: "너는 엄마가 밤에 엄마와 같이 있지 않아도 된다고 말했지. 그런데 엄마가 가고 나면 밤마다 울고 있구나. 밤에 혼자 있는 것이 무서울 수도 있단다. 앉아서 내일 밤에 또 엄마한테 같이 있어 달라고 해야 할지 이야기해 보자."
질문하기 직접적으로 정보를 얻어냄: "예"나 "아니오"의 이분법적 대답을 피하고 조종된 대답을 방지하기 위해 개방형 질문을 사용한다.	"임신해서 좋으세요?" 대신 "임신하니 어떠세요?" "동생이 아파서 걱정되세요?" 대신 "동생분이 많이 아픈 것에 대해 당신의 마음은 어떠신가요?"
촉진하기 짤막한 말이나 행동을 통해 상대방이 계속 말을 이어가도록 격려한다.	끄덕이기, "네, 그렇군요.", "그래요?", "계속 하시죠."
요약하기 논의했던 주제나 쟁점을 재검토한다.	"오늘 두 가지 질문을 하셨어요.", "오늘 모유수유와 아기 목욕시키는 법에 대해 이야기했었죠."

표 2-2 대화를 방해하는 요소

행동	보기	대안
무관심	딴 데 보기, 뭔가를 만지작거림	눈을 마주치거나 고개를 끄덕여 줌으로써 듣고 있음을 보여준다.
서두름	시계 보기, 문 앞에 서 있음	침대 옆에 앉는다.
폐쇄적 자세	팔짱 낀 자세, 컴퓨터를 껴안고 있음	팔을 펴고 몸을 약간 앞으로 기울인다.
끼어들기, 말을 가로채서 자기가 끝맺기	산모: "어떻게…" 간호사: "어떻게 목욕시키는지 나중에 보여 줄게요."	"계속 말씀하세요."
근거 없는 말로 안심시키기	"걱정 마세요. 괜찮을 거예요."	"아기를 어떻게 돌봐야 하는지 걱정하시는 것 같군요. 오늘 목욕시키는 걸 도와드릴게요."
부적절한 자기표현	진통 중인 산모에게: "난 12시간 진통하다 결국 제왕절개를 했어요."	"진통 시 가장 걱정되는 게 무엇인가요?"
충고하기	"________해야 해요" "나라면 ________할 텐데"	"그것에 대해 어떻게 생각하세요?" "중요한 게 뭐라고 생각하세요?"
상대방의 말이나 감정을 묵살함	산모: "엄마 노릇을 하는 건 쉬운 일이 아니군요. 제 시간이 전혀 없네요." 간호사: "아직 멀었어요. 앞으로 더 힘들 거예요."	"엄마가 된다는 건 힘든 일이에요. 휴식시간을 가질 방법을 찾아보기로 해요."

(1) 교육과 학습의 기본원리

출산 상황에서 다음과 같은 원리를 사용하면 효과적인 교육을 진행할 수 있다.

- 학습의 효과는 배우려는 자세와 학습 내용의 타당성에 달려 있다. 출산 가족들은 대부분 학습 동기가 아주 높다. 부모들은 좋은 부모가 되고 싶어 하기 때문에 아이와 엄마의 건강에 관련된 내용이라면 배우고자 하는 의지가 강하게 나타난다.
- 능동적인 참여가 학습 효과를 증대시킨다. 학습자가 수동적으로 관망하지 않고 가능한 한 학습에 많이 참여하도록 해야 한다. 따라서 간호사와 가족이 함께 협의하여 목표를 설정하고, 질의응답 시간을 가진다면 학습 효과는 증대된다. 직설적인 강의보다 모두가 함께 참여하는 토론 형태의 학습이 더 효과적이다.
- 반복 학습이 기억과 자신감을 증대시킨다. 예를 들어 부모들은 아기 목욕시키기, 수유하기, 기저귀 갈아 주기 등을 실제로 여러 번 해 본 후에야 제대로 학습했다는 느낌을 가질 것이다. 이런 학습은 종종 산전교실에서 시작하여 아기와 산모가 퇴원한 후 가정이나 클리닉 방문 시까지 계속 이어진다.
- 칭찬과 긍정적인 반응은 학습자에게 큰 동기 부여가 된다. 특히, 젖을 빨지 않으려는 아기에게 모유수유 시도 등의 과업을 성취하려는 가족에게는 더욱 힘든 일이다.
- 바람직한 행동을 가르치는 데는 역할 모델이 효과적이다. 예비 부모들은 간호사가 아기에게 어떻게 하는지를 보며 많은 것을 배운다. 부모들은 늘 간호사를 지켜보고 있으며, 나중에 간호사의 행동을 그대로 따라 한다는 것을 명심해야 한다.
- 갈등과 좌절감이 학습을 방해한다. 그러므로 학습이 효과적으로 진행되기 위해서는 갈등의 원인을 파악하고 이것을 해결하도록 한다. 예를 들어, 아기의 수유방법에 대해 부부의 의견이 맞지 않을 때가 있다. 모유수유에 대한 교육을 효과적으로 진행하기 위해서는 수유방법에 대한 의견을 조율하고 이로 인해 발생한 감정을 먼저 해결하여야 한다.
- 학습이 간단한 내용에서 복잡한 내용으로 진행될 때 그 효과가 증대된다. 예를 들어 탯줄관리 방법을 교육한 후 목욕시키는 법이나 머리 감기는 법을 교육하는 것이 더 효과적이다.
- 다양한 교수법은 학습자로 하여금 흥미를 잃지 않게 하고 개념들을 쉽게 이해하는 데 도움을 준다. 포스터, 팸플릿, 영상자료 등은 강의와 토론을 보완해 줄 수 있다. 가족계획이나 분만과정을 설명할 때는 모형도가

유용한 학습도구가 될 수 있다.

- 학습할 내용이 소량씩 반복적으로 노출될 때 대상자는 학습 내용을 더 잘 기억할 수 있다. 그러나 입원기간이 단기화 되는 오늘날에는 퇴원 후 후속 조치가 반드시 필요하다.

(2) 학습에 영향을 주는 요소

가족의 발달단계, 주된 언어, 문화적 특색, 이전의 경험을 비롯한 많은 요소가 학습에 영향을 미친다.

발달단계. 십대 부모들은 성인 부모들과는 관심사가 다를 수 있다. 젊은 부모들에게 효과적인 교육법은 따로 있을수 있다. 예를 들어, 인쇄물을 사용한 교수법은 30대와 달리 십대에게는 효과적이지 않다. 또 나이와 관계없이 처음으로 부모가 된 사람들에게는 비디오나 컴퓨터, 비슷한 관심을 가진 사람들과의 토론을 통한 학습이 더 효과적이다. 여성건강이란 청소년기에서 노년기까지 걸쳐 있으므로 이 주제를 다루는 간호사는 같은 내용이라도 학습자의 발달단계에 따라 다른 방식으로 교육할 필요가 있다.

언어. 교육에 사용되는 언어를 얼마나 이해하느냐가 학습에 영향을 미친다. 언어가 다른 학습자에게는 배운 내용을 모국어로 반복하고, 이를 어떻게 적용할 것인지 표현해 보라고 하는 것이 도움이 된다. 학습자가 배운 내용이 지금껏 알고 있던 것과 상반된 것인지를 파악하는 것도 간호사에게 도움이 된다.

문화. 성장배경과 문화는 학습에 영향을 미친다. 사람들은 자기가 동의할 수 없는 내용은 쉽게 잊어버리는 경향이 있다. 예를 들어, 산후에는 특정 음식을 먹어야 한다고 믿는 문화를 가진 가족은 간호사가 추천하는 음식을 한 귀로 듣고 흘릴 수 있다. 또한 의사나 간호사의 가르침이 연장자의 충고와 다른 경우에는 후자의 의견을 따를 가능성이 높다. 따라서 간호사는 교육을 시작하기 전에 학습자가 가진 문화적 신념을 이해하는 것이 필요하다.

이전의 경험. 이미 첫 출산을 경험한 부모에게는 다른 관심사가 있다. 즉, 신생아를 어떻게 돌볼 것이냐보다는 큰 아이가 동생을 어떻게 받아들일 것이냐에 더 신경이 쓰인다. 그들은 큰 아이가 지금껏 쓰던 장난감이나 기구들이 신생아에게 안전한지에 대한 정보를 원하기도 한다.

물리적 환경. 물리적 환경 역시 학습에 영향을 미친다. 일대일 교육에는 일반적으로 병실이 적당하고 집단교육에는 의자를 원형으로 배치하여 서로 얼굴을 보며 대화할 수 있는 환경이 좋다.

교육자의 준비와 기술. 교육자는 미리 학습목표를 정하여 목표 성취를 위한 계획을 짜고, 학습 자료들을 준비하여야 한다. 만약 학습목표가 참석자들이 아기를 목욕시키는 것을 관찰하고 나서 직접 해 보는 것이라면 간호사는 언제 시범을 보일지, 탯줄과 포경수술 부위에 대한 처리는 언제 가르칠 것인지, 어떤 기본 원리들을 가르칠 것인지에 대한 계획을 세워야 한다. 각 학습자들이 배운 대로 자신의 아기를 목욕시켜 보는 역시범은 학습 효과를 높이고, 교육자도 학습자의 부족한 부분을 확인하여 재교육할 수 있는 유용한 기회가 된다.

교육을 마무리할 때 지금껏 배운 중요한 원리들을 요약해 주는 것도 도움이 된다. 예를 들어, 목욕 시범을 보인 후 간호사는 학습자들에게 꼭 기억해야 할 요점들을 이야기해 보라고 요청할 수 있다. 대상자들의 요점정리에 다음의 내용이 포함되어 있는지 확인한다.

- 아기의 체온 유지
- 아기를 떨어뜨리지 않기
- 가장 깨끗한 부위인 얼굴부터 씻기기
- 가장 더러운 부위인 엉덩이를 마지막에 씻기기

(3) 조기 퇴원의 영향

출산 후의 자가간호와 신생아 돌봄에 대한 교육은 보통 산전 교육이나 출산을 위한 입원 시에 시작된다. 기본적인 교육과 학습은 반드시 시행되어야 하지만 산모와 아기의 조기 퇴원에 따른 융통성이 필요하다(**그림 2-2**). 대상자가 예상보다 이른 시기에 퇴원하게 된다면 충분한 반복과 역시범을 통한 신생아 관리법을 학습할 시간이 없을 수도 있다. 그러므로 조기 퇴원하는 대상자와 가족들은 신생아 관리에 충분한 자신감을 얻기 전에 퇴원하게 된다. 이런 경우 간호사는 출산 가족들이 불안해하지 않도록 추후 방안을 마련할 필요가 있으며, 여기에는 퇴원 후 추적 전화 모니터링, 가정 방문, 전용 안내 전화번호, 신생아 관리 교육 동영상, 외래 진료 등이 있다. 또한 출산 후 자가간호와 신생아 돌봄에 대한 교육은 산전에 시작하는 것이 중요하다. 간호사는 대상자가 퇴원하기 전에 교육내용을 복습시킨다. 첫 산전 방문 때와 출산 후 퇴원 시

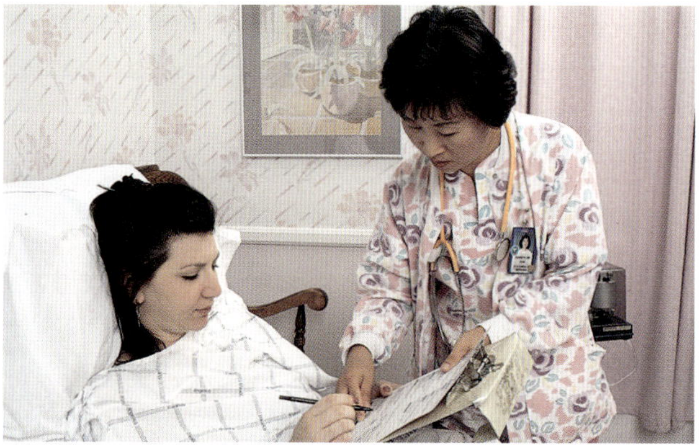

그림 2-2 산모와 영아는 출산 후 단기간 내에 퇴원할 수 있으므로 간호사는 체크 리스트를 활용해 집중교육을 할 수 있다.

에 인쇄된 팸플릿을 제공하고 기타 교육 자료들도 꾸준히 제공할 필요가 있다.

3) 협력자

간호사는 산모나 아기의 건강을 돌보기 위해 다른 의료진들과 협력해야 할 때가 있다. 영양사나 사회복지사, 의사 등과 연계하여 분야 간 협력이 이루어질 때 간호의 효과가 증대된다.

응급의료시설에서 집으로 돌아가기 위해서는 퇴원계획과 의료팀 간의 협력이 필요하다. 또한 필요한 경우에 출산 가족들이 재정 지원이나 지역사회의 도움을 받을 수 있는 방법도 알려주어야 한다. 산모가 자기 자신과 신생아를 잘 돌보도록 격려하기 위해서는 간호사와 산모 사이의 협력과 대화가 중요하다.

4) 연구자

간호사는 간호의 이론적 · 실무적 이슈에 관해 체계적으로 연구함으로써 그들 직업의 지식기반에 공헌할 수 있다. 간호학이란 의학이나 다른 기초과학으로부터 단지 과학지식을 '빌려' 오는 것이 아니라, 간호학만의 독특한 주제를 만들고 이에 관한 연구에 기초하여 그 자신이 만들어 낸 주제에 묻고 답하는 것이다. 석사 이상의 학위를 가진 간호사뿐만 아니라 모든 간호사는 자신의 간호실무를 직관이나 전통이 아닌 타당한 연구 결과에 입각해 발전시켜야 한다는 간호연구의 책임을 가진다. 근거중심 간호실무는 이제 당연한 것이 되었다. 간호사는 간호연구의 가치를 인지하고 최선의 간호실무를 만들기 위해 문제점을 찾고 자료수집에 협조함으로써 직업의 이론적 기반을 넓히는 데 이바지할 수 있다. 회의를 통해 다른 의료진과 만나고 연구 결과를 공유하거나 전문학회지를 읽고, 연구결과를 출판하는 일들을 통해 간호사는 자기의 지식을 계속 발전시켜 나가야 한다. 미국의 각 주(state)에서는 간호사 면허를 갱신하기 위해서 최소한 몇 시간 이상 재교육을 받아야 한다는 규정을 두고 있으며, 대한간호협회에서도 연간 8시간 이상의 보수교육을 이수하도록 규정하고 있다.

5) 옹호자

옹호자는 다른 사람을 위해서 발언하는 사람이다. 보건의료 환경이 점점 더 복잡해짐에 따라 간호도 자칫 비인간적이 될 수 있다. 의료진 중에서 환자와 가장 밀접한 관계인 간호사는 이러한 환경에 인간미를 불어넣고 환자를 위해 중재할 수 있는 위치에 있다. 옹호자로서 간호사는 환자 가족들의 바람을 고려해야 한다. 간호사는 산모나 산모 가족과 정보를 공유하여 그들이 의사결정과정이나 신생아돌봄에 참여하도록 배려해야 한다. 간호사는 또한 가정폭력의 희생자나 정기건강검진에 사용되는 적은 비용도 지급하기 어려운 취약집단의 건강증진을 위해서도 발언할 수 있어야 한다.

6) 관리자

입원 기간을 축소하는 대신 외래진료를 증가시키는 등 의료비용 절감책이 도입되면서 간호사의 역할은 많은 부분 직접 돌봄에서 관리와 교육으로 변화되었다. 간호사가 직접 대상자를 돌보는 일이 줄어들고 환자의 거동을 돕거나 활력징후를 측정하는 업무 등을 위임하는 경우가 늘어났다. 그 결과

이해하기

4. 교육과 학습의 주요 원칙에는 어떤 것들이 있는가?
5. 학습에 영향을 미치는 요인들에는 어떤 것들이 있는가?
6. 간호학에 대한 연구를 간호실무에 적용하는 일이 더 활발해지는 이유는 무엇인가?

이해하기 정답

4. 교육과 학습의 주요 원칙은 학습할 준비, 참여, 반복, 긍정적인 피드백, 좌절에 대한 인정을 포함한다. 효과적인 본보기가 되기, 더 복잡한 교육 전에 간단한 과업 제시하기, 다양한 교육 방법 사용하기가 포함된다.
5. 학습에 영향을 미치는 요인들에는 발달 수준, 언어, 문화, 사전 경험, 신체적 환경, 교육자의 조직화(준비)와 기술이 포함된다.
6. 전통적인 간호 방법보다 이용 가능한 근거에 기초한 간호는 가장 효과적이고 효율적인 환자 결과를 만들어내고 있다.

간호사는 산모와 가족들을 가르치거나 간호사 면허가 없는 직원들을 감독하는 데에 더 많은 시간을 소비하게 되었다. 환자를 배정하는 일은 주로 수간호사가 관장한다. 간호사들은 재정적 문제로 인해 자신이 근무하는 시설이 비용 절감 정책을 실시하는 것을 이해하고 재정 개선을 위해 협조해야 한다. 동시에 환자의 옹호자로 높은 수준의 간호실무를 제공하고자 노력해야 한다.

4. 비판적 사고

최근 들어 비판적 사고(critical thinking)가 간호에서 더욱 주목을 받고 있다. 간호사들은 국가공인간호사 면허시험에 통과하기 위해서 뿐만 아니라 급속도로 변화하는 임상에서 제대로 실무를 수행하기 위해 비판적 사고의 기술을 개발하고 연마할 필요가 있다. 비판적 사고는 목표지향적이며 문제에 대한 해결책을 찾기 위한 성격을 띤다. 일상생활에 사용되는 비판적 사고의 예로 월급날과 관련해 공과금을 언제 납부할지를 결정하는 것, 같은 금액을 가지고 무엇을 사면 식료품 카트에 더 많은 물건을 담을 수 있을지, 어떤 차를 사는 것이 경제적으로 가장 도움이 되는지를 선택하는 것 등이 있다.

효과적인 비판적 사고를 위해 간호사는 먼저 자신의 사고방식을 면밀히 분석하고 비판하는 것이 필요하다. 이를 통해 생산적 사고를 방해하는 특정한 사고방식이나 반응을 찾아내야 한다.

비판적 사고는 편견이나 개인적 기호가 아니라 이성에 근거를 둔다. 또한 감정이 사고에 어떤 영향을 끼치는지를 파악하기 위해 감정을 분석해 본다. 마지막으로, 추론을 뒷받침하고 결론을 내릴 만큼 증거가 충분해지기 전까지는 판단을 보류한다.

1) 목적

비판적 사고의 목적은 간호사가 최선의 임상적 판단을 하도록 도와주는 데 있다. 이는 간호사가 책과 강의를 통해 지식을 축적하는 것만으로는 충분치 않음을 깨닫는 데서 시작된다. 비판적 사고는 지식을 특정한 임상상황에 적용하여 각 상황에서 가장 효과적인 간호를 제공할 수 있는 결론을 도출해 내야 한다. 비판적 사고는 지속적인 과정이므로 임상에서도 이 기술을 계속 연마하는 것이 필요하다.

또한 간호사는 자신의 사고 과정을 면밀히 검토하여 잘못된 결론이나 판단에 이르게 하는지 살펴보아야 한다. 이 작업은 자기분석을 요구하며, 일련의 단계를 사용하면 더 효과적으로 수행할 수 있다.

2) 단계

비판적 사고의 학습 방식을 '비판적 사고의 ABCDE'라는 일련의 단계들로 나타낼 수 있다. 여기에는 가정(Assumption)에 대한 인식, 개인적 편견(Bias)에 대한 검토, 결론(Closure)의 필요도에 대한 분석, 자료(Data)가 어떻게 수집되고 분석되는지에 대한 검토, 감정(Emotion)이 어떻게 비판적 사고를 방해하는지에 대한 검토가 포함된다.

(1) 가정 인식하기

가정(assumptions)이란 사실이나 객관적 근거 없이 당연한 것으로 받아들여지는 생각이나 신념, 가치체계를 말한다. 이러한 가정들은 검토하지 않은 생각이나 타당하지 않은 행동에 이르게 한다. 예컨대 "일자리는 누구나 찾으려고 하면 찾을 수 있어.", "십대 애들은 어른 말을 안 들어", "모든 여자는 아기를 원해." 등의 가정은 부정적인 결과를 낳는다.

가정을 식별해내는 방법은 어떤 특정한 상황에 대해 알고 있는 것을 리스트로 만들어 보는 것이다. 그 후 리스트에 열거된 내용이 사실인지, 사실일 수도 있는지, 거짓인지, 사실 여부를 따지기에는 증거가 불충분한지 꼼꼼히 분석해 보아야 한다.

(2) 편견 검토하기

편견(biases)이란 개인적 생각이나 고정관념으로 인해 어떤 특정한 결론이나 행동으로 마음이 쏠리게 하는 선입견을 말한다. 편견은 검토되지 않은 믿음에 근거를 두고 있으며 다수의 사람에게 널리 퍼져 있다. "뚱뚱한 사람은 게으르다.", "여자는 운전을 잘 못 한다.", "남자는 예민하지 못하다." 등이 편견의 예가 될 수 있다.

사람들은 자기와 다른 인종, 종교, 생활 방식을 가진 사람들에 대해 편견을 갖기 쉽다. 어떤 개인이나 그룹을 판단하고 싶은 마음이 들 때 자신이나 동료에게 다음과 같은 질문을 해 보는 것이 현명하다.

- "당신은 왜 그렇게 생각하세요?"
- "다른 사람이라면 어떨까?"

- "다른 상황이라면 어떨까?"
- "다른 생각이 있는 사람이라면 뭐라고 할까?"
- "내 생각에 영향을 미치는 요인이 무엇일까?"

(3) 의사결정에 대한 판단

많은 사람은 문제에 대한 즉각적인 답을 원하며 해결책이 발견되기 전에는 몹시 초조해한다. 다시 말하면 애매함이라고도 불리는 의심이나 불확실성을 참지 못한다는 것이다. 결과적으로 그들은 가능한 한 빨리 결론을 내리고 종결을 짓고자 한다. 이는 비판적 사고의 가장 위험한 단계라고 할 수 있다. 빨리 결정을 내리거나 신속한 해결책을 찾고자 하는 사람들은 자료가 충분하지 않아도 쉽게 결정을 내리기 때문이다. 신속한 결정에 대한 압박감을 극복하기 위해서는 판단을 보류하려는 의식적인 노력이 필요하다. 이것은 심사숙고하는 회의, 즉 결론을 내릴 만한 근거가 부재하여 의심하는 것이다. 그 첫 번째 단계는 결정의 유보로 인해 야기되는 초조함을 인정하는 것이다. 다음 단계는 결정을 내리기 위해 심사숙고하며 기다리는 것이다. 예를 들어, 판사라면 사건의 심의를 맡은 뒤 나중에 판결을 내리겠다고 공표하는 것도 한 방법이다. 또 수술진이 수술 전에 타임아웃을 가지고 환자의 이름, 수술 종류, 수술 부위, 이식 부위 등을 확인해 볼 수 있다.

속단을 내리는 사람들은 한 대답에서 멈춰 버린다. 이런 경향을 극복하기 위해서는 항상 제2의 답을 찾아보는 노력을 해야 한다. 또한 제3자의 입장에서 문제를 바라보는 자세가 필요하다. 다음과 같은 질문을 던져보는 것도 도움이 된다.

- "어떤 대안이 있는가?"
- "다른 어떤 것이 효과가 있을까?"
- "이것을 뒷받침하는 정보는 무엇인가?"
- "그것은 어떤 영향을 가져올 것인가?"
- "그 결정을 지지해 주는 충분한 근거가 있는가?"
- "그 근거를 의심할 이유가 있는가?"

반면 회의와 불확실성을 잘 참아내고 자료수집과 분석도 잘 하지만 결정을 망설이는 사람들이 있다. 그들은 가능한 한 결정을 오래 보류하는데, 이런 망설임이 경우에 따라 문제가 되기도 한다. 예를 들면, 어떤 가족이 애완동물을 기르는 것에 대해 자료를 수집하느라 결정을 유보할 수 있는데, 이는 그리 중요한 결과를 낳지 않기 때문에 문제가 없다. 그러나 임상에서의 상황은 다르다. 결정을 유보하고 망설이는 것이 대상자나 가족의 건강에 심각한 문제를 초래하기도 한다. 다음과 같은 몇 가지 질문들이 결정을 보류하는 성향을 극복하는 데 도움을 줄 수 있다.

- "어떤 징후들이 무엇인가 잘못되었다는 것을 보여 주는가?"
- "내가 그 일을 위해 무엇을 해야 하는가?"
- "내게 주어진 시간은 얼마나 되는가?"
- "내가 이것에 대해 아무것도 하지 않으면 무슨 일이 일어날 것인가?"
- "내가 제일 먼저 해야 하는 일은 무엇인가?"
- "내가 청할 수 있는 도움에는 어떤 것들이 있는가?"

이 단계는 '우선순위 정하기'라 불리기도 하는데 간호에서 비판적 사고의 가장 중요한 단계이다.

(4) 자료관리에 능숙하기

자료를 수집하고 분석하기 위해서는 항상 질문하는 자세가 필요하며, 다음과 같은 질문이 도움이 된다. "왜?", "만약 _____라면?", "다른 것은?", "적절한가?", "이것이 저것과 어떤 연관이 있는가?", "이 자료들을 어떻게 정리할 수 있을까?", "이 자료들이 어떤 패턴을 보여주고 있는가?", "그 패턴으로부터 나는 무엇을 추론해 낼 수 있나?"

자료 수집. 간호사는 온전한 자료를 얻기 위해 대화의 기술을 개발해야 한다. 단답형을 요구하는 폐쇄형 질문보다는 개방형 질문이 더 많은 정보를 도출해 낼 수 있다. 내용을 명확히 하기 위해 후속 질문이 필요할 수도 있다.

자료 확인하기. 수집된 자료가 정확성을 가지기 위해 불분명하거나 불완전한 정보를 확인해야 한다. 이 과정에는 신체적 징후를 재확인하고 추가적인 정보를 수집하며, 인식한 내용의 정확성을 판단하는 것이 포함된다. 예컨대 "불편해 보이시네요."라고 함으로써 간호사는 환자로부터 이 말에 대한 긍정 혹은 부정을 얻어낼 수 있다.

자료 구성 및 분석. 자료를 패턴이나 그룹에 따라 분류하면 좀 더 효과적으로 사용할 수 있다. 첫 단계는 현재 상황과 관련이 없는 자료를 분리하는 것이다. 예를 들어, 옆집 아줌마가 쌍둥이를 임신했다는 것은 신생아 엄마의 모유수유 방법과 아무 관련이 없다.

다음 단계는 자료를 예상되는 정상치와 비교하여 무엇

이 예상범위 안에 있고(정상) 무엇이 예상범위 밖에 있는지(비정상)를 결정하는 것이다. 결론을 내리기 위해 비정상 결과들은 그룹으로 묶어도 된다. 예컨대 맥박, 혈압, 질 출혈량, 피부색처럼 과다출혈을 보여주는 자료들은 한 그룹으로 묶어둘 때 더 의미가 있다. 자료를 그룹화해두면 결론을 내리기 전 추가자료가 더 필요한지도 알 수 있다.

(5) 감정과 환경적 요인 인정하기

어떤 감정이나 정서가 비판적 사고에 영향을 끼칠 수 있다. 예를 들어, 병원은 시끄럽고 분주한 곳이라 차분한 사고와 추론을 어렵게 한다. 또한 장시간 근무로 축적된 피로는 간호사의 집중력을 저하시킨다. 특히 고령 간호사들은 장시간 근무가 양질의 간호를 제공하는 데 방해가 되기도 한다. 경험이 부족한 간호사나 학생들은 지식부족으로 인해 불안감을 느끼게 되고 이는 비판적 사고를 방해할 수도 있다. 고령의 경력 간호사들이 과중한 업무로 피로가 누적되어 있다면 신규 간호사와 경험이 적은 간호사들에게 멘토 역할을 제대로 수행하지 못할 수도 있다.

경력 간호사들은 자신의 자아상을 보호하려는 욕구가 강하다. 따라서 자신이 실수를 하거나 무엇을 잘못 말했을 때는 매우 방어적으로 되는데 이것은 비판적 사고에 심각한 장애물이 된다. 비판적 사고란 모든 의료진이 자신의 실수를 인정하고 건설적인 비판을 편안하게 수용할 것을 요구하기 때문이다.

분노나 좌절 같은 극단적인 감정도 비판적 사고를 방해하는데, 자신의 강렬한 감정을 지지해 줄 수 있는 자료를 중심으로 초점을 좁히기 때문이다. 예를 들어, 매우 화가 난 사람은 분노를 유발시킨 원인에만 계속 집착하고 그 문제를 해결하기 위한 다른 정보로 넘어가려고 하지 않는다.

이것을 해결하기 위한 첫째 단계는 생각을 방해하는 감정이나 요소들을 인정하는 것이다. 예를 들어, 간호사는 때로 "나는 너무 많은 일로 혼란스러워 잠시 조용한 곳에 가서 집중할 시간이 필요해."라고 말할 수 있어야 한다. 비판적 사고의 기술을 향상하기 위해서는 자신의 실수를 인정할 수 있어야 하며 "내가 틀렸어."라고 인정하는 것을 불편해하지 않아야 한다. 피로 누적과 자신감 상실로 불안해질 때 다른 동료의 도움과 확인을 요청하는 것이 현명한 선택이다.

둘째 단계는 강한 좌절감이나 분노를 느낄 때 이런 감정들을 인정하고 이것이 합리적 사고에 미치는 영향들도 수용해야 한다. 믿을만한 동료에게 자신이 이런 감정의 징후(반복적으로 격앙된 말을 내뱉는 등)를 보일 때는 지적해 달라고 부탁해 두는 것도 좋은 방법이다. 어떤 사람들은 이 경우에 시각화, 호흡 연습, 혹은 잠깐 휴식 등의 방법을 쓰기도 한다.

이해하기

7. 비판적 사고의 목적은 무엇인가?
8. 비판적 사고를 연마하는 데 도움이 되는 단계에는 어떤 것들이 있는가?

이해하기 정답

7. 비판적 사고의 목적은 나쁜 결정이나 부적절한 행위들을 초래하는 습관이나 충동을 발견하고 극복하기 위함이고 가장 좋은 임상적 판단을 하기 위함이다.
8. 비판적 사고를 학습하는 데 도움이 될 수 있는 단계는 다음과 같이 정리될 수 있다. 가정을 인식하기; 가능한 개인적 편견을 점검하기; 폐쇄에 대한 요구 판단하기; 수집 능력 개발하기; 정리하기(조직화하기); 전문적 방식으로 자료 분석하기; 감정 또는 환경적 요인들이 어떻게 비판적으로 사고할 수 있는 능력을 방해할 수 있는지 인정하기이다.

5. 간호과정의 적용: 여성건강간호

다른 모든 간호에서와 마찬가지로 모아와 여성건강간호에서도 간호과정이 근간이 된다. 간호과정은 사정, 진단, 계획, 중재, 평가의 다섯 단계로 구성된다. 모아와 여성건강간호에서는 지금은 건강하지만 향후 건강문제를 유발할 수도 있는 중요한 사건을 겪고 있는 사람들에게 간호과정을 적용한다. 이런 경우 간호행위는 주로 더 나은 건강을 위해 대상자의 강점에 대한 사정과 간호진단을 내리는 것에 집중한다. 이것이 성인이나 아동을 간호할 때와는 초점이 달라지는 이유이다.

교과서에서는 간호과정이 일직선상에 있는 단계별 과정인 것처럼 묘사된다. 하지만 지식과 경험을 가진 간호사는 임상에서 간호과정을 역동적으로 적용한다. 예를 들어, 간호사는 산후사정을 시작한 후 산모의 방광이 가득 차 있음을 발견한다면, 바로 중재(실행) 단계로 넘어가 산모가 화장실에 가서 소변을 보게 한 다음 사정을 재개할 것이다. 간호사는 환자의 불편을 해소하고 가득 찬 방광으로 인한 과다출혈을 방지하기 위해 이런 조치를 취해야 한다. 다른 예로는 간호사가 로감 주사를 놓으러 산모의 방에 갔을 때 산모가 신생아에게 젖을 물리고 있고, 아기는 몇 시간 만에 처음 먹는 젖이라 열심히 빨고 있는 상황이다. 비판적 사고에 근거하여 간호사는 주사 놓는 것(중재의 하나)을 미룬다. 주사를 맞으려면 산모가 자세를 바꾸어야 하기 때문이다. 간호사는 몇 분 일찍 주사를 놓는 것보다 아기가 배불리 먹을 수 있도록 몇 분의 시간을 더 주는 것이 중요하다고 판단한 것이다.

1) 사정

간호사정은 체계적이고 계획적으로 행해져야 하며, 생리학적 자료뿐만 아니라 심리적 · 사회적 · 문화적 사항까지도 담고 있어야 한다. 비록 여성이나 아기가 주된 대상자이긴 하지만 최상의 간호를 위해서는 신념체계, 이용 가능한 지원, 인지능력, 그 가족이 가지고 있는 계획 등도 사정해야 한다. 포괄적인 자료 수집을 위해서는 초기사정, 초점사정 수준의 사정이 필요하다.

(1) 초기사정

초기사정(screening assessment), 즉 기초사정(database assessment)은 환자를 처음 만날 때 행해진다. 초기사정의 목적은 대상자의 건강 전반에 관한 정보를 수집하는 것이다. 기초자료라 불리는 이 정보는 중재가 시작되기 전의 건강 상태를 담고 있으므로 환자가 가진 문제나 강점을 식별하는 기초 자료가 된다.

기초 자료의 기본 틀을 구성하는 여러 가지 방법이 있다. 예컨대 수집된 정보를 신체계통에 따라 정리할 수도 있고 Roy의 스트레스에 대한 적응 이론, Gordon의 기능적 건강 패턴, 북미간호진단협회국제부(North American Nursing Diagnosis Association International, NANDA-I)에서 제시한 인간반응의 패턴, 혹은 Orem의 자기간호결핍이론 같은 간호이론모델을 중심으로 정리할 수도 있다.

(2) 초점사정

초점사정(focused assessment)이란 실제로 문제가 발생했거나 문제가 될 수 있는 영역에 관련된 자료만을 수집하는 사정이다. 초점사정은 보통 교대 근무를 시작할 때 실시하고 출산이나 신생아, 여성건강에 국한된 영역에 집중된다. 예를 들면, 간호사는 산모와 신생아를 돌볼 때 산모의 유방과 유두를 사정해야 한다. 산모가 모유수유와 유두 관리에 대한 충분한 지식이 없다면 이 부위에 문제가 발생할 수 있다. 초점사정을 통해 간호결과가 더 증진될 수 있는 환자의 강점을 발견할 수도 있다.

2) 진단

간호사는 사정을 통하여 수집한 정보를 분석하여 기존 혹은 잠재적인 강점이나 문제들 그리고 그 원인을 파악하여야 한다. 비판적 사고를 적용하여 자료들을 검증하고 그룹화하여 단서와 추론들을 도출해 낸다. 간호사가 독립적 간호중재를 제공할 필요가 있는 건강 상태, 법적으로 간호사의 책무인 건강상의 간호요구를 간호진단이라 부른다. 현재 NANDA-I가 정한 200개 이상의 간호진단이 있다.

NANDA-I의 간호진단은 다음의 요소들로 구성되어 있다.

1. 간호진단명: 건강문제에 대한 광의적 묘사이다. 명칭 중 건강하다는 진단(건강간호진단)은 건강에 대한 대상자의 긍정적 반응을 나타낸다.
2. 정의적 특징: 건강문제에 대한 징후와 증상 혹은 그 특정한 간호진단에 나타나는 단서들을 가리킨다.
3. 병인 혹은 관련 요소: 그 문제를 일으키거나 기여하는 요소들을 가리킨다(건강간호진단의 경우에는 문제의 원인이 아니라 강점의 원인을 가리킴). 병인에는 병리학적 요소, 상황적 요소, 발달적 요소 등이 올 수 있다. 대부분의 간호진단들이 실제적이거나 잠재적인 건강상의 문제에 대한 것이지만 산모, 신생아, 여성건강 분야에서는 건강간호진단이 더 적절한 경우가 많다. NANDA-I가 제시하는 건강간호진단의 예로는 “모유수유를 더 잘 하고자 함”이 있다.

간호진단은 실제간호진단, 위험간호진단, 건강간호진단이 있을 수 있다(**표 2-3**). 실제간호진단은 그 문제 사정 시 이미 존재하고 있었음을 나타내고 정의적 특징으로 그 타당성이 입증된다. 위험간호진단은 문제가 아직 발생하지는 않았지만, 원인이 되는 요소들로 비추어 볼 때 개인이나 가족에게 그 문제가 발생할 가능성이 있는 경우 진단하는 것이 적절하다. 건강간호진단은 개인이나 가족이 현재 건강하지만 더 건강한 수준으로 향상되고 있을 때 타당하다. 모

표 2-3 실제간호진단, 위험간호진단, 건강간호진단의 예

실제간호진단(Actual Nursing Diagnoses)

문제	병인	징후와 증상
영양 불균형: 신체 요구량보다 적음	수유기에 필요한 영양에 대한 지식 부족	5kg의 체중 손실과 일일 1,500kcal 이하의 열량 섭취
비효과적 모유수유	유두 외상	균열유두와 수유 시 불편함 호소

위험간호진단(Risk Nursing Diagnoses)

문제	위험요소
영양 불균형: 신체 요구량보다 적음	수유기에 필요한 영양에 대한 지식 부족
모유수유 향상을 위한 준비	아기를 안는 정확한 자세와 유방 관리에 대한 지식 부족

건강간호진단(Wellness Nursing Diagnoses)

제목	정의적 특징
자가 건강관리 증진	건강증진을 위한 정보를 얻고자 하는 소망이 표현되거나 관찰됨
영양 개선	Myplate나 미국당뇨협회의 지침서의 음식 섭취 기준을 따름

아와 여성건강대상자의 몇 가지 진단 결과가 정상임에도 불구하고 이 세 가지 간호진단의 일부 또는 전부가 발생할 수 있다.

3) 계획

간호과정의 셋째 단계는 간호진단에 반영된 문제들을 해결하기 위해 간호계획을 세우는 것이다. 이 단계에서 간호사는 우선순위를 정하고, 목표와 기대되는 결과를 수립하며, 목표 성취를 위한 중재를 계획한다.

(1) 우선순위 정하기

우선순위를 정하는 과정에는 문제가 즉각적인 조치를 요구하는지(목숨을 위협하는 문제)를 판단하고 즉각적인 행동 취하기, 잠재적 문제의 진단과 모니터링 및 치료를 위해 의사의 지시를 받아야 하는지를 판단하기, 위험간호진단보다 더 시급한 실제간호진단이 무엇인지를 파악하기 등이 포함된다.

(2) 목표와 기대되는 결과 수립하기

목표와 기대되는 결과는 구별하지 않고 사용되기도 하지만, 이 둘은 엄연히 다르다. 일반적으로 목표는 좀 더 넓은 의미로 사용되며 구체적인 성과의 기준을 명시하지 않으므로 성과를 밝히는 말보다 측정하기가 모호하다. 그러므로 광의의 목표는 보다 구체적이고 측정 가능한 성과와 연계되어야 한다. 예컨대 목표가 "부모들은 퇴원 때까지 효율적인 부모 노릇을 보일 것이다."라면 그 목표가 달성됐음을 보여주는 기대되는 결과는 "아기가 보이는 신호에 대한 즉각적이고 일관성 있는 반응, 아기를 먹이고 목욕시키며 달래는 역량"이 될 것이다.

기대되는 결과를 작성하는 데는 다음과 같은 규칙이 적용된다.

- 성과는 목표 성취의 주체를 밝히며 대상자를 위주로 하는 문장으로 진술되어야 한다. 따라서 주어는 주로 그 여성, 아기 혹은 가족이 된다. 예를 들어, "산후여성은 ~할 것이다." 혹은 "임신여성의 가족은 ~할 것이다." 등이 될 것이다.
- 측정할 수 있는 용어를 사용해야 한다. 예를 들어, "식별하다, 보여주다, 표현하다, 걷다, 연관시키다, 열거하다"는 관찰하고 측정할 수 있는 동사들이다. "이해하다, 감사하다, 느끼다, 수락하다, 알다, 경험하다"는 측정하기 힘든 동사들이다. 예를 들어, "산모는 자신의 신생아를 돌보는 일을 덜 불안해 할 것이다."라는 성과는 부적절하다. 왜냐하면 그녀가 덜 불안할지 아닐지를 객관적으로 판단할 수 없기 때문이다. 이 성과는 다음과 같이 재구성할 수 있다. "산모는 자신의 신생아를 돌보는 일에 대해 느꼈던 불안함이 감소했다고 말할 것이고 신생아를 돌보는 일(탯줄, 포경수술 부위, 목욕 관리)에 참여할 것이다."

- 기한을 명시해야 한다. 그 사람이 그 행동을 할 것이라고 기대되는 구체적인 시간을 표현해야 한다. 예를 들어, '산후 첫날', '퇴원 전', '임신 6개월 이내에' 등이다.
- 목표와 기대되는 결과는 현실적이고 실현 가능한 것이어야 한다. 예를 들어, "진통에 대한 지식부족과 관련된 통증"이라는 간호진단이 선택되었다면 "산모는 간호사가 가르쳐 준 방법을 사용하여 진통기 동안 자신의 통증을 견딜만하다고 말할 것이다."가 현실성 있는 기대되는 결과가 될 것이다. "진통기 내내 통증이 전혀 없을 것이다."와 같은 목표는 간호중재만으로는 달성할 수 없으며 비현실적이다.
- 목표와 기대되는 결과는 본인이나 가족과 협력하여 수립하여야 그들이 간호계획에 참여할 수 있다.

(3) 간호중재 수립하기

목표와 기대되는 결과를 정한 후 간호사는 환자가 그 성과를 달성하도록 도와 줄 간호중재를 마련한다.

실제간호진단에 대한 중재. 실제간호진단에 대한 간호중재는 문제의 원인이나 관련된 요소들을 줄이거나 제거하는 것을 목표로 한다. 예를 들어, "아기의 질병으로 인한 애착행동(눈 마주치기, 안기)의 부재로 인해 나타나는 유대형성의 중단과 관련된 불충분한 부모 행동"이 간호진단이라면, 부모가 일주일 안에 접촉이나 쓰다듬기, 눈 마주치기, 신생아 돌봄에 참여하기 같은 점진적 애착행동을 보이는 것이 바람직한 성과가 될 것이다. 이 경우 간호중재는 부모와 아기의 접촉을 늘리고 간호사가 애착행동의 시범을 보이는 것에 치중한다.

위험간호진단에 대한 중재. 위험간호진단에 대한 중재는 그 문제가 실제로 시작되는지를 모니터링함, 위험인자를 최소화함, 문제 예방을 목표로 한다. 예를 들어, 어떤 아기에 대한 간호진단이 "잦고 묽은 변에 관련된 피부 손상의 위험"이라면 피부가 온전한 상태를 유지하는 것이 계획된 성과일 것이다. 간호중재에는 정해진 시간 간격을 두고 피부 손상의 징후가 없는지 피부를 모니터링하는 것, 피부 손상의 위험을 줄이기 위해 피부를 깨끗하고 건조하게 유지하기 위한 조치를 시작하는 것 등이 포함된다.

건강간호진단에 대한 간호중재. 건강간호진단에 대한 간호중재는 건강증진에 초점을 둔다. 간호사는 자기관리 방법을 가르침으로써 대상자의 건강검진을 촉진시킨다. 체중감량, 만성 고혈압을 낮추기 위한 운동, 출산 후의 몸매 회복에 대한 교육 등이 그 예이다.

4) 중재

간호중재가 구체적이지 않다면 실행하기가 쉽지 않다. 간호중재는 의사의 지시만큼이나 구체적이어야 하고, 전산화된 간호계획으로 공식화될 수 있다. "아세트아미노펜(acetaminophen)이 함유된 하이드로코돈(hydrocodone) 5mg/500mg을 6시간마다 필요에 따라 경구투여"라는 의사의 처방전에는 약 이름, 복용량, 시간, 이유, 투약 경로가 명시되어 있다. 잘 수립된 간호중재는 이와 같이 구체적이어야 한다. 예를 들어, "환자에게 알약을 부수지 말고 으깨거나 씹지 말라고 교육한다." 등이다.

반대로 "모유수유를 돕도록 한다."처럼 엉성하게 쓰인 간호진단은 구체적인 처치가 될 수 없다. 모유수유를 도와주기 위해 간호사가 사용해야 하는 방법을 구체적으로 명시하는 것이 더 효과적인데, 다음과 같은 사례가 좋은 예이다. "모유수유를 처음 시도할 때 요람식 자세와 풋볼식 자세를 보여준다. 유두로 아기의 입술을 건드려 먹이찾기 반사를 유도해 내는 법을 산모에게 가르친다. 아기에게 젖꼭지를 어떻게 물리는지 보여주고 퇴원 전에 역시범을 보이도록 한다."

5) 평가

평가란 간호계획과 목표 및 기대되는 결과가 효과를 거두었는지 가늠해 보는 것이다. 간호사는 환자의 현 상태를 사정하여, 계획 단계에서 수립한 목표와 성과의 기준을 비교해 본다. 그 후 목표가 얼마나 달성되었는지 평가하고 다음과 같은 결정들을 내린다.

- 이 계획을 계속 추진할 것인가?
- 변경할 것인가?
- 중단할 것인가?
- 문제가 해결되었거나 원인이 줄어들었는가?
- 더 타당한 간호진단이 있는가?

간호과정은 역동적인 것이므로, 평가는 더 확대된 사정과 추가되거나 수정된 간호진단 및 중재로 이어진다. 간호사는 목표에 이르지 못한 것을 실패로 여기지 말고, 재사정하여 간호과정을 다시 시작하라는 의미로 받아들여야 한다.

6) 개별화된 간호계획

각 문제에 대한 간호진단, 기대되는 결과, 중재를 기록으로 남기는 것이 간호사의 의무이다. 간호과정에 대해 기록한 간호계획은 문서로 다른 동료들에게 공유된다. 많은 병원이 공통된 환자 집단(예: 정상적인 자연분만을 한 환자들)을 위한 표준 간호계획들을 가지고 있으나 사정단계에서 특별한 문제가 발견되거나 근거에 입각하여 개별화된 간호계획이 필요할 때도 있다. 간호사가 개별화된 간호계획을 작성할 때, 그들은 간호의 지침이 되는 간호중재를 통해 그 계획을 실행한다(글상자 2-1).

7) 비판적 사고와 관련된 간호과정

간호과정과 비판적 사고는 비슷하고 겹치는 부분이 있지만 몇 가지 큰 차이점이 있다(그림 2-3). 간호과정의 다섯 단계는 문제해결을 위한 논리적 방법을 제공해 준다. 문제해결은 특정한 문제로 시작하여 해결책으로 끝난다. 반대로 비판적 사고는 끝이 열려 있다. 즉, 비판적 사고는 문제해결을 초월한다. 비판적 사고는 어떤 문제로 인해 시작될 수도 있고,

글상자 2-1 간호과정을 통해 개별화된 간호계획 수립하기

간호과정이 간호의 기본이지만 임상에 적용하는 것이 처음부터 쉬운 것은 아니다. 산모와 아기에 대한 능숙한 초점사정을 요구하고, 자료를 분석하여 대상자나 가족에게 맞는 개별화된 간호계획을 수립할 수 있는 능력을 요구하기 때문이다. 간호과정의 각 단계에서 다음과 같은 질문들이 도움이 될 것이다.

사정

1. 정상범위에 맞지 않는 자료가 있는가? 예를 들어, 산모가 걸을 때 현기증이 나거나 폐경기가 지난 여성이 질 출혈이 있다고 말한다.
2. 그렇다면 무엇을 더 사정해야 하는가?, 나는 무엇을 더 평가해야 하는가? 이런 증상과 관련 있는 것에는 어떤 것들이 있을까? 이번에 사정한 결과는 이전의 사정 결과와 어떤 차이점이 있는가? 예를 들어, 산모가 현기증을 느낀다고 말하면 그녀의 현재 혈압, 맥박, 피부색, 체온, 그리고 오로의 양은 어느 정도인가? 지금의 사정 결과가 이전의 것과 비슷한가? 아니면 달라졌는가?
3. 사정에 의해 비정상적인 자료의 원인을 찾아내었는가? 산모의 헤모글로빈 수치와 적혈구용적률은 얼마인가? 분만 시의 출혈량은 어느 정도였는가? 분만 중과 분만 후 며칠 동안 과다출혈이 있었는가?
4. 고려해야 할 다른 요소들이 있는가? 진통 시에 투여 받은 약이 있는가? 있다면 어떤 종류의 약이었나? 진통 때 마취제를 투여 받았는가? 그렇다면 언제 받았는가? 산모는 지금 어떤 약을 투여 받고 있는가? 마지막으로 식사한 지 얼마나 되었나? 환경과 관련이 있나? (복잡한, 너무 더운, 혹은 낯선 환경인가?) 산모가 남의 도움을 요청하기를 내켜하지 않는 성격인가?

간호진단

1. 결론을 내리기에 충분할 만큼의 자료가 수집되었는가? 더 필요한 자료가 있는가? (사정하고 싶었는데 못한 것이 있었는가? 다음번에는 무엇을 사정하겠는가?)
2. 주된 우려가 무엇인가? (자료를 근거로 해서 볼 때 당신은 무엇이 가장 걱정되는가?) 현기증이 나는 산모는 화장실에 걸어가다가(특히 도움을 청하지 않고 혼자 갈 경우에) 쓰러질 수도 있다. 폐경기가 지나 질 출혈이 있는 여성은 암의 가능성에 대해 의사나 전담간호사의 진찰을 받아야 한다.
3. 아무 행동도 취하지 않으면 무슨 일이 일어날 것인가? (당신이 아무것도 하지 않으면 그 사람에게 무슨 일이 일어날 것인가?) 그 산모는 상해나 합병증을 앓을 것이다.
4. NANDA-I가 정한 간호진단 중에 당신의 주된 우려를 대변해 주는 것이 있는가?, 그것의 정의는 무엇인가? 만약 분석 과정에서 당신이 환자가 기절해서 다칠 수도 있다는 것이 가장 우려된다고 결론내렸다면 어떤 간호진단이 이 우려를 가장 잘 표현해 주고 있는가?
   답: 상해의 위험
   이 간호진단의 정의는 무엇인가?
   답: 인지적 · 생리적 장애, 위험에 대한 인식의 결여, 발달 연령상의 이유로 인해 해를 받을 위험이 있는 상태
5. 이 진단 카테고리가 이 여성에게 맞는가? 그녀가 비슷한 상황에서 다른 사람들보다 더 큰 위험에 처해 있는가? 그 이유는 무엇인가 다른 위험인자들은 무엇인가?
6. 간호사가 독립적으로 다룰 수 있는 문제인가? 의료적 중재가 필요한가?
7. 간호사가 다룰 수 있는 문제라면 실제 문제(정의적 특징이 있음)인가, 아니면 위험 문제(위험인자가 있음)인가?

계획

1. 기대되는 결과는 무엇인가? 그녀가 입원 기간 동안 상해를 입지 않는 것? 아니면 그녀가 현기증을 줄일 수 있는 자세 변화의 시범을 보이는 것?
2. 기대되는 결과가 누가 봐도 명확하고 구체적이며 계량할 수 있는 것인가?
3. 이 목표와 성과를 달성하기 위해 어떤 간호중재를 해야 하는가?
4. 당신의 간호중재가 명확하고 구체적인가? 간호중재가 무엇을 해야 하는지를 명확히 규정짓고 있는가?
5. 간호중재가 합당한 이론적 근거를 가지고 있는가?

간호중재

1. 계획된 중재의 기대되는 효과는 무엇인가? 발생 가능성이 있는 유해 효과는 무엇인가?
2. 그 중재가 대상자와 가족이 받아들일 만한 것인가?
3. 중재를 실행하기 쉽도록 명확히 써 두었는가?

평가

1. 지금 대상자의 상태는 어떠한가?
2. 목표와 성과는 무엇이었는가? 그것들이 명확하고 측정 가능한 것이었는가?
3. 대상자의 현 상태를 수립된 목표와 비교한다.
4. 이제는 무엇을 해야 하는가?

NANDA-I, North American Nursing Diagnosis Association International

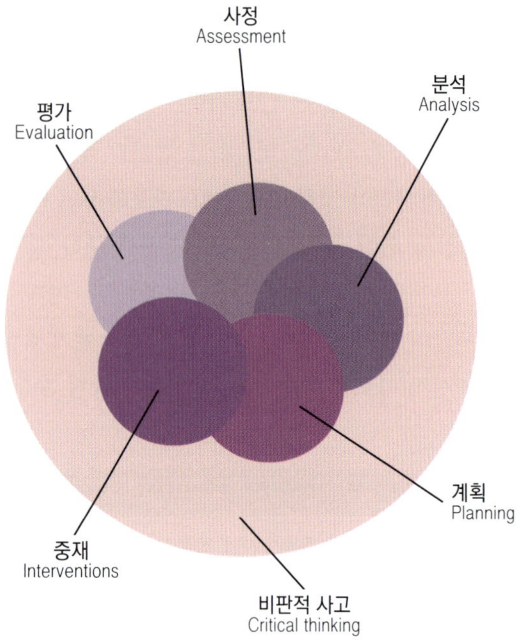

그림 2-3 간호과정과 비판적 사고의 관계

어떤 긍정적인 사건이나 개선될 수 있는 기회로 인해 시작될 수도 있다. 비판적 사고에서는 한 개인이 사고하는 방식을 검증하는 데 치중하여 숙고하는 회의를 강조한다. 비판적 사고는 간호과정의 모든 단계에 적용된다(**표 2-4**).

표 2-4 간호과정에서 비판적 사고의 기술

간호과정	비판적 사고의 기술
사정	완벽한 자료를 수집하기, 자료를 검증하기 자료들을 그룹화하기(정상적인 것과 비정상적인 것, 중요한 것과 중요하지 않은 것, 연관된 것과 연관되지 않은 것) 감정적인 요소를 식별해 내기
분석	단서를 발견하고 추론내리기 결론을 유보하고 숙고하기 편견이나 가설이 섞여 있지 않은지 사고과정을 검토해 보기 다른 분석법은 없는지 찾아보기 우선순위 정하기
계획	결론을 내려야 할 필요가 있는지 검토해 보기 다른 해결책은 없는지 찾아보기 환자나 동료에게 계획을 검증받기 계획을 알리기 행동을 인정하기
실행	지식을 적용하기 계획을 테스트 해 보기 계획을 실행하기
평가	새롭게 발견한 것들을 검토해 보기 사고나 행동의 새로운 방식을 인식하기 행동을 위한 선택과 기준들을 검토하기 그 상황에서 자신과 남들을 평가하기

6. 간호연구

모아 간호와 의료체계가 바뀌면서 간호사들은 자신의 직업이 환자의 상태를 개선시키고 비용절감에 기여한다는 것을 증명해야만 한다. 이를 위해 간호사들은 연구를 시행하고 연구결과를 실무에 활용해야 한다. 간호연구의 목적은 과학의 발전을 간호에 응용하여 비용을 절감하면서 양질의 간호 제공에 도움이 되고자 하는 것이다.

임상에 기초를 두고 간호중재의 가치를 보여줄 수 있는 독립적인 지식체계를 발달시키기 위한 간호연구가 빠르게 증가하고 있다. 전통에 입각한 간호보다는 연구에 의해 입증된 근거중심간호가 보다 과학적인 기반을 제공한다(AWHONN, 2003).

이해하기

9. 초기사정과 초점사정의 차이는 무엇인가?
10. 실제간호진단과 위험간호진단의 차이는 무엇인가?
11. 목표와 기대되는 결과에 대한 기준은 어떻게 정해야 하는가?
12. 중재가 때로 실행하기 힘든 이유는 무엇인가? 이 어려움을 극복할 수 있는 방법은 무엇인가?

이해하기 정답

9. 초기사정은 환자 건강의 모든 측면에 대한 정보를 수집하는 것이다. 초점사정은 실제적인 건강문제나 환자에게 높은 위험이 있다고 보이는 정보들을 수집한다.
10. 실제간호진단은 정의하는 특징으로 평가될 수 있는 건강문제들을 반영한다. 위험간호진단은 아직까지 발생하지 않은 특정 문제의 발생 가능성에 영향을 주는 위험요인들이 존재함을 나타내는 것이다.
11. 목표와 기대되는 결과라는 용어는 간호의 바람직한 결과를 설명하기 위하여 교환되어 사용되지만 그 용어들은 다르다. 폭넓은 목표는 결과에 대한 구체적인 기준이 없다. 기대되는 결과는 (1)환자에 관해서 진술되어야 하고 (2)관찰할 수 있고 측정할 수 있어야 하고 (3)기한이 있어야 하고 (4)현실적이어야 하고 (5)여성과 가족에게 이해되어야 한다.
12. 구체적이지 않고 무엇이 되어야 하는지 정확히 확실히 하지 않는 간호중재는 수행하기 어렵다. 자세하고 객관적인 지시를 제공하는, 명확하게 쓰인 중재는 문제를 교정한다.

학생들이나 경험이 짧은 간호사들은 간호연구 프로젝트를 주도할 수는 없다. 하지만 그들도 전문가들이 기획한 연구에 참여할 수 있고, 또 연구에서 나온 업데이트된 지식을 간호실무에 이용할 수 있다. Journal of Obstetric, Gynecologic, and Neonatal Nursing; Nursing for Women's Health; Nursing Research; Journal of Perinatal and Neonatal Nursing; Journal of Neonatal Nursing; 한국간호과학회지(Journal of Korean Academy of Nursing, Asian Nursing Research) 등은 모아와 여성간호에서 연구에 의해 타당하지 않다고 입증된 간호중재를 제거하고, 타당하다고 입증된 간호행위들을 채택할 수 있도록 도와주는, 엄격한 심사를 통과한 간호전문학술지들이다.

개념요약

- 여성과 아기에게 일차 진료를 제공할 수 있도록 더 많은 교육을 받은 RN은 전문간호사와 공인된 조산사이다.
- 출산임상전문간호사의 역할은 직접적인 간호, 컨설팅, 조직의 리더, 협력, 감독, 연구 및 윤리적 의사결정 등이다.
- 간호사들은 교육자와 상담자로서의 역할을 잘 수행하기 위해 올바른 대화기법을 숙지하고 대화를 방해하는 장애물들을 파악해야 한다.
- 이 책에서 다루는 간호사의 주된 책임은 여성건강에 대한 정보를 제공하는 것이다.
- 간호사는 교육자의 역할을 잘 해내기 위해 교육과 학습의 원칙들을 사용해야 한다.
- 간호사는 자신의 사고과정 속에 그릇된 결론이나 판단으로 이끄는 잘못된 부분이 없는지 끊임없이 검토하여 비판적 사고를 연마해야 한다.
- 간호과정은 사정으로 시작하여 자료분석을 거쳐 간호진단에 이르게 된다. 간호사들은 이런 문제들(간호진단)을 독립적으로 찾아내서 해결해야 할 법적인 책임을 진다.
- 협력적 문제란 의사가 처방하는 중재와 간호사가 처방하는 중재(독립적인 중재)가 모두 필요한 생리적 합병증을 말한다.
- 간호사들은 연구를 통해 발견한 근거에 기초하여 실무를 수행하여야 한다.

참고문헌

Ackley, B. J., & Ladwig, G. B. (2011). Nursing diagnosis handbook: An evidence-based guide to planning care. St. Louis: Mosby.

Alfaro-LeFevre, R. (2013). Critical thinking, clinical reasoning, & clinical judgment: A practical approach (5th ed.). St. Louis: Elsevier Saunders.

American Association of Colleges of Nursing (AACN). (2012a). Nursing faculty shortage fact sheet. Retrieved from www.aacn.nche.edu.

American Association of Colleges of Nursing (AACN). (2012b). Nursing shortage fact sheet. Retrieved from www.aacn.nche.edu.

Association of Women's Health, Obstetric, and Neonatal Nurses (AWHONN). (2003). Standards for professional nursing practice in the care of women and newborns (6th ed.). Washington, DC: Author.

Capitulo, K. L. (1998). The rise, fall, and rise of nurse midwifery in America. Maternal/Child Nursing Journal, 23(6), 314−321.

Fang, D., & Li, Y. (2011). Special survey on vacant faculty positions for academic year 2011−2012. Retrieved from www.aacn.nche.edu.

Health Resources and Services Administration (HRSA). U.S. Department of Health & Human Services Bureau of Health Professions. (2010). Findings from the 2008 national sample of registered nurses. Retrieved from www.hrsa.gov.

Institute of Medicine (IOM). (2010). The future of nursing: Leading change, advancing health. Retrieved from www.iom.edu/nursing.

Johnson, J. E. (2007). Using our gold mine to compensate for our deficit. American Nurse Today, 2(3), 28−29.

NANDA International. (2012). Nursing Diagnoses−Definitions and Classification 2012-2014. Copyright © 2012, 1994-2012 by NANDA International. Used by arrangement with Blackwell Publishing Limited, a company of John Wiley & Sons, Inc.

National Association of Clinical Nurse Specialists (NACNS). (2012). Organizing framework and CNS core competencies. Retrieved from www.nacns.org.

Riley, J. B. (2008). Communication in nursing (6th ed.). St. Louis: Mosby.

Staiger, D. O., Auerbach, D. I., & Buerhaus, P. I. (2012). Registered nurse labor supply and the recession−Are we in a bubble? New England Journal of Medicine, 366(16), 1463−1465. Retrieved from www.NEJM.org.

Zolnierek, C. (2008). The nursing shortage: A "perfect storm." Texas Nursing Voice American Journal of Nursing, 106, 2(4), 14−19.

3

사회적, 윤리적, 법적 문제
Social, Ethical, and Legal Issues

학습목표

1. 윤리적 갈등 상황에 윤리적 원칙을 적용한다.
2. 생식 문제와 관련한 윤리적 갈등을 이해한다.
3. 대상자, 기관, 동료의 비밀 보장 유지에 대해 설명한다.
4. 간호수행의 법적 근거를 설명한다.
5. 의료과실 소송을 대비하고 예방 방법을 설명한다.

주요용어

불법유산 illegal abortion
생명윤리 bioethics
윤리 ethics
윤리적 갈등 ethical dilemma
인공유산 artificial abortion
의료과실소송 malpractice claims
태만 negligence

간호사는 돌봄을 제공하는 개인이나 가족에게 영향을 줄 수 있는 윤리적·사회적 갈등으로 인해 고심한다. 간호사는 지식과 체계적 접근을 통해 이러한 논쟁에 대한 해결 방법을 알아야만 한다. 어떤 윤리적·사회적 문제는 생식과 관련된 일을 규제하는 법안이 마련되는 기회가 되기도 한다. 간호사는 의료과실(태만) 소송에 대한 위험성을 줄이기 위해 자신의 업무수행 범위에 대한 법적 근거를 이해하고 있어야 한다.

1. 사회적 이슈

간호사는 건강돌봄에 영향을 미치며, 윤리적·법적 영향을 지닌 다양한 사회적 논쟁에 노출된다. 모성돌봄에 영향을 주는 논쟁으로는 가난, 노숙자, 건강돌봄으로의 접근, 돌봄 대 치료에 대한 것이 있다.

1) 경제적 문제

낮은 소득 수준은 무주택과 건강관리에 대한 낮은 접근성 문제가 근본적인 원인이다. 부적합한 환경, 부적절한 건강행위와 영양불량으로 저소득층의 여성에게서 태어난 영아는 출생 시 저체중 문제를 안고 태어난다.

소득수준이 낮은 가정에서 태어난 아이들은 교육기간이 짧고 좋은 직업을 얻기에 필요한 기술도 습득할 기회가 적을 수 있다. 만일 어린 나이에 출산하게 된다면 이는 교육과 사회에서의 경력에 걸림돌이 되기도 한다.

2) 건강돌봄으로의 접근

미국은 다른 선진국과 비교했을 때 영아사망률이 27위이다(1장 참고). 2010년의 자료에서는 생존아 1,000명당 6.14명의 영아들이 출생 후 1년 내에 사망한다고 한다(Murphy, Xu, & Kochanek, 2012). 이 사망률은 출생 시 저체중, 조산, 다른 산전 요인들과 관련이 있다.

(1) 산전관리

산전관리가 제대로 제공되지 않으면 매년 영아사망률과 저체중아 출산율을 증가시키게 된다. 조산아의 경우 집중관리가 필요하기 때문에, 적절한 산전관리와 질 좋은 영양이 임신부에게 보장된다면 조산아로 인해 발생하는 의

글상자 3-1 건강돌봄에 접근하지 못하는 것과 관련된 요소

- 가난
- 실업
- 의료 보험이 없음
- 청소년
- 미성년 그룹
- 사회적인 문제가 많은 도시 지역 거주
- 시골 거주
- 결혼하지 않은 엄마 상태
- 고등학교 교육 이하
- 영어를 하지 못함

료비용 수백만 달러를 절감할 수 있다. 출산 시 체중관리와 임신 기간 중의 돌봄이 제대로 이루어진다면 합병증과 입원 기간이 줄어들 것이다.

돌봄을 받지 못하는 요소를 예측하고 산전관리를 받는 임부의 숫자를 늘리기 위한 방법이 고민되어야 한다. **글상자 3-1**은 돌봄에 접근하는 것을 방해하는 요소들을 정리한 것이다. 예를 들면, 낮은 경제 수준은 다른 특징들과 관련이 있다. 미국에서는 성인 여성에 비해 미성년 여성의 경제 수준이 낮으며 산전관리를 덜 받고, 출산 시 사망률도 더 높은 것으로 보고되었다.

청소년 임신 역시 **글상자 3-1**에 열거된 많은 요소들과 관련이 있다. 십대 출산은 미국의 경우 2009년 100명당 39.1명이었지만, 임신한 십대 여성은 추가적인 돌봄이 필요한 것으로 보인다. 십대 출산의 약 25%가 첫 출산 후 2년 이내에 두 번째 아기를 가진다고 한다(CDC, 2012a; Martin et al., 2011; National Campaign to Prevent Teen Pregnancy, 2010).

일부 여성은 산전관리를 받을 수 있어도 선택하지 않는다. 이런 여성은 돌봄의 중요성을 이해하지 못하고 자신이 임신했다는 것을 부정할 수도 있다. 어떤 사람은 건강돌봄시스템에 대해 불만족스러운 경험이 있어서 가능한 한 돌봄을 피하기도 한다. 다른 사람은 마음에 들지 않는 건강돌봄제공자에게 물질사용이나 다른 습관을 감추기도 한다. 여성의 인생에서 중요한 문제가 있을 때 산전관리는 우선 순위가 아니다. 언어와 문화적인 차이 역시 여성이 산전관리를 받을지 선택에 있어 영향을 미친다.

(2) 건강돌봄 프로그램

미국의 국민의료보장제도(Medicaid)는 궁핍한 사람, 노인, 그리고 장애인을 위한 건강돌봄을 목표로 한다. 특히 임신한 여성과 어린 아이들을 위한 프로그램으로 정부에서 자금을 제공하며 프로그램을 관리하고 어떤 서비스가 제공될 것인지를 결정한다.

개인보험이나 Medicaid를 가지고 있지 않은 여성은 공공진료소에서 산전관리를 받을 수 있다. 그러나 이런 진료소는 인력이 부족하며 대상자의 수가 많다. 진료소는 교통 수단이 없는 임신한 여성이 쉽게 접근할 수 없는 지역에 위치해 있을 수도 있다. 진료를 받기 위해 장시간 기다려야 한다면 직장에 따로 시간을 내어야 할 수도 있고, 시간당 근로자에게는 임금의 손실을 초래할 수도 있다. 자신이 진료소를 방문하는 동안 아이를 돌봐줄 다른 곳을 찾지 못할 수도 있다.

(3) 쉼터와 건강돌봄

노숙자들에게 쉼터와 건강돌봄을 제공해 왔으나 노숙자들은 교통 수단이 없고, 시간이 충분하지 않아 돌봄이 지속되지 않는 것 때문에 건강돌봄을 받는 데 추가적인 어려움이 있다.

부족한 자금으로 인해 진료소에서 질적 · 양적으로 돌봐주는 것이 어려울 수 있다. 간호사는 주요 역할을 하는 임상간호사들과 함께 쉼터와 진료소를 열고, 노숙자들을 위해 서비스를 확대하는 데 중요한 일을 해 왔다. 임상간호사가 주도하는 보건진료소는 서비스가 충분하지 못한 시골이나 문제가 많은 도심 지역에 설립된다. 간호사는 일반인들과 건강돌봄을 거의 받지 못하는 노숙자들의 요구 사항에 대해 전달하는 것을 돕는다.

(4) 혁신 프로그램

임신한 여성이 안전하게 출산하기 위해 적절한 산전관리를 제공받으려면 혁신적인 프로그램이 필요하다. 일부 확대 프로그램은 전통적으로 산전 돌봄을 찾지 않는 여성들의 건강을 증진시킬 수 있도록 고안된다. 예를 들어, 두 가지 언어를 사용하는 건강돌봄제공자와 두 가지 언어를 사용하는 교육 수업이다. 프로그램은 학교, 쇼핑 센터, 교회, 직장, 사람들에게 쉽게 접근할 수 있는 지역 사회 어느 곳에서 시행할 수 있다.

돌봄에 참석할 수 없거나 참여할 의지가 없는 여성에

게 혹은 좀 더 먼 지역에 있는 여성에게 기본적인 장비를 갖춘 차량을 통해 일정한 장소에서 산전관리를 제공한다(이러한 차량은 치과진료, 아이진료, 여성건강돌봄, 유방 초음파와 같은 추가 프로그램을 지역사회에 제공한다). 이와 같은 지역사회 프로그램은 여성과 아이들을 위한 적절한 돌봄을 현실화하기에 불충분하다.

(5) 건강돌봄 자원의 배분

건강돌봄에 들어가는 비용은 계속 증가하고 있다. 고민해야 할 부분은 빈곤한 사람들과 보험이 없거나 보험이 부족한 사람들, 장기간 돌봄이 필요한 이들에게 돌봄을 제공하는 방식이다. 건강돌봄을 위해 쓸 수 있는 한정된 자원을 배분하는 것은 중요한 문제이다.

건강돌봄의 초점이 예방적이고 돌봄의 수단이 되어야 할 것인가 혹은 질병에 대한 치료여야 하는가에 대한 문제에서 과거에는 예방과 돌봄보다 치유와 치료에 중점을 두었다. 치료의 초점이 예방으로 옮겨가는 것은 사람들이 더 오래 살고 건강하게 사는 것을 가능하게 해 준 기술 발전에 기인한 것이었다. 그러나, 기술 비용은 혜택과 그 혜택을 받은 사람들의 수가 균형을 이루어야만 한다.

출생 시 저체중아는 전체 신생아에서 적은 비율을 차지하지만, 의료비의 상당 부분을 차지한다. 신생아 중환실에서 하루에 한 명의 신생아 조산으로 인해 늘어나는 비용은 전체 임신과 출산에 걸쳐 지불하는 비용보다 더 많다. 만일 산모가 규칙적으로 산전간호를 받았다면 영아의 중환자실 돌봄은 피할 수도 있다.

또한 삶의 질 문제도 기술과 관련이 깊다. 고도의 기술 발전으로 초저체중아도 생존할 수 있고 이 영아들 중 몇 명은 정상적인 삶을 살 수 있다. 반면 다른 아이들은 생명은 유지하지만 삶의 질을 보장하지는 못한다. 가족과 건강돌봄전문가들은 언제 치료를 할 것인지, 언제 치료를 끝낼 것인지, 그리고 이로움보다 고통이 더 크다는 것을 어떻게 알아낼지 결정하는 데 어려움이 있다.

(6) 조산아 간호 비용

조산아를 돌보는 의료비용이 높은 이유는 이런 아기들이 신생아 출산 시 저체중아보다 더 높은 비율을 차지하기 때문이다. 만삭 가까이에 태어난 후기 조산아(late preterm infant) 출생률이 높아지고 있는 추세이다. 후기 조산아는 임신이 끝나가는 34~36주에 태어난다.

후기 조산아의 출생 시 모습과 출생 시 체중, 반응은 만삭의 영아들과 비슷하게 보일 수 있지만, 입원 기간을 늘이고 돌봄의 비용을 증가시키는 문제들이 발생한다. 만삭의 영아들과 비교하면 조산아는 퇴원하기 전 호흡기의 도움이 필요한 정도의 호흡기능 저하, 체온 조절 미숙, 저혈당, 수유 문제, 무호흡, 서맥, 황달, 패혈증을 포함한 합병증이 더 많이 발생할 수 있다. 수유를 잘 하지 못하거나 황달과 같은 문제로 인한 재입원율이 만삭으로 태어난 영아들보다 더 높아 돌봄의 비용을 증가시킨다. 34~35주의 조산아 사망률은 37주 이상의 신생아 사망률보다 더 높다(American College of Obstetricians and Gynecologists [ACOG], 2011b; McIntire & Leveno, 2008).

이해하기

1. 빈곤과 부적절한 산전 돌봄이 영아 사망률과 병적 상태에 어떻게 영향을 미치는가?
2. 기술에 비용을 지불하고자 하는 결정이 때로는 질병 예방과 관련한 논쟁과 갈등을 어떻게 일으키는가?
3. 어떤 원인들이 후기 조산아의 돌봄 비용을 높이는가?

이해하기 정답

1. 빈곤은 의료에 불충분한 접근과 같은 문제를 일으키는 기본적인 요인이다. 의료에 대한 접근 부족은 대다수 저체중 출생아와 높은 영아사망률의 주요 원인이다.
2. 관리의 초점은 종종 비싼 기술과 함께 오랫동안 치료와 질병의 완치에 있어왔지만 예방은 비용이 더 적게 들고 대다수의 사람들을 위한 돌봄을 제공한다.
3. 후기 조산아는 만기 출생아와 비슷하게 보이지만 호흡 곤란, 나쁜 체온 조절, 저혈당, 수유 문제, 무호흡, 서맥, 황달과 같은 합병증에 대해 높은 비용이 들고, 패혈증은 일반 신생아실보다 종종 신생아 중환자실에 머물게 되어 늘어난 입원기간이 요구될 수 있다. 이 그룹의 아기들에서 병원에 재입원하는 일은 흔하다.

2. 윤리와 생명윤리

윤리는 특정 상황에서 최선의 조치를 결정하는 기준이 된다. 윤리적 추론은 무엇이 도덕적으로 옳고 합리적인가에 대한 분석이다. 생명윤리는 의료서비스에 윤리를 적용한 것이다. 윤리적 논쟁은 의료서비스에 다양한 기술을 적용할 수 있는 선택의 폭이 넓어지면서 더 복잡해지고 있다. 그러나 이런 문제는 논쟁을 유발한다. 여러 가지 행동에 대한 도덕적 주장이 가능하기 때문에 무엇이 옳고, 무엇이 최선인지에 대한 합의가 잘 이루어지지 않기 때문이다.

1) 윤리적 갈등

윤리적 갈등(ethical dilemmas)은 어떠한 해결책도 만족스럽지 않은 상황을 의미한다. 행동의 반대 측면이 똑같이 바람직할 수 있고, 가능한 모든 해결책이 바람직하지 않을 수 있다. 윤리적 갈등은 간호수행에 있어서 가장 어려운 문제이다. 해결책을 찾기 위해서 간호사와 다른 의료진들은 윤리적 이론과 원칙을 적용시키고, 모든 행동의 이로운 점과 해로운 점을 결정해야 한다(Boggs, 2016)

(1) 윤리적 이론

윤리적 결정을 내리는데 지침이 되는 3가지 모델은 규범윤리, 실용주의, 인권 모델이다(Boggs, 2016). 윤리적 결정을 할 때 한 가지 모델만 사용하는 경우는 거의 없다. 모델을 면밀히 점검하고 그 상황에 가장 적절한 모델을 선택한다.

규범윤리 모델(deontologic model). 규범윤리 모델은 윤리적 원칙과 도덕적 법칙을 적용하여 무엇이 옳은지를 결정하는 것이다. 이것은 개인의 상황에 따라 결과가 크게 달라지지 않는다. 예를 들어, "삶은 어떤 희생을 치르더라도 어떠한 상황에서도 유지되어야 한다."는 것을 의미한다. 규범윤리 모델을 엄격하게 사용한다면, 정상적인 삶을 살 수 있는 확률이 희박해지고, 삶의 질을 고려하는 것이 어렵게 된다.

실용주의 모델(utilitarian model). 실용주의 모델은 최선의 결과를 가져올 수 있는 방법을 찾기 위해 행동 과정의 이로운 점과 해로운 점을 분석하여 윤리적 갈등에 접근하는 방식이다. 실용주의 모델을 적용할 경우, 적절한 행동은 상황에 따라 달라질 수 있다. 실용주의 모델은 행동 자체보다는 행동의 결과에 초점을 두는 것이다. 다시 말해, 실용주의 모델은 '결과가 과정을 정당화한다'는 것을 말한다. 결과가 긍정적으로 나온다면, 그 결과에 어떻게 도달하였는지는 중요하게 생각하지 않는다.

인권 모델(human rights model). 모든 사람은 인권을 가지고 있다는 믿음이 인권 모델을 통해 윤리적 결정을 내리는 데 기반이 된다. 간호사는 자신들이 최선의 돌봄을 환자에게 제공할 수 있음에도 불구하고, 돌봄을 거부할 수 있는 환자의 권리로 인해 혼란을 겪을 수 있다. 간호의 일반적인 목적은 생명을 구하는 일이지만, 그 환자가 돌봄을 거부한다면 어떻게 해야 하는지 고려해야 한다.

(2) 윤리적 원칙

윤리적 원칙이나 법칙은 윤리적 갈등을 해결하는 데 있어 중요하다. 가장 중요한 4가지 원칙은 선행, 무해성, 자율성 존중 그리고 정의이다. 책임감, 비밀 보장, 진실성 그리고 약속 지키기는 중요한 4가지 원칙에서 파생된 또 다른 윤리적 원칙이다(글상자 3-2). 이러한 원칙은 결정을 하도록 도와주지만, 어떤 상황에서는 하나의 원칙을 적용했을 때 다른 원칙들과 갈등을 일으키기도 한다. 그렇게 되면 하나의 원칙이 중요성 면에서 다른 것을 압도할 수 있다.

좋은 목적을 가지고 이루어진 치료방식도 부정적인 결과를 초래할 수 있다. 예를 들면, 제왕절개는 위험에 처한 태아를 살릴 수 있지만, 이러한 수술이 엄마에게는 고통과 일시적인 장애 및 재정적인 어려움을 줄 수도 있다. 또한 수술의 위험은 임부에게 늘 존재하기 때문에 의료진은 선행의 원칙이 무해성의 원칙을 압도한다고 결정할 수도 있다. 임부가 수술을 원하지 않는다면, 자율성의 원칙이나 정의를 고려해야 한다. 자신의 신체에 일어날 일을 결정하는 모성의 권리가 최선의 치료를 받을 태아의 권리보다 더 중요한가?에 대해 고려해야 한다.

글상자 3-2 건강돌봄에서의 윤리적 원칙

- 자율성: 사람들은 스스로 결정을 할 권리가 있다. 이것은 존중받을 권리, 사생활, 개인적 가치와 믿음에 바탕을 두고 결정을 내리는 데 필요한 정보를 포함한다.
- 선행: 가장 큰 이익(선)을 만들고 해로움을 줄이기 위한 결정을 한다.
- 무해성: 다른 사람에게 위험하고 해로움을 줄 수 있는 일을 피한다.
- 정의: 모든 사람들은 질병, 사회적 · 경제적인 상태에 상관없이 똑같이 공평하게 대해져야 한다.
- 충실함: 약속을 지키고, 지키지 못할 약속은 하지 않는다.
- 진실(진실성): 진실을 말한다.
- 비밀 보장: 정보를 사생활로 보장한다.
- 책임: 건강돌봄제공자로서의 행동에 대한 책임을 받아들인다.

출처: Alfaro-LeFevre, R(2017). Critical thinking and clinical judgment: A practical approach(4th ed). Philadelphia: Saunders; and Boggs, K. U(2011). Clinical judgment: Applying critical thinking and ethical decision making. In E. C. Arnold & K. U. Boggs(Eds.), Interpersonal relationships: Professional communication skills for nurses(6th ed, 44-61). Philadelphia: Saunders.

(3) 일상 업무에서의 갈등 해결

간호사는 출산 중에 문제가 발생했을 때 부모들을 지지하는 중재를 하게 된다. 대상자는 질병 과정과 그 상황에서 적절한 간호돌봄에 관련한 지식이 있어야 하며, 윤리적 갈등이 생겼을 때, 가족의 요구를 지지할 수 있어야 한다. 그러나 윤리적 문제는 일상적인 전문 진료에서 나타날 수 있다. 간호사와 다른 의료진은 이런 갈등을 분석하고 해결할 수 있어야 한다. 개인적 가치와 문화적 · 언어적 차이는 윤리적 갈등을 해결하는 데 영향을 미친다.

윤리적 갈등에 놓여 있거나 어떤 해결책도 완벽하게 만족스럽지 않은 상황에 있다면 법적인 영향을 받을 수 있다. 예를 들면, American Medical Association은 무뇌아의 장기 기증이 도덕적으로 허용된다고 말했지만, 법적으로는 불법이 될 수 있다. 죽음에 대한 법적인 범위는 뇌사와 함께 심장과 폐의 죽음을 포함한다. 따라서 법적 기준에 따른다며 무뇌아의 장기는 기증되기까지 장기간의 산소 결핍 때문에 이식에 사용할 수 없다.

비판적 사고연습 3-1

무뇌증을 가진 영아의 부모가 죽어가는 영아의 장기를 다른 영아에게 주고 싶다고 한다. 그들은 영아가 다른 아기의 일부가 되어 살 것이라고 믿기 때문이다. 이러한 이식이 과거에는 이루어졌지만 최근에는 도덕적 우려로 인해 시행되지 않고 있다.

질문

1. 이 결정에 대한 의무론적 견해는 무엇인가?
2. 실용주의적 견해는 어떻게 다른가?
3. 인권 모델은 이 상황에 맞는가?
4. 관여된 윤리적 원칙은 무엇인가? 이와 같은 이식이 일반적으로 시행된다면 어떤 문제가 생길 것 같은가?

비판적 사고연습 3-1 정답

1. 의무론적 관점은 심지어 제공자가 생존할 수 없더라도 한 사람에게서 다른 사람의 생명을 위해 다른 사람에게 주기 위해 필요한 장기를 취하는 것은 옳지 않다고 생각한다. 어떤 희생을 치르고서라도 생명의 유지가 목표이다.
2. 실용주의적 관점은 무뇌증을 가진 영아가 생존할 수 없지만 그들의 장기가 다른 영아들에게 혜택(선행)을 줄 수 있다고 생각한다.
3. 이러한 관점은 치료로 죽어가는 영아를 돕지 못하고 고통을 증가시킬 수 있기 때문에, 수혜자가 발견될 때까지 장기의 관류를 유지하는 적극적인 치료에 반대한다.
4. 이러한 염려에서 사람들은 무해성의 원칙을 호소한다. 이 영아가 생존할 수 있는 능력이 없을지라도 인간의 권리는 그 또는 그녀의 안위 욕구가 가장 중요하다(일차적)고 생각한다.

글상자 3-3 윤리적 갈등을 해결하기 위한 간호과정 적용

- 사정: 필요한 문제와 결정을 명확히 파악하기 위해 자료를 모은다. 그 결정에 의해 영향을 받을 사람들 모두의 견해와 적용되는 법률, 기관 정책, 그리고 일반적인 수행 기준을 알아낸다.
- 분석: 윤리적인 갈등이 있는지 결정한다. 도덕적인 이론과 원칙을 사용하여 상황을 분석한다. 갈등이 있는지, 어떤 갈등인지 명확히 한다.
- 계획: 가능한 한 많은 선택을 알아두고 그것들의 장단점을 알아내고 어 떤 선택이 가장 현실적인지 결론을 내린다. 각 선택을 하면 무슨 일이 일어날 것인지 예측한다. 아무 것도 하지 않는 선택을 포함시킨다. 해결책을 선택한다.
- 수행: 해결책을 실천한다. 누가 그 해결책을 실행할 것인지 어떻게 할 것인지 결정한다. 모든 필요한 중재와 필요한 지원은 무엇인지를 알아낸다.
- 평가: 결과를 분석하여 중재가 더 필요한지 알아낸다.

간호사는 사람들 사이에서 발생하는 갈등과 오해를 폭넓게 이해함으로써 윤리적 갈등과 일상에서 겪는 문제에 대한 해결책을 찾을 수 있다. 간호수행 시 발생하는 윤리적 갈등을 해결하는 데 여러 가지 접근법이 활용된다. 하나의 접근만이 옳은 결정을 보장할 수는 없지만, 문제를 해결할 때 논리적이고 체계적인 방법을 제공한다. 간호과정 또한 문제를 해결하는 방식이기 때문에 간호사는 윤리적 갈등에 직면했을 때 유사한 접근법을 활용할 수 있다 (글상자 3-3).

윤리적 갈등에 놓여 있을 때 결론을 내리는 것은 간단하게 보일 수도 있지만, 모든 사람들이 받아들일만한 결과를 가져오는 경우는 거의 없다. 의료기관은 생명윤리위원회를 열어 윤리적 상황에 대한 정책을 만들고, 교육을 제공하여 특정 문제를 결정한다. 위원회는 간호사, 의사, 사회복지사, 윤리학자 그리고 성직자와 같은 다양한 전문가들로 구성된다. 이 결정에 의해 가장 큰 영향을 받는 가족구성원도 참여한다. 윤리적 갈등에 대한 만족스러운 해결책은 사람들이 함께 했을 때 더 많이 나타날 수 있다.

2) 생식 윤리적 논쟁

생식 논쟁은 여성이 태아에게 해로움을 줄 수 있거나, 대부분의 사회구성원이 좋아하지 않는 방식의 행동으로 생기는 갈등에서 비롯된다. 모성의 욕구나 행동과 소망이 태아에게 해를 가할 수도 있을 때, 모성과 태아 사이에 문제가 발생한다. 예를 들면, 낙태나 약물 남용 또는 의료진의 조언을 거부하는 경우이다. 의료진과 사회는 이러한 여성들에게 분노로 응대할 수 있다. 그러나 어머니와 태아 모두의 권리에 대해서 생각해 보아야 한다.

이해하기

4. 윤리와 생명윤리의 차이는 무엇인가?
5. 윤리적 이론의 3가지 모델인 규범윤리, 실용주의, 인권 모델의 차이점은 무엇인가?
6. 간호과정의 단계가 윤리적 결정과 어떻게 연관되는가?

이해하기 정답

4. 윤리는 행위의 가장 좋은 과정을 판단하기 위해 옳고 그름 사이의 구별을 점검한다. 생명윤리는 건강 간호의 윤리에 구체적으로 적용된다.
5. 규범윤리 모델은 무엇이 옳은지 판단하기 위해 윤리적 원칙들을 적용한다. 의무론적 모델은 개인적인 상황에 따라 해결책이 다르지 않다. 실용주의 모델은 주어진 상황에서 선행을 최대로 제공하는 행위의 과정을 판단하기 위해 이득과 부담을 분석한다. 모든 대상자는 기본권을 가지고 있다는 신념은 인권 모델의 기초이다.
6. 사정은 모든 관계된 사람들로부터 자료를 얻기 위해 사용된다. 윤리 이론들과 원칙들은 윤리적 갈등이 있는지 판단하기 위해 분석된다. 계획은 가능한 한 많은 선택을 발견하고 해결책을 선택하는 것을 포함한다. 중재는 선택된 해결책을 수행하기 위하여 확인되어야 하고 결과가 평가되어야 한다.

(1) 선택적 임신중절

낙태 또는 선택적인 임신중절은 1973년 미국 대법원에서 결정된 Roe 대 Wade 사건 이전에도 불안정한 법적 · 사회적 · 정치적 논쟁거리였다. Roe 대 Wade 사건 당시, 대법원은 미국에서 낙태는 합법이며, 낙태를 금지하는 현재의 주법은 여성의 사생활에 대한 헌법의 권리를 침해했기 때문에 헌법에 위배되는 것이라고 언급했다. 이 결정은 다음을 규정하였다. 첫째, 여성은 임신 1기에는 언제든지 낙태를 할 수 있다. 둘째, 임신 2기에는 여성의 건강을 보호하는 경우에 한하여 낙태를 허용한다. 셋째, 여성의 생명이 임신을 유지함으로 인해 위험에 처해지게 될 때를 제외하고, 임신 3기에는 낙태를 조절하거나 금할 수 있다. 1973년 이래 미국의 주법은 이러한 대법원의 결정에 따르고 있다.

2019년, 우리나라 헌법재판소는 낙태죄가 임신한 여성의 자기결정권을 제한하고 있다고 판단했다.

여성의 헌법적 권리인 사생활은 태아의 생명에 대한 권리와 갈등을 일으킨다. 그러나 대법원은 언제 생명이 시작되는지를 규정하지 않았다. 이 문제를 생략했기 때문에 수정될 때 생명이 시작된다는 사람과 태아가 독자적으로 생존할 수 있을 때, 자궁 밖에서 살 수 있을 때 생명이 시작된다고 주장하는 사람들 사이에 논쟁을 불러 일으켰다. 수정 시 생명이 시작된다고 믿는 사람들은 임신기 중 어떤 기간에라도 낙태는 허용되지 않는다는 입장이다. 반면 태아가 독자적으로 생존할 수 있을 때(임신 20~24주) 생명이 시작된다고 믿는 사람은 그 시기 이후의 낙태를 허용하지 않는다. 간호사는 낙태법으로 인한 논쟁이 사회적 갈등을 일으키고 있음을 이해해야 한다.

낙태에 대한 신념의 충돌. 어떤 사람은 낙태는 태아의 생명을 뺏는 일이기 때문에 어떠한 상황이라도 불법이라고 믿는다. 반면 일부 사람들은 여성이 자신의 생식기능을 통제할 권리가 있고, 생식의 권리에 대한 정치적 논쟁은 여성의 가장 사적인 결정을 침해하는 것이라고 믿는다. 또한 여성의 건강이 임신으로 인해 위태로워질 때, 늦은 시기의 낙태가 합법화되어야 하는지에 대한 문제도 제기되고 있다.

낙태가 사생활의 선택이라는 믿음. 낙태가 합법이라는 것을 유지하기 위한 정치적 행동의 중심은 여성이 자신의 윤리적 · 도덕적 믿음에 따라 생식기능에 대해 결정할 권리를 가지고 있다는 신념과 그 결정에 정부는 참여할 수 없다는 논리가 담겨져 있다. 이 견해를 지지하는 많은 여성들은 자신을 위해서 낙태를 결정하지는 않는다고 말한다. 하지만 그들은 모든 여성은 자신의 인생과 관련된 선택을 스스로 할 수 있어야 한다고 믿고, 여성의 사생활 문제에 정부가 간섭을 하고 있다고 생각한다. 낙태의 합법성을 지지하는 사람들은 선택이라는 말이 자신의 철학과 정치적 위치를 더 정확하게 표현하고 있다고 믿기 때문에 낙태 옹호라기보다는 선택 옹호라고 한다.

낙태가 생명을 빼앗아간다는 믿음. 낙태가 합법화된다면, 태아의 목숨을 빼앗는 것뿐만 아니라, 태아를 생명이라고 믿는 도덕적 신념이 사라진다고 생각한다. 이런 입장을 '생명 옹호'라고 하는데, 이 용어는 감정적으로 느껴지게 한다. 또한 일부 사람들은 '생명 옹호'란 용어가 서로의 입장을 양극화시키며, 낙태를 반대하는 데 동의하지 않는 사람들을 생명에 관심이 없고, '생명을 반대하는 사람들'로 생각하게 만든다고 주장한다.

낙태를 반대하는 사람들은 잠재적인 정치 세력을 조직함으로써 자신들의 입장을 보여주고 있다. 이들은 공공법 위반으로 체포되는 것에 개의치 않고 낙태시술을 하고 있는 병원에 입장을 거부하는 시도를 하고 있다. 미국의 유권자들은 정치 후보자들이 선거 운동 중 낙태에 대한 입장을 언급하기를 기대하며, 낙태 문제를 논쟁의 주제로 삼는다.

간호사에 대한 암시. 간호사는 낙태에 대한 문제 중 무시하지 말아야 할 몇 가지 책임이 있다. 첫째, 법적·윤리적 관점에서 낙태 논쟁의 복잡함을 알고 있어야 하고, 자신이 속해 있는 지역의 규칙과 법을 알아야 한다. 둘째, 낙태는 많은 사람들에게 윤리적 갈등을 유발하고 혼돈, 양가감정 그리고 개인적인 괴로움을 유발한다는 것을 알아야 한다. 또한 간호사는 많은 사람들에게 낙태는 갈등사항이 아니며, 삶의 의미를 주는 개인적·종교적 신념에 대한 위배라는 사실을 알아야 한다. 마지막으로 간호사는 낙태로 인한 사람들의 진지한 확신과 강한 의지를 인식해야 한다.

개인적 가치. 간호사는 낙태 문제에 있어서 그 문제가 가진 복잡성이나 양가감정을 통해 낙태 논쟁에 대응한다. 예를 들면, 어떤 간호사는 낙태에 참여하는 데 아무런 반대가 없다. 다른 이들은 낙태를 지지하지는 않지만 낙태수술을 받은 여성들을 간호할 수는 있다. 어떤 간호사는 임신 1기의 낙태는 동의하더라도 그 이후의 낙태는 반대할 수 있다. 대부분의 간호사들이 태아가 심한 기형이라면 낙태에 대해 긍정적으로 생각하지만, 그렇지 않다면 불편하게 생각한다. 어떤 간호사는 낙태 전, 진행 동안, 후에 환자를 직접 간호하지 않더라도 환자의 결정을 막지 못했다는 사실에 대해 양심의 가책을 느낄 것이다. 그러나 임신한 여성이 임신으로 인해 건강이 위태로운 반면, 태아가 생존할 수 있을 상황 같이 다른 윤리적 갈등이 일어난다면 간호사는 낙태에 반대하거나, 찬성할 수도 있다.

전문가 의무. 간호사는 자신이 동의하지 않는 견해를 지지해야 할 의무는 없다. 많은 주에서 이루어지는 간호행위가 그들의 도덕적·종교적 믿음을 위배한다면, 진료 거부를 허용하고 있기 때문이다. 그러나 간호사는 이런 신념을 낙태를 시행하는 병원에 입사하기 전에 밝혀야 할 의무가 있다. 간호사가 그런 생각을 숨기고 있다가 낙태수술을 한 여성의 간호를 거부한다면, 이는 비윤리적인 행동이라고 할 수 있다. 간호사는 자신이 돌보는 여성의 결정을 존중해야 한다.

이해하기

7. 낙태에 관한 주요한 갈등은 무엇인가?
8. Roe 대 Wade 판결을 적용한 대법원의 판결은 무엇인가?

이해하기 정답

7. 낙태가 개인적인 선택이라는 신념은 낙태가 생명을 해친다는 신념에 대한 갈등이다.
8. Roe 대 Wade에 관한 대법원 판결은 낙태는 미국의 어디에서든 합법적이고 현재 있는 낙태를 금지하는 주(지방정부)정부 법은 여성의 사생활에 대한 권리를 방해하므로 헌법에 위배된다고 선언하였다. 임신의 시기에 관한 조항들은 Roe 대 Wade의 일부이다.

(2) 법으로 정한 피임

출산 통제를 위해 호르몬 패치를 사용하거나 호르몬 주사를 맞는 것, 자궁내 장치를 하는 것과 같이 정규적으로 경구약물로 복용하지 않아도 되는 피임법이 이용되었다. 미국에서는 아동학대로 고소된 여성이 감옥형을 피할 수 있도록 보호감찰의 형태로 피임법이 시행되기도 했다.

합법적인 피임법이 부적합한 부모로 보이는 여성의 출산을 예방해 주며, 부양아동에 대한 정부의 비용을 감소시키는 합리적 방법이라고 믿는다. 경제력이 없는 여성의 출산력을 제한하기 위한 방법이 피임이라는 것은 법적·도덕적으로 문제의 소지가 있으며 아이들의 아버지에게는 어떠한 책임도 묻지 않는 것이다. 이런 진료 행위는 사생활, 생산, 의료 치료에 대한 거부 그리고 잔인하고 비정상적인 처벌에 대한 자유와 같은 헌법상의 권리를 침해한다. 또한 약물 피임법은 여성의 건강에 위험이 될 수 있다. 수술적 결찰술(난관결찰술) 역시 위험을 초래하며 영구성을 고려해야 한다. 적은 비용이 드는 가족계획 정보를 제공하는 것이 오히려 합리적이며, 윤리적으로 적합할 수 있다.

(3) 태아의 상해

태아의 건강을 위해 특정한 행동을 임신한 여성에게 강요하는 것은 자율성, 성숙한 어른이라면 가지고 있는 자기결정권, 신체적인 온전함, 그리고 개인의 자유를 침해하는 것이다.

태아에게 상해를 입힌 사실에 대해 처벌적인 접근을 하는 것은 정부가 임신한 여성을 어디까지나 통제할 수 있는지에 관한 의문을 불러 일으킨다. 엄마의 사람면역결핍바이러스(HIV) 테스트, 태아 검사, 자궁 내 수술, 임신 중 여성이 먹는 음식조차 의무화하는 법을 통과시킬 수도 있다. 태아의 안전을 위해 어느 정도까지 통제해야 할지에 관한 결정은 쉽지 않다.

(4) 태아 치료

태아 치료는 기술의 발전과 지식 증가에 따라 더 일반적으로 행해지고 있다.

주요 태아 기형 수술의 위험과 이로운 점은 모든 경우를 고려해야 한다. 수술이 성공적이라 할지라도 태아는 살아남지 못할 수도 있고, 다른 심각한 합병증이 생길 수도 있으며, 조산아로 태어날 수도 있다. 모성은 몇 주간 침대에서 휴식을 취해야 하거나, 제왕절개 수술이 필요할 수도 있다. 이런 위험에도 불구하고 수술이 성공적으로 이루어진다면 생존할 수 없었던 태아를 수술을 통해 살려낼 수도 있다.

부모는 모성에게 발생할 수 있는 잠재적인 위험과 태아에 대한 최선의 관심 사이에서 균형을 맞추어야 한다. 그들은 자신이 이해하지 못하는 수술이나 태아 치료를 해야 하는 것인가에 대한 압박을 느낄 수 있다. 수술 전 동의서를 작성하기 전에 여성은 이에 대한 적절한 정보를 알 필요가 있다. 아직 실험단계인지, 성공률이 어느 정도인지, 다른 대안치료가 가능한지 또 성공할 확률이 있는지 알고 있어야 한다.

(5) 난임에 대한 논쟁

난임 치료. 의학 기술의 발달은 난임 부부에게 아이를 가질 수 있는 방법을 제공하였다(23장 참조). 여러 가지 기술들이 성공적이지만 일부 난임 치료에는 전반적으로 낮은 성공률과 더불어 고비용과 윤리적인 문제가 발생하였다. 대부분의 비용이 보험처리가 되지 않기 때문에 소수의 기술은 부유한 난임 부부에게만 혜택이 한정될 수 있다. 많은 난임 부부들이 높은 비용을 지불하고 치료를 받아도 아기를 가지지 못한다. 보통 성공적인 치료는 쌍둥이를 임신하는 것이지만, 산모의 나이와 관련된 합병증을 유발할 수도 있다.

또 다른 윤리적 문제는 사용하지 않은 배아와 관련된다. 다른 여성이나 의학적인 연구목적을 위해 배아를 냉동해야 하는가? 만일 부모가 이혼하거나 사망한다면 배아는 어떻게 되는가? 누가 배아에 대한 결정을 내려야 하는가? 건강한 태아를 출산하기 위해 인공수정을 할 때 생각보다 더 많은 배아가 선택적으로 소실될 수 있다. 이 시술의 윤리적 · 정신적 결과 또한 논쟁이 될 수 있다.

발전된 생식 기술로 인해 현재 폐경기 여성도 임신이 가능하다. 자신의 엄마가 또래 친구들의 엄마보다 수십 년 차이가 난다면 아이들이 받는 윤리적 영향은 무엇인가? 부모의 나이나 건강이 의사가 이 치료를 제공할 때 고려되어야 하는 요인인가? 합병증이 생겨 건강하지 않은 태아를 출산할 수도 있는 위험 상황을 고려해야 하는가? 평균 기대 수명이 이 시술 결정에 고려되어야 하는가?

대리모를 이용한 출산. 대리모를 이용하여 출산하는 경우 여성은 다른 여성이 자신의 아기를 낳는 것에 대해 동의한다. 부모가 되기를 원하는 부부의 난자와 정자를 사용하여 체외에서 수정이 이루어지고 이 배아가 대리모에게 이식될 수 있다. 아버지의 정자를 대리모의 난자와 수정하거나 기증된 배아 또한 대리모에게 이식할 수도 있다.

대리모가 아이를 양육하고 싶다고 한 경우에 논쟁이 일어난다. 이 경우 기준 법률이 정해져 있지 않아 각 건의 사례에 따라 결정이 달라진다. 누가 대리모가 되어야 하는지, 출산 후의 역할은 무엇이 되어야 하는지, 누가 결정을 내려야 하는지에 대한 윤리적 문제가 발생할 수 있다. 부모와 대리모의 역할을 분명히 하는 것이 필요하다. 누가 이 일을 결정해야 하는가? 참여하는 사람들의 개인적인 관심으로 남겨두어야 하는가? 정부가 관여해야 하는가? 이러한 질문에 대한 해결책은 난임치료 과정에서는 아직 정해져 있지 않다.

대리모 출산과 밀접하게 관련된 논쟁은 기증자의 생식세포 또는 다른 난임 부부의 사용하지 않은 배아이다. 기증자의 생식세포 및 배아의 사용은 부모의 종교적 · 윤리적 믿음을 위반하지 않는가? 그렇게 임신된 아이는 생리적 부모를 알 권리가 있는가? 생리적 부모의 권리는 무엇인가? 등의 윤리적 문제가 발생할 수 있다.

(6) 생식의 윤리적 · 법적 논쟁

많은 논쟁이 윤리적 · 법적 경계에 걸쳐 있으며 모든 돌봄

제공자에게 적용된다. 이것은 생식과 여성의 건강을 포함하여 다양한 돌봄 영역에 적용되는 논쟁거리이다.

(7) 개인적인 논쟁

많은 사람들이 자신의 건강정보가 잘못 사용되지 않을까 하는 걱정을 한다. 그들은 그 정보가 정확하든 아니든 잘못된 곳에 유출된 건강정보가 직장, 승진, 대출 혹은 그 정도로 가치가 있는 일에 불이익을 줄 수도 있다는 것을 두려워한다. 건강돌봄과 다른 보험 손실에 대한 개인적인 근심과 불안 때문에 돌봄제공자는 다른 의료 기록 정보를 제공하지 않으려고 한다. 가족구성원이 의료 기록을 보여주는 것을 거부한다면, 적절한 유전적 상담이 이루어지기 어렵다(29장 참고).

온라인 의사소통. 한 사람의 건강 자료는 저장된 다양한 양식으로 전환되고 있다. 하나의 예로 개인의 기본의료정보, 중재, 그리고 사진을 포함한 전자태아모니터링 자료를 컴퓨터에 저장할 수 있다. 이것은 응급상황에서 제공자의 자료를 바로 확인할 수 있는 장점이 있다고 해도, 서면자료보다 사생활을 침해할 위험성이 크지만 의료정보를 분실할 가능성을 줄여준다. 정보를 빠르게 입력하고 출력하기 위해 복도나 대상자의 방에 단말기를 놓을 수 있다. 간호사는 이 정보에 암호를 걸거나 다른 보안 방법을 활용한다고 해도 컴퓨터 사용에 익숙한 사람은 쉽게 접근할 수 있다는 것을 알아야 한다.

간호사는 전자 대상자 자료 양식을 사용할 때 대상자의 비밀을 침해하지 않도록 신경써야 한다. 예를 들면, 간호사는 업무 종료 후 정확하게 단말기에서 로그오프하여 승인받지 않은 사람이 시스템에 접근할 수 없도록 해야 한다. 보안 암호는 비밀이어야 하며 다른 사람이 쉽게 추측할 수 있는 단어나 조합이어서는 안 된다. 암호가 노출된 것으로 의심되면 즉시 시스템 관리자에게 보고해야 한다. 대부분의 시스템은 암호를 정기적으로 바꿔야 한다. 타인의 개인 보안암호 식별을 제한하기 위해 컴퓨터 네트워크 자체에서 무작위로 암호를 생성할 수도 있다. 간호사와 의사가 기록, 모니터링, 이메일 사용, 그리고 정책이나 절차를 검색하는 것 같은 활용을 위해서 각각 다른 암호를 사용할 필요는 없다.

다른 의료진에게 보고하기 위해 전화를 사용할 때 다른 환자의 사생활을 보호할 필요가 있다. 예를 들어 대상자의 인식 번호가 그 지역의 다른 사람에게 들리지 않아야 하고, 대상자의 이름이 보여지지 않도록 이름표는 돌려놓아야 하며, 라벨이 붙은 품목(예: 실험실 검체)은 여러 사람이 보지 못하도록 안전한 공간에 두어야 한다. 다른 의료진과 환자에 대한 논의를 할 경우 정보는 필요한 사람에게만 제한되어야 하여, 사생활이 보호되는 공간에서 이루어져야 한다.

진료의 질을 향상시키기 위해 정보와 간호 방법 등이 인터넷을 통해 공유될 수 있다. 이때도 대상자와 기관의 중요한 정보가 누출될 가능성이 있는데, 그들의 의사소통이 개인적인 것으로 간주되지 않기 때문이다. 간호사는 인터넷 토의에 참여하거나 이메일을 사용할 때 대상자, 동료, 그리고 기관의 비밀을 존중해야 한다. 차트 양식, 정책, 절차와 같은 기관의 서류는 기관의 승인없이 공유

이해하기

9. 윤리적 · 사회적 문제에 대한 처벌을 주는 접근에 있어서 위험은 무엇인가?
10. 발전된 생식 기술을 이용하는 데 발생하게 될 문제는 무엇인가?
11. 간호사가 개인의 의료기록이 유출되지 않기 위해 주의해야 할 점은 무엇인가?
12. 의료기록을 온라인으로 교환하는 장 · 단점은 무엇인가?

이해하기 정답

9. 징벌적 접근은 자율성, 신체적 통합성, 개인의 자유에 대한 윤리적 원칙들에 반대된다. 의도된 계획은 태아를 보호하기 위한 것일 수 있지만 그러한 계획은 여성이 산전간호를 피하거나 의료진에게 정직하지 못하여 자신의 태아에게 더 큰 해를 끼치는 예기치 않은 결과가 있을 수 있다.
10. 발전된 생식 기술의 사용에 수반되는 문제들은 높은 비용, 낮은 성공률, 부유한 사람에 제한됨, 사용되지 않는 배아의 통제, 문제나 기대하지 않은 임신 결과이다. 다른 문제들은 폐경 이후에 태어난 자손들은 더 어린 산모들에게서 태어난 자손들보다 고아가 될 가능성이 더 높다.
11. 컴퓨터 단말기는 복도, 병실, 간호 스테이션에 있을 수 있고 접근이 끝났을 때는 단말기 사용을 끝낸다. 개인적인 정보에 접근하는 비밀 신분 코드를 유지한다. 전화인계를 할 때는 낮은 소리를 유지한다. 다른 전문인에게 직접 인계는 알 필요가 없는 사람들에게 보고하기보다 알아야 할 것에 기초를 두고 시행되어야 한다. 구두 인계는 비밀이 유지되는 장소에서 이루어져야 한다. 인터넷으로 어떤 논의를 할 때 대상자 또는 기관의 비밀유지조항을 침해하지 않도록 주의해야 한다.
12. 전자의료기록의 장점은 간호의 단편화와 실수의 감소, 응급상황에서 신속한 접근, 손으로 쓰지 않은 의사 지시의 명확성이다. 전자의료기록의 단점은 초기의 높은 비용과 전송되었을 때 비밀유지이다.

되어서는 안 된다. 개인적인 메시지는 원본을 보낸 사람의 허락없이는 보내서는 안 된다.

온라인 서류교환. 건강돌봄은 21세기에 서면 기록에 의존하는 몇 안 되는 사업 중의 하나이다. 대상자의 정보를 추적할 경우 전자의료기록(EMRs)이 제공자들 사이에서는 더 일반적이다. 다른 기관에서 환자가 돌봄이 필요할 때 전자의료기록을 공유하여 발생할 수 있는 많은 의료비용을 줄일 수 있다. 응급상황에서는 대상자의 기록에 대한 빠른 접근이 생명을 구할 수 있다. 서류 작업, 비용, 의료적인 실수를 줄이는 것이 외래 대상자와 입원 대상자에 관계없이 대상자 돌봄의 질을 높여줄 것으로 기대된다.

3. 법적 논쟁

간호수행에 대한 법적 근거는 대상자에 대한 보호장치를 제공해 주고 간호사에 대한 평가기준을 세운다. 간호사는 특히 법이 그들에게 어떻게 적용되는지를 이해해야 한다. 간호사가 기대되는 결과를 충족시키지 못했을 때, 법적인 책임을 져야 할 수도 있다.

1) 건강돌봄의 기준

보호장치에 대한 세 가지 영역이 간호수행에 대한 법적 견해를 알려 준다. 첫째, 간호실무수행, 둘째, 전문 기관에 의해 정해진 돌봄의 기준, 셋째, 기관이 정한 규칙과 정책이다.

(1) 간호실무수행

간호실무수행은 대상자를 돌볼 때 간호사가 할 수 있도록 허용된 것이 무엇인지를 정의한다. 법률은 또한 돌봄을 제공할 때 간호사에게 기대되는 것이 무엇인지를 명확히 하고 있다. 법률의 어떤 부분은 매우 구체적인 반면, 어떤 부분은 간호사의 역할에 대해 유연하게 해석하고 있다.

간호실무와 관련된 법률은 기준 절차 및 프로토콜이라고 불리는 방법을 상세히 기술하고 있는데, 이것을 이용해서 의료 행위의 일부로 생각되는 일반적인 의무를 생각할 수 있다. 절차는 간호사, 의사, 관리자들에 의해 활용된다. 그들은 절차를 수행하기 위해 필요한 질적수준을 명확히 하고 적절한 환경을 정의하며 필요한 교육을 언급한다. 기준 절차는 간호사의 역할이 지역 사회의 요구와 지식을 반영하도록 변화된다.

(2) 돌봄의 기준

법원의 결정은 간호사가 간호수행 법률 외에도 정해진 기준과 건강기관의 정책에 따라 행동해야 한다는 법률적 견해를 나타낸다. 돌봄의 기준은 전문가 협의회에서 정해지고 의사들로부터 기대될 수 있는 돌봄 수준을 기술한다. 예를 들면 출산 전후 간호는 AWHONN에서 출간한 국가적 기준에 맞추어져 있는데, 이는 전문가들의 연구와 합의에 기반을 둔 것이다. AWHONN은 수행 자원, 직위에 대한 언급, 간호를 위한 다른 지침 또한 편찬하였다. 간호사는 자신의 업무 수행을 위해 최신의 돌봄 기준을 지켜야 한다.

(3) 기관정책

간호돌봄기관은 간호돌봄을 통제하는 특정한 정책, 절차, 그리고 방법을 선정해야 한다. 또한 모든 간호사는 자신이 일하는 기관의 절차와 방법에 익숙해져야만 한다. 간호사는 기록하는 것과 간호정책과 절차를 개선하는 일에 참여한다. 의료과실 소송의 경우 적용될 수 있는 정책, 절차, 혹은 프로토콜이 증거로 사용될 수 있다. 모든 기관정책이 적절히 지켜진다면 전문성이 강화될 수 있다. 이 정책은 정규적으로 갱신되어야 한다.

간호사의 책임과 관련된 최근의 논쟁거리는 예산 삭감과 간호사의 부족이다. 간호사는 정해진 절차를 통해 의심되는 문제를 즉시 의사소통할 의무가 있다. 그러나 간호사는 투약을 늦게 하거나, 부적절한 감독으로 인해 대상자가 상해를 입을 경우 이에 대한 책임을 질 수도 있다. 간호사가 간호업무를 수행하는 능력(예: 새로운 항암약을 주는 것)이 없거나 대상자의 돌봄 필요 정도가 간호사의 능력치(예: 혈류 역학 모니터링을 필요로 하는 사람)를 넘어서는 시점까지 악화된다면, 간호사는 즉시 간호감독관이나 의사에게 보고해야 한다. 간호사는 기관에서 정해진 과정을 통해 필요한 돌봄을 제공할 의무가 있다.

2) 의료과실

태만은 유사한 상황에서 합리적이고 신중하게 수행해야 할 행동을 잘 하지 못 하는 것이라고 정의할 수 있다. 또한 하지 말아야 하는 어떤 일을 하거나 해야 하는 어떤 일을 하지 않는 것이 포함될 수 있다.

의료과실의 예로, 간호사나 의사들이 의무를 수행하지 않는 것은 전문가에 의한 태만에 해당된다. 간호사는 정해진 돌봄의 기준과 합리적인 절차에 따라야 하며, 유사한 상황에서 유사한 경험과 교육에 따라 신중한 간호를 수행하지 않았다면 의료과실로 고소당할 수 있다. 태만을 증명하기 위해서는 네 가지가 증명되어야 한다. 의무, 의무 위반, 상해, 그리고 직접적인 원인이다.

의료과실 소송은 건강돌봄에서 많은 비용을 발생시킨다. 이러한 소송으로 발생된 금액은 모든 건강돌봄제공자의 의료사고 보험 비용을 인상시킨다. 많은 건강돌봄제공자가 방어적으로 일을 하고, 그들의 행동이 대상자에게 가장 큰 이익을 준다는 증거를 찾으려 한다. 이 책임감은 특히 출산 전후 간호에서 중요한데, 대부분의 소송이 그 영역에서 일어나기 때문이다. 출산 전후 의료과실 소송에는 여러 가지 이유가 있다. 대상자는 임신과 출산을 정상적인 과정으로 보기 때문에 보통은 합병증이 생길거라고 생각하지 않는다. 문제를 가진 아이의 출산은 비극적인 충격이고 부모가 비난할 누군가를 찾을 수 있다. 어떤 영아들은 고비용의 돌봄이 필요한 장기간의 장애를 가질 수 있다. 법령에 따라 다르지만 고소인은 신생아와 관련된 소송을 위해 20년 이상을 보내기도 한다. 따라서 의료과실 소송의 시기는 더 길다.

건강돌봄기관과 간호사 개개인은 의료과실 소송을 막기 위해 함께 일해야 한다. 간호사는 자신의 행동에 대한 책임이 있다. 따라서 스스로 지식의 한계를 인식하고 그 제한 안에서 행동해야 한다.

소송의 예방은 때때로 위기관리 및 질 보장이라고도 불린다. 모든 의료과실 소송을 예방하는 것은 불가능하지만 간호사는 사전동의서, 치료거부, 기록, 환자옹호자의 역할 수행, 전문가 수준 유지의 지침을 따른다면 사전에 의료과실을 예방할 수 있다.

반드시 기억해야 하는 것

태만의 요소

- 의무: 간호사는 대상자들에게 돌봄을 행하고 줄 의무를 가져야 한다. 이것은 간호사 책임의 일부이다.
- 의무 위반: 간호사가 의무를 수행하는 데 있어서 정해진 기준을 수행하지 못한 것이다.
- 상해: 간호사의 의무 위반의 결과로 실제적인 상해와 손해가 대상자에게 일어난 것이다.
- 직접적인 원인: 간호사의 의무 위반이 대상자에게 가해진 상해의 원인으로 증명되어야만 한다.

(1) 사전동의서

대상자가 적절한 정보를 받는다면 의료과실 소송이 감소할 수 있다. 사전동의서(informed consent)는 법으로 정해진 윤리적 개념이다. 대상자는 자율적으로 행동하는 권리의 일부로 치료를 선택하거나, 거절할 권리가 있다. 현명하게 결정하기 위해서 제공되는 치료에 대해 완전한 정보를 알 필요가 있다.

능력. 사전동의서를 받기 전 대상자에게 몇 가지 요구되는 사항이 있다. 첫째, 대상자는 판단 능력이 있어야 하는데, 상황을 생각할 수 있고 합리적인 판단을 할 수 있어야 한다. 무의식 상태나 심각하게 인지적 장애가 있는 영아, 아동, 대상자는 판단 능력이 떨어진다. 판단 능력(competence)에 장애가 오는 약을 복용해 온 대상자도 일시적으로 능력이 상실된 상태이므로, 이런 경우 다른 사람이 그 대상자에 대한 결정을 돕도록 지정할 수 있다.

대부분 인정하는 성년 나이(의학적 치료에 대한 동의를 할 수 있는 나이)는 18세이다. 그러나 더 어린 청소년이라도 정신질환, 유산, 피임, 물질남용, 성전파성질환(STDs) 등에 대하여 독립적으로 치료에 동의할 수 있다. 자유로운 미성년자(emancipated minor)는 성년보다 어리지만, 부모나 후견인으로부터 독립하여 어떤 의학적 결정을 내릴 수 있는 능력이 있다고 간주된다. 임신한 청소년은 어떤 주에서는 자유로운 미성년일 수 있다. 간호사는 자신이 활동하는 지역에서 법적 나이와 관련된 법에 익숙해야 한다.

응급상황에서는 사전동의서를 요구하지 않는데, 이는 상황 자체만으로도 동의가 이루어졌다고 간주되기 때문이다. 응급상황은 주 법에 따라 정의되며, 치료 받지 않으면 보통 심각한 장애나 사망에 이르거나, 예측할 수 없는 상황이 발생할 수 있다. 응급치료에 대한 동의는 응급상

반드시 기억해야 하는 것

사전동의서의 필수 요소

- 대상자가 동의할 수 있는 능력
- 필요한 정보 제공
- 대상자의 정보에 대한 이해
- 대상자의 자발적인 동의

황에만 해당되는 것으로, 응급상황이 아닐 경우는 해당되지 않는다.

살아 있을 때 작성한 유언, 건강돌봄 관련 변호사의 장기적인 영향, 그리고 대상자를 위한 대안을 선택해 주는 사람과 같이 사전 동의서에 있는 대상자 정보는 건강돌봄기관 입원 시에 사정되어야 한다. 병원들은 대상자에게 간호 입원 사정을 하는 동안 사전동의서에 대해 알려주어야 한다. 사전동의서를 작성하지 않은 사람에게도 자신이 치료를 선택할 수 있는 기회가 주어져야 한다(American Hospital Association, 2012).

정보 공개. 정보를 완전 공개(full disclosure)하는 것으로, 어떤 치료가 이루어지는지에 대한 세부 사항, 기대되는 결과, 그 결과의 의미 등이 포함된다. 위험, 부작용, 이로운 점, 다른 치료 선택권이 있는지 대상자에게 설명되어야 한다. 어떠한 치료도 선택되지 않았을 경우 일어날 수 있는 결과에 대해서도 정보가 주어져야 한다.

정보에 대한 이해. 건강돌봄제공자는 대상자가 이해할 수 있는 용어로 사실을 설명해야 한다. 대상자가 영어로 말하지 못한다면 통역자가 필요하다. 청각장애가 있는 대상자는 사전동의서를 작성하기 전에 수화 통역자로부터 모든 설명을 수화로 제공받아야 한다. 취합된 정보나 제공해야 할 정보가 민감한 것이라면 외국어나 수화 통역자는 가족이나 친구들이 되어서는 안 된다. 그 사람들은 통역을 객관적으로 하기보다는 선택적으로 하기 때문이다. 또한 민감한 정보를 비전문가 통역자가 제공한다면, 대상자에 대한 비밀보장이 되어야 한다. 간호사는 대상자가 완전히 이해를 못했거나 치료에 대한 의문이 있을 때 대상자의 옹호자가 되어주어야 한다. 그것이 사소한 문제라면 간호사가 설명할 수도 있지만, 그것이 아니라면 그렇지 않으면 간호사는 의사에게 대상자의 요구를 명확하게 알려야 한다.

자발적인 동의. 대상자는 다른 사람으로부터의 지나친 영향이나 강압 없이 자발적으로 선택해야 한다. 다른 사람이 정보를 주지만 대상자 스스로 선택해야 한다. 대상자는 어떤 식으로든 압박을 받아서는 안 되며, 건강돌봄이 자신의 결정에 달려 있다고 믿어서는 안 된다.

돌봄의 거부. 때때로 어떤 사람들은 건강돌봄제공자들이 제공하는 치료를 거부한다. 치료비에 대한 부담이 있거나 치료 후 삶의 질과 균형을 이루지 못 한다고 믿을 때 치료를 거부한다. 대상자는 돌봄을 거절할 권리가 있으며, 치료에 대한 동의를 언제든지 철회할 수 있다. 대상자가 이런 결정을 할 때는 많은 절차가 필요하다(AAP & ACOG, 2012).

첫째, 의사 및 간호사는 대상자가 치료와 철회의 결과를 이해하고 있는지 확실히 해야 한다. 의사가 대상자의 결정을 모른다면 간호사는 이를 확인하여 의사에게 보고해야 한다. 간호사는 차트에 대상자의 거부, 대상자에게 주어진 설명, 의사의 통보를 기록한다. 만일 치료가 대상자의 안녕에 필수적인 것이라면, 의사는 대상자와 치료의 중요성에 대해 이야기하고 결과를 기록한다. 대상자에게 다른 의사를 선택할 수 있는 기회가 주어질 수 있다.

대상자는 치료 거부로 인해 있을 수 있는 결과를 이해했다는 동의서에 서명하도록 요구받을 수 있다. 이러한 조치는 대상자의 결정에 의해 발생할 수 있는 결과에 대한 지식이 없었다고 주장하는 소송이 차후 발생하는 것을 예방해 준다.

윤리적인 갈등이 있는 경우 치료 거부는 병원윤리위원회에서 다룰 수 있다. 예를 들면, 여성이 제왕절개를 거부하여 태아에게 중대한 상해를 입힐 수도 있는 경우이다. 이는 한 사람이 다른 사람의 건강을 위해 수술을 하도록 강요되는 유일한 법적 경우이다. 그러나 여성과 그녀의 돌봄제공자가 서로 대립 관계에 놓일 수 있기 때문에 가능하면 법원의 개입은 피해야 한다.

또한 이는 여성의 사생활 및 자율성과 사전동의서에 관한 권리를 침해할 수 있다. 법적으로 강요된 수술이 널리 알려진다면 여성이 임신 기간 중 건강돌봄을 피하게 되는 원인이 되므로, 그 수술로 보호받을 수 있는 사람들보다 여성과 영아에게 해로운 일이 더 발생할 수 있다. 강압적 동의를 받는 것은 불법적이고 비윤리적인 것이다. 간호사가 대상자의 치료가 필요하다고 강하게 믿고 있다 하더라도 원하지 않는 절차에 대해 강제로 동의하도록 해서는 안 된다. 간호사는 개인적인 느낌이 그들의 돌봄에 불리하게 영향을 주지는 않는다는 것을 확실히 해야 한다. 사람들은 치료를 받아들이든지 거부하든지 좋은 간호돌봄을 받을 권리가 있다.

(2) 기록

간호사는 돌봄 기준, 즉 법, 전문기관, 건강돌봄기관에 의해 정해진 전문가들에게 기대되는 돌봄 수준을 충족해야 한다. 기록은 간호 기준이 지켜졌는지 알 수 있는 가장 좋은 증거이다. 여기에는 간호기록지, 태아검사기록지, 전자자료, 진행과정서, 돌봄의 경로, 동의서, 그리고 서면이나 전자기록 또는 쌍방으로 기록된 다른 자료들이 있다. 병원 기록은 돌봄이 제공되었음을 나타내는 유일한 증거이다. 불행히도 돌봄에 대한 정확하고 전체적인 기록의 부족은 의료과실 소송에서 가장 부족한 것으로 발견되었다(Simpson, 2008). 기록이 없을 경우 배심원단은 돌봄이 이루어지지 않았다고 생각한다. 출산 전후 간호에서는 명확하고 완전한 문서화가 이루어져야 한다. 영아가 관련되었을 때는 장기간 치료에 제한이 있기 때문에 신중한 조치가 중요하다. 간호사는 몇 년 전에 상황을 기억하지 못하는 경우가 많으므로 소송이 있게 되면 그들의 돌봄 기록을 서류에 의존해야 한다. 기록은 간호사가 대상자를 적절히 사정하였으며 문제에 대해 지속적으로 관찰했고, 문제를 명확히 하여, 중재를 했으며 대상자 상태에 대한 변화를 주요한 돌봄제공자에게 보고했음을 보여 주어야만 한다.

태아모니터링을 문서화하기. 태아모니터링 기록 또는 저장된 전자자료는 진통과 출산 동안 엄마와 태아에 대한 중요한 정보가 된다. 간호사는 모니터링 용지 위에 간호 돌봄에 대한 많은 정보를 기록한다. 때로는 대상자 간호에 집중할 필요가 있어 완전한 기록을 하지 못하고 미룰 수도 있다. 이런 경우에 모니터 간호기록지 위에 쓰는 간호사의 언급은 추후 기록을 위한 기본이 된다.

모니터 용지가 법적 차트에 해당되지만, 종이는 분실되거나 차트와 분리될 수 있으며, 전자장치에 있는 자료는 사고로 삭제될 수도 있다. 이러한 위험성으로 인해 적절한 간격으로 사용할 수 있는 진행기록지에 태아의 상태를 간호사가 기록하는 것은 매우 중요하게 되었다. 구체적인 기록은 모니터와 서류 없이도 의료과실 소송 시 간호사의 행동을 나타내주는 중요한 증거가 될 것이다.

퇴원 교육 문서화하기. 퇴원 교육은 기관을 떠난 후 대상자가 스스로 태아를 어떻게 돌보는지 확실히 교육시키기 위해 중요하다. 소송을 예방하고 방어하기 위해서 간호사는 수행한 교육과 그 교육에 대한 대상자의 이해를 문서화해야 한다. 다양한 서류 양식이 중요한 문제에 대한 교육과 이해의 정도를 증명해 준다. 또한 간호사는 강조의 필요성과 강조한 내용을 기록해야 한다.

사건을 문서화하기. 위기 관리를 위해 사용된 다른 문서 양식은 사건 보고서, 질 보장 보고서 혹은 진행 보고서 등이 있다. 간호사는, 예를 들면 대상자, 방문객, 직원들이 입은 상해와 같이 법적 행동을 초래할 수 있는 어떤 일이 일어났을 때 보고서를 작성한다. 그 보고서는 기관에서 법적 분쟁을 다루는 부서에 문제가 있을 수 있음을 알리는 것이다. 또한 미래에 대상자를 위협할 수 있는 상황을 명확히 한다. 사건 보고서는 대상자 차트의 일부가 아니며 차트 위에 있어서도 안 된다. 사건이 일어났을 때 차트에 대한 서류는 다른 상황에서 기록될 수 있는 대상자의 상태에 대한 사실적 정보와 같은 유형이어야 한다.

간호사는 응급상황 시 간호를 먼저 제공하고 이후에 기록할 수도 있다. 추후 첨삭 시 결과가 부정적일 경우에도 방어적이기보다는 정확하고 객관적으로 작성해야 한다(Simpson, 2008).

(3) 옹호자로서의 간호사

간호사가 대상자의 옹호자로서의 역할을 수행하지 못하면 고소인이 의료과실 소송에서 이길 수 있다. 간호사는 윤리적 · 법적으로 대상자의 옹호자가 되어야 한다. 간호사의 정보가 대상자에게 제대로 제공되지 않았다면 적절한 자원으로부터 도움을 받아야만 할 것이다. 이것은 보통 기관의 명령 체계를 통해 문제를 전달하는 것이다. 간호사는 감독자와 대상자의 주치의에게 조언을 구한다. 결과가 만족스럽지 않다면 간호사는 필요시 간호행정채널, 병원 행정가, 의료진의 장에게 계속해서 보고한다. 모든 간호사는 직장에서의 명령 체계를 알고 있어야 한다. 간호사는 대상자를 위해 도움을 찾고자 하는 노력을 기록해야 한다. 예를 들면, 출산 후 대상자에게 과다한 출혈이 일어난다면 간호사는 출혈을 통제하기 위해 활용한 방법을 문서화해야 한다. 또한 의사를 부른 시간, 의사에게 제공한 정보, 그리고 받은 반응도 문서화해야 한다. 간호사가 의사를 접촉하지 못했거나 적절한 지침을 받지 못했다면, 감독관과 같은 다른 사람들로부터 지시를 받고자 노력했음을 문서화해야 한다. 또한 사건 보고서를 완성해야 한다. 간호사는 대상자에게 필요한 돌봄이 제공될 때까지 노력을 계속해야 한다.

(4) 전문성 유지하기

간호사는 전문성을 유지함으로써 의료과실의 가능성을 줄일 수 있다. 안전한 돌봄을 제공하기 위해 간호사는 자신의 전문성을 유지해야 하는데, 이를 위해 간호사 면허를 갱신할 때 교육을 이수하도록 하고 있다. 간호사의 지식은 빠르게 성장하고 변하고 있으며 모든 간호사는 최신 정보를 알고 있어야 한다. 강의, 컨퍼런스, 전문적인 출판물을 통해 새로운 정보를 얻는다면 합리적이고 믿을만한 간호사로서 행동할 수 있다. 대상자 돌봄에 있어서 연구 변화가 꾸준히 근거에 기반한 것인지 알기 위해 간호사는 연구 자료를 분석하여야 한다.

전문성은 간호사가 사고력을 가지고 일반 대상자와 다른 요구를 가진 대상자들을 다룰 때 필요하다. 간호사는 모성–신생아 환경으로부터 다른 여성 간호상황까지 생각해야만 한다. 이런 상황에서 간호사는 새로운 분야에서 안전한 돌봄을 제공하기 위한 교육이 포함된 2차 훈련(cross–training)이 필요하다. 해당 전문 분야 밖에서 일하는 간호사는 자신의 기술을 점검하고, 그 분야에서 능력이 갖추기 위해 교육이 완료될 때까지는 그 분야에서 일을 하거나 책임을 맡지 말아야 한다.

이해하기

13. 돌봄의 기준과 기관의 정책이 어떻게 의료과실에 대한 판단에 영향을 미치는가?
14. 돌봄의 기준이 간호사에 대한 의료과실 소송에서 어떻게 방어를 하는 데 도움이 되도록 활용될 수 있는가?

이해하기 정답

13. 간호와 기관 정책의 표준은 간호할 때 임상간호사에게 기대될 수 있는 간호 수준을 설명하기 때문에 의료과실(malpractice)에 대한 판단에 영향을 끼친다.
14. 의료과실을 방어하기 위해 도움이 되는 간호행위는 사전동의서를 타당하고 확실하게 받고, 간호 표준이 유지되고 있는 증거로 제공하는 기록을 유지하고, 지휘계통을 통하여 문제에 접근하는 측면에서 대상자의 옹호자로서 적절히 행동하고, 전문지식과 기술을 유지하도록 요구한다.

4. 비용 억제와 삭감

건강돌봄 비용을 줄이기 위한 조치는 직·간접적으로 간호 업무에 영향을 준다. 이에 대해 우려가 되는 두 가지 조치는 면허를 가지지 않은 보조 인력의 활용과 대상자의 입원 기간(length of stay, LOS)을 줄이는 것이다.

1) 면허가 없는 보조 인력에의 위임

면허가 없는 보조 인력에게 돌봄을 위임하는 것은 간호사가 대상자들에게 필요한 더 전문적인 요구에 집중할 수 있게 한다. 무면허 보조인력(unlicensed assistive personnel, UAP)에 대한 오리엔테이션과 교육은 최초의 교육과 계속되는 평가에 기반하여 이루어져야 한다. 간호사는 법적으로 대상자 사정에 대한 책임을 지고 있으며, UAP에게 업무를 위임할 때 대상자의 안전 보장을 위해 중요한 결정을 해야 한다는 것을 알고 있어야 한다. 간호사는 무면허 보조인력의 능력에 대해 알고 있어야 하며, 그들의 능력을 확실히 알 수 있도록 충분히 감독해야 한다.

2) 조기 퇴원

대상자의 진단과는 상관없이 비용과 병원에서의 감염 기회를 줄이기 위해 입원부터 퇴원까지의 시간은 가능한 한 짧아야 한다. 출산은 장기간의 병원 체류가 필요하지 않는 정상적인 사건이라고 생각되기 때문에 새롭게 엄마가 된 사람과 영아에 대한 돌봄은 대면하는 순간부터 교육이 이루어져야 한다. 출산 이후 혈관조영검사, 개선된 유방절제술을 하거나 자궁근종으로 인한 자궁혈관 폐색증을 철저히 예방한다면 조기 퇴원이 가능하다. 로봇수술이 발달하면서 이전에는 침습적 수술로 입원기간이 길었지만, 당일에 퇴원하거나 하루만 입원하는 것이 가능하게 되었다.

(1) 조기 퇴원에 대한 우려

조기 퇴원이 병원으로부터 감염 위험을 줄이고 보행을 촉진시키는 장점이 있지만, 출산 여성은 두려움을 느낄 수 있다. 간호사와 다른 건강돌봄제공자들은 출산 후 산모 자신과 아기를 돌볼 수 있는지에 대해 걱정을 해야 한다. 산모는 장시간의 진통으로 지쳐 있을 수도 있고 퇴원 전 간호사가 교육하려는 모든 정보를 받아들이지 못할 수도 있다. 일단 집에 오면 가족구성원이나 친구의 도움 없이 다른 아이들도 돌보아야 할 수도 있다. 간호사는 건강돌봄기관에 머무는 동안 산모와 영아의 합병증 조기 신호를 알아차릴 수도 있다. 가정에서 산모와 신생아 감염 및 황달이 진행되는 것을 인식하지 못할 수도 있고, 질병이 매우 심각해질 때까지 돌봄이 지연될 수도 있다. 산모 자신과 신생아를 적절히 돌볼 준비가 되기 전에 집으로 보내는 것에 대한 윤리적 · 법적 영향은 비용의 제한과 대상자의 요구 사이에서 균형을 이루어야 한다. 이는 간호사에게 매우 현실적이고 중요한 문제이다.

유사한 문제가 외래 및 입원 치료 후 자신을 돌봐야만 하는 고령 여성들에게 있을 수 있다. 치료 과정에서 처방되는 진정제는 특히 고령 여성들에게는 효과를 지연시킬 수 있다. 고령의 여성은 지시 사항을 모두 이해하는 것처럼 보일 수도 있고, 확인 서류에 서명을 하더라도 집으로 돌아온 이후에 무엇을 배웠는지 기억하기 어려울 수도 있다. 따라서 믿을만한 친구 또는 가족구성원이 여성과 함께 교육을 받고, 쉬운 언어로 된 인쇄물이나 온라인 지시서가 제공되는 것이 필요하다. 추후 관리를 위해 전화통화나 방문이 2주 안에 계획되어야 한다.

(2) 단기 입원 시의 간호

교육은 입원 시부터 시작한다. 임신 중 자기돌봄이나 여성 건강에 대한 교육을 처음 만났을 때부터 시작한다. 기관에서는 주요 돌봄제공자의 철저한 문서화 작업과 보고가 필수적이다. 여성에게 비정상적 상황이 발생한다면 되도록 퇴원해서는 안 된다. 대상자와 간호사가 모두 확인한 동의서와 인쇄물이 자가돌봄에서의 추후 참고자료가 될 수 있다. 이 자료는 차트에 함께 보관되어야 한다. 가정방문, 전화 통화, 퇴원 후 간호사정을 위해 출산 시설에 재방문하는 것과 같은 추후 관리가 효과적으로 이루어진다면 합병증을 조기에 발견할 수 있다.

전화 의료 상담서비스 등의 간호는 퇴원 후 돌봄 방법 중 가장 적은 비용으로 할 수 있다. 그러나 간호사는 대상자나 영아를 보거나 신체적인 검사를 하지 않기 때문에 전화를 하는 동안 발견되는 잠재적인 문제가 있다면, 간호행위가 이루어질 수 있는 명확한 프로토콜이나 절차가 준비되어 있어야 한다. 전화 의료 상담서비스를 위해 개발된 문서양식이 있어야 한다. 전화 의료상담서비스 동안 대상자에게 주어지는 지시(문제가 있다든가, 사소한 문제가 개선되지 않는다든가, 문제가 악화된다든가 하면 추천되는 행동)를 기록하여야 한다.

개념요약

- 윤리적 갈등은 실무에 있어서 어려운 부분이며, 일반적인 원칙에 따라 간호과정 단계에 적용했을 때 가장 잘 해결된다.
- 선행, 무해성, 자율성, 정의와 같은 윤리적 원칙이 윤리적 갈등을 낳을 때, 간호과정이 윤리적 결정을 안내하는데 사용될 수 있다.
- 간호사는 유산에 대한 자신의 믿음을 점검해 보고 개인적인 결정을 정리해 두어야 한다.
- 대상자에 대한 정보를 전송하여 온라인으로 의사소통을 하는 경우에 동료, 기관, 간호사는 비밀을 침해하지 않도록 주의해야 하며 윤리적 자세를 유지해야 한다.
- 윤리적 · 사회적 문제에 대한 처벌적인 접근은 여성들이 산전 돌봄을 찾는 것을 방해할 수 있다.
- 태아 치료에 있어서의 논쟁은 엄마와 아기가 각각 갖게 되는 위험과 이익을 비교하여 누구의 권리가 중요한지 결정하는 것을 포함한다.
- 난임에서의 논쟁은 고비용과 어떤 치료에 있어서 낮은 성공률, 사용되지 않은 배아의 운명, 다태아 수정, 그리고 대리부모의 권리에 관한 것이다.
- 가난은 건강돌봄 자원, 저소득층 여성과 아이들의 건강을 증진시키기 위한 산전 돌봄과 정부 프로그램에의 접근, 그리고 건강돌봄 분배의 적절성에 기본이 되는 중요한 사회적 논쟁거리이다.
- 간호사에게는 간호수행 법령, 돌봄 지침 그리고 기관의 정책을 준수하며 행동할 것이 기대된다. 그렇게 하는 것이 의료과실 소송에 대한 예방 혹은 방어가 된다.
- 간호사는 사전동의서, 치료 거부, 기록에 관한 지침 준수와 함께 전문성 수준을 유지함으로써 의료과실을 예방할 수 있다.
- 사전동의를 위해 대상자는 정보를 완전히 파악할 수 있는 능력이 있어야 하며, 정보를 완전히 이해하여 자발적으로 동의를 해야 한다.
- 완전하고 적절한 문서화는 대상자가 받은 돌봄이 기준을 충족시켰다는 가장 좋은 증거가 된다.

참고문헌

Alfaro-LeFevre, R. (2017). Critical thinking, clinical reasoning and clinical judgment: A practical approach (6th ed.) (pp. 121.142). Philadelphia, PA: Elsevier.

American Academy of Pediatrics (AAP) & American College of Obstetricians and Gynecologists (ACOG). (2012). Guidelines for perinatal care (7th ed.). Elk Grove Village, IL: Author.

American Cancer Society. (2013). Cancer facts & figures for African Americans 2013-2014. Atlanta, GA: Author. Retrieved from https://old.cancer.org/acs/groups/content/@epidemiologysurveilance/documents/document/acspc-036921.pdf.

American College of Obstetricians and Gynecologists (ACOG). (2013). Reproductive and sexual coercion (ACOG Committee Opinion Number 554). Washington, DC: Author.

American Nurses Association. (2012). Principles for delegation by registered nurses to unlicensed assistive personnel (UAP). Silver Spring, MD: Author.

American Nurses Association. (2015a). Code of ethics for nurses with interpretive statements. Silver Spring, MD: Author.

American Nurses Association. (2015b). Nursing scope and standards of practice (3rd ed.). Silver Spring, MD: Author.

Association of Women's Health, Obstetric & Neonatal Nurses (AW HONN). (2009). Standards for professional nursing practice in the care of women and newborns (7th ed.). Washington, DC: Author.

Association of Women's Health, Obstetric and Neonatal Nurses (AWHONN). (2016). Position statement: The role of unlicensed assistive personnel (nursing assistive personnel) in the care of women and newborns. Journal of Obstetric and Gynecologic & Neonatal Nursing, 45(1), 137.139.

Breiding, M. J., Smith, S. G., Basile, K. C., Walters, M. L., Chen, J., & Merrick, M. T. (2014). Prevalence and characteristics of sexual vi olence, stalking, and intimate partner violence victimization: National intimate partner and sexual violence survey, United States, 2011. Morbidity and Mortality Weekly Report (MMWR) Surveil lance Summaries, 63(SS08), 1.18. Retrieved from www.cdc.gov/mmwr/preview/mmwrhtml/ss6308a1.htm?s_cid=ss6308a1_e.

Boggs, K. U. (2016). Clinical judgment and ethical decision making. In E. C. Arnold, & K. U. Boggs (Eds.), Interpersonal relationships: Professional communication skills for nurses (7th ed.) (pp. 40.56). Philadelphia, PA: Saunders.

Callister, L. C. (1995). Cultural meanings of childbirth. Journal of Obstetric, Gynecologic, & Neonatal Nursing, 24(4), 327.334.

Callister, L. C. (2014). Integrating cultural beliefs and practices when caring for childbearing women and families. In K. R. Simpson & P. A. Creehan (Eds.), AWHONN perinatal nursing (4th ed.) (pp. 41.64). Philadelphia, PA: Lippincott Williams & Wilkins.

Callister, L. C. (2016a). Developing and assessing culturally appropriate health education for childbearing women. White Plains, NY: March of Dimes Foundation.

Callister, L. C. (2016b). What do the childbearing women in your clinical practice look like? Nursing and Women's Health, 20(1), 9-11.

Centers for Disease Control and Prevention (CDC). (2016a). National Center for Health Statistics: Births and Natality. Retrieved from www.cdc.gov.

Center for Disease Control and Prevention (CDC). (2016b). Strate gies for reducing health disparities. Retrieved from www.cdc.gov/minorityhealth/strategies2016/index.html.

Centers for Disease Control (CDC). (2016c). Intimate partner violence: Risk and protective factors. Retrieved from www.cdc.gov/violen ceprevention/ intimatepartnerviolence/riskprotectivefactors.html.

Center for Disease Control and Prevention (CDC). (2017a). Pregnancy mortality surveillance system. Retrieved from www.cdc. gov/reproductivehealth/maternalinfanthealth/pmss.html.

Centers for Disease Control and Prevention (CDC). (2017b). 2015 Sexually Transmitted Disease Surveillance: STDs in racial and ethnic minorities. Retrieved from www.cdc.gov/std/stats15/minorities. htm.

Center for Reproductive Rights. (2014). Reproductive injustice: Racial and gender discrimination in U.S. health care. Retrieved from www.reproductiverights.org.

Child Trends DataBank. (2015). Late or no prenatal care. Retrieved from www.childtrends.org/?late-or-no-prenatal-care.

Child Trends DataBank. (2016). Fertility and birth rates. Retrieved from www.childtrends.org/?indicators=fertility-and-birth-rates.

Cunningham, F. G., Leveno, K. J., Bloom, S. L., Spong, C. Y., Dashe, J. S., Hoffman, B. L.,... Sheffield, J. S. (2014). Williams obstetrics (24th ed.) (pp. 940-960). New York: McGraw-Hill.

Dahlem, C. H. Y., Villarruel, A. M., & Ronis, D. L. (2014). African American women and prenatal care: Perceptions of patient-provider interaction. Western Journal of Nursing Research, 37(2), 217-235.

Dehlendorf, C., Park, S. Y., Emeremni, C. A., Comer, D., Vincett, K., & Borrero, S. (2014). Racial/ethnic disparities in contracep tive use. American Journal of Obstetrics and Gynecology, 10(6), e1-e9.

de Chesnay, M. (2013). Sex trafficking: A clinical guide for nurses. New York: Springer.

de Oliveira Fonseca-Machado, M., Aives, L. C., Scotini Freitas, P., dos Santos Monteiro, J. C., & Gomes-Sponholz, F. (2014). Mental health of women who suffer intimate partner violence during pregnancy. Investigacion & Educacion En Enfermeria, 32(2), 291-305.

Dillard, D. M., & Olrun-Volkheimer, J. (2014). Providing culturally sensitive care for pregnant Alaska Native women and families. International Journal of Childbirth Education, 29(1),

62-66.

Douglas, M. K., Rosenkoetter, M., Pacquiao, D., Callister, L. C., Hattar-Pollara, M., Lauderdale, J., . . . Purnell, L. (2014). Guidelines for implementing culturally competent care. Journal of Transcultural Nursing, 25(2), 109-121.

Elter, P. T., Kennedy, H. P., Chesia, C. A., & Yimyam, S. (2016). Spiritual healing practices among rural postpartum Thai women. Journal of Transcultural Nursing, 27(3), 249-255, 2015.

Fitzgerald, E. M., Cronin, S. N., & Boccella, S. H. (2015). Anguish, yearning and identity: Toward a better understanding of the pregnant Hispanic woman's prenatal care experience. Journal of Transcultural Nursing, 27(5), 464-470.

Forum on Child and Family Statistics. (2016). America's children: Key national indicators of well being 2016. Retrieved from www.childstats.gov.

Goyal, D. (2016). Perinatal practices and traditions among Asian Indian women. American Journal of Maternal/Child Nursing, 41(2), 90-96.

International Labor Organization (ILO). (2005). A global alliance against forced labour. Geneva: Author.

Irving, A. V. (2014). Policies and procedures for healthcare organizations: A risk management perspective. Patient Safety & Quality Healthcare. Retrieved from www.psqh.com/analysis/policies-and-procedures-for-healthcare-organizations-a-risk-management-perspective/#sthash.OC3UaYpv.dpuf.

Jones, S. M. (2014). Making me feel comfortable: Developing trust in the nurse for Mexican Americans. Western Journal of Nursing Research, 37(11), 1423-1440.

Kids Count. (2016). Total births by race. Retrieved from www.datacenter.kidscount.org.

Koh, H. K., Gracia, J. N., & Alvarez, M. E. (2014). Culturally and linguistically appropriate service: Advancing with class. New England Journal of Medicine, 371(3), 198-201.

Leininger, M. (1978). Transcultural nursing: Concepts, theories, practice. New York: Wiley.

Little, C. M. (2015). Caring for women who have experienced female genital cutting. American Journal of Maternal/Child Nursing, 40(5), 291-297.

Lor, M., Crooks, N., & Tluczek, A. (2016). A proposed model of person-, family-, and culture-centered nursing care. Nursing Outlook, 64(4), 352-366.

Macintosh, J., & Callister, L. C. (2015). Discovering self: Child bearing adolescents' maternal identity. American Journal of Maternal/Child Nursing, 40(5), 245-248.

March of Dimes Birth Defects Foundation. (2014). Low birthweight. Retrieved from www.marchofdimes.com.

Mathews, T. J., MacDorman, M. F., & Thoma, M. E. (2015). Infant mortality statistics from the 2013 period linked birth/infant death data set. National Vital Statistics Reports, 64(9), 5.

Mattson, S. (2015). Ethnocultural considerations in the childbearing period. In S. Mattson, & J. E. Smith (Eds.), AWHONN core curriculum for maternal-newborn nurses (5th ed.). St. Louis, MO: Saunders.

Miller, C. L. (2013). Child sex trafficking in the emergency de partment: Opportunities and challenges. Journal of Emergency Nursing, 39(5), 477.478.

Miller, C. L., Duke, G., & Northam, S. (2016). Child sex trafficki recognition, intervention and referral: An educational frame work for the development of health care provider education programs. Journal of Human Trafficking. http://dx.doi.org/10.10 80/223322705.2015.1133990.

Missal, B., Clark, C., & Kovaleva, M. (2016). Somali immigrant new mothers' childbirth experiences in Minnesota. Journal of Transcultural Nursing, 27(4), 359.367.

National Academies of Science, Engineering and Medicine. (2017). Communities in action: Pathways to health equity. Washington, DC: Author.

National Alliance to End Homelessness. (2017). Snapshot of homelessness. Washington, DC: Author. Retrieved from www. endhomelessness.org/pages/snapshot_of_homelessness.

National Center for Complementary and Alternative Medicine (NC CAM). (n.d.). The use of complementary and alternative medicine in the United States. Retrieved from http://nccam.nih.gov.

National Center for Health Statistics. (2016a). Births: Final data for 2014. Retrieved from www.cdc.gov.nchs.

National Center for Health Statistics. (2016b). Health expenditures. Retrieved from www.cdc.gov/nchs/fastats/health-expenditures.htm.

National Center for Health Statistics. (2017). Health insurance coverage: Early release of estimates from the National Health Interview Survey, January.September 2016. Retrieved from www.cdc.gov/nchs/data/nhis/earlyrelease/insur201702.pdf.

Polan, E. U., & Taylor, D. R. (2015). Journey across the lifespan: Human development and health promotion (5th ed.). Philadelphia: 2015, F.A. Davis.

Prinds, C., Hvidtjn, N. C., Mogensen, D., Skytthe, A., & Hvidt, N. C. (2014). Making existential meaning in the transition to motherhood. Midwifery, 30(6), 733-741.

Raglan, G. B., Lannon, S. M., Jones, K. M., & Schulkin. (2016). Racial and ethnic disparities in preterm birth among American Indian and Alaska Native women. Maternal and Child Health Journal, 20(1), 16-24.

Reed, S., Callister, L. C., & Corbett, C. (2017, in press). Honoring motherhood: The meaning of childbirth to Tongan women. American Journal of Maternal/Child Nursing.

Seo, J. Y., Kim, W., & Dickerson, S. S. M. (2014). Korean immigrant women's lived experience of childbirth in the United States. Journal of Obstetric, Gynecologic, & Neonatal Nursing, 43, 305-317.

Shahawy, S., Deshpande, N. A., & Nour, N. (2015). Cross-cultural obstetric and gynecologic care of Muslim patients. Obstetrics and Gynecology, 126(5), 969-973.

Simpson, K. R. (2014). Perinatal patient safety and professional liability issues. In K. R. Simpson, & P. A. Creehan (Eds.), AWHONN perinatal nursing (3rd ed.) (pp. 1.28). Philadelphia: Lippincott.

Spector, R. E. (2017). Cultural diversity in health and illness (9th ed.). Upper Saddle River, NJ: Pearson Prentice Hall.

Spiwak, R., Afifi, T. O., Halli, S., Garcia-Moreno, C., & Sareen, J. (2013). The relationship between physical intimate partner vio lence and sexually transmitted infection among women in India and the United States. Journal of Interpersonal Violence, 28(13), 2770-2791.

United Nations. (2000). Optional protocol to prevent, suppress and punish trafficking in persons, especially women and children, supplementing the United Nations Convention Against Transnational Organized Crime, G.A. Res. 55/25 (2000). Geneva: United Nations.

United States Census Bureau. (2016a). Quick facts (United States) 2016. Retrieved from www.census.gov/quickfacts/table/PST045215/00.

United States Census Bureau. (2016b). Income, poverty and health insurance coverage in the United States: 2015. Release Number: CB16.158. Retrieved from www.census.gov.

Vu, H., Milkie, A. A., Tala, R., & Aasim, I. (2016). Predictors of delayed healthcare seeking among American Muslim women. Journal of Women's Health, 25(6), 586-593.

Wathen, C. N., & MacMillan, H. L. (2013). Children's exposure to intimate partner violence: Impacts and interventions. Paediat rics and Child Health, 18(8), 419-422.

4

생식기 해부생리

Reproductive Anatomy and Physiology

학습목표

1. 태생기 생식기 구조의 형성 과정을 설명한다.
2. 여성 생식기의 구조와 기능을 설명한다.
3. 유방의 구조와 기능을 설명한다.
4. 골반의 구성요소와 유형을 설명한다.
5. 시상하부, 뇌하수체, 난소호르몬의 관계를 설명한다.
6. 월경과 월경주기에 따른 자궁내막의 변화를 설명한다.

주요용어

경부 cervix
고환 testis
난관 fallopian tube
난소주기 ovarian cycle
난포자극호르몬 follicle-stimulating hormone, FSH
대음순 labia majora
배란 ovulation
생식샘자극호르몬방출호르몬 gonadotropin-releasing hormone, GnRH
생식주기 reproductive cycle
소음순 labia minora
에스트로겐 estrogen
월경주기 menstrual cycle
유방 breast
음경 penis
음핵 clitoris
자궁 uterus
자궁내막 endometrium
자궁내막 주기 endometrial cycle
전정 vestibule
질 vagina
치구 mons pubis
테스토스테론 testosterone
팽대부 ampulla
프로게스테론 progesterone
황체형성호르몬 luteinizing hormone, LH
회음 perineum

간호사는 가임기와 가임기 이후의 여성, 가족계획을 원하는 가족, 난임 가족들을 제대로 돌보기 위해 생식기의 구조와 기능을 알고 있어야 한다. 이 장에서는 남성과 여성 생식기의 구조와 기능, 출생 전 발달, 성적 성숙 등을 알아보고자 한다.

1. 성적 발달

성적 발달은 난자와 정자가 결합하여 유전자 상의 성이 결정되는 임신 시기부터 시작된다. 생식기는 아동기 동안에는 활동을 하지 않다가 성적 성숙이 시작되는 사춘기 때부터 활동을 시작한다.

1) 태아기의 발달

여성의 난자는 X염색체 하나만을 가지고 있다. 남성의 정자는 X염색체나 Y염색체 중 하나를 가지고 있다. 만약 X염색체를 가진 정자가 난자와 결합하면 유전적 성은 여성이 되고, Y염색체를 가진 정자가 난자와 결합하면 남성이 된다.

유전자 상의 성은 수정되는 순간 이미 결정되지만 임신 6주까지는 생식기 사이에 성적 차이가 없다. 임신 7주부터 내부 구조에서 남녀의 차이가 나타나기 시작한다. 외부 생식기는 같은 외형을 가지고 있다가 9주 때부터 달라지기 시작하여 그 차이가 임신 12주경에 완성된다.

출생 전 성적 발달의 기본 방향은 여성 구조이다. 여기에

Y염색체가 개입하면 이 발달의 방향을 바꾸어 초기(원시) 성세포가 고환이 된다. 이 Y염색체가 없으면 원시 성세포는 난소가 되는 과정을 그대로 진행한다.

태아의 난소와 고환은 에스트로겐과 테스토스테론을 각각 분비한다. 테스토스테론의 존재는 남성의 생식기를 발달시키고 테스토스테론이 없을 경우 여성 생식기로 발달된다. 에스트로겐은 태아의 난소에서 분비되지만, 여성 생식기관의 발달에 에스트로겐이 반드시 필요한 것은 아니다.

2) 아동기

유아기와 아동기에는 남성과 여성의 생식샘이 활동을 하지 않는다. 성적으로 성숙하면 시상하부가 뇌하수체전엽을 자극하여 호르몬을 분비하게 하는데, 이 호르몬은 다시 생식샘(gonad)을 자극하여 성호르몬을 분비하게 한다.

3) 성적 성숙

생식기가 완전히 기능하게 되는 시기를 사춘기라 부른다. 이러한 변화는 후기 아동기에서 시작하여 초기 청소년기에 걸쳐 일어난다.

1차 성징이란 생식과 직접 연관되는 기관의 성숙을 말한다. 난소에서 난자가 성숙하는 것, 고환이 정자를 만들어 내는 것 등이 1차 성징의 예이다.

2차 성징이란 생식에 직접 관여하지는 않지만, 남성과 여성을 구분짓는 다른 신체적 변화를 가리킨다. 예를 들어 여성에게는 유방 발달, 가슴과 허벅지의 지방축적, 치모와 겨드랑이털, 고음의 목소리가 해당된다. 남성에게는 근육량의 증가 및 치모와 겨드랑이털뿐만 아니라 얼굴과 몸통에 털이 생기고 저음의 목소리로 변화된다.

(1) 성적 성숙의 시작

사춘기의 변화는 남성, 여성 모두 체세포(생식세포 외의 세포들)에서 정해진 순서대로 일어난다. 성적 성숙을 일으키는 모든 요소를 정확히 알 수 없지만 시상하부, 뇌하수체전엽, 생식샘에서 분비되는 물질이 성적 성숙에 중요한 역할을 하는 것은 분명하다. 시상하부는 사춘기가 시작되는 유아기와 초기 아동기에 생식샘자극호르몬방출호르몬(gonadotropin-releasing hormone, GnRH)을 분비할 수 있지만 후기 아동기가 될 때까지는 그 양이 충분하지 않다. 초기 아동의 난소나 고환에서 분비되는 성호르몬은 시상하부의 분비를 억제하여 미성숙한 사춘기의 시작을 막아준다. 아직 알려지지는 않았으나 또 다른 영역의 성숙은 시상하부를 자극하여 사춘기가 시작되도록 하는 것으로 추정된다(Hall, 2016).

9~12세가 되면 성숙한 아동의 시상하부는 GnRH의 분비를 점진적으로 늘린다(Blackburn, 2013; Hall, 2016). 뇌하수체전엽이 난포자극호르몬(follicle-stimulating hormone, FSH)과 황체형성호르몬(luteinizing hormone, LH)의 생산을 증가시키도록 뇌하수체전엽을 자극하기에 충분한 양이 될 때까지 GnRH의 양은 서서히 증가한다. 난소와 고환은 FSH와 LH의 증가에 대한 반응으로 성호르몬의 생산을 증가시켜, 생식세포(gamete, 여성에서는 난자, 남성에서는 정자)의 성숙과 2차 성징의 발달을 촉진시킨다(**표 4-1**).

사춘기가 시작되는 시기와 끝나는 시기는 개인마다 다르다. 사춘기의 호르몬 변화는 여성이 남성보다 6개월~1년 정도 빠르다. 사춘기와 함께 일어나는 성장급증도 남성보다 여성에게서 먼저 시작된다. 유방의 발달이나 키가 크는 것처럼 사춘기의 눈에 띄는 변화도 여성이 평균 2년 정도 일찍 시작한다. 남성, 여성 모두 사춘기의 변화는 질서정연한 순서로 일어난다. 사춘기 동안 신장과 체중의 증가는 급격하지만 최고 신장과 체중에 도달하면 성장이 둔해진다. 영양 상태도 사춘기의 시작에 영향을 미쳐 영양 상태가 좋은 아이일수록 사춘기가 일찍 시작된다(Maron, 2015).

(2) 여성의 사춘기 변화

여성이 성숙함에 따라 시상하부에서 분비되는 GnRH에 대한 반응으로 뇌하수체전엽에서 더 많은 FSH와 LH를 분비하게 된다. 이 두 호르몬은 다시 난소에서 에스트로겐과 프로게스테론 분비를 자극하여 생식기와 유방의 성숙, 2차 성징의 발달을 유발시킨다. 사춘기에 가장 먼저 일어나는 유방의 발달은 8~13세 정도에 시작된다. 월경은 유방 발달 후 약 2~2.5년이 지난 후인 평균 9~16세에 나타난다.

유방의 변화. 처음에는 유두가 커지고 돌출한다. 유두 주변의 유륜(젖꽃판, areola)도 커지고 유두만큼은 아니지만 조금 융기하게 된다. 다음에는 분비샘과 도관 조직이 성장한다. 유방에 지방이 침착되어 특징적으로 둥근 여성의 가슴 형태를 띠게 된다. 사춘기에는 양쪽 가슴의 발달 속도가 달라서 좌우의 균형이 다를 수 있지만 이후

표 4-1 주요 생식호르몬

분비 장소	표적 기관	여성에서의 작용	남성에서의 작용
GnRH(gonadotropin-releasing hormone)			
시상하부	뇌하수체전엽	FSH와 LH의 분비를 자극함, 사춘기를 시작하고 여성의 생식주기를 유지시킴, 박동적(pulsatile) 분비	FSH와 LH의 분비를 자극함, 사춘기를 시작함, 박동적 분비
FSH(follicle-stimulating hormone)			
뇌하수체전엽	난소(여성) 고환(남성)	난포의 최종 성숙을 자극함 성숙난포(삼차난포, graafian follicle)의 성장과 성숙을 자극함	고환의 라이디히 세포(leydig cell)가 테스토스테론을 분비하도록 자극함
LH(luteinizing hormone)			
뇌하수체전엽	난소(여성) 고환(남성)	난포의 최종 성숙을 자극함 다음 생리주기 14일 전의 LH 급증은 배란을 일으킴 성숙난포가 황체(corpus luteum)로 변하도록 자극함, 수정이 일어나지 않으면 황체가 약 12일 동안 에스트로겐과 프로게스테론(progesterone)을 분비함, 수정 후에는 태반이 점차 이 기능을 시작함	고환의 라이디히 세포가 테스토스테론을 분비하도록 자극함
에스트로겐(estrogen)			
난소와 황체(여성)	외부 생식기와 내부 생식기	생식기: a. 사춘기 때의 성숙, b. 배란 전 자궁내막을 자극함	정상적 정자 형성을 위해 필요함
태반(임신기)	여성의 유방	유방: 분비샘과 유관 조직의 성장을 유도함; 사춘기 때 지방이 축적되기 시작함	
고환의 세르톨리세포(버팀세포) 내에 있는 테스토스테론에서 소량 생산됨(남성), 남성의 경우, 특히 간 등의 다른 조직에서 에스트로겐을 생산함	고환(남성)	장골(긴 뼈)들의 성장을 자극하지만 골단(뼈끝)을 닫히게 함, 최종 신장을 제한함 임신: 자궁, 유방조직의 성장을 자극함; 실제적 젖 생산을 억제함; 골반의 인대를 이완시킴	
프로게스테론(progesterone)			
자궁, 황체, 태반	자궁, 여성의 유방	자궁내막샘(endometrial gland)의 분비를 촉진함; 배아의 착상을 위한 준비로 자궁내막의 혈관들이 확장되고 구불구불해짐 임신기: 배아에 영양을 공급하기 위해 난관과 자궁 내벽에 있는 세포들의 성장을 유도함; 자궁수축을 억제시킴; 젖 분비를 위해 유방을 준비시키지만, 프로락틴의 분비를 억제함	해당사항 없음
프로락틴(prolactin)			
뇌하수체전엽	여성의 유방	젖분비(lactogenesis)를 자극함, 태반에서 분비되는 에스트로겐과 프로게스테론은 출산 시 태반이 나올 때까지는 젖이 생산되지 않도록 억제함; 신생아가 젖을 빠는 것이 프로락틴의 분비를 도와 젖의 생산을 유지함	해당사항 없음
옥시토신(oxytocin)			
뇌하수체후엽	자궁, 여성의 유방	자궁: 출산 시 수축을 자극함, 자궁 혈관을 수축시키고, 출혈을 억제하기 위해 산후 수축을 자극함 수유 동안 사출반사(젖분출반사)를 자극함	해당사항 없음
테스토스테론(testosterone)			
고환의 라이디히 세포(남성) 부신(여성) 난소(여성)	성기(남성) 사춘기 후 남성 신체 모양	부신에서 나오는 남성화 호르몬(androgenic hormone)은 사춘기 때 음모와 겨드랑이털을 자라게 함. 테스토스테론 등 대부분의 남성호르몬들은 에스트로겐으로 바뀜	태아에서 남성생식기의 발달을 촉진함. 정자를 성숙시키는 세포의 성장과 분열을 유도함. 남성의 2차 성징의 발달을 유도함

FSH, Follicle-stimulating hormone(난포자극호르몬); GnRH, gonadotropin-releasing hormone(생식샘자극호르몬방출호르몬); LH, luteinizing hormone(황체형성호르몬)

크기가 같아진다.

신체윤곽. 골반이 넓어지면서 둥글고 대야 같은 모양을 이루어 출산 시에 태아가 내려오는 것을 용이하게 해 준다. 지방이 주로 엉덩이에 침착되어 남성의 엉덩이보다 더 둥근 형태를 띠게 된다.

체모. 처음에는 음모가 솜털 같지만 사춘기가 진행되면서 점차 굵어진다. 겨드랑이 털은 초경쯤에 나타난다. 음모와 겨드랑이털의 결(texture)과 양은 인종과 개인에 따라 다르다.

골격 성장. 소녀들은 에스트로겐 자극에 대한 반응으로 초기 사춘기의 몇 년간 키가 급격히 자란다. 성장급증은 유방 발달이 시작되고 나서 약 1년 후에 시작된다. 골격에 미치는 에스트로겐의 또 다른 강력한 효과는 뼈끝(골단, 뼈의 성장부위)을 뼈몸통(골간)과 붙게 함으로써 신장의 성장을 결국 멈추게 하는 것이다.

생식기. 지방이 치구(불두덩, mons pubis), 소음순, 대음순에 침착되면서 외음부가 커지기 시작한다. 질, 자궁, 난관, 난소도 커진다. 성 행위에 대한 준비로 질 점막에도 변화가 일어나 외상이나 감염에 대한 저항력이 커지게 된다. 생식주기에 따라 생식기관에도 주기적으로 변화가 일어난다.

초경. 유방 발달이 시작되고 나서 약 2~2.5년 후에 첫 월경주기인 초경이 시작된다. 초기의 월경주기들은 대개 불규칙적이고 양이 적다. 이 시기에는 보통 임신 능력이 없는데, 배란이 불규칙적으로 일어나기 때문이다. 임신이 되기 위해서는 자궁내벽이 배란기에 맞추어 준비가 되어야 한다. 하지만 배란은 생식주기의 어느 때나 심지어 첫 번째 주기에도 일어날 수 있다. 따라서 소녀가 성행위를 하면 심지어 첫 생리주기가 시작되기도 전에 임신할 수도 있다.

유방 발달이 시작된 지 2년이 지나도록, 16세가 지났을 경우 또는 엄마나 자매의 초경연령보다 1년이 더 지났는데도 초경이 시작하지 않으면 원발성 무월경(primary amenorrhea)이라 부른다. 규칙적인 월경주기가 자리잡고 나서 월경을 3번, 혹은 6개월 이상 거르는 것은 속발성 무월경(secondary amenorrhea)에 해당된다. 원발성 무월경과 속발성 무월경 모두 마른 여성에게서 더 흔히 나타난다. 경기를 위해 운동을 하거나 발레를 하는 여성들, 신경성 식욕부진이나 폭식증 같은 섭식장애가 있는 여성들은 지방이 너무 적어 배란이나 월경을 자극할 만큼 충분한 성호르몬을 생산하지 못한다. 임신도 속발성 무월경의 원인 중 하나이다. 원발성과 속발성 무월경은 모두 난소에 대한 뇌하수체의 자극이 부적절하거나 뇌하수체 자극에 대한 난소의 반응이 실패하여 일어날 수 있다. 부신에서 과다분비되는 남성화 호르몬도 무월경의 원인이 될 수 있다.

(3) 남성의 사춘기 변화

시상하부에서 분비되는 GnRH는 뇌하수체를 자극하여 FSH와 LH를 분비하게 한다. FSH와 LH는 다시 테스토스테론의 분비를 자극하여 성숙한 청소년에게서 정자발생(spermatogenesis), 즉 남성 생식세포인 정자의 형성을 유발한다. 테스토스테론은 남성의 생식기관과 2차 성징을 발달시킨다. 겉으로 드러나는 남성 사춘기의 첫 징후는 고환의 성장인데 9.5세 정도부터 시작된다. 그후 1년이 지나면서 둘레와 길이가 증가하는 음경의 성장이 시작된다. 남성의 성적 성숙은 16.5세 정도에 완성된다(Blackburn, 2013). 생식기가 성숙하면서 음낭의 피부는 얇고 검어진다.

몽정. 몽정(nocturnal emission)은 수면 중 정액이 무의식적으로 사정되는 것으로 보통 십대 때 일어나는데 성적인 내용의 꿈을 동반한다. 몽정이 정상적인 일임을 알려주어 자신이 비정상이라고 생각하거나 수치심을 느끼지 않도록 하고, 감염이나 다른 문제가 생기지 않도록 준비시켜야 한다.

체모. 음모는 음경의 뿌리 부위에서부터 나기 시작한다. 음모는 점차 거칠어지면서 복부 중앙선 상에서 위쪽으로 자란다. 2년 정도가 지나면 겨드랑이털이 나타난다. 얼굴의 털은 가늘고 솜털 같은 콧수염으로 시작하여 성인 남성의 전형적인 턱수염으로 발전한다. 대부분의 소년들은 가슴에 털이 생기며, 때로는 등 윗쪽에도 털이 자란다. 털의 양과 특징은 인종별로 다른데 아시아계와 아메리카 원주민 남성은 백인이나 아프리카계보다 털의 양이 적다. 같은 인종에서도 털의 양과 특징은 사람마다 다르다.

신체조성. 남성은 테스토스테론의 영향으로 여성보다 근육이 더 많이 발달한다. 성숙한 남성은 여성보다 근육량이 평균 50% 더 많다. 이것이 근육의 힘을 요구하는 일

에 여성보다 남성이 더 유리한 생물학적 이유이다.

골격 성장. 테스토스테론은 남성에게 빠른 성장급증(특히 키)을 유도한다. 남성의 키 성장은 여성보다 1년 늦게 시작하여 20대까지 계속되기도 한다. 테스토스테론도 결국 골단을 긴뼈의 몸통과 붙게 하지만 테스토스테론이 키를 제한하는 효과는 에스트로겐만큼 크지 않아, 남성은 여성보다 키 성장이 몇 년 더 계속된다. 완전히 성숙했을 때 남성들의 키가 여성들보다 더 큰 것은 성장급증을 여성보다 조금 더 늦게 시작한 것과 더 늦게까지 자란다는 복합적인 이유 때문이다.

소년은 키가 커지면서 어깨도 넓어진다. 골반은 소녀보다 좀 더 수직적인 형태를 띠어 직경은 더 좁고 조성은 더 무거워진다. 따라서 구조적으로 무거운 것을 드는 일에 남성들의 골반이 여성들보다 더 적합하다.

목소리의 변화. 성대점막의 비대와 성대의 확장이 남성의 목소리를 깊어지게 한다. 많은 소년들은 성인 남성의 낮은 톤에 이르기 전에, 목소리가 끽끽거리거나 갈라지는 변성기를 경험한다.

(4) 생식능력의 감퇴

여성의 생식능력이 감퇴되기 시작하여 폐경과 폐경후기에 이르는 과도기를 갱년기라 부른다. 갱년기는 대부분 40~50세의 여성들에서 일어난다. 난자의 성숙과 난소호르몬 생산이 점차 감소한다. 외부 생식기와 내부 생식기도 다소 위축된다. 폐경이란 마지막 월경주기를 가리키는 말이다. 그러나 그 전반적인 점진적 변화의 과정을 묘사할 때 폐경(영구적인 월경 중단)과 갱년기는 혼용되어 쓰이기도 한다. 폐경전후기란 갱년기와 관련된 변화에서 시작하여 마지막 월경주기 이후 약 2~5년간을 가리킨다(Blackburn, 2013).

남성은 여성처럼 두드러진 변화를 겪지는 않지만, 테스토스테론과 정자의 생산이 점차 감소하고 40대 후반에서 50대가 되면 성 기능이 감퇴한다.

이해하기

1. 남성과 여성의 사춘기에서 첫 변화는 무엇인가?
2. 성숙한 남성과 여성 골반의 차이점은 무엇인가?
3. 남성의 최종적인 신장이 여성보다 더 큰 이유는 무엇인가?
4. 남성과 여성의 일반적인 2차 성징은 무엇인가?

이해하기 정답

1. 소녀들에게 유방의 발달은 사춘기의 첫 징후이다. 소년들에게는 고환의 성장이 첫 징후이고 약 1년 후에 음경의 성장이 뒤따른다.
2. 여성의 골반은 출산 동안 태아의 통과를 효과적이게 하는 넓고, 둥글고, 대야 같은 모양이다. 남성의 골반은 더 무겁고, 더 좁고, 구조적으로 하중을 견디기 적합하다.
3. 남성은 소년일 때 소녀들보다 1년 더 늦게 급속 성장이 시작되고 더 오랜 기간 동안 성장이 계속되므로 일반적으로 성인이 되면 여성보다 신장이 커진다.
4. 여성의 2차 성징은 둥근 엉덩이 부위, 유방, 음모, 더 고운 피부, 더 높은 음성이다. 남성의 2차 성징은 얼굴과 음모, 더 낮은 목소리, 더 넓은 어깨, 더 많은 근육 질량이다.

2. 여성생식기의 해부

간호사는 외부 생식기와 내부 생식기의 구조와 기능을 알고 있어야 임신과 출산에서 생식기의 역할을 이해할 수 있다(**표 4-2**).

1) 외부 생식기관

여성의 외부 생식기관을 모두 통틀어 외음이라 부르는데, 여기에는 치구, 대음순, 소음순, 음핵, 전정의 구조물, 회음이 포함된다(**그림 4-1**).

표 4-2 여성의 생식기관과 부속기관의 기능

기관	기능
질	월경혈 배출 통로 성교를 위한 여성의 기관; 성교 시 남성의 음경을 받아들임 출산 시 태아가 나오는 통로
자궁	태아가 엄마의 몸 밖에 나와서도 생존할 수 있을만큼 자라도록 보호하고 영양을 공급함; 태아를 몸 밖으로 밀어냄
난관	난자가 난소에서 자궁까지 가는 통로 수정의 장소
난소	에스트로겐과 프로게스테론을 분비함 여성의 가임기 동안 난자를 난포에서 성숙시킴
유방	
젖샘	출산 후에 젖을 분비함[꽈리 내의 샘꽈리세포(acinar cell)]
유관과 유관동(굴, sinus)	젖샘에서 나오는 젖을 모아 몸 밖으로 옮김

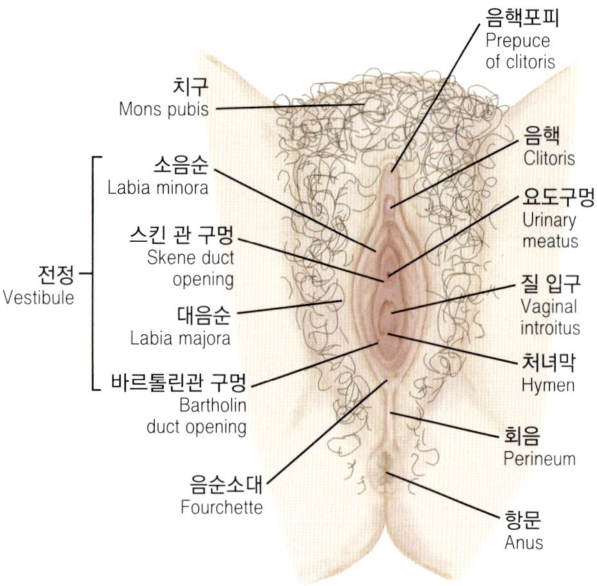

그림 4-1 여성의 외부 생식기 구조

(1) 치구

치구(mons pubis)는 치골결합(symphysis pubis) 위에 있는 둥근 돌출부로서 외부 생식기관의 전방 경계선을 형성하며, 음모로 덮여 있다.

(2) 대음순과 소음순

대음순(labia majora)은 치구에서 회음까지 뻗어 있는 둥근 주름으로, 주변 피부보다 색이 더 짙고 음모로 덮여 있다. 대음순은 외부 생식기의 취약한 조직들을 보호해 준다.

소음순(labia minora)은 대음순 안에서 대음순과 나란히 위치한다. 소음순은 전방으로는 음핵에서부터 시작하여 후방으로는 질구의 후방 테두리인 음순소대와 합쳐진다. 소음순에는 음모가 없고 혈관들이 많이 분포되어 있어서 자극을 받으면 충혈된다.

(3) 음핵

음핵(clitoris)은 두 소음순이 전방에서 만나는 부위에 있는 작은 돌출부이다. 음핵은 남성의 음경과 유사하게 매우 민감한 발기 조직으로 구성되어 있다. 대음순은 음핵 위에서 합쳐져 포피를 만든다.

(4) 전정

전정(vestibule)이란 소음순 안에 있는 구조물들을 가리키는데 요도구멍, 질 입구, 스킨샘과 바르톨린샘이 포함된다. 스킨샘, 즉 요도주위선은 요도에 윤활제를 공급한다. 바르톨린샘은 특히 성적으로 흥분했을 때 윤활제를 분비하여 질 입구를 매끄럽게 한다.

질 입구는 발기조직들로 둘러싸여 있다. 성적으로 자극을 받으면 발기조직들로 혈액이 유입되면서 질 입구가 음경 주위를 조이게 된다. 이것이 성관계에서 남성의 성적 쾌감을 증가시키고 사정을 촉진시킨다.

처녀막(hymen)은 질과 전정을 부분적으로 분리시키는 얇은 점막이다. 처녀막은 성교 외에도 외상이나 탐폰 사용 등의 이유로 파열할 수 있다.

(5) 회음

회음(perineum)은 여성의 생식기관 중 가장 후방에 있는 부분이다. 회음은 전방으로는 음순소대에서 후방으로는 항문까지 뻗어 있으며 골반의 구조를 지탱해 주는 섬유성과 근육성의 조직으로 구성되어 있다. 출산 시 열상을 방지하거나 질 입구를 넓히기 위해 인위적으로 회음을 절개하기도 하는데 이를 회음절개라 한다.

2) 내부 생식기관

내부 생식기관에는 질, 자궁, 난관, 난소가 있다(**그림 4-2, 4-3**). 이 기관들은 골반뼈에 의해 지지되고 있으며, 골반뼈로 둘러싸여 있다.

(1) 질

질(vagina)은 앞쪽으로는 방광, 뒤쪽으로는 직장 사이에 위치하며 약 8~10cm 길이의 근육과 막으로 된 튜브형 조직이다. 질은 위에 있는 자궁과 아래에 있는 전정을 연결시킨다. 질의 내층은 주름이 많고 출산 시에 현저히 팽창될 수 있는 근육층으로 이루어져 있다. 질에서는 자궁경부와 바르톨린샘에서 나오는 분비물이 윤활제가 된다.

질은 자궁 입구에서 갑자기 끝나는 것이 아니라 아치형으로 휘어져서 질천장(질원개)이라 불리는 주머니 모양을 이룬다. 각각의 질원개는 위치에 따라 전방천장(전원개), 후방천장(후원개), 측방천장(측원개)이라 불린다.

질의 세 가지 중요한 기능은 월경혈의 배출, 여성의 성교 기관, 출산 시 태아를 자궁으로부터 산모의 몸 밖으로 내보내는 통로가 되는 것이다.

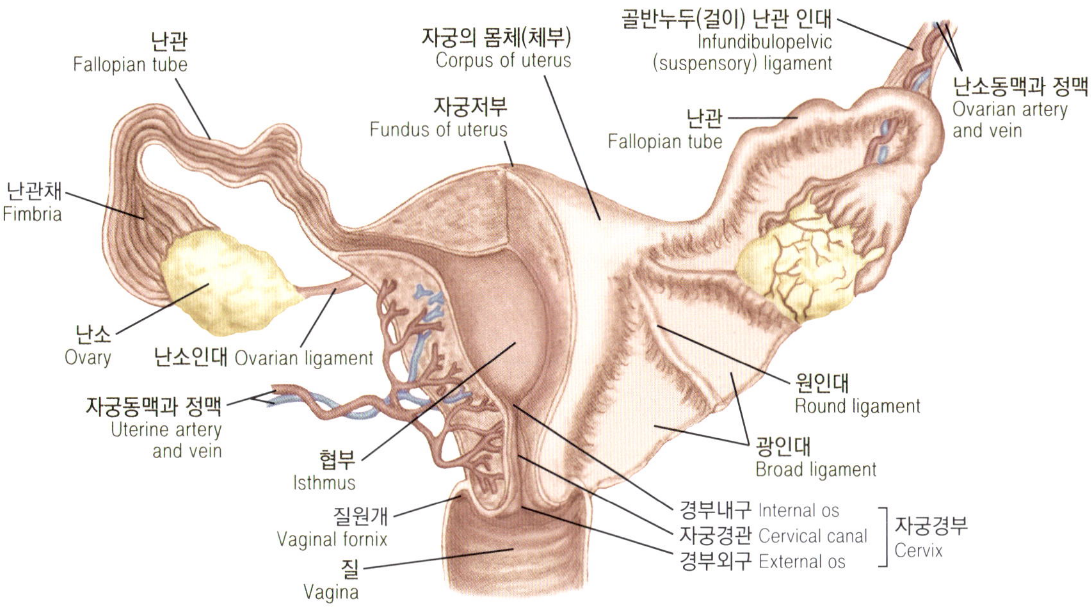

그림 4-2 여성의 내부 생식기 구조물. 전방에서의 모습

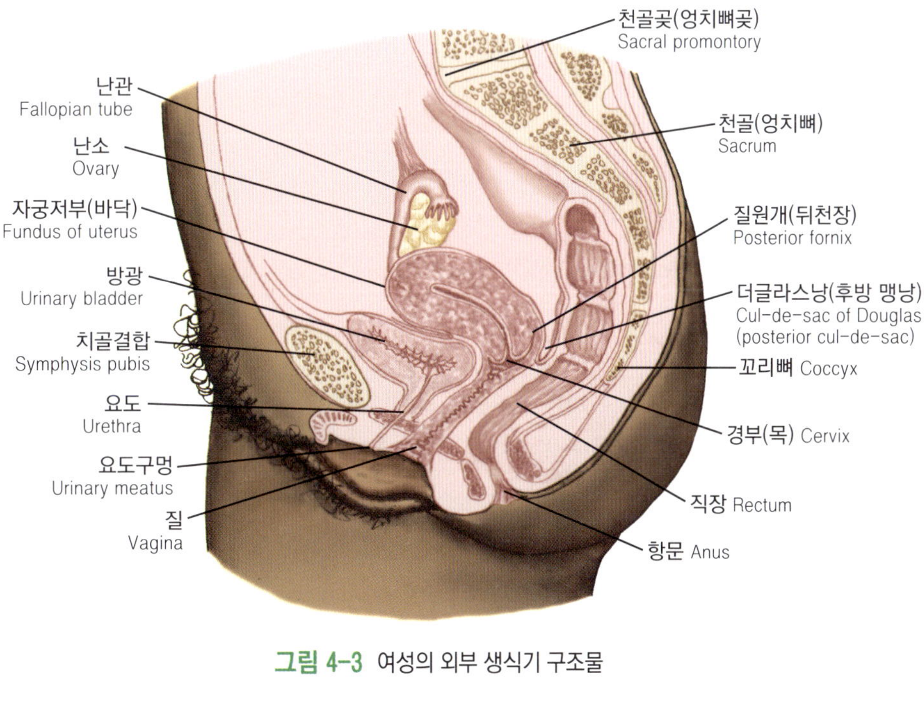

그림 4-3 여성의 외부 생식기 구조물

(2) 자궁

자궁(uterus)은 속이 비어 있고, 두꺼운 벽을 가진, 근육으로 된 기관으로 편평하고 거꾸로 놓은 서양배(pear) 모양이다. 자궁은 출산 때까지 태아를 간직하고 영양을 공급하다가 분만 시 태아를 내보내기 위해 율동적으로 수축을 한다. 수정 여부와 관계없이 자궁은 매달 임신을 위한 준비를 한다.

자궁의 크기는 약 7.5×5×2.5cm 정도인데 출산 경력이 있는 여성은 크기가 더 크다. 방광 위에 걸려 있고 직장의 전방에 있다. 자궁의 정상 위치는 전경(anteversion, 방광 위에서 앞으로 회전)과 전굴(anteflexion)이다.

자궁의 구분. 자궁은 체부(몸체), 협부, 경부의 세 부분으로 되어 있다.

체부(corpus). 몸체인 체부는 자궁의 몸체로 상부에 해당한다. 자궁 체부의 가장 윗부분, 즉 난관이 자궁으로 들어가는 부위보다 더 위쪽의 부분을 자궁저부(fundus)라 부른다.

협부(isthmus). 더 좁은 중간 부분인 협부는 자궁의 체부와 경부 사이에 위치해 있다. 임신 후기에는 자궁 협부가 길게 늘어져 자궁하부(아래자궁분절)라 불리게 된다.

경부(cervix). 경부는 자궁 아랫쪽의 관 모양으로 길이는 2~3cm이다. 진통 시에는 태아를 통과시키기 위해 경부가 얇아지고(소실) 열린다(개대). 자궁구(os)는 자궁과 질 사이에 있는 경부의 구멍이다. 경부의 상부와 하부는 각각 내구(속구멍)와 외구(겉구멍)에 의해 구분된다. 출산 경력이 없는 여성의 외구는 둥글고 매끄럽다. 자연분만 후에는 외구가 가늘고 긴 모양의 울퉁불퉁한 표면으로 변하고 때로는 흉터가 남을 수도 있다.

자궁층 분류. 자궁은 자궁외막, 자궁근층, 자궁내막 세 층으로 구성되어 있다.

자궁외막(perimetrium). 자궁외막은 자궁의 대부분을 덮고 있는 장막(serous membrane)으로 된 바깥쪽 복막층이다. 자궁외막의 양쪽 가장자리는 광인대(넓은 인대)로 이어진다.

자궁근층(myometrium). 자궁근층은 두꺼운 근육으로 된 중간층이다. 대부분의 근섬유들은 자궁의 윗부분에 밀집되어 있고 경부 쪽으로 갈수록 점차 감소한다. 자궁근층은 세 종류의 평활근(민무늬근)으로 이루어져 있으며, 출산 시 각각의 고유한 기능을 수행한다(**그림 4-4**).

1. 종행근은 주로 저부에 있고 출산 시 태아를 골반쪽 출구로 밀어내는 데 효과적이다.
2. 사위근 중간층을 이루고 있다. 출산 후에는 이 섬유들이 수축하여 그 사이에 있는 혈관을 압박함으로써 출혈을 감소시킨다.
3. 윤상근은 난관이 자궁에 들어오는 부위에서 협부를 만들어 주며 내구를 둘러싸고 있다. 윤상근은 월경혈과 조직이 난관으로 역류하는 것을 막아주며, 수정된 난자가 자궁에 들어오는 것을 조절하여 착상이 정상적으로 되도록 도와주고, 출산기가 될 때까지 태아를 유지하는 역할을 한다.

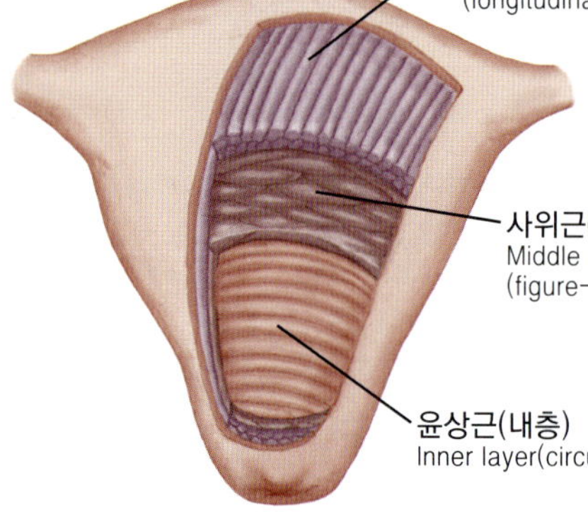

그림 4-4 세 종류의 민무늬근으로 이루어진 자궁근층

자궁내막(endometrium). 자궁내막은 자궁의 가장 안쪽 층으로서 여성의 생식주기 동안 에스트로겐과 프로게스테론의 주기적 변화에 반응을 보인다(**그림 4-7**). 자궁내막은 다음과 같은 두 층을 가진다.

1. 기저층(바닥층)은 자궁근층에 가장 가까운 부위로서 매 월경 후와 출산 후에 자궁내막의 기능층을 재생시켜 준다.
2. 기능층은 기저층 위에 있다. 자궁내막 동맥과 정맥, 분비샘들은 기능층에까지 뻗어 있어서 월경주기 동안과 출산 후 오로의 형태로 떨어져 나온다.

(3) 난관

난관(fallopian tubes)은 나팔관이라고도 불리며 길이는 8~14cm이고 폭이 좁다(가장 좁은 부위에서는 2~3mm, 가장 넓은 곳에서는 5~8mm). 난관은 난자가 자궁으로 이동하는 통로가 된다. 수정은 난관에서 이루어진다. 각 난관은 자궁각에서 자궁의 상부로 들어오게 된다.

난관의 안쪽은 섬모라 불리는 머리카락처럼 생긴 돌기가 있는 주름진 상피가 줄지어 있다. 이 섬모들은 관을 통해 난자를 자궁쪽으로 밀어내기 위해 율동적으로 움직인다. 난관 안쪽 표면은 울퉁불퉁하고 주름져 있고 직경이 좁아서 감염이나 흉터 조직으로 막히기가 쉽다. 난관이 막히면 수정란이 자궁에 들어가 정상적인 착상을 할 수 없으므로 난임이나 자궁외 임신(난관 임신)이 될 수 있다.

난관은 다음과 같은 네 부분으로 나뉜다.

1. 간질(사이질, interstitial) 부분은 자궁 안으로 들어가는 부분이며 자궁 벽 안에 놓여 있다.
2. 협부(isthmus)는 자궁 옆에 있는 좁은 부분이다.
3. 팽대부(ampulla)는 협부의 측방에 있는 더 넓은 부분으로 여기에서 수정이 이루어진다.
4. 누두(infundibulum)는 넓고 깔때기처럼 생긴 난관의 끝 부분이다. 난관채(fimbriae)는 누두를 둘러싸고 있는 손가락 모양의 돌기이다.

난관은 난소에 직접적으로 연결되어 있지는 않다. 배란 시에 난자는 난관채 근처의 복강으로 배출된다. 그러면 난관채가 물결 모양으로 움직여서 난자를 난관 속으로 끌어들인다. 그러나 수정란이 난관 안에서 발달하도록 난관의 협부는 수정 후 3일까지 수축되어 있다. 수정란이 처음에 난관 안에서 자라야 자궁상부에 정상적으로 착상되기가 쉽기 때문이다.

(4) 난소

난소(ovaries)는 여자의 생식샘(gonad)이다. 난소는 성호르몬 분비 기능과 생식주기 동안 난자를 성숙시키는 기능을 한다.

난소는 임신을 위해 자궁 내부를 준비시키고자 생식주기 동안 다양한 양의 에스트로겐과 프로게스테론을 분비한다. 갱년기에는 난소호르몬 분비가 점차 감소하여 매우 낮은 수준에 이른다.

출생 시 난소에는 이미 약 200만 개의 미성숙 난자가 존재한다. 이 중 대부분이 아동기 때 퇴화되어 사춘기에는 약 20~40만 개의 난자만이 살아남는다. 한 여성의 가임기 동안 약 400개의 난자만이 완전히 성숙하여 방출되고 수정될 수 있다. 갱년기에 이르렀을 때는 이미 거의 모든 난자가 배란으로 방출되었거나 퇴화되고 없다. 남아 있는 소수의 난자들은 호르몬 자극에 반응을 하지 않아 성숙할 수 없다(Blackburn, 2013; Jones, 2009a, b; Moore & Persaud, 2013a, b).

3) 지지 구조

골반뼈는 하복부와 생식기관을 지지하고 보존한다. 근육과 인대는 중력과 상복부의 압력으로부터 골반 안쪽의 기관들을 지지하는 역할을 한다.

(1) 골반

뼈로 된 골반(pelvis)은 척추의 하단에 있는 대야 모양의 구조이다(그림 4-5). 골반의 후방 벽은 엉치뼈(천골)로 측방과 전방 벽은 장골(엉덩뼈), 좌골(궁둥뼈), 치골(두덩뼈)로 되어 있다.

골반분계선은 가골반(상부 골반)과 진골반(하부 골반)을 구분하는 가상의 선이다. 가골반은 내부 장기와 상체를 떠받치며 진골반은 분만 시에 매우 중요한 역할을 한다.

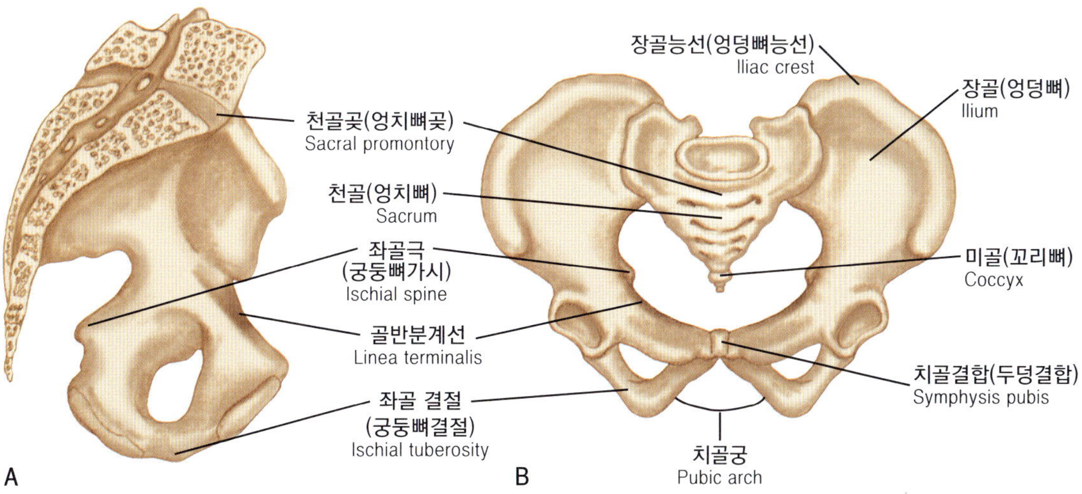

그림 4-5 옆쪽(A)과 앞쪽(B)에서 본 골반의 구조

이해하기

5. 외음이란 무엇인가? 다음 여성 생식기관들의 위치를 각각 설명한다: 대음순, 소음순, 음핵, 요도 구멍, 질 입구, 처녀막, 회음
6. 자궁의 세 부분은 무엇인가? 저부는 어디에 위치하는가?
7. 자궁의 세 층과 각 층의 기능을 설명한다.
8. 난관은 어떻게 난자를 난소에서 자궁으로 밀어내는가? 수정란은 왜 처음에 난관에서 자라는가?
9. 난소의 두 가지 기능은 무엇인가?

이해하기 정답

5. 여성의 외부 생식기관은 총체적으로 외음(vulva)이라고 부른다. 대음순은 불두덩(치구)에서 회음까지 연장된다. 소음순은 대음순에 수평하게 있고 대음순 안에 있다. 음핵은 소음순과 전방에서 연결된다. 요도구와 질의 입구는 전정(소음순에 의해 둘러싸인 부분) 내에서 발견된다. 처녀막은 부분적으로 질의 입구를 막고 있다. 회음은 음순소대(질 입구의 뒤쪽 테두리)에서 항문까지 확대된다.
6. 자궁을 세 부위로 나누면 체부(corpus), 협부(isthmus, 몸통에서 자궁경부로의 전환부위), 자궁경부(cervix)이다. 자궁저(바닥, fundus)는 난관의 입구 위에 놓인 몸통 부위이다.
7. 자궁근층(myometrium)은 회음과 자궁내막 사이 자궁근육의 두꺼운 층이다. 자궁근육층은 세 종류의 근육섬유가 있다. (1) 대부분 자궁 저에 있고 출산 시 태아를 만출하기 위한 종행근, (2) 출산 후 출혈하는 혈관을 압박하기 위한 서로 엇갈리는 사위근, (3) 수정된 난자의 착상을 가능하게 하고 월경 혈액의 난관 역류를 막는 난관과 내부 자궁경부 입구 가까이의 수축을 제공하는 윤상근
8. 난관(나팔관)은 난자를 난관을 통해 만출하기 위해 자궁강을 향하여 리듬 있게 움직이는 섬모(cilia)를 가진 세포로 덮여 있다. 수정된 난자는 착상이 자궁저에서 일어날 수 있도록 난관에서 초기 분열을 한다.
9. 난소의 두 가지 기능은 호르몬을 생산하고 난자를 성숙시키는 것이다.

(2) 근육

쌍으로 이루어진 근육들이 하부 골반을 둘러싸고 생식, 배뇨, 배변에 관련된 기관을 지지하고 있다(**그림 4-6**). 골반근막이라는 섬유근층도 골반의 장기들을 지탱해 준다. 질과 요도의 입구는 골반근막에 있다.

항문올림근은 여성에서 치골미골근, 치골직장근, 장골미골근인 세 쌍의 근육으로 되어 있다. 이 근육들은 골반의 내부 구조물들을 지탱하고 복압상승에 저항하는 역할을 한다.

좌골해면체근은 음핵에서부터 양쪽 작은 골반뼈의 좌골 결절에까지 뻗어 있고 회음횡근은 회음의 섬유조직에서부터 양쪽의 좌골결절까지 뻗어 있다.

(3) 인대

7쌍의 인대(ligament)가 골반의 내부 생식기관과 신경, 혈관을 제 자리에 유지시키는 역할을 한다(**그림 4-2**).

측방지지(Lateral/support). 인대들은 쌍을 이루고 있어 자궁과 난소를 측방에서 안정시키고 그것들을 골반의 중앙선에 유지시킨다. 원인대는 자궁 양쪽에서부터 골반 양쪽 벽까지 뻗어 있는 한 장의 얇은 시트 같은 조직이다. 원인대와 난관이 광인대(넓은인대)의 윗쪽 경계를 이루고 있고, 광인대의 아랫쪽 가장자리는 자궁혈관으로 경계지어진다. 이 두 개의 광인대 안에는 난소인대, 혈관, 림프관들이 있다.

좌우의 기인대(cardinal ligament)는 자궁하부와 질을

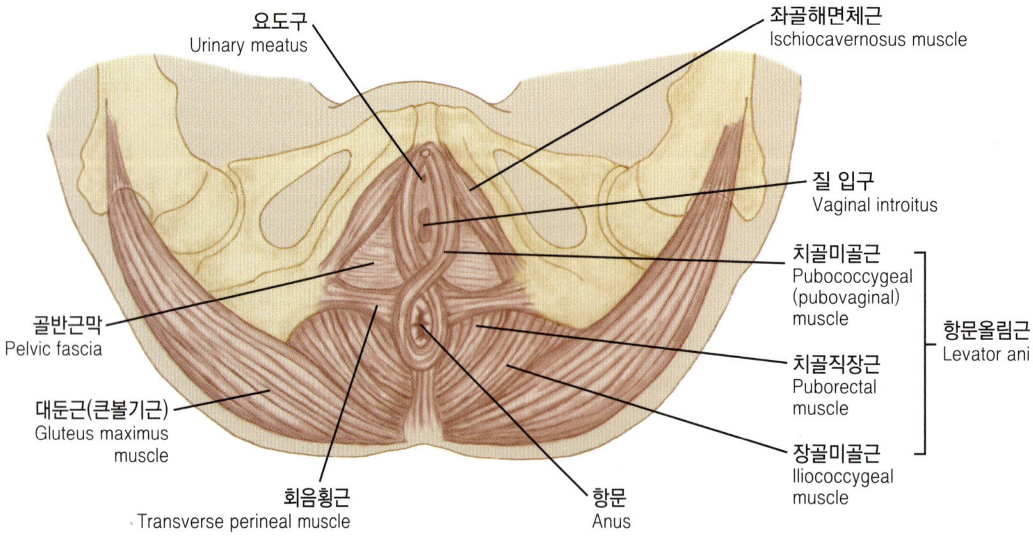

그림 4-6 여성 골반 저부의 근육

지지하는데 경부와 질의 측방 벽에서 골반의 양쪽 벽으로 뻗어 있다.

좌우 양쪽에 있는 난소인대는 난소를 자궁 측방 벽에 연결시키는 일을 한다. 골반누두(걸이) 인대는 난소의 측면과 난관의 원위부를 골반의 양쪽 벽에 연결시켜 주고 난소에 혈관과 신경을 공급해 준다.

전방지지(Anterior/support). 내부 생식기관들을 전방에서 지지하는 것은 두 쌍의 인대이다. 원인대는 자궁상부를 대음순의 결합조직과 연결해 준다. 원인대는 자궁을 정상적인 전굴(앞굽음) 상태로 유지시키고 진통 시 태아의 선진부가 경부로 향하도록 돕는다.

치골자궁경부인대는 경부를 전방에서 지지해 주고 치골결합의 안쪽 표면과 경부를 연결해 준다.

후방지지(Posterior/support). 자궁천골인대는 후방 지지를 담당하며 자궁 하부 후방에서 천골까지 뻗어 있다. 자궁천골인대는 자율신경계의 교감신경과 부교감신경을 포함하고 있다.

(4) 혈액 공급

자궁에 혈액을 공급하는 것은 속엉덩동맥(내장골동맥)의 가지인 자궁동맥이다. 이 혈관들은 자궁협부 가까이에 있는 광인대의 아랫쪽 가장자리에서 자궁으로 들어와 아래로 가지를 뻗어 경부와 질에 혈액을 공급하고 위로 가지를 뻗어 자궁과 난소, 난관에 혈액을 공급한다. 이 혈관들은 코일처럼 감겨져 있기 때문에 임신 시 자궁이 커져서 골반으로부터 상승할 때 늘어날 수 있다. 혈액은 자궁정맥으로 배출되고 다시 거기서 내장골정맥으로 흘러 들어간다.

복부대동맥에서 분기되는 난소동맥도 난소와 난관에 추가로 혈액을 공급해 준다. 난소에 공급된 혈액은 두 난소 정맥으로 배출된다. 왼쪽난소정맥은 왼쪽신장정맥으로 배출되고, 오른쪽난소정맥은 바로 하대정맥으로 배출된다.

(5) 신경 공급

생식기관의 기능은 대부분 불수의적인, 즉 무의식적인 통제하에 있다. 자궁질신경총(자궁질신경얼기)와 하복신경총(아랫배신경얼기)에서 나오는 자율신경계의 신경들은 생식기계의 자율적 기능을 조절한다.

생식기관에 분포되어 있는 감각신경과 운동신경들은 T12에서 L2 사이에서 척수로 들어간다. 이 신경들은 출산 시 통증관리에 중요하다.

이해하기

10. 진골반은 어디에 위치하는가?
11. 골반근육들의 역할은 무엇인가? 인대의 역할은 무엇인가?

이해하기 정답

10. 골반은 척추가 끝나는 부위 아래에 위치한다. 진골반은 골반분계선 아래에 위치하며 출산과 가장 관계가 깊다.
11. 골반근육은 하부 골반을 감싸고 내부 생식기, 비뇨기, 장의 구조를 지지한다. 인대는 골반 내의 적합한 위치에서 내부 생식기관과 신경, 혈액 공급을 유지한다.

3. 여성의 생식주기

여성의 생식주기란 임신을 위해 몸을 준비시키고자 일어나는 뇌하수체전엽의 분비, 난소, 자궁내막의 규칙적이고 반복적인 변화를 일컫는 말이다(**그림 4-7**). 이와 관련하여 수정을 촉진시키고자 각 주기 동안 경부점액도 변화한다. 여성의 생식주기는 월경주기라고도 불리는데, 이는 임신이 되지 않을 경우 월경이 각 주기의 시작과 끝에 대한 지표가 되기 때문이다.

여성의 생식주기는 시상하부–뇌하수체 전엽–난소간의 피드백 고리에 의해 진행된다. 피드백 고리(feedback loop)란 한 분비의 양이 다른 분비의 양에 따라 변화하는 것을 가리킨다.

생식 주기는 평균 28일이지만 사람에 따라 20~45일인 경우도 있다(Blackburn, 2013; Jones, 2009a, b; Moore & Persaud, 2013a, b). 월경을 시작한 날을 생식주기 첫째 날로 계산한다. 여성의 생식주기는 각각 난소와 자궁내막의 변화를 반영하는 두 주기로 나뉜다.

1) 난소주기

시상하부에서 분비되는 GnRH에 대한 반응으로 뇌하수체에서 FSH와 LH를 분비한다. 이 호르몬은 난소를 자극하여 난자를 성숙시켜 배출하도록 하고, 수정된 난자가 착상될 수 있도록 자궁내막을 준비시키는 호르몬을 분비한다. 난소주기(ovarian cycle)는 난포기, 배란기, 황체기로 나뉜다.

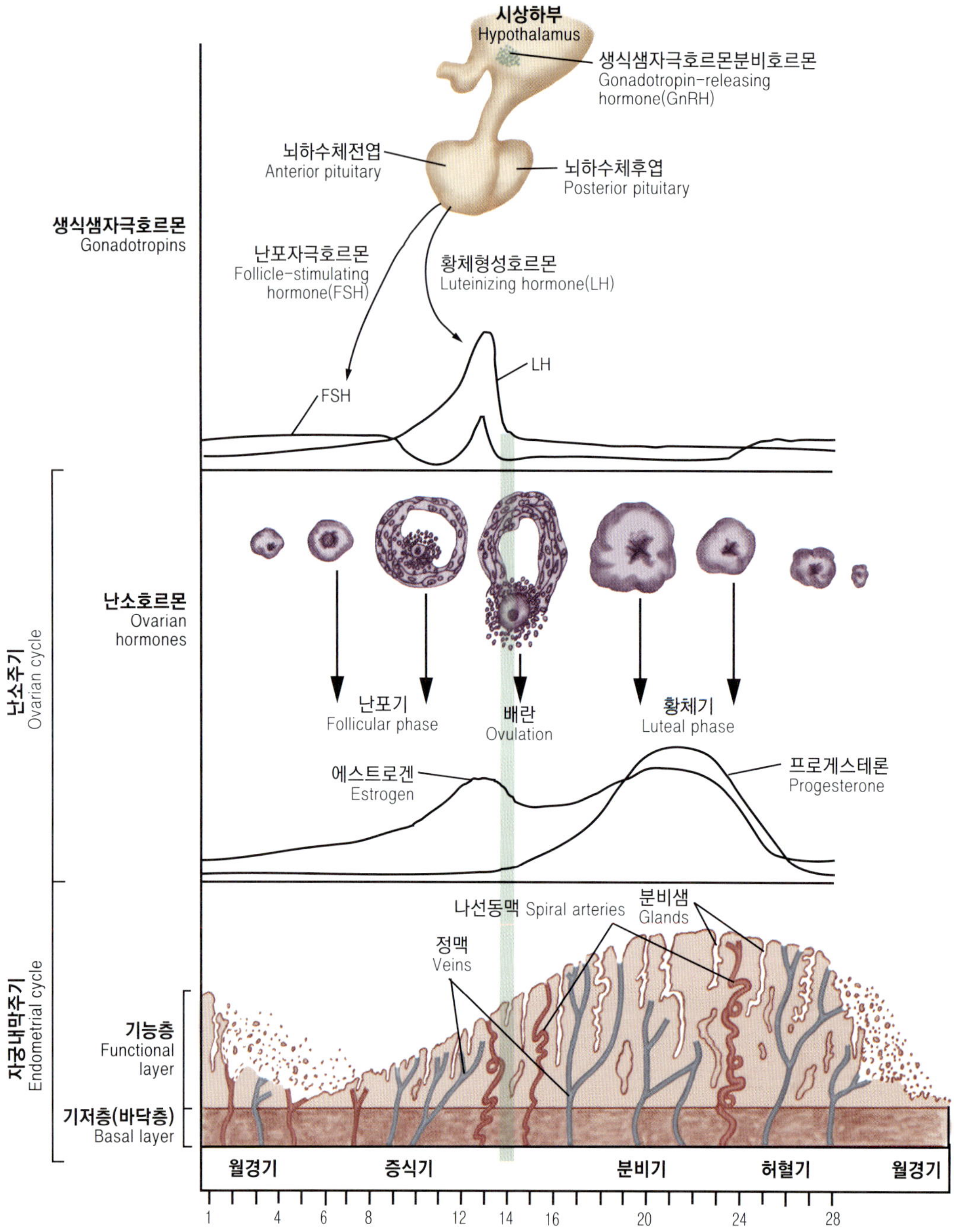

그림 4-7 여성의 생식주기. 뇌하수체전엽의 호르몬 분비 변화와 난소와 자궁내막의 변화들을 보여준다.

(1) 난포기

난포기(follicular phase)는 난자가 성숙하는 기간이다. 그것은 28일을 주기로 월경 첫날에 시작하여 약 14일 후에 끝난다. 배란기, 황체기에 비해 난포기의 기간은 개인차가 크다. 월경 직전 난소에서 에스트로겐과 프로게스테론의 분비량이 줄어들게 되고 이는 뇌하수체전엽을 자극하여 FSH와 LH를 분비하게 한다. FSH와 LH가 약간 증가함에 따라 미성숙한 난자를 포함하고 있는 6~12개의 성숙난포(graafian follicles)가 자라기 시작한다. 각 난포는 많은 양의 에스트로겐을 함유하고 있는 액체를 분비하는데, 이는 난포를 FSH의 효과에 대해 더 민감하게 만들어 성숙을 촉진시킨다. 결국 한 난포가 다른 난포들보다 빠르게 성숙된다. 성숙 난포는 많은 양의 에스트로겐을 분비하여 FSH의 분비를 감소시킨다. 월경 직전 FSH의 감소는 덜 성숙한 다른 난포들이 더 이상 성숙하지 못하도록 막아준다. 때때로 하나 이상의 난포들이 성숙하여 난자들을 방출하게 되는데, 이것이 다태임신으로 이어지게 된다. 생식 보조기술에 사용되는 약물을 투여받은 여성은 성숙 난자를 여러 개 방출할 수도 있다.

(2) 배란기

28일 생식주기의 중간 정도 시기와 배란 약 이틀 전에 LH의 분비가 급격히 증가한다. FSH의 분비도 증가하지만 LH만큼은 아니다. FSH와 LH의 증가는 난포에서 에스트로겐 생산을 감소시키고 프로게스테론 분비를 증가시켜 단일 난포가 최종 성숙을 마치고 난자를 방출하도록 자극한다. 배란은 여성 생식주기에서 황체기의 시작을 나타내고 다음 월경기의 14일 전에 일어난다.

성숙난포는 액체로 된 방에 세포덩어리들을 가지고 있고 작은 세포덩어리 속에 난자가 담겨 있다. 배란할 때가 되면 난포벽에 배란점이라 불리는 수포 모양의 돌기가 생기고 난포가 터지면서 난자 주변 세포들과 함께 난소의 표면으로부터 난자가 방출된다. 복강으로 방출된 난자는 난관의 난관채가 집어올려 난관으로 운반된다.

(3) 황체기

배란이 일어나고 나면 LH의 영향으로 난포에 남아 있던 세포들이 약 12일간 황체로 유지된다. 황체는 자궁내막이 수정된 난자를 받아들일 수 있도록 에스트로겐과 다량의 프로게스테론을 분비한다. 이 기간에는 에스트로겐과 프로게스테론의 증가에 대한 반응으로 FSH와 LH가 감소한다. 만약 수정이 되면 난자는 황체를 지속시켜 초기임신을 유지하게 하는 호르몬(융모성선자극호르몬)을 분비한다. 만약 난자가 수정되지 않으면 FSH와 LH가 감소하고 황체가 퇴화한다. 황체 퇴화로 에스트로겐과 프로게스테론이 감소하고, 이로 인해 자궁내벽이 무너져 월경이 시작된다.

한 주기의 끝에 황체에서 분비되는 에스트로겐과 프로게스테론의 감소는 뇌하수체전엽을 자극하여 다시 많은 FSH와 LH를 분비하게 하면서 새로운 생식주기가 시작된다. 오래된 황체는 백체라 불리는 섬유조직으로 대체된다.

2) 자궁내막 주기

자궁내막은 난소호르몬의 자극에 반응하여 주기적으로 변한다. 자궁내막의 변화는 증식기, 분비기, 월경기로 나뉜다.

(1) 증식기

증식기(proliferative phase)는 난자가 성숙하고 방출되는 난소주기의 전반부이다. 월경이 끝났을 때 자궁내막은 매우 얇다. 월경 후에 남아 있는 자궁내막 기저층(바닥층)의 세포들이 증식하여 내막의 새로운 상피와 분비샘을 만든다. 이는 성숙하는 난포가 분비하는 에스트로겐의 자극에 의한 것이다. 두꺼워지는 자궁내막의 기능층을 따라 증식하는 세포에 영양을 공급한다. 내막의 나선동맥과 정맥이 길어지고 배란이 가까워지면, 자궁내막은 묽고 늘어나는 점액을 분비하여 정자가 자궁으로 들어오는 것을 쉽게 해준다.

(2) 분비기

분비기(secretory phase)는 자궁이 수정란을 받아들일 준비를 하는 난소주기의 후반부이다. 황체에서 분비되는 에스트로겐과 프로게스테론의 영향으로 자궁내막은 계속 두꺼워져서 최고 5~6mm에 이른다. 혈관과 자궁내막 분비샘들은 꼬이고 확장된다.

황체에서 나오는 프로게스테론은 두꺼워진 자궁내막에서 수정란에 영양이 될 물질들을 분비하게 만든다. 그 결과 자궁내막에는 많은 양의 글리코겐, 단백질, 지질, 무기질이 저장된다.

(3) 월경기

월경기(menstrual phase)는 수정이 일어나지 않으면 황체에서 퇴화하고 황체에서 분비하는 에스트로겐과 프로게스테론의 양도 감소한다. 월경 시작 약 2일 전에 자궁내막의 혈관들이 혈관경련수축(혈관연축)을 일으켜 내막에 허혈과 괴사가 일어난다. 자궁내막의 괴사부위가 기저층에서 떨어져 나오면서 그것이 월경 유출로 이어진다. 월경기는 약 5일간 지속된다.

월경기 동안 약 40mL의 혈액이 배출된다. 이 혈액 손실은 반복적으로 일어나게 되므로 많은 여성들이 월경기 동안 약간의 빈혈이 있다. 특히 식단에 철분이 부족할 경우에는 빈혈이 더 심하게 나타날 수 있다.

3) 자궁경관 점액의 변화

여성의 자궁경관 점액(mucus of the cevix)은 대부분의 생식주기에서 소량이며 탁하고 끈적끈적하다. 그러나 배란 직전에는 정자가 자궁과 난관을 이동하여 난자와 수정하기 쉽도록 자궁경관 점액이 묽고 맑고 탄력성을 가진다. 견사성(spinnbarkeit)이란 자궁점액의 탄력성을 나타내는 말이다. 여성은 자신의 자궁경관 점액의 견사성을 확인하여 임신을 조절할 수 있다.

이해하기

12. 여성의 생식주기 동안 난소의 역할은 무엇인가?
13. 여성의 각 생식주기 동안 일어나는 3단계의 난소주기는 무엇인가?
14. 여성의 생식주기 동안 자궁내막은 어떤 변화를 거치는가?
15. 배란기를 전후하여 자궁점액은 왜 묽고 맑으며 탄성력을 띠게 되는가?

이해하기 정답

12. 성숙한 난포(follicle)는 새로운 자궁내막 상피세포와 자궁내막 선(샘)을 형성하기 위해 에스트로겐을 분비한다. 배란 후 난포(이제는 황체라 불리는)는 자궁내막을 두껍게 유지하는 에스트로겐과 자궁내막이 수정된 난자에 영양을 공급하기 위한 물질을 분비하도록 하는 프로게스테론을 다량 분비한다.
13. 여성 생식주기의 3단계 난소주기는 난포기(follicular, 난자의 성숙), 배란기(ovulatory, 성숙한 난자의 방출), 황체기(luteal, 황체에 의한 에스트로겐과 프로게스테론 분비)이다. 여성들에서 난포기 기간은 다른 두 주기보다 더 다양하다.
14. 3단계 자궁내막주기는 증식기(proliferative phase), 분비기(secretory phase), 월경기(menstrual phase)이다. 증식기는 주기의 전반기 동안에 일어나고 자궁내막이 수정된 난자에 대한 준비를 위해 두꺼워진다. 분비기는 주기의 후반기에서 일어나고 자궁내막의 계속적인 증식, 혈관과 샘의 증식, 수정된 난자에 영양을 공급하기 위한 물질의 분비가 특징이다. 임신이 일어나지 않는다면 자궁내막은 허혈상태가 되고 황체에서 에스트로겐과 프로게스테론의 분비가 감소함에 따라 괴사된다.
15. 자궁경부 점막은 배란 동안에 질을 통하여 자궁과 나팔관으로 정자의 출입을 수월하게 하기 위해 얇고 투명하고 탄력적이 되어 임신의 가능성을 향상시킨다.

4. 여성의 유방

1) 구조

유방(breast), 즉 유선(젖샘)은 생식에 직접적으로 기능하는 것은 아니지만 출산 후에 신생아에게 영양을 공급하기 위해 젖을 분비한다. 각 유방의 중앙에는 작고 돌출된 유두가 있다(그림 4-8). 유두는 민감한 발기조직으로 되어 있으므로 성적 자극에 반응할 수도 있다. 유두보다 더 큰 원 모양의 유륜(젖꽃판)이 유두를 둘러싸고 있다. 유두와 유륜 둘 다 주위의 피부보다 짙은 색을 띤다. 몽고메리 결절들은 유륜에 있는 피지선(기름샘)들이다. 임신과 수유기에는 몽고메리 결절들이 커져 유두를 부드럽게 해 주는 물질을 분비한다.

유방샘 조직의 엽(lobe)에서 유즙이 분비된다. 이 엽(lobe)들은 유방 중앙에서 바퀴모양으로 배치되어 있다. 각 유두와 유륜 주위에 약 15~20개의 엽들이 배열되어 있다. 유방의 섬유조직과 지방이 샘 조직, 혈관, 림프관, 신경을 떠받치고 있다.

젖샘(alveoli)은 유즙을 분비하는 선방세포(샘꽈리세포, acinar cell)들을 담고 있는 작은 주머니이다. 유방이 뇌하수체전엽의 분비샘에 의해 적절히 자극받을 때 선방세포들은 유방으로 공급되는 혈액에서 필요한 성분들을 추출하여 유즙을 만든다. 뇌하수체후엽에서 분비되는 옥시토신 호르몬의 신호에 의해 꽈리를 둘러싸고 있는 근육상피세포가 수축하여 유즙을 유관으로 짜내게 된다.

젖샘은 유관으로 연결되고, 유관들은 유방의 어디서나 젖이 배출될 수 있도록 서로 연결되어 있다. 유관은 유륜 아래에서 더 넓어져서 유관동(lactiferous sinuses)을 형성한다. 유관동은 모유가 유두에서 밖으로 나갈 때는 다시 좁아진다.

2) 기능

사춘기가 되면 증가한 에스트로겐이 유방샘 조직의 성장을 자극한다. 게다가 지방이 유방에 침착되어 성숙한 여성의 신체윤곽을 띠게 된다. 성숙한 여성들에게 있어서 샘 조직의 양은 거의 유사하므로 유방의 크기를 결정하는 주요인자는 지방의 양이다. 따라서 한 여성이 수유기에 생산할 수 있는 젖의 양은 유방의 크기와 상관이 없다.

임신 중에는 태반이 생산하는 많은 양의 에스트로겐과 프로게스테론이 꽈리와 도관의 성장을 자극하여 모유수유를 위한 준비를 한다. 임신 중에는 뇌하수체전엽이 생산되는 프로락틴이 모유의 생산을 자극하지만 태반에서 생산하는 에스트로겐과 프로게스테론이 유즙 분비 효과를 억제한다. 출산 후 태반이 떨어져 나오면 유즙 분비 억제 효과가 중지되고 실제적인 모유 생산은 아기가 젖을 빠는 행동에 대한 반응으로 일어난다.

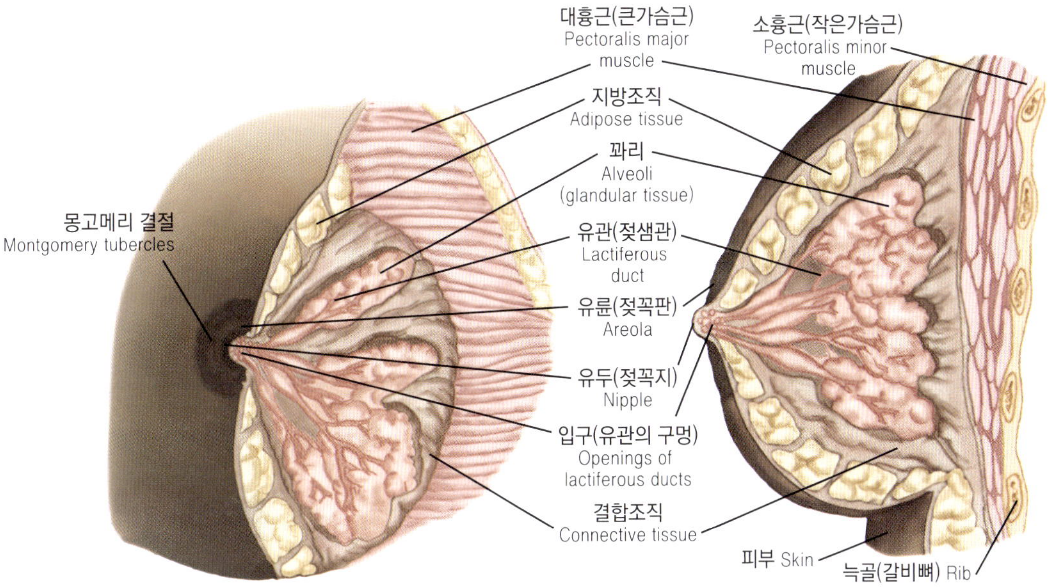

그림 4-8 여성의 유방 구조

> **이해하기**
>
> 16. 몽고메리 결절의 기능은 무엇인가?
> 17. 유방의 크기와 분비되는 유즙의 양 사이에는 어떤 관계가 있는가?
> 18. 임신 중에는 왜 유즙이 활발히 분비되지 않는가?

> **이해하기 정답**
>
> 16. 몽고메리 결절(Mongomery's tubercle)은 유두를 부드럽게 하는 물질을 임신과 수유 동안 분비한다.
> 17. 여성의 유방 크기는 여성이 생산할 수 있는 모유의 양과 관계가 없다. 유빙 크기는 유방에 있는 지방의 양에 의해 영향을 받는다.
> 18. 태반에 의해 분비된 에스트로겐과 프로게스테론이 모유 생산을 억제하므로 임신 중에 모유 분비는 일어나지 않는다.

5. 남성생식기의 해부생리

1) 외부 생식기관

남성은 두 개의 외부 생식기관인 음경과 음낭을 가지고 있다(**그림 4-9**).

(1) 음경

음경(penis)은 두 가지 기능을 가지고 있다. 음경은 요로의 일부로서 소변을 방광에서 체외로 배출하는 배뇨작용을 하고, 생식기관의 하나로서 성교 시 정액을 여성의 질 내로 이동시키는 역할을 한다.

음경의 대부분은 안에 작은 공간들을 많이 가진 해면조직인 발기조직으로 되어 있다. 발기조직의 세 부위는 요도를 둘러싸고 있는 요도해면체와 음경의 양쪽에 있는 원주 모양의 두 개의 음경해면체이다.

발기조직 내의 작은 공간들이 수축되어 있으므로 음경은 거의 대부분 축 늘어져 있다. 성적 자극을 받으면 음경 내에 있는 동맥이 확장되고 정맥은 부분적으로 폐쇄되어 혈액이 해면조직 안에 갇히게 된다. 음경 내에 혈액이 갇히게 되면 발기를 일으켜 성교 시 음경이 질을 통과하는 것을 가능하게 해 준다.

귀두는 음경의 말단부로 음경꺼풀이라고 불리는 느슨한 피부로 덮여 있다. 포경수술을 통해 이 꺼풀은 제거될 수 있다. 귀두는 촉각 자극에 매우 민감하여 성교 시 남성의 감각을 증진시켜 준다.

(2) 음낭

음낭(scrotum)은 음경 뒤에 있는 얇은 피부와 근육으로 된 주머니이다. 음낭의 피부는 주변의 피부보다 약간 더 진하고 주름진 작은 융기들로 덮여 있고 내부는 중격(사이막)에 의해 분할되어 있다. 남성 생식샘의 하나인 고환이 음낭의 각 주머니 안에 들어 있다.

음낭의 주된 목적은 고환을 심부체온보다 낮게 유지시키는 것이다. 남성의 정자가 정상적으로 생성되기 위해서는 고환의 온도가 높지 않아야 한다. 고환에 부착된 고환거근(고환올림근)이 수축하면 고환을 몸 가까이로 끌어당

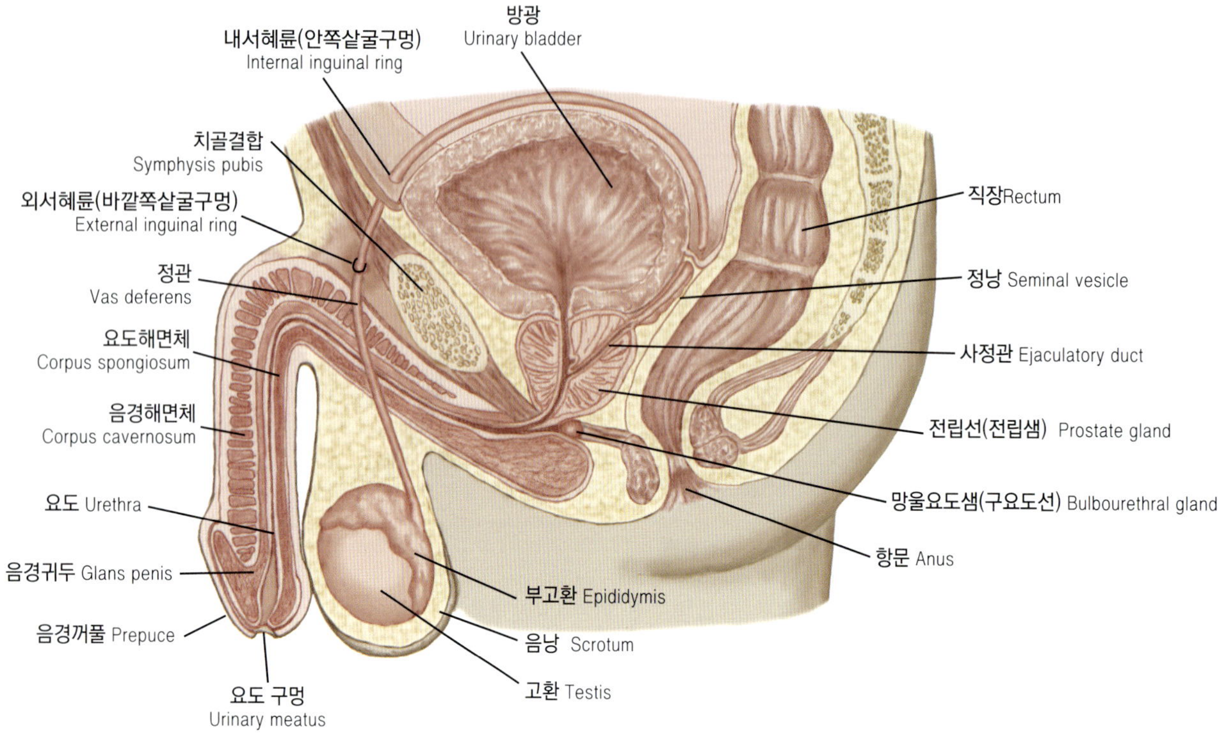

그림 4-9 남성 생식기관의 구조

겨 온도를 높이고 고환올림근이 이완되면 고환을 몸에서 멀어지게 하여 온도를 낮춘다.

2) 내부 생식기관

남성의 내부와 외부 생식기관의 기능은 다음과 같다(**표 4-3**).

(1) 고환

남성의 생식샘인 고환(testis)은 내분비샘의 역할과 정자라고 불리는 남성 생식세포의 생산 기능을 가지고 있다. 남성호르몬(androgen, 안드로겐)은 고환의 주된 내분비물로 고환의 라이디히세포(leydig cell)에서 분비된다. 고환이 생산하는 주된 남성호르몬은 테스토스테론이다.

호르몬 분비가 주기적인 패턴으로 이루어지는 여성과는 달리 남성은 테스토스테론을 비교적 일정하게 분비한다. 시상하부와 뇌하수체전엽과의 피드백 고리가 테스토스테론의 양을 일정하게 유지시킨다. 남성의 경우 테스토스테론 중 소량은 에스트로겐으로 바뀌기도 하고, 정자 형성에도 필요하다.

정자발생(spermatogenesis)은 고환의 정세관이라는 감겨 있는 작은 관에서 이루어진다(**그림 4-10**). 라이디히

표 4-3 남성의 생식기관과 부속기관의 기능

기관	기능
음경	1. 방광으로부터 나오는 소변의 통로 2. 남성의 성교 기관
음낭	1. 고환을 담고 있고, 고환의 온도를 몸체보다 차갑게 하여 정상적인 정자 형성을 촉진함
고환	1. 주된 남성호르몬인 테스토스테론을 분비하는 내분비샘 2. 정자 형성
정세관	1. 고환 내에 있는 정자발생의 장소
부고환	1. 정자 일부의 저장소 2. 정자의 최종 성숙지 3. 정자가 운동 능력을 발달시키는 곳
정관	1. 정자의 저장 2. 부고환에서 요도로 정자를 운송함
정낭, 전립샘, 망울요도샘	1. 정자를 가지고 있는 정액을 분비하고 다음의 기능을 수행함 • 정자에 영양을 공급함 • 질의 산성 환경으로부터 정자를 보호함 • 정자의 운동성을 향상시킴 • 요도로부터 모든 정자를 씻어냄

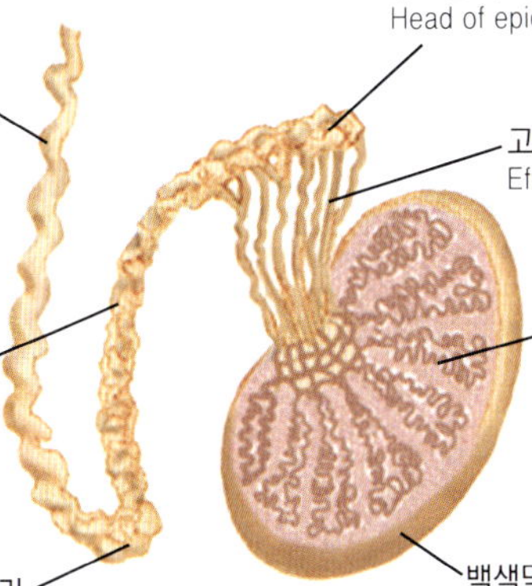

그림 4-10 고환의 내부 구조. 정자 생산의 첫 시작은 정세관에서 시작된다. 미성숙한 정자는 정세관에서 부고환을 지나 정관으로 간다. 이곳들을 지나면서 정자는 성숙하여 사정 후에 스스로를 추진해 나갈 능력을 얻게 된다.

세포는 정세관을 지지하고 테스토스테론을 분비하는 간질(사이질)세포이다. 새로운 세포가 성숙하여 정자가 되기 위해서는 테스토스테론이 필요하다. 정세관 안에 있는 세르톨리세포(버팀세포, sertoli cell)는 FSH에 대한 반응으로 정자가 성숙하는 동안 정자에 영양을 공급하고 지지해 준다. 출생 시 평생 동안 필요한 난자를 자신의 생식샘에 이미 다 가지고 있는 여성과는 달리 남성은 사춘기가 될 때까지는 정자 생산을 시작하지 않는다. 정상적인 남성은 그 양이 감소하기는 하지만 일생 동안 정자를 생산한다.

사정 시 질로 들어가는 정자의 양은 약 3,500만~2억 개이다(Blackburn, 2013; Hall, 2016). 난관까지 도달하는 정자는 단지 몇 개뿐이고, 이중 첫 번째 정자가 난자를 뚫고 들어갈 때 난자 내에서 일어나는 변화가 다른 정자들의 수정을 막는다.

(2) 부속관과 샘

정자는 고환의 정세관에서 출발하여 저장과 최종 성숙을 위해 부고환으로 들어가 운동능력을 발전시킨다.

정자는 부고환에서 정관으로 흘러 들어가고 내서혜륜과 외서혜륜을 지나 음경을 향해 간다. 골반에서 정관은 요도에 연결되기 전에 사정관과 합쳐진다.

세 개의 분비샘(정낭, 전립샘, 망울요도샘)이 성교 시 정자를 질 안으로 운반할 정액을 분비한다. 정액은 정자에 영양을 공급하고 질의 산성 환경으로부터 정자를 보호하며 정자의 운동성을 향상시키고 질에 최대한 많은 수의 정자가 들어가도록 요도로부터 모든 정자를 밀어내는 역할을 한다.

이해하기

19. 음경의 두 가지 기능은 무엇인가?
20. 음경에 있는 발기 가능한 두 조직은 무엇이며, 이들의 기능은 무엇인가?
21. 고환은 왜 음낭에 들어 있어야 하는가?
22. 고환의 두 가지 기능은 무엇인가?

이해하기 정답

19. 비뇨기 기관으로서 음경(penis)은 배뇨하는 동안 소변을 방광에서 몸 밖으로 수송한다. 생식기관으로서는 성교 동안 정액을 질로 운반하고 저장한다.
20. 음경의 두 가지 종류의 발기 조직은 요도를 둘러싼 요도해면체(corpus spongiosum)와 음경의 각 옆면의 음경해면체(corpus cavernosum)의 두 기둥이다. 발기 조직의 기능은 여성의 질로 음경의 출입을 수월하게 하는 것이다.
21. 음낭(scrotum)은 내부 체온보다 낮게 유지하기 위해 고환을 신체로부터 멀리 있게 지탱하고 그래서 정자의 생산을 촉진한다.
22. 고환은 테스토스테론과 정자를 생산하는 내분비샘으로서 기능한다.

개념요약

- 태아기의 생식기관 발달 단계는 여성과 남성이 유사하다. 임신 시 Y염색체가 없으면 여성의 생식구조로 발달한다.
- 사춘기 때는 생식기관들이 완전한 기능을 갖추게 되고 2차 성징이 발달한다.
- 여성의 사춘기는 남성보다 6개월~1년 먼저 시작되기 때문에 남성에 비해 여성의 성장이 훨씬 더 빠른 것처럼 보인다.
- 여성은 남성에 비해 성장이 빨리 시작되고 빨리 끝나기 때문에 일반적으로 사춘기 종료도 남성보다 빠르다.
- 초기 월경에서는 배란이 되지 않는 경우가 종종 있지만 첫 월경 전에 배란이 일어나는 경우도 있다. 그러므로 성생활을 하는 사춘기 여성은 첫 월경이 있기 전에도 임신할 수 있다.
- 남성의 사춘기는 고환과 음경의 성장으로 시작된다.
- 사춘기 남성은 몽정을 경험하며 당황할 수 있으므로 이것이 정상적인 것이라는 것을 가르쳐 주어야 한다.
- 여성은 태어날 때 자신이 평생 가질 난자를 다 가지고 있으며 출생 후에는 새로운 난자가 형성되지 않는다.
- 폐경기 여성은 대부분의 난자가 고갈되고 없다.
- 여성의 생식주기는 난소와 자궁내막 변화에 따라 구분할 수 있다. 난소주기는 난포기, 배란기, 황체기로 구분되며, 자궁내막주기는 증식기, 분비기, 월경기로 나눌 수 있다.
- 정자가 정상적으로 형성되기 위해서는 고환의 온도가 심부체온보다 낮아야 한다.
- 정낭, 전립샘, 망울요도샘이 분비하는 정액은 정자를 보호하고 영양을 공급하며 정자의 운동성을 높여주고 성교 시 대부분의 정자가 질에 들어가도록 도와준다.
- 정자는 정세관에서 생성되며 부고환에서 성숙되어 정관으로 들어간다. 이후 외서혜륜, 내서혜륜을 지나 사정관과 합쳐져 요로와 연결된다.

참고문헌

Blackburn, S. T. (2013). Maternal, fetal, and neonatal physiology: A clinical perspective (4th ed.). St. Louis, MO: Saunders.

Hall, J. C. (2016). Guyton and Hall textbook of medical physiology (13th ed.). Philadelphia, PA: Saunders.

Maron, D. F. (2015). Why girls are starting puberty earlier. Scientific America, 312(5), 28–30.

Moore, K. L., Persaud, T. V. N., & Torchia, M. G. (2013). Before we are born: Essentials of embryology and birth defects (8th ed.). Philadelphia, PA: Saunders.

PART 2

임신기 간호

임산부를 위한 영양관리
Nutrition for Childbearing

학습목표

1. 임신기 영양관리와 체중 증가의 중요성에 관해 설명한다.
2. 임신부와 비임신부의 영양소 필요량을 비교한다.
3. 산모의 영양 상태와 영향 요인을 기술한다.
4. 임신기 영양 위험요인이 산모에게 미치는 결과를 기술한다.
5. 산욕기 모유수유 시 영양관리를 설명한다.
6. 임신기, 산욕기, 수유기 영양관리 간호과정을 적용한다.

주요용어

1일 섭취 권장량 recommended dietary allowance, RDA
모유수유 breastfeeding
산욕기 postpartum period
수유기 lactation period
영양 nutrition
영양 섭취 기준 dietary reference intakes, DRIs
유당불내증 lactose intolerance
임신 pregnancy
체중 증가 weight gain
출산 birth
태아알코올스펙트럼장애 fetal alcohol spectrum disorder

여성의 일생 중 임신기와 수유기만큼 영양 상태가 중요한 시기는 없다. 이 시기는 태아를 키우면서 자신의 신체적 균형을 유지해야 한다. 임신부의 영양은 태아의 크기와 발달에 영향을 줄 수 있고 출산 후에도 태아에게 영양소가 적절하게 저장되어 있는지 아닌지를 결정할 수 있다. 임신부가 임신 중에 충분한 영양소를 섭취하지 못하면 태아에게 부정적인 영향을 줄 수 있다.

간호사는 임신부에게 지속적으로 영양에 관한 교육을 제공해야 한다. 많은 여성들이 임신 중의 영양 요구를 이해하지 못하고 있기 때문에 이 교육은 특히 중요하다. 간호사는 임신을 고려하고 있는 여성에게 임신 전 영양 상담을 제공할 수 있다. 이런 상담은 여성이 임신할 때와 임신 기간 내내 좋은 영양 상태를 가질 수 있게 하고 가족 전체의 영양 수준을 증가시킨다. 그러므로 영양에 대한 교육은 간호의 중요한 부분이다.

1. 임신 중 체중 증가

임신 중, 특히 임신 1기 이후의 체중 증가는 태아의 성장에 중요한 결정 인자이다. 임신 중 불충분한 체중 증가는 저체중아 출산(low birth weight, 2,500g 미만), 재태연령보다 작은 영아(small-for-gestational age infants), 조산아, 모유수유 실패 등과 연관이 있다(Agency for Healthcare Research and Quality, 2008). 임신 2기에 체중 증가가 적은 것은 저체중아 출산과 관련이 있다(Grodner, Roth, & Walkingshaw, 2016). 칼로리 섭취와 주요 영양소의 섭취가 충분히 이루어지지 않으면 모체의 체중이 증가하지 않는다.

과도한 체중 증가는 임신성 당뇨병, 지연분만, 출산 외상, 질식, 제왕절개술, 낮은 아프가 점수, 저혈당, 거대아, 산욕기의 적정 체중 유지와 관련이 있다(American Dietetic Association [ADA], 2016; Viswanathan, Siega-Riz, Moos et al., 2008). 여성의 약 20%는 임신 중에 18kg 이상 체중이 증가한다(Centers for Disease Control and Prevention [CDC], 2015a). 체중 증가 자체보다 제대로 된 영

양소 섭취가 더 중요하다. 단백질, 철분, 엽산 같은 영양소가 부적절하면, 빈혈, 신경관결손, 태아의 영양소 저장 부족이 나타날 수도 있다.

1) 총 체중 증가 권장량

체중 증가 권장량은 산모의 임신 전 체질량 지수(body mass index, BMI)에 기초한다. BMI는 체중(kg)을 키(m)의 제곱으로 나눈 값이다(CDC, 2015a). 예를 들어, 임신 전 체중이 56kg이고, 키가 163cm인 산모의 BMI는 21이다. 이것은 정상 체중에 해당한다.

여성의 임신 전 BMI에 따라 체중 증가 권장량이 달라진다(**표 5-1**). 임신 초기 정상 BMI인 여성은 임신 중 체중 증가 권장량이 11.5~16kg이다. 임신 중 체중 증가는 개별적인 차이를 허용하지만 개인적인 필요량에서 다양성을 허용하는 동시에 목표 범위를 제공할 필요가 있다.

임신 전의 저체중은 조기분만(preterm labor), 재태연령보다 작은 영아, 주산기 사망률(perinatal mortality) 증가와 관련이 있다(Hark & Catalano, 2012). 정상 체중에 미달인 임신부들은 자신의 필요량뿐만 아니라 태아를 위해 12.5~18kg의 체중 증가가 권고된다.

비만인 여성은 자연유산, 임신성 당뇨병, 임신성 고혈압, 자간전증, 지연분만, 제왕절개, 선천성 기형, 거대아, 산욕기 출혈, 외상 합병증, 혈전색전성질환, 산욕기 합병증과 같은 위험성이 높아진다(Bond, 2011; Cunningham, Leveno, Bloom et al., 2010; Stotland, 2009; Yogev & Catalano, 2009). 비만 여성의 아이들은 유아기 비만이 될 위험이 높다(Josefson, 2011). 비만 여성들이 긍정적 임신 결과를 성취하기 위해서는 임신 전에 체중을 감량하도록 충고해야 한다.

현재 경도 비만인 임신부는 7~11.5kg의 체중이, 비만한 여성은 5~9kg의 체중 증가를 권장한다(IOM, 2009). 비만한 임신부라고 하더라도 임신 중 이 기준보다 더 적은 체중 증가나 체중 감소는 권장하지 않는다. 태아의 신경 발달 결과에 영향을 줄 수 있기 때문이다(Cunningham et al., 2014). 부적절한 체중 증가는 저장된 지방을 케톤으로 만드는 지방 대사를 일으킬 수도 있는데, 이것은 조산을 유발할 수 있다(ACOG, 2013b; Cunningham et al., 2014; Griegger, Grzeskowiak, & Clifton, 2014).

과거에는 임신부들에게 권장 범위보다 낮은 범위의 체중 증가가 권장되었다. 그러나, 이에 대한 증거들이 명확하지 않으므로 임신부들은 BMI를 기반으로 한 권장량에 따라서 체중 증가를 해야 한다(CDC, 2015a).

다태임신부도 고려해야 할 대상이다. 다태아들은 만삭 전에 태어나기도 하며, 단 태아보다 체중이 적게 나가는 경향이 있다. 임신부의 체중 증가는 저체중아 출산을 막을 수도 있다. 임신 전 정상 체중이었던 여성이 쌍둥이를 임신한 경우 체중 증가 권장량은 17~25kg이다(Luke, 2015).

비판적 사고연습 5-1

22세인 Cheryl은 임신 31주이며 체중 증가 권장량보다 4.5kg이 증가했다. 그녀는 체중 증가를 매우 걱정하여 철저한 체중 감소 식이요법을 시작하기 위해 간호사에게 도움을 요청한다. 체질량 지수(BMI)가 정상 범위에서 임신을 시작했지만 임신 중 체중이 11.5~16kg 증가하였고 부종이나 다른 임신 합병증은 없다.

질문

1. Cheryl의 체중 증가가 왜 문제가 되는가?
2. 간호사는 식이요법을 돕기 위해 Cheryl에게 어떤 제안을 해야 하는가?

비판적 사고연습 5-1 정답

1. Cheryl은 임신의 현 시점에서 체중이 과도하게 증가했다. 그녀가 이 속도로 계속해서 체중이 증가한다면 출산 후 체중 감소가 어려울 것이다. 임신 시 과도한 체중 증가는 비만, 임신성 당뇨, 분만 합병증, 분만 후기 체중 보유에 이를 수 있다. 과도한 체중 증가는 또한 영아의 출생 시 과체중과 질식, 낮은 아프가 점수, 저혈당과 같은 합병증을 초래할 수 있다.
2. 간호사는 Cheryl의 섭식 습관을 관찰하고 무엇이 과도한 체중 증가로 이어질 수 있는지 발견해야 한다. 극심한 식이제한이 태아에게 미치는 부정적인 영향이 Cheryl에게 설명되어야 한다. 간호사는 임신 시 열량과 영양의 권장량을 충족시키면서 열량 제한에 대한 계획에 대해 상의해야 한다. Cheryl이 주로 앉아서 생활한다면, 매일 적절한 운동에 대한 계획이 도움이 될 수 있다.

2) 체중 증가 형태

체중 증가의 형태도 체중의 전체적인 증가만큼 중요하다. 초기의 적절한 산전관리로 임신 전 체중 증가를 사정하도록 한다. 임신부가 오심을 느끼는 임신 1기의 일반적인 체중 증가 권장량은 약 0.5~2kg으로 이 기간에는 태아의 성장을 위한 영양소의 요구량이 적다. 임신 1기 이후에, 임신 전 체중에 따라 매주 권장되는 체중 증가의 평균과 범위를 **표 5-1**에 제시하였다.

표 5-1 임신 중 체중 증가 권장량

임신 전 체중	전체 증가량	매주 증가량의 범위와 평균값(임신 2기와 임신 3기)
저체중(Underweight) (BMI < 18.5)	12.5~18kg	범위: 0.44~0.58kg 평균: 0.51kg
정상 체중(Normal weight) (BMI 18.5~24.9)	11.5~16kg	범위: 0.35~0.5kg 평균: 0.42kg
경도비만(Overweight) (BMI 25~29.9)	7~11.5kg	범위: 0.23~0.33kg 평균: 0.28kg

BMI, 체질량 지수.
NOTE: 임신 1기 동안 체중 증가는 0.5~2kg이다.
Data from Rasmussen, K. M., & Yaktine, A. L.(Eds.), (2009).
Weight gain during pregnancy: Reexamining the guidelines. Washington, DC: National Academies Press.

3) 모체와 태아의 체중 분포

만삭인 태아의 체중이 3.2~3.6kg 정도인데 임신부는 그 이상 체중을 더 늘려야 하는 이유를 자주 궁금해 한다. 간호사는 임신부들이 체중 증가의 필요성을 이해할 수 있도록 체중의 분포를 설명해야 한다(그림 5-1).

4) 체중 증가에 영향을 주는 요인

간호사는 예비 어머니에게 태아의 성장을 위해 임신부의 식사가 얼마나 중요한지를 교육함으로써 긍정적인 영향을 줄 수 있다. 모체의 섭취가 태아의 성장에 주는 영향을 자주 토론하는 것은 임신부들에게 영양을 향상시키는 동기부여가 된다. 영양소 섭취와 체중 증가에 부정적인 영향을 줄 수 있는 요인들에 대한 지식은 간호사가 영양을 향상시키기 위한 새로운 계획을 고안하는 데 도움이 된다.

이해하기

1. 모체의 체중 증가와 신생아의 출생 시 체중은 어떤 관련이 있는가?
2. 임신 중 여성의 평균 체중 증가량은 얼마인가?
3. 평균 체중의 임신부들에게 추천되는 체중 증가의 형태는 무엇인가?

이해하기 정답

1. 체중 증가는 태아의 성장을 돕는다. 너무 적은 체중 증가는 출산 시 저체중과 연관이 있을 수 있고 너무 많은 체중 증가는 거대아와 관련이 있을 수 있다.
2. 평균 여성은 임신 중 11.5~16kg 체중이 증가해야 한다. 저체중 여성과 다태아를 임신한 여성은 몸무게가 더 늘어야 하고 과체중 여성은 덜 늘어야 한다.
3. 평균 여성은 임신 1기에 약 0.5~2kg 증가해야 하고, 임신 2기와 3기에는 주당 0.35~0.5kg씩 늘어야 한다.

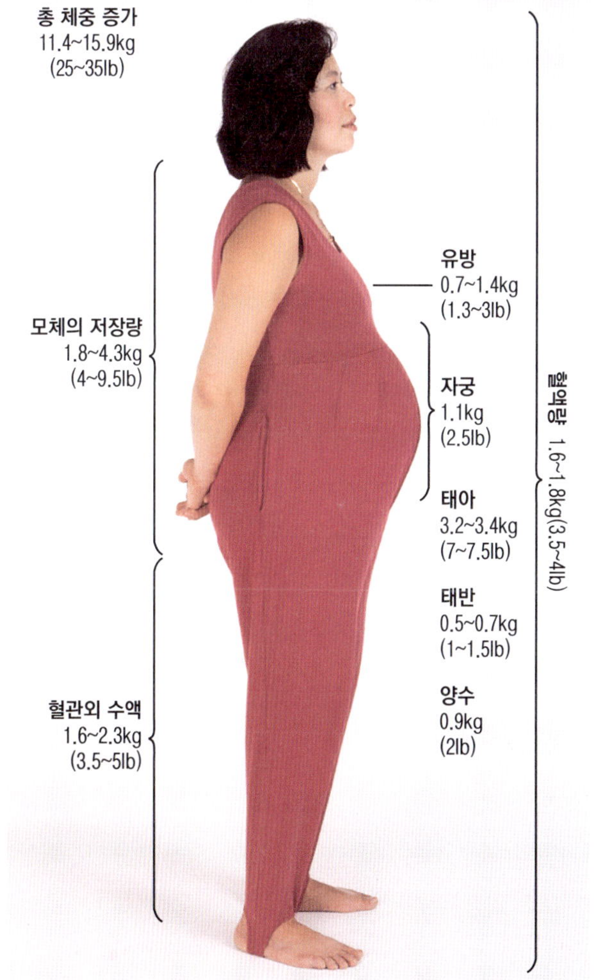

그림 5-1 임신 전 정상 체중인 여성에 대한 임신 시 체중 증가의 분포. 임신부들 사이에 다양성이 크기 때문에 숫자들은 일반적인 분포를 나타낸다. 체중 변화의 가장 큰 요인은 혈관외 수액(부종)과 모체의 지방 저장량의 증가이다.

2. 영양 요구량

임신 중 모체와 태아의 요구량을 충족시키기 위해서 영양소 필요량이 증가한다. 대부분의 경우는 식사를 통해서 쉽게 얻을 수 있다.

1) 영양 섭취 기준

미국에서 영양 섭취 기준(dietary reference intakes, DRIs)은 영양소 필요량을 추정하는 데 사용된다. 영양 섭취 기준은 네 가지 범주를 포함하고 있다.

- 1일 섭취 권장량(recommended dietary allowance, RDA): 해당 나이 그룹에서 대부분의 건강한 사람들의 필요량을 충족시키기에 충분한 영양소는 신체 크기, 임신 전의 영양 상태, 평소 활동 수준에 따라서 다양할 수 있다.
- 적정 섭취량(adequate intake, AI): 1일 섭취 권장량이 결정되지 않을 때 적절하다고 여기는 영양소 섭취량이다.
- 한계 섭취량(tolerable upper intake level, UL): 건강에 해를 끼치지 않을 정도의 영양소 최대량이다.
- 추정 평균 필요량(estimated average requirement, EAR): 동일한 나이 그룹의 건강한 사람들의 50%에서 필요할 것으로 추정되는 영양소의 양이다.

권장량은 평균 체격을 가진 개인을 기준으로 하고 있다. 이 표는 나이, 성별, 체중에 기초하여 영양소 필요량을 계산하는 데 사용된다. 에너지, 탄수화물, 단백질의 섭취 권장량은 **표 5-2**에, 비타민과 무기질의 섭취 권장량과 식품은 **표 5-3**에 제시하였다.

2) 에너지

식품에 의해서 신체에 공급되는 에너지는 kcal로, 식품에서 에너지의 양을 보여주는 데 사용된다. 칼로리는 탄수화물과 단백질은 g당 4kcal, 지방은 g당 9kcal를 제공한다.

(1) 탄수화물

탄수화물(carbohydrates)은 단순 탄수화물과 복합 탄수화물이 있다. 가장 일반적인 단순 탄수화물은 설탕(table sugar)이며 에너지를 제공하지만 다른 영양소는 제공할 수 없다. 과일과 채소에는 다른 영양소와 함께 당분도 함유되어 있다. 복합 탄수화물은 시리얼, 파스타, 감자튀김과 같은 녹말 속에 존재한다. 복합 탄수화물은 비타민, 무기질과 섬유소를 제공한다. 복합 탄수화물은 여러 영양소를 제공하기 때문에 식사에 있어서 주재료가 되어야 한다.

탄수화물의 또 다른 형태는 섬유소로 식물성 식품재료이다. 섬유소는 물을 흡수하고 연동 운동을 자극하여 음식이 장을 더 빨리 통과할 수 있도록 만든다. 또한 포만감을 느끼게 하고, 변비를 예방하며, 위가 서서히 비워지도록 돕는다.

(2) 지방

지방(fats)은 에너지와 지용성 비타민을 제공한다. 칼로리를 줄일 필요가 있을 때, 탄수화물을 제거하는 것이 아니라 지방을 감소시키는 것이 중요하다. 탄수화물과 지방의 섭취로 충분한 칼로리를 제공할 수 없다면, 신체는 에너지 필요량을 충족시키기 위해서 단백질을 이용한다. 이 결과 조직을 만들고 재생시키는데 필요한 단백질의 양은 감소된다.

여성들은 체중 증가를 막기 위해 지방 섭취를 제한하기도 한다. 그러나 알파 리놀렌산(alpha-linolenic acid)과 리놀렌산(linolenic acid) 같은 필수지방산은 태아의 신경과 시각 발달을 돕는다. 또한 도코사헥사엔산(docosahexaenoic acid, DHA)은 태아의 시각과 인지발달에 중요한 역할을 한다. 이러한 지방산은 농어와 연어 같은 해산물뿐만 아니라 카놀라유, 콩기름, 호두오일에 있다.

(3) 칼로리

임신 중에는 대략 총 75,000kcal가 추가적으로 필요하다. 이렇게 초과된 칼로리는 태아, 태반과 모체의 조직을 추가적으로 만들고 증가된 기초 대사율 유지를 위해 사용된다. 대부분의 임신부들은 매일 2,200~2,900kcal가 필요한데, 나이, 활동 수준, 임신 전 체질량 지수에 의해 결정된다(ACOG, 2013b; CDC, 2015a).

임신 1기에는 추가적인 칼로리가 필요하지 않지만 임신 2기에는 340kcal, 임신 3기에는 452kcal가 매일 추가되어야 한다. 칼로리 증가는 상대적으로 다양한 음식을 통해 쉽게 얻을 수 있어서 소량의 음식섭취 증가로도 가능하다(**표 5-4**).

영양 밀도(nutrient density). 식품 100kcal 안에 있는 다양한 영양소의 질과 양을 영양 밀도라 한다. 영양 밀도가 높은 음식들은 질 좋은 영양소를 많이 가지고 있다. 임

표 5-2 15~50세의 여성에 대한 에너지, 탄수화물, 단백질의 일일 섭취 권장량

비임신 성인 여성	임신부	수유부
에너지		
몸의 크기, 나이, 신체적 활동 수준에 따라 매우 다양하다. 예: 여성, 30세, 활동적, 키 1.65m, 체중 50.4kg, 체질량 지수(BMI) 18.5, 필요량 2,267kcal 같은 여성이 체중이 68kg, 체질량 지수(BMI) 24.99 필요량 2,477kcal	임신 1기: 비임신 상태의 필요량과 같다. 임신 2기: 비임신 상태의 필요량보다 340kcal 증가 임신 3기: 비임신 상태의 필요량보다 452kcal 증가	처음 6개월: 비임신 상태의 필요량보다 330kcal 증가 두 번째 6개월: 비임신 상태의 필요량보다 400kcal 증가
탄수화물		
130g	175g	210g
단백질		
46g	71g	71g

Data from Institute of Medicine, Food and Nutrition Board. (2001). Dietary reference intakes for energy, carbohydrates, fiber, protein and amino acids (macronutrients). Washington, DC: National Academy Press.

표 5-3 비타민과 무기질의 섭취 권장량

성인 여성: 비임신	임신부와 수유부	식품원	기능
비타민			
비타민 A			
나이 14~50: 700μg (RDA)*	임신부: 나이 14~18: 750μg 나이 19~50: 770μg 수유부: 나이 14~18: 1,200μg 나이 19~50: 1,300μg	짙은 녹색, 노란색 또는 오렌지색 채소; 우유 또는 강화된 저지방 우유 또는 무지방 우유; 달걀 노른자; 버터와 강화된 마가린	태아 성장과 세포 분화 과도한 섭취는 자연유산 또는 심각한 태아 결손을 일으킨다. Isotretinoin(Accutane), 여드름을 위한 비타민 A 유도체는 태아 결손을 일으키기 때문에 임신기간 동안 복용하지 말아야 한다.
비타민 D			
나이 14~50: 600 IU (15μg) (RDA)	임신부와 수유부: 나이 14~50: 600 IU (15μ g) (RDA)	강화 우유, 마가린, 콩 제품; 버터; 달걀 노른자 태양에 노출된 피부에서 합성된다. 채식주의자와 태양에 노출되지 않는 사람과 강화식품을 먹지 않는 사람은 보충제가 필요하다.	칼슘 대사에 필요하다. 불충분한 양은 신생아 저칼슘혈증과 치아 에나멜의 형성 부전을 일으킬 수 있다. 과도한 섭취는 고칼슘혈증을 일으키고 태아 기형을 유발할 수 있다. 보충제는 주의해서 먹어야 한다.
비타민 E			
나이 14~50: 15mg (RDA)	임신부: 나이 14~50: 15mg 수유부: 나이 14~50: 19mg(RDA)	채소 기름, 통곡물, 견과류, 짙은 녹색 잎 채소	임신부에게 결핍되는 경우는 거의 없지만 결핍되면 산모와 태아의 빈혈을 일으킬 수 있다.
비타민 K			
나이 14~18: 75μg 나이 19~50: 90μg(AI)	임신부와 수유부: 나이 14~18: 75μg 나이 19~50: 90μg(AI)	짙은 녹색 잎 채소	신생아는 일시적으로 결핍 상태가 되며 출생 시 출혈을 예방하기 위해서 한 번 주사한다.
비타민 B6(Pyridoxine)			
나이 14~18: 1.2mg 나이 19~50: 1.3mg(RDA)	임신부: 나이 14~50: 1.9mg 수유부: 나이 14~50: 2mg(RDA)	닭고기, 어류, 돼지고기, 달걀, 견과류, 전체 곡류, 시리얼	임신 중 아미노산의 대사를 증진시킨다.

표 5-3 비타민과 무기질의 섭취 권장량(계속)

성인 여성: 비임신	임신부와 수유부	식품원	기능
비타민 B12			
나이 14~50: 2.4μg (RDA)	임신부: 나이 14~50: 2.6μg 수유부: 나이 14~50: 2.8μg(RDA)	육류, 생선, 달걀, 우유, 강화된 콩과 시리얼 식품	세포분열, 적혈구의 형성과 단백질의 합성을 증가시킨다.
엽산			
나이 14~50: 400μg (RDA)	임신부: 나이 14~50: 600μg 수유부: 나이 14~50: 500μg(RDA)	짙은 녹색 잎 채소, 콩류(콩류, 견과류), 오렌지 주스, 아스파라거스, 시금치, 강화된 시리얼과 파스타	요리하면서 소실될 수도 있다. 모체 적혈구(RBC) 형성과 조직 성장을 증가시킨다. 임신 첫 주간에 결핍되면 자연유산과 태아 신경관결손을 일으킬 수도 있다.
티아민			
나이 14~18: 1mg 나이 19~50: 1.1mg (RDA)	임신부와 수유부: 나이 14~50: 1.4mg(RDA)	돼지고기, 전체 곡류, 콩류, 씨앗류, 견과류	에너지 방출에 필요한 보조효소를 형성하고 신경과 근육의 기능을 돕는다. 칼로리 섭취 증가에 따라 필요량이 증가한다.
리보플라빈			
나이 14~18: 1mg 나이 19~50: 1.1mg (RDA)	임신부: 나이 14~50: 1.4mg 수유부: 나이 14~50: 1.6mg(RDA)	우유, 육류, 생선, 가금류, 달걀, 영양소 강화 곡류 제품 그리고 짙은 녹색 잎 채소	에너지 방출에 필요한 보조효소를 형성하고 신경과 근육의 기능을 돕는다. 칼로리 섭취 증가에 따라 필요량이 증가한다.
Niacin			
나이 14~50: 14mg (RDA)	임신부: 나이 14~50: 18mg 수유부: 나이 14~50: 17mg(RDA)	육류, 생선, 가금류, 콩류, 강화 곡물, 우유	에너지 방출에 필요한 보조효소를 형성하고 신경과 근육의 기능을 돕는다. 칼로리 섭취 증가에 따라 필요량이 증가한다.
비타민 C			
나이 14~18: 65mg 나이 19~50: 75mg (RDA)	임신부: 나이 14~18: 80mg 나이 19~50: 85mg 수유부: 나이 14~18: 115mg 나이 19~50: 120mg(RDA)	감귤류, 고추, 딸기, 칸탈루프 (멜론의 일종), 녹색 잎 채소, 토마토, 감자	열과 산화에 의해 파괴된다. 태아조직을 형성, 콜라겐 형성, 결합 조직 형성, 상처 치유, 면역 반응 그리고 대사작용
무기질			
철분			
나이 14~18: 15mg 나이 19~50: 18mg(RDA)	임신부: 나이 14~50: 27mg 수유부: 나이 14~18: 10mg 나이 19~50: 9mg(RDA)	육류, 짙은 녹색 잎 채소, 강화 곡물 빵과 시리얼, 말린 과일, 두부, 콩류, 견과류	모체의 혈액량을 팽창, 태아의 적혈구를 형성, 출생 후에 사용하기 위해 태아의 간에 저장
칼슘			
나이 14~18: 1300mg 나이 19~50: 1000mg(AI)	임신부와 수유부: 나이 14~18: 1,300mg 나이 19~50: 1,000mg(AI)	유제품, 연어, 뼈째 먹는 정어리, 콩류, 강화된 주스, 두부, 브로콜리	태아의 뼈와 치아의 무기질 침착
인			
나이 14~18: 1250mg 나이 19~50: 70mg(RDA)	임신부와 수유부: 나이 14~18: 1,250mg 나이 19~50: 700mg	유제품, 육류 살코기, 생선, 가금류, 시리얼; 가공 식품, 스낵, 탄산음료	태아의 뼈와 치아의 무기질 침착; 과도한 섭취는 장에서 칼슘의 결합을 일으켜서 칼슘 흡수를 방해한다.

표 5-3 비타민과 무기질의 섭취 권장량(계속)

성인 여성: 비임신	임신부와 수유부	식품원	기능
아연			
나이 14~18: 9mg 나이 19~50: 8mg (RDA)	임신부: 나이 14~18: 12mg 나이 19~50: 11mg 수유부: 나이 14~18: 13mg 나이 19~50: 12mg(RDA)	육류, 가금류, 해산물, 달걀, 견과류, 씨앗류, 콩류, 맥아, 전체 곡류, 요거트	태아와 모체의 조직 성장, 세포 분화와 재생, DNA와 RNA 합성, 신진대사, 산-염기 균형
마그네슘			
나이 14~18: 360mg 나이 19~30: 310mg 나이 31~50: 320mg (RDA)	임신부: 나이 14~18: 400mg 나이 19~30: 350mg 나이 31~50: 360mg 수유부: 나이 14~18: 360mg 나이 19~30: 310mg 나이 31~50: 320mg(RDA)	전체 곡류, 견과류, 콩류, 짙은 녹색 잎 채소, 많은 음식들에 소량	세포 성장과 신경과 근육에 관한 기능; 단백질과 에너지 대사에 관한 효소를 활성화
요오드			
나이 14~50: 150μg (RDA)	임신부: 나이 14~50: 220μg 수유부: 나이 14~50: 290μg(RDA)	해산물, 요오드가 첨가된 소금	갑상샘 기능에 중요함 결핍되면 유산, 사산, 선천적 갑상샘기능부전, 신경병학적 상태를 유발한다.

DNA, Deoxyribonucleic acid; RNA, ribonucleic acid.
*영양 섭취 기준(Dietary reference intakes)은 1일 섭취 권장량(Recommended daily allowance,RDA) 또는 충분 섭취량(Adequate intake, AI). Data from Institute of Medicine(IOM), Food and Nutrition Board(FNB) (1998)Dietary reference intakes for thiamin, riboflavin, niacin, vitamin B6, folate, vitamin B12, pantothenic acid, biotin, and choline. Washington, DC: National Academies Press; IOM, FNB(1997). Dietary reference intakes for calcium, phosphorus, magnesium, vitamin D, and fluoride. Washington, DC: National Academies Press; IOM, FNB(2000). Dietary reference intakes for vitamin C, vitamin E, selenium, and carotenoids. Washington, DC: National Academies Press; IOM, FNB(2002). Dietary reference intakes for vitamin A, vitamin K, arsenic, boron, chromium, copper, iodine, iron, manganese, molybdenum, nickel, silicon, vanadium,and zinc. Washington, DC: National Academies Press; IOM(Institute of Medicine). 2011. Dietary Reference Intakes for Calcium and Vitamin D.Washington, DC: The National Academies Press.

신 기간 동안 대부분의 영양소 필요량은 증가하는데, 칼로리를 신중하게 선택하지 않으면 영양소가 충족되지 못할 수도 있다. 칼로리는 높지만 다른 영양소가 적을 경우 제로칼로리(empty calories)라고 한다. 스낵들은 과도한 칼로리를 함유하고 있으나 영양 밀도가 낮고 지방과 나트륨이 높다. 임신 동안 필요한 영양소를 제공하기 위해 음식 섭취가 증가되는데, 증가된 칼로리는 '소모'되어야 한다.

여성들은 칼로리 섭취를 감소시키기 위해 설탕 대체물을 자주 사용하는데 사카린(Sweet' N Low), sucralose(Splenda), 아스파탐(Equal or NutraSweet) 등이 사용된다(Cox & Carney, 2017). 페닐케톤뇨증(phenylketonuria)을 가진 임신부가 아스파탐을 이용하면 아스파탐을 대사시키는 효소가 부족하기 때문에 태아에게 뇌 손상이 발생할 수 있다(Pope, Koren, & Bozzo, 2014).

3) 단백질

단백질(protein)은 대사 작용, 조직 합성, 조직 복원에 필수적이다. 여성에게 단백질 1일 섭취 권장량은 46g이며, 나이와 체중에 기초한다. 임신 후반기 동안에는 혈액량이 많아지고 모체와 태아 조직의 성장을 위해 하루 71g의 단백질 섭취를 권장한다(Grodner et al., 2016). 이것은 단백질 1일 권장량에 25g이 추가된 것이다.

칼로리의 섭취가 낮은 식사에는 단백질도 적을 수 있다. 칼로리가 낮아서 단백질이 에너지를 제공하는 데 사용된다면 태아 성장에 지장이 있을 수 있다.

간호사는 임신부에게 저단백질 식사의 위험성을 교육해야 한다. 임신부가 단백질 섭취를 증가시킬 필요가 있을 때

표 5-4 임신 필요량을 충족시키기 위해서 추가로 필요한 식품

에너지	임신 2기에는 당근 1개, 통 밀가루 빵 1조각, 땅콩 버터 1T, 바나나 ½, 그리고 저지방 우유 1c, 임신 3기에는 체다 치즈 30g이 추가된다.
단백질	고기나 가금류 100g/우유 3c/체다 치즈 100g/코티지 치즈 1c/땅콩 110g/핀토 콩이나 강낭콩 1c
철분	건포도 ½c/쇠고기의 목살 1c, 핀토 1c, 그리고 달걀 3개
티아민	돼지고기 45g/땅콩 70g/현미 1c/오렌지 주스 1.5c
리보플라빈	저지방 우유 ¾c/저지방 치즈 ¾c/브로콜리 1.5c/요리한 시금치 ¾c/달걀 1 ¼/닭다리 2개/쇠고기 살코기 100g
니아신	땅콩 버터 2T/갈은 돼지고기 90g/돼지고기 토막 45g/연어 45g
비타민C	오렌지 주스 2T/복숭아 1.5/바나나 1/배 1/수박 1c/토마토 주스 ¼c

c, Cup; kcal, calories; T, tablespoon.
* 19~50세 사이의 임신한 여성의 추가 필요량을 충족시킬 수 있는 식품의 예
출처: U.S. Department of Agriculture, Agricultural Research Service(2016).

는 단백질 파우더나 음료수보다 단백질이 풍부한 음식을 먹도록 해야 한다.

4) 비타민

(1) 지용성 비타민

지용성 비타민(A, D, E, K)은 간에 저장된다. 결핍 상태가 흔하지는 않지만, 지용성 비타민의 과도한 섭취는 독성이 있다. 예를 들어, 비타민 A가 너무 많으면 태아에게 결함이 생길 수 있다. 간호사는 임신부에게 비타민 섭취량에 관해 질문하고, 과도한 비타민의 위험성에 관하여 상담해야 한다(**표 5-3**).

(2) 수용성 비타민

수용성 비타민[B_6, B_{12}, C, 엽산, 티아민(thiamin), 리보플라빈(riboflavin), 니아신(niacin)]은 지용성 비타민처럼 쉽게 체내에 저장되지 않으므로, 매일 식사에 포함되어야 한다. 초과된 양은 소변으로 배출되기 때문에 초과 섭취로 인한 중독 가능성은 낮다. 그러나 대량 투여로 중독될 수 있다.

수용성 비타민은 요리하는 동안 물에 쉽게 용해된다. 따라서 음식을 찌거나, 전자레인지로 요리하거나 소량의 물에서만 조리해야 한다. 남아 있는 물은 수프와 같은 다른 음식에 사용될 수 있다.

(3) 엽산

엽산(folic acid)은 folate라고 불리기도 하는데, 신생아의 이분척추증(spina bifida)과 무뇌증(anencephaly) 같은 신경관결손(neural tube defects)의 발생을 감소시킬 수 있다. 또한 엽산은 구순열(입술갈림증, cleft lip), 구개열(입천장갈림증, cleft palate) 및 심장병(heart defects)을 예방한다(CDC, 2015b). 많은 여성들이 임신한 것을 알기 전에 신경관이 닫히기 때문에 특히 임신 전과 임신 1기에 엽산을 적절하게 섭취하는 것이 중요하다. 임신의 절반 정도가 계획되지 않은 임신이기 때문에, 가임기에 있는 모든 여성들은 적어도 매일 400μg(0.4mg)의 엽산을 먹어야 한다. 임신했다면 매일 600μg(0.6mg)의 엽산을 섭취하도록 권장한다.

CDC는 미국의 가임 여성에게 매일 400μg(0.4mg)의 엽산 섭취를 권장하지만, Preventive Services Task Force(USPSTF)는 매일 400~800μg(0.4~0.8mg)을 섭취하도록 권장한다. 적어도 임신 한 달 전과 임신 2~3개월까지는 이 용량을 섭취해야 한다. USPSTF에서는 나머지 임신 기간 동안에도 매일 600μg(0.6mg)의 엽산 섭취를 권장하고 있다(USPSTF, 2017). 전에 신경관결손이 있는 아기를 임신했던 여성에게는 임신 전 매일 4,000μg(4mg)을 권장한다(CDC, 2015b).

여성들은 임신 전 식사에서 엽산의 중요성을 알지 못하는 경우가 많다. 이 문제를 대중적으로 알리기 위한 국가 차원의 캠페인에도 불구하고 여성들이 권장량에 대해서 잘 알지 못한다. 엽산 결핍은 임신 중 비타민 결핍보다 더 흔하다(Hark & Catalano, 2012). 출산 연령의 1/3이 18~24세에 속하는데, 이 나이의 여성은 엽산을 포함한 보충제의 섭취가 낮고 나이 많은 여성보다 엽산의 필

요성에 대한 지식도 낮다(CDC, 2008b). 가임기 여성들에게 엽산 사용을 증가시키기 위한 교육이 더 필요하다. 다행히 엽산을 강화한 식품들이 생기기 시작하면서 엽산 결핍증은 감소되었다(CDC, 2015b).

미국과 캐나다에서는 엽산의 충분한 섭취를 위해 빵과 시리얼 등에 엽산이 강화된 곡물 가루를 사용한다.

이해하기

4. 임신 중 매일 얼마나 많은 칼로리를 추가로 섭취해야 하는가?
5. 임신 중 얼마나 많은 단백질이 권장되는가?
6. 지용성 비타민과 수용성 비타민에는 어떤 것들이 있는가? 몸에 저장되는 방법에 있어서 무슨 차이가 있는가?
7. 가임기의 여성들은 왜 하루에 400μg의 엽산을 먹어야만 하는가?

이해하기 정답

4. 임신 1기 동안 추가적인 칼로리는 필요하지 않지만 임신 2기와 3기의 추가 권장 칼로리는 340kcal와 452kcal이다.
5. 임신 전 요구량보다 25g이 증가한 하루 약 71g의 단백질이 임신 동안 권장된다.
6. 지용성 비타민(비타민 A, D, E, K)은 지방에 저장되고 수용성 비타민(비타민 B_6, B_{12}, 엽산, 티아민, 리보플라빈, 니아신, C)보다 오랫동안 이용 가능하여 날마다 보충할 필요가 없다. 지용성 비타민의 과도한 섭취는 독성을 유발할 가능성이 높다.
7. 가임기의 모든 여성들은 엽산 결핍으로 인한 신경관결손을 가진 영아의 출산을 예방하기 위해 400μg(0.4mg)의 엽산을 매일 복용해야 한다. 임신이 되면 600μg(0.6mg)의 엽산을 매일 복용해야 한다.

5) 무기질

대부분의 무기질(minerals)은 정상적인 식사를 통해서 충분한 양이 공급되지만, 철분과 칼슘의 섭취는 적정량을 채우지 못하는 경우가 많다(Lumish et al., 2014).

(1) 철분

철분(iron)은 대사작용에 필요한 여러 효소를 형성하도록 돕고 헤모글로빈(Hgb)의 형성에도 중요하다. 임신 중인 여성은 매일 27mg의 철분이 필요하고 이것은 임신 동안 매일 배설되는 200mg, 태아에게 필요한 300mg과 모체의 증가된 적혈구 생산을 위한 500mg을 포함한 것이다(Monga, 2009). 모체의 적혈구는 임신 동안 20~30% 증가한다(Blackburn, 2013). 태아의 철분 저장량은 임신 마지막 수주 동안 2배가 되는데, 이것은 출생 후 처음 4~6개월 동안 철분 섭취가 낮기 때문이다. 임신부에게 빈혈이 있어도 태아에게는 철분이 전달된다. 하지만 이 경우 신생아에게 저장된 철분의 양이 적어지고, 생후 1년 동안 빈혈의 위험이 높아진다(Blackburn, 2013; Cantor, Bougatsos, Dana, Blazina, & McDonagh, 2015).

철분은 식사에 의해서 필요량이 완전히 공급될 수 없는 유일한 영양소일 것이다. 철분은 여러 음식 안에 포함되어 있지만 소량이다(**표 5-5**). 여성의 평균 1일 식사량에는 1,000kcal당 약 6mg의 철분이 포함된다. 어떤 임신부는 칼로리를 줄이기 위해 육류와 곡물의 섭취를 제한한다. 월경출혈도 철분 소실을 일으킨다. 그러므로 임신 초

표 5-5 철분 용량이 많은 식품

식품과 양	공급되는 철분의 평균량(mg)
육류와 가금류(1.4kg/인분)	
돼지고기	2
닭고기	1
칠면조	2
콩과식물	
강낭콩(1c)	5.2
렌틸콩(1c)	6.6
병아리콩(garbanzo beans) (1c)	4.7
리마 콩(1c)	4.5
완두콩(1c)	2.4
땅콩(1.8kg)	2.6
해바라기씨(¼c)	1.2
곡물	
쌀(백미)(1c)	2.7
빵, 밀(조각)	0.9
베이글	4.3
강화된 시리얼	7~18
과일	
건포도(1c)	2.7
말린 살구	0.9
자두 주스(1c)	3
채소(1c)	
브로콜리	1
양배추	2.2
토마토	3.4
기타	
단단한 두부 ¼조각	1.3

* 임신 동안 철분의 1일 섭취 권장량은 27mg이다. 비록 많은 산모들이 매일 섭취하는 식사에서 철분이 포함된 식품을 충분하게 먹지 못하기 때문에 철분 보충제를 섭취하지만, 식품 안에 있는 철분이 더 잘 흡수된다. 그러므로, 간호사는 음식의 철분을 증가시킬 수 있는 방법을 제시해야 한다.

기에 철분 저장량이 낮은 여성이 흔하다(Cunningham et al., 2014).

철분의 약 25%는 동물성 재료에서 흡수되며 헴성 철분(heme iron)이라고 한다. 식물과 강화식품(fortified foods)에서 얻어지는 비헴성 철분(nonheme iron)은 철분의 약 5%이다(Grodner et al., 2016). 철분의 흡수는 다른 물질의 섭취에 의해 영향을 받는다. 우유에 있는 칼슘과 인, 차와 붉은 포도주에 있는 탄닌은 철분의 흡수를 감소시킨다. 커피는 철분과 결합하여 철분이 완전하게 흡수되는 것을 방해한다. 제산제, 곡물과 채소류에서 나오는 퓌틴산(phytates acid), 시금치에서 나오는 수산(oxalic acid), 그리고 에틸렌디아민사아세트산(ethylenediaminetetraacetic acid, EDTA) 또한 철분의 흡수를 감소시킨다. 철판에서 요리한 음식들은 철분을 더 많이 함유하고 있다. 아스코르빈산과 비헴성 철분을 함유한 식품들, 육류, 어류 또는 가금류는 철분의 흡수를 증가시킨다(Grodner et al., 2016).

식사에서 충분한 철분을 얻는 것이 어렵기 때문에 의료 서비스 제공자들은 하루에 30mg의 철분 보충제를 처방하기도 한다. 빈혈이 있거나, 태아가 한 명 이상이거나, 철분 보충을 늦게 시작한 경우에는 매일 60~100mg가 더 필요할 수도 있다. 철분의 보충은 대개 철분 필요량이 증가하고 입덧(morning sickness)이 끝나는 임신 2기에 시작된다. 철분을 많이 섭취하는 여성은 철분이 아연의 흡수와 이용을 방해하기 때문에 아연 보충제도 필요하다(Cantor et al., 2015).

식사 사이에 섭취하는 철분이 더 완전하게 흡수된다. 그러나 많은 여성들은 음식으로 철분을 섭취하는 것이 어렵다는 것을 발견한다. 취침 시간에 철분을 섭취하는 것이 더 쉬울 수도 있다. 물이나 오렌지 주스와 같은 비타민 C와 함께 섭취할 수 있다. 과량 복용 시 오심, 구토, 속쓰림, 변비, 설사와 검은 변을 포함하는 부작용이 발생한다.

철분과 다른 모든 약물들이 아이들의 손에 닿지 않도록 주의해야 한다. 철분의 과다 복용은 유년기 중독의 가장 흔한 원인이 된다.

(2) 칼슘

칼슘(calcium)은 뼈의 형성, 세포막의 투과력 유지, 혈액 응고, 신경근육 기능에 필요하다. 특히 칼슘은 임신 마지막 시기에 태아에게 전달되며, 태아의 뼈와 치아의 무기질(mineralization)을 위해 사용된다. 칼슘의 흡수와 보유는 임신 동안 증가하며 태아가 가장 많이 칼슘을 필요로 하는 임신 3기에 사용되기 위해 저장된다.

칼슘이 모체의 뼈에서 제거되더라도, 모체 뼈의 무기질 침착은 영향을 받지 않는다. 임신 중 치아에서 칼슘이 빠져나온다는 것은 잘못 알려진 것으로 치아에 있는 칼슘은 임신의 영향을 받지 않는다.

유제품은 가장 좋은 칼슘 재료이다. 저지방과 무지방 우유의 칼슘 함유량은 일반 우유와 같지만, 칼로리를 감소시킨 것이다. 유제품을 먹을 때 락타아제(유당분해효소)의 결핍으로 위장관의 문제가 생기는 유당불내증(lactose intolerance)을 가진 임부들은 칼슘을 섭취하기 위한 다른 방법이 필요하다(글상자 5-1).

칼슘은 땅콩, 말린 과일, 브로콜리 그리고 짙은 녹색 채소에도 있다. 시금치와 근대는 칼슘을 포함하고 있지만, 칼슘의 유효성을 감소시키는 수산염을 함유하고 있어서 칼슘이 빈약한 식품이다. 카페인은 칼슘의 배설을 증가시킨다. 다량의 섬유소는 칼슘의 흡수를 방해한다. 18세 이하의 여성은 골밀도가 불안전하기 때문에 더 많은 칼슘이 필요하다. 임신기와 수유기 동안의 칼슘 섭취 권장량은 임신하지 않은 여성의 권장량과 같다.

유당불내증 때문에 유제품을 먹지 않거나 다른 이유로 동물성 제품을 피하는 임신부들은 음식으로 필요량을 충

글상자 5-1 우유 1컵과 동일한 칼슘 섭취 식품의 양

- 3/4 cup(c) 요거트
- 0.7kg 하드 치즈
- 1.5c 저지방 코티지 치즈
- 1c 칼슘이 강화된 오렌지 주스
- 1¾c 아이스크림
- 3c 셔벗
- 3½c 핀토 콩
- 1/2 조각 두부
- 4½c 브로콜리
- 1c 요리한 양배추(냉동)
- 180mg 뼈를 포함한 연어 통조림
- 90mg 뼈를 포함한 정어리 통조림

* 이 목록은 채식주의자나 유당불내증 산모를 상담하기 위해 사용된다. 유당불내증 산모들은 소량의 요거트와 치즈를 이용할 수 있다. 기록된 일부 식품들의 양은 1일 섭취 권장량보다 많지만, 비교에 도움이 될 수 있다.

출처: U.S. Department of Agriculture, Agricultural Research Service(2016). USDA National Nutrient Database for Standard Reference, Release 24. Nutrient Data Laboratory Home Page, http://www.ars.usda.gov/ba/bhnrc/ndl.

글상자 5-2 고나트륨 식품

- table salt, garlic salt, monosodium glutamate, bicarbonate of soda(베이킹 소다)와 같이 salt, soda, 또는 sodium이라는 단어가 포함된 생산품이다.
- 짠맛이 나고 소금에 절인 양배추가 포함된 식품과 팝콘, 감자칩, 프레첼, 크래커와 같은 스낵 식품
- 양념과 케찹, 칠리 소스, 서양 고추냉이(horseradish), 겨자, 간장, 부용, 피클, 녹색과 검은색 올리브와 같은 양념들과 향신료
- 훈제, 건조하거나 햄, 베이컨, 콘 비프와 같은 과정을 거친 식품들
- 내용물에 나트륨이 적다는 표시가 없는 수프, 육류와 채소 통조림
- 토마토 통조림과 야채 주스
- 소스, 그레이비, 케이크 그리고 구운 식품들

족시킬 수 없다면, 보충제를 복용해야 한다. 비타민 D는 칼슘의 흡수를 증가시키므로 함께 섭취하는 것이 좋으며 철분 보충제와는 분리하여 식사와 함께 먹을 때 흡수가 더 잘 된다.

(3) 나트륨

임신 동안 증가한 혈액량과 태아의 필요량을 제공하기 위해 나트륨(sodium)의 필요량이 증가된다. 임신기간 동안 나트륨이 제한되지는 않지만, 과도한 양은 피해야 한다. 임신부들은 적절한 나트륨이나 소금을 사용한 식품의 섭취는 받아들일 수 있지만, 고나트륨 식품(**글상자 5-2**)은 제한하도록 충고한다.

6) 영양 보충제

(1) 목적

음식은 영양소를 얻는 가장 좋은 방법이다. 건강돌봄제공자는 대개 출생 전 비타민-무기질 보충제를 처방하고, 많은 임신부들은 영양 보충제를 이용한 섭취를 임신의 중요한 부분으로 보고 있다. 적절한 식사를 하는 임신부는 철분과 엽산을 제외한 보충제는 필요하지 않을 수도 있다. 그러나 철분과 엽산은 정상 음식 섭취를 통해서 적절한 양을 얻지 못하는 경우가 많다. 채식주의자나 식사를 통해서 영양소를 섭취하는 데 문제가 있는 임신부는 보충제가 필요할 수 있다. 각 임신부의 개인적인 요구를 사정하고 보충제의 필요 여부를 결정해야 한다.

(2) 단점과 위험

일부 여성들은 보충제가 식이를 개선시키는 무해한 방법이라고 믿기 때문에, 건강돌봄제공자에게 상담하지 않고 많은 양을 섭취한다. 어떤 보충제는 성분이 용법 표시(label)에 적혀 있는 양만큼 없을 수도 있고 건강 요구가 충족되지 않을 수도 있다. 또는 보충제의 사용으로 권장량보다 더 많은 양을 섭취할 수도 있다. 그러나 일부 비타민과 무기질은 용량을 초과할 경우 태아에게 독성이 있을 수 있다. 비타민 A는 과량 섭취할 경우 태아의 뼈(골절), 요로계와 중추신경계의 기형을 유발한다. 여드름 치료를 위해 isotretinoin(Accutane)을 사용하고 있는 임신부는 비타민 A의 섭취량이 증가한다. 일부 비타민이나 무기질의 고용량은 다른 것의 이용률을 방해할 수도 있다. 임신부가 이것을 이해한다면 권장량을 초과하지 않을 수 있다.

어떤 임신부들은 비타민-무기질 보충제에 의해서 영양소 필요량이 충족될 수 있다고 믿고 음식 섭취에 대한 관심을 덜 가진다. 일반적으로 보충제는 단백질이나 칼로리를 포함하고 있지 않아 필수 영양소가 부족할 수 있다. 간호사들은 보충제가 음식의 대체물이 아니며 임신 동안 필요한 모든 영양소를 포함하고 있지 않다는 것을 임신부에게 강조해야 한다.

7) 수분

수분은 임신 중 증대된 혈액과 모체와 태아의 조직을 구성하는 성분으로 매우 중요하다. 임신부는 거의 매일 8~10컵(1,920~2,400mL) 정도의 수분을 섭취해야 한다(Cox & Carney, 2017). 탄산음료, 커피, 차, 당분이 높고 과즙의 양은 적은 주스 등의 음료는 제한한다.

8) 식이계획

The U.S. Department of Agriculture(USDA) MyPlate는 성인과 아동의 건강한 식이지침서를 제공하고 있다. 임신부와 수유부를 위한 식이지침은 **표 5-6**에 요약되어 있다. 임신한 여성은 웹사이트 www.choosemyplate.gov에서 임신 중 필요량과 임신부를 위해 구성된 식이 계획을 얻을 수 있다.

(1) 통곡물

빵, 시리얼, 쌀, 파스타는 복합 탄수화물, 섬유소, 비타민과 무기질을 제공한다. 통곡물이 곡물 제품보다 더 많은 영양소를 제공하기 때문에 적어도 하루에 섭취하는 양의 절반 이상은 통곡물인 것이 좋다. 가공하는 과정에서 어떤 영양소는 풍부하게 바뀔 수도 있지만, 모든 영양소가

표 5-6 임신부와 수유부를 위한 식이지침

1인분에 대한 식품과 양	임신부의 권장 섭취량*	수유부의 권장 섭취량†
곡류(0.5kg = 빵 1조각, 쌀 또는 파스타 0.2kg)	250g	270g
채소류	100g	3c
과일류	2c	2c
유제품[우유 또는 요거트 1c, hard 치즈 0.7kg(45g), 코티지 치즈 2c]	3c	3c
단백질군(육류/가금류/생선 0.5kg, 달걀 1개, 요리한 콩 ¼c, 두부 ¼c, 땅콩버터 1T)	20g	180g

c, Cup; T, tablespoon
† 모유수유를 배제한 양. 또한 조제 분유를 사용한다면 곡류 0.4kg 이하, 채소류 ½c 이하, 그리고 육류와 콩은 0.2kg 이하가 권장된다.
Data from www.choosemyplate.gov. And U.S. Department of Human Services, Office of Women's Health(2011).

풍부하게 재저장되는 것은 아니다. MyPlate의 성인 여성 1일 권장량은 180g이다. 매일 임신부는 200g, 수유부는 270g을 먹어야 한다.

(2) 채소와 과일

채소와 과일은 비타민, 무기질, 섬유소가 풍부한 중요한 재료이다. 채소의 1일 섭취 권장량은 비임신 성인 여성은 2.5컵, 임신부는 3~3.5컵, 수유부는 3컵이다. 성인 여성은 하루에 과일 2컵은 먹어야 한다. 채소와 과일은 광범위하게 가장 좋은 영양소를 제공한다. 특히 짙은 녹색이나 황색, 또는 짙은 노란색 채소는 영양분이 많다.

(3) 유제품

유제품에는 우유, 요거트, 치즈와 같은 식품이 포함된다. 전유(지방 4%), 저지방(지방 2%), 또는 무지방(skim)인지에 따라 칼로리와 지방 함유량의 차이가 있다. 특히 유제품은 칼슘이 풍부하여 성인 여성, 임신기와 수유기의 여성들은 모두 하루 3컵의 유제품 섭취가 필요하다.

(4) 단백질군

단백질을 제공하는 식품은 육류, 가금류, 어류, 달걀, 콩과식물(콩류, 완두콩, 렌틸콩 등), 견과류, 두부와 같은 콩 제품 등이 있다. 성인 여성들은 매일 150g 이상의 단백질을 섭취해야 한다. 임신부는 180g 이상이 필요하고, 수유부는 180g의 단백질 식품을 섭취해야 한다.

(5) 다른 요소들

농축된 당, 지방, 기름의 섭취량은 많지 않아야 한다. 이것들은 에너지를 위한 칼로리는 제공하지만 다른 영양소들이 거의 없다. 성인 여성에 대한 지방의 적정 섭취량(adequate allowance)은 불포화지방 일일 5~6스푼이다. 임신부는 6~8스푼이 필요하고 수유부는 매일 6스푼이 필요하다. 포화지방과 트랜스지방산(trans fatty acids)을 함유하고 있는 음식은 피해야 한다.

9) 주의해야 할 음식

어류는 훌륭한 영양소의 공급원임에도 불구하고, 예방 조치를 해야만 한다. 크기가 큰 어류는 수은 수준이 높을 수 있으며 이는 태아의 중추신경계에 해를 입힐 수 있다. 임신기와 수유기의 여성은 이런 어류를 피해야 한다. 크기가 작은 어류는 적은 양의 수은을 가지고 있어서 일주일에 한 번 정도 먹을 수 있다(U.S. Food and Drug Administration [FDA], 2011). 또한 생선회는 기생충이나 박테리아가 있을 수 있으므로 피한다.

! 주의사항

임신기와 수유기 동안의 식품 안전

- 상어, 황새치, 왕고등어, 옥돔을 먹지 않는다.
- 작은 새우, 연어, 대구, 메기, 참치통조림(그러나 white albacore tuna는 180g 만)을 매주 360g까지 먹는다.
- 익지 않거나 덜 익은 생선, 고기, 가금류, 달걀을 먹지 않는다.
- 뜨겁게 김이 날 때까지 재가열하지 않는다면 찬 고기와 핫도그를 피한다.
- 저온 살균 우유로 만들지 않는다면 부드러운 치즈를 피한다.
- 냉장 패티, 고기 스프레드, 그을린 해산물을 먹지 않는다.
- 저온 살균하지 않은 생우유나 우유 제품을 먹지 않는다.

이해하기

8. 임신부가 식사로 권장량을 채우기 힘든 무기질은 무엇인가?
9. 비타민-무기질 보충제를 초과로 사용하는 것이 왜 불필요하고 위험한가?
10. 임신 중 얼마나 많은 양의 수분을 매일 섭취해야 하는가?
11. 임신 중 각 식품군은 얼마나 많이 섭취하도록 권장되는가?

이해하기 정답

8. 임신한 여성의 식이에서 철, 칼슘, 엽산은 권장량보다 부족한 경우가 많다.
9. 비타민과 무기질의 과도한 섭취는 독성을 유발할 수 있고 다른 비타민과 무기질의 흡수를 방해할 수 있다.
10. 임신 중 여성은 하루 8~10컵의 액체(주로 물)를 마셔야 한다.
11. 임신 중 여성은 통곡물 200~300g, 3~3 1/2컵의 야채, 2컵의 과일, 3컵 이상 또는 그에 동일한 양의 유제품, 단백질 180~200g을 섭취해야 한다.

3. 영양에 영향을 주는 요인

나이, 영양소에 관한 지식, 운동과 문화적 배경이 여성들의 음식 선택과 영양 상태에 영향을 준다. 간호사는 식이요법에 관하여 상담할 때 이런 요인들을 고려해야 한다.

1) 나이

나이는 중요한 고려사항이다. 완전히 성숙하지 않은 청소년들은 성장을 위한 영양적 지원이 필요하다. 건강 상태가 좋은 고령의 임신부도 젊은 임신부와 같은 영양적 요구량을 가진다. 그들은 영양에 관한 지식을 더 많이 가지고 있거나 젊은 여성들과 같은 교육이 필요할 수도 있다. 나이든 여성들은 젊은 여성들보다 재정적으로 더 안정적일 가능성이 많다.

2) 영양 지식

임신이 확인되면, 전에는 식사에 관심을 가지지 않았던 여성들조차 그들이 먹는 음식이 태아에게 어떤 영향을 주는지 궁금해한다. 임신부들은 임신 중에 '좋은 것을 먹어야'한다는 것은 알지만, 그것이 무슨 의미인지는 잘 알지 못한다. 어떤 임신부들은 영양에 대한 근본적인 이해가 부족하고 좋은 영양에 관련된 기회를 방해하는 사회 통념에 기초하여 잘못된 식품 섭취 지식을 가지고 있다. 그들은 영양에 관한 정보를 책, 잡지의 기사, 텔레비전과 인터넷에서 찾을 수도 있다. 간호사에게 영양 교육을 받음으로써 영양에 대한 지식을 얻도록 도와야 한다.

3) 운동

임신 중에는 적절한 운동을 권장한다. 열심히 운동하거나 운동선수인 임신부는 부가적인 영양소의 필요량을 충족시키기 위해서 식사를 변화시킬 필요가 있으며 운동 전과 운동 후에 과일, 요거트, 파스타를 제공하는 것으로 충분할 수도 있다. 수분은 운동 중뿐만 아니라 운동 후에도 추가로 섭취해야 한다.

4) 문화

문화에 따라 임신과 출산 동안 특별한 의미를 가진 어떤 음식을 선호하거나 금기시하므로 간호사는 다양한 문화적 습관에 관해 알 필요가 있다. 간호사는 임신부의 식단에서 문화적 영향에 관한 진단을 내리기 전에 각 임신부를 개별적으로 사정해야 한다. 모든 임신부들이 자기 문화에서 중시하는 전형적인 식습관을 따르는 것은 아니지만 어떤 임신부들은 임신 동안 그들이 태아에게 해를 주지 않는다고 '확신하는' 전통문화적 식습관으로 되돌아갈 수도 있다. 예를 들면 한국 산모는 몸을 맑게 하고 모유 생산을 증가시키기 위해서 뜨거운 소고기 미역국을 먹는다(Callister, 2013).

따라서 간호사는 영양 교육을 하는 동안 임신부의 문화적 전통을 반영하여 교육한다.

이해하기

12. 간호사가 임신 중 문화가 영양에 미치는 영향을 사정할 때, 무슨 요인들을 고려해야 하는가?
13. 저소득 여성을 간호할 때 간호사는 어떤 영양 문제에 대해서 사정해야 하는가?

이해하기 정답

12. 간호사는 여성의 문화에서 먹는 전통 음식, 여성이 전통적 식이를 따르는 정도, 여성이 자신의 식이에 비전통적 음식을 포함하는 정도를 고려해야 한다.
13. 간호사는 음식 구매를 위한 여성의 재정적 자원, 재정적 도움에 대한 요구, 영양에 대한 교육을 사정해야 한다.

4. 영양적 위험 요인

간호사는 임신 중에 필요한 영양소의 충족을 방해할 수 있는 요인들을 식별해야만 한다.

1) 사회경제적 상태

저소득 여성들은 재정적인 자원과 영양 교육의 부족 때문에 불충분한 식사를 할 수도 있다. 탄수화물 음식이 육류, 유제품, 신선한 과일, 채소보다 저렴하다. 그러므로 고칼로리이지만 비타민과 무기질이 낮은 식이를 한다.

2) 채식주의

식물만 먹거나 거의 대부분 식물 식품을 먹는 사람을 채식주의자(vegetarian)라고 한다. 채식주의자는 다양한 형태가 있다. 채식주의자는 동물성 식품을 모두 기피한다. 따라서 영양소 필요량을 충족시키기에 많은 어려움이 있을 수 있다. 특히 칼슘, 철분, 아연, 리보플라빈, 비타민 D, B_6, B_{12}가 부족할 수 있다(Bond, 2011; Stotland, 2009). 채식주의자는 음식이나 보충제에서 이런 영양소를 얻는 데 신경을 써야 한다. 우유 제품을 식사에 포함하는 lacto-vegetarians, 달걀을 식사에 포함하는 ovo-vegetarians, 우유와 달걀 제품을 식사에 포함하는 ovo-lacto vegetarians은 영양소의 필요량을 충족시키는 것이 비교적 쉽다.

진정한 채식주의는 아니지만, 포화지방과 콜레스테롤의 섭취를 줄이기 위해 붉은 고기를 제외하는 식사가 증가하고 있는 추세이다. 이런 형태의 식이요법을 따르는 여성들은 대개 소량의 닭고기나 어류, 유제품을 먹는다.

비록 지식이 있는 채식주의자가 다양하게 영양을 갖춘 식이를 섭취할 수 있다 하더라도, 임신기 동안 영양불균형 위험도가 높다. 만일 여성이 새로이 채식주의 식습관을 가지거나, 임신 요구량에 관한 정보가 없거나, 또는 자신의 식사에 대하여 부주의하다면 영양소 필요량을 충족시키는 것에 실패할 것이다.

(1) 임신한 채식주의자의 영양적 필요량 충족시키기

에너지. 채식주의자의 식사는 칼로리와 지방이 낮을 수도 있고 일부 여성들은 임신에 필요한 에너지를 충족시키지 못할 수도 있다. 채식은 섬유소가 많아서 먹은 칼로리가 충분하기 전에 포만감을 느낄 수도 있다. 임신부는 스낵이나 고칼로리 식품을 먹어서 칼로리 섭취를 증가시킬 수 있다. 탄수화물과 지방의 섭취가 너무 낮다면, 임신부의 신체는 에너지를 얻기 위해 단백질을 사용하므로, 단백질을 다른 목적으로 이용하는 것이 불가능해진다.

단백질. 대부분의 채식주의자들은 충분한 단백질을 얻을 수 있을지라도 이 영역은 특히 고려할 필요가 있다. 완전 단백질(complete proteins)은 모든 필수 아미노산(다른 재료로부터 합성을 할 수 없는 아미노산)을 포함하고 있다. 동물성 단백질들은 완전 단백질이지만, 콩(soybean)을 제외한 식물성 단백질은 필수 아미노산 중에 한 가지나 그 이상이 부족한 불완전 단백질이다. 그러나 식물성 단백질만으로 이루어진 식사도 임신 중의 필요량을 충족시킬 수 있다(Penny & Miller, 2008). 불완전 식물성 단백질과 아미노산을 보완할 다른 식물성 단백질을 조합하면 모든 필수 아미노산을 섭취할 수 있다. 밀, 쌀, 옥수수 등 곡물과 콩류(병아리콩, 흰강낭콩, 강낭콩, 핀토콩, 완두콩, 땅콩)를 포함한 음식으로 완전 단백질을 섭취한다면 보충 단백질을 따로 먹지 않아도 된다.

모든 아미노산을 제공하기 위해 불완전 단백질에 치즈나 우유 같은 완전 단백질 소량을 결합할 수 있다. 따라서 소량의 동물성 식품을 섭취하는 여성들은 단백질 필요량을 더 쉽게 충족시킨다.

대부분의 채식주의자들은 콩으로 만든 두부를 섭취하는데, 두부는 칼슘과 철분뿐만 아니라 단백질을 공급한다. 고기와 비슷한 조직을 가지고 있지만 식물성 단백질로 만들어진 고기 유사체가 이용된다. 어떤 것은 햄버거, 베이컨, 치킨패티 그리고 다른 일반적인 음식처럼 보이고 맛도 유사하다. 고기 유사체는 채식주의자의 식사에서 부족한 영양소를 보충할 수 있다.

칼슘. 유제품을 섭취하는 채식주의자는 임신기 동안 칼슘 요구량을 충족시킬 수도 있다. 채식주의자는 짙은 녹색 잎 채소와 콩류로부터 칼슘을 얻는다. 그러나 고섬유소 식이는 칼슘의 흡수를 방해할 수도 있다. 칼슘이 강화된 주스, 두유나 두부와 같은 콩 제품으로 요구량을 충족시킬 수도 있다. 칼슘 보충제가 필요할 수도 있다. 임신부가 우유를 마시지 않고 햇빛에 거의 노출되지 않는다면, 비타민 D 보충제가 특히 중요하다. 두유에는 비타민 D가 풍부하다.

철분. 채식주의자의 식사에서는 식물에서 나오는 철분이 불충분하게 흡수된다. 비헴성 철분을 식사에서는 비타민 C가 함유된 식품을 함께 섭취하면 철분의 흡수가 강화된다. 특히 철분 보충제는 채식주의 임신부에게는 필수적이다.

아연. 아연의 가장 좋은 공급원은 고기와 어류이기 때

문에 채식주의자는 무기질이 부족할 수도 있다. 아연이 강화된 시리얼, 견과류, 마른 콩은 아연의 섭취를 증가시킨다. 채식주의자는 아연 필요량을 충족시키기 위해 아연 보충제가 필요할 수도 있다.

비타민 B_{12}. 비타민 B_{12}는 동물 제품에서만 얻어진다. 채식주의자의 식사에는 많은 양의 엽산이 포함되어 있기 때문에, 비타민 B_{12}의 부적절한 섭취로 발생하는 빈혈이 처음에는 뚜렷하게 나타나지 않을 수 있다. 채식주의자는 시리얼과 콩 제품 같은 강화식품을 먹거나 비타민 B_{12} 보충제를 복용해야 한다.

비타민 A. 비타민 A는 일반적으로 채식주의자의 식사에서 풍부하다. 임신한 채식주의자가 복합 비타민–무기질 보충제를 섭취한다면, 비타민 A의 섭취는 초과될 수도 있다. 독성 효과는 식욕 부진, 과민성, 탈모, 건조한 피부와 태아의 손상이다. 보충제는 임부의 식사와 필요량에 따라서 개별화되어야 한다.

3) 유당불내증

유당불내증(lactose intolerance)은 락토오스(유당, lactose)의 흡수에 필요한 소장의 효소인 락타아제(lactase)의 결핍으로 생긴다. 아동기 이후 대부분의 사람들이 어느 정도의 유당불내증이 있는 것은 정상이다. 아프리카계 미국인, 스페인, 아시아인, 태평양 제도인, 미국 원주민과 중동 사람들이 포함된다. 유당불내증을 가진 산모들은 발효된 우유 제품, 오래된 치즈, 버터우유, 요거트 중 어떤 것이라도 적은 양을 먹은 후에 증상이 나타날 수도 있다. 증상에는 오심, 팽만감, 헛배부름, 설사, 장 경련이 포함된다.

임신 중에 유당에 대한 내성이 증가함에도 불구하고, 유제품을 피해야 하는 임신부는 칼슘 권장량을 섭취할 수 없다. 대부분의 임신부는 식사와 함께 소량(1/2컵)의 우유만 허용할 수 있고, 칼슘이 포함된 다른 음식의 섭취를 증가시켜야 한다. 두유, 저유당 우유, 락타아제를 첨가한 우유가 유용하다. 효소는 우유에 첨가된 것이나 알약으로 구매할 수 있다. 칼슘이 포함된 비유제품 섭취를 증가시켜야 한다(**글상자 5–1**). 칼슘 보충제는 유당불내증이 있는 임신부에게 필요할 수도 있다.

4) 오심과 구토

어떤 임신부들은 평균보다 더 오랜 시간 오심을 경험하기도 하지만, 입덧은 대개 임신 1기가 지나면 곧 사라진다. 대부분의 임신부들은 영양을 유지하기 위해 충분히 음식을 먹는다. 하루 세 번 많은 양의 식사를 하는 것보다는 소량의 음식을 자주 먹는다. 단백질과 복합 탄수화물은 소화와 흡수가 잘 이루어지지만, 지방 식품들은 오심을 증가시킨다. 식사와 함께 수분을 섭취하는 대신 식사 사이에 수분을 섭취하는 것이 더 도움이 된다. 취침 전에 단백질 스낵을 먹는 것은 밤 동안 혈당수치가 유지되도록 돕는다. 토스트나 크래커 같은 탄수화물 식품을 아침에 일어나 침대에서 나오기 전에 먹는 것은 오심을 예방하는 데 도움이 된다.

5) 빈혈

빈혈(anemia)은 임신기에 일반적으로 나타난다. 임신 2기에는 혈장이 증가하여 혈액을 희석시키기 때문에 헤모글로빈 수치가 감소한다. 임신 3기 동안에는 헤모글로빈 수치가 보통 임신 전 수치까지 올라간다. 이 시기에는 태아에게 철분이 일차적으로 전달됨에도 불구하고, 위장관에서 철분의 흡수가 증가되기 때문이다.

임신부는 임신초기에 빈혈이 나타날 수도 있고, 임신 기간 동안 빈혈이 발생할 수도 있다. 임신 1기와 임신 3기 동안 헤모글로빈이 11g/dL 미만이거나 적혈구 용적률이 33% 미만, 또는 임신 2기에 헤모글로빈이 10.5g/dL 미만이거나 적혈구 용적률이 32% 미만이라면 빈혈이라고 할 수 있다(Cunningham et al., 2014).

철분의 저장량은 혈청 페리틴(ferritin) 수치로 측정할 수도 있다. 혈청 페리틴 수치가 100mL당 10ng 미만이면 철분 결핍성으로 생긴 빈혈이다(Pagana & Pagana, 2011). 태아의 철분 저장량이 임신 3기 동안 충분하다면, 출생 후 4~6개월 동안 빈혈이 발생하지 않을 것이다. 그러나, 임신부의 철분 섭취가 불충분하면 철분 결핍성 빈혈이 생겨남으로써 태아의 철분으로 전환하는 양이 감소할 수도 있다. 철분 결핍성 빈혈은 임신부의 47% 정도에서 발생한다(Kilpatrick, 2009). 빈혈이 있는 임신부는 철분 보충제가 필요하고 철분이 많은 음식을 선택하도록 도와주어야 한다(**표 5–5**).

6) 비정상적인 임신 전 체중

간호사는 식사 변화에 관하여 교육하는 것과 더불어, 비정상적인 임신 전 체중과 관련된 문제에 민첩하게 대응해야 한다. 정상 체중보다 낮은 체중의 임신부는 음식을 구입하기 힘들만큼 경제적인 문제가 있거나 섭식장애(eating disorder)를 가지고 있을 수도 있다. 비만한 임신부는 고혈압과 같이 간호사의 영양 상담 계획에 영향을 주는 다른 건강 문제를 가지고 있을 수도 있다.

7) 섭식장애

섭식장애에는 왜곡된 신체상과 비만에 대한 잘못된 인식으로, 먹는 것을 거부하는 거식증과 과식 후 구토, 금식 또는 완하제(laxatives)나 이뇨제(diuretics)를 사용하는 폭식증이 포함된다. 이런 상태는 임신과 태아 발달에 위협이 될 수 있으므로 집중적인 관리가 필요하다. 섭식장애는 유산, 저체중아 출산, 조산, 선천성 기형 그리고 산후우울증(postpartum depression)의 원인이 된다(Cardwell, 2013). 거식증을 가진 여성은 자주 무월경증이 나타나고 임신하는 데 어려움이 있다. 폭식증이나 잠복성 거식증을 가진 여성은 임신이 더 쉽게 된다. 간호사는 모든 여성에게 섭식장애에 관하여 질문해야 한다. 그리고 섭식장애의 조짐이 될 수 있는 행동에 대하여 사정해야 한다.

이런 질환을 가진 여성들 중 일부는 태아의 안전을 위해 임신 중에는 정상적으로 섭식을 한다. 또는 임신 중의 정상적인 체중 증가로 비만이 될 것이라는 두려움에 심한 스트레스를 겪을 수 있다. 그들은 임신이나 초기 산욕기 동안 체중이 즉시 감소하지 않으면 예전의 식사 형태로 돌아가기도 한다. 모유수유를 하는 동안 체중이 감소한다고 설명하면서 산모들이 모유수유를 하도록 격려하고 수유기 동안 좋은 식사를 하도록 만든다. 섭식장애를 가진 산모들은 임신 중 증가된 영양소 필요량을 확실히 충족시키고 산욕기의 정상적 체중 감소를 이해하도록 개별적인 상담과 계획이 필요하다. 산전검사를 할 때마다 체중 증가를 사정하는 것이 특히 중요하다(Cardwell, 2013).

8) 음식 갈망과 혐오

임신부들은 임신 중 특정한 음식을 강하게 선호하거나 싫어할 수도 있다. 피클, 아이스크림, 피자, 초콜릿, 케이크, 매운 음식들과 유제품에 대한 갈망이 일반적이다. 음식에 대한 혐오를 일으키는 것에는 커피, 알코올성 음료(alcoholic beverages), 강하게 조미하거나 튀긴 음식들, 그리고 육류가 포함된다. 갈망과 혐오의 원인은 알려져 있지 않지만, 미각과 후각의 변화로 인한 결과일 수 있다. 일반적으로 유해하지는 않고, 술에 대한 혐오는 유익할 수도 있다.

많은 문화에서 임신 중 음식 갈망을 만족시키는 것이 중요하다고 생각한다. 예를 들어, 인도 임신부들은 임신 동안의 갈망은 태아로부터 오기 때문에 이를 만족시켜야 한다고 믿는다(Callister, 2013). 에티오피아 임신부들은 음식에 대한 갈망이 이루어지지 않으면 유산이 된다고 믿는다.

(1) 이식증

어떤 임신부들은 영양이 없는 물질들에 대한 갈망을 가지고 있다. 정상적인 식사라고 생각되지 않는 물질을 먹는 습관을 이식증(pica)이라고 부른다. 얼음, 흙, 쓰레기 또는 세탁세제가 가장 흔한 물질이고 초크, 베이킹 소다, 제산제 정제, 커피찌꺼기, 냉장고 서리, 치약, 탄 성냥이나 재와 같은 물질들도 포함된다(Lumish et al., 2014; Miao, Young, & Golden, 2015).

이식증은 임신한 여성의 약 20%에서 습관적으로 나타난다. 도시, 시골 지역, 미국 동남부에 살고 있으며 가난하게 살고 변변치 못한 영양 상태를 가지고 있거나 어린 시절의 이식 습관이나 이식증 가족력을 가진 아프리카계 임신부들에게 흔하다. 이식증은 사회경제적 그룹이나 지리적 영역에 제한되지 않는다. 임신을 하기 전에 이식증이 발생할 수도 있다. 이식증의 원인은 알려지지 않았다. 이식증은 분만과 아기에게 영향을 주는 물질에 대한 믿음과 관련이 있을 수도 있다. 어떤 임신부들은 이식증이 오심과 구토를 완화시킨다고 믿는다(Rabel, Leitman, & Miller, 2015). 철분 결핍증은 이식증과 관련이 있고, 추가로 철분 보충제가 필요하다면 임신부는 이를 확인하기 위해 검사를 받아야 한다(Lumish et al., 2014; Miao et al., 2015).

먹은 물질들이 기생충, 다른 생물들, 납과 같은 독소에 오염된 것일 수도 있다. 더러운 진흙과 쓰레기는 변비나 장 차단을 발생시킬 수도 있다. 많은 양의 얼음을 먹는 것은 치아에 문제를 일으킬 수도 있다. 이식증과 관련된 또 다른 문제점은 필수적인 영양소의 섭취를 감소시킨다는 것이다. 어떤 임신부들은 이식증의 갈망을 무시할 수 없어서 두려워하지만 보호자가 이식증을 비난하더라도 그들의 식습관을 유지하려 한다.

9) 다산과 다태임신

임신 횟수와 임신 간격 그리고 다태임신(multifetal pregnancy)은 영양적 요구사항에 영향을 준다. 경산부는 임신 초기에 영양 결핍의 가능성이 있다. 게다가 가족들의 영양을 충족시키기에 바빠서 자신의 영양적 필요량에 신경을 쓸 수 없을 수도 있다.

임신 간격은 18~23개월 이상이 되어야만 임신부와 태아가 더 건강하다. 임신 간격이 6개월보다 짧다면 산모의 이환율(morbidity)과 사망률(mortality)뿐만 아니라 조산과 저체중아 출산의 위험이 증가한다(Cunningham et al., 2014; Luke, 2015).

이전의 임신 중 어떤 영양소의 결핍이 발생하여 치료를 받던 여성은 임신 간격이 짧지 않아야 한다. 여성의 영양소 저장량이 부적절하다면, 여성은 매일 식사와 보충제로 영양 필요량을 충족시켜야 한다. 출산 후에 새로운 임신으로 생긴 입덧은 임신부가 적절한 식사를 할 수 있는 능력을 방해할 수도 있다.

다태임신인 임신부는 자신과 태아의 영양 필요량을 충족시키기 위해 영양소를 충분하게 섭취해야만 한다. 임신 전에 정상 체중이었던 여성은 쌍둥이를 임신한다면 17~25kg이 증가해야 하는데, 이것은 한 명의 태아를 가진 사람보다 5.5~9kg이 증가한 것이다. 권장 체중 증가를 충족시킨다면, 임신부가 쌍태아를 32주 이전에 분만할 가능성은 낮다. 또한 태아의 체중이 2,500g 이상 될 수 있다(Luke, 2015).

세 쌍둥이를 임신한 임신부는 총 23~27kg이 증가해야 한다. 한 명 이상의 태아를 임신한 임신부는 각 태아당 하루에 300kcal씩 추가 열량을 섭취하여야 한다(Luke, 2015). 또한 비타민-무기질 보충제가 추가적으로 필요할 수 있다.

10) 물질남용

물질남용(substance abuse)은 건강한 식습관을 촉진시킬 가망이 없는 생활방식에서 나타날 수 있다. 남용하는 물질을 위한 소비는 식품구매를 위한 경제력을 감소시킨다. 물질을 남용하는 임신부의 영양을 조사하는데, 한 가지 이상의 물질이 포함되면 다양한 물질의 결합이 태아에게 미치는 영향을 완벽하게 이해하지 못할 수 있다.

(1) 흡연

흡연(smoking)은 모체의 대사율(metabolic rate)을 증가시키고 식욕을 감소시킨다. 흡연량이 증가하면 적절한 식사에도 불구하고 태아의 출생 체중은 감소한다. 흡연은 비타민과 무기질의 유용성(availability)을 감소시킨다. 그리고 임신 기간 동안 비타민-무기질 보충제가 필요하다. 임신부가 금연하도록 도울 수 있는 상담이나 최소한 임신 중 흡연하는 담배 수를 감소시키는 것이 반드시 필요하다.

(2) 카페인

카페인(caffeine)이 임신 중의 영양에 어떤 영향을 주고 있는지에 대한 연구 결과들은 서로 상충되고 있으므로, 더 많은 연구가 필요하다. 카페인을 200mg/day 이하로 섭취하는 것은 유산이나 조산을 예방할 수 있다. 카페인이 임신부의 영양과 태아에게 미치는 영향이 더 연구될 때까지 카페인 섭취는 임신 동안 200mg/day 이하로 제한되어야 한다(ACOG, 2015). 170mL의 컵을 기준으로 커피에는 약 103mg, 차는 36mg, 콜라는 35~50mg, 코코아는 4mg의 카페인이 함유되어 있다(March of Dimes, 2015).

(3) 술

음주와 태아알코올스펙트럼장애(fetal alcohol spectrum disorder)의 관련성 때문에, 임신 기간 중에는 술을 완전히 피해야 한다. 술은 비타민 B_{12}, 엽산, 마그네슘의 흡수에 영향을 준다(Roth, 2011). 임신 전에 술을 많이 섭취했던 여성들은 임신 후에 술을 마시지 않는다고 해도 영양소 저장량은 고갈될 수 있기 때문에 비타민-무기질 보충제가 필요할 수 있다.

(4) 약물

임신 중 처방된 약물과 다른 약을 함께 사용하면 태아의 위험을 증가시키고 영양을 방해할 수도 있다. 처방된 약들조차도 임신 중에는 위험성을 가지기도 한다. 약물을 남용하는 임신부들은 자주 다양한 약들을 결합해서 사용하는데, 그 약들이 단일 성분이 아닐 수 있다.

마리화나(marijuana)는 식욕을 증가시키지만 공복감을 느끼는 임신부들은 좋은 영양소의 음식으로 공복감을 채우지 못할 수 있다. 헤로인(heroin)은 대사를 변형시켜 영양실조가 될 수 있다. 코카인(cocaine)은 영양소 섭취를 방해하면서 식욕억제제로 작용한다. 코카인 사용은로 인한 혈관 수축은 태아에게 공급되는 영양소의 흐름을 감소시킨다. 또한 코카인 사용자들은 카페인과 알코올 음료를 더 마시는 경향이 있다. 암페타민(amphetamine)과 필로폰(methamphetamine)은 식욕을 억제한다. 다이어트를 위해 암페타민을 사용하는 여성들에게는 임신 기간 중 이 약물을 중단하도록 경고해야 한다.

11) 청소년

청소년기의 임신은 예비 어머니와 태아 모두에게 합병증의 위험을 증가시킨다. 초경을 시작한 이후의 햇수를 부인과 나이(gynecologic age)라 한다. 부인과 나이가 4년 이하에 임신한 청소년들은 임신 당시에 필요한 영양을 충분히 공급받지 못하며 영양 요구량이 가장 높은 시기이다. 모체의 성장이 태아에게 영양소를 보내는 것을 방해할 수도 있다. 청소년 임신부는 영양소가 태아를 지원하기 위해 사용하기보다 자신의 체중과 지방을 증가시키기 위해 사용할 수 있다. 따라서 모체의 체중이 증가하지만 태아는 작게 만들 수 있다(Robinson, Baird, & Godfrey, 2014; Larson, Stang, & Leak, 2017).

임신 중의 과도한 체중 증가는 성인 여성뿐만 아니라 청소년도 피해야만 한다. 권장량 이상으로 체중이 증가한 임신부들은 증가된 체중을 줄이는 데 어려움이 있을 수 있고 과체중이나 비만이 될 수도 있다.

(1) 영양 요구량

임신한 청소년들에게 필요한 영양의 요구량은 대부분 성인 임신부들의 요구량과 같다. 청소년기에는 그들의 성장을 위해서 더 많은 칼슘, 인, 마그네슘, 아연이 필요하다. 부인과 나이, 영양 상태, 일일 식사량에 대한 개별적인 사정으로 다른 영양소의 증가 필요성을 확인할 수도 있다.

(2) 일반적인 문제

임신 전 십대들의 식사는 비타민 A, 엽산, 칼슘, 철분과 아연이 낮고 당과 지방이 높은 음식들이 대부분이다(Nichols-Richardson, 2011b). 이런 습관들은 임신을 위한 영양소의 저장을 부적절하게 만든다. 청소년들은 처방된 보충제를 규칙적으로 복용하지 않을 수도 있다. 부족한 섭취량과 신뢰할 수 없는 보충제의 결합은 더 나아가 저장된 영양소를 고갈시킬 수도 있다.

청소년들은 신체상에 관한 관심이 높다. 십대에게는 체중이 주요한 초점이기 때문에, 임신 중의 체중 증가를 막기 위해서 칼로리를 제한할 가능성이 높다. 십대들은 특히 아침 식사를 건너뛰는 경향이 있다. 태아는 서서히 영양소 공급을 요구하나 예비 엄마의 섭취량이 태아의 필요량을 충족시킬 만큼 충분하지 않으면 저장된 영양소가 사용될 수도 있다.

십대들은 빨리 먹을 수 있는 편리한 음식을 원하기 때문에 식사 시간이 불규칙하고 외식을 자주할 수도 있다. 청소년 식사의 대부분이 패스트푸드로 이루어질 수도 있다. 이런 음식에는 지방, 감미료, 나트륨이 많이 함유되어 있고 비타민, 무기질과 섬유소가 적다. 친구들도 영양 상태에 중요한 영향을 준다. 친구들과 같은 패스트푸드를 선택함으로써 필요한 영양소를 충족시키지 못한다.

(3) 청소년 교육

딱딱하지 않은 분위기에서 십대들의 관심사에 대하여 경청하려는 의지를 보여주는 것이 중요하다. 청소년의 식사에서 어떤 변화가 필요한지를 결정하기 위해 생활방식, 식습관, 그리고 좋아하거나 싫어하는 음식을 확인해야 한다.

청소년의 가족 관계가 영양 상태에 영향을 줄 수도 있다. 집에서 요리를 해 주는 어머니와 같이 살고 있으며 가족이 같이 식사를 하는 청소년도 있다. 어떤 청소년들은 임신한 상태이지만 거처가 없거나 경제적으로 불안정한 상태이기도 하다. 가족 관계와 경제적인 능력은 청소년의 식이 섭취에 영향을 준다.

간호사는 임신으로 인한 영양 요구량 변화에 초점을 맞추어야 한다. 청소년은 좋아하는 모든 음식들을 피해야 한다고 생각하면 반항하기 쉽다. 청소년에게 의견을 구하는 것은 간호사의 제안을 수용할 가능성을 증가시킨다. 변화가 필요할 때 간호사는 영양이 태아와 예비어머니 모두에게 중요한 이유를 설명해야만 한다. 십대 예비어머니도 다른 임신부들처럼 태어나지 않은 아기의 건강을 위해 변화할 수 있다.

십대들이 좋아하는 것과 싫어하는 것을 고려해야 하고, 간식도 식사 계획에 포함시켜야 한다. 특히 임신의 변화를 겪고 있을 때, 또래 친구들처럼 되려는 욕구가 있지만 적절한 식이를 선택함으로써 임신부가 친구들과 패스트푸드를 먹고도 여전히 영양분 있는 식사를 유지하게 할 수 있다. 십대 예비어머니가 선택할 수 있는 대안을 많이 제공하는 것은 매우 도움이 된다(표 5-7과 "임신한 청소년이 알기를 원하는 것" 참조).

12) 다른 위험 요인

오랫동안 심하게 제한된 식사를 해왔던 여성들은 저장된 영양소가 고갈될 수도 있다. 간호사는 성공적인 임신을 유지시키기 위해 필요한 변화를 이해하도록 도울 수 있다.

당뇨병, 심장질환, 자간전증과 같은 임신 합병증을 가진 임신부들은 식이 변경이 필요할 수도 있다. 고도 비만, 낭성섬유종, 소아지방변증과 같은 건강 상태를 가진 임신부들은 영양사로부터 영양 상담이 필요할 수도 있다. 페닐케톤뇨증을 가진 임신부들은 태아의 인지장애와 다른 결함을 막기 위해서 임신 전과 임신 중에 저페닐알라닌 식이요법을 따라야 한다. 임신부가 평소 식이요법을 따르지 않았을지라도 임신 중에는 이를 따라야 한다(AAP & ACOG, 2012).

임신한 청소년이 알기를 원하는 것

패스트푸드를 먹으면서 어떻게 좋은 영양을 유지할 수 있는가?

- 칼슘과 단백질을 증가시키기 위해 햄버거에 치즈를 첨가한다. 비타민 A와 C를 위해 양상추와 토마토를 넣는다.
- 햄버거의 드레싱은 칼로리와 지방을 높이는 경향이 있기 때문에 피한다.
- 지방과 칼로리를 줄이기 위해 닭가슴살, 로스트비프와 같이 구운 음식을 선택한다. 감자 튀김, 튀긴 호박, 양파링, 튀긴 치즈와 같은 튀긴 음식을 피한다. 이런 것들은 지방이 많고 고온에서 조리함으로써 비타민이 파괴될 수도 있기 때문이다. 치킨 너겟과 같이 빵가루로 덮인 식품과 구운 대합 요리는 칼로리가 높고 튀김 요리 시 더 많은 기름을 흡수한다.
- 칼로리를 줄이기 위해서 샌드위치 대신에 쌈을 먹는다.
- 브로콜리, 치즈와 육류로 속을 넣고 익힌 감자는 크림과 버터와 함께 먹는 감자튀김보다 더 좋은 영양소를 제공한다.
- 피자는 칼로리가 높지만 치즈는 단백질과 칼슘을 제공한다. 비타민을 증가시키기 위해 채소를 토핑하거나 샐러드를 추가한다.
- 패스트푸드점에서 샐러드바를 이용하면 낮은 칼로리로 비타민과 무기질을 제공받을 수 있다. 샐러드 드레싱은 지방이 많으므로 소량을 사용한다.
- 우유, 밀크쉐이크, 오렌지 주스는 나트륨과 칼로리가 높은 탄산음료보다 더 많은 영양소를 제공한다.
- 피클, 올리브와 다른 짠 음식들을 피한다. 높은 나트륨 함량은 관절의 부종을 증가시킨다. 음식에 적은 양의 소금을 첨가하는 것은 부종을 예방하거나 감소시킨다.

이해하기

14. 간호사는 철저한 채식주의자에게 임신 동안의 식이요법에 관하여 어떤 제안을 할 수 있는가?
15. 유당불내성 산모는 칼슘의 섭취를 어떻게 증가시킬 수 있는가?
16. 임신 중 영양적인 위험요인들이 다른 어떤 상태로 나타나는가?
17. 청소년이 임신 중 가질 수 있는 영양 문제는 무엇인가?

이해하기 정답

14. 극단채식주의자(vegan)는 철분(iron), 칼슘(calcium), 아연(zinc), 리보플라빈(riboflavin), 비타민(vitamin B_{12}), 비타민 D와 필수 아미노산의 섭취를 위해 불완전한 단백질 음식을 병행해야 한다. 여성은 보충제를 복용할 필요가 있다.
15. 유당불내성 여성은 녹색이 진한 잎채소, 브로콜리, 땅콩, 두부, 연어, 정어리와 같은 칼슘이 포함된 음식을 선택할 수 있다.
16. 임신 동안 다른 영양적 위험요인은 과도한 오심, 구토, 빈혈, 임신 전 비정상 체중, 섭식장애, 거식증과 이식증(pica를 포함한), 다산부, 임신과 재임신 기간이 짧은 임신, 다태임신, 물질남용이 포함된다.
17. 청소년들은 식사와 비타민-무기질 보충제를 제대로 먹지 않거나 자신의 또래와 함께 영양적 가치가 적은 간식이나 즉석 음식을 먹기도 한다.

5. 출산 후의 영양

출산 후 영양 요구량은 산모가 아기에게 모유수유를 하는지, 유아용 유동식을 주는지에 달려 있다. 간호사는 임신 전 식이로 돌아갈 때 산모의 영양 지식을 재조사해야 하고 모유수유를 하는 경우는 수유에 필요한 영양을 충족시키기 위해 어떻게 식사를 조절해야 하는지 교육해야 한다.

1) 수유부를 위한 영양

수유부는 임신 중일 때와 같이 자신과 아기 모두에게 영양분을 공급해야 한다. 그러므로 수유부는 영양가 높은 식이가 계속 필요하다. 수유부를 위한 영양 요구량은 비임신 여성보다 높다. 빈약한 식사를 하는 수유부는 모유의 지방산, 셀렌(selenium), 요오드(iodine), 비타민 A, 비타민 B의 수준이 감소할 수도 있다(Bronner, 2014).

(1) 에너지

수유기의 첫 6개월 동안 예상되는 에너지 요구량(EER)은 나이, 키, 체중에 따라 정상적인 여성의 필요량에 매일 330kcal를 추가해야 한다. 게다가 여성의 지방 저장량에서 하루에 170kcal가 분해되는 것으로 예측된다. 이것은 임신 전의 요구량보다 수유기의 요구량이 매일 500kcal가 더 높기 때문이다. 지방 저장량으로부터 칼로리가 소모되므로 산욕기 체중 감소를 돕는다. 모체의 영양 저장량이 매우 낮고 식이가 제대로 이루어지지 않으면 모유량이 감소할 수 있다.

(2) 단백질

수유기 동안 단백질의 영양 섭취 기준은 매일 71g이다. 임신 중 이 기준에는 변화가 없지만, 모유수유를 하는 기간에도 단백질 섭취를 유지하는 것이 중요하다.

(3) 지방

불포화(long-chain polyunsaturated) 오메가-3와 오메가-6 지방산이 모유에 존재한다. 따라서 수유기 동안 이 지방산들은 산모의 식사에 포함되어야 한다.

(4) 비타민과 무기질

수유하는 여성의 비타민과 무기질의 영양 섭취 기준은 임신 중 비타민 A, B_6, B_{12}, C, E와 리보플라빈, 아연, 요오드, 구리, 셀렌의 영양 섭취 기준보다 더 높다. 균형잡힌 식사를 하는 수유부는 신생아와 자신의 필요량을 충족시키기 위해 일반적으로 필수적인 영양소를 섭취할 수 있다. 산모의 무기질 섭취는 대부분 모유의 질에 영향을 주지는 않지만, 산모의 식사에서 비타민 섭취가 계속 낮아진다면 모유의 비타민 함유량도 감소할 수 있다.

모유에서 비타민 D가 낮으면 신생아에게 보충제가 권장된다(AAP & ACOG, 2012). 산모의 섭취가 부족하다면 모체의 저장량에서 빠져나오기 때문에, 모유에서 칼슘 수치는 일정하다. 많은 건강돌봄제공자들은 산모에게 수유기 동안 산전에 먹던 비타민-무기질 보충제를 계속 먹도록 권장한다.

(5) 특별한 영양 관심

영양소를 모두 섭취하는 데 어려움이 있고 특별한 상담이 필요한 그룹에는 청소년, 채식주의자, 유제품을 피해야 하는 여성들과 부적절한 식사를 하는 사람들이 포함된다.

다이어트. 임신 후에 체중 감소에 관하여 관심을 가지는 산모는 특별한 주의가 필요하다. 출산 후 첫 1개월 동안에는 모체의 지방이 수유기에 필요한 에너지를 달성하기 위해 사용되므로 점차 체중이 감소한다. 그러나, 모유수유가 필연적으로 체중 감소라는 결과를 만들지는 않는다. 어떤 산모들은 수유기에 체중이 유지되거나 증가하기도 한다. 임신 중의 체중 증가가 평균을 초과한 경우 체중 증가의 가능성이 더 높다.

출산 후 산모가 출산으로부터 완전히 회복하고 모유수유를 하고 있다면 모유 공급을 편안하게 할 수 있도록 적어도 3주 동안은 체중 감소를 연기해야 한다. 점진적인 체중 감소가 더 좋다. 적당한 운동과 하루 1,800kcal의 고영양 식이를 병행해야 한다(Bronner, 2014). 모유수유 중에는 일주일에 약 0.45~0.68kg의 체중 감소가 일반적으로 안전하다고 생각된다(Bronner, 2014). 산모를 간호할 때 식욕 억제제는 피해야 한다. 식욕 억제제는 모유를 통해 신생아에게 영향을 줄 수도 있다. 영양소 필요량이 충족되지 않기 때문에 액체로 된 다이어트 음료수나 특정 영양소를 심하게 제한하는 식사는 피해야 한다.

청소년. 청소년 식사는 수유기 동안에도 지속적인 관심을 가져야 한다. 청소년은 다른 산모들과 같이 수유기 동안 영양소가 결핍될 수 있다. 또한 철분 섭취가 낮을 수도 있다. 산모가 과일과 채소를 싫어하거나 먹을 수 없다면, 비타민 A와 C의 섭취가 부족할 수 있다.

채식주의자의 식이. 산모가 채식주의자인 경우 모유에서 비타민 B_{12}의 양이 부족할 수도 있고, 보충제가 필요할 수도 있다. 채식주의자들은 수유기 동안 주의 깊은 식사 계획만으로도 다른 영양소의 필요량을 충족할 수 있다.

유제품의 회피. 임신기와 수유기 동안 칼슘 권장량은 같다. 모유의 칼슘 함유량은 산모의 섭취에 영향을 받지 않는다. 수유기 동안 소량의 칼슘이 소변으로 분비되고 모체의 뼈에서 칼슘이 감소되지만, 이것은 모유수유를 더 이상 하지 않을 때 중지된다(Bronner, 2014). 유제품을 먹지 않는 산모들은 다른 자원이나 칼슘 보충제를 통해서 칼슘을 얻어야 한다. 비타민 D는 칼슘 흡수에 필수적이다. 따라서 비타민 D가 강화된 음식을 먹지 않거나 햇빛에 노출되지 않는다면 비타민 D 보충제가 필요할 수도 있다.

부적절한 식사. 문화적인 이유로 편식을 하는 산모들은 수유기 동안 적절한 식사를 유지하기 위해 도움이 필요하다. 산모가 특정한 영양소의 흡수를 방해하는 약을 먹고 있다면 부족한 영양소를 많이 함유하고 있는 식사를 해야

만 한다.

술. 예전에는 술의 이완 효과가 산모를 간호하는 데 도움이 된다고 생각했지만, 오늘날에는 강력하게 금주를 권유한다. 음주는 모유 배출 반사를 방해하고 신생아에게 해를 줄 수도 있다. 술을 마신 후 30~60분 후에 모유에서 알코올 수치가 최고에 이르며, 술과 음식을 함께 먹는다면 60~90분 후에 최고에 이른다. 산모들이 술을 마실 때는 적어도 2시간 동안 모유수유를 하지 않아야 한다(ACOG, 2013a).

카페인. 카페인이 높은 음식 또한 제한되어야 한다. 카페인에 중독되어 커피를 2~3잔 이상 마시는 산모의 신생아는 신경질적이거나 잠을 자는 데 어려움이 있을 수 있다.

수분. 산모는 갈증을 없애기 위해 충분한 수분(fluids)을 마셔야만 한다. 10컵의 중 8컵은 카페인이 포함되지 않아야 한다. 예전에는 많은 양의 수분을 마시도록 권유했지만 반드시 그럴 필요는 없다.

2) 모유수유를 하지 않는 산모의 영양

모유수유를 하지 않는 산욕기 여성은 임신 전의 식사로 돌아가 성인 여성의 권장량을 섭취하도록 한다. 상처치유(healing)를 증진시키기 위해서 단백질과 비타민 C를 충분히 섭취해야 한다. 건강돌봄제공자들은 모유수유가 끝날 때까지 출산 전에 먹던 비타민-무기질 보충제를 계속 복용해야 한다고 제안한다.

간호사는 산모가 각 음식군으로부터 필요한 음식의 양을 이해하는지 사정해야 한다. 칼슘과 철분의 섭취를 검토하여 임신 동안 산모가 빈혈이 있었다면, 헤모글로빈 수치가 정상이 될 때까지 철분 보충제를 계속 섭취해야 한다.

(1) 체중 감소

산모는 아기가 태어난 후, 즉시 4.5~5.8kg이 감소하기를 기대할 수 있다. 산모는 대략 처음 일주일 동안 3.2~5kg이 감소한다. 체중은 출산 후 처음 3개월 동안 가장 많이 감소된다. 산모의 체중이 임신 동안 증가하지 않았고, 균형이 잘 잡힌 식사를 한다면, 1년 이내에 약 1kg을 제외하고는 모두 줄어들 것이다(Blackburn, 2013). 증가된 체중이 원래의 체중으로 회복되기 위해서는 칼로리 섭취를 비임신 정상 수치로 감소시켜야만 한다. 운동과 함께 칼로리 감소를 병행하는 방법이 가장 현명하다.

임신 중 지나치게 체중이 증가한 산모는 출산 후 체중 감량에 어려움이 있을 수도 있으므로 영양사에게 체중 감소 프로그램 계획에 관해 도움을 받을 필요가 있다. 임신 중에 증가한 체중이 빠지지 않은 산모는 다음 임신이 과체중에서 시작될 수도 있다. 이것은 출산 후 더 오랫동안 과체중을 유지하게 할 수도 있다.

산모들은 식사 조절에 실패하지 않기 위해 때로는 신생아의 필요량을 감안한다. 특히 산모들이 초기 몇 주 동안 혼자 아기와 함께 있다면, 제대로 된 식사 대신 간식을 먹을 수도 있다. 간호사는 그들에게 간식이 영양적인 필요량을 충족시키지 않고 오히려 칼로리 섭취를 높인다는 것을 알려주어야 한다. 산욕기 동안 산모는 아기를 잘 돌보기 위해 자신의 건강을 좋은 상태로 유지할 수 있는지 확인하는 것이 필요하다. 그러므로 식사와 간식은 영양분을 고려해야 한다.

이해하기

18. 모유수유를 하는 산모의 영양 요구량은 모유수유를 하지 않는 산모와 비교할 때 어떠한가?
19. 출산 후에 모유수유를 하지 않는 산모는 식습관을 어떻게 바꾸어야 하는가?

이해하기 정답

18. 수유부는 임신하지 않은 여성보다 더 많은 영양분이 필요하다. 수유부는 수유 첫 6개월 동안 임신하지 않았을 때 요구보다 330kcal를 더 섭취할 필요가 있고 두 번째 6개월 동안 모유수유하는 여성은 임신하지 않은 여성보다 하루 400kcal가 더 필요하다.
19. 모유수유를 하지 않는 산모는 자신의 임신 전 수준으로 칼로리를 감소시켜야 하고 충분한 단백질과 비타민 C를 포함한 균형잡힌 식이를 섭취해야 하며 초과된 체중을 서서히 줄이도록 계획해야 한다.

6. 간호과정의 적용: 출산을 위한 영양

간호과정은 여성의 임신기, 산욕기, 수유기 동안의 영양 요구량을 충족시키지 못하도록 하는 요인을 확인하고 그 문제의 해결책을 발견하는 데 초점을 두고 있다. 이 과정은 일차적으로 산모 교육에 포함된다.

1) 사정

(1) 면담

면담은 관계를 발전시키고 일일 섭취량에 영향을 주는 어떤 특별한 문제를 규명하는 기회를 제공한다.

식욕. 산모의 식욕에 대한 내용으로 인터뷰를 시작한다. 임신 동안 바뀐 것이 있는가? 임신 전과 비교해서 현재의 식욕은 어떠한가? 입덧은 임신 1기 동안 음식 섭취를 감소시킬 수도 있다. 오심과 구토의 심각도(severity)와 기간을 확인한다. 임신오조증은 가장 심각한 형태이고 수액과 전해질의 균형을 위해 정맥수액요법과 비경구적 영양이 요구될 수도 있다.

식습관. 아침을 건너뛰는 것, 점심으로 간식만 먹는 것 또는 대부분의 식사를 패스트푸드로 먹는 것처럼 나쁜 식습관을 발견하기 위해서 평소의 식습관을 사정한다. 가족을 위해 요리를 하는 사람을 확인한다. 다른 사람이 요리를 한다면 그 사람과 함께 임신 중의 영양 필요량을 토론한다. 여성이 자신을 위해 요리를 한다면 다른 가족구성원들의 식습관에 영향을 받을 수도 있다. 특히, 임신 중 자신의 영양 요구량에 대한 이해가 적다면 더욱 그러하다.

선호하는 음식. 산모가 선호하는 음식과 싫어하는 음식에 대하여 질문한다. 어떤 산모들은 임신 중에 특정 음식을 혐오하기도 한다. 필요한 영양소를 얻을 수 있는 방법을 찾기 위해서는 싫어하는 음식과 혐오하는 것에 관한 주의 깊은 상담이 도움이 된다. 예를 들어, 산모가 채소를 싫어하면 과일로 대체할 수 있다.

좋아하는 것과 싫어하는 것에 관한 면담은 음식 갈망과 이식증(pica)에 대하여 질문할 수 있는 기회를 제공한다. 영양분이 많은 음식이나 영양소 밀도가 낮은 음식을 갈망할 수 있는데, 다른 음식의 섭취를 방해할 만큼 많은 양을 먹게 된다. 이식증에 대해 사정할 때 간호사는 "임신 동안 특별한 것을 갈망해 본 적이 있나요?"라고 물을 수 있다. "여성들은 임신 동안 때때로 얼음, 진흙, 세탁 풀과 같은 것을 먹기도 합니다. 이런 것들을 먹어봤나요?" 라고 추가 질문을 할 수 있다.

잠재적인 문제. 영양결핍을 유발할 가능성이 있는 요인을 확인한다. 예를 들어 산모가 육류를 거의 먹지 않거나, 채소를 피하고, 유제품 알레르기나 식품 유행을 따를 수도 있다. 임신 중의 영양 필요량에 관한 임신부의 지식에 대해 사정한다. 채식주의자로 얼마나 그 식단을 유지했는지 질문하고 임신부가 먹을 수 있는 음식이 무엇인지를 결정하고 임신 중 식생활 변화의 필요를 인식하고 있는지 질문한다.

(2) 사회심리적 영향

사회심리적인 요소들 또한 식이섭취에 영향을 줄 수 있다. 임신 중 피곤하고, 스트레스를 받고 있는 임부들은 고칼로리 음식을 섭취하지만 주요 영양소 섭취가 낮을 수도 있다. 또한 산욕기 여성의 식사는 사회심리적인 요인들에 영향을 받는다. 스트레스, 체중과 관련된 관심, 부정적인 신체상, 우울 증상을 가진 여성들은 건강에 좋은 식사를 하는 것이 쉽지 않다.

식사에 영향을 주는 문화적 또는 종교적 생각을 확인한다. 이런 생각들이 임신 중에만 적용되는지 또는 모든 시간 동안 적용되는지, 임신부가 모든 조건을 따르는지 또는 어떤 조건만 따르는지 사정하고, 임신부의 영양 섭취에 대한 영향을 결정한다.

상담 동안 임신부의 흡연 습관, 알코올 섭취, 다른 물질 남용이나 영양소 흡수에 방해가 되는 약을 먹고 있는지 확인할 수 있다.

여성에게 식사와 특별한 관심거리에 관하여 질문한다. 체중 증가에 대한 공포, 특별한 음식들이 태아에게 해를 입힐 수 있다든가, 아직 일어나지 않은 다른 문제에 대한 근심이 생길 수도 있다.

(3) 식사 기록표

식사 기록들은 여성의 일반적인 영양 섭취에 관한 정보를 제공한다. 식사 기록표(diet history)에 있는 24시간 식사한 기록과 음식의 빈도에 대한 질문들은 임신 영양 요구량을 충족시키는 데 어떤 변화가 필요한지에 대한 상담의 기초 자료가 된다. 또한 여성은 그것을 통해서 자신의 식사 습관을 더 잘 알게 된다.

식사 기록표. 식사 기록표는 하루나 이틀 이상 먹은 음식을 기록하기 위해 사용된다. 여성이 하루종일 먹는 모든 것을 기록하도록 교육한다. 그녀가 먹고 난 후 즉시 각각의 음식들을 기록한다면 목록이 더 정확하다. 어떤 여성들은 기록지를 작성하는 동안 좋은 식사에 집중하며, 영양분이 있는 음식을 더 먹는다. 그 후에는 가벼운 식사로 돌아온다.

24시간 식사 기록표. 임신부에게 지난 24시간 동안 그녀가 각 식사와 간식으로 먹은 것이 무엇인지를 질문한다. 조각들의 크기, 재료, 각 식사를 위한 음식 준비에 관해

상세 질문을 한다. 음식 항목들의 모델과 측정하는 기구들은 조각의 크기를 결정하는 데 도움이 될 수 있다. 식사 사이와 취침 전에 먹는 음료와 간식에 관하여 문의한다. 이런 기록들이 임부가 일반적인 섭취 양상인지 질문한다. 그렇지 않다면 임부가 섭취하는 가장 대표적인 음식이 무엇인지 물어보아야 한다. 특별한 음식군, 칼로리, 단백질의 권장량을 충족시키고 있는지 판단하기 위해 임부의 식단을 분석한다. 매일 섭취하는 것이 다양하기 때문에 세분화된 분석은 불필요하다.

임신부가 무엇을 먹었는지 기억하지 못하거나 음식량에 대해 잘못 기입하면 식사 기록은 정확하지 않을 수도 있다. 임신부는 먹고 있는 것을 더 좋게 보이기 위해서 섭취한 내용과 다르게 기록할 수 있다. 돈이나 요리 시설의 부족 때문에 불가능함에 대해 강조할 수도 있다. 간호사는 산모가 정직하고 자유롭게 답변할 수 있는 분위기를 만들어 내는 것이 중요하다.

음식 빈도 설문조사. 일반적인 음식의 리스트를 담고 있는 음식 빈도 설문조사는 장기간의 식사 정보를 제공할 수 있다. 임신부와 함께 설문조사를 재조사하고, 각 식품을 얼마나 자주 먹는지 질문한다. 매일 그리고 매주 먹는 음식들이 임신부의 가장 일반적인 영양소 공급원이다. 임신 영양 요구량을 충족시키도록 각 음식군마다 적절한 양을 섭취하는지 기록을 분석한다. 어떤 주요 음식군이 생략되었는지를 확인한다.

(4) 신체 사정

영양 상태에 관한 정보는 신체 사정 동안 얻을 수 있다. 신체 사정에는 체중 측정과 영양 결핍을 발견하기 위한 검사가 포함된다.

첫 방문 시 체중과 키. 처음으로 산전 방문을 할 때 비교를 위한 기준값을 제공하기 위해 임부의 체중을 측정한다. 임부의 체중이 증가했는지 감소했는지 질문한다. 임부가 최근에 정확한 측정을 하지 않았을 수도 있기 때문에 신발을 벗고 키를 측정한다. 임신 전의 체중과 키에서 BMI를 결정하는 데 체중이 키에 비해 적다면, 영양소의 보유분이 불충분하다는 것을 의미한다.

이후 방문 시 체중. 그 다음 방문부터는 체중을 측정한다. 각 산전 검진에서 체중 증가에 대한 사정은 영양이 적절한지 아닌지 평가할 수 있는 쉬운 방법을 제공하고 상담을 위한 기초로 도움이 된다. 각 검진 때마다 같은 체중계로 비슷한 무게의 옷을 입고 체중을 잰다.

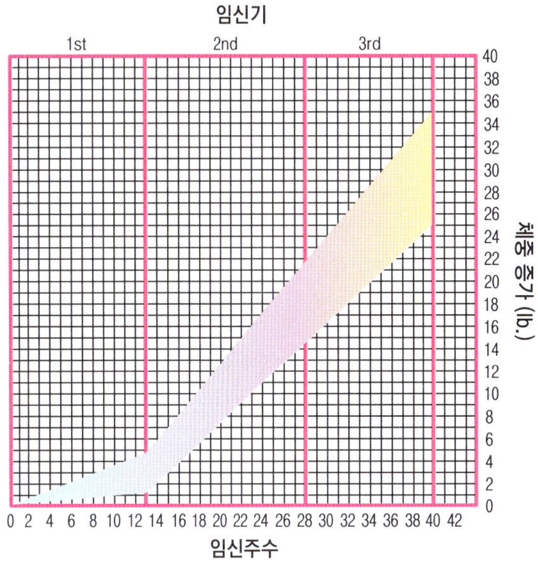

그림 5-2 임신 중 체중 증가 대조표. 정상 체중 증가는 11.5~16kg이다.

매 산전 검진 시 몸무게를 표에 기록한다(**그림 5-2**). 이는 날짜에 대한 전체 증가량뿐만 아니라 체중 증가의 패턴을 검사할 수 있다.

영양소 결핍 신호. 영양 결핍의 징후를 관찰한다. 예를 들어, 잇몸 출혈은 부적절한 비타민 C의 섭취를 암시할 수 있다. 그러나, 현재는 비타민 C 결핍이 거의 발생하지 않는다. 철분 결핍성 빈혈은 예외로 자주 발생하며, 가벼운 형태가 일반적이다. 징후와 증상들은 창백함, 낮은 헤모글로빈 수치, 피로, 감염에 대한 민감성 증가 등이 있다.

(5) 임상 검사

영양소 섭취에 대한 철저한 임상분석은 일반적으로 실행이 어렵고 임신 중 임부의 정상 기준에 대한 수치는 모든 임상 검사에서 제시되어 있지 않다. 헤모글로빈, 적혈구 용적률 그리고 혈청 ferritin 검사가 임부의 빈혈을 결정하는 데 가장 자주 사용된다.

(6) 영양 상태의 진행

산전 방문 시 (1) 임부의 식이 상태를 다시 사정한다, (2) 임부가 식이요법에 관한 어떤 질문이나 어려움을 갖고 있는지 물어본다, (3) 임부의 체중 증가를 확인한다, (4) 빈혈을 확인하기 위해 헤모글로빈과 적혈구용적률의 수치를 평가한다, (5) 무엇을 사정하고 있고 왜 하는지를 설명한다.

2) 사정

임신 중 필요한 칼로리보다 많은 양을 먹어서 비만이 될 위험이 있지만, 어떤 임부들은 권장량보다 더 적은 영양소를 먹기도 한다. 이 문제는 여러 요인들과 관련이 있지만, 가장 일반적인 요인은 지식의 부족이다. 그러므로, 영양에 대한 중요한 간호진단은 '영양 향상을 위한 준비'가 해당된다.

3) 계획: 기대되는 결과

이 간호진단에 대하여 기대되는 목표에는 다음의 것이 포함된다.

- 매일 임신부의 식사는 긍정적인 임신 결과를 위해 영양소에 필요한 권장량의 음식을 포함할 것이다.
- 임신 전에 정상 BMI를 가진 여성은 임신 1기 동안 대략 0.5~2kg, 임신 2기와 3기 동안 일주일에 0.35~0.5kg이 증가할 것이며, 총 11.5~16kg이 증가할 것이다.

4) 중재

(1) 문제의 규명

좋아하는 음식과 싫어하는 음식을 분석한 후 24시간 식사 기록표(diet history)를 작성하고, 부족한 부분이 무엇인지 분명하게 식별하고 임신에 대한 영양소 필요량에 관한 여성의 지식을 결정한다. 임신부가 이식증을 경험하고 있다면, 먹고 있는 물질을 대체할 음식을 찾도록 시도한다. 우두둑 깨물어 먹는 음식은 얼음을 섭취하는 것으로 대체할 수 있다. 어떤 스페인 임신부들은 맛이 점토와 비슷한 마그네슘 고체 우유를 먹는다. 다른 임신부들은 기꺼이 세탁 세제 대신에 탈지분유와 같은 음식물을 찾아낼 것이다(Lumish et al., 2014; Miao et al., 2015).

(2) 영양 요구량 설명하기

임신 동안의 영양에 관한 정보를 소개하기 위해 식사 기록표를 기초로 사용한다. 각 식품군의 권장량을 설명하고, 임신부가 자신의 식사를 분석하도록 돕는다. 각 식품군에서 제공되는 중요한 영양소가 어떤 것인지, 왜 그것이 모체와 태아에게 필요한지 설명한다.

임신부가 균형 잡힌 식단으로 음식을 충분히 섭취하고 있는지 확인하기 위해서 식품 안에 있는 칼로리, 단백질, 철분, 엽산, 칼슘의 양을 대략 계산한다. 이런 영양소의 일반적인 자원과 임신부의 식사 기록표에서 좋아하는 음식을 비교한다. 좋은 자원으로 식단을 조절하여 부족한 영양소를 증가시킬 수 있는 방법을 제시한다. 적당한 영양, 특히 철분과 엽산의 섭취는 임신 기간과 출산 후 피로를 줄일 수도 있다고 조언한다.

(3) 강화하기

임신부가 적절하게 영양소를 섭취하고 있다면 자주 긍정적인 강화를 준다. 임신부가 자신의 식이요법을 평가하고 그것을 고치기 위해 계획을 세우는 것을 돕는다(그림 5-3). 임신부가 필요한 영양소를 얻는 데 있어서 어떤 문제가 일어날지 예견하고 질문한다. 예측한 문제를 극복하기 위한 다양한 선택사항을 조사하고, 이런 변화가 나머지 가족 구성원에게 어떻게 영향을 주는지 질문한다. 아마도 임신부 자신의 요구량을 맞추기 위한 변화들은 전체 가족구성원에게도 유익할 것이다.

어떤 음식이 매일 필요한지 기억할 수 있도록 그림이 있는 작은 팸플릿을 냉장고에 붙여 놓게 하는 것도 좋다.

자주 먹는 음식을 플라스틱 모델로 보여주어서 조각의 크기를 보여준다. 다양한 민족적인 식품들을 이용할 뿐 아니라, 여성들이 전통적인 음식들을 임신 식품 계획에 어떻게 통합하는지를 돕는다.

(4) 체중 증가에 대한 평가

여성이 임신 시점에서 적절하게 체중이 증가했는지 아닌

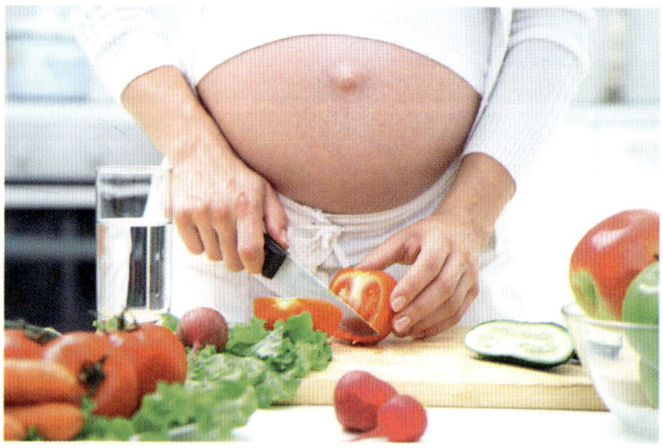

그림 5-3 임신부들은 자신만을 고려하는 것이 아니라 태아의 안전을 위해 식습관을 바꾼다. (YanLev, Photographer. © 2012 Photos.com, a division of Getty Images. All rights reserved.)

지 확인하기 위해 임신부의 체중과 체중 증가를 비교한다. 기대되는 체중 증가 형태를 토론하고 임신부가 칼로리를 증가시킬 때 영양 밀도가 높은 음식을 먹어야 하는 필요성을 설명한다. 임신부가 정상 범위에서 매우 바깥쪽에 있다면, 임신부의 일차적인 건강 관리자와 식이 변경의 필요성에 대해서 토론한다. 예를 들어, 비만한 여성은 체중이 증가할 것이 예상된다. 그러나 조절하는 양은 임신부 필요량에 따라서 개별화시켜야 한다.

권장되는 체중 증가로부터 작은 변동은 가능하지만, 더 많은 차이를 만들 수 있는 원인들을 주의 깊게 관찰해야 한다. 정상 체중의 임신부가 1개월 동안 체중 증가량이 1kg 미만인 경우에는 식이요법과 음식 섭취에서 생길 수 있는 가능한 문제를 토론할 필요가 있다. 1개월 동안 2.9kg 이상 체중이 증가한 경우에는 부종이 나타날 수도 있다. 그러나, 임신 기간을 계산하는 데 오류가 있었다면 예상과 다른 체중 증가 형태를 나타낼 수도 있다.

(5) 보충제 섭취의 권유

비타민-무기질 보충제가 처방된다면, 임신부가 규칙적으로 섭취하는지 확인한다. 만약 그렇지 않다면, 원인과 가능한 해결책을 조사한다. 철분 보충제는 자주 변비를 일으키는데 수분과 섬유소의 섭취를 증가시키는 식이 변화로 이런 문제를 예방할 수 있다(**글상자 5-3**). 임신부가 잊어버린다면, 비타민-무기질 보충제를 식사와 함께 섭취하거나, 철분 알약을 오렌지 주스와 함께 양치를 하기 바로 전 취침 시간에 먹도록 제안한다. 임신부가 오심 같은 부작용 때문에 철분 보충제를 기피한다면, 식사나 간식과 함께 섭취할 수도 있다. 음식과 함께 철분 보충제를 먹는 것은 철분의 흡수를 감소시키지만, 보충제를 전혀 사용하지 않는 것보다는 낫다. 임신부에게 검은 대변이 철분 보충제의 무해한 부작용이라는 것을 알려준다.

글상자 5-3 식이섬유소의 일반적인 재료

- 과일과 채소류(가능하면, 껍질과 함께): 사과, 딸기, 배, 당근, 옥수수, 감자, 브로콜리
- 통곡물과 통곡물로 만든 생산물: 곡물빵, 밀기울 머핀, 밀기울 시리얼, 오트밀, 현미와 통밀 파스타
- 콩류: 완두콩, 렌틸콩, 강낭콩, 리마콩, 견과류

(6) 의뢰하기

간호사는 대다수의 임신부에게 적절한 영양 상담을 제공할 수 있다. 그러나 어떤 상황에서는 다른 곳에 위탁하는 것이 더 확실하다. 간호사는 당뇨병, 소아지방변증(celiac disease), 극심한 체중 문제처럼 영양 상태를 해치는 건강 문제가 있는 여성은 영양사에게 추적 검사를 받도록 위탁한다. 음식을 사기 위한 재정적 자원이 부적절한 임신부들은 공공 기관에 도움을 요청할 수 있다. 다음 방문에서 여성에게 필요한 도움을 얻을 수 있는지 없는지, 다른 도움이 필요한지를 결정한다.

5) 평가

식이요법과 체중 증가 형태에 관한 평가를 진행하면서 목적을 이룰 수 있는지 확인한다. 임신부는 매일 각 식품군에서 권장하는 양을 먹어야 한다. 임신부는 임신 1기 동안 약 0.5~2kg, 나머지 임신 기간 동안 매주 0.35~ 0.5kg이 증가해야 한다. 전체 체중 증가는 약 11.5~16kg이어야 한다.

개념요약

- 가임기 동안의 영양에 대한 교육이 임신부, 태아, 전체 가족에게 장기적으로 긍정적인 영향을 줄 수 있다.
- 임신 중의 체중 증가는 태아의 성장에 대한 중요한 결정인자이다. 임신 중의 체중 증가가 적은 임신부는 저체중아, 재태연령에 비하여 작은 영아출산과 관련이 있다. 과도한 체중 증가는 출생 체중을 증가시키고, 임신성 당뇨, 분만 합병증과 산욕기 체중 유지를 일으킬 수 있다.
- 임신 전 정상 체중이었던 여성에 대한 임신 중 체중 증가 권장량은 11.5~16kg이다. 저체중이거나 다태아를 임신한 임신부는 증가량이 더 많고, 과체중이거나 비만한 임신부는 증가량이 적다.
- 체중 증가의 형태도 중요하다. 임신부는 임신 1기 동안 0.5~2kg이 증가해야 하고 그 뒤에는 매주 0.35~0.5kg 씩 증가해야 한다.
- 임신 중 1일 에너지 섭취 권장증가량은 임신 2기에는 340kcal이고 임신 3기에는 452kcal이다. 칼로리 증가는 영양 밀도가 높은 식품들을 선택함으로써 이루어져야 한다.
- 단백질섭취는 임신 중 매일 71g이 되도록 증가해야 하는데, 이것은 임신하지 않았을 때보다 25g이 많은 것이다.
- 지용성 비타민(A, D, E, K)은 간에 저장되며 과도하게 먹으면 독성 효과가 생길 수도 있다.
- 수용성 비타민과 엽산은 초과량이 저장되지 않고 배출되기 때문에 매일 섭취할 필요가 있다.
- 임신 중 권장량을 음식물로 섭취하지 못하는 무기질은 철분과 칼슘이다. 철분은 자주 보충제를 추가하며 칼슘도 섭취가 적은 여성에게는 보충제를 추가한다.
- 비타민-무기질 보충제는 초과 섭취나 독성을 막기 위해 조심스럽게 사용해야 한다. 어떤 영양소의 섭취가 증가되면 다른 영양소들의 이용을 방해할 수 있다.
- 임신부는 매일 대략 8~10컵의 수분을 마셔야 하며, 매일 통곡물 90~120g, 채소 3~3.5컵, 과일 2컵, 260~300g의 단백질을 섭취해야 한다.
- 문화는 임신 중의 식사에 영향을 줄 수 있다. 간호사는 임신부가 전통적인 식습관을 따르는지, 그녀의 식습관이 좋은 영양소로 이루어져 있는지를 알아야 한다.
- 아시아와 스페인의 식사 습관은 모두 음식의 음과 양(차고 더운)의 중요성을 포함하고 있다. 간호사는 어떤 경우에 어떤 음식들이 허용할 수 있는지를 알아야 한다.
- 저소득 여성들은 임신에 대한 영양소 필요량을 충족시키기 위한 충분한 경제 조건과 지식을 가지고 있지 못하다. 간호사는 그들에게 재정적인 도움과 영양 상담을 추천해야 한다.
- 임신한 채식주의자에게는 비동물성 영양소의 재료를 포함하는 적절한 식이요법을 선택하도록 도와야 한다.
- 유당불내성 여성들은 우유보다는 칼슘이 풍부한 채소와 같은 식품에서 칼슘의 섭취를 증가시켜야 한다.
- 임신 전의 비정상적인 체중, 빈혈, 섭식장애, 이식증, 다산, 약물남용, 짧은 임신 간격, 다태임신은 임신 중의 영양 섭취에 위험요인들이다.
- 청소년들은 식사를 건너뛸 수도 있고 영양 밀도가 낮은 간식과 패스트푸드를 먹는다. 그들은 또래들의 영향에 좌우되기 쉬워서 영양 섭취를 감소시킬 수 있다.
- 수유부들은 처음 6개월 동안 모체의 저장량에서 얻어진 170kcal를 제외하고 매일 330kcal의 추가 영양 섭취가 필요하다. 모유수유를 한다면 그 이 후 6개월 동안에도 매일 400kcal의 섭취가 추가로 필요하다.
- 수유부는 술과 과량의 카페인은 피해야 한다.
- 모유수유를 하지 않는 산욕기 여성은 임신 전의 칼로리를 회복해야 한다. 그리고 출산 후 회복을 촉진하기 위해 균형잡힌 식사를 해야 한다. 체중 감량은 천천히 이루어지도록 해야 한다.

참고문헌

Agency for Healthcare Research and Quality. (2014). Maternal Weight Gain, Outcomes. Retrieved from www.ahrq.gov/ research/findings/evidence-based-reports/er168-abstract.html.

American Academy of Pediatrics & American College of Obstetricians and Gynecologists (AAP & ACOG). (2012). Guidelines for perinatal care (8th ed.). Elk Grove Village, IL: Author.

American Academy of Pediatrics & American College of Obstetricians and Gynecologists (AAP & ACOG). (2014). Practice advisory: seafood consumption during pregnancy. Washington DC: Author.

American College of Obstetricians and Gynecologists (ACOG). (2013a). Committee Opinion: At risk: Drinking and Alcohol Dependence: Obstetric and Gynecologic Implications, 2011, reaffirmed 2013. Washington DC: Author.

American College of Obstetricians and Gynecologists (ACOG). (2013b). Committee Opinion: Weight gain during pregnancy. Obstetrics & Gynecology, 121(1), 210–212.

American College of Obstetricians and Gynecologists (ACOG). (2015). Committee opinion: moderate caffeine consumption during pregnancy, 2010, reaffirmed 2015. Washington DC: Author.

American Dietetic Association (ADA). (2016). Position of the Academy of Nutrition and Dietetics: Obesity, Reproduction, and Pregnancy Outcomes. Journal of the Academy of Dietectics and Nutrition, 116(4), 677–691.

Appel, S. J. (2013). Vietnamese Americans. In J. N. Giger (Ed.), Transcultural nursing: assessment and intervention (6th ed.) (pp. 426–455). St. Louis, MO: Mosby.

Blackburn, S. T. (2013). Maternal, fetal, and neonatal physiology: a clinical perspective (4th ed.). St. Louis, MO: Saunders.

Bronner, Y. L. (2014). Maternal nutrition during lactation. In J. Riordan & K. Wambach (Eds.), Breastfeeding and human lactation (5th ed.). Sudbury, MA: Jones & Bartlett.

Callister, L. C. (2013). Integrating cultural beliefs and practices into the care of childbearing women. In K. R. Simpson & P. A. Creehan (Eds.), AWHONN perinatal nursing (4th ed.). Philadelphia, PA: Lippincott Williams & Wilkins.

Cantor, A., Bougatsos, C., Dana, T., Blazina, I., & McDonagh, M. (2015). Routine iron supplementation and screening for iron deficiency anemia in pregnancy: a systematic review for the U.S. Preventive Services Task Force. Annals of Internal Medicine, 162(8), 566–576.

Cardwell, M. S. (2013). Eating disorders during pregnancy. Obstetrics and Gynecology Survey, 68(4), 312–323.

Centers for Disease Control and Prevention [CDC]. (2015a). About BMI for adults. Retrieved from www.cdc.gov/healthyweight/ assessing/bmi/adult_bmi/index.html#Interpreted.

Centers for Disease Control and Prevention [CDC]. (2015b). Folic acid: Questions and answers. Retrieved from www.cdc.gov/ ncbddd/folicacid/faqs.html.

Cox, J. T. & Carney, V. H. (2017). Nutrition for reproductive health and lactation in. In L. K. Mahan & J. L. Raymond (Eds.), Krause's food & the nutrition care process (14th ed.) (pp. 239–299). St. Louis, MO: Elsevier.

Cunningham, F., Leveno, K., Bloom, S., Spong, C., & Dash, L. (2014). Williams obstetrics (24th ed.). New York, NY: McGraw-Hill.

Grieger, J. A., Grzeskowiak, L. E., & Clifton, V. L. (2014). Preconception dietary patterns in human pregnancies are associated with preterm delivery. Journal of Nutrition, 144(7), 1075–1080.

Grodner, M., Escott-Stump, S., & Dorner, S. (2016). Nutritional foundations & clinical applications: a nursing approach (6th ed.) (pp. 187–226). St. Louis, MO: Mosby.

Institute of Medicine. (2006). Dietary Reference Intakes: The Essential Guide to Nutrient Requirements. Washington, DC: The National Academies Press.

Institute of Medicine. (2009). Weight gain during pregnancy: Reexamining the guidelines. Retrieved from http://iom.edu/Reports/2009/Weight-Gain-During-Pregnancy-Reexamining-the-Guidelines.aspx.

Institute of Medicine, Food and Nutrition Board. (2002). Dietary reference intakes for energy, carbohydrates, fiber, protein and amino acids (macronutrients). Washington, DC: National Academies Press.

Larson, N., Stang, J., & Leak, T. (2017). Nutrition in adolescence. In L. K. Mahan, & J. L. Raymond (Eds.), Krause's food & the nutrition care process (14th ed.) (pp. 331–351). St. Louis, MO: Elsevier.

Luke, B. (2015). Nutrition for multiples. Clinical Obstetrics and Gynecology, 58(3), 585–610.

Lumish, R., Young, S., Lee, S., Cooper, E., Pressman, E., Guillet, R., & O'Brien, K. (2014). Gestational iron deficiency is associated with pica behaviors in adolescents. Journal of Nutrition, 144(10), 1533–1539.

March of Dimes. (2015). Caffeine in pregnancy. Retrieved from www.marchofdimes.org/pregnancy/caffeine-in-pregnancy.aspx.

Miao, D., Young, S., & Golden, C. (2015). A meta-analysis of pica and micronutrient status. American Journal of Human Biology, 27(1), 84–93.

Piccoli, G.B., Clari, R., Vigotti, F.N., Leone, F., Attini, R., Cabiddu, G.,... Avagnina, P. (2015). Vegan-vegetarian diets in pregnancy: danger or panacea? A systemic narrative review. British Journal of Obstetrics and Gynecology, 122(5), 623–333.

Pope, E., Koren, G., & Bozzo, P. (2014). Sugar substitutes during pregnancy. Canadian Family Physician, 60(11), 1003–1005.

Rabel, A., Leitman, S., & Miller, J. (2015). Ask about ice, then consider iron. Journal of the American Association of Nurse Practitioners. Retrieved from www.onlinelibrary.wiley.com/journal/10.1002/%28ISSN%292327-6924/earlyview?start=21&resultsPerPage=20.

Robinson, S., Baird, J., & Godfrey, K. (2014). Eating for two? The unresolved question of optimal diet in pregnancy. American Journal of Clinical Nutrition, 100(5), 1220–1221.

U.S. Department of Health and Human Services. (2010). Healthy People 2020. Washington DC: Author.

U.S. Preventive Services Task Force. (2017). Folic Acid Supplementation for the Prevention of Neural Tube Defects US Preventive Services Task Force Recommendation Statement. JAMA: The Journal of the American Medical Association, 317(2), 183–189.

6

임신기 모성 적응

Maternal Adaptations to Pregnancy

학습목표

1. 임신기 생리적 변화를 설명한다.
2. 추정적, 가정적, 확정적 임신징후를 구별한다.
3. 임신부의 심리적인 반응에 대해 설명한다.
4. 모성역할 전환에 대해서 설명한다.
5. 임신부의 모성역할을 설명한다.
6. 부성역할 전환의 발달과정을 설명한다.
7. 임신에 대한 조부모와 형제의 반응을 설명한다.
8. 임신에 대한 사회심리적인 적응에 영향을 미치는 요인을 설명한다.

주요용어

구델징후 Goodell sign
모방하기 mimicry
몽고메리 결절 tubercles of Montgomery
브랙스톤 힉스 수축 Braxton Hicks contraction
슬픔의 과정 grief work
신체상 body image
앙와위저혈압증후군 supine hypotensive syndrome
양가감정 ambivalence
엄마 역할 수행의 단계 Steps in Maternal Role Taking
역할 연습 role play
이슬 bloody show
임신부의 사회심리적 적응 maternal psychological response
임신선 striae gravidarum
입덧 morning sickness
채드윅징후 Chadwick sign
태아 애착 fetal attachment
하대정맥 inferior vena cava
환상 fantasy

수정을 시작으로 임신한 여성의 신체는 변화한다. 이러한 변화는 태아를 성장시키고, 양육과 수유를 준비하고, 여성의 건강을 유지하기 위해 필요하다. 임신한 여성은 신체적 · 정신사회적 변화에 혼란스러워하고 불편감으로 힘들어한다. 대부분의 여성들은 임신 기간 동안 간호사로부터 정확한 정보를 제공받고 도움을 받고자 한다. 간호사들은 신체적 · 정신사회적 변화와 이러한 변화가 예비어머니와 가족들에게 미치는 영향을 잘 이해해야 한다.

임신기 생리적 적응
Physiological Adaptations to Pregnancy

1. 신체 변화

임신 시 증가하는 태아의 요구에 따라 신체의 각 부분이 변화하며, 가장 뚜렷한 변화는 생식기계에서 일어난다.

1) 생식기계

(1) 자궁

성장. 임신기간의 가장 큰 변화는 자궁에서 일어난다. 자궁은 임신 전에는 완전히 골반강 속에 위치한 작은 서양배(pear) 모양의 기관이다. 임신하지 않은 상태일 때 자궁의 무게는 50~70g, 용적은 약 10mL이다. 임신 말기(임신 38~42주)의 자궁 무게는 1,100~1,200g에 달하고, 용적은 5L가 된다(Norwitz & Lye, 2014).

자궁의 성장은 자궁근육의 증식과 증대의 결과인데, 임신 기간별(trimester, 임신의 매 13주)로 예측 가능하다. 임신 초기에는 에스트로겐과 성장인자들이 유발하는 증식에 의해 자궁이 커진다. 임신 후반기에는 성장하는 태아를 수용하기 위해 근섬유들이 모든 방향으로 늘어나는 증대에 의해 자궁이 커진다. 근육만 성장하는 것이 아니라 섬유조직도 바깥의 근육층에 축적되고 탄력조직도 증가한다. 이런 변화들이 모두 합쳐져 자궁벽의 힘을 강화시킨다(Cunningham et al., 2014).

자궁근육층의 근섬유들은 길이와 폭 모두 증가한다. 자궁벽은 임신 초기에는 두꺼워지지만 만기가 되면 0.5~1cm로 얇아져 복벽을 통해 태아가 쉽게 촉진된다(Blackburn, 2013). 자궁은 복강으로 확장되면서 장을 위로 그리고 옆으로 밀어낸다. 골반의 왼쪽에 있는 직장과 S자결장이 주는 압력 때문에 자궁은 점차 오른쪽으로 치우치게 된다.

자궁의 성장 패턴. 자궁은 예측 가능한 패턴으로 커지므로 그것이 태아의 성장에 대한 정보가 되어 분만예정일(estimated date of delivery, EDD), 즉 출산예정일(estimated date of birth, EDB)을 예측하게 해 준다(그림 6-1). 임신 12주가 되면 치골결합 위에서 자궁저부가 촉진되고 16주가 되면 자궁저부가 치골결합과 배꼽 사이의 중간쯤에 달하고 20주가 되면 배꼽에 도달한다.

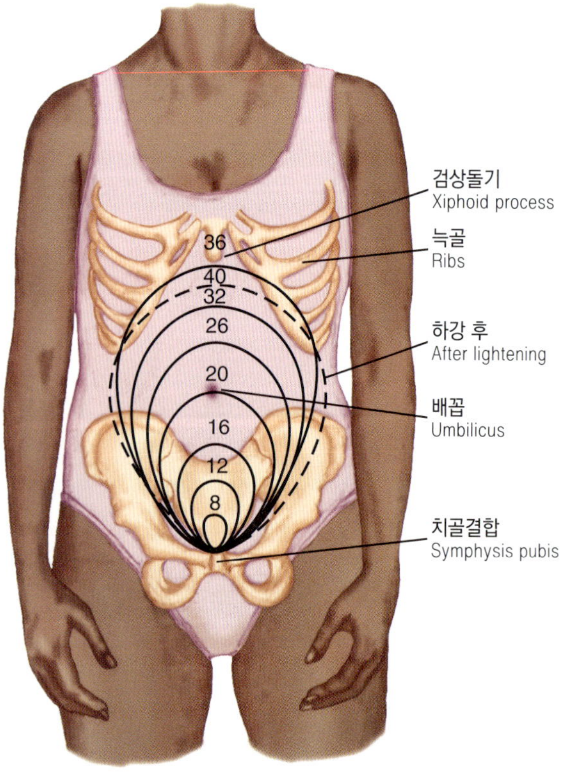

그림 6-1 임신기 자궁 성장의 패턴

자궁저부는 임신 36주에 검상돌기에 이르는 것이 최고점이다. 자궁저부가 횡격막을 밀어내므로 임신부는 가만히 있을 때도 숨이 찰 수 있다. 40주가 되면 태아의 머리가 골반강으로 내려와 자궁저부의 높이가 낮아진다. 이렇게 태아의 머리가 하강하는 것을 하강감(lightening)이라 부르는데, 횡격막에 가해지는 압박을 감소시켜 호흡을 쉽게 해 준다.

수축성. 임신 기간 동안 자궁은 브랙스톤 힉스 수축(Braxton Hicks contraction)이라 불리는 불규칙적인 수축을 겪는다. 수축 시에 자궁은 잠시 조였다가 원래의 이완 상태로 돌아간다. 임신 1기와 2기 동안은 수축이 잦지 않아서 거의 느낄 수 없지만 임신 3기에는 수축이 더 잦아져서 약간 불편하게 느껴질 수도 있다. 브랙스톤 힉스 수축을 진통이 시작되는 것이라고 착각하는 것이 가진통(false labor)이다.

자궁의 혈류. 자궁이 증대됨에 따라 혈관의 크기와 수도 함께 증가하여 혈류량을 크게 증가시킨다. 임신이 진행됨에 따라 태아의 성장에 필요한 물질을 전달하고 대사노폐물을 제거하기 위해서는 태반의 융모사이공간(융모간극)에 충분한 관류가 필요하다. 임신 후반기에는 자궁과 태반으로 가는 혈류가 분당 1,200mL에 달하는데, 이것은 모체 심박출량의 17%(Koos, Kahn, & Equils, 2016)로, 모체 혈액의 90%가 태반을 거치는 것이다(Ross, Ervin, & Novak, 2017). 모체의 혈액은 자궁근육의 동맥에 의해 융모사이공간으로 들어가 그곳에서 산소와 영양소가 융모막 융모를 통하여 태아에게로 전달된다. 태아에게서 나온 대사노폐물은 확산을 통해 모체의 정맥으로 들어간다.

(2) 자궁경부

자궁경부(cervix)는 임신 후에 큰 변화를 일으켜 수분 함량과 혈관 분포가 증가한다. 가장 뚜렷한 변화는 색깔과 경도(consistency)이다. 에스트로겐이 증가하여 경부에 충혈(hyperemia)을 일으켜 특유의 푸른빛 또는 자주색으로 변하는데 이것은 질과 음순까지 확대된다. 채드윅징후(Chadwick sign)라 불리는 이 변색은 임신의 초기 징후들 중의 하나이다.

경부는 주로 결합조직으로 이루어져 있으므로 콜라겐 섬유의 농도가 감소할 때는 부드러워질 수 있다. 임신 전의 경부는 코 끝과 비슷한 경도를 가지고 있다. 임신 후에는 입술이나 귓바퀴 정도로 느껴진다. 경부가 부드러워지는 것을 구델징후(Goodell sign)라 부른다.

또다른 변화는 임신기에 자궁의 분비샘들이 증식하고 분비샘의 벽들이 얇아지고 넓게 분리되는 것이다. 그 결과 자궁내막 조직은 경부의 분비샘들이 분비한 점액으로 가득 찬 벌집 모양이 된다. 면역글로불린이 풍부한 이 점액은 자궁경부 마개(mucous plug)를 형성한다(그림 6-2). 이것은 박테리아가 질로부터 자궁으로 들어오지 못하게 함으로써 태아와 자궁막들을 감염으로부터 보호한다(Cunningham et al., 2014).

점액마개는 만삭 때까지 유지된다. 만삭이 되면 경부가 얇아지고 개대되기 시작하면서 점액마개가 배출된다. 점액마개와 약간의 혈액이 섞여 배출되는 '이슬(bloody show)'이 진통의 첫 징후 중 하나이다. 이 소량의 출혈은 경부가 얇아지고 개대되면서 점액마개가 빠져 나올 때 경부의 모세혈관이 파열되어 생기는 것이다.

(3) 질과 외음

질(vagina)의 혈관분포가 증가되어 질 벽은 푸른빛 또는 자주색으로 보인다. 임신기에는 질의 점막이 두꺼워지고 질의 주름도 매우 뚜렷해지며, 출산 시에는 많은 결합조직들이 부드러워져서 질이 팽창되도록 한다.

질의 세포들은 더 많은 글리코겐을 함유하게 되어 빠르게 탈락하게 되므로, 희고 짙은 질 분비물이 증가한다. 질 분비물의 pH는 산성(3.5~6)인데 이것은 질 상피에 있는 글리코겐에 호산성 락토산 간균(*Lactobacillus acidophilus*)이 작용하여 젖산을 더 많이 생산하기 때문이다(Cunningham et al., 2014; Records & Tanaka, 2016)). 이 산성 상태는 질에 해로운 박테리아들이 자라는 것을 막아준다. 그러나 질의 글리코겐이 풍부한 환경은 칸디다 알비칸스(*Candida albicans*)의 증식에는 유리하기 때문에 임신기에 지속적인 칸디다증이 흔히 일어난다.

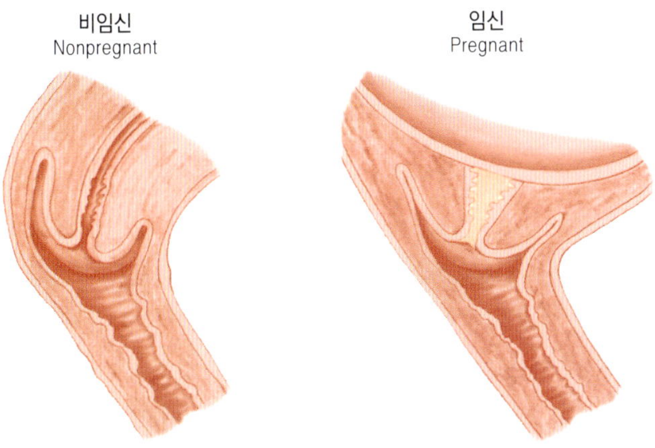

그림 6-2 **임신기에 일어나는 자궁경부의 변화.** 자궁경관을 채우고 있는 두꺼운 점액질 마개에 주목한다.

혈관분포의 증가, 부종, 결합조직의 변화가 외음(vulva)과 회음을 보다 유연하게 만든다. 임신기에 골반의 울혈이 성에 더 흥미를 갖게 하고 오르가슴을 경험하도록 유도한다.

(4) 난소

임신을 유지하기 위해서는 임신 호르몬이라고 불리는 프로게스테론이 초기 단계에서부터 충분히 존재해야 한다. 프로게스테론은 자궁의 수축을 억제하고 태아의 조직이 모체에 의해 거부되는 것을 막아준다(Blackburn, 2013). 임신 후 첫 6~7주 동안 난소(ovaries)에 있는 황체가 프로게스테론을 분비한다(Cunningham et al., 2014). 임신 6~10주가 되면 태반이 프로게스테론 분비를 담당하면서 황체의 프로게스테론 분비는 감소한다(Blackburn, 2013). 이후 황체는 퇴화한다.

임신기에는 배란이 중지된다. 이것은 체내의 에스트로겐과 프로게스테론의 농도가 높아 배란에 필요한 난포자극호르몬(follicle-stimulating hormone, FSH)과 황체형성호르몬(luteinizing hormone, LH)의 분비를 억제하기 때문이다.

(5) 유방

임신기에는 유방(breasts)의 크기와 모양이 변한다(그림 6-3). 에스트로겐은 유관 조직의 성장을 자극하고 프로게스테론은 엽과 소엽, 유륜(젖꽃판)의 성장을 자극한다. 유방에 많은 혈관이 분포하게 되어 피부 바로 밑으로 세밀한 정맥망이 비쳐 보이게 된다. 유방의 크기가 많이 증가하면 복부에 나타나는 것과 똑같은 임신선(stretch marks)이 생길 수도 있다.

임신기에는 유두와 유륜에 특유한 변화가 일어난다. 유두는 더 커지고 색소가 더 짙어지고 더 발기한다. 유륜도 더 넓어지고 색소가 더 침착된다. 색소침착의 정도는 임신부의 피부색깔에 따라 다르다. 밝은 피부 톤을 가진

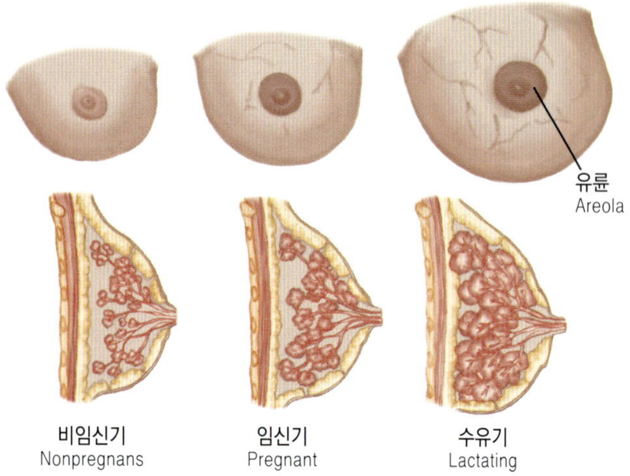

그림 6-3 임신기에 일어나는 유방의 변화. 유방은 더 커지고 혈관이 더 많아진다. 유륜은 더 짙은 색이 되고 유두는 더 발기한다.

임신부는 짙은 톤의 임신부보다 색소침착이 약하다.

몽고메리 결절(tubercles of Montgomery)이라 불리는 피지샘도 임신기에 더 뚜렷해져 유두에 윤활제가 되는 물질을 분비한다. 또한 초유(colostrum)라 불리는 짙고 누런 빛의 액체가 임신 16주에 분비되기 시작한다(Records & Tanaka, 2016). 그러나 임신기에는 고농도의 에스트로겐과 프로게스테론이 유즙 분비를 억제한다.

이해하기

1. 임신 16주, 20주, 36주에 예상되는 자궁의 성장은 어느 정도인가?
2. 임신기에 자궁의 혈류에는 어떤 변화가 일어나는가?
3. 자궁경부 마개의 역할은 무엇인가?
4. 초기 임신의 프로게스테론의 주된 역할은 무엇인가?
5. 임신기에 유방의 크기와 모양에는 어떤 변화가 일어나는가?

이해하기 정답

1. 자궁저부는 임신 16주에 치골과 배꼽 사이에, 20주에는 배꼽 수준이며, 임신 36주에는 검상돌기(칼돌기)에 위치한다.
2. 임신 후기에 여성의 심박출량의 17%는 자궁으로 이동하고, 그 중 거의 90%는 태반으로 이동한다.
3. 자궁경부 점액마개는 박테리아가 질에서 자궁으로 상행하는 것을 막아서 태아를 감염으로부터 보호한다.
4. 초기 임신에서 프로게스테론의 주요 역할은 자궁수축을 방지하고, 태아 조직에 대한 면역반응이 일어나지 않게 하며, 에스트로겐과 함께 배란을 막는다.
5. 임신 동안 유방은 비대해지고 혈관이 많아지게 된다. 유륜은 크기가 커지고 색소침착이 된다. 유두는 어두워지고, 커지고, 돌출된다. 몽고메리 결절이 더 뚜렷해진다.

2) 심혈관계

임신기에는 심장의 크기와 위치, 혈액량, 혈류, 혈액성분에 변화가 일어난다.

(1) 심장

심장의 크기와 위치. 심장의 변화는 그리 크지 않고 출산 후에는 원래대로 돌아간다. 심근(심장근육)은 임신 1기 동안 10~15% 확대된다(Blackburn, 2013). 임신 3기 동안은 자궁이 횡격막을 밀어올림에 따라 심장은 위쪽, 그리고 왼쪽으로 밀려나게 된다. 이런 위치 변화 때문에 임신 후반기에는 심음이 좌측상방에서 청진된다.

심음. 비임신 상태에서라면 비정상으로 들릴 정도로, 임신기에 심음이 크게 달라지는 경우가 있다. 심음(heart sounds)의 변화는 임신 12~20주에 들리기 시작하여 출산 2~4주까지 들릴 수 있다. 심음의 변화 중 가장 흔한 것은 첫 심음의 분열과 95%의 임신 여성에게서 들리는 수축기 잡음이다(Monga, 2014). 이 잡음이 가장 잘 들리는 부위는 좌측 흉골 모서리이다. 제3의 심음이 들리는 임신부도 90%나 된다(Blackburn, 2013).

(2) 혈액량

총 혈액량(blood volume)은 혈장에 적혈구(red blood cell, RBC), 백혈구(white blood cell, WBC), 혈소판 같은 성분들을 합친 것이다. 총 혈액량은 임신 6주부터 임신기 동안 평균 30~45% 증가한다(Blackburn, 2013).

혈장량의 증가가 필요한 이유는 (1) 태아 성장에 필요한 영양소와 산소 공급, (2) 유방조직과 자궁조직의 증대에 필요한 영양소와 산소 공급, (3) 출산 시의 혈액손실에 대비하여 비축량을 확보하기 위함이다.

혈장량. 혈장량(plasma volume)은 임신 6~8주부터 32주까지 증가하여 비임신 여성보다 40~60%(1,200~1,600mL) 많아지는데 다태임신에서는 더 증가한다(Blackburn, 2013). 임신기에 혈장량이 증가하는 이유는 분명하지 않지만 산화질소로 인해 혈관이 확장되고 에스트로겐, 프로게스테론, 프로스타글란딘이 레닌-안지오텐신-알도스테론시스템을 자극하여 수분과 염분의 저류(정체)를 일으키는 것과 관계가 있을 수 있다.

적혈구량. 적혈구량(red blood cell volume)은 임신 전보다 20~30% 증가한다(Blackburn, 2013). 비록 적혈구량과 혈장량이 모두 증가하지만 혈장량의 증가가 더 두드

러지고 더 먼저 일어난다. 그 결과 상대적으로 적혈구가 희석되어 임신부의 헤모글로빈 수치와 적혈구 용적률이 낮아진다. 이 현상은 실제로 적혈구 수가 감소한 것이 아니라 혈장량이 증가하여 적혈구가 희석된 것이며 임신기의 생리적 빈혈(physiological anemia) 혹은 임신기의 가빈혈(pseudoanemia of pregnancy)이라 부른다.

이 생리적 빈혈을 대수롭지 않은 것으로 무시해서는 안 되며 진짜 빈혈과 구별하기 위해 자주 혈액 검사를 시행해야 한다. 일반적으로 임신 1기와 3기에 헤모글로빈이 11g/dL 미만일 때, 혹은 임신 2기에 헤모글로빈이 10.5g/dL 미만일 때 철분결핍성 빈혈을 의심해 보아야 한다(Cunningham et al., 2014). 빈혈을 예방하기 위해 임신 2기에는 모든 임신부에게 종종 철분 보조제가 처방된다.

혈장량 증가로 적혈구가 희석되는 것은 혈관의 보호 기능도 있다. 즉, 혈액의 점성을 감소시켜 혈관을 막히게 하거나 심각한 합병증을 유발할 수 있는 혈전 형성을 방지해 주기 때문이다. 혈액희석은 또한 태반의 관류를 증가시켜 준다(Monga, 2014).

(3) 심박출량

임신기에는 혈액량이 증가함에 따라 심장이 분당 방출하는 혈액의 양인 심박출량(cardiac output)도 증가한다. 심박출량은 일회박출량(심장이 한 번 수축할 때 뿜어내는 피의 양)과 심장박동수(심박수, 1분 동안 심장이 뛰는 횟수)로 산출된다. 심박출량은 30~50% 증가하는데 이 중 절반은 이미 임신 첫 8주에 나타나서 임신 기간 내내 증가된 상태로 있다(Beckmann, Ling, & Barzanski, 2014).

심박출량의 증가는 일회박출량과 심박동수, 산소요구량 증가에 기인한 것인데 임신 32주에는 심박동수가 분당 15~20회나 증가한다. 심박출량은 임신부가 옆으로 누웠을 때가 가장 많고 서거나 바로 누운 자세에서는 감소한다(Antony, Racusin, Aagaard, & Dildy, 2017).

(4) 전신혈관저항

임신기에는 전신혈관저항(systemic vascular resistance)이 감소한다. 이 변화는 (1) 프로게스테론과 프로스타글란딘의 효과로 인한 혈관확장, (2) 자궁태반 단위(unit)가 추가되어 순환해야 할 영역이 더 많아져 저항이 낮아짐, (3) 태아, 태반, 모체의 대사작용에서 나오는 열 생산이 증가되어 혈관이 확장됨, (4) 안지오텐신 II에 대한 민감성이 둔화됨, (5) 혈관내피세포의 프로스타사이클린과 산화질소처럼 내피에서 파생된 이완물질들에 의한 것으로 추측된다(Blackburn, 2013).

(5) 혈압

임신기에 혈액량이 증가했음에도 불구하고 혈압(blood pressure)에 큰 변화가 없는 것은 전신혈관저항이 감소하기 때문이다.

자세 및 다른 요소의 영향. 임신기에는 혈압이 자세에 따라 달라지므로 임신부의 혈압을 기록할 때에는 어떤 자세에서 측정하였는지도 기록하여 일관성 있는 측정이 되어야 한다. 임신부가 앉거나 선 상태에서 계측하면 수축기 혈압은 대개 변화가 없거나 약간 감소한다. 임신부가 앉거나 서 있을 때보다 옆으로 눕거나 똑바로 누우면 동맥혈압이 약 10mmHg 낮아진다(Antony et al., 2017). 그러므로 가장 정확한 혈압측정 방법은 임신부가 앉아 있을 때이다. 팔의 위치에 따라서도 다르게 해석될 수 있다. 팔은 심장 높이가 적당하다. 만약 심장보다 높다면 혈압은 낮게 측정되며, 반대로 낮다면 혈압은 높게 측정된다. 혈압계 커프 사이즈에 따라서도 다르게 해석될 수 있다. 작은 커프는 높게 측정되고, 큰 커프는 낮게 측정된다. 산전 검사 시 혈압을 측정하기 위해서 임신부는 앉은 자세에서 적절한 커프 크기로 측정함이 중요하다. 산전기간동안 동일한 팔과 자세로 측정한다.

혈압은 연령, 활동유무, 불안, 건강상태, 통증, 흡연 혹은 음주나 약물 복용 유무에 따라 영향을 받는다.

앙와위저혈압. 임신부가 특히 임신 말기에 똑바로 누우면 임신한 자궁의 무게가 하대정맥과 복부대동맥을 부분적으로 누르게 된다(그림 6-4). 이것이 다리에서 돌아오는 혈액의 양을 감소시켜 결과적으로 심장으로 돌아가는 혈액의 양까지 감소시킨다. 따라서 이 자세로 있을 때는 심박출량이 25~30% 감소할 수 있다(Antony et al., 2017).

약 5~10%의 여성에서 이 앙와위저혈압증후군(누운자세저혈압증후군, supine hypotension syndrome)이 나타나는데 증상은 어질어질함, 현기증, 오심, 실신(잠시 의식을 잃음) 등이다(Antony et al., 2017). 임신부가 오랫동안 똑바로 누운 자세로 있으면 태반을 통과하는 혈류도 감소하여 태아에게 저산소증이 올 수도 있다. 옆으로 누우면 혈관에 가해지는 압박이 경감되어 앙와위저혈압이

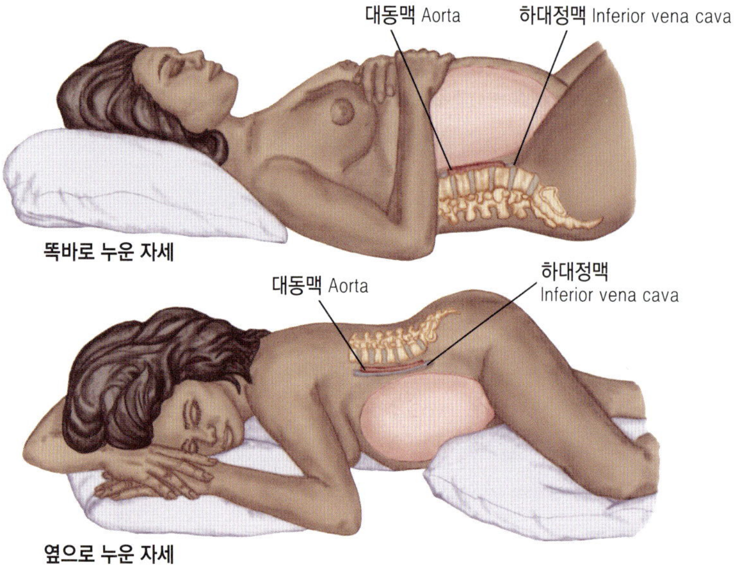

그림 6-4 앙와위저혈압증후군. 임신부가 똑바로 누우면 자궁의 무게가 대정맥과 대동맥을 부분적으로 막게 된다. 옆으로 누우면 앙와위저혈압이 없어진다.

바로 없어진다. 임신부에게 앙와위저혈압을 방지하기 위해 옆으로 눕도록 가르치고 불가피하게 똑바로 누워야 한다면 베개나 받침대를 한쪽 엉덩이 밑에 받쳐 주면 앙와위저혈압을 완화시킬 수 있다고 알려준다.

(6) 혈류

임신기에는 혈류에 다음과 같은 변화가 일어난다.

1. 자궁태반 순환을 포함하기 위해 혈류가 바뀐다.
2. 모체와 태아의 늘어난 대사노폐물을 제거하기 위해 콩팥으로 가는 혈장의 흐름이 최고 30%까지 증가한다(Koos et al., 2016).
3. 임신으로 증가된 대사가 만들어내는 열을 분산시키기 위해 모체의 피부가 더 많은 순환을 필요로 한다.
4. 유방으로 가는 혈류가 증가하여 정맥이 확장되고 울혈된다.
5. 하대정맥(inferior vena cava)과 엉덩정맥(iliac vena)에 실리는 자궁의 무게가 커지면서 하지순환이 정체되어 정맥확장을 일으킨다. 다리 정맥의 울혈이 오래 지속되면 다리, 외음, 직장에서 정맥류가 생긴다(직장의 정맥류를 치질이라 한다).

(7) 혈액성분

임신기에는 철분 흡수가 증가하기는 하지만 음식만으로 충분한 양의 철분을 섭취하기가 쉽지 않다. 헤모글로빈 합성을 촉진하고 철분결핍성 빈혈을 방지하기 위해 철분 보조제가 필요하다.

임신기에는 백혈구가 1mm^{3}당 5,000~12,000개로, 혹은 15,000개까지 증가한다. 진통이나 초기 산욕기에는 백혈구가 더욱 증가하여 25,000~30,000개/mm^{3}에 달한다(Blackburn, 2013).

임신기에는 혈액응고를 촉진하는 인자는 증가하고 방해하는 인자들은 감소하는 상황이므로 혈액응고항진상태이다. 섬유소원(fibrinogen, 제1인자), 섬유소 분해물, 제7인자, 제8인자, 제9인자, 제10인자가 50% 증가한다

이해하기

6. 임신기에 혈액량 팽창이 필요한 이유는 무엇인가?
7. 생리적 빈혈, 즉 가빈혈과 철 결핍성 빈혈의 차이는 무엇인가?
8. 어떤 임신부가 누워 있을 때 기절하는 이유는 무엇인가?
9. 임신기에 신장과 피부로의 순환이 증가하는 이유는 무엇인가?

이해하기 정답

6. 증가된 혈액량은 임신으로 추가된 임부 조직과 태반의 혈관에 혈류를 공급하고 출산 후 혈액 소실을 대비하기 위해 필요하다.
7. 임신의 생리적 빈혈(physiologic anemia)은 적혈구보다 혈장이 더 증가하여 희석됨으로써 초래된다. 철결핍성빈혈(iron deficiency anemia)은 헤모글로빈 수준에 영향을 미치는 철 결핍에 의해 초래된다.
8. 앙와위(바로 누운 자세)에서 하대정맥과 복부대동맥에 가해지는 자궁의 압력으로 혈류를 방해하여 심박출량 감소와 앙와위저혈압증후군을 초래한다.
9. 임신 중 신장을 통해 증가된 순환은 산모와 태아에 의해 발생한 대사성 폐기물을 제거하기 위해 필요하다. 피부를 통한 증가된 순환은 가속화된 대사에 의해 발생한 열을 발산하기 위함이다.

(Beckmann et al., 2014). 이런 변화들로 임신기에는 혈전증의 가능성은 증가하고 섬유소 용해 작용은 감소한다. 혈소판 수는 약간 감소할 수도 있으나 대개 정상범위이다(Blackburn, 2013). 이런 변화들은 출산 때의 출혈로부터 산모를 보호해 주기도 하지만 혈전형성의 위험을 증가시킨다. 임신부가 다리정맥의 울혈 상태로 오랫동안 서 있거나 앉아 있을 경우 이 위험이 더 커진다.

3) 호흡기계

임신기 호흡기계의 큰 변화들은 산소 소비 증가, 호르몬 인자들, 자궁의 물리적 크기 증가에 따라 일어난다.

(1) 산소 소비

임신기에는 산소 소비(oxygen consumption)가 20% 증가한다. 산소 증가분의 절반은 태아, 자궁, 태반이 사용하고, 30%는 심장과 콩팥이, 나머지는 호흡근과 유방조직이 사용한다(Beckmann et al., 2014). 일회호흡량(매 호흡 때 기도로 나오고 들어오는 가스의 양)은 30~40% 증가한다. 잔류량(남은 공기량)은 20% 감소하지만 총 폐용량은 4% 밖에 감소하지 않는다. 증가된 산소요구량을 채우기 위해 프로게스테론은 임신부로 하여금 좀 더 깊게 숨을 쉼으로써 약간 과호흡을 하게 하여 이산화탄소의 분압(Pco_2)을 감소시킨다. 이 가벼운 호흡성 알칼리증은 콩팥이 수소이온을 더 많이 배출함으로써 부분적으로 보상이 된다. 과호흡과 호흡성 알칼리증은 태아에게서 모체에게로 이산화탄소가 전달되는 것을 용이하게 해 준다(Antony et al., 2017).

(2) 호르몬 인자

프로게스테론. 임신기 호흡기 변화의 가장 큰 인자로 꼽히는 것이 프로게스테론(progesterone)이다. 프로스타글란딘과 함께 프로게스테론은 기도(airway)에 있는 평활근(민무늬근육)을 이완시켜 기도저항을 50%까지 낮춘다. 또한 프로게스테론은 연수의 호흡중추가 이산화탄소에 대해 가지는 민감성을 증가시켜 분당 환기량(minute ventilation)을 증가시킨다(Blackburn, 2013).

에스트로겐. 에스트로겐(estrogen)은 상부기도의 점막에 더 많은 혈관이 분포되게 한다. 모세혈관이 충혈됨에 따라 코, 후두, 성대, 기도에 부종과 충혈이 생긴다. 이 울혈은 코와 비강을 막히게 하고 코피가 나고 목소리를 깊어지게 만들기도 한다. 혈관분포가 많아진 것이 고막과 유스타키오관을 붓게 하여 귀가 꽉 찬 느낌이 들 수도 있다.

(3) 자궁의 물리적 크기 증가

임신기에는 자궁은 증대되어 횡격막을 약 4cm 정도 밀어 올린다. 횡격막은 올라간다고 해서 그 운동에 지장을 받지는 않는다. 다만 그 축소된 공간을 보상하기 위해 갈비뼈들이 젖혀지고 흉골각이 넓어져서 흉곽의 가로직경이 약 2cm가량 커진다. 이 변화들은 늑골 주위의 인대들을 이완시키는 릴렉신(relaxin)이라는 호르몬에 의해 자궁이 막 커지려고 할 때 이미 시작된다. 호흡이 복식호흡보다는 흉식호흡이 되면 임신 1기나 2기에 60~70%의 임신부가 호흡곤란을 경험한다(Blackburn, 2013).

4) 소화기계

소화기계의 변화는 임신부에게 불편을 가져오므로 임상적 의미가 있다.

(1) 식욕

오심만 없으면 임신부의 식욕은 대개 증가한다. 이것은 권장열량과 추가적으로 필요한 열량을 섭취하는 데 도움이 된다. 그래서 음식 섭취는 임신초기부터 15~20% 증가할 수 있다(Blackburn, 2013).

(2) 입

에스트로겐 농도의 증가 때문에 입과 잇몸의 조직이 충혈되어 치은염이나 잇몸출혈이 있을 수 있다. 어떤 임신부는 혈관이 많이 분포된 비대한 잇몸(치은종, epulis)을 갖게 되기도 한다. 이것은 출산 후에 자연적으로 없어진다.

대부분의 임신부에게는 침의 양이 변하지 않지만 때로 침 과다를 경험하기도 하는데 이것은 오심 때문에 잘 삼키지 못하거나 녹말 섭취로 인해 침샘이 자극을 받은 것이 원인일 수 있다(Records & Tanaka, 2016; Cunningham et al., 2014). 조금씩 자주 먹고 껌을 씹고 함당정제를 먹으면 도움이 될 수도 있다.

임신을 하면 치아의 무기질이 태아에게로 빠져 나간다고 생각하는 여성들이 많지만 이것은 사실이 아니다. 치아의 상아질은 임신 중에도 변함이 없다. 충치가 생긴다면 그것은 임신으로 인한 침의 변화나 오심, 구토로 인한 것일 가능성이 크다. 치주질환이 감염으로 이어지고 감염이 조산을 유발하는 경우도 있다(Blackburn, 2013).

(3) 식도

임신기에는 하부 식도 괄약근의 긴장도가 감소하는데, 이것은 평활근을 느슨하게 하는 프로게스테론의 작용 때문이다. 위장이 위로 들리는 것과 함께 이 변화가 맞물려 산성을 띤 위장의 내용물이 식도로 올라오게 하는 위식도역류를 일으켜 속쓰림(가슴앓이, pyrosis)을 유발한다.

(4) 위장

프로게스테론의 농도 증가가 모든 평활근을 이완시켜 위장관의 긴장도와 운동성을 저하시킨다. 위장의 배출시간이 임신으로 인해 영향을 받는지 아닌지는 명확하지 않다. 그 시간이 짧아진다고 하는 연구들도 있고 변화가 없다고 하는 연구들도 있다. 위장의 산도는 임신 첫 1, 2기 동안에는 감소하고 3기에는 증가한다. 임신기에는 위궤양의 위험이 감소한다.

(5) 소장과 대장

장의 배출시간이 지연되어 영양소가 흡수될 수 있는 시간은 더 길어지지만 헛배부름과 복부팽만을 일으킬 수 있다. 임신기에는 칼슘, 철분, 몇몇 아미노산, 포도당, 나트륨, 염소의 흡수율이 높아지지만 몇몇 비타민 B는 흡수율이 떨어진다(Blackburn, 2013). 대장의 운동성이 저하되어 더 많은 수분이 흡수되어 변비를 유발할 수도 있다. 임신부가 배변 시 힘을 주면 변비로 인해 치질이 발생할 수 있다. 고창(위창자내공기참, flatulence) 또한 문제가 될 수 있다.

(6) 간과 담낭

임신기에 간과 담낭의 크기에는 변화가 없지만 에스트로겐과 프로게스테론이 기능에 변화를 일으킨다. 임신 3기에는 커지는 자궁이 간을 위와 뒤로 밀어내고 간의 기능에도 변화가 일어난다. 임신 전보다 혈청알칼리포스파타아제가 2~4배 증가한다. 혈액희석으로 인해 혈청알부민과 총단백량도 감소한다(Williamson, Mackillop, & Heneghan, 2014).

담낭은 긴장 저하 상태가 되어 담즙 배출시간이 길어지고 담즙은 더 진해지므로 담석의 위험이 높아진다. 담낭의 긴장 저하로 인해 담즙산염을 더 오래 가지고 있게 되므로(담즙정체) 가려움증이 생길 수 있다(Records & Tanaka, 2016).

5) 비뇨기계

(1) 방광

임신 기간 내내 임신부는 빈뇨와 절박뇨를 경험할 수 있다. 자궁이 골반 내에서 커지는 것이 이 변화의 한 이유이지만 빈뇨는 방광(bladder)에 압박을 가할 만큼 자궁이 커지기 전에도 시작될 수 있다. 빈뇨의 원인으로 꼽을 수 있는 것은 호르몬의 영향, 혈액량의 증가, 콩팥 혈류량의 변화, 사구체여과율(물과 용질들이 사구체에서 여과되는 속도) 등이다. 약 30~50%의 임신부가 임신기에 시작하여 분만 후까지 계속되는 복압성요실금과 절박요실금을 경험한다(Blackburn, 2013). 임신기의 빈뇨와 절박뇨는 정상이기는 하지만 어떤 경우에는 감염의 한 징후일 수도 있다. 특히 쓰라림이나 통증이 동반되는 경우에는 요로감염을 의심해 보아야 한다.

만삭 때에는 방광의 용적이 배가 되고 프로게스테론의 영향으로 긴장도는 떨어진다(Blackburn, 2013). 임신부가 누울 때 낮 동안에 정체되었던 수분과 나트륨이 배출되면서 야간뇨가 흔해진다. 임신 말기에 가까이 가면 자궁이 방광의 기저부를 앞으로, 그리고 위로 밀어낸다. 방광의 점막에 울혈이 생기고 방광벽은 에스트로겐의 자극으로 비대해진다. 방광 기저부에서 배출되는 혈액의 양이 감소하므로 그 조직에 부종이 생기고 출산 시에 그 부위가 외상이나 감염에 취약하게 된다.

(2) 신장과 요관

크기와 모양의 변화. 임신기에는 골반가장자리 윗쪽에 있는 신우(콩팥깔때기), 신배(신장술잔), 요관의 확장으로 인해 신장의 크기와 모양이 바뀐다. 확장은 임신 2개월에 시작된다. 자궁과 골반가장자리 사이에서 요관이 길어지고 압축된다.

요관을 통과하는 소변의 흐름이 부분적으로 폐색되어 신우에 정수압을 가하게 된다. 이것은 특히 오른쪽에서 진행되는데, 그 이유는 임신기에 요관이 오른쪽으로 돌아 엉덩정맥과 오른난소정맥을 횡단하기 때문이다. 요관에는 300mL나 되는 잔뇨가 있을 수 있다(Blackburn,

2013). 그로 인해 생기는 소변의 정체는 박테리아가 증식할 수 있는 시간을 벌어주는 것이므로 무시할 수 없는 현상이다. 무증상일 수도 있지만 박테리아의 위험이 증가하여 임신부의 30%가 신우신염에 감염된다(Antony et al., 2017).

신장의 기능적 변화. 임신기에는 신혈류량이 50~80% 증가한다. 이 변화는 혈장량과 심박출량의 증가에 기인한 것이다. 임신부가 왼쪽으로 누울 때 혈류량이 가장 증가한다. 증가된 신혈류량 때문에 사구체 여과율도 50% 증가한다(Cunningham et al., 2014).

임신부와 태아에게서 나오는 부가적인 대사노폐물을 배출하기 위해서는 신장혈장 흐름과 사구체 여과율의 증가가 필요하다. 포도당 배출도 증가하여 임신기에는 요당이 흔히 나타난다. 약간의 아미노산, 수용성 비타민, 전해질도 배출되는데 이 물질들이 여과되는 양이 신세뇨관에서 재흡수할 수 있는 양보다 많기 때문이다. 박테리아는 영양소가 풍부한 소변에서 잘 번식하므로 임신기에는 요로감염에 걸릴 위험이 높아진다.

소변배출량은 임신 기간 동안 증가한다. 경미한 단백뇨가 반드시 신장기능 이상이나 자간전증(전자간증)을 의미하는 것은 아니지만(Blackburn, 2013) 임신 기간 동안 단백뇨를 검사하여 증가된다면 자간전증이나 신장 문제가 있음을 의심해야 한다. 신장기능 검사는 임신기에는 부정확할 수도 있다. 사구체여과율의 증가로 인해 혈청크레아티닌과 혈중요소와 질소가 감소하고 크레아티닌청소율이 감소하기 때문이다(Antony et al., 2017).

> **이해하기**
>
> 10. 임신기에 어떤 여성에게는 왜 호흡곤란이 오는가?
> 11. 호흡기계는 커지는 자궁이 횡격막에 대해 위로 가하는 압력을 어떻게 보상하는가?
> 12. 임신은 위장관계에 어떠한 영향을 미치는가?
> 13. 임신부는 요로감염에 걸릴 위험이 왜 높은가?

> **이해하기 정답**
>
> 10. 프로게스테론은 약간의 과환기를 초래하고 호흡 곤란의 느낌이 들게 하는 이산화탄소에 대한 호흡중추의 민감성을 증가시킨다.
> 11. 늑골의 벌렁임, 흉골아랫각(substernal angl)이 넓어짐, 증가된 가슴둘레는 매 호흡 시 충분한 공기의 흡입을 허용한다.
> 12. 에스트로겐은 출혈이나 치은염에 이를 수 있는 잇몸의 충혈을 초래한다. 잇몸 혈관의 비대(치은종)가 일어날 수 있다. 과도한 타액분비는 일부 임산부에서 문제이다. 프로게스케론은 위장관에 있는 평활근을 이완시키고 이는 가슴쓰림(heartburn)과 변비를 초래할 수 있다. 담낭을 비우는 시간은 증가되고 더 진한 담즙과 담석이 초래될 수 있다.
> 13. 임산부는 자궁과 골반뼈 사이의 요도의 압박과 요관과 신우(kidney pelvis)의 팽창이 박테리아가 증식하게 하는 요정체를 초래하므로 요로감염의 위험이 증가되어 있다.

6) 피부계

(1) 피부

대사증가로 생산된 여분의 열을 분산시키기 위해 피부 순환이 증가한다. 임신부는 더위를 느끼고 땀도 더 많이 흘리는데, 특히 임신 3기에 두드러진다. 피지선의 활동이 가속되어 여드름이 나기도 하고 과다색소침착과 피부의 혈관변화도 나타날 수 있다.

과다색소침착. 증가된 에스트로겐, 프로게스테론, 멜라닌세포자극호르몬으로 인한 과다색소침착(hyperpigmentation)이 91%의 임신부에게 나타난다(Rapini, 2014). 과다색소침착은 검은 피부나 진한 털을 가진 여성에게 더 많이 나타난다.

기미(melasma)도 색소침착의 한 현상인데 70%의 임신부에게서 이마, 뺨, 콧등에 나타난다. 기미는 경구용 피임약을 먹는 비임신 여성에게도 나타날 수 있다. 기미는 햇빛에 노출되면 더 심해지므로 자외선 차단제가 도움이 될 수 있다. 기미는 보통 출산 후에 에스트로겐과 프로게스테론의 농도가 떨어지면서 옅어지기는 하나 30%의 여성에게서는 몇 개월, 혹은 몇 년씩 지속되기도 한다(Rapini, 2014).

복부의 중앙을 세로로 가로지르는 백선(linea alba)이 진해져서 흑선(linea nigra)이라 불리게 된다(그림 6-5). 색소가 침착된 이 짙은 선은 치골결합에서 시작하여 자궁저부의 꼭대기까지 연결된다. 임신 전부터 있던 모반, 주근깨, 유륜은 임신이 진행됨에 따라 더 짙어진다. 과다색소침착은 출산 후에는 대개 사라진다.

피부혈관의 변화. 임신기에는 에스트로겐의 영향으로 혈관이 확장되고 증식한다. 임신기에는 피부 표면에 있는 혈관들의 변화가 두드러지는데, 특히 살결이 흰 여성의 경우에 더욱 그러하다. 그 중에 하나가 혈관종(angiomas, 거미 모양의 혈관, 모세혈관확장증)인데 이것은 사방으로 분지하는 작고 빨간 융기부로서 주로 햇빛에 노출되는 부위에 생긴다. 수장홍반(palmar erythema)이라 불

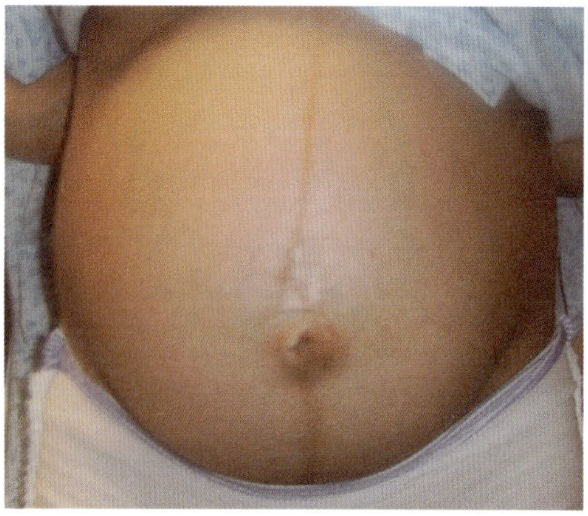

그림 6-5 흑선. 자궁기저부에서 치골결합에 이르는 색소가 침착된 짙은 선

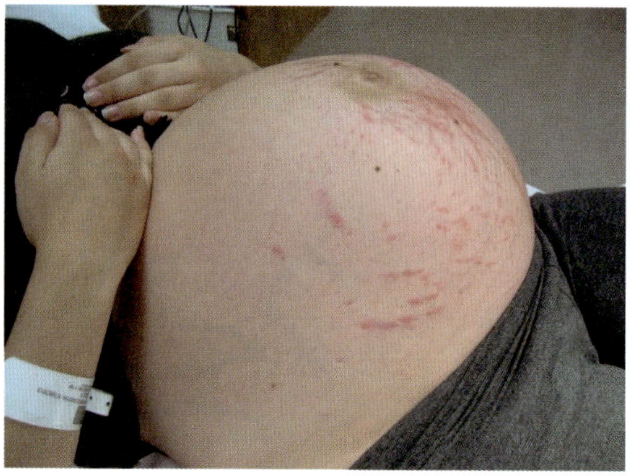

그림 6-6 임신선. 결합조직에 나타날 수 있는 선 모양의 열상

리는 손바닥과 발바닥의 붉은색도 많은 백인여성과 일부 흑인여성에게서 나타난다. 이런 혈관 변화는 임신부에게는 정서적으로 스트레스가 될 수 있겠지만 임상적으로는 중요하지 않으며 출산 직후 대부분 없어진다.

(2) 결합조직

임신선(striae gravidarum) 혹은 '튼 살'이라 불리는 선 모양의 열상이 결합조직에 보일 수 있는데 주로 복부, 유방, 둔부에 약간 함몰된 분홍색 혹은 자주색 줄무늬로 나타난다(그림 6-6). 임신선은 임신부의 50~80%에게서 나타나는데 10%의 경우에는 매우 심하다(Rapini, 2014). 임신선은 출산 후에 은빛으로 희미해지기는 하나 없어지지는 않는다. 심한 임신선을 줄이거나 없애기 위해 출산 후에 레이저 치료를 받기도 한다. 오일이나 비타민 E, 코코아 버터로 마사지를 하면 임신선을 예방할 수 있다고 믿는 여성들이 많지만 증명된 바는 없다. 잦은 가려움의 완화를 위해 외용 크림을 사용하는 것은 도움이 된다.

(3) 머리카락과 손톱

임신기에는 이완기에 들어가는 모낭들이 적어지기 때문에 머리카락이 더 빨리 자라고 덜 빠진다. 출산 후에는 모낭들이 정상적인 활동으로 돌아가기 때문에 출산 후 2~4개월에는 머리카락이 빠지는 속도가 상대적으로 빨라 보이므로 걱정하는 산모들이 많다. 더 많은 모낭들이 정상적인 이완기로 돌아와서 그런 것이므로 머리카락이 더 빠지는 일은 계속되지 않을 것이라고 그들을 안심시켜 주어야 한다. 모발의 성장은 출산 후 6~12개월이 되면 정상으로 돌아온다(Beckmann et al., 2014).

손톱은 더 부드러워지거나 쉽게 부서지거나 가로 홈이 생길 수 있다. 어떤 임신부는 손톱이 더 빨리 자라기도 하고 어떤 사람은 더 쉽게 부서지거나 갈라진다. 이런 변화는 출산과 함께 종료되므로 치료가 필요하지는 않다.

7) 근골격계

(1) 칼슘 저장

임신 3기에는 태아에게 특히 많은 칼슘이 필요하다. 장에서는 임신기에 가임기의 2배의 칼슘을 흡수한다. 태아의 칼슘 요구도가 최고에 달하는 임신 3기에 사용하도록 칼슘은 체내에 저장된다. 임신부의 뼈에 저장된 칼슘 중에 28~30g이 태아에게 전달되지만 이 양은 모체의 전체 저장량에 비하면 소량이므로 모체의 골밀도를 감소시키지 않는다(Blackburn, 2013).

(2) 자세의 변화

임신부의 근골격계의 변화는 점진적으로 나타나며 릴렉신과 프로게스테론이 인대를 이완시키기 시작하는 임신 초기부터 시작된다. 28~30주가 되면 치골결합이 분리된다(Beckmann et al., 2014). 임신부는 골반관절의 이동성이 커져서 무게 중심이 변화함에 따라 임신기 특유의 오리처럼 뒤뚱거리는 자세를 취하게 된다.

자궁이 커지는 임신 3기 동안 임신부는 균형을 잡고자 몸을 뒤로 젖히게 된다(그림 6-7). 이 체위가 척주전만증(lordosis), 즉 아랫쪽 척추가 굽어져 종종 요통의 원인이 되기도 한다. 비만이나 요통 경력이 있는 임신부에게는 더 큰 문제가 될 수도 있다.

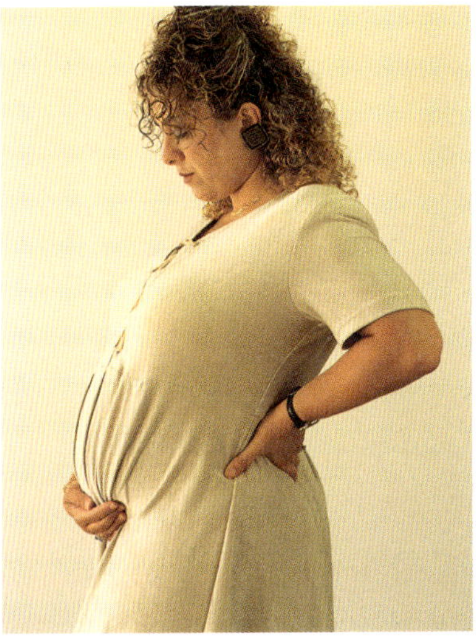

그림 6-7 자궁이 커져서 임신부가 균형을 잡고자 몸을 뒤로 젖힘에 따라 임신 3기에는 척주전만증이 증가한다.

(3) 복벽

임신 3기에는 복근이 과도하게 늘어나 복직근분리(diastasis recti, 배곧은근분리)로 이어질 수 있다. 분리 정도는 아주 경미하여 임상적 의미가 없는 정도에서부터 아주 심하여 자궁벽의 대부분이 복막, 근막, 피부로만 덮여 있는 경우까지 다양하다.

8) 내분비계

임신기에는 호르몬의 변화가 자주 일어난다(표 6-1).

(1) 뇌하수체

뇌하수체전엽은 임신기에 크기가 증가한다. 만삭이 되면 혈청 프로락틴의 농도가 10배 증가하여 수유를 위해 유방을 준비시킨다(Blackburn, 2013). 임신기에는 배란을 자극할 FSH와 LH가 필요하지 않은데, 증가된 농도의 에스트로겐과 프로게스테론이 FSH와 LH를 억제해 주기 때문이다.

뇌하수체후엽은 옥시토신을 방출하여 자궁의 수축을 자극한다. 임신기에는 주로 태반에 의해 생산되는 프로게스테론이 옥시토신의 활동을 억제시킨다. 임신 후반기에는 에스트로겐이 자궁에 옥시토신 수용체를 점차로 늘

표 6-1 임신에 관련된 호르몬

호르몬	출처	주요 작용
프로락틴	뇌하수체전엽	젖 생산의 주요 호르몬, 인슐린 길항제
난포자극호르몬(FSH)	뇌하수체전엽	난자의 성숙을 시작시킴, 임신기에는 억제됨
황체형성호르몬(LH)	뇌하수체전엽	임신 전 상태에서 성숙된 난자가 배란되도록 자극함, 임신기에는 억제됨
옥시토신	뇌하수체후엽	자궁 수축을 자극하고 출산 후에 젖분출 반사를 자극함, 임신기에는 억제됨
티록신(T_4)	갑상샘	임신기에 기초대사율을 자극하기 위해 증가됨, 임신 초기에 태아가 사용함
코티졸	부신	임신기에 증가됨, 인슐린 길항제, 포도당, 단백질, 지방의 대사에 작용함
알도스테론	부신	나트륨을 보존하고 체액평형을 유지하기 위해 임신기에 증가함
사람융모성생식샘자극호르몬 (human Chorionic Gonadotropin, hCG)	영양막	태반이 형성될 때까지 황체의 퇴화를 막아 에스트로겐과 프로게스테론을 계속 생산하게 함
에스트로겐	난소의 황체, 태반	FSH와 LH를 억제함, 자궁과 유방의 발달을 자극함, 피부, 자궁, 호흡기계, 방광에 혈관 변화를 일으킴, 과다색소침착을 일으킴, 인슐린 길항제, 지방 저장량을 증가시킴
프로게스테론	난소의 황체, 태반	착상을 위해 자궁내벽을 유지시킴, 민무늬 근육을 이완시킴, 자궁 수축을 감소시킴, 수유를 위해 유방을 발달시킴, 이산화탄소 민감성을 증가시킴, 인슐린 저항성을 증가시킴, FSH와 LH를 억제함, 태아 조직에 대한 거부반응을 방지함, 나트륨을 잔류시킴
사람태반젖샘자극호르몬 (human Placental Lactogen, hPL)	태반	엄마에게 에너지를 공급하기 위해 지방의 대사를 자극함, 인슐린 길항제, 나트륨 잔류를 촉진함, 수유를 위해 유방을 준비시킴, 성장호르몬으로 작용함
릴렉신	황체, 탈락막, 태반	자궁의 활동을 억제함, 경부의 결합조직을 부드럽게 함, 연골과 결합조직을 이완시킴

FSH, Follicle-stimulating hormone; LH, luteinizing hormone.

려 만삭이 가까워지면 수축이 증가된다(Boron & Boulpaep, 2017). 출산 후에 옥시토신은 자궁을 계속 수축시켜 과다출혈을 방지해 주는 중요한 역할을 한다. 또한 옥시토신은 출산 후의 젖분출반사를 자극한다.

(2) 갑상샘

임신기 동안에 갑상샘(thyroid gland)은 증가된 혈관분포와 증식으로 어느 정도 커지는데, 요오드 섭취가 불충분하면 더 커진다(Cunningham et al., 2014). 따라서 임신 중에는 이용할 수 있는 갑상샘 호르몬 양이 40~100% 증가한다(Blackburn, 2014).

임신 1기 초기에 총 티록신(T_4)의 양과 티록신결합글로불린이 증가한다. 혈청비결합, 즉 유리 T_4는 증가하지만 1기의 끝에 가면 임신 전의 정상 수준으로 돌아간다(Cunningham et al., 2014). T_4와 삼요오드티로닌(T_3)은 둘 다 태반을 통과한다. 태아는 임신 12주까지 갑상샘 호르몬을 생산하지 못하므로 모체의 갑상샘 호르몬은 태아의 신경기능에 매우 중요하다(Cunningham et al., 2014).

(3) 부갑상샘

칼슘 항상성에 중요한 부갑상샘(parathyroid glands) 호르몬은 임신 1기에는 10~30% 감소하고 만삭 때는 증가하지만 임신 기간 동안 대개 정상 범위에 머문다(Blackburn, 2013). 따라서 태아에게 전달되는 칼슘 공급량은 충분하다.

(4) 췌장

모체의 혈당 변화와 인슐린 생산의 변동이 임신기의 췌장(pancreas)에 큰 변화를 일으킨다. 혈당은 임신 전보다 10~20% 낮아지고, 태아가 모체로부터 계속 포도당을 전달받으므로 아침공복, 식간과 밤에 저혈당증이 올 수 있다(Blackburn, 2013).

임신 후반기가 되면 hCG, 프로락틴, 에스트로겐, 프로게스테론, 코티졸의 영향으로 인슐린에 대한 모체 조직의 민감성이 감소된다. 모체는 에너지 필요량을 채우고자 지방산을 사용하게 된다. 포도당이 태아에게로 이동함에 따라 공복혈당이 떨어진다. 반면 인슐린 저항으로 인해 식후 혈당은 임신 전보다 더 높아져 태아의 에너지 필요를 위해 사용할 수 있는 포도당이 더 많아지게 해 준다. 이에 따라 건강한 여성의 췌장은 인슐린을 더 만들어 낸다. 그러나 어떤 여성에게서는 인슐린 생산이 증가되지 않아서 주기적인 고혈당증 또는 임신병 당뇨병을 겪는다.

(5) 부신

임신기에 부신(adrenal glands)의 크기는 약간만 커지지만 2개의 부신피질 호르몬인 코티졸과 알도스테론에는 큰 변화가 일어난다. 혈청 코티졸의 농도가 높아지는데 이것은 에스트로겐이 증가하고, 대사제거율이 감소하여 코티졸의 반감기가 길어지기 때문이다(Blackburn, 2013). 코티졸은 탄수화물과 단백질 대사를 조절하는데 포도당이 불충분할 때 몸의 에너지 요구량을 채우기 위해 포도당신합성(gluconeogenesis, 아미노산이나 지방산 같은 비탄수화물 재료로부터 포도당을 만드는 일)을 자극한다.

알도스테론은 신장의 원위세관으로부터 나트륨 흡수를 조절한다. 임신 초기에는 프로게스테론의 염분 소모(salt-wasting) 효과를 극복하기 위해 알도스테론이 증가한다. 이것은 태아의 필요에 따라 증가된 혈액량에 필요한 나트륨의 농도를 유지하는 데 도움을 준다. 알도스테론의 농도는 수분대사와 밀접한 관련이 있다.

(6) 태반 호르몬에 의한 변화

사람융모성생식샘자극호르몬(human Chorionic Gonadotropin, hCG). 임신 초기에는 발달하는 배아를 둘러싸고 있는 영양막의 세포들이 hCG를 생산한다. 임신 초기 사람융모성생식샘자극호르몬의 주된 기능은 태반이 충분히 발달하여 황체의 기능을 할 수 있을 때까지 황체가 에스트로겐과 프로게스테론을 계속 생산할 수 있도록 황체의 퇴화를 막는 것이다. 임신 테스트 결과를 양성으로 만들어 주는 것이 바로 이 호르몬이다.

에스트로겐(estrogen). 임신 초기에는 황체가 에스트로겐을 생산하고 그 후에는 태반이 생산한다. 임신기간 동안 에스트로겐의 효과는 다음과 같다.

- FSH와 LH를 억제함
- 자궁의 성장을 자극함
- 자궁혈관에 혈액 공급을 증가시킴
- 에너지 보유를 위해 엄마의 지방 침착을 늘림
- 수유에 대한 준비로 유방에 젖샘과 유관을 발달시킴
- 색소과다침착
- 피부, 유방, 상부 호흡기계, 방광의 혈관 변화를 자극함
- 인슐린 길항제

프로게스테론(progesterone). 프로게스테론은 임신 초기 황체에서 생산되고 태반 발달이 완성되면 태반에서 생산된다. 프로게스테론은 임신의 가장 중요한 호르몬으로 주된 효과는 다음과 같다.

- FSH와 LH를 억제함
- 수정된 난자가 착상할 수 있도록 자궁 내막층을 유지하고 월경을 방지함
- 자연유산을 방지하기 위해 자궁 수축을 억제함
- 지방 침착을 증가시킴
- 수유를 위해 유방의 엽, 세엽, 관의 발달을 자극함
- 자궁, 위 괄약근, 장, 요관, 방광의 평활근을 이완시킴
- 이산화탄소에 대한 호흡기적 민감성을 증가시켜 환기를 자극함
- 면역반응을 억제하여 태아에 대한 거부반응을 방지함
- 인슐린 길항제
- 나트륨을 잔류시킴

사람태반몸젖샘자극호르몬(human Placental Lactogen, hPL). 사람태반젖샘자극호르몬이라고도 불리는 사람융모몸젖샘자극호르몬(human Chorionic Somatomammotropin, hCS)은 임신 초기에 생겨서 임신기간 동안 지속적으로 증가한다. 주된 기능은 태아가 포도당을 이용할 수 있도록 해 주는 것이다. 강력한 인슐린길항제인 hCS는 인슐린에 대한 모체 세포의 민감성을 저하시켜 모체의 포도당 대사를 감소시킨다. 이로 인해 끊임없는 공급을 필요로 하는 태아에게로 포도당이 운반된다. 뿐만 아니라 hCS는 임신부에게 에너지를 공급하기 위해 유리지방산의 신속한 대사를 촉진한다. hCS는 또한 수유를 위해 유방을 준비시키고 성장호르몬으로도 작용할 수 있다.

릴렉신(relaxin). 릴렉신은 황체, 탈락막, 태반에서 생산되는데 첫 무월경 시기에 이미 존재한다. 릴렉신은 자궁의 활동을 억제하고 경부의 결합조직을 부드럽게 하고 연골과 결합조직을 이완시켜 골반관절의 운동성을 증가시킨다(Blackburn, 2013).

(7) 대사의 변화

임신기에는 약 3.5kg의 지방과 30,000kcal가 축적된다. 게다가 모체, 태아, 태반이 900g의 새로운 단백질을 합성한다(Blackburn, 2013). 임신 3기가 되면 기초대사율이 10~20% 증가한다(Cunningham et al., 2014).

체중 증가. 임신기의 과다 체중 증가는 재태연령(임신나이)보다 큰 영아와 관련되며, 불충분한 체중 증가는 재태연령보다 작은 영아와 관계가 있다. 그러므로 임신 전 정상체중이었던 여성은 임신기에 11.5~16kg의 체중 증가가 권장된다(ACOG, 2013). 태아, 태반, 양수는 권장되는 체중 증가치의 절반 미만을 차지한다. 나머지는 자궁과 유방의 증대, 증가된 혈액량, 증가된 간질액(사이질액, interstitial fluid), 모체의 피하지방이 차지한다.

수분대사. 임신기에는 태아, 태반, 양수, 증가되는 혈액량의 필요에 따라 더 많은 수분이 필요하다. 총 체액량은 만삭이 되면 6.5~8.5L가 증가한다(Antony et al., 2017). 콩팥은 체액평형에 영향을 주는 많은 인자들을 상쇄하여야 한다. 사구체 여과율의 증가, 프로스타글란딘, 혈장 단백질의 농도 감소, 프로게스테론 증가가 모두 나트륨 배출의 증가를 가져 온다. 그러나 에스트로겐 증가, 데옥시코르티코스테론, hCS, 알도스테론은 모두 나트륨의 재흡수를 촉진하는 경향이 있다. 이 모든 호르몬들의 효과가 합쳐져서 나트륨과 수분의 평형이 유지되는 것이다.

부종(edema). 임신기에는 혈액희석으로 인해 교질삼투압이 약간 저하하여 부종이 생기기 쉽다. 자궁의 무게가 다리의 정맥들을 압박하여 만삭으로 갈수록 부종은 더욱 증가한다. 이것이 정맥순환을 지연시켜 다리의 정맥들이 팽창하고 정맥혈압을 상승하게 하여 혈관에서 조직으로 더 많은 체액이 빠져 나가게 한다.

임신기에 체위성 부종을 가지게 되는 여성은 70%에 달한다. 발의 부종에 2L 이상의 체액이 축적된다. 부종은 저녁 시간에 더 뚜렷하고(특히 임신부가 장시간 서 있었을 경우) 중력도 다리정맥의 혈액잔류에 원인이 된다. 임신부에게 4~5L의 수분이 잔류되었을 때는 전신부종이 나타난다(Blackburn, 2013). 다른 이상 징후가 없으면 체위의존부종은 임상적으로 중요하지 않다.

탄수화물 대사. 임신이 진행되면서 더 많은 인슐린이 필요하기 때문에 임신기에는 탄수화물 대사에 큰 변화가 온다(Cunningham et al., 2014).

9) 감각기관

(1) 눈

각막이 부어서 콘택트렌즈를 착용하는 임신부는 불편감

을 느낄 수도 있다. 이 문제는 출산 후에는 해결되므로 분만 후 몇 주 안에는 새 렌즈 처방전을 받지 않도록 해야 한다. 안압이 감소하기 때문에 녹내장이 있는 여성은 약을 줄여야 할 수도 있다(Blackburn, 2013).

(2) 귀

에스트로겐의 증가가 유스타키오관의 점막에 변화를 일으켜 귀가 막히고 일시적이고 경미한 청력 저하를 가져올 수도 있다.

10) 면역체계

임신기에는 태아가 모체에 의해 거부되지 않고 잘 자라도록 하기 위해 면역기능에 변화가 일어난다. 따라서 임신기에는 류마티스관절염이나 다발경화증 같은 자가면역질환이 개선되기도 한다(Cunningham et al., 2014). 그러나 감염에 대한 저항성이 저하되어 바이러스 감염이나 진균감염은 임신기에 더 자주 일어난다(Blackburn, 2013; Koos et al., 2016).

이해하기

14. 임신기에 자세와 걸음걸이의 점진적인 변화가 나타나는 원인은 무엇인가?
15. 임신기에 배란과 월경이 일어나지 않는 이유가 무엇인가?
16. 임신기에 왜 임부의 인슐린 필요량에 변화가 생기는가?

이해하기 정답

14. 릴렉신(relaxin)과 프로게스테론에 의한 골반 결합조직과 관절의 이완은 불안정을 야기하고 넓게 선 자세와 뒤뚱거리는 걸음걸이를 초래한다. 큰 자궁으로 여성이 균형을 유지하기 위해 뒤쪽으로 기울어지게 될 때 척주전만증(lordosis)이 발생한다.
15. 프로게스테론은 자궁내막을 유지하고 월경을 막는다. 에스트로겐과 프로게스테론의 수준이 높게 유지되면 임신 동안 FSH와 LH 호르몬의 분비가 억제된다.
16. 임부는 태아에게 포도당을 공급하기 위해 인슐린 필요량이 증가한다.

2. 임신의 확인

오늘날은 임신을 확인하기 위해 초기에 초음파 검사를 받는 여성이 많지만 전통적으로는 의사가 관찰하는 징후와 임신부 자신이 경험하는 증상으로 임신의 진단이 내려져 왔다. 그림 6-8은 임신기에 나타나는 엄마의 변화를 보여준다.

임신의 징후와 증상들은 추정적(주관적) 징후, 가정적(객관적) 징후, 확정적(진단적) 징후로 분류된다. 추정적 징후나 가정적 징후는 표 6-2에 열거된 것과 같이 다른 원인이 있을 수 있으므로 그것들만으로는 임신이라는 진단을 내릴 수 없다. 확정적 징후만이 임신의 명확한 진단을 내릴 수 있다.

1) 추정적 징후

모두는 아니지만 대부분의 추정적 징후(presumptive indications)들은 그 여성이 경험하고 보고하는 주관적인 변화들이다. 이 변화들은 임신 외의 다른 원인에 의해서도 유발될 수 있는 것이므로 임신의 징후들 중에서 가장 신뢰도가 낮다.

(1) 무월경

규칙적으로 월경을 하는 여성에게 무월경(amenorrhea)은 임신했음을 암시할 수 있는 첫 번째의 뚜렷한 변화이다. 임신이 되고 나면 황체가 분비하는 에스트로겐과 프로게스테론이 수정된 난자가 착상할 수 있도록 자궁내막의 내벽을 보존하고 있으므로 월경이 일어나지 않는다. 수정란 착상 시 나타나는 약간의 출혈을 보고 30~40%의 여성은 자신이 월경을 하고 있다고 오해할 수도 있다(Hobel & Williams, 2016).

(2) 오심과 구토

임신부의 약 60~80%가 임신 4~8주부터 오심과 구토를 경험하다가 10~12주가 되면 가라앉는다. 그러나 개인에 따라 차이가 있다(Blackburn, 2013). 이 문제는 대개 임신 초기에 일어나지만 500명 이상의 임신부를 대상으로 한 연구에서 45%가 임신 3기에도 오심(nausea)과 구토(vomiting)를 겪는다고 대답하였다(Kramer et al., 2013). 오심과 구토의 원인은 호르몬(hCG나 에스트로겐 같은)의 증가와 위장의 운동성 감소인 것으로 생각된다.

(3) 피로

많은 임신부들이 임신 1기에 피로(fatigue)와 졸림을 느낀다. 직접적인 원인은 알려져 있지 않지만 프로게스테론 같은 호르몬의 변화 때문으로 여겨진다.

(4) 빈뇨

빈뇨(urinary frequency)는 임신 몇 주 만에 시작되는데 이것은 호르몬과 체액량의 변화 때문이다. 빈뇨는 자궁이 커지면서 방광을 압박하는 임신 후기까지 계속된다. 임신

재태연령 5~8주

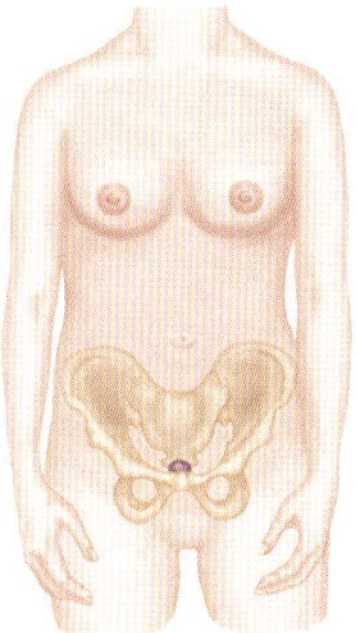

- 월경을 거른다. 오심. 피로. 유방이 저림
- 자궁의 크기는 레몬 사이즈. 양성의 채드윅징후
- 양성의 구델징후. 양성의 헤가징후
- 빈뇨. 질 분비물 증가

재태연령 9~12주

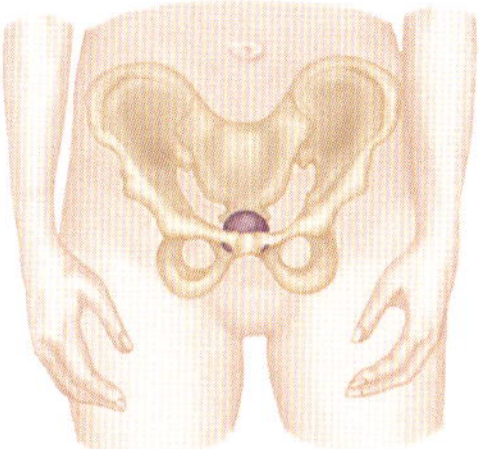

- 오심은 보통 10~12주에 회복됨
- 자궁이 오렌지 사이즈이고, 치골결합 위에서 촉진됨
- 외음 정맥류가 나타나기도 함
- 태아의 심장박동이 도플러초음파로 들릴 수도 있음

재태연령 13~16주

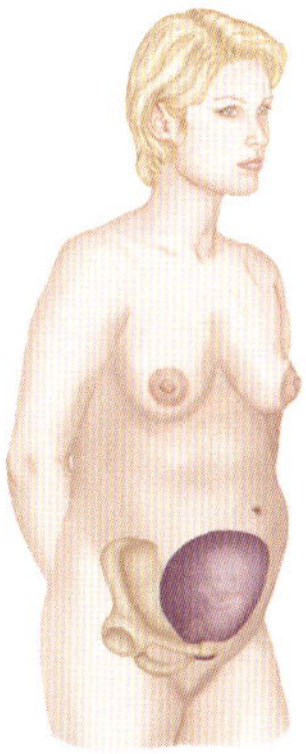

- 16주 쯤에 태동이 느껴질 수도 있음
- 자궁이 복부로 올라 옴
- 자궁저부는 배꼽과 치골결합의 중간 쯤에 있음
- 초유가 있음. 혈액량 증가

재태연령 17~20주

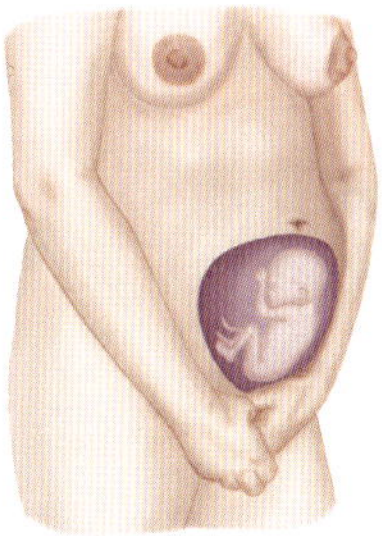

- 태동이 느껴짐. 청진기로 심박이 들림
- 피부에 색소침착이 많아짐. 젖꽃판이 짙어짐
- 기미와 흑선이 뚜렷해질 수도 있음
- 불규칙한 무통성 자궁수축 촉진(palpation)됨
- 약 20주가 되면 자궁저부가 배꼽 높이에 이름

재태연령 21~24주

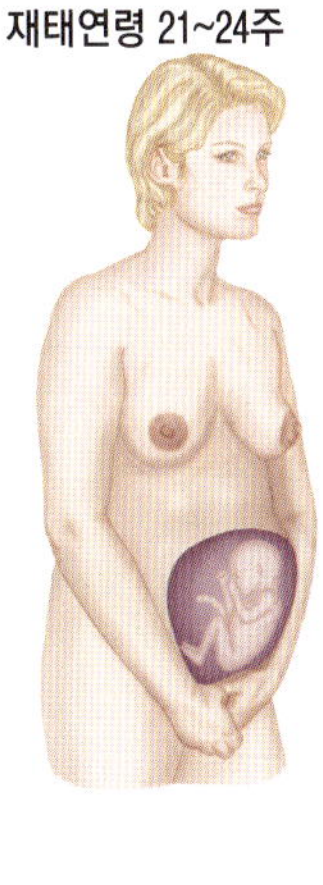

- 정맥과 방광의 평활근이 이완되어 정맥류와 요로 감염의 가능성이 높아짐
- 임신부가 태동을 잘 느낌

재태연령 25~28주

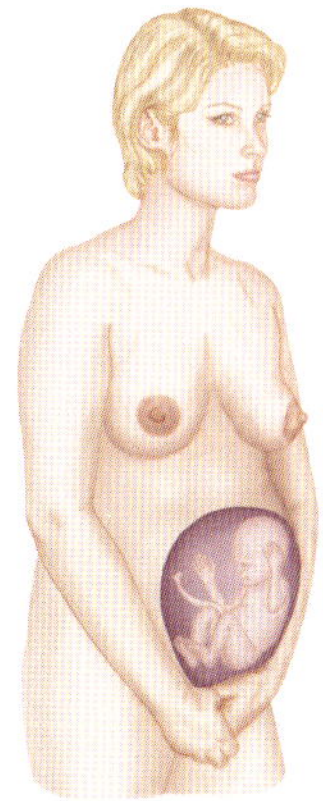

- 체중 증가가 가장 크고 헤모글로빈 수치가 가장 낮은 시기가 시작됨
- 척주전만이 요통을 유발할 수 있음

재태연령 29~32주

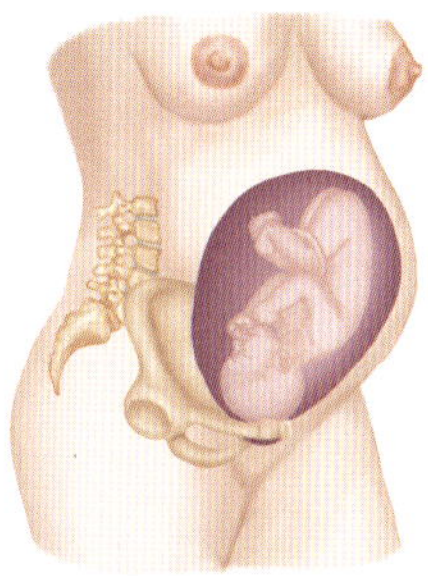

- 자궁이 횡격막을 압박하고 위장을 밀어내면서 속쓰림이 흔해짐
- 가진통이 더 뚜렷해짐. 척주전만증이 증가함
- 골반관절의 이동성이 증가하면서 뒤뚱거리는 걸음걸이가 생김

재태연령 33~36주

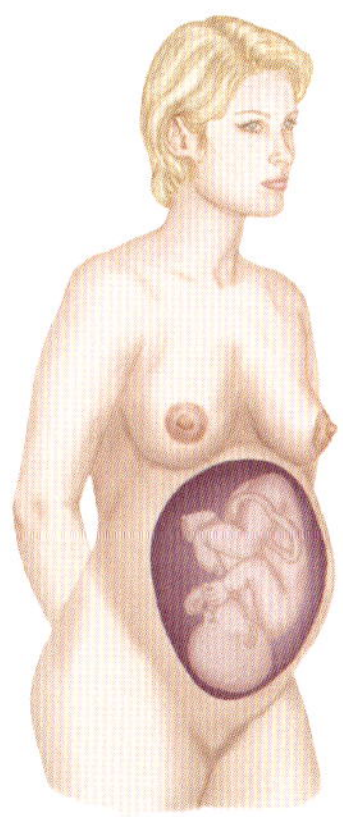

- 횡격막을 밀어올리는 압박으로 숨이 가빠짐
- 편안히 잘 수 있는 자세를 찾기 힘듦
- 배꼽이 돌출함. 정맥류가 더 뚜렷해짐
- 발이나 발목에 부종이 올 수 있음
- 태아의 선진부(하향부)가 골반강으로 내려오는 하강 후에 빈뇨가 생김

재태연령 37~40주

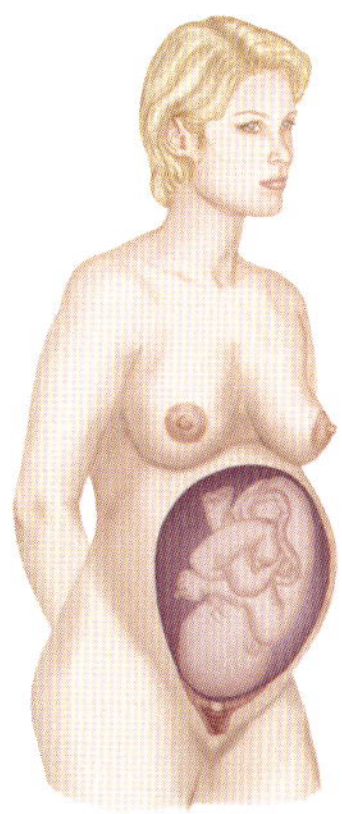

- 임신부는 편안하지 않음
- 아기의 출산을 고대함
- 경부가 부드러워지고 소실됨
- 점액마개가 나오기도 함

그림 6-8 마지막 월경주기의 날짜에 입각한 임신부의 반응

표 6-2 임신의 징후와 다른 가능한 원인

징후	다른 가능한 원인
추정적 징후	
무월경	정서적인 스트레스, 격렬한 신체적 운동, 내분비적 문제, 만성질환, 조기폐경, 무배란, 저체중
오심과 구토	위장관의 바이러스, 식중독, 정서적인 스트레스
피로	질병, 스트레스, 생활 양식의 급격한 변화
빈뇨	요로감염
유방과 피부의 변화	월경 전에 오는 변화, 경구 피임약의 사용
첫태동감(태동초감)	장의 가스, 연동운동, 상상임신
가정적 징후	
복부 확장	복부나 자궁의 종양
구델징후	호르몬 피임약 혹은 호르몬의 불균형
헤가징후	호르몬의 불균형
채드윅징후	감염 혹은 골반 울혈을 일으키는 호르몬의 불균형
뜬느낌(부구감)	자궁이나 경부의 폴립
가진통	장의 가스
태아의 윤곽이 촉진됨	태아의 머리처럼 느껴지는 큰 평활근종, 태아의 신체부위와 비슷한 작고 물렁거리는 평활근종
자궁의 잡음	엄마의 맥박과 혼동됨
양성으로 나온 임신 검사	혈뇨, 단백뇨, 일부 의약품들, hCG를 만들어 내는 종양, 일부 약물들
확정적 징후	
태아의 심음의 청진	
검진자에 의해 발견되는 태아의 움직임	
배아나 태아의 시각화	

3기의 후기에는 태아가 골반강 안에 자리잡고 자궁이 방광을 누름에 따라 빈뇨와 절박뇨가 더 심해진다.

(5) 유방과 피부의 변화

유방의 변화는 임신 6주쯤에 시작된다. 임신부는 유방에 압통, 저림, 꽉 찬 느낌을 받고 젖꽃판이 커지고 색소가 침착되는 것을 알 수 있다.

임신기에 피부에 색소침착(기미, 흑선, 젖꽃판이 짙어짐)이 증가하는 것을 많은 여성들이 경험한다. 피부의 이런 변화들은 에스트로겐과 프로게스테론이 멜라닌 세포에 작용한 결과이다(Blackburn, 2013).

(6) 태동

임신의 다른 추정적 징후들과는 달리 태동(fetal movement)은 임신 2기가 되어서야 감지된다. 경산임부는 태동을 더 빨리 감지하기도 하지만 초임부는 미미한 태동을 감지하기 시작하여 20주에 점차 증가되는 것을 느낀다.

2) 가정적 징후

임신의 가정적 징후(probable indication)란 검진자가 기록할 수 있는 객관적인 결과로서 주로 생식기관의 물리적 변화와 관련된 것이다. 이 징후들이 임신에 대한 좀 더 유력한 징조이기는 하나 이것도 다른 원인에서 올 수 있기 때문에 확정적 진단을 내릴 수는 없다.

(1) 복부증대

출산연령대의 복부증대(abdominal enlargement)는 꽤 신빙성 있는 임신징후가 된다. 특히 그것이 느리고 점진적인 자궁증대를 동반한다면 더욱 그러하다. 복부증대가 무월경까지 동반한다면 임신의 가능성은 더욱 높다.

(2) 경부의 연화

임신 초기에 골반의 혈관울혈로 경부가 부드러워진다(구델징후, Goodell sign). 경부연화(cervical softening)는 골반 검진 시에 촉진된다(Records & Tanaka, 2016).

(3) 자궁 경도(굳기)의 변화

마지막 월경 6~8주 후가 되면 자궁하부가 종이만큼 얇게 압축될 정도로 부드러워지는데 이것을 헤가징후(Hegar sign)라 부른다(그림 6-9). 자궁몸체가 경부 쪽으로 쉽게 구부러진다.

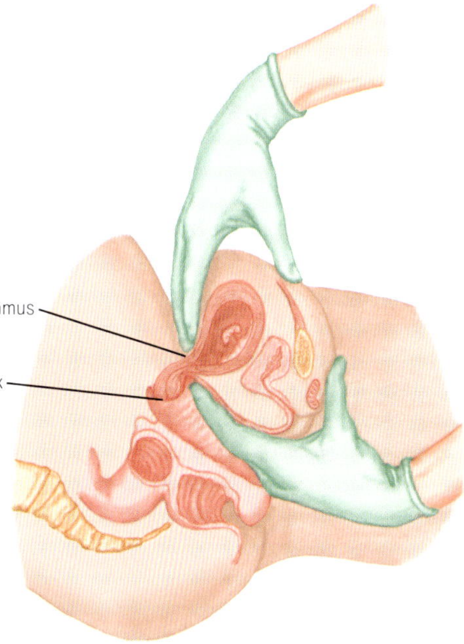

그림 6-9 헤가징후는 경부 협부의 연화를 보여준다.

(4) 질과 경부의 색깔 변화

경부, 질, 음순은 분홍색에서 짙은 푸르스름한 자주색으로 변한다. 채드윅징후(Chadwick's sign)라 불리는 이 색깔 변화는 임신의 추정적 징후 중 하나이다(Blackburn, 2013; Cunningham et al., 2014; Gambone, 2016; Records & Tanaka, 2016). 이것은 임신 8주 쯤에 나타나는데 골반의 장기들에 혈관 분포가 증가한 결과이다(Blackburn, 2013).

(5) 부구감

임신 중반기 질 검진을 할 때 경부를 톡 치면 태아가 양수 속에서 떠올랐다가 원래의 자리로 다시 돌아간다(그림 6-10). 부구감(뜬느낌, ballottement)이라고도 불리는 이 움직임은 임신의 유력한 징조이기는 하지만 자궁 혹은 경부의 폴립 같은 다른 인자들이 유발하는 것일 수도 있다.

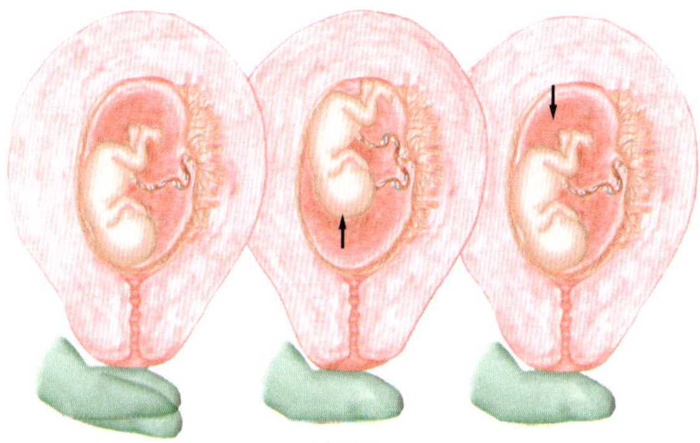

그림 6-10 경부를 톡 치면 태아가 양수 속에서 위로 떠오른다. 검진자는 태아가 다시 돌아 떨어지는 것을 느낄 수 있다.

(6) 가진통

많은 임신부들이 임신 3기까지는 느끼지 못하기도 하지만 불규칙적이고 아프지 않은 자궁수축이 임신기간 내내 일어나며 만삭에 가까울수록 10분마다 그 강도와 빈도가 증가한다(Cunningham et al., 2014). 조산으로 오는 진진통과 가진통(Braxton hicks contractions)을 구별할 줄 아는 것이 매우 중요하지만 구별하기 어려울 때도 있다. 한 시간에 5~6번 이상의 수축이 있거나, 조산의 다른 징후들이 있을 때에는 의사에게 문의해 보아야 한다.

(7) 태아 윤곽 촉진

경험있는 검진자는 임신 중기가 되면 매우 비만한 임산부의 경우를 제외하고는 태아의 윤곽을 촉진할 수 있다. 임신이 진행되면 자궁벽이 커지는 태아를 수용하기 위해 더 얇아지므로 태아의 윤곽을 확인하는 것은 더 쉬워진다.

(8) 자궁잡음

임신 말기에 자궁잡음(약하고 바람이 부는 듯한 소리, uterine souffle)이 자궁 위에서 청진될 수도 있다. 이것은 확장된 자궁혈관들에 혈액이 순환되는 소리로서 모체의 맥박과 일치한다. 따라서 자궁잡음을 식별하기 위해서는 엄마의 맥박을 동시에 측정해야 한다. 자궁잡음은 탯줄잡음과는 다르다. 탯줄잡음은 탯줄 위에서 들리는 작은 휘파람 소리 같은 것으로 태아의 심장박동과 일치한다.

(9) 임신 테스트

임신 테스트는 태반에 의해 분비되어 임신 직후부터 모체의 혈액과 소변에 존재하게 되는 hCG 또는 hCG의 베타 소단위(subunit)를 찾아내는 것이다. 임신 여부를 알아보기 위해 소변이나 혈액에 행해지는 면역분석검사도 가능하다. 매우 낮은 농도의 hCG도 찾아낼 수 있고 임신 후 3~7일에도 양성으로 나타난다(Pagana et al., 2017). 집에서 검사할 때는 검사 스틱 위에 소변 샘플을 떨어뜨리고 색깔이나 계수의 변화가 있는지를 보면 된다. 아침 첫 소변이 가장 농축된 것이므로 검사에 유리하다. 검사마다 주의사항이 다르므로 집에서 검사할 때에는 지시사항을 잘 읽고 시작하는 것이 좋다.

부정확한 임신검사 결과. 실제로 임신을 했는데도 검사 결과가 음성으로 나올 때를 거짓음성반응(가음성반응)이라 부른다. 이것은 검사에 대한 지시사항을 제대로 지키지 않았거나 임신 후 시간이 충분히 흐르지 않았거나 소변이 너무 희석되었거나 임신부가 이뇨제 같은 약물을 복용하고 있기 때문이다. 반대로 혈뇨, 단백뇨, 일부 종양들은 임신이 아닌데 임신으로 나오게 하는 거짓양성반응(가양성반응)을 만들어 낼 수 있다. 몇몇 항경련제, 항파킨슨병제, 신경안정제, 수면제도 거짓양성반응을 유발할 수 있다(Pagana et al., 2017).

3) 확정적 징후

임신의 확정적 징후(positive indication)로 받아들여지는 세 가지 징후는 태아 심음의 청진, 검진자에 의해 발견되는 태아의 움직임, 배아나 태아의 시각화이다.

(1) 태아심음 청진

태아의 심음은 임신 18~20주가 되면 청진기로 들린다(Beckmann et al., 2014). 그보다 더 많이 사용되는 전자식 도플러 초음파 검사기는 심장의 운동을 소리로 바꾸어 들려주는데 임신 6주에 청진이 가능하다(Gambone, 2016).

(2) 검진자에 의해 발견되는 태아의 움직임

경험 있는 검진자가 대장의 연동운동과 착각하지 않고 태아의 움직임을 보거나 만질 수 있으면 이것을 임신의 양성 징후로 받아들인다.

(3) 배아나 태아의 시각화

임신 초기에도 배아나 태아를 볼 수 있고 심박동을 관찰할 수 있는 초음파촬영술의 발달로 인해 임신의 확인이 훨씬 더 간단해졌다. 임신 3~4주만 되어도 질식초음파촬영술을 통해 임신 확인이 가능하다(Beckmann et al., 2014).

이해하기

17. 임신의 추정적 징후와 가정적 징후의 차이점은 무엇인가?
18. 임신부가 '태동'을 느끼는 것이 왜 임신의 확정적 징후가 아닌가?
19. 부정확한 임신 테스트 결과를 낳는 가장 흔한 원인은 무엇인가?

이해하기 정답

17. 임신을 확인하기 위한 대부분의 추정적 징후(presumptive sign)들은 주관적이다. 가능적 징후(probable sign)는 객관적이다. 모두 임신 이외의 원인들이 있을 수 있다.
18. 가스, 연동운동, 또는 가임신(거짓임신, pseudocyesis)과 같은 이유들에 의해 여성이 태동이라고 오해할 수 있다.
19. 부정확한 임신 테스트 결과의 공통적인 원인으로는 너무 희석되거나 단백질이나 혈액이 포함된 소변 검체, 산모의 이뇨제, 항경련제, 항파킨슨약, 수면제 또는 안정제와 같은 특정 약물 복용, 부정확한 검사 절차, 너무 이른 임신 초기 검사 등이 있다.

임신기 정신사회적 적응
Psychosocial Adaptations to Pregnancy

부모가 된다는 것은 출산이라는 생리적 사건 이상의 일이다. 부모가 되는 과정은 수정 이전에 이미 시작되고 예비 부모를 포함한 가족 전체가 큰 변화를 함께 한다. 예비 부모들의 심리적 반응은 임신이 진행되면서 변화된다. 처음에는 미흡할 수 있지만, 영아가 태어나면서 성숙의 단계로 넘어가기 위한 발달과정을 마치게 된다. 성숙의 단계는 그들이 부모가 되는 과정을 돕는다. 사회적 · 문화적 요인들이 예비 부모가 임신에 적응하는 방식에 영향을 미친다.

3. 임신부의 심리 반응

임신에 대한 여성의 심리적인 반응은 시간이 지나면서 변화한다. 처음에는 임신 자체에 대해 확신이 없고, 양가감정을 느끼게 된다. 그녀의 1차적인 관심은 그녀 자신이다. 그러나 점차적으로 임신부의 관심이 태아에게로 옮겨가면서 태아를 보호해야 한다는 마음이 커지게 된다(표 6-3).

1) 임신 1기

(1) 불확실성

임신부는 임신 초기 몇 주간 임신 여부를 확인하려고 한다. 임신임을 말해 주는 몸의 변화를 조심스럽게 관찰하고 가족이나 친구들에게 임신 가능성에 대해 물어보거나 임신진단키트를 사용할 수도 있다.

임신의 불확실성에 대한 반응은 개인에 따라 다르게 나타난다. 어떤 여성은 임신 사실을 정확히 확인하고 싶어할 수도 있고, 어떤 여성은 임신이 아니기를 바랄 수도 있다. 대부분의 여성은 임신 1기(first trimester)에 의사나 간호사로부터 확진을 받는다.

(2) 양가감정

의도되지 않은 임신은 예상 밖의 일이 되기도 한다. 여성들은 임신이 확진되면 양가감정(ambivalence)을 느끼게 된다(Link, 2016b).

임신은 여성의 삶에 영원한 변화를 가져온다. 여성은 이 변화가 무엇일지 또 어떻게 변화에 적응해야 할지 고민한다. 만약 초임신부라면, 책임감을 느끼는 동시에 좋은 부모가 될 수 있을까를 고민하게 된다. 경산부는 이번 임신이 다른 자녀와 배우자에게 어떠한 영향을 줄 것인지에 대해 걱정하게 된다. 양가감정은 임신 2기가 끝나갈 때쯤 수용으로 바뀐다.

(3) 일차적 관심으로써의 자신

임신 1기 여성의 일차적인 관심은 태아가 아닌 자신이다. 오심이나 피로와 같은 증상은 그녀가 임신 초기임을 확인시켜주지만, 아직 그녀에게 태아가 현실적으로 다가오지는 않는다. 태아의 성장과 발달을 확인시켜 주는 체중 증가가 없기 때문에 앞으로 태어날 아기보다는 임신한 상태에 대한 생각을 더 많이 하게 된다.

신체적인 변화와 호르몬 증가로 인해 정서적인 불안정을 느낄 수 있다. 여성의 기분은 만족스럽다가도 예민하게 변할 수 있고, 긍정적인 생활 중에 깊은 잠에 빠지기도 한다. 이러한 변화는 안정적 생활에 익숙한 배우자와 가족에게 혼란을 줄 수도 있다.

간호사는 임신부가 스스로에게 집중하는 시기에 생기는 임신부의 신체적 · 정신적 요구에 관심을 가져야 한다. 임신 초기의 변화와 정상적인 양상에 초점을 맞춘 교육이 이루어져야 한다. 아침 공복에 느끼는 오심, 성(Sexuality) 그리고 기분의 변화를 다루는 방식은 부부가 관심을 가져야 할 주제이다(Link, 2016a). 간호사는 부부들이 이러한 문제를 어떻게 해결해 나가는지 사정하고, 이러한 변화들은 정상이며 문제가 되지 않는다는 것을 설명해야 한다.

2) 임신 2기

(1) 임신에 대한 신체적인 증거

임신 2기(second trimester)에 예비 엄마가 태아를 '실제'라고 믿게 되는 신체적인 변화가 일어난다. 자궁은 빠르게 증대되어 배에서 촉진되고, 체중이 늘며 유방의 변화도 분명해진다. 여성은 초음파 검사를 통해 태아를 직접 볼 수 있고, 가족들과도 공유할 수 있다. 임신부는 이 시기에 첫 태동(quickening)을 느낄 수 있는데, 이 경험은 태아의 존재를 확신할 수 있기 때문에 매우 중요하다. 임신부는 더 이상 태아를 그녀의 신체 일부로 생각하지 않고, 그녀에게 완전히 의존하지만, 다른 생명임을 인식하게 된다.

(2) 일차적 관심으로써의 태아

임신 2기에 임신부의 주요한 관심사는 태아이다. 임신 1기 동안 불편함은 줄어들고, 변화된 임신부의 몸도 그녀의 활동에 영향을 주지 않는다. 임신부는 이제 건강한 영아를 낳는 것에 관심을 가지며 식이와 태아 발달에 대한 정보에 관심을 가지고, 활기찬 임신 기간을 보내게 된다.

(3) 나르시시즘과 내향성

이 시기에 여성은 태아를 보호하고 태아의 요구를 수용하는 자신의 능력에 대한 걱정이 점차 증가한다. 이 걱정은 나르시시즘(narcissism, 자신에 대한 과도한 집착)과 내향성(introversion, 자아와 신체에 집중하는 것)으로 나타난다. 올바른 식이와 복장을 정확히 선택하는 것이 임신 초기보다 더 중요해진다. 어떤 여성은 자신에게 일어나는 일과 동떨어진 업무에 대해 관심을 잃을 수 있다. 그들은 임신에 초점을 맞추고 있기 때문에 현재의 사건에 대한 관심이 적을 수 있고 그들과 태아에게 위협을 주는 사건에 대해 두려움을 느낄 수 있다.

첫 번째 임신이라면 예비 엄마는 태아에 대해 궁금한 점이 많을 것이다. 그녀는 자신과 배우자의 어린 시절 사진을 볼 수도 있고 태아일 때 그들이 어떠했는지에 대한 이야기를 듣고 싶어할 수도 있다. 경산부는 영아에 대한 지식이 많지만, 다른 형제자매와 조부모가 이 아이를 받아들일 수 있을지 걱정한다. 예비 엄마는 다른 사람들과의 관계를 점검하고 이런 관계가 출산 후 어떻게 변할지에 대해 생각한다(Link, 2016a).

예비 엄마는 많은 시간을 태아를 생각하며 보내고, 태아가 태어났을 때 펼쳐질 삶에 대해 꿈을 꾸고 환상에 빠진다. 그녀는 태아를 태명으로 부를 수도 있고 태아의 성격에 대해 말할 수도 있다. 어떤 엄마는 매주 발생할 변화를 미리 숙지하기 위해 태아의 발달에 대한 자료를 즐겨 읽는다. 이런 강한 내향성은 그녀의 평소 행동과는 다르기 때문에 배우자와 가족들은 당황할 수 있다.

(4) 신체상

임신 2기에는 신체상(body image)에 빠른 변화가 나타난다. 허리가 굵어지고 배가 불러오며 가슴이 부풀어오르는 등 신체 크기와 외형의 변화가 분명해진다. 가슴이 작았던 여성의 유방 크기가 증가하는 것은 임신의 행복한 부작용이다. 그러나 큰 가슴을 가졌던 다른 여성들은 임신 후 가슴이 너무 무거워지고 축 늘어지는 것을 걱정할 수 있다.

신체의 변화는 태아의 성장을 알려주고 부부에게 자부심을 느끼게 할 수 있어 환영받을 수도 있다. 그러나 어떤 여성에게는 피부의 색소침착 증가와 임신선 등 신체 크기 및 모습의 변화가 부정적인 신체상을 줄 수 있다. 몸의 균형이 바뀌고, 지구력이 감소하고, 골반과 허리 아래 부위에 불편감이 생기는 신체 기능의 변화 역시 신체상에 영향을 준다.

(5) 성욕의 변화

임신한 여성과 배우자의 성적 관심과 활동은 예측할 수 없으며, 증가하거나 감소할 수 있고, 혹은 변화가 없을 수도 있다.

임신 1기에는 임신에 대한 심리적인 부담감이 없고 피임이 필요하지 않다는 자유로움이 부부 모두에게 해방감을 주어 성적 관심을 증가시킬 수 있다. 그러나 오심, 피로, 유방 압통은 성적인 느낌을 방해한다. 부부는 유산에 대한 두려움 때문에 성교를 피하기도 하는데, 이전에 유산한 경험이 있거나 난임 시술을 통해 임신한 경우 더욱 성교를 피하게 된다. 간호사는 합병증이 없다면 성교가 초기 유산에 영향을 미치지 않는다는 확신을 줄 수 있다.

임신 2기에 여성은 음순과 음핵이 예민해지고 골반혈관울혈로 질의 윤활성이 증가한 느낌을 받는다. 이 시기에 성적 반응이 증가할 수도 있다. 이러한 변화로 인해 임신 중에 오르가슴의 빈도와 강도도 증가할 수 있다. 비록 오르가슴이 일시적으로 자궁수축을 유발하지만, 정상적인 임신에서는 해로운 것이 아니다.

임신 3기 동안 '정상 체위(남자가 위에 있는)'는 복부를 압박하기 때문에 불편함을 야기할 수 있다. 속쓰림, 소화불량 그리고 앙와위저혈압 역시 이 체위에서 증가한다. 골반 아래 부분의 태아에 압력이 가해지면 불편함은 증가한다. 또한 피곤, 인대의 통증, 잦은 소변 그리고 숨참이 문제일 수 있다. 간호사는 성교를 위해 여성 상위, 나란히 누워서 하는 체위 혹은 뒤에서 삽입하는 체위 등을 제안할 수 있다. 임신 3기에는 옆으로 눕는 체위가 가장 편안하며 성교에 필요한 에너지를 줄일 수 있다. 껴안기, 키스하기, 서로 마사지 해주기, 자위 역시 질 성교 없이 애정을 표현하는 방법이다.

몸이 커지면서 어떤 여성은 자신의 신체상을 부정적으로 인식하고 커진 몸 크기에 대한 배우자의 반응을 걱정한다. 남자들의 성적 반응은 사람마다 큰 차이가 있다. 어떤 남성은 성적 관심이 증가했다고 하지만 어떤 사람들은 임신 후반에는 여성의 몸이 매력적이지 않으며 성적인 느낌이 줄어든다고 한다.

정보가 필요함에도 불구하고 많은 여성들은 성적 활동에 대해 이야기하는 것을 꺼린다. 불행히도 대부분의 건강돌봄제공자들 역시 그 주제에 대해 이야기하지 않는다. 그들은 이런 이야기가 영성의 기분을 상하게 한다고 느낄 수도 있고 자신의 성생활에 대해 이야기하는 것을 불편해하거나 창피하게 생각할 수도 있다.

그들은 가장 긴급한 사정이 아닌 다른 일에는 관여할 시간이 부족하기 때문에, 돌봄의 중요한 면이 무시되는 결과가 생길 수도 있다.

성적 활동에 대한 언급을 시작하는 데 도움이 될 수 있다. 예를 들면, "어떤 커플들은 임신 기간 중에 성 행위를 하는 것을 걱정해요."라는 말은 주제를 소개하는 한 가지 방법이 될 뿐만 아니라 그 주제를 다루는 데 여성이 편안함을 느낄 수 있게 해 준다.

임신 중에 생기는 성적 욕구의 정상적인 변화와 문제 해결을 위해 부부가 서로 열린 마음으로 감정을 나누는 것이 중요함을 알려준다. 간호사는 그들의 감정이 정상이라고 안심시킬 수 있다.

합병증이 없다면 임신 중 성교는 안전하다. 출혈, 무기력한 자궁경부, 전치태반, 양막파열 그리고 조산의 경력이 있는 경우에는 성교를 금지한다. 또한 공기색전증의 원인이 될 수 있으므로 질에 공기를 불어넣는 것은 피해야 한다(Cunningham et al., 2014; Link, 2016b).

3) 임신 3기

(1) 불안감

2기 동안의 안정감과 만족감은 임신 3기(third trimester)의 불안감에 밀려난다(Link, 2016b). 이 시기의 임신부는 부주의로 소중한 아기를 잃거나 다치게 할 수도 있다고

간호돌봄계획

임신 중 신체상

사정

Shannon은 34세의 초산부로 임신 26주이다. 그녀와 남편 모두 여러 해 동안 달리기를 해왔다. 의사의 허락하에 그녀가 불편함을 느끼기 전인 20주까지 달리기를 계속 해왔다. Shannon은 이제 "다른 늙은 여인네들처럼" 걸어 다닌다고 말한다. 그녀는 얼굴의 기미와 몸이 점점 커지는 것에 대한 걱정을 표현하고 자신이 "뚱뚱하고 괴상하고 못생겼다."고 느낀다고 말한다. "내 모습이 혐오스러워요! 원래의 모습으로 돌아가고 싶어요."라고 말한다. 그녀는 임신 중에 성생활이 허용되는지 물어본다.

간호진단

신체의 크기, 외형의 변화와 임신으로 인한 2차적인 기능 변화와 관련된 신체상의 혼란

기대되는 결과

다음 산전 방문이 끝날 때까지 Shannon은

1. 임신 기간 중에 기대되는 몸의 변화를 받아들이고 있음을 암시하는 말을 할 것이다.
2. 남편과 건강돌봄제공자에게 몸의 변화에 대한 느낌을 표현할 것이다.
3. 출산 후의 체중 감량과 달리기 프로그램을 다시 시작하는 것에 대한 현실적인 목표를 세울 것이다.
4. 임신 중에 상호 만족스러운 성생활을 계속하고 있음을 이야기할 것이다.

중재와 근거

1. Shannon의 감정을 사정한다. "저는 당신이 달리지 못해서 실망하고 있다는 것과 임신으로 인한 신체 변화를 걱정하고 있다는 것을 알고 있어요." 감정은 밑에 깔려 있는 원인이 다루어지기 전에 알려지고, 반영되어야 한다.
2. 그녀의 걱정을 명확히 한다. "당신은 늘 운동선수였죠. 여성들은 종종 임신으로 인한 변화가 영원한 영향을 줄 것인지에 대해 걱정을 해요." 임신이 여성을 변화시켜서 운동을 계속할 수 없게 될 것이라는 저변에 말하지 않은 걱정이 있을 수 있다. 이 변화된 자신에 대한 인식이 공포나 슬픔 또는 모두를 가져올 수 있다.
3. 남편과 그녀의 감정에 대해 이야기를 나누고 그의 지지를 구하도록 제안한다. 필요하다면 이 상호작용을 보여준다. "이상한 기분이 들고 내 인생의 커다란 부분이 사라진 느낌이 들어요. 당신으로부터 위로를 받고 싶어요." 비록 배우자가 그녀의 부정적 감정을 알아차리고 이해한다는 것을 알 수는 있지만, 그것은 사실이 아닐 수 있다.
4. 걷기, 수영 등 Shannon에게 도움이 되는 저강도의 적당한 운동 유형에 대해 이야기한다. 합병증이 없다면 임신 중에도 매일 적당한 운동을 하는 것이 좋다.
5. 나머지 임신 기간 중에 기대되는 체중 증가 패턴을 이야기해 주고 이것을 태아의 성장, 발달과 관련시켜 설명한다. 지방조직이 출산과 수유에 필요한 에너지를 제공함을 설명한다. 예상되는 체중 증가에 대한 지식과 태아가 성장하고 있음을 보여주는 체중 증가에 대한 이해는 과도한 체중 증가에 대한 공포를 달래줄 수 있다.
6. Shannon이 출산 후에 체중 감량과 자신의 체력과 인내를 회복할 수 있는 현실적인 계획을 세울 수 있도록 돕는다.
   a. 출산 후 예상되는 체중 감소 패턴에 대해 설명한다.
   b. 근육의 긴장과 힘을 증가시킬 수 있는 등급별 운동을 보여준다.
   c. 수유를 위한 그녀의 요구에 맞는 식이를 알려준다. 많은 여성들은 증가한 체중이 점차적으로 빠진다는 것을 알면 안심한다. 수유는 추가 열량과 영양이 필요하다.
7. 얼굴의 갈색 변색(기미)은 정상적인 것이며 보통 임신 이후에 사라진다고 설명한다. 태양에의 노출을 제한하고 선크림을 사용하도록 제안한다. 무엇이 정상인지에 대한 지식은 편안함을 준다. 태양에의 노출을 제한하고 선크림을 사용하는 것은 심각성을 줄이는 데 도움을 줄 수 있다.
8. Shannon의 성생활에 대한 특정한 걱정을 알아내고 상황 특이적인 반응을 한다. 걱정은 부부들마다 다양하다. 어떤 부부는 태아에게 해를 줄까 봐 혹은 엄마에게 불편감을 줄까 봐 걱정한다.
9. 정상적인 임신에서는 성적 활동이 엄마와 태아에게 해를 입히지 않는다는 확신을 준다. 질, 경부, 그리고 자궁의 해부학적 면에 대해 설명한다. 배우자가 걱정한다면 다음 방문 시에 함께 오도록 제안한다. 질과 태아가 떨어져 있음을 아는 것은 임신 중 질 성교의 안정성에 대한 걱정을 줄여줄 수 있다.
10. 임신 3기 동안 옆으로 눕거나 여성이 위로 올라가거나 뒤에서 질로 삽입하는 대체 자세의 활용을 제안한다. 정상위는 자궁이 커지고 무거워지면 불편하고 앙와위저혈압의 위험을 커지게 한다.

평가

다음 방문 시 Shannon은 아기가 얼마나 자랐는지에 대한 자부심을 말하고 신체의 변화에 대해 보다 수용적이 되었음을 언급하는 말을 한다. 그녀는 남편이 그녀의 감정에 대한 관심이 커지고 그와 함께 감정을 나눈 이후로 매우 지지적이 되었음을 말한다. Shannon은 다른 유형의 운동을 해 보았으며 나머지 임신 기간 동안 활용할 수 있는 것이 많음을 발견한다. 그녀는 출산 이후에 할 수 있는 식이와 운동의 현실적인 계획표를 만들기 시작한다. 그녀는 성적 경험에 대한 상호 만족을 표현한다.

걱정한다.

임신부는 종종 태아에 대한 환상을 갖기도 하고, 장애가 있는 아기를 낳거나 태아에게 문제가 생기는 악몽을 꾸고 그 결과에 대해 매우 근심하기도 한다. 또한 감염 질환이나 잠재적인 신체적 위협으로부터 태아를 보호하기 위해 여러 사람이 있는 곳을 피할 수 있다. 임신부는 임신 중의 악몽과 두려움이 정상임을 알고 안심할 필요가 있다.

(2) 의존성의 증가

임신부는 임신의 마지막 몇 주 동안 배우자에게 많이 의존한다(Link, 2016a). 임신부는 배우자가 항상 연락이 닿는 곳에 있어야 한다고 주장할 수도 있으며 그의 휴대폰이나 직장으로 하루에도 몇 번씩 전화를 할 수도 있다. 그녀는 이 시기에 그녀의 배우자와 다른 사람들에게 보다 많이 의존하며, 결정을 내릴 때도 그들의 도움을 구할 수 있다. 그것이 뚜렷한 변화라면 당황스러울 수도 있다.

또한 여성은 배우자의 안위를 걱정한다. 배우자의 사랑과 관심에 대한 요구는 임신 후기에 더 증가한다. 임신부에게 도움을 주려는 배우자의 관심과 의지가 그녀를 안심시키면 여성은 보다 안전하다고 느끼고 협조를 할 수 있다고 느낀다.

여성은 배우자가 의존성 증가와 같은 감정을 이해해 주기를 바라며 그가 공감을 하지 않으면 화를 낼 수도 있다. 또한 이 시기에는 피곤함 때문에 예민함이 증가할 수 있다. 그러므로 간호사는 부부를 격려하여 불안감을 서로 이야기하고 감정을 공유하여 오해를 피할 수 있게 해야 한다.

어떤 여성은 임신 3기에 주의가 필요한 일을 처리하는 데 어려움을 겪는다. 여성들은 이 시기에 집중을 하고 새로운 물품이나 기술에 대해 배우는 것에 어려움을 느낄 수 있다. 그러므로 이 시기의 교육은 명료하고 간단해야 한다.

(3) 출산 준비

만삭이 가까워지면 엄마는 취약하다는 느낌이 줄어든다. 태아는 계속 자라 더 이상 움직임이 자유롭지 않다. 임신부와 태아는 서로 연결되어 있지만 태아는 임신부의 몸속에 침투되어 있는 존재이며, 자신의 일부가 아니라는 것을 알게 되면서 태아와 엄마의 유대 관계가 달라진다. 분리의 느낌이 증가하는 것을 의식하지 못하지만, 임신부는 아기를 보고싶어 한다.

대부분의 임신한 여성은 진통의 신호를 점검하며 부모인 친구들이나 가족 구성원들에게 질문을 한다. 많은 부부들이 출산 시간에 맞추어 분만실에 도착할 수 있을지 걱정하며 진통을 두려워할 수 있다(Link, 2016a).

점차 예정일이 다가오면 여성은 진통과 분만에 대한 걱정이 커진다. 어떤 여성은 진통을 두려워하며 분만예정일을 무서워하는 반면에 다른 여성들은 무거워진 몸을 불편해하며 출산일을 고대한다. 그들은 때로 임신에 지쳐 있으며 임신이 끝나기를 바란다고 이야기한다(Link, 2016a).

초산부들은 경산부보다 더 출산을 두려워할 수 있다. 많은 여성들이 진통과 분만 중에 발생할 수 있는 일들을 두려워한다. 이전에 부정적인 임신과 출산 경험이 있는 경산부는 현재의 임신에 대한 걱정이 많다. 친구들이나 친척들이 힘들게 임신한 경우에도 걱정이 증가할 수 있다.

여성은 그녀를 지지하는 사람들에게 이야기하거나 건강돌봄제공자, 책, 텔레비전 혹은 인터넷에서 정보를 찾으면서 두려움을 해소하기 위한 도움을 요청할 수도 있다. 여성은 자신의 경험과 비슷한 사례에 대해 더 많이 배우기 위해 임신과 출산에 대한 텔레비전 프로그램을 본다. 그러나, 웹사이트나 텔레비전의 정보는 항상 과학적인 근거에 기반한 중재를 보여주거나 가장 일반적인 경험

이해하기

20. 예비 어머니가 임신 1기 동안은 "난 임신 중이야."라고 말 하다가 임신 말기에는 "나는 엄마가 될 거야."라고 하는 이유는 무엇인가?
21. 임신이 어떻게 여성과 남성의 성적 반응에 영향을 미치는가?

이해하기 정답

20. 임신 1기 태아는 임신부에게 모호하고 비현실적이다. 점차적으로 신체적인 변화(자궁의 성장, 몸무게의 증가, 태동)로 태아가 발달하고 있다는 것을 확인해 주면 임신부는 태아를 분리되어 있지만 의존적인 존재로 지각하기 시작한다.
21. 임신한 여성은 오심이 없거나 유산을 두려워하지 않는다면 임신 1기에 성관계에 증가된 관심을 가질 수 있다. 성적 관심은 골반의 혈관정체와 일반적인 안녕감 때문에 임신 2기에도 증가된다. 임신 3기의 불편감은 성적 반응을 감소시킬 수 있다. 일부 예비 아버지는 임신 동안 성관계에 더 관심이 있지만 다른 사람들은 임신한 여성이 매력적이지 않다고 생각하고 태아를 해칠까 두려워한다.

표 6-3 임신에 대한 임신부의 반응 변화

임신 1기	임신 2기	임신 3기
감정적 반응		
불확실함, 양가감정, 자신에게 집중, 감정적으로 책임을 느낌	걱정, 나르시시즘의 증가, 내향성, 몸과 성적인 면에서의 변화에 대한 걱정	취약하다고 느낌, 의존성의 증가, 태아가 별개의 존재이지만 완전히 의존적이라는 것을 앎
신체적 확인		
태아가 자라고 있다는 명확한 신호가 없음	태동, 배가 커짐	태아의 분명한 성장, 불편감, 모성 활동의 감소
역할		
자신과 태아를 위해 건강하게 임신을 유지하는 법을 찾을 수 있음	태아와 모성으로서의 역할을 받아들임	출산을 준비하고 모성으로서의 기대를 가짐
"자신에 대한 언급"		
"나는 임신했어요."	"나는 아기를 낳을 거예요."	"나는 엄마가 될 거예요."

을 묘사하는 것이 아닐 수 있다(Theroux, 2011).

임신 3기에 임신부는 문화에 따라 적절한 방법으로 아이를 맞이할 준비를 한다. '둥지틀기 본능' 행동은 영아의 방을 꾸미고 옷과 필요한 물품을 준비하는 것이다.

부부의 가사일 분담에 대한 협의가 이 시기에 이루어져야 한다. 덧붙여, 많은 부부들이 출산교육 과정을 마친다. 표 6-3은 임신 중 임신부의 반응 변화를 요약한 것이다.

4. 역할 변화

어머니가 된다는 것은 강한 모성애, 부드러움, 그리고 일생 동안 인내를 하는 헌신을 포함한다. 어떻게 여성은 어머니가 되는 것을 배우는가?

역할 변화는 행동과 자신의 이미지가 다르게 바뀌는 것이다. 모성 역할로의 변화는 임신과 함께 시작되며 임신주수가 늘어나면서 변화의 폭이 커진다. 여성은 임신과 그로 인해 일어날 변화를 받아들여야 한다. 여성은 태아와의 관계를 처음에는 자신의 일부로, 그 다음에는 독립적인 개인으로 발전시킨다. 임신 말기가 될수록 여성은 출산과 새로운 아기의 양육을 위한 준비를 해야 한다.

1) 임신 중 변화

여성은 임신 기간 내내 지속적인 관계의 변화를 경험한다. 여성은 자신에 대해서 그리고 그녀의 삶에 일어나고 있는 변화에 대해서 더 깊이 생각한다. 예비 부모는 양육에 대한 준비를 하면서 관계가 변한다. 예비 어머니는 자신의 어머니와의 관계를 되돌아보면서 어머니로서의 역할이 무엇인지 생각해 볼 수 있다. 여성은 임신 중 그녀의 감정과 경험이 정상적인 것이라고 설명해 줄 멘토가 필요하다. 또한 또래의 다른 어머니로부터의 지지도 필요하다(Alden, 2014).

2) 모성 역할 수행 단계

Rubin(1984)은 모성 역할 수행과정의 특정한 단계를 관찰했다. 이것은 모방하기, 역할 연습, 환상, 적절한 역할 탐색, 슬픔의 과정 5단계로 이루어져 있다.

(1) 모방하기

모방(mimicry)은 임신 중이거나 어머니의 역할을 탐색 중인 다른 어머니들의 행동을 관찰하고 따라하는 것이다. 모방하기는 일반적으로 임신 1기에 시작된다. 임신부는 신체의 변화가 일어나기 전에 임신부복을 입어보거나 분만이 임박한 여성의 자세를 모방하기도 한다.

(2) 역할 연습

역할 연습(role play)은 실제 어머니들의 행동을 직접 해보는 것이다. 임신한 여성은 다른 사람들 앞에서 아기를 안거나 챙겨주기를 원한다. 역할 연습은 어머니의 역할을 '경험'할 수 있는 기회를 제공하고 다른 사람들로부터 그녀가 자신의 역할을 잘 하고 있다고 인정받게 해 준다. 임부는 특히 배우자와 어머니의 반응에 민감하다.

(3) 환상

환상(아이 출산을 준비하기 위해 만들어진 정신적 이미지)은 여성이 다양한 가능성을 고려하게 하고 꿈을 꾸게 하거나 다양한 행동을 '시도하게' 한다. 임신부는 영아의 외모와 성격이 어떨지에 대해 반복적으로 상상한다. 여성은 아이를 공원에 데려가는 상상을 할 수도 있고 아이에게 책을 읽어주거나 노래를 불러주는 상상을 할 수도 있다. 그녀는 또한 밤에 생생한 꿈을 꿀 수도 있다.

때때로 환상은 두려움을 안겨주기도 한다. 영아에게 나쁜일이 생기지는 않을까? 아기가 울음을 멈추지 않을 때는 어떻게 대처해야 할까? 또는 자신의 삶에 낯선 사람이 들어오는 꿈을 꾸기도 한다. 그 낯선 사람은 태아를 의미할 수도 있다(Driscoll, 2008). 이런 환상 때문에 여성은 안심이 되는 정보를 찾으려고 한다. 예를 들면, 배우자에게 만일 완벽하지 않은 아기가 태어나도 아기를 사랑할 수 있는지 물어볼 수도 있고, 달래기 어려운 아기를 돌보는 법을 배우려고 노력할 수 있다.

환상은 단계에 따라 변할 수 있기 때문에 초산부와 경산부에게 차이가 있을 수 있다. 간호사는 여성의 환상을 듣고 이해하고 있다는 것을 보여주어야 한다. 간호사들은 여성의 이야기를 경청하면서 또 다른 걱정에 대해 알아볼 수도 있다.

(4) 적절한 역할 탐색

적절한 역할 탐색은 여성이 자신의 역할을 파악하고 '좋은' 엄마의 기준을 내재화하면서 시작된다. 그 후 다른 어머니들의 행동을 관찰하고 그녀 자신의 기준과 비교한다. 여성은 자신의 기준에 얼마나 잘 맞는지에 따라 그 행동을 수용하거나 거부한다. 이 과정은 여성이 어머니로서의 자기 역할에 대해 고민해 볼 수 있는 충분한 시간을 제공하며, 자신의 기준에 부합하는 행동을 확정하는 데 도움이 된다.

(5) 슬픔의 과정

여성은 어머니의 역할과 어울리지 않는 자신의 자아 중 일부를 버려야 하고, 다시 돌아갈 수 없다는 것을 알았을 때 슬픔을 경험한다.

초산부는 다시는 돌봄 행위로부터 자유로운 여성이 될 수 없을 것이다. 그녀는 어머니로서의 새로운 정체성을 가지기 위해 과거의 자유로웠던 행동 양식을 버려야만 한다. 쇼핑을 하거나 영화를 보는 단순한 일조차도 영아를 데려가거나 아이를 돌봐줄 수 있는 사람을 찾는 등의 계획을 세워야 할 것이다. 경산부의 경우 자신이 주의를 기울여야 하는 아이가 한 명 더 생기는 것이다. 청소년 어머니에게는 이 변화가 더욱 어려울 수 있는데, 그들은 계획을 세우는 데 익숙하지 않기 때문이다. 또한 학업을 포기하거나 진로를 변경해야 할 수도 있다(28장 참조).

3) 임신에 대한 모성의 임무

임신한 여성은 어머니가 되기 위한 새로운 행동을 배우는 데 많은 시간과 에너지를 사용한다. 여성은 영아와 관계를 정립하려고 할 때 배우자와 가족들과의 관계도 재정립해야 한다. 이런 임신의 정신심리적 과업은 임신에 대한 모성의 네 가지 임무 안에 포함되어 왔다(Rubin, 1984).

1. 임신과 분만, 출산 과정 중 자신과 아기에 대한 안전감 찾기
2. 배우자와 가족으로부터 아기와 자신을 인정받기
3. 스스로 주는 것을 배우기
4. 아직 알지 못하는 아이와의 애착과 결속을 형성하기

(1) 안전감 찾기

자신과 아기를 위한 안전감(safe passage)을 찾는 것은 여성의 우선적인 임무이다. 여성이 안전에 대한 확신을 가지지 못한다면 다른 임무로 옮겨갈 수 없다. 여성은 의사 혹은 조산사의 돌봄을 받고 식이, 비타민 복용, 휴식에 대한 조언을 따르며 주기적인 진찰을 받음으로써 안전감을 느낄 수 있다. 건강돌봄제공자들의 조언을 따르면서 자신과 영아의 안전을 보장하기 위한 문화적 관습을 따라야만 한다.

(2) 인정받기

인정받기는 임신 내내 계속되는 과정이다. 그것은 가족들이 그녀를 어머니로 인정하고 아기를 가족구성원에 포함시키는 것으로, 가족관계를 재구성하는 것이다.

첫 번째 임신에서 부부는 둘만의 관계를 포기하고 그들의 삶에 아기를 위한 자리를 만들어야 한다. 매 임신마다 배우자가 자부심과 즐거움을 표현할 때 여성은 가치있으며 편안하다고 느낀다. 여성은 임신에 대한 배우자의 반응을 오랫동안 기억하기 때문에 이 감정은 매우 중요

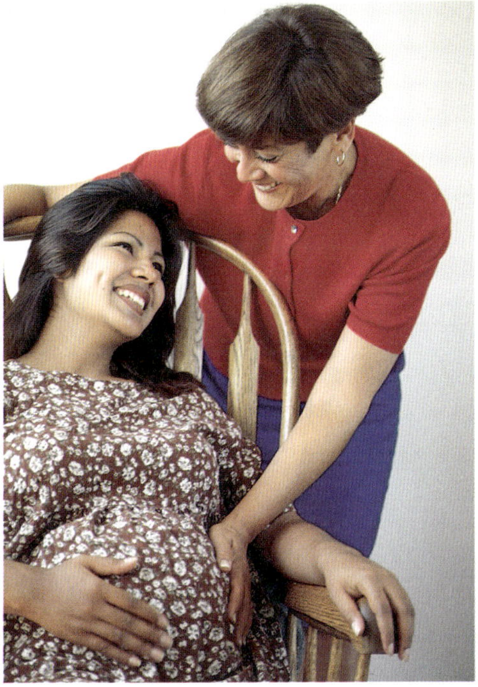

그림 6-11 임신한 여성과 그녀 자신의 어머니와의 유대는 특히 젊은 임부에게 중요하다.

하다.

여성이 자신의 어머니로부터 지지와 인정을 받는 것은 특히 중요하다. 임신한 여성은 그녀의 어머니가 아낌없는 인정과 지지를 해 줄 때 에너지와 만족을 얻는다. 많은 예비 어머니들이 임신 기간 중 그들의 어머니와 더 친밀해진다(그림 6-11).

여성은 가족들이 아이에 대하여 특정한 기대를 가지고 있음에도 불구하고 태어난 아이가 그 기대를 충족시키지 못해 가족들로부터 외면당할 것을 걱정하기도 한다. 예를 들어, 가족구성원들이 아들을 기대했다면 그들은 딸을 받아들일 것인가?

(3) 스스로 주는 것을 배우기

주는 것은 모성의 가장 이상적인 기본적인 요소이다. 태어날 영아에게 주는 것을 배우는 것은 여성이 자신의 몸속에서 태아를 키우는 임신기에 시작된다. 여성은 음식, 돌봄, 가족을 위한 사려 깊은 행동을 하는 것에서 자신의 능력을 시험하고 기쁨을 얻는다. '선물'을 통해 표현되는 인정과 즐거움은 기쁨을 크게 하고 역할을 강화해 준다. 그녀는 임신한 친구들에게 작은 선물을 줄 수도 있다.

임신한 여성은 받음으로써 주는 것을 배울 수도 있다. '베이비 샤워'에서 받는 선물들은 임신부와 신생아에게 필요한 것들로 구성되어 있으며, 이것들은 친구와 가족들로부터의 계속적인 관심과 헌신을 확인시켜 주고, 여성의 베푸는 능력을 강화해 준다. 동료애, 관심, 그리고 지지와 같은 보이지 않는 선물은 그녀에게 큰 힘이 되며 주는 것의 중요성을 확인시켜 준다.

(4) 알지 못 하는 아이에게 자신을 연결하기

애착의 과정은 아직 임부에게 아이가 '현실'로 느껴지지 않다가 자신이 임신을 했다는 생각을 받아들이고 '묶이게' 된다고 느낌으로써 시작된다. 임신 2기 동안 임부는 아기를 현실적으로 느끼게 되며 사랑과 애착의 감정을 갖게 된다. 이것은 특히 태동이 생기거나 초음파로 아기를 알아볼 수 있게 된 이후 더욱 현실적인 것이 된다.

임부들은 임신 3기에 태어나지 않은 영아로부터 피드백을 받으며 수면 주기, 기질, 상호 교류와 관련하여 태아의 독특한 성격을 묘사한다. 여성은 자신의 이미지 속에 어머니의 역할을 통합한다. 그녀는 어머니로서의 자신에 대해 만족감과 새로운 역할을 고려해 보는 일에 즐거움을 느낀다(Mercer & Ferketich, 1994).

어떤 여성은 임신이 정상이고 지속할 수 있다는 확신이 있을 때까지 태아에 대한 애착 형성을 연기한다. 특히 이전에 아기를 잃은 여성에게서 더 심하게 나타난다. 그들은 이전에 아기를 잃었던 시기가 지난 후에 애착의 느낌을 가지기 시작한다(Driscoll, 2008).

이해하기

22. 역할 변화에 있어서 "적절한 역할 탐색"은 무엇인가?
23. 왜 슬픔의 과정이 역할 변화의 일부인가?
24. 임신부는 건강하게 임신을 유지하기 위해 어떻게 해야 하는가?

이해하기 정답

22. 임신한 여성은 역할에 있어 자신의 감각을 발달시키기 위해 모성의 역할을 탐색하고 그 역할을 수행하는 생각을 확인시키는 행동을 선택한다.
23. 임신은 여성이 이전 삶의 특정 부분을 포기해야 한다는 것을 깨닫게 한다. 이는 일시적인 슬픔을 초래한다.
24. 안전감을 얻기 위해서는 의료진을 방문하는 것과 그 의료진과 자신의 문화가 권장하는 것을 따르는 것이다.

5. 부성 적응

예비 아버지들은 임신의 생리적 과정을 겪지는 않지만 새로운 역할에 적응하기 위해 중요한 정신사회적 변화를 겪는다. 이런 변화는 여성에게 관심이 집중되어 있고 배우자는 건강돌봄제공자나 그의 동료 그룹의 관심에서 소외되어 있기 때문에 더 어려울 수 있다. 예비 아버지의 걱정과 불안은 주변 사람들의 무관심으로 인해 알려지지 않은 채 남아 있을 수 있다.

1) 아버지의 다양한 적응 양상

임신에 대한 예비 아버지의 적응 유형은 매우 다양하다. 어떤 남성은 감정적으로 내향적이며 임신, 출산, 양육의 모든 면을 함께 하는 완전한 배우자가 된다. 다른 사람들은 보다 과업 중심적이어서 자신을 매니저로 본다. 그들은 여성의 식이와 휴식 기간을 감독할 수 있으며, 출산 동안 코치로서의 역할을 하지만 정서적인 면에서는 거리를 둔다. 어떤 남성은 단지 관찰자로서, 참여하지 않는 것을 선호한다.

어떤 문화에서는 남자들은 '임신과 출산을 여성의 일'로 생각하기 때문에 임신과 출산에 대한 그들의 진짜 감정을 표현하지 않을 수 있다. 아버지가 되는 준비는 배우자와의 안정적인 관계, 재정적 준비, 그리고 아버지가 되고자 하는 바람이 있으면 더 잘 될 수 있다. 다른 요인들로는 자신의 아버지와의 관계, 아이들과의 이전 경험, 그리고 영아를 돌보는 능력 등이 있다.

예비 아버지들은 임신 기간 중에 많은 걱정을 한다. 계획되지 않은 임신으로 아버지가 되는 것은 고통의 원인이 될 수 있다. 게다가, 예비 어머니의 감정적 불안정함에 대처하는 것은 불안하고 어려울 수 있다. 일반적인 걱정은 출산 중의 그의 역할과 아기가 태어났을 때 초래되는 변화에 대한 것이다.

임신부가 예상하지 못한 합병증으로 직장을 그만두어야 할 때 나타나는 재정적인 문제는 맞벌이 가족에게 있어서는 특히 시급한 걱정거리가 된다. 비용은 증가함에도 수입이 감소하는 것은 부부의 스트레스를 가중시킬 수 있다. 다른 걱정은 부모로서의 책임감과 그와 그의 배우자가 좋은 부모가 될 수 있을 것인가에 대한 것이다.

2) 발전 과정

예비 아버지의 반응은 개인마다 다르며 발전 과정 동안 역동적이고, 진행적이다. Jordan(1990)은 예비 아버지가 알아야 할 세 가지 발전과정을 설명한다.

- 임신과 새 아이라는 현실과 마주하기
- 그의 가족과 사회 네트워크로부터 부모로서 인정받기 위해 노력하기
- 양육과 관련된 노력하기

(1) 임신과 아이라는 현실

임신과 아이는 남성이 아버지라는 정체성을 가지기 전에 '실제'가 되어야 한다. 남성이 아버지라는 정체성을 가지기까지는 시간이 필요하며 출산 때까지 완수되지 않을 수도 있다. 예비 아버지는 임신 초기에 임신이 단지 진단이며, 오심과 피곤 같은 임신부의 행동 변화는 아기를 가진 것과는 관련이 적은 질병의 징후라고 받아들인다.

임신 소식에 대한 예비 아버지의 초기 반응은 자부심과 기쁨일 수 있지만 때로는 양가감정을 느끼기도 한다. 이런 감정은 아버지로서의 책임과 의무에 대한 준비가 미흡하다면 더욱 강해질 수 있다. 다양한 경험이 아이를 보다 현실감 있게 하는 '현실 촉매제'로 작용한다(그림 6-12). 예를 들면, 초음파를 통해 태아의 모습을 보는 것, 아기의 심장박동 소리를 듣는 것 그리고 태동을 느끼는 것이다.

아기를 위한 방을 준비하는 것과 출생 후 필요한 물품을 준비해 두는 것 역시 태어날 아이에 대한 현실감을 강화한다. 이 임무는 예비 아버지가 아기를 위해 직접적으

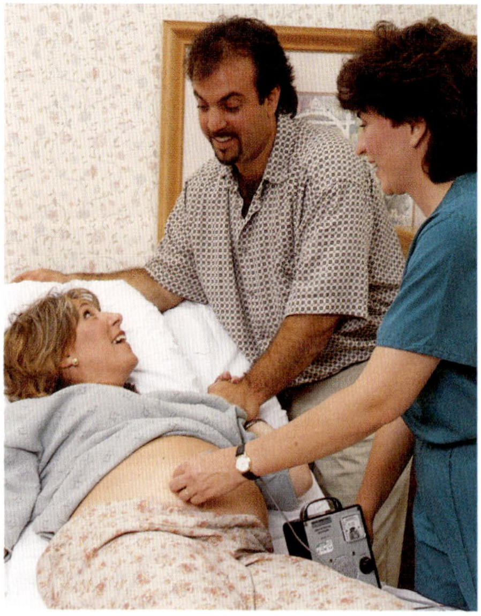

그림 6-12 태아의 심장박동 소리를 듣는 것과 같은 현실 촉매제가 아버지에게 태아를 더 현실감있게 한다.

로 뭔가를 할 수 있는 기회를 처음으로 갖도록 돕는다. 출산 자체는 가장 강력한 현실 촉매제이고 아버지가 신생아를 품에 안는 순간 영아는 드디어 현실이 된다.

(2) 부모로서 인정받기 위한 노력

남자들은 종종 다른 사람들에게 도움을 주는 사람으로 인식되지만 모든 부모가 그런 것은 아니다. 어떤 남자들은 그들의 감정이 인정받지 못하고 도움을 주는 사람뿐만 아니라 아버지로도 인정받지 못하는 경우 화를 낼 수 있다.

많은 남자들은 그들의 배우자에게 관심이 집중된 상황을 받아들이지만 일부의 남자들은 경험에 대한 이해가 부족하다는 것에 당황한다. 때로 예비 아버지를 위한 지지 그룹과 수업이 도움이 된다. 이 그룹은 임신으로 인해 생긴 변화와 이런 변화가 그들에게 미치는 영향에 대해 다른 남자들과 이야기하게 해 준다. 자신의 경험과 감정을 같은 상황의 다른 남자들과 나누는 것은 매우 도움이 된다.

임신부들은 배우자가 부모로서 인정을 받는 데 중요한 역할을 한다. 신체적 감각과 감정을 개방적으로 나누는 여성들은 예비 아버지가 그 과정의 일부라는 느낌을 가지게 하는 데 도움이 된다. 이러한 여성들은 종종 "우리가 임신했다."고 말하고 모든 논의와 결정을 배우자와 함께 한다.

간호사는 임신부, 예비 아버지, 신생아를 한 명의 대상자로 보는 견해를 가져야 하고 임신부와 태아에만 초점을 두어서는 안 된다. 남성들은 예비 어머니가 경험하는 신체적 증상에 대해 걱정할 수 있다. 간호사는 남성들이 배우자의 임신에 대해 질문하도록 격려해야 한다. 이런 남성들에게는 예비 임신부들만큼 많은 조언과 안정감을 주어야 한다. 임신, 출산, 그리고 신생아 돌봄에 대한 충분한 정보를 가진 남성들은 정보의 부족을 느끼는 남성들에 비해 상대적으로 정신적 스트레스가 적다.

'진통 중에 얼마나 적극적으로 참여를 할 것인가?', '처음부터 영아돌봄에 참여를 할 것인가?' 혹은 '아기가 조금 더 자랄 때까지 기다릴 것인가?', '기저귀를 갈고 밤 중에 돌보는 것을 도울 것인가' 혹은 '영아를 돌보는 일이 어머니의 일이라고 생각하는가?'와 같은 질문들을 통해 간호사는 예비 아버지에게 출산 중과 출산 후 역할에 대해 안내할 수 있다. 예비 부모는 각자의 견해를 알면 놀랄 수도 있고 각자의 역할을 결정하기 위해 배우자의 의견을 고려하면서 협상을 할 필요가 있을 것이다.

(3) 아버지의 역할 만들기

남성들은 다양한 방법으로 편안한 부모로서의 역할을 만든다. 그들은 자신의 어린 시절의 추억을 나눌 그들의 아버지와 더 가까운 유대를 맺으려 할 수 있다. 그들은 자신들의 어린 시절을 떠올리며 아이와의 관계에 대해 상상할 수 있다.

예비 아버지는 또한 다른 아버지들을 관찰하고 그들이 편안한지 그리고 아버지의 역할에 대한 자신의 기준에 맞는지를 확인하기 위해 아버지의 행동을 '시도'해 본다. 일부 아버지들은 이미지를 변화시키기 위해 자신의 자아상이나 외양을 바꾸기도 한다(Link, 2016b). 많은 남자들이 영아돌봄, 성장, 발달에 대한 정보를 적극적으로 구함으로써 아버지의 역할을 준비한다.

양육에 대한 정보. 예비 아버지들은 신생아 돌봄과 양육에 대한 정보가 필요하다. 그러나 적절한 정보가 제공된다 하더라도 그 시점에 배울 준비가 안 되어 있을 수 있다. 그 결과 비현실적인 기대를 가지고 있거나 신생아 돌봄에 대한 준비가 부족할 수 있다. 간호사는 영아가 태어난 직후 신생아 돌봄, 성장과 발달에 대한 정보를 다시 상기시켜 주어야 한다.

의만. 의만(couvade)이라는 용어는 예비 아버지들에게 있어서 임신과 관련된 증상과 행동이다. 원시 문화에서 의만은 특별한 옷을 입고 분만을 하고 신체적인 일을 제한하고 특정 음식을 피하고 성을 제한하고 어떤 경우에는 '가짜 분만'을 하는 종교적인 의식이었다.

현대에서는 예비 아버지들도 때때로 식욕을 잃고, 구역질, 두통, 피로, 체중 증가와 같은 임신부의 증상과 유사한 신체적 증상을 경험한다. 증상은 임신 초기에 더 빈발하고 임신이 진행되면서 감소하는 경향이 있다. 이런 증상은 스트레스, 불안, 임신한 배우자에 대한 공감이 원인일 수 있다. 이런 증상들은 일반적으로 해가 되지 않지

이해하기

25. 현실 촉매제는 무엇인가? 왜 그것은 예비 아버지의 적응을 위해 중요한가?
26. 간호사가 부모로서의 인식을 갖기 위해 노력하는 남자들을 도울 수 있는 방법은 무엇인가?
27. 출산교실에서 제공하는 신생아 관련 정보는 왜 영아가 태어난 이후에도 반복되어야 하는가?

이해하기 정답

25. 현실 촉매제(reality booster)는 태아를 초음파를 통해 보기, 태아 심음 듣기, 태아의 움직임 느끼기가 포함된다. 이것은 예비 아버지에게 태어날 아이를 실제처럼 보이게 하여 적응을 도와준다.
26. 간호사들은 임신부와 함께 아빠에도 초점을 둠으로써, 아버지의 질문을 격려하고, 간호 계획에 아빠를 포함시킴으로써 남성이 부모로서의 인식을 갖도록 도울 수 있다.
27. 영아 행동과 돌봄에 대한 정보는 신생아 시기와 관련이 있으므로 영아가 태어난 후에 더 유용하다.

만 오래 지속되면 신경증, 불면, 불안 그리고 예민함을 초래할 수 있다. 이러한 증상들이 항상 관찰되는 것은 아니지만 임신 시 예상할 수 있는 지침은 양쪽 배우자 모두에게 도움이 된다.

6. 조부모의 적응

조부모의 반응은 그들의 나이, 다른 손자손녀들의 수, 나이 차이, 조부모로서의 역할에 대한 그들의 인식과 같은 요인에 따라 달라진다.

1) 나이

나이는 예비 조부모의 정서적 반응에 있어서 중요한 결정 요인이다. 나이가 많은 조부모들은 이미 노화에 대해 생각해 왔고 그들이 조부모가 될 것이라는 사실을 알았을 때 기쁨으로 반응한다. 그들은 인생과 가족의 지속을 상징하는 손자손녀를 사랑할 수 있을 것이라고 기대한다.

젊은 나이에 조부모가 된 사람들은 '조부모는 나이 든 사람'이라는 선입견을 좋아하지 않을 수 있고, 선입견과 자신의 이미지 사이에서 갈등을 경험할 수 있다. 또한 직장을 다니고 있거나 그들의 삶이 바빠 쉽게 손자손녀를 만나지 못할 수도 있다.

2) 손자손녀의 수와 나이 차이

손자손녀의 수와 그들의 나이 차이 역시 조부모의 반응을 결정하는 요인이다. 처음으로 조부모가 되었을 때는 큰 즐거움과 흥분을 느끼지만, 만약 다른 손자손녀가 있다면 새로운 아이를 환영하지만 처음과 같은 기쁨은 느끼지 못할 수도 있다. 조부모의 차분한 반응은 첫 번째 손자 혹은 손녀에게 표현했던 것과 같은 반응을 원하는 부부에게 실망스러울 수 있다.

3) 조부모로서의 역할 인식

손자 혹은 손녀에게 있어서 조부모의 중요성에 대한 믿음은 상당히 다양하다. 많은 조부모들은 손자 혹은 손녀와의 관계를 부모-자식의 관계 다음으로 중요한 관계라고 생각한다. 많은 조부모들이 직접적으로 아이 돌봄에 참여함으로써 조부모로서 중요한 역할을 하고 있다는 것을 확인받고 싶어 하며, 출산 후 처음 몇 주간 산모와 손주들을 돌본다.

과거에는 조부모들에게 출산과 양육에 대한 조언을 구했었다. 그러나 이제는 그 자리를 건강돌봄제공자들이 대신하게 되었고 많은 조부모들이 이런 변화에 적응하는 것을 어려워한다. 다른 조부모들은 출산과 양육에 대한 현대적인 방법이 익숙하지 않아 걱정한다. 요즘은 조부모를 위한 육아 강의가 다양하게 제공되고 있다.

반면, 일부 조부모들은 임신과 아이 돌봄에 거의 참여하지 않으려고 한다. "나는 내 아이들을 키웠고 그 일을 다시 할 계획이 없어요."라고 말할 수도 있다. 이런 태도는 임신 3기와 출산 후 조부모의 도움을 받을 것이라 기대한 예비 부모들에게 실망을 줄 수 있다.

간호사는 가족들이 임신에 대한 조부모의 반응에 대해 "조부모가 아가에게 관심이 없어 보이는 것은 본인의 역할이 무엇인지 잘 모르셔서 그러시는 것 같아요."와 같이 말로 표현하도록 도울 수 있다. 조부모는 부담 없이 그들이 원하는 만큼만 육아에 참여할 수 있도록 부모와 협상할 수 있다. 예를 들어, 부모가 유모나 다른 육아서비스를 이용하지 않고 가족행사에 참여할 수 있도록 조부모의 도움을 요청할 수 있다. 부모는 다른 기대 없이 그저 육아의 즐거움을 조부모와 나누고 싶다는 의견을 표현함으로써 상황을 유연하게 할 수 있다.

7. 형제자매의 적응

동생의 탄생에 대한 형제자매의 적응은 주로 나이와 발달 수준에 따라 달라진다.

1) 유아

2세 이하의 아이들은 임신 중에 일어나는 엄마의 변화에 대해 알지 못하고 새로운 형제 혹은 자매가 태어날 예정이라는 것을 이해하지 못한다. 유아들은 시간에 대한 개념이 거의 없으므로 많은 부모들이 출산 직전까지 아기가 태어날 것이라는 이야기를 미루기 때문이다.

출산에 대해 유아들을 준비시키는 것은 어렵지만 간호사는 도움이 될 만한 제안을 할 수 있다. 유아가 새로 태어난 아기 때문에 소외감을 느끼지 않도록 출산 전에 여러 주에 걸쳐 잠자리 변화 등을 준비해야 한다. 가족구성원들은 형제자매들이 질투와 분노를 느끼는 상황에 대한 준비를 하고 있어야 한다. 유아들은 지속적으로 그들이 사랑받고 있다는 확신을 필요로 한다.

2) 어린이

3~12세 사이의 어린이들은 엄마 몸의 변화를 잘 알아차리고, 아기가 태어날 것이라는 사실을 이해할 수 있다. 그들은 엄마의 배를 관찰하고 태아의 움직임을 느끼고 심박동을 듣는 것을 즐길 수 있다. 그들은 태아가 어떻게 만들어지고 발달하는지 그리고 배에서 어떻게 나오는지 궁금해 할 수 있다. 학령전기 아이들은 영아가 충분히 발달된 놀이 친구라고 생각해 아기의 출생을 기대하지만, 영아가 작고 모든 면에서 도움이 필요한 상태임을 알게 되면 충격을 받고 실망할 수 있다. 또한 아기가 태어날 때 엄마가 여러 날 동안 함께 있지 못한다는 사실에 대해 준비를 할 필요가 있다.

학령기 아이들은 임신 2기에 임신에 대해 듣게 되며 태아의 발달을 지켜보는 것, 영아가 잘 공간을 준비하는 것, 영아가 필요로 할 물건들을 모아두는 것에 관심이 있다. 태아의 움직임을 느끼고 엄마의 배에 다가가서 태아에게 말을 걸어보는 것이 아이들에게 도움이 된다.

학령기 아이들은 출산이 그들의 역할에 어떻게 영향을 미칠지 궁금해 할 수 있다. 부모들은 이런 관심을 알아차리고 새로운 가족이 생기더라도 그들이 여전히 중요한 존재임을 확신시켜 주어야 한다. 부모와 함께 시간을 보내는 것은 안정감을 얻는 데 도움이 된다(그림 6-13).

다른 어린이들의 형제자매의 출산 후 경험에 대한 책을 읽어주는 것도 도움이 될 수 있다. 3세 정도의 어린이들은 형제자매 수업(sibling classes)에 참가할 수 있다. 그 수업은 그들에게 신생아가 어떻게 생겼으며 신생아가 가족에게 어떤 변화를 가져다 줄 것인지에 대해 이야기할 기회를 준다. 인형을 사용한 수업에서 영아 돌봄에 대한 흥미를 느끼기도 한다. 때로는 형제자매가 엄마의 출산 과정에 참여하기도 한다.

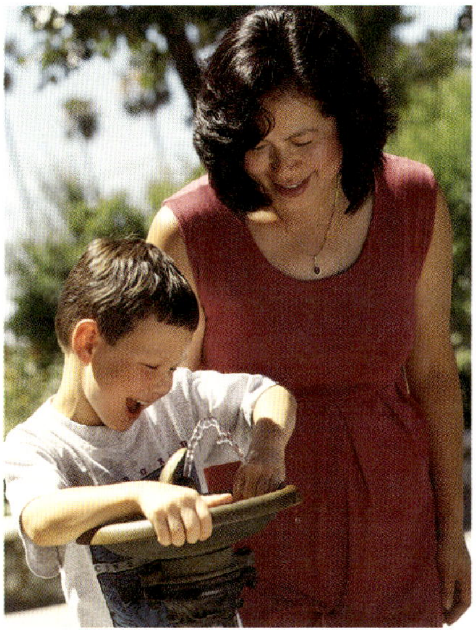

그림 6-13 여성은 더 나이가 많은 자녀와 시간을 보내면서 애정과 안정의 느낌을 줄 수 있다.

출산 동안, 어린 형제자매를 지지하고 돌볼 수 있는 친숙한 사람이 엄마에게 무슨 일이 일어나고 있는지 설명해 주어야 하고 그들이 출산을 충격적이라고 느끼면 안정을 시켜야 한다.

이해하기

28. 임신에 대한 조부모의 반응을 결정하는 것은 무엇인가?
29. 유아, 학령전기 아이들, 청소년에게 있어서 임신에 대한 반응은 어떻게 다른가?
30. 부모는 새로운 가족이 될 신생아에 대해 형제자매들을 어떻게 준비시켜야 하는가?

이해하기 정답

28. 조부모의 나이, 다른 손자손녀들의 수와 터울, 그들의 역할에 대한 지각은 조부모가 예상되는 손자손녀에 반응하는 방식을 형성하게 돕는다.
29. 유아는 출산이 예상되고 있다는 것을 이해하지 못하고 출산일 직전에 이야기해 주어야 한다. 학령전기 유아는 아기가 그들과 비슷한 나이의 놀이 친구가 될 거라고 기대할 수 있다. 학령기 아이들은 참여하고 싶어할 수 있고 출산을 위해 준비하는 것을 도울 수 있다. 청소년들은 그들 부모의 성욕의 증거로 당황해 할 수 있고, 임신에 무관심하거나 준비에 매우 참여적일 수 있다.
30. 부모들은 다른 아이들이 신생아에 의해 자리를 빼앗겼다고 느끼지 않도록 몇 주 전부터 잠자리 마련에 변화를 줄 수 있다. 부모들은 더 나이가 많은 아이들에게 시간과 관심을 증가시키고 아이들에게 그들의 사랑과 수용에 대해 안심시킨다.

3) 청소년

청소년의 반응 역시 그들의 발달 과정에 따라 달라질 수 있다. 어떤 청소년들은 임신이 그들 부모의 계속적인 성생활 때문이라는 사실을 깨닫고 당황할 수 있다. 많은 청소년들은 독립을 준비하거나 성 정체성을 찾아가는 자신의 발달 과업에 집중하고 있다. 따라서 그들은 임신이 직접적으로 자신에게 영향을 미치지 않으면 무관심할 수 있다. 그러나 어떤 청소년들은 매우 적극적으로 아기를 위한 준비에 참여하기를 원한다.

8. 정신사회적 적응에 영향을 주는 요인

1) 나이

임신은 십대들에게 청소년 발달 과업과 동시에 이루어야 하는 도전이 된다. 청소년의 주요한 발달 과업은 자아를 형성하고 안정감을 갖는 것이다. 반면 임신의 주요한 과업은 개인의 욕망을 억제하고 태아에게 이로움을 주기 위해 희생하는('자신을 주는') 것을 포함한 과정이다.

임신한 십대를 다루는 간호사는 그들이 몸의 변화와 태아의 존재감이 커지는 것을 조정하는 데 도움을 주어야 한다. 또한 십대들이 그들과 영아를 위한 가장 좋은 결과를 만들어 갈 수 있도록 격려할 필요가 있다.

35세 이후에 임신한 여성 역시 걱정이 있다. 임신은 그녀의 삶에 중요한 변화를 의미한다. 또한 임신에 영향을 줄 수 있는 의학적인 문제를 가지고 있을 수 있다. 십대 임신과 고령 임신에 대해서는 28장을 참조한다.

2) 출산 경험

경산부가 초산부에 비해 돌봄이 덜 필요할 거라고 가정해서는 안 된다. 임신 과업은 때로는 초산부에 비해 경산부가 더 복잡하다. 경산부는 첫 임신기처럼 자신을 특별히 돌볼 시간이 많지 않다. 그녀는 피로감을 더 느낄 수 있으며, 다른 자녀들이 영아를 받아들일 수 있을지 걱정하고 있을 수 있다. 또한 부가되는 책임과 함께 시간과 에너지의 부족을 걱정할 수도 있다. 경산부는 새로운 아기에 대해 가족들이 첫 아이의 출생에 비해 덜 흥분하고 있음을 발견할 수 있다.

여성은 첫 번째 아이와의 관계를 발전시키는 데 많은 시간을 보낸다. 그러나 이러한 행동은 임신부가 두 번째 아이를 가짐으로써 그녀의 사랑을 나눠주어야 할 때 죄책감을 느끼게 할 수 있다. 그녀는 첫 번째 자녀와의 유대감 상실로 인해 새로운 아이와의 애착을 발달시키지 못할 수도 있다. 여성은 아이가 자라면서 모자 관계가 소원해지는 것을 느끼고 그들의 관계가 상실되는 것에 대한 슬픔을 느낄 수 있다.

간호사는 이런 과정을 '구식'이라고 생각하거나 출산, 모유수유 그리고 영아돌봄 같은 간호가 필요하지 않다고 생각해서는 안 된다. 이들 부모 역시 새로운 영아를 가족 구성원으로 받아들이기 위한 준비가 필요하다.

3) 사회적인 지지

사회적인 지지는 출산 전후 기간 동안 건강과 관련된 삶의 질을 측정할 수 있는 중요한 예측 변수로 간주되어 왔다(Alden, 2014). 사회적 지지는 일반적으로 여성의 배우자, 가족, 친구 그리고 동료들로부터 받는다. 특히 여성의 배우자와 어머니로부터 받는 지지가 중요하다.

임신 중에 지지를 적게 받는 여성은 우울증에 걸릴 수 있으며 산전 돌봄을 더 늦게 시작한다. 간호사는 모든 여성의 우울 증상을 사정해야 하며 필요할 때는 도움을 받을 수 있는 곳에 그들을 연결시켜주어야 한다. 사회적 지지가 적절하지 않을 때 간호사는 지지 그룹, 자녀 양육 수업, 교회, 직장 혹은 학교와 같은 가능성 있는 자원을 탐색하도록 도울 수 있다. 어떤 지역사회 프로그램은 간호사 혹은 준전문가가 교육과 사회적 지지를 제공하기 위해 임신부들을 방문하도록 한다.

4) 배우자의 부재

임신한 한부모 여성은 또다른 걱정이 있을 수 있다. 결혼하지 않은 여성들 중 일부는 배우자로부터 재정적 · 감정적 지지를 받고 있지만 대부분의 사람들은 그렇지 않다. 그들은 임신을 가족과 친구들에게 이야기하는 것에 대해 더 스트레스를 느낀다. 또한 배우자의 역할을 보완할 수 있는 더 많은 사회적 지지를 확보해야 한다. 출생 기록에 누구를 아버지로 올릴 것인가와 양육 자격을 얻기 위해 무엇이 필요한지와 같은 법적 문제가 근심거리가 될 수 있다.

배우자가 없는 한부모 여성의 대부분은 경제적 어려움을 겪는다. 따라서 임신 2기 혹은 임신 3기가 될 때까지 산전 돌봄을 미루는 경향이 있으며 임신합병증과 저체중아 출산의 위험성이 더 높다.

어떤 여성은 한부모가 되는 선택을 한다. 그들은 임신을 위해 인공수정을 했을 수도 있고 배우자와의 관계를 계속하지 않을 것을 선택했을 수 있다.

간호사는 한부모 여성이 접근 가능하고 이용할 수 있는 산전 돌봄이 필요하다는 것을 알고, 그들을 위한 돌봄을 제공할 준비를 해야 한다.

5) 비정상적인 상황

배우자의 폭력과 물질남용 혹은 배우자의 죽음과 같은 정상적이지 않은 상황은 임신기간 동안 정신사회적 적응에 영향을 준다. 간호사는 임신 중의 이런 위험 요소들에 대해 모든 여성들을 사정하고, 필요한 경우 도움을 받을 수 있는 곳에 연결해주어야 한다.

비판적 사고연습 6-1

24세의 Ruth는 2번의 임신과 1번의 출산을 경험한 여성으로, 현재 임신 32주차 임신부이다. 산전 진료소에 도착했을 때 그녀는 무감각하고 피곤해 보인다. 그녀는 2세인 아들이 동생을 어떻게 받아들일 것인지 걱정되며 둘째 아이를 빨리 가진 것에 대해 죄책감을 느낀다고 말한다.

28세의 Elisa 역시 산전 진료소에 방문을 한다. 그녀는 임신 28주이며 2, 4, 6세인 아이들이 있다.

질문

1. 간호사는 이 여성들의 근심에 대해 어떻게 반응해야 하는가?
2. 경산부의 걱정은 초산부의 걱정과 어떻게 다른가?
3. 임신의 과업이 두 여성 사이에서 어떻게 다른가?
4. 새로운 아기가 태어나기 전에 다른 아이들을 준비시키기 위해 엄마들은 어떤 조치를 취해야 하는가?

비판적 사고연습 6-1 정답

1. 간호사는 각 여성이 자신들의 염려에 대해 이야기하도록 격려하기 위해 치료적 의사소통술을 사용해야 한다. 이는 관심을 보여주고 다른 걱정들 또한 발견할 수 있다.
2. 경산부들은 초산부보다 시간 부족과 증가된 피로에 대한 염려를 가지고 있을 것이다. 더불어, 그들은 다른 아이들이 가질 다른 아기에 대한 생각과 모든 아이들의 욕구를 충족시키기 위한 시간과 에너지 부족 대해 염려할 것이다.
3. 모두 2세이지만 Ruth는 그녀의 시간과 관심을 나눠가져야 하는 아들의 반응에 대해 염려할 것이다. Elisa는 이를 이전에 경험했고 또 다른 아기가 그녀의 경제적 상태와 다른 아이를 관리할 수 있는 능력에 미칠 영향에 대해 더 걱정할 것이다.
4. 잠자리 마련에서 다른 이들이 아기에게 자리를 빼앗겼다고 느끼지 않도록 어떤 변화가 되어야 한다면 미리 이루어져함을 제안한다. 아기가 오면 그들이 더 큰 아이들과 따로 시간을 보낼 수 있는 방법을 계획하고 형제자매 경쟁을 감소시키기 위한 조치들을 점검하도록 권한다. Elisa에게 그녀의 마지막 두 아이들이 태어났을 때 도움이 되었던 조치들에 대해 질문하고 새로운 아기에 대해 준비할 때 큰 아이들을 참여시키도록 권한다.

개념요약

- 임신을 하면 자궁이 예측 가능한 패턴으로 성장한다. 일반적으로 임신 16주에는 자궁저부가 치골결합과 배꼽의 중간 정도에서 촉진되고 20주에는 배꼽 높이에서, 36주에는 검상돌기에서 촉진된다.
- 임신 후 경부관에 있는 점액질마개는 박테리아가 일으키는 질염으로부터 태아를 보호한다.
- 혈장량이 적혈구보다 더 빨리, 더 많이 증가하여 헤모글로빈 농도가 희석된다. 이것은 생리적 빈혈(가빈혈)이므로 적혈구가 모자람을 의미하지 않는다.
- 정상 임신에서는 혈액량이 증가하지만 혈압은 높아지지 않는다.
- 임신부가 똑바로 누우면 임신한 자궁이 대동맥과 대정맥을 부분적으로 폐색하여 앙와위저혈압(누운자세저혈압)이 나타나며 옆으로 누우면 없어진다.
- 임신 3기에는 자궁이 횡격막을 위로 올린다. 이것을 보상하기 위해 늑골은 벌어지고 흉골 아랫각은 넓어져 흉곽의 둘레길이는 상승한다.
- 약간의 과호흡과 감소된 기도저항이 증가된 산소의 필요량을 채우도록 도와준다. 증가된 프로게스테론이 평활근을 이완시켜 소변정체로 인한 요도 감염과 변비의 가능성을 높인다.
- 신장으로 가는 혈장이 증가하여 GFR을 상승시켜 산모와 태아가 만들어 내는 추가적인 대사노폐물을 효과적으로 제거한다.
- 증가된 대사 인한 열을 감소시키기 위해 피부로 가는 혈류가 증가한다.
- 임신기의 과다색소침착은 기미와 흑선으로 나타난다.
- 임신선은 결합 조직이 분리되어 나타나는 것이다.
- 임신 초기의 오심은 에스트로겐과 hCG가 증가하고 위장의 운동성이 감소한 탓이다. 입덧은 태아에게 해가 없으며 보통 10~12주가 되면 끝난다.
- 자궁의 점진적인 증대로 임신 3기에는 근육긴장과 요통이 초래된다.
- 프로게스테론은 자궁의 내막을 착상을 위해 준비시키고 임신 동안 자궁수축을 방지해 주고 수유를 위해 유방을 준비시킨다.
- 임신의 추정적 징후와 가정적 징후는 임신 외의 다른 원인에 의해서도 나타날 수 있는 징후들이므로 임신의 확정적 징후, 즉 진단적 징후로 간주할 수 없다. 확정적 징후에는 다른 원인이 있을 수 없다.
- 임신 중 예비 부모의 심리적인 반응은 불확실함과 양가감정으로부터 시작하며 출산 전까지의 불안감으로 이어진다.
- 태아가 '실제'가 됨에 따라 보통 임신 2기에 모성의 초점은 자신에게서 태아에게로 이동하며 여성은 몸속에서 일어나는 과정에 집중하기 위해 내향적으로 변한다.
- 성 활동은 부부 사이에서 다양하며 문화적으로 영향을 받을 수 있다. 합병증이 없다면 임신 내내 성 활동은 안전하다.
- 임신부의 신체적 변화는 성적 반응에 영향을 미치는 부정적인 신체상을 가지고 올 수 있다. 이 변화는 특히 성 생활에 있어서의 변화에 대한 감정과 근심에 대해 부부가 소통하지 않는다면 문제가 된다.
- 모성 역할로 이동하는 것은 다른 어머니들의 행동을 모방하고, 역할극을 하고, 아기에 대한 환상을 가지고 어머니로서의 자아감을 발달시키고 이전 역할에 대한 상실의 슬픔을 느끼는 것이 포함된다.
- 모성의 역할을 완수하기 위해 여성은 자신과 태아의 안전감 찾기, 중요한 사람들부터 인정받기, 알지 못하는 아이에 대한 애착을 형성하는 동안 스스로 주는 것을 배우기 같은 과업을 달성해야 한다.
- 임신 중 배우자는 변화하고 태아를 현실로 받아들이고 부모의 역할을 인식하며 참여적인 아버지로서의 역할을 배워야 한다.
- 예비 아버지를 위한 가장 강력한 현실 촉매제는 태아심장소리를 듣고 태아의 움직임을 느끼고 초음파를 통해 태아의 모습을 보는 것이다.
- 원시 문화에서 의만(couvade)은 남자가 행하는 임신과 관련된 의식을 말한다. 오늘날, 이것은 남자가 경험하는 임신과 관련된 일련의 증후군을 말한다.
- 임신에 대한 조부모의 반응은 다른 손자들의 수와 나이 차이뿐만 아니라 그들의 나이와 조부모로서의 역할에 대한 믿음에 달려 있다.
- 임신에 대한 형제자매의 반응은 그들의 나이와 발달 과업에 달려 있다.
- 임신의 발달 과업을 완수하는 것은 경산부가 더 어려울 수 있는데 그들에게는 시간이 부족하고 더 많은 피곤을 느끼기 때문이다. 더 나이가 많은 아이 혹은 아이들과의 새로운 관계에 대한 협상도 필요하다.

참고문헌

AAlden, K. R. (2014). Nursing care of the family during pregnancy. In S. E. Perry, M. J. Hockenberry, D. L. Lowdermilk, & D. Wilson (Eds.), Maternal child nursing care (5th ed.) (pp. 186–226). S. Louis, MO: Mosby.

American College of Obstetricians and Gynecologists (ACOG). (2013). Weight gain during pregnancy, ACOG committee opinion #548. ACOG: Obstetrics & Gynecology, 121, 210–212.

Antony, K. M., Racusin, D. A., Aagaard, K., & Dildy, G. A. (2017). Maternal physiology. In S. G. Gabbe, J. R. Niebyl, J. L. Simpson, et al. (Eds.), Obstetrics: Normal and problem pregnancies (7th ed.) (pp. 38–63). Philadelphia, PA: Elsevier.

Beckmann, C. R. B., Ling, F. W., Barzansky, B. M., et al. (2014). Obstetrics and gynecology (7th ed.). Philadelphia, PA: Lippincott Williams & Wilkins.

Blackburn, S. T. (2013). Maternal, fetal, and neonatal physiology: A clinical perspective (4th ed.). St. Louis, MO: Saunders.

Boron, W. F., & Boulpaep, E. L. (2017). Medical physiology (3rd ed.). Philadelphia, PA: Saunders.

Cunningham, F. G., Leveno, K. J., Bloom, S. L., et al. (2014). Williams obstetrics (24th ed.). New York: McGraw-Hill.

Gambone, J. C. (2016). Clinical approach to the patient. In N. F. Hacker, J. C. Gambone, & C. J. Hobel (Eds.), Essentials of obstetrics and gynecology (6th ed.) (pp. 12–22). Philadelphia, PA: Saunders.

Hobel, C. J., & Williams, J. (2016). Antepartum care. In N. F. Hacker, J. C. Gambone, & C. J. Hobel (Eds.), Essentials of obstetrics and gynecology (6th ed.) (pp. 76–95). Philadelphia, PA: Saunders.

Jordan, P. L. (1990). Laboring for relevance: Expectant and new fatherhood. Nursing Research, 39(1), 11–16.

Koos, B. J., Kahn, D. A., & Equils, O. (2016). Maternal physiologic and immunologic adaptation to pregnancy. In N. F. Hacker, J. C. Gambone, & C. J. Hobel (Eds.), Essentials of obstetrics and gynecology (6th ed.) (pp. 61–75). Philadelphia, PA: Saunders.

Kramer, J., Bowen, A., Stewart, N., et al. (2013). Nausea and vomiting of pregnancy: Prevalence, severity and relation to psychosocial health. MCN: The American Journal of Maternal/Child Nursing, 38(1), 21–27.

Link, D. G. (2016a). Nursing care of the family during pregnancy. In D. L. Lowdermilk, S. E. Perry, K. Cashion, & K. R. Alden (Eds.), (11th ed.) (pp. 301–343). St. Louis, MO: Elsevier.

Link, D. G. (2016b). Psychology of pregnancy. In S. Mattson, & J. E. Smith (Eds.), Core curriculum for maternal-newborn nursing (5th ed.) (pp. 108–122). St. Louis, MO: Saunders.

Mercer, R. T., & Ferketich, S. L. (1994). Predictors of maternal role competence by risk status. Nursing Research, 43(1), 38–43.

Monga, M. (2014). Maternal cardiovascular, respiratory, and renal adaptation to pregnancy. In R. K. Creasy, R. Resnik, J. D. Iams, et al. (Eds.), Maternal-fetal medicine: principles and practice (7th ed.) (pp. 93–99). Philadelphia, PA: Saunders.

Norwitz, E. R., & Lye, S. J. (2014). Biology of parturition. In R. K. Creasy, R. Resnik, J. D. Iams, et al. (Eds.), Maternal-fetal medicine: principles and practice (7th ed.) (pp. 66–79). Philadelphia, PA: Saunders.

Pagana, K. D., Pagana, T. J., & Pagana, T. N. (2017). Mosby's diagnostic and laboratory test reference (13th ed.). St. Louis, MO: Mosby.

Rapini, R. P. (2014). The skin and pregnancy. In R. K. Creasy, R. Resnik, J. D. Iams, et al. (Eds.), Maternal-fetal medicine: principles and practice (7th ed.) (pp. 1146–1155). Philadelphia, PA: Saunders.

Records, K., & Tanaka, L. (2016). Physiology of pregnancy. In S. Mattson, & J. E. Smith (Eds.), Core curriculum for maternal-newborn nursing (5th ed.) (pp. 83–107). St. Louis, MO: Saunders.

Ross, M. G., Ervin, M. G., & Novak, D. (2017). Fetal development and physiology. In S. G. Gabbe, J. R. Niebyl, J. L. Simpson, et al. (Eds.), Obstetrics: normal and problem pregnancies (7th ed.) (pp. 26–37). Philadelphia, PA: Saunders.

Rubin, R. (1984). Maternal identity and the maternal experience. New York, NY: Springer.

Williamson, C., Mackillop, L., & Heneghan, M. A. (2014). Diseases of the liver, biliary system, and pancreas. In R. K. Creasy, R. Resnik, J. D. Iams, et al. (Eds.), Maternal-fetal medicine: principles and practice (7th ed.) (pp. 1075–1091). Philadelphia, PA: Saunders.

7

출산교육
Birth Education

학습목표

1. 임신횟수, 분만횟수, 분만예정일을 계산할 수 있다.
2. 산과력, 신체검진, 위험도 사정 등 임신기 사정과 첫 산전관리를 설명한다.
3. 임신 불편감의 원인과 간호에 대해 설명한다.
4. 산전관리에 대한 간호과정을 적용한다.
5. 출산준비교육의 목적을 설명한다.
6. 출산가족을 위한 다양한 교육을 설명한다.
7. 가족계획의 목적을 설명한다.
8. 출산교실의 다양한 통증 완화 기법을 설명한다.

주요용어

딕-리드 분만교육 Dick-Read childbirth education
라마즈 분만교육 lamaze childbirth education
모유수유 breastfeeding
브래들리 분만교육 Bradley childbirth education
산욕기 postpartum
이완기법 relaxation techniques
출산계획 birth plan
출산교육 perinatal education
호흡법 breathing techniques

1. 산전사정과 간호

산전간호의 목적은 임부의 건강을 유지하며 건강한 아이를 출산하는 것으로 임신이 마무리되도록 하는 것이다. 산전간호에는 조기사정과 계속되는 위험도 평가, 건강교육, 상담, 사회적 지원이 포함된다.

산전간호는 임신 전에 시작되어 출산 전까지 규칙적으로 계속된다. 불충분한 산전간호는 저체중아 출산, 조산의 증가와 연관된다. 이 두 합병증은 영아의 이환율과 사망률을 증가시킨다. 산전방문은 의료진에게 1차적 건강관리에 대한 관심과 임부의 임신기 위험요소와 잠재적 혹은 현재의 합병증을 평가하기 위한 기회를 제공한다(Gregory, Ramos, & Jauniaux, 2017).

1) 산전, 임신과 재임신 사이의 간호

임신 전에 병원을 먼저 방문하는 것이 가장 이상적이다. 임신 시 산모나 아기에게 해가 될 만한 문제가 없는지 미리 알아보기 위해, 그리고 건강한 임신을 위한 교육을 미리 받기 위해서는 임신 전 간호와 임신과 다음 임신 사이의 간호가 필요하다. 임신의 처음 몇 주는 특히 중요한 시기이다. 이때는 태아의 장기가 형성되고, 유해물에 특별히 민감한 시기이기 때문이다. 많은 여성들이 이 민감한 시기를 지나고 나서야 산전간호를 받기 때문에 상해가 이미 일어났을 수도 있다. 이전 임신이나 출산에 합병증이 있었던 여성에게는 임신과 다음 임신 사이의 간호가 특히 중요하다. 임신 이후에 생긴 위험인자들을 찾아내어 치료하기 위해서도 반드시 필요하다.

의도하지 않은 임신이 매우 많으므로 가임기 여성이 병원을 찾아오는 모든 경우를 산전간호나 임신과 임신 사이의 간호를 제공하는 기회로 보아야 한다. 이 때의 간호에는 몇 명의 자녀를 낳을 것이며 터울은 얼마나 둘 것인지를 정하는 가족계획도 포함된다. 이러한 계획은 여성으로 하여금 더 바람직한 출산을 위해 필요한 변화를 시도하게 한다(Nypaver, Arbour, & Niederegger, 2016). 천식, 당뇨병,

비만, 갑상샘기능저하증 같은 만성질환은 임신 전에 다루어져야 한다. 생식기 문제가 있었는지, 가족력에 유전질환이 있는지도 조사해야 한다. 가족력이 있으면 유전자 검사가 필요할 수도 있다.

임신 전 방문 때 포괄적인 건강력을 조사하고 신체검진을 해야 한다. 임신에 부정적인 영향을 줄 수 있는 건강문제(예, 당뇨병, 고혈압, 성병, 정신적인 문제), 유해한 습관(알코올이나 약물 사용), 사회적 문제(배우자의 폭력)가 있는지도 평가해야 한다. 만약 문제가 발견되면 즉시 중재를 시작하여 임신 때문에 그 여성의 상태가 악화되거나 합병증이 발생하는 것을 막아야 한다. 풍진, 수두, B형 간염 검사를 하고 필요하면 예방접종을 한다. 여성에게 풍진이나 수두 예방접종을 받은 후 2~3개월까지는 임신을 미루도록 교육한다. 만약 여성이 처방약이나 비처방약, 비타민이나 다른 보조제를 먹고 있다면 그것들이 임신에 끼치는 영향을 평가하여 필요하면 바꾸도록 해야 한다. 예를 들어, 태아의 기형을 유발할 수도 있는 약은 덜 해로운 것으로 바꾸도록 한다(CDC, 2016).

비타민 혹은 그 외 약물 등 처방되거나 처방되지 않은 약물의 사용은 임신에 영향을 미치므로 그에 평가가 이루어져야 한다. 약 50%의 여성이 임신 중 적어도 한 가지의 약물을 복용하고 있다고 보고되었다(Mitchell et al., 2011). 일반적인 기형유발물질이나 다른 유해물질을 피할 것도 이야기해야 한다. 비만여성은 임신 전에 체중을 줄이기 위해 도움을 받을 수도 있다. 금연 프로그램에 대한 의뢰가 필요할 수도 있다.

여성이 사용하고 있는 보완대체요법에 대해서도 조사해야 한다. 왜냐하면 그 중에 어떤 것들은 평소에는 해가 되지 않지만 임신 중에는 해가 될 수도 있기 때문이다.

신경관 결손의 위험을 줄이기 위해 여성들에게는 최소한 임신 1개월 전부터 임신 후 2~3개월까지 하루에 엽산 0.4~0.8mg 섭취를 권장하고 있다(U.S. Preventive Services Task Force, 2016). 그 후의 임신 기간 동안은 0.6mg를 권장한다. 신경관결손을 가진 아이를 출산한 경험이 있는 여성에게는 임신 4주 전부터 임신 1기 동안 매일 4mg를 권장한다. 항발작약물을 복용하고 있는 여성의 경우 1mg의 엽산을 섭취하도록 권장한다(West, Hark, & Catalano, 2017).

2) 첫 산전방문

의사는 임신부에게 포괄적인 건강력 조사와 신체진찰을 한다. 첫 산전진찰의 주된 목적은 다음과 같다.

- 출산가족과 신뢰와 라포(rapport, 치료적 소통관계) 형성
- 임신을 확인 또는 배제
- 임신과 관련된 임신부의 건강 평가
- 태아의 건강과 성장 평가
- 다음 사정 시 비교하기 위한 기초자료 작성
- 임신부와 가족의 심리적 요구 평가
- 상담이나 교육에 대한 필요 평가
- 건강한 임부와 건강한 아기를 위한 간호계획 논의

(1) 건강력

분만력. 분만력(obstetric history)은 이전의 임신에 대한 정보를 제공함으로써 의료진들에게 이번 임신에 있을 수 있는 문제들에 경각심을 갖도록 도와준다. 분만력에는 다음 내용들이 포함된다.

- 임신 횟수, 출산 횟수, 유산(임신 20주 전의 자연유산이나 인공유산), 생존해 있는 자녀 수
- 이전 임신의 재태기간
- 출산 시 아기의 체중
- 진통 경험, 분만 형태, 분만 장소, 의사나 조산사의 이름
- 마취형태, 지난번 임신이나 수술 때에 있었던 마취 관련 문제
- 고혈압, 당뇨병, 감염, 출혈 같은 산모의 합병증
- 아기의 합병증
- 과거에 사용했거나 이번에 계획하고 있는 수유방법
- 특별한 우려사항

임신부(gravida)란 임신기간에 관계없이 임신했었거나 지금 임신한 여성을, 초임부(primigravida)란 처음으로 임신한 여성을, 다임부(경임부, multigravida)란 한 번 이상 임신했었던 사람을 가리킨다. 출산(para)이란 생존출생이든 사산이든 20주가 넘어서 끝난 임신의 횟수를 가리킨다. 미산부(nullipara)란 임신을 해 본 적이 없거나 임신을 20주 이상 지속해 본 적이 없는 여성을 가리킨다. 초산부(primipara)란 20주 이상의 임신을 한 번 분만한 여성, 다산부(multipara)란 20주 이상의 임신을 두 번 이상 분만한 여성이다.

임신 시 태아의 숫자로는 출산(para)의 숫자가 바뀌지 않는다. 따라서 20주를 넘은 첫 번째 임신에서 쌍둥이를 출산한 여자는 gravida 1, para 1이 된다. 임신과 그 결과

를 나타낼 때 GTPAL이라는 약어가 많이 사용된다. G는 임신(gravida), T는 만삭분만(term pregnancies delivered), P는 조기분만(preterm pregnancies delivered), A는 유산(abortions), L은 생존하고 있는 자녀(living children)를 뜻한다. 어떤 책에서는 GTPAL이 분만된 임신의 수가 아니고 분만한 영아의 수를 나타내기도 하는데, 이 경우에는 T가 만기 영아(term infants), P가 후기 조산아(preterm infants)를 나타낸다(글상자 7-1). 임상에서는 GTPAL을 쓰기도 하지만 TPAL 4자리 체계를 쓰기도 한다.

간호사는 가족이나 가까운 지인 앞에서 임신부에게 임신과 출산 경력을 물을 때 조심해야 한다. 산전기록에는 과거의 임신이나 출산이 나와 있더라도, 임신부가 가족이나 지인들에게는 비밀로 하고 있을지도 모르므로 다른 사람 앞에서 이런 질문을 하는 것이 사생활 침해가 될 수도 있기 때문이다. 인공유산이나 자연유산을 했을 수도 있고 아기를 낳아 입양을 보냈을 수도 있다. 임신부의 비밀은 항상 보호되어야 한다. 임신이나 출산 경력에 대해 확인해야 한다면 임신부와 단 둘이 될 때까지 기다려야 한다.

글상자 7-1 임신과 출산의 계산

임신과 출산을 계산하는 한 방법은 임신과 그 결과를 분리하여 다음과 같은 GTPAL이라는 약어를 사용한다. G=gravida(임신), T=term(만기), P=preterm(조산), A=abortion(유산), L=living children(생존 자녀). 다음의 예를 본다.

- Jennie는 임신 6개월이다. 그녀는 임신 1기에 한 번 자연유산을 했고 한 번은 인공유산을 한 적이 있다. 그녀는 임신 40주에 태어난 아들이 하나 있고 임신 34주에 태어난 딸이 하나 있다. 그녀는 gravida 5, para 2, T=1(40주에 태어난 아들), P=1(34주에 태어난 딸), A=2. L=2. 2번의 유산은 임신 20주 전에 일어났으므로 gravida에는 계산되지만 para에는 계산되지 않는다. 따라서 제니의 GTPAL은 5-1-1-2-2이다.
- Rani는 임신 32주에 쌍둥이를 낳았었고 임신 24주에 사산을 한 적도 있다. 약 2년이 지나 임신 12주에 자연유산을 경험하기도 했다. 이제 임신을 하면 그녀는 gravida 4, para 2(쌍둥이는 한 번의 출산으로 계산되고 사산도 한 번의 출산으로 계산된다. 지금까지 분만된 임신을 약어로 나타내면 G=4, T=0(만기까지 간 출산이 없으므로), P=2(쌍둥이와 사산아는 조산으로 끝난 2개의 임신으로 계산된다.) A=1, L=2이다. 그러므로 GTPAL은 4-0-2-1-2이다. GTPAL이 태어난 영아를 가리키는 경우에는 G=4, T=0(만기에 태어난 아기가 없으므로), P=3(조산한 쌍둥이와 사산아), A=1, L=2가 되어 GTPAL은 4-0-3-1-2이다.

월경력과 분만예정일. 분만예정일(expected date of delivery, EDD)을 계산하기 위해서는 포괄적인 월경력을 조사해야 한다. 만일 월경주기가 규칙적으로 28일이라면 배란과 임신은 월경이 시작되고 나서 2주 후에 이루어지지만, 분만예정일은 통상 마지막 정상 월경주기(last menstrual period, LMP)의 첫날을 기준으로 계산한다. 임신의 평균 지속기간은 마지막 월경의 첫날로부터 40주, 즉 280일이다.

분만예정일을 계산하는 데는 보통 네겔의 법칙(Negele's rule)이 사용된다. 이것은 월경주기가 시작된 날로부터 3개월을 뺀 다음 7일을 더하고 그 다음에는 필요하면 연도를 고치는 것이다. 예를 들면,

- 월경주기 첫날: 2018년 8월 30일
- 3개월을 빼면: 2018년 5월 30일
- 7일을 더 하고 연도를 바꾸면: 2019년 6월 6일

임신부의 월경주기가 불규칙할 때는 분만예정일의 정확성이 떨어진다. 임신 초기(20주 이전)의 초음파 계측은 재태연령을 좀 더 정확히 계산해 준다. 분만예정일은 또한 임신 중에 할 검사들의 일정을 잡는데도 중요하다(ACOG, 2016a; Cunningham et al., 2014).

부인과력과 피임력. 이전에 무슨 부인과적 문제가 있었는지도 알아보아야 하고 성병이 있으면 치료해야 한다. 과거나 현재의 임신에 어떤 난임문제가 있었는지도 물어보아야 한다.

어떤 방법으로 피임을 했었는지 자세히 물어보아야 한다. 호르몬 피임약을 쓰다가 무심결에 임신이 되었을 때 선천성 기형이 생길 것이라는 우려가 있기는 하나, 그렇지 않은 경우와 비교했을 때 위험도의 차이는 없는 것으로 나타났다(Charlton et al., 2016). 그러나 물론 임신했을지도 모른다는 생각이 드는 여성은 호르몬 피임약을 중단하고 의사의 확인을 받을 때까지 다른 피임법을 써야 한다.

자궁내 장치(intrauterine device, IUD)가 있는데도 임신이 되는 경우는 드물다. 그러나 그런 경우에는 자연유산이나 조산 같은 합병증이 올 수 있다. 그럴 경우에는 즉시 자궁내 장치를 제거하고 패혈성 자연유산의 징후인 독감 같은 증상이 있는지 관찰하라고 임신부에게 말해두어야 한다. 자궁내 장치로 감염 징후를 보이는 여성은 집중적인 항생제 치료를 받아야 하고 자궁을 제거할 수도 있다(Cunningham et al., 2014).

병력과 수술력. 만성질환은 임신의 결과에 영향을 미치므로 조사가 필요하다. 임신과 출산에 합병증을 가져올 수 있는 감염, 외과적 처치, 외상들을 기록해 두어야 한다. 병력에는 다음과 같은 것들이 포함된다.

- 나이, 인종, 인종적 배경(겸상적혈구병, 지중해빈혈증, 낭성섬유증, 테이삭스병 같은 유전 문제에 대한 위험도)
- 아동기 질환과 면역
- 만성질환(천식, 심장병, 고혈압, 당뇨병, 신장질환과 루푸스)
- 과거 질환, 외과적 처치, 상해(특히 등과 골반 부위)
- 간염, 성병, 결핵, 연쇄구균 B혈청군 같은 감염
- 빈혈의 치료 이력과 내력(이전의 혈액수혈 포함)
- 방광과 장의 기능(문제 혹은 변화)
- 카페인과 알코올의 1일 섭취량
- 흡연(흡연 연수와 일일 흡연갯수)
- 처방약, 일반약물, 불법약물(약물명, 용량, 빈도)
- 사용 중인 보조요법이나 대체요법
- 식욕, 전반적 영양 상태, 섭식장애의 내력
- 애완동물, 특히 고양이와의 접촉(톡소포자충증에 감염될 위험이 높음, 임신부는 익히지 않은 고기를 먹어서는 안 됨)
- 알레르기나 약물에 대한 민감성
- 직업과 직업에 연관된 위험인자

가족력. 가족력(family history)은 당뇨병이나 심장질환, 결핵이나 간염 같은 감염을 위시한 가족의 전반적인 건강에 대해 귀중한 정보를 제공해 준다. 그것은 또한 유전적이거나 선천적인 이상에 대한 정보도 준다.

배우자의 건강력. 배우자의 건강력에는 유전적 이상, 만성질환, 감염 같은 중요한 건강문제가 들어가야 한다. 코카인이나 알코올 같은 약물의 사용은 임신이나 출산에 대처할 가족의 능력에 악영향을 끼칠 수 있다. 아빠의 흡연은 간접흡연으로 인한 상기도 감염의 위험도를 증가시킨다.

게다가 엄마의 혈액형이 Rh^-이거나 O형이라면 엄마와 태아 사이에 혈액부적합증이 있을 수 있으므로 아빠의 혈액형과 Rh 인자가 무엇인지도 중요하다.

심리사회학적 내력. 첫 방문 때 정신건강, 약물남용, 폭력의 위험성, 대처능력을 포함한 심리사회학적 내력도 조사해야 한다.

(2) 신체검진

검진을 받은 지 오래된 여성들도 많을 것이다. 그러므로 임신에 영향을 줄 수 있는 새로운 문제들이 있을 수 있으므로 모든 신체 계통에 대한 철저한 진찰이 필요하다. 그것은 또한 임신부나 태아를 치료해야 할 경우에 기초자료가 된다.

활력징후.

혈압. 임신부의 자세는 혈압(blood pressure)에 영향을 미친다. 임신부가 앉아서 팔을 심장 높이에서 수평으로 받친 상태에서 혈압을 재도록 한다. 기록에는 자세, 측정한 팔, 혈압, 사용한 혈압계의 종류를 포함시켜야 한다. 자동혈압계와 수동혈압계로 측정할 때 차이가 있을 수 있다. 자세, 측정한 팔, 혈압계의 종류를 기록해야 한다. 간호사는 임신 1, 2기에는 혈압이 감소하고 임신 3기에는 정상으로 돌아온다는 것을 알고 있어야 한다. 일관성 있게 측정해야 점진적인 변화를 정확하게 파악할 수 있다. 140/90mmHg 이상의 혈압은 자간전증을 의미할 수 있으므로 더 자세한 검사가 필요하다.

맥박. 성인의 정상 맥박(pulse)은 60~90bpm이다. 빠른맥(빈맥)은 불안, 갑상샘항진증, 감염과 관련이 있으므로 더 자세한 조사가 필요하다. 심첨맥박을 측정할 때에는 심박동의 진폭과 규칙성, 그리고 잡음이 있는지를 보기 위해 최소한 1분을 들어야 한다. 다리에 순환 문제가 있는지를 보기 위해서는 발의 맥박(족배동맥)을 측정해야 한다. 발의 맥박은 강하고 규칙적이고 동일해야 한다.

호흡. 임신기의 호흡(respirations) 수는 분당 16~24회이다. 빠른 호흡은 호흡기 감염이나 심장질환을 의미할 수 있다. 호흡음은 양쪽이 동일하고 흉부팽창은 대칭이고 폐 부위에 이상적인 호흡음이 들리지 않아야 한다.

체온. 임신기의 정상 체온은 36.6~37.6℃이다. 열은 감염을 암시할 수 있으므로 의료적 관리가 필요하다.

심혈관계. 심혈관계(cardiovascular system)에 대한 사정에는 정맥울혈을 살펴보는 것도 포함된다. 이것은 정맥류로 진전될 수 있기 때문이다. 정맥울혈은 주로 다리, 외음(정맥류로 나타남), 직장(치질로 나타남)에 나타난다. 다리의 부종은 하지의 혈액정체로 체액이 혈관에서 간질공간으로 이동한 것을 반영하는 것이다. 손가락으로 눌러서 움푹한 부분이 곧 없어지지 않으면 이것을 요흔성 부

종(pitting edema)이라 부른다.

근골격계. 자세와 걸음걸이에서 신체역학과 그에 따른 변화도 사정해야 한다. 임신기의 잘못된 신체역학이 허리와 다리의 근육에 부담을 줄 수 있기 때문이다.

신장과 체중. 임신기의 체중 증가를 평가하기 위한 기초자료로 체중을 측정, 기록해 두어야 한다. 신체비만지수(체질량지수)도 계산해 두어야 한다. 임신 전에 저체중인 여성은 재태연령보다 작은 아기를 낳을 가능성이 있다(Hobel & Williams, 2016).

비만은 임신기에 우려되는 문제이다(19장 참조). 비만은 고혈압 질환, 임신성 당뇨병, 산후출혈, 순조롭지 못한 분만 경과, 제왕절개, 마취합병증, 상처 감염, 재태연령보다 큰 영아의 출산을 가져올 수 있다(Cunningham et al., 2014). 비만여성은 임신기 동안 면밀한 관찰과 합병증에 대한 주의 깊은 관리가 필요하다. 임신 3기에는 태아의 건강을 주의 깊게 확인해 볼 필요가 있다.

복부. 복부(abdomen)의 모양, 크기, 근육 긴장도를 사정해야 한다. 자궁저부가 치골결합 위에서 촉진되면 저부의 높이를 계측해야 한다(**그림 7-1**). 태아의 심박수가 들릴 시기가 되면 그것을 청진하고 기록해 두어야 한다(10~12주: 도플러, 18~20주: 태아경 사용).

신경계. 문제가 될만한 징후나 증상이 없는 여성에게 포괄적으로 신경계에 대한 사정을 할 필요는 없다. 그러나 반사항진은 임신의 합병증과 연관되어 있으므로 심부건반사(깊은힘줄반사)를 사정해 보아야 한다.

수근관증후군. 수근관증후군(carpal tunnel syndrome, 손목굴증후군)은 정중신경이 손목굴을 지나는 지점을 부종으로 압박할 때 생긴다고 추측된다. 증상에는

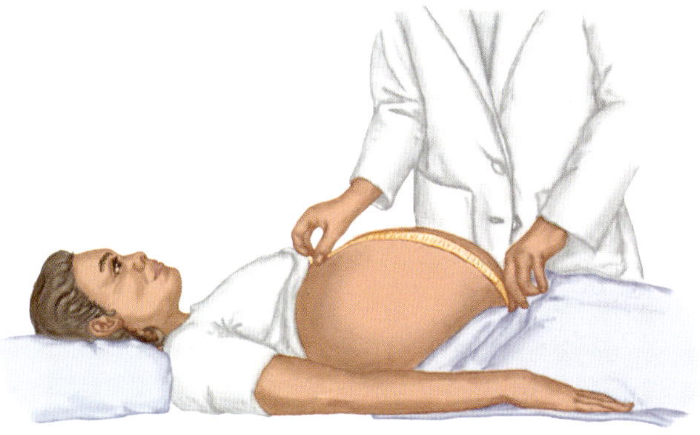

그림 7-1 자궁계측은 치골결합의 상부 경계선부터 자궁저부의 끝까지 측정한다.

통증, 화끈감(작열감), 무감각, 손과 손목의 저림 등이 있다. 밤에 손목을 부목으로 고정시키고 자면 개선을 보일 수도 있다. 이것은 대부분의 경우 출산 후 3개월이 지나면 해결된다(Blackburn, 2013).

피부계. 피부색깔은 인종적 배경과 일치해야 한다. 피부가 창백한 것은 빈혈로 인한 것일 수 있고, 황달은 간 질환으로 인한 것일 수도 있다. 병변, 찰과상, 발진, 임신과 관련된 과다색소침착 부위(기미, 흑선), 임신선(튼살) 등도 주의 깊게 살펴야 한다. 손톱과 발톱의 바닥은 분홍색이어야 하고 눌렀다가 놓으면 모세혈관 순환이 정상적으로 이루어져야 한다.

내분비계. 갑상샘은 임신 2기에 조금 커진다. 그러나 심하게 커지거나 압통이 있으면 갑상샘기능항진증을 의미할 수 있으므로 추가 검사가 필요하다. 갑상샘기능저하증은 임신기에 치료를 받아야 태아의 중추신경계가 정상으로 발달할 수 있다.

위장관계.

입. 점막은 분홍색이고 매끈하고 윤이 나며 균일해야 한다. 입술은 궤양이 없어야 한다. 잇몸은 붉고 압통이 있고 부어서 쉽게 피가 날 수도 있다. 치아는 관리가 잘 되어 있어야 한다. 임신기에는 치태가 증가할 수도 있고 일시적으로 이가 흔들릴 수도 있다(Blackburn, 2013).

임신부는 정기적으로 치과진료를 받아야 한다. 임신 2기가 치과진료를 받기에 가장 편한 시기일 것이다. 앙와위 저혈압증후군을 예방하기 위한 자세를 취할 수만 있다면 임신 3기도 무방하다.

장. 장음(창자소리)를 듣기 위해서는 청진기를 따뜻하게 하는 것이 임신부에게 편하다. 평활근(민무늬근육)에 대한 프로게스테론의 효과로 인해 장음이 감소할 수도 있다. 과식했거나 설사가 있을 때는 장음이 크게 들릴 수도 있다. 복부 진찰 시 변비에 대해 이야기하는 것도 좋다.

비뇨기계. 청결하게 채취한 소변검사물을 통해 요로감염 여부와 다른 물질들을 분석한다. 미량의 단백질이 검출될 수 있으나 증가하지는 않아야 한다. 단백뇨는 신장 질환, 자간전증, 질 분비물에 의한 오염을 의미할 수 있다. 소량의 포도당은 정상 임신에서도 보일 수 있는 생리적 '유출(spilling)'일 수도 있다. 격렬한 운동 후 혹은 음식이나 액체 섭취량이 불충분할 때는 소변에 케톤이 검출될 수 있다. 소변에 박테리아가 많아지는 것은 신우신염

과 같은 임신기에 흔한 요로감염을 나타낸다(Cunningham et al., 2014).

생식기계.

유방. 유방(breasts)의 크기와 대칭성, 유두의 상태(돌출되어 있는지, 편평한지, 함몰되어 있는지), 초유가 나오는지를 확인해야 한다. 덩어리, 피부가 움푹 들어감(dimpling), 비대칭 유두는 정밀검사가 필요하다.

외부 생식기관. 회음, 외음, 항문의 피부와 점막을 시진하여 찰과상, 분비물, 궤양, 병변, 정맥류, 사마귀, 굳은궤양, 흉터 등을 살펴보아야 한다. 증대, 압통, 발적, 바르톨린샘이나 스킨샘에서 나오는 분비물들은 임질이나 클라미디아 감염을 의미할 수도 있다. 검진자는 원인이 되는 미생물을 찾아 효과적인 치료를 할 수 있도록 병변이나 감염된 분비샘에서 나오는 분비물에서 표본을 채취하여야 한다.

내부 생식기관. 질에 질경을 삽입하여 질과 경부의 벽을 볼 수 있다. 임신하지 않은 여성의 경부는 분홍색이고 임신한 여성에게서는 푸르스름한 자주색이다(채드윅징후). 경부 외구는 초임부에게서는 닫혀 있고 경산부에게서는 한 손가락의 끝이 들어갈 수 있을 정도로 열려 있다. 경부는 임신기가 아닐 때는 비교적 단단하고 임신기에는 눈에 띄게 부드러워진다(구델징후). 임신 초진 때는 일반

표 7-1 일반적인 검사실 검사

검사	목적	의미
전혈구계산 (전체혈구계산, complete blood count, CBC)	감염, 빈혈, 세포이상을 알아보기 위함	백혈구가 15,000/mm^{3}이거나 혈소판이 감소하면 후속조치가 필요함
헤모글로빈(Hemoglobin, Hgb) 혹은 적혈구 용적률(hematocrit, Hct)	빈혈을 알아보기 위함, 임신기에 자주 몇 번씩 체크함	낮은 Hgb나 Hct는 철분 보조제가 더 필요하다는 표시일 수도 있음
혈액형, Rh인자, 항체 검사	엄마와 태아 간의 혈액 부적합성을 알아보기 위해 혈액형을 검사함	신생아의 황달을 일으킬 수 있는 혈액 부적합성의 원인을 알아냄. 만약 아빠가 Rh 양성, 엄마가 음성이고 아직 감작되지 않았다면 엄마에게 임신 28주에 Rho(D) 면역글로불린을 투여해야 함
매독혈청검사(venereal disease research laboratory test, VDRL검사)	매독을 감별하기 위함	필요하면 재검사를 하고, 결과가 양성이면 치료해야 함
풍진역가(Rubella tier)	면역을 알아보기 위해	풍진역가 검사결과 역가가 1 : 8 미만이라면 면역이 없는 것임. 면역이 없으면 출산 후에 예방접종을 해야 함
투베르쿨린 피부 검사(Tuberculin skin test)	결핵을 감별하기 위해	양성이면 추가검사나 치료를 해야 함
유전자 검사(겸상적혈구빈혈, 낭성섬유증, 테이삭스질환, 다른 유전 질환들)	특정한 유전질환에 대한 위험이 클 때 실시함	만일 엄마가 양성이면 아빠를 확인함. 필요하면 검사 결과에 대해 상담을 할 수 있음
B형 간염 검사(Hepatits B screen)	모체의 혈액에 항원이 있는지 알아보기 위해	모체의 혈액에 항원이 있으면 출생 직후에 아기에게 간염 면역글로불린과 백신을 투여해야 함
사람면역결핍바이러스(human immuno deficiency virus, HIV) 검사	HIV 항체를 감별하기 위해 첫 방문 때 권장되는 자발적인 검사	양성 결과가 나오면 재검사와 상담, 그리고 아기에 대한 감염 위험을 줄이기 위해 항바이러스제 치료를 해야 함
소변검사(Urinalysis)	신장질환이나 감염을 알아보기 위해	단백질(신장질환, 자간전증, 아니면 정상), 케톤(금식, 탈수), 박테리아(감염)가 극소량보다 더 많이 검출되었다면 검사가 더 필요함
Pap 검사(Papanicolaou test)	경부의 종양을 알아보기 위해	비정상적인 세포가 있으면 치료를 의뢰함
질-직장 배양(Vaginal-rectal culture)	클라미디아와 임질(임신 초기에) 혹은 B형 연쇄구균(임신 후기에)을 감별하기 위해	필요하면 치료를 하고 재검사를 해야 함. 클라미디아와 임질은 임신 중에 치료하고 B형 연쇄구균은 분만 중에 치료해야 함
여러 가지 표지 검사: 임부의 혈청 알파태아단백질, hCG, 에스트리올. 인히빈 A와 태아의 목의 투명대도 측정할 수 있음	태아의 이상을 감별하기 위해	비정상 결과는 염색체 이상(13번 삼염색체증, 18번 삼염색체증, 21번 삼염색체증 같은)을 의미할 수도 있고 구조적 결함[신경관 결손이나 배벽갈림증(복벽파열증)]을 의미할 수도 있음
포도당 내성검사(Glucose tolerance test)	임신성 당뇨병을 감별하기 위함	수치가 높으면 3시간짜리 당부하검사가 권장됨

근거기반실무

[임신을 중심으로(Centering Pregnancy)] 프로그램과 개별관리의 결합

「임신을 중심으로(Centering Pregnancy)」는 의료제공자와의 개별 상담이 아니라 여러 집단의 여성에게 산전 건강관리를 제공하는 모델로서 1990년대에 개발된 프로그램이다. 이 프로그램은 여성들에게 1.5~2시간으로 구성된 상담을 10회 제공한다. 첫 번째 상담 시, 여성은 혈압과 체중을 측정하고 기록하며 태아심박수와 태아성장을 평가하기 위해 의료제공자, 즉 조산사는 전문간호사와 상담한다. 상담의 후반부에는 조력자가 이끄는 상호작용 집단 토론 및 교육으로 이루어진다. 한 집단은 예정일이 비슷한 8~12명의 산모들로 구성되고 이 집단이 유지되면서 강력한 지지 네트워크를 형성한다. 평가, 교육, 지원은 이 프로그램의 구성요소가 된다.

최근 연구에서는 「임신을 중심으로(Centering Pregnancy)」에 참여하는 여성이 전통적인 간호 모델에 참여하는 여성들보다 출산에 대한 지식수준이 더 높고 출산을 더 잘 준비했다는 느낌을 받는다는 사실을 보여준다. 이들은 산전관리 방문 형식에 매우 만족하며 수유를 시작하는 비율이 더 높고 조산비율도 감소했다. 「임신을 중심으로(Centering Pregnancy)」의 한계점은 상당한 초기비용, 저위험군에만 프로그램이 제한된다는 것과 여성에게 요구되는 시간이 많다는 것이다.

이러한 한계점 때문에 Lathrop & Pritham(2015)은 개별상담과 집단교육을 결합한 혼합형 산전관리모형인 Health Pregnancy, Health Childbirth, Health Parenting(HPCP)의 예비연구를 실시하였다. HPCP에서 1회의 집단 상담은 매 3분기의 일상적인 1회 개별상담을 대체한다. 각각의 집단 상담은 약 2시간 동안 지속되며, 여성의 의료제공자(이 연구의 경우 전문간호사)와의 개인적 상담과 의료보조원이 실시하는 30분간의 혈액 및 체중평가 기록이 포함된다. 집단 방문의 후반 90분은 집단 토론 및 교육에 쓰인다. HPCP에서 집단 구성은 반드시 유지되는 것은 아니고 자신의 일정에 맞추어 어떠한 집단 상담이든 자유롭게 참석할 수 있다.

예비연구의 목적은 다음을 결정하기 위해서 교육중심의 집단산전관리 상담을 평가하는 것이다: (1) 자기관리, 출산, 유아에 대한 여성의 지식이 향상되었는지, (2) 여성의 자기효능감(자신이 성공할 수 있는 능력에 대한 믿음)이 개선되었는지, (3) 여성이 산전간호 경험을 긍정적인 것으로 인식하였는지이다. 연구자들은 집단상담에 참석한 후 각 3분기마다 산모들의 지식이 증가하였으며, 비록 일부의 경우에는 통계적으로 유의한 수치를 보이지는 못했지만 자기효능감 점수도 증가하였고, 86% 이상의 여성이 이러한 경험을 긍정적인 것으로 인식하고 다른 산모들에게 HPCP를 권장할 것이라고 응답하였다.

연구자는 프로그램의 강점으로 환자 교육시간 증가, 여성이 서로 배울 수 있는 기회 증가, 고위험 여성도 참여할 수 있는 개인 맞춤형 경험(이러한 참여자는 여전히 개별 산전관리도 받게 된다.), 리더가 프로그램에 참여하는 여성의 구체적 요구를 들어줄 수 있는 집단 토론과 교육의 유동성, 「임신을 중심으로(Centering Pregnancy)」보다 더 낮은 프로그램 실시 비용을 꼽았다. 약점은 「임신을 중심으로(Centering Pregnancy)」와 비교하여 환자당 더 적은 상담시간을 꼽을 수 있다. 따라서 동료간의 우정이나 강력한 또래 지원의 기회는 「임신을 중심으로(Centering Pregnancy)」보다 제한적이며, 교육주제들도 「임신을 중심으로(Centering Pregnancy)」만큼 완벽하게 다루어지지 않는다. 소규모의 표본 외에도, 연구의 주요 한계점은 데이터 수집이 5개월로 제한되었다는 것이다. 따라서 이들은 모든 집단상담에 참여한 여성과 두 번의 상담 중 한 번에만 참여한 여성 사이에서의 결과를 비교할 수 없었다. 또한 조산비율과 같은 임신 결과 데이터를 수집할 수 없었다.

질문

1. HPCP가 「임신을 중심으로」와 비교할 때 조산비율이나 모유수유 시작 비율이 유사할 것이라고 생각하는가? 왜 그러한가 또는 왜 그렇지 않은가?
2. 전통적인 산전관리와 출산대비강좌를 결합한 모형과 비교할 때, HPCP의 장점과 단점은 무엇인가?

참고문헌

Lathrop, B., & Pritham, U. A. (2014). A pilot study of blended group and individual prenatal care visits for women with low income. Nursing For Women's Health, 18(6), 462~474.

표 7-2 비임신 여성과 임신 여성의 검사실 수치

수치	비임신	임신
적혈구 수	4.0~5.2백만/mm^3	2.71~4.55백만/mm^3. 혈액희석으로 인해 약간 감소함
헤모글로빈	12~16g/dL	10.5~11g/dL. 임신 1기 혹은 3기에는 최소한 11g/dL, 임신 2기에는 최소한 10.5g/dL
백혈구 수	5,000~10,000/mm^3	5,000~15,000/mm^3
혈소판	165,000~415,000/mm^3	146,000~429,000/mm^3
프로트롬빈시간	12.7~15.4초	9.5~13.5초
혈액응고검사	26.3~39.4초	22.6~38.9초
D-dimer	0.22~0.74g/dL	0.05~1.7g/dL
공복 혈당	70~100mg/dL	95mg/dL 혹은 이하
크레아티닌, 혈청	0.5~0.9mg/dL	0.4~0.9mg/dL
크레아티닌 제거, 24시간 소변	91~130mL/min	50~166mL/min
피브리노겐	233~496mg/dL	244~696mg/dL

출처: Cunningham, F. G., Leveno, K. J., Bloom, S. L., Spong, C. Y., Dashe, J. S., Hoffman, B. L., & Sheffield, J. S. (2014). Williams' obstetrics (24th ed.). New York, NY: McGraw-Hill; and Pagana, K. D., & Pagana, T. J. (2014). Uptodate, 2017. Normal reference ranges in pregnant women. Retrieved from www.uptodate.com.

표 7-3 임신의 주된 위험인자

요인	연관된 문제
인구학적 인자	
16세 미만	조산, 저체중아 출산, 출생 전후의 사망, 빈혈, HIV, 성병
35세 초과	임신성 당뇨병, 고혈압, 오랜 진통, 제왕절개, 선천성 이상, 영아 사망, 전치태반
낮은 사회경제적 지위	조산, 출생전후의 모성 사망, 저체중 출산, 염색체 이상, 태아 성장지연
백인이 아닌 인종	저체중아 출산, 조산, 어떤 집단에서는 영아 사망
다출산력	태아의 비정상적인 태위, 산전 혹은 산후 출혈, 제왕절개 분만
사회적 혹은 개인적 인자	
임신 전 저체중	저체중아 출산
비만	임신성 당뇨병, 고혈압, 분만 지연, 제왕절개 분만, 마취 합병증, 고체중아 출산, 상처 감염, 산후출혈, 혈전색전증
신장 152cm 이하	아두골반불균형으로 인한 제왕절개
흡연	자연유산, 저체중아 출산, 태반조기박리, 전치태반, 조산, 출생전후의 사망, 영아돌연사증후군(sudden infant death syndrome, SIDS)
알코올이나 처방받지 않은 약물의 사용	선천성 이상, 신생아 금단증상, 태아알코올스펙트럼장애
가정폭력	임신 중 체중증가 부족, 감염, 빈혈, 담배, 사산, 골반골절, 태반조기박리, 태아 손상, 조산, 저체중 출산 폭력은 심각한 모성손상과 죽음을 초래할 수 있음
산과적 인자	
4,000g 이상의 영아 출산력	임부의 임신성 당뇨병, 제왕절개, 분만 시의 손상, 신생아 저혈당증
태아난 신생아 사망력	임부의 심리적 고통
Rh 감작	황달, 신생아 빈혈, 태아적아구증, 핵황달
조산력	반복되는 조산
기존의 건강 문제	
당뇨병	자간전증, 제왕절개, 조산, 재태연령에 비해 작거나 큰 태아, 신생아 저혈당증, 선천성 이상
갑상샘기능저하증	임신성 고혈압, 저체중아 출산, 정신 발달 지체, 운동 발달 지체
갑상샘기능항진증	자연유산, 심부전, 갑상샘 급증(thyroid storm), 자간전증, 성장지연, 태아나 신생아의 갑상샘항진증
심장질환	울혈성 심부전, 부정맥, 뇌졸중, 엄마의 사망, 성장지연, 조산
콩팥질환	임부의 신부전, 자간전증, 조산, 출생 전후의 사망, 성장지연
동시 감염	임부의 병이 임신 1기에 발생하면 태아에게 중증 합병증들(심장질환, 실명, 난청, 뼈 병변)을 일으킴, 어떤 감염들은 자연유산이나 선천성 이상을 일으킴
심리적 상태	출산전후 감정 장애(불안, 우울)

적으로 임질과 클라미디아 감염을 알아보기 위해 배양할 표본을 경부에서 채취한다. 또 자궁암을 감별할 자궁경부 질세포진검사(Papanicolaou test, Pap test)를 위한 표본도 채취한다.

한 손은 복부에 올리고 한 손은 질에 넣어 내부 생식기를 촉진하는 양손 검진도 시행된다. 검진자는 이때 자궁의 크기, 모양, 압통, 위치를 촉진한다. 자궁은 검진자의 두 손 사이에서 움직여져야 하고 물렁한 느낌이 들어야 한다. 만약 촉진이 된다면 난소는 아몬드 정도의 크기와 모양이어야 하고 압통이 없어야 한다.

골반 계측. 골반의 모양과 크기가 정상적인 질 분만에 적합한지 사정하기 위해 임신 초진 때 골반을 계측할 수 있다.

(3) 검사실 자료

표 7-1은 임신기에 일반적으로 하는 검사실 검사와 그 목적, 의미를 설명하고 있다. **표 7-2**는 임신 여성과 비임신 여성의 수치를 보여준다.

(4) 위험도 평가

위험도 평가는 임신부가 첫 산전 방문했을 때 의사가 임부와 아기에게 합병증을 일으킬 수 있는 인자들을 발견하고 특성화된 진료를 할 필요가 있다고 판단할 때 시작된다. 고위험군으로 분류된 많은 임부들도 건강한 만삭아를 낳는다. 게다가 위험인자는 임신이 진행되면서 변하므로 위험도 평가는 임신 기간 내내 업데이트해야 한다. 표 7-3은 주된 위험인자와 그 합병증들을 보여준다.

이해하기

1. 산전방문이 왜 중요한가?
2. 왜 약물적, 외과적, 산과적 내력이 중요한가?
3. 의료진들이 혈압을 측정할 때 같은 기술을 사용하는 것이 왜 중요한가?
4. 임신기의 주요 위험 인자들은 무엇인가?

이해하기 정답

1. 산전 방문은 임신이 일어나기 전에 산모나 태아에게 해를 줄 수 있는 요인들을 발견하고 예방조치가 취해질 수 있도록 한다.
2. 내과적, 외과적, 산과적 병력은 여성의 만성 질환이나 임신의 결과에 영향을 줄 수 있는 과거력을 발견하기 위해 필요하다.
3. 자세와 어떻게 측정하느냐에 따라 측정 결과에 영향을 미치므로 모든 의료진은 혈압을 측정하기 위해 동일한 기술을 사용해야 한다.
4. 임신 중의 주요 위험 인자들은 나이가 16세보다 적거나 또는 35세보다 많거나, 낮은 사회 경제적 지위, 백인이 아닌 인종, 다산부, 비만, 이전의 임신과 관련된 문제들, 내과적 장애나 감염, 알코올이나 담배 또는 불법적 약물과 같은 물질의 사용이 포함된다.

3) 후속 방문

임신의 성공적인 결과를 위해서는 계속적인 산전관리가 중요하다. 정상임신의 경우 산전사정을 위한 일반적인 산전관리 일정은 다음과 같다(American Association of Pediatrics [AAP] & ACOG, 2012; Cunningham et al., 2014).

- 임신부터 임신 28주까지–4주에 한 번
- 임신 29주부터 36주까지–2주에 한 번
- 37주부터 출산 때까지–매주

위의 일정은 산전간호의 전통적인 일정이지만 다른 대안들도 있다. 「임신을 중심으로(Centering Pregnancy)」는 근거 중심 산전간호의 대안적인 모델이다. 이것은 8~12명의 임신부가 임신 12~16주부터 출산 때까지 의사 한 명, 간호사 한 명과 1.5~2시간씩 10번 만나는 모임이다. 임신부들은 첫 그룹 미팅 전에, 그리고 두 번째 미팅부터는 미팅 중간에 한 명씩 개별적인 사정을 받는다. 또 혈압과 체중을 스스로 측정하고 자기의 임신나이에 맞는 그룹에 들어가 교육을 받는다(Barger, Faucher, & Murphy, 2015). 그 그룹에서 받는 사회적 지원이 임신부에게는 큰 도움이 된다. 이런 형태의 간호를 받은 임신부들은 그것에 매우 만족했고 순조로운 임신결과를 가졌다는 연구결과가 있다. 이런 그룹에 참여한 임신부들은 전통적인 간호를 받은 임신부들보다 더 알찬 건강증진 정보와 동료들의 지원을 얻은 것으로 나타났다(Heberlein et al., 2016).

(1) 활력징후

임부의 활력징후가 기초자료와 많이 달라졌으면 더 자세한 사정이 필요하다. 혈압은 같은 자세, 같은 팔로 측정해야 한다.

(2) 체중

예상대로 체중이 증가하고 있는지 보기 위해 체중의 변화를 기록해 두어야 한다. 불충분한 체중 증가는 임신이 예상대로 진행되지 않고 있거나 태아가 예상대로 자라지 않고 있음을 의미한다. 갑작스럽고 빠른 체중 증가는 과잉 체액잔류를 의미한다.

(3) 소변

방문 때마다 소변을 채취하여 단백질, 포도당, 케톤을 검사한다. 요로감염과 소변을 배양할 필요가 있는지 알아보기 위해 질산염이 검출되는지도 검사한다.

(4) 자궁저부높이

자궁저부높이(fundus of height, HOF)를 재는 것은 태아의 성장과 재태연령을 평가하는 경제적이고 비침습적인 방법이다. 일단 자궁저부가 복부에서 촉진될 만큼 높아지면 그 후 매 방문 때마다 자궁저부높이를 측정하는 데 자궁이 실제보다 올라가지 않도록 측정 전에 방광을 비워야 한다. 임신부는 위를 바라보며 무릎을 약간 구부린 채로 눕는다. 자궁저부를 촉진한 다음 줄자를 치골결합의 상부에서부터 복부를 지나 자궁저부의 끝까지 펼친다(그림 7-1).

비만여성이 아닐 경우 20~32주까지는 cm로 계량한 자궁저부높이가 태아의 임신 주(week) 수와 같다. 여기에 큰 차이가 있으면 더 자세한 사정이 필요하다. 재태연령이 부정확하게 계산되어 임신기간이 적거나 많은 것일 수도 있다. 자궁저부높이에 영향을 주는 요소에는 태아의 수, 태아의 성장도, 양수의 양, 평활근종(leiomyomata), 포상기태(gestational trophoblastic disease) 등이 있다. 더 자세한 정보를 얻기 위해 초음파 촬영을 하는 경우도 있다.

(5) 레오폴드 (복부)촉진법

레오폴드 (복부)촉진법(Leopold Maneuvers)은 임신 후반기에 복벽을 통해 태아를 촉진하는 체계적인 방법이다. 이 촉진법은 태아의 위치와 태위에 대한 정보를 제공해 준다(절차 12-1 참조).

(6) 태아심박수

태아심박수(fetal heart rate)는 분당 110~160bpm이어야 한다. 태아의 심음이 들리는 장소가 태아가 어떤 자세로 골반에 들어갈지를 알게 해 주는 정보가 된다. 예를 들어 복부의 사분역 중 위쪽에서 태아의 심음이 들리면 태아는 둔위(볼기태위)에 있는 것이다.

(7) 태동

임신부는 임신 16~20주에 첫 태동(quickening)을 느끼기 시작하여 그 강도와 빈도가 점차 증가한다. 임신 3기에는 임신부에게 태동을 세어보라고 해도 된다. 일반적으로 태동은 신체적으로 건강한 아이임을 나타내는 좋은 신호이다. 비만 여성은 태동을 인식하기 어려울 수 있다.

(8) 진통의 징후

방문 때마다 임신부에게 진통의 징후가 있는지 물어보아야 한다. 자궁수축, 출혈, 양막파열 등에 대해 임신부에게 얘기해 두는 것이 임부가 조기진통의 징후들을 알아보는 데 도움을 줄 것이다. 진통이 오는 것 같으면 병원에 가거나 의사에게 전화하라고 일러두는 것이 필요하다. 임신 3기에는 진통의 진행 과정에 대해 알려주어 임신부를 준비시켜야 한다.

(9) 초음파 검사

초음파 검사(ultrasonographic screening)가 모든 임신부에게 필요한 것은 아니지만 보통 임신 중에 한 번 이상은 하게 된다. 초음파 검사는 임신주수, 태아의 이상, 태아의 성을 알아보는 데 유용하다(9장 참조).

(10) 포도당 검사

임신 24~28주에 1시간짜리 경구용 포도당 내성검사(glucose screening)를 하게 된다. 140mg/dL 이상의 결과가 나오면 3시간짜리 경구포도당 내성검사를 하여 임신성 당뇨병이 있는지 확인한다(9장 참조). 고위험 여성의 경우, 첫 방문 시 경구용 포도당 내성검사와 HbA1c 검사를 통해 당뇨병이 있는지 확인한다(Barron, 2014)(17장 참조).

(11) 동종면역

엄마가 Rh^-이고 아빠가 Rh^+인 경우 임신 3기에 항체검사를 다시 해 볼 수 있다. 임신부가 아직 감작되지 않았다면 임신 28주에 예방차원에서 Rho(D) 면역글로불린을 투여해야 한다.

(12) 골반 검사

임신 마지막 달에 경부의 변화를 보기 위해 골반 검사(pelvic examination)를 위해 내진을 한다. 이것으로 태아의 하강 정도와 선진부가 어디인지도 알 수 있다.

(13) 심리사회적 상태 평가

임부의 심리사회적 상태는 매 방문 시 평가해야 한다(표 7-4). 간호사는 환자에게 감정변화, 신체상, 꿈, 그리고 관심사를 물어봐야 한다. 출산 전후 우울과 불안 등 정상적인 임부의 심리사회적 변화를 적어도 한 번은 평가해야 한다(ACOG, 2015d).

4) 다태임신

다태임신(multifetal pregnancy)이란 동시에 둘 이상의 배아나 태아가 있는 임신을 가리킨다.

(1) 진단

다태임신의 가능성이 높아지는 경우는 35세 이상, 흑인, 다태임신의 개인력 또는 가족력, 난임치료 등이다(Hobel, 2016).

다태임신일 경우에는 임신주수에 비해 자궁이 크고 태동과 체중 증가도 더 많고 자궁저부높이는 보통 4cm가 더 높다(Beckmann, Ling, Herbert, Laube, & Smith, 2014). 다태임신이 의심될 때는 초음파 촬영으로 확인이 필요하다. 다태임신일 경우 임신 6주에도 초음파 상

표 7-4 심리사회적 상태 사정

사정	질문 예시	간호중재
심리사회적인 반응		
임신 1기: 불확실성, 양가감정, 감정 변화, 일차적인 초점은 자신 임신 2기: 궁금함, 기쁨, 초점은 태아 임신 3기: 취약함, 출산에 대한 준비(공포, 분노, 무관심, 양가감정, 준비의 부족)	"임신한 것에 대해 당신과 배우자는 어떻게 느끼고 있습니까?" "임신이 당신의 삶을 어떻게 바꿀 것입니까?" "당신 몸의 변화에 대해 어떻게 느낍니까?" "아기에 대해 어떻게 준비를 하고 있습니까?"	적극적으로 듣고 믿음을 주기 위해 반응한다. 연속적인 사정에서 부정적 반응을 다시 평가해 본다(공포, 무감동, 분노).
자원의 활용성		
재정적 걱정(자금 혹은 보험의 부족), 조부모, 친구, 가족의 활용성(지리적 혹은 정서적으로 가능하지 않은 가족)	"산전 돌봄과 출산에 대한 당신의 계획은 무엇입니까?" "당신의 부모들은 조부모가 되는 것에 대해 어떻게 느낍니까?" "당신은 가족 외에 누구에게 의존을 할 수 있습니까?" "문제가 있을 때 누가 당신을 도와줍니까?"	적절한 재정적 수단을 결정한다. 가족이 유용하지 않다면 부부가 대안 자원을 발견할 수 있도록 돕는다. 해결을 위한 시간을 주기 위해 가족 갈등을 일찍 발견하도록 한다.
성 행위의 변화		
변화에 대한 상호 만족(편안함, 안전, 운동, 갈등과 관련된 과도한 걱정)	"임신 동안 성 생활은 어떻게 변했습니까?" "당신은 그 변화를 어떻게 다룹니까?" "가장 걱정이 되는 것은 무엇입니까?"	임신이 정상이라면 삽입 성교가 안전하다고 다시 안심시킨다. 체위 변경과 열린 의사소통을 제안한다.
교육 요구		
임신, 출산, 영아 돌봄에 대한 많은 질문(또는 질문 없음, 교육 프로그램에 대한 관심이 없음)	"영아를 돌보는 것에 대해 어떻게 느끼십니까?" "주된 관심사항은 무엇입니까?" "임신에 대한 정보를 어디서 얻으십니까?"	표현된 요구에 반응한다. 부부를 적당한 아이 그리고 부모 교실, 믿을만한 정보를 가진 인터넷 자원에 연결해준다.
문화적인 영향		
그녀 혹은 통역자의 언어구사능력. 건강한 임신과 영아를 지지하는 문화적인 영향(해로운 문화적인 신념 혹은 건강 행위)	"임신 중에 어떤 음식과 행동이 추천되나요?" "무엇이 금기인가요?" "당신이 돌보는 데 있어서 무엇이 가장 중요한가요?" "임신에 영향을 주는 종교적인 믿음은 무엇인가요?"	필요한 경우 통역자를 준비시킨다. 신념을 미신이라고 표현하지 않는다. 긍정적인 임신결과를 도출하기 위해 신념을 강화시킨다.

으로 별개의 태아와 심장활동이 관찰될 수 있다(Hobel, 2016).

(2) 다태임신에 대한 모성 적응

단태임신에서보다는 다태임신에서 임부의 생리적 변화가 더 크다. 예를 들어, 쌍둥이 임신에서 엄마의 혈액량은 단태임신일 때보다 500mL 더 증가한다. 이것은 심장의 작업량을 증가시켜 피로(fatigue)와 활동장애(activity intolerance)를 가져온다. 자궁이 부가적으로 더 커진 것이 임신에 물리적 영향을 미친다. 자궁은 부피 10L, 무게 9kg이 더 증가한다(Cunningham et al., 2014). 지나치게 팽창한 자궁이 횡격막을 더 들어올림으로써 호흡에 어려움이 가중된다.

자궁이 큰 혈관들을 더 많이 압박하여 앙와위저혈압증후군이 더 빨리, 더 뚜렷하게 나타난다. 자궁의 압박이 더 커지면 임부의 부종과 경미한 단백뇨가 나타나기도 한다. 장이 압박되어 변비와 치질 문제가 지속되기도 한다. 호르몬 증가로 오심과 구토가 단태임신 때보다 3배 더 많다(Cunningham et al., 2014). 피로와 요통 또한 증가한다.

(3) 다태임신의 산전간호

다태임신을 조기에 진단하면 가족들에게 단태임신과의 차이점을 교육할 시간을 벌 수 있으므로 유리하다. 산전 특별교육을 통해 더 많은 영양, 휴식, 태아 모니터링이 필요함을 설명할 수 있다. 조산이나 합병증의 징후에 대한 교육도 일찍 시작해야 한다. 고위험 임신으로 받는 가족의 스트레스뿐만 아니라 활동을 줄이고 자주 쉬어야 한다는 내용도 교육에 포함시켜야 한다.

다태임신부는 합병증의 조기발견을 위해 산전진찰을 더 자주 받아야 한다. 다태임신의 일반적인 합병증에는 고혈압, 조산, 태반조기박리, 전치태반, 임신성 당뇨병, 선천성 이상, 저체중아 출산, 산후출혈 등이 있다(Beckman et al., 2014; Cunningham et al., 2014). 임신 24주부터는 매 4~6주마다 초음파 검사로 각 태아의 성장을 평가하는 것이 좋다. 초음파를 통해 자궁경부의 길이를 사정함으로서 조산의 위험을 평가할 수 있다(Hobel, 2016).

영양에 대한 교육도 중요하다. 충분한 양의 칼로리, 철분, 칼슘, 엽산, 비타민이 필수적이다. 임신 전에 정상체중이던 쌍생아 임신부의 체중은 17~25kg 증가하는 것이 바람직하다(Luke, 2015).

다태임신부는 걱정거리가 더 많으므로 더 많은 사회적 지원이 필요하다. 단태임신의 경우에는 단지 번거로운 정도일 뿐인 임신의 불편함들이 다태임신부에게는 더 큰 어려움이 된다. 다태임신에서는 조산이 가장 흔한 합병증이므로 조산의 징후와 대처법에 대한 교육이 일찍부터 시작되어야 한다.

게다가 더 많은 병원비도 부담이 된다. 가족에 새 식구가 생각보다 더 많이 생기는 것도 문제가 된다. 이 분야에서 도움을 받을 수 있도록 의뢰하는 것이 필요할 수도 있다.

> **이해하기**
>
> 5. 권장되는 산전방문 일정은 어떠한가?
> 6. 자궁저부높이와 임신나이의 관계는 무엇인가?
> 7. 다태임신에서의 엄마의 적응은 단태임신과 어떻게 다른가?

> **이해하기 정답**
>
> 5. 산전 방문의 일반적인 일정은 임신 1기에 시작되고 28주까지 4주마다, 그런 다음 36주까지 2주마다, 37주에서 출산까지는 매주 방문한다.
> 6. 임신이 진전됨에 따라 자궁의 크기에 있어 점진적이고 예측 가능한 증가가 나타난다. 약 16주에서 38주까지 자궁저의 높이는 주당 3cm 이내로(비만하지 않은 여성에서) 한 명의 태아인 경우 재태연령과 거의 동일하다.
> 7. 다태임신에서 증가된 혈량은 산모의 심장에 추가적인 부담을 초래한다. 자궁의 크기가 크게 증가하여 횡격막의 상승이 높아지고 혈관, 요도, 창자에 압박을 준다. 오심과 구토는 횟수가 더 잦아진다.

5) 불편감

많은 임신부들이 경험하는 불편함은 심각하진 않지만 편안하진 않은 정도이다(환자교육: 임신부의 불편감 참조).

(1) 오심과 구토

임신기의 오심(nausea)과 구토(vomiting)는 보통 입덧(morning sickness)이라 불리는데 아침에 일어났을 때 이 증상들이 가장 심하기 때문이다. 그러나 오심과 구토는 언제든 일어날 수 있고 하루 종일 계속될 수도 있다. 냄새(가령 요리할 때 나는 냄새)나 피로, 정서적인 스트레스가 이 증상들을 가중시킬 수 있다. 입덧이 괴롭긴 하지만 일반적이고 일시적이며 태아에게 해가 되지 않는다고 임신부를 안심시켜 줄 필요가 있다. 입덧은 임신오조증과는 구별되어야 한다. 후자는 체중감소, 탈수, 전해질 불균형, 케톤증을 동반하는 심한 구토를 의미한다(17장 참조).

임신부의 영양 섭취를 크게 방해하는 오심과 구토는 태아에게 가는 영양소를 감소시킬 수 있다. 의사는 필요에 따라 비타민 B_6(피리독신), 독실라민, 페노티아진을 처

> **환자교육**
>
> ***임신부의 불편감***
>
> **오심과 구토** Nausea, Vomiting
> - 아침에 일어나기 전에 크래커, 마른 토스트, 마른 시리얼을 먹은 다음 천천히 일어난다.
> - 위장이 비어있지 않도록 2시간 간격으로 고탄수화물, 저지방 음식을 소량으로 먹고 하루에 5~6번 소량의 식사를 한다.
> - 자기 전에 단백질로 된 간식을 먹는다.
> - 딱딱한 캔디를 빨아 먹는다.
> - 액체를 자주, 식사와 따로 마신다. 약간의 얼음조각, 물, 젤라틴이나 얼린 주스바 같은 투명한 액체 종류를 먹어 본다. 커피를 피한다.
> - 튀기거나 기름진 음식, 고지방이거나 매운 음식, 양파나 양배추 같은 향이 강한 음식을 피한다. 담백한 음식이 더 부담이 없으므로 담백한 음식을 시도해 보도록 한다.
> - 음식 냄새가 괴로우면 창문을 열어 냄새를 분산시킨다.
> - 도움이 될 만한 다양한 음식들을 시도해 본다. 예컨대 생강(생강이 함유된 차, 쿠키, 탄산수), 페퍼민트(페퍼민트가 함유된 차, 캔디), 감자칩과 레모네이드 혹은 푸른 사과처럼 신맛과 짠맛의 조합, 아니면 단맛과 짠맛의 조합을 시도해 본다.
> - 임신부용 비타민은 아침에 먹으면 오심을 가중시킬 수 있으므로 자기 전에 먹도록 한다.
> - 손목주름에서 손가락 넓이 3개만큼 올라간 팔 안쪽에 지압밴드를 붙인다.
> - 피로는 오심을 증가시키므로 가능한 한 많이 쉬고 낮잠을 잔다.
> - 어떠한 허브 제품이든 사용하기 전에 의사에게 문의한다.
> - 오심, 구토가 심하거나 탈수의 징후(마르고 갈라진 입술, 맥박증가, 열, 농축된 소변)가 있으면 의사에게 알린다.
>
> **속쓰림** Heartburn
> - 2~3시간마다 소량의 식사를 하고 기름지거나 산성이거나 매운 음식을 피한다.
> - 위장에 산을 만드는 담배, 커피, 탄산음료를 없애거나 줄인다.

환자교육(계속)

임신부의 불편감

- 감귤류의 과일이나 주스, 토마토를 원료로 한 식품, 초콜릿, 페퍼민트들이 증상을 가중시키면 피한다.
- 껌을 씹어 본다.
- 구부리거나 평평하게 눕는 자세를 피한다.
- 헐렁한 옷을 입는다.
- 작열감을 덜기 위해 심호흡을 하고 물을 조금씩 마신다.
- 제산제를 쓰되 나트륨이 많아서 액체잔류를 유발하는 제산제(알카 셀체, 베이킹 소다)는 피한다. 칼슘이 많은 제산제(텀즈, 알카민츠)는 효과적이긴 하나 반동 위산과다를 일으킬 때도 있다. 식후와 자기 전에 칼슘과 마그네슘으로 된 제산제를 복용한다. 인, 나트륨, 알루미늄이 든 제산제를 피한다. 액상 제산제는 식도에 막을 형성해주므로 더 효과적일 수 있다.
- 역류를 줄이고 증상을 완화시키기 위해 식후 1~2시간은 상체를 세우고 있는다.
- 취침 전 2~3시간은 먹거나 마시지 말고 베개를 하나 더 사용하여 머리를 높이고 잔다.

요통 Backache

- 고개를 들고 어깨를 뒤로 빼 올바른 자세를 유지한다.
- 하이힐은 척추전만과 허리에 부담을 가중시키므로 피한다.
- 과도한 체중 증가를 피한다.
- 무거운 물건을 들지 않는다.
- 물건을 들 때 허리에서부터 몸을 구부리지 말고 쪼그려 앉는다.
- 앉을 때 발받침, 팔걸이, 등 뒤에 베개를 사용한다.
- 운동: 양반다리 하고 앉기, 어깨 돌리기, 골반 흔들기는 허리를 튼튼하게 하고 진통에 대한 대비를 해 준다.
- 열 찜질이나 침이 도움이 될 수도 있다.
- 한 발을 다른 발 앞에 두고 서서 몸을 흔드는 것이 도움이 될 수도 있다.
- 임부용 복대가 도움이 될 수도 있다.

원인대 통증 Round Ligament Pain

- 신체역학을 잘 사용하고 격렬한 운동을 피한다.
- 갑자기 움직이거나 자세를 바꾸지 않는다.
- 몸을 뻗는 것과 비트는 것을 동시에 하지 않는다. 잠자리에서 일어날 때 몸을 비틀지 말고 먼저 오른쪽으로 몸을 돌린다. 그리고 나서 천천히 일어난다.
- 구부릴 때는 아픈 쪽으로 구부린다. 앉을 때는 쪼그려 앉는다. 무릎을 가슴으로 끌어 당기면 인대가 이완되어 통증이 완화될 수 있다.
- 불편함이 지속되면 열 찜질을 하거나 오른쪽으로 눕는다.

빈뇨와 요실금 Urinary Frequency and Loss of Urine

- 저녁시간에는 액체 섭취를 제한하고 낮에 충분히 마신다.
- 커피나 차, 혹은 다른 카페인이 함유된 천연이뇨제를 가급적 제한한다.
- 방광 조절에 도움이 되는 케겔운동을 한다.
- 운동시켜야 하는 근육들이 어느 것인지 식별하도록 소변을 누다가 중간에 멈춰본다. 그러나 소변잔류와 요로감염을 일으킬 수 있으므로 그 연습을 배뇨 시 일상적으로 하는 것은 좋지 않다.
- 그 근육들(질 주위에 있음)을 천천히 수축시킨 다음 10초간 유지한다. 그 다음 10초 이상 이완시킨다.
- 이 수축과 이완의 사이클을 매일 30번 이상 연습한다.

정맥류 Varicosities

- 꽉 죄는 옷을 피하고 앉을 때 다리를 꼬지 않는다. 이것은 다리에 있는 피가 심장으로 돌아가는 데 방해가 된다.
- 다리를 엉덩이보다 높이 올려 베개로 받치고 자주 쉰다.
- 아침마다 잠자리에서 일어나기 전에 긴 양말이나 탄력스타킹을 정맥류보다 더 위로 올라오도록 신는다. 피는 일어나면서부터 고이기 시작하므로 일어나고 나서 신으면 효과가 감소한다.
- 장시간 같은 자세로 일해야 한다면 혈류를 자극하고 불편함을 덜도록 2시간에 한 번씩 몇 분간 걸어 다닌다.
- 다리의 순환을 자극하도록 자주 걷는다.
- 오랫동안 앉아 있을 때는 발 돌리기 운동을 하고 발을 머리 쪽으로 자주 구부린다.

변비 Constipation

- 자가처치는 설사제만큼 효과가 있으면서 영양소의 흡수를 방해하지도 않고 설사제 의존으로 이끌지도 않는다.
- 매일 물, 주스, 우유를 포함해서 8잔 이상의 액체를 마신다. 커피, 차, 탄산음료는 이뇨 작용이 있으므로 액체에 포함시키지 않는다. 이뇨 작용이 있는 음료수를 마신 후에는 물 한 잔을 마셔서 그 작용을 중화시킨다.
- 배변을 돕기 위해 섬유가 많은 음식을 섭취한다. 껍질을 까지 않은 생과일과 야채, 통곡물(whole-grain)빵과 시리얼, 밀기울 머핀, 오트밀, 껍질을 벗기지 않은 감자, 말린 콩, 과일 주스를 포함시킨다. 과일 네 쪽과 큰 샐러드 한 그릇으로 하루에 필요한 섬유량을 채울 수 있다.
- 치즈는 변비를 유발하므로 섭취를 제한한다.
- 단것은 장에 박테리아를 자라게 하고 가스를 생기게 하므로 섭취를 줄인다.
- 철분 보조제를 처방받았으면 끊지 말고 복용한다. 변비가 지속되면 변 연화제(stool softener)를 쓰는 것에 대해 의사와 상담한다.
- 운동은 연동운동을 자극하고 근육 긴장도를 개선한다. 적어도 하루에 1.5km를 빠르게 걷는 것, 수영, 페달밟기 운동기구를 타는 것이 도움이 된다. 하루에 동일한 시간을 정해 배변을 함으로써 일정한 패턴을 확립한다. 위잘록창자반사(위결장반사, 빈 위장에 음식이 들어올 때 생기는 결장의 연동파)를 이용할 수 있으므로 식후 1시간이 가장 이상적인 시간이다.
- 힘주는 것을 줄이고 편안히 변을 볼 수 있도록 배변 시 발판을 사용한다.

치질 Hemorrhoids

- 배변 시 힘을 주면 치질이 생기거나 악화되므로 변비를 방지한다. 물을 많이 마시고 섬유가 많은 음식을 먹고 규칙적인 운동을 한다.
- 기존의 치질을 완화시키기 위해 미온수에 자주 목욕을 한다. 냉찜질패드나 마취연고를 사용한다.
- 엉덩이를 베개 위에 올리고 옆으로 눕는다.
- 통증이나 출혈이 지속되면 의사에게 전화한다.

다리경련 Leg Cramps

- 경련을 방지하려면 순환을 개선하도록 다리를 자주 올려 준다.
- 경련을 경감시키려면 경련이 난 다리를 뻗고 무릎을 곧게 편다. 발을 몸을 향해 구부리거나 누군가에게 도움을 요청한다. 만약 혼자일 때는 서서 무릎을 똑바로 편 채로 경련이 난 다리에 압력을 가한다. 이렇게 하면 경련이 난 근육이 길어져서 경련이 완화된다.
- 청량음료처럼 인이 많은 음식의 과도한 섭취를 금한다.
- 칼슘, 마그네슘, 염화나트륨 보조제를 쓸 필요가 있는지 의사와 상담한다.

체위성 부종 Dependent Edema

- 잠자리에서 나오기 전에 압박 스타킹을 신는다.
- 앉을 때나 누울 때 다리를 자주 높여 준다.

방할 수도 있다(Cunningham et al., 2014). 약이 아닌 다양한 대체요법들도 오심에 사용된다. 생강이나 페퍼민트 차, 침술도 효과가 있는 것으로 확인되었다(Boeling et al., 2016; Matthews et al., 2015). 민간요법을 쓰기 전에 의사에게 문의하는 것이 필요하다.

(2) 속쓰림

속쓰림(heartburn), 즉 명치(상복부)와 복장뼈 부위의 급성 작열감(acute burning sensation)은 임신부의 80%가 경험한다. 이것은 역전된 연동파가 위의 내용물을 식도로 역류시켜 일어나는 것이다. 근본적인 원인은 임신으로 인한 위장의 운동성 감소, 커지는 자궁에 의한 위장의 전위(displacement), 하부식도와 위장의 괄약근 이완, 복부와 위장의 내압 상승 등이다. 통상적인 치료법이 효과를 보지 못하면 의사는 히스타민 2 수용체 억제제를 처방할 수도 있다(Blackburn, 2013).

(3) 요통

요통(backache)은 임신부의 45~59%에게서 나타나는데 임신 3기의 흔한 증상이다(Blackburn, 2013). 관절의 운동성 증가, 요추전만, 인대의 이완이 주된 원인이다. 올바른 자세와 신체역학에 대한 교육이 요통을 예방하는 데 도움을 준다(**그림 7-2**). 몸을 구부리거나 굽히는 것은 허리근육에 큰 무리를 준다. 물건을 들어 올리는 올바른 방법(**그림 7-3**)과 어깨를 이완시키고 요통을 예방하는 운동을 임신부에게 가르쳐야 한다(**그림 7-4**).

(4) 원인대 통증

원인대 통증(round ligament pain)은 서혜부나 옆구리에(보통 오른쪽) 느껴지는 예리한 통증으로서 호르몬과 자궁증대로 인해 인대가 부드러워지고 늘어난데서 오는 것이다. 임신기에는 자궁이 약간 오른쪽으로 돌기 때문에 오른쪽 원인대가 왼쪽보다 더 많이 늘어난다.

(5) 빈뇨

빈뇨(urinary frequency)가 임신기의 흔한 호소증상이기는 하나 일시적인 것이고, 대부분의 임신부들은 큰 어려움 없이 빈뇨를 잘 관리한다. 특히 임신 3기에는 요실금도 있을 수 있으나 케겔운동이 방광조절에 도움을 줄 수 있다.

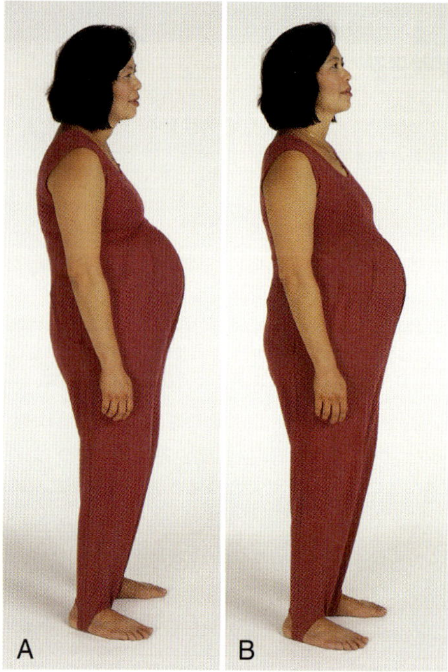

그림 7-2 임신기에는 자세가 요통을 유발할 수도 있고 경감할 수도 있다. A: 그릇된 자세. 목이 앞으로 나와 있고 어깨가 늘어져 있다. 등이 크게 휘어져 있어서 요통과 불편함을 준다. B: 올바른 자세. 목과 어깨가 똑바르고 등이 평평하다. 골반을 약간 위로 당기면서 집어 넣는다.

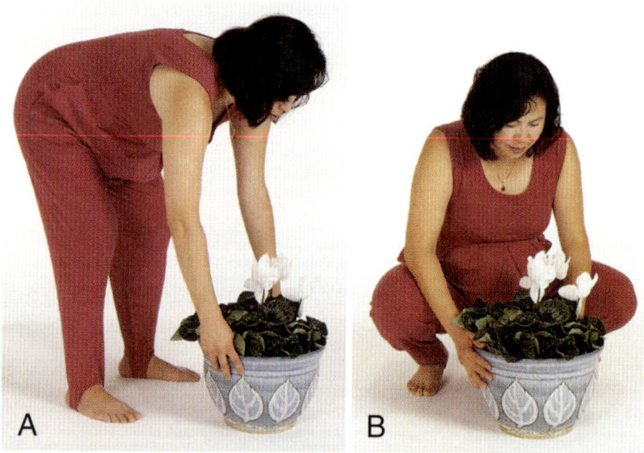

그림 7-3 **들어 올릴 때의 기법. 쪼그리고 앉는 것이 등에 부담을 덜 준다.** A: 그릇된 기법. 구부리거나 굽히는 것은 허리근육에 큰 무리를 준다. B: 올바른 기법. 물건 가까이에 쪼그리고 앉으면 다리의 강한 근육들을 사용하여 들어올릴 수 있다.

(6) 정맥류

임신부의 40%에서 정맥류(varicosities)가 나타나는데(Blackburn, 2013) 비만, 다출산, 가족력이 있는 사람에게서 주로 나타난다. 임신기에는 자궁의 무게가 다리의 피를 심장으로 되돌려 보내는 정맥을 부분적으로 압박하고 에스트로겐이 탄성조직을 더 연약하게 만든다. 혈액이

어깨 돌리기

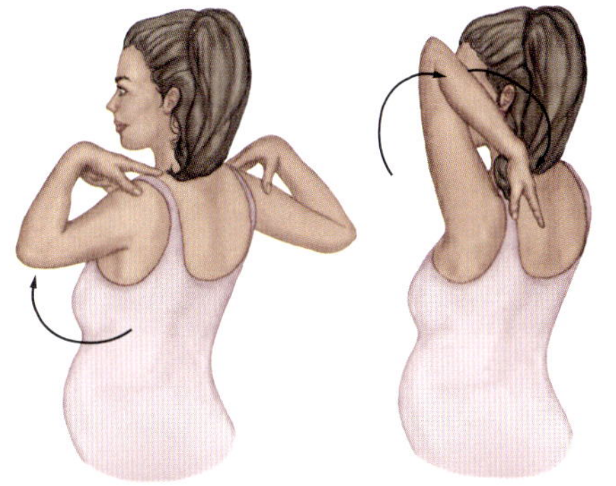

손가락 끝을 양 어깨에 놓은 채 팔꿈치를 흡기 때에는 앞으로, 위로 움직이고 호기 때에는 뒤로, 아래로 움직인다. 5회 반복한다.

양반 다리하고 앉기

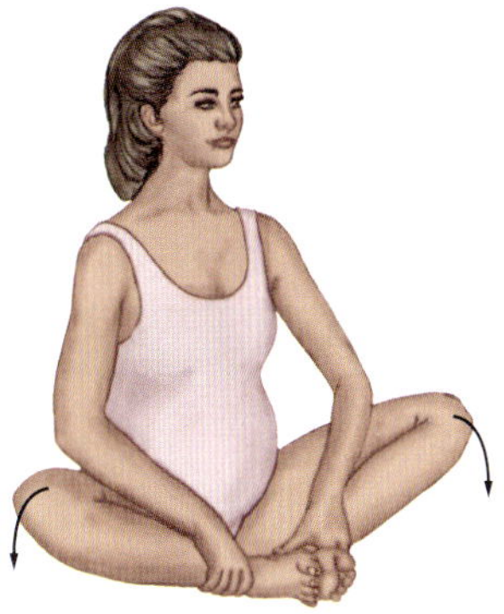

허벅지 근육을 사용하여 무릎을 바닥으로 누른다. 등을 곧추 세운 채 그 자세로 5~15분간 유지한다.

골반 기울이기 혹은 골반 흔들기

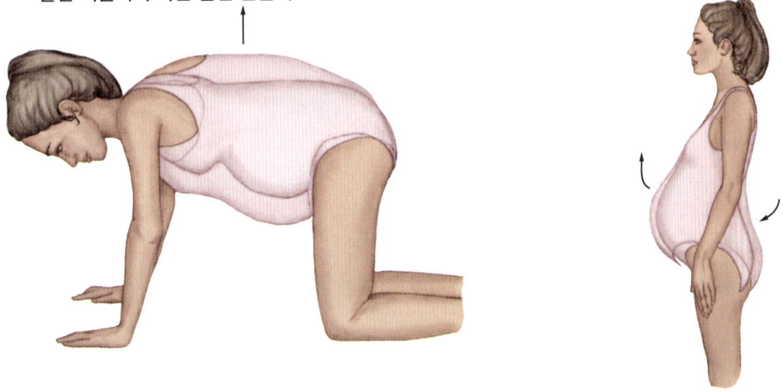

이 운동은 두손은 어깨 바로 아래로 해서 바닥에 붙이고 양쪽 무릎도 엉덩이 바로 아래로 해서 바닥에 붙인 자세로 할 수 있다. 등은 움푹 들어가지 않고 평평해야 한다. 머리와 목은 곧게 편 등과 일직선이어야 한다. 이 자세에서 허리를 위로 밀어 몇 초간 그대로 있다가 원래의 자세로 돌아와 이완한다. 5회 반복한다. 이 운동은 또한 선 자세에서도 할 수 있는데 등을 평평하게 하기 위해 골반을 앞으로 미는 것이다.

그림 7-4 요통을 방지해 주는 운동

정체되면 혈관이 확장되고 충혈, 염증이 생겨 통증이 오게 된다. 오래 서 있으면 중력 때문에 피가 심장으로 돌아가기가 더 어렵게 되어 정맥류가 더 악화된다.

정맥류는 보통 다리에 국한되지만 외음이나 직장(치질)에 생기기도 한다. 정맥류는 저녁이 되면 조금 불편한 정도로 거의 알아볼 수 없는 작은 흠처럼 보이는 경우에서부터 조금만 움직여도 아픈, 크고 뒤틀린 정맥까지 매우 다양하다. 출산 후에 좋아지기는 하나 완전히 사라지지는 않는다.

(7) 치질

치질(hemorrhoids)은 직장에 생기는 정맥류로서 외치질(항문 바깥)일 수도 있고 내치질(괄약근 안쪽)일 수도 있다. 치질의 일반적인 원인은 골반혈관의 충혈, 변비, 배변 시 힘을 주거나, 오랫동안 앉아 있거나 서 있을 경우 등이다. 진통의 두 번째 단계에서 아기를 밀어낼 때 치질이 더 심해져서 출산 후에도 계속되는 경우가 있다. 출산 후에는 치질이 작아져서 문제가 줄어드는 경우도 많다.

(8) 변비

변비(constipation)는 복부 팽만감, 가스, 통증이 있는 치질을 악화시키기는 하나 가끔 발생할 경우에는 큰 해가 되지 않는다. 프로게스테론의 영향, 자궁이 커지면서 받는 압력, 활동감소로 인해 임신기에는 장의 운동성이 저하된다. 그 결과 배변 횟수가 줄고 딱딱하고 마른 변을 보게 된다. 철분 보조제도 변비를 유발할 수 있다.

(9) 다리 경련

임신부의 25~50%에서 다리 근육이 고통스럽게 수축하는 경련(cramps)이 발생한다(Blackburn, 2013). 경련은 종종 근육이 이완되어 있는 수면 중에, 혹은 몸과 발, 발가락을 뻗고 있을 때 자주 찾아온다. 마그네슘 보조제가 도움이 되기도 한다(Erick, 2012). 임신 3기에 다리의 정맥울혈도 다리 경련의 원인이 된다.

이해하기

8. 입덧을 감소시키기 위한 방법은 무엇인가?
9. 임신기에 요통을 완화시킬 수 있는 방법은 무엇인가?

이해하기 정답

8. 아침에 일어나기 전에 크래커, 마른 토스트, 마른 시리얼을 먹는다. 위장이 비어있지 않도록 2시간 간격으로 하루에 5~6번 소량의 식사를 한다.
9. 바른 자세와 신체역학 그리고 골반 흔들기 같은 운동은 임신 중 요통을 경감시키도록 하는데 도움이 될 수 있다. 굽이 낮은 신발과 열이나 침술의 적용 또한 도움이 된다.

2. 간호과정의 적용: 임신의 신체적 변화에 대한 가족의 반응

간호과정은 임신의 생리적 변화에 대한 각 가족의 독특한 반응을 알아보고 그 변화에 적응하는 데 방해가 되는 인자들을 찾아내어 해결책을 제시하는 데 초점을 둔다.

1) 사정

임신의 생리적 과정에 대한 여성의 반응을 사정하고 그 가족이 출산에 대한 준비를 어떻게 하고 있는지 알아본다. 사정 동안에 자연스럽게 가지게 되는 대화뿐만 아니라 계획된 면담과 교육시간도 이용한다. 중요한 자료를 얻기 위해 건강력과 신체검진 결과도 살펴본다. 필요하면 가족이나 배우자뿐만 아니라 임신부 자신에게서도 정보를 수집한다.

2) 진단

자료를 분석하여 간호진단을 내릴 때 간호사는 비판적 사고기법을 동원하여야 한다. 문제 위주의 간호진단들은 출산을 준비하는 건강한 가족들에게 맞지 않는 경우가 많다. 대부분의 가족들은 아기와 임부의 건강을 보호하려는 강한 소망을 표현한다.

3) 계획: 기대되는 결과

이 간호진단에 대한 기대되는 결과는 다음과 같다.

임신부는:

- 임신기에 태아와 임부의 건강을 증진시킬 수 있는 방법을 설명할 수 있다.
- 임신의 흔한 불편감들을 완화시킬 수 있는 방법을 설명할 수 있다.
- 첫 산전 방문 때 모체나 태아의 건강에 해가 될 수 있는 행동이나 습관을 고칠 현실적인 계획을 설명할 수 있다.

4) 중재

(1) 건강행동 교육하기

매 산전 방문 시 임신부를 교육하고 그녀의 당면한 질문과 우려에 초점을 맞춰야 한다. 일반적인 우려는 다음과 같다.

목욕. 목욕은 임신부를 감염으로부터 보호하고 대사증가로 생산된 열을 낮추어 안락함을 증진시킨다. 임신 3기에는 몸의 무게중심이 바뀌므로 넘어지기 쉽다. 욕실에 미끄럼방지 패드를 사용하도록 권한다.

온수욕과 사우나. 온수욕과 온수 샤워는 긴장되고 피곤한 근육을 이완시켜 준다. 그러나 임신부는 고체온을 유발하는 활동은 피해야 한다. 특히 임신 1기 임부의 고체온은 태아의 이상을 유발할 수 있다. 임신부에게 사우나에 15분 이상, 온수 욕조에 10분 이상 몸을 담그지 말고 머리와 가슴, 어깨, 팔을 물 밖으로 내놓고 있으라고 가르친다(Beckmann et al., 2014).

질 세정. 어떤 임부들은 청결과 감염 방지에 도움이 된다고 생각하여 질 세정(douching)을 한다. 그러나 임신기의 많아진 질 분비물에도 불구하고 질 세정은 필요하지 않다. 질 세정은 자궁외 임신, 자궁경부암, 성병, 골반염, 자궁내막염의 위험을 증가시킨다(Cottrell, 2010). 세균질증(bacterial vaginosis)도 질 세정을 하는 여성에게서 더 자주 발생한다(McGregor & Lench, 2010). 세균질증 자연유산, 조산, 조기양막파열, 융모양막염과 연관이 있다(Cunningham et al., 2014). 질 세정을 하는 이유를 물어본 다음 그것이 필요하지 않다고 설명한다.

유방관리. 임신부에게 유두를 비누로 씻지 말라고 가르친다. 유륜의 몽고메리샘이 분비하는 천연 윤활제가 비누에 의해 제거되기 때문이다. 임신기에 유방이 더 무거워

지면서 근육 긴장도를 잃어버리지 않도록 잘 맞고 잘 받쳐주는 임부용 브래지어 착용을 권한다. 브래지어 끈이 넓으면 체중을 어깨 전체에 균일하게 안배해 주므로 더 편안하다.

유방을 자극하면 옥시토신 분비가 증가하여 자궁수축을 유발할 수 있다고 교육한다. 그러므로 조산의 경력이 있거나 반복적인 골반의 압력, 규칙적이거나 증가하는 자궁수축 등 조산의 징후가 있는 임신부에게는 유방을 자극하지 않은 것이 안전하다.

임신기에 수유를 위해 유방이나 유두에 특별히 준비해야 할 일은 없다(Wright, 2015). 산전방문 시 모유수유에 대한 논의를 해야 하고 필요하면 모유수유 교실에 의뢰할 수 있다.

옷. 실용적이고 편하고 꽉 끼지 않는 옷을 선택한다. 꽉 끼는 청바지나 스타킹은 정맥순환을 방해하므로 입지 않거나 잠시만 입어야 한다. 균형을 잡는 데 방해가 되지 않을 낮은 굽의 신발을 신으라고 교육한다. 하이힐은 임신 3기에는 척추전만으로 인한 요통을 야기하고 넘어지기 쉽게 만든다.

운동. 임신기의 운동은 근육을 강화시키고 요통과 스트레스를 줄이고 안녕감을 주므로 전반적으로 유익하다. 바람직한 운동의 양과 종류는 임신부의 신체상태와 임신 단계에 따라 다르다. 경미하거나 적당한 운동은 일반적으로 문제가 되지 않는다. 의학적이나 산과적으로 합병증이 없는 임신부에게 거의 매일 30분 이상 적당한 운동을 하라고 교육한다(ACOG, 2015b; Beckmann et al., 2014). 넘어지거나 복부를 다칠 위험이 없으면 오락적인 스포츠는 계속해도 된다. 스키나 암벽타기처럼 균형을 요구하거나 상해를 입을 수 있는 접촉 스포츠는 안전하지 않다. 누워서 하는 운동은 앙와위저혈압증후군을 유발할 수 있으므로 임신 1기 이후에는 중단되어야 한다. 과체중이거나 비만이지만 다른 합병증이 없는 임신부는 적당한 유산소 운동을 해도 된다.

걷기는 근육활동을 자극하고 호흡계와 심혈관계의 노력을 적당히 자극하고 피로나 긴장을 유발하지 않으므로 이상적인 운동이다. 물의 부력이 상해를 예방해 주므로 수영이나 수중 운동도 아주 좋다. 페달밟기 운동이나 요가도 도움이 된다. 특별히 임신부만을 위한 운동교실이 개설되는 곳도 있어서 같은 경험을 공유하는 친구를 사귀기에도 좋다.

임신기에 과격한 운동을 새로 시작하거나 연습을 더 강화하지는 말라고 교육해야 한다. 임신 전에 과격한 운동을 하던 임부는 의사와 상담해야 하나 전에 하던 코스를 계속하는 것은 아마 무방할 것이다. 임신이 진행됨에 따라 무게 중심의 변화가 넘어질 위험을 증가시키므로 운동 프로그램에 변화를 주어야 할 필요도 있다. 따라서 임신 1기에 안전했던 운동이 임신 3기에는 안전하지 않을 수도 있다.

임신부는 운동할 때 몸이 너무 더워지지 않도록 해야 한다. 열이 태아에게 전달되어 태아의 산소필요량이 증가하기 때문이다. 운동 후에 가벼운 활동으로 냉각기를 가져야 한다. 탈수를 예방하기 위해 운동 중에 자주 수분을 보충해 주는 것이 중요하다.

수면과 휴식. 수면 문제는 임신 1기에 시작되어 임신기 내내 지속될 수도 있다(Gordon, 2017). 임신 3기에는 쉬기 편한 자세를 찾기가 쉽지 않을 수도 있다. 요통, 불편한 복부, 수축, 다리경련, 태동, 빈뇨가 수면을 방해할 수도 있다.

베개로 복부와 등을 받쳐주면 편히 자는 데 도움이 될 수 있다고 일러준다(그림 7-5). 수면하지 않더라도 자주 휴식하는 것이 좋다고 강조한다. 낮시간 동안 사용할 수 있는 이완운동을 제안한다. 밤에 카페인과 물과 같은 수분섭취를 제한하는 것 또한 도움이 된다.

성 생활. 건강한 임신부에게 성 생활은 일반적으로 출산 1개월 전까지 안전하다.

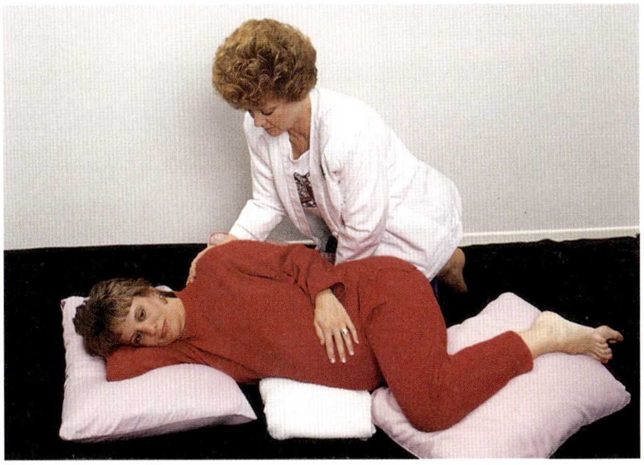

그림 7-5 임신 3기에는 베개로 복부와 등을 받치면 휴식하는 데 편한 자세를 만들 수 있다.

영양. 방문 때마다 영양에 관한 얘기를 나누어야 한다. 간호사는 임신부의 식단을 사정하고 산전 비타민을 잘 복용하고 있는지 확인하고 임신부가 궁금해 하는 것에 답변해 주어야 한다(5장 참조).

직장생활. 미국에서는 출산기 여성들의 대부분이 가정 밖에서 일을 하고 임신 중에도 계속한다. 합병증이 없는 임신부는 대개 본인이 원하면 진통이 오기 전까지는 일해도 무방하다(AAP & ACOG, 2012). 그러나 그 직업에 필요한 활동의 정도나 환경적 독소, 직업상의 위험 여부는 고려해 보아야 한다.

임신부의 안전. 과도한 피로를 주는 일은 피해야 한다. 발을 올리고 자주 쉬어주는 것이 필요하다. 계속 서 있거나 앉아 있어야 하는 직업의 임신부에게는 자주 자세를 바꾸고 잠깐 걸으면 순환을 자극하고 피로를 줄일 수 있다고 알려준다. 임신으로 무게 중심이 옮겨지므로 균형이 필요한 일은 위험할 수도 있다.

직업을 가진 여성들은 가사일도 많은데, 임신했다고 해서 그 일을 나눠서 해 줄 사람이 없는 경우도 있다. 임신기에 직장과 집 양쪽에서 받는 스트레스와 피로가 문제가 될 수도 있다. 스트레스와 피로를 줄이기 위해 직장과 집에서의 업무의 양을 조정해 보라고 권한다(Gregory et al., 2017)

기형유발물질에의 노출. 기관형성의 시기인 임신 1기에 태아가 자궁내에서 독성물질에 노출되는 것은 아주 우려할 만한 일이다. 임신부에게 자신의 직업상의 위험에 대해 평가해 볼 것을 권유한다. 예를 들어 간호사나 병원 직원들은 항암치료 약물, 방사선, 마취 가스, 거대세포바이러스 같은 감염질환 등에 노출될 수 있다. 머리나 손톱을 만지는 미용사들은 헤어스프레이나 손톱용 제품에 노출될 수 있고, 세탁소 종사자들은 유독한 화합물에, 농장에서 일하는 사람들은 살충제에 노출될 수 있다. 어떤 임신부들은 직장에서 간접흡연에 노출되기도 하는데 이것은 태아와 엄마 모두에게 해로운 것이다.

여행. 정상적인 임신에서 자동차 여행은 무방하다. 임신기에는 하루 6시간 이상의 자동차 여행은 바람직하지 않다(Gregory, et al., 2017). 자동차 여행은 2시간마다 멈춰서 조금 걷고 방광을 비우도록 권유한다. 걷는 것 또한 혈전증의 위험을 낮춰 준다.

자동차 좌석벨트는 느슨하게 매되 무릎부분으로 갈 벨트는 복부 아래로 하여 허벅지를 가로 지르도록 매고, 어깨 부분으로 갈 벨트는 불룩한 자궁 위로, 흉부를 가로질러 대각선으로 매라고 교육한다. 어떤 임신부에게는 이 자세가 불편하게 느껴지고 충돌사고가 나면 내부손상을 입는 것이 아닐까라는 우려를 하기도 한다. 하지만 사고가 났을 때 차에서 튕겨 나가는 것보다는 좌석벨트를 매고 있는 것이 더 안전하다.

비행기 여행은 합병증 없는 임신의 경우 보통 임신 36주까지는 안전하다. 정맥혈전증을 방지하는 데는 압박스타킹, 다리를 정기적으로 움직여주고 걸어주는 것, 꽉 끼는 옷을 피하는 것, 충분한 수분공급 등이 도움이 된다. 난기류가 예측불능이므로 좌석벨트는 항상 착용하고(ACOG, 2016b) 복부 아래로 버클을 채워야 한다(AAP & ACOG, 2012). 임신부에게 충분한 말초순환을 유지하고 혈전색전증을 방지하기 위해 적어도 1시간 간격으로 걷도록 교육한다. 의료시설이 없는 외진 곳으로 여행가는 것은 피해야 한다. 장거리 여행을 갈 경우에는 자신의 의무기록을 지참해서 가도록 한다.

예방접종. 일반적으로 생바이러스 백신(홍역, 볼거리, 수두, 풍진)은 태아에게 기형을 유발할 수 있으므로 임신기에는 금지된다. 비활성화된 백신은 안전하므로 파상풍, B형 간염, 독감에 걸릴 위험이 있는 임신부에게 접종할 수 있다. 예방접종을 받기 전에 의료진에게 자신이 임신했음을 꼭 알리도록 임신부를 교육한다.

독감은 심각한 합병증을 가져올 수 있으므로 임신부는 독감철에 비활성화된 독감 백신을 맞는 것이 중요하며 임신 기간 중 아무 때나 맞을 수 있다(AAP & ACOG, 2012; ACOG, 2014; CDC, 2016). 이전에 백일해 예방접종을 하지 않은 임신부는 임신 때마다 백일해, 파상풍, 디프테리아 접종을 받는 것이 바람직하다. 임신 27~36주가 가장 좋으나 아무 때나 해도 무방하다(CDC, 2016).

(2) 생활방식의 변화에 대한 교육

많은 임신부들은 태아에게 좋지 않은 생활방식을 기꺼이 바꿀 마음의 준비가 되어 있다.

처방약과 비처방약. 처방약이든 비처방약이든 먹기 전에 의사와 상담하라고 교육한다. 아스피린 같은 비스테로이드 소염제는 출혈을 증가시킬 수 있으므로 피해야 한다. 처방약이 필요할 경우 의사는 이점(advantage)과 위험을 비교해 보고 그 약이 안전한지, 아니면 다른 약으로 바꿀지를 결정한다. 임신 1기에 먹는 약들은 태아의 장기 발달에 영향을 줄 수 있으므로 특히 조심해야 한다.

보완대체요법. 어떤 보완대체요법들은 임신에 매우 안전하고 도움이 되지만 해가 되는 것들도 있다. 임신부에게 사용 중인 보완대체요법이 있는지 물어보고 의사와 상담하라고 교육한다.

담배. 흡연에 대한 사정과 중재는 산전간호의 중요한 한 부분이다. 미국에서는 약 10%의 여성이 임신 전 3개월 동안 담배를 피우고, 약 8.4%의 여성이 임신 중에 담배를 피운다(Curtain & Mathews, 2016).

흡연 임신부에게 임신기의 흡연이 태아에게 미치는 영향에 대해 설명하고 필요하면 금연 프로그램에 의뢰한다. 모든 노력을 다해 임신부가 담배를 끊도록, 흡연자와 접촉하지 않도록 동기를 부여한다. 간접흡연은 조산, 호흡곤란증후군, 신생아 집중치료실 입원, 그리고 다른 합병증의 위험도를 증가시킨다(AAP, 2015).

다음과 같은 "5A" 금연법은 매우 효과적이다.

1. 물어보기(Ask). 산전방문 때마다 임신부에게 담배를 피우는지, 피우는 양에 변화가 있는지, 금연하고 싶은지를 질문한다. 임신은 자신과 태아의 건강에 도움이 될 변화를 일으키도록 여성을 동기부여할 수 있는 좋은 기회이다.
2. 알려주기(Advise). 금연의 중요성에 대해 알려준다.
3. 사정하기(Assess). 금연에 대한 의지가 있는지 사정한다. 금연 의지가 없다면 동기부여가 되는 정보를 제공한다. 금연 의지가 있으면 금연 프로그램에 의뢰한다.
4. 도와주기(Assist). 금연 계획을 작성하는 것을 도와주고 실천 과정에서 생겨날 문제들에 대한 실제적 상담을 해 준다. 예를 들어 흡연자를 피하라고 말해 주는 것, 자신이 무엇을 할 때 담배를 피우게 되는지를 의식하고 있으라고 말해 주는 것 등이 도움이 된다.
5. 후속조치(Arrange). 금연 경과를 점검하고 질문에 답해 주고 격려하기 위해 후속방문이나 전화통화를 주선한다. 금연 여성이 흡연을 다시 시작하지 않게 하는 데는 전화통화에 의한 지원이 큰 도움이 될 수 있다(ACOG, 2015c; Dennis & Kingston, 2008).

흡연이 태아에 미치는 영향과 금연에 대해 얘기할 때 임신부의 배우자도 함께 있게 한다. 임신부가 담배를 끊는 데는 배우자의 지원이 중요하기 때문이다. 배우자가 흡연자라면 자신도 금연 프로그램에 함께 참여하고 싶어 할 수도 있다. 그런 경우에는 부부가 서로를 지원해 줄 수 있다(Duckworth & Chertok, 2012).

임신기에 담배를 끊었던 여성의 50~60%가 출산 후 1년 이내에 흡연을 재개한다(ACOG, 2015c). 흡연이 영아에 미치는 영향에 대해 설명하고 출산 후에도 금연에 대해 지속적으로 지원한다.

비약물적인 금연법이 최선이기는 하나 다른 방법들이 성공적이지 않으면 니코틴 대체요법(nicotine replacement therapy, NRT)을 사용할 수도 있다(Cunningham et al., 2014). 그러나 NRT에 대해서는 더 많은 연구가 필요하다. 임신기의 니코틴 대체요법은 의사의 면밀한 관찰하에서만 시행되어야 한다(AAP & ACOG, 2012; ACOG, 2015c).

알코올. 알코올은 기형유발물질로 밝혀져 있다. 지적장애의 대표적인 원인이 엄마의 알코올 사용이다. 알코올은 태아알코올스펙트럼장애라는 발달이상을 유발할 수 있다. 사교적 음주 또는 과하지 않은 양의 음주가 태아에게 미치는 영향에 대해서는 확실한 자료가 없지만 어떤 양의 알코올도 임신기에는 안전하지 않다. 그러므로 임신했거나 임신하려는 여성에 대한 가장 좋은 충고는 모든 알코올을 완전히 끊으라는 것이다.

마약. 코카인, 헤로인, 메타암페타민 같은 기분전환용 약물은 태아에게 해롭다. 임신부에게 모든 마약을 끊도록 교육한다.

(3) 임신 합병증의 징후에 대한 교육

임신부와 가족들에게 즉시 보고해야 할 증상과 징후들에 대해 교육한다. 합병증에 대한 의심이 들면 즉시 의사에게 전화하거나 병원을 방문하라고 교육한다.

임신부에게 있을 수 있는 합병증의 징후에 대해 교육하는 것이 중요하지만 지나치게 걱정하게 만들어서는 안 된다. 임신부와 가족에게 설명할 때 '위험징후'라는 용어를 사용하지 않도록 한다. 임부와 가족들을 안심시키기 위해 다음과 같이 말한다. "지금부터 제가 말하는 징후들은 흔하지 않습니다. 하지만 그런 것들이 보이면 바로 조치를 취할 수 있도록 즉시 의사에게 알려 주세요."

반드시 기억해야 하는 것

임신 합병증의 징후

징후	가능한 원인
불편하거나 불편하지 않은 질 출혈	자연유산, 전치태반, 태반조기박리, 경부나 질의 병변, 이슬
질에서 액체가 나옴	양막파열
손가락이 붓거나(반지가 조일 정도로) 얼굴이나 눈 주위가 부석부석해짐	심한 부종
두드리는 듯이 계속되는 두통	만성 고혈압이나 자간전증
시각장애(흐려보임, 침침함, 섬광이 보이거나 점들이 보임)	자간전증이 악화됨
경련	자간증
복부나 상복부의 지속되거나 심한 통증	자궁외 임신(임신 초기이면), 자간전증이 악화됨, 태반조기박리
열이나 오한	감염
배뇨통	요로감염
지속되는 구토	임신과다구토
태동의 빈도나 강도의 변화	태아의 위기나 사망
조산의 징후나 증상: 자궁수축, 경련, 지속적이거나 불규칙적인 요통, 골반의 압력, 물 같은 질 분비물	진통 시작

(4) 참고자료 제공하기

임신부에게 좀 더 많은 정보를 얻을 수 있는 방법을 알려준다.

5) 평가

만약 임신부와 가족이 (1)임신기에 태아와 엄마의 건강을 증진시킬 수 있는 방법을 설명하고, (2)임신의 흔한 불편함을 경감할 수 있는 방법을 묘사하고, (3)임신 초기에 엄마나 태아의 건강에 해가 될 수 있는 행동이나 습관을 고칠 현실적인 계획을 세우면 중재가 소기의 성과를 효율적으로 달성하였다고 본다. 만약 중재가 비효과적이었으면 간호사는 가족과 협력하여 새로운 계획을 수립하고 추가적인 중재를 고안한다.

3. 간호과정의 적용: 사회심리적 관심

1) 사정

사회심리적인 사정의 목적은 임신에 대한 가족의 적응을 모니터하는 것으로 어떤 사람은 이 시기를 역할 기능과 관계에 큰 변화를 요구하는 성인의 '위기'로 생각한다. 어떤 가족에게 있어서 임신은 성장의 잠재성을 보여 준다. 다른 사람에게는 가족 과정의 변화에 대한 안내와 정보가 필요하다. 사회심리적 사정 동안 특정한 요구가 발견될 수 있다. 나이, 임신 횟수, 분만 횟수 그리고 전반적인 건강 상태와 같은 자료는 신체 사정을 하는 동안 얻어진다. **표 7-4**는 사정의 영역, 질문의 예시, 간호에 대한 암시를 보여준다.

2) 진단

간호진단은 개인 사정 동안 얻어진 자료에 근거한 것이고 가족들마다 다를 수 있다(**글상자 7-1**). 대부분의 가족은 예비 엄마와 태아의 건강을 유지하기 위해, 그리고 부부가 부모 역할이라는 발달 과업을 완수할 수 있도록 돕기 위해 노력한다.

3) 계획: 기대되는 결과

기대되는 결과는 다음과 같다.

- 예비 부모는 각 임신 단계에 적당한 정서적인 표현을 할 것이다.
- 가족은 예비 부모가 임신의 발달 과정을 마무리짓도록 도와줄 방법을 설명할 것이다.
- 가족은 갈등을 유발하는 문화적 요소들을 알아내고 갈등을 줄이도록 협조할 것이다.

4) 중재

(1) 정보 제공

예비 부모에게 임신 중에 일어날 수 있는 점진적인 변화에 대해 그들이 준비할 수 있도록 정보와 예상 지침을 주고 그들의 감정과 행동이 정상이라는 것을 재확인시켜야 한다. 지침 역시 예비 부모에게 질문을 하고 그들의 감정을 탐색할 기회를 준다. 일반적인 주제들은 다음과 같다.

- 임신 중에 일어나는 감정적 변화
- 엄마의 발달 과업
- 역할 전이
- 예비 아빠의 발달 과정

(2) 임신 과정에 간호돌봄 적용하기

임신의 각 단계에 일어나는 변화에 대해 간호돌봄을 적용한다. 임신 1기에는 여성이 임신사실을 수용하는 데 초점을 맞춘다. 여성의 감정(신체적인 그리고 사회심리적인)에 대한 맞춤식 교육을 한다. 임신 2기는 태아에게 보다 집중하는 시기이고 여성과 가족이 출산 이후에 있을 변화에 대해 적응하는 시기이다. 아기에 대한 환상과 여성에게 중요한 사람과의 관계에 대한 질문을 한다. 임신 3기는 임부의 불편함과 출산을 위한 준비에 초점을 둔다. 임신내내 임부의 과업 달성에 따른 불편함이 있는지 관찰한다.

(3) 자원에 대해 이야기하기

재정적 상황과 지지체계의 적절함에 대해 이야기하여 재정적 자원 혹은 보험 보장이 없는 부부들이 산전돌봄을 받을 수 있는 환경을 찾도록 도와준다. 이것은 특히 정부가 지원하는 돌봄에 어떻게 접근해야 하는지 지식이 거의 없는 저소득층에게 중요하다. 정서적 자원은 새로운 가족들이 임신과 양육의 요구에 대한 적응을 할 수 있도록 하는 것을 포함한다.

조부모의 반응과 참여에 대해 이야기한다. 감정적인 반응은 다양하지만, 임신 과정에 조부모가 적극적으로 참여했을 때 가족이 단합되고 아이와 조부모의 애착이 강해진다. 스트레스가 있을 때 도움을 줄 가족구성원이 없다면, 예비 부모를 지원 단체나 출산교실, 형제자매 교실, 모유수유 교실, 그리고 양육교실과 같은 지역사회 자원에 연결해 준다.

(4) 출산을 위한 가족 준비 돕기

임신 3기에는 신생아가 태어났을 때 생길 수 있는 생활양식의 변화에 대해 이야기한다. 이 극적인 사건에 수반되는 예상치 못한 변화는 예비 부모에게 스트레스를 주거나, 가족을 혼란스럽게 할 수 있다. 예비 부모가 아이에게 필요한 물품을 준비하고 수유 방법을 선택하게 하는 것과 같이 신생아를 도울 수 있는 실제적인 계획을 세울 수 있도록 도와주어야 한다.

형제자매들은 출산 전에 여러 주 혹은 여러 달에 걸쳐 영아를 맞을 준비가 되어야 한다. 그들은 종종 아기를 위한 계획에 참여하는 것이 좋다. 더 어린 아이들은 시간에 대한 개념이 없으므로 출산 바로 전에 준비하기도 한다.

특히 임부가 출산 후에 직장으로 돌아갈 예정이라면 예비 부모가 어떻게 그들이 가사일과 아이 돌봄의 분배에 대해 고려할지에 대해 제안한다. 이 문제가 해결되지 않는다면 부부는 배우자에게 당황스러움이나 분노를 느낄 수 있다. 만약 임부가 신생아에 대한 모든 돌봄을 하고 모든 가사일을 떠맡는다면 양육의 즐거움보다 피곤함과 당황스러움이 커질 것이다.

(5) 의사소통 기술을 시범으로 보여주기

합의가 이루어지지 않는다면 모든 가족구성원에게 치료적 의사소통 기술에 대해 이야기를 하고 시범을 보여준다. 감정을 명확히 하고, 요약하고, 반영하는 기술은 가족 단절을 초래할 수 있는 부정적인 감정을 진정시킬 수 있다(2장 참조).

(6) 갈등이 되는 문화적 요소 알아내기

임신에 영향을 줄 수 있는 문화적 신념과 건강 활동과 관련된 가능한 영역을 탐색한다.

예비 엄마들은 건강돌봄 활동에 대한 걱정에 직면하기 전에 간호사가 긍정적으로 건강에 대한 믿음을 지지해 줄 때 안심한다. 예를 들면, "당신이 선택한 음식은 당신과 아기에게 좋아요. 비록 당신이 지난번 진료 예약을 어겨서 걱정이지만요." 시간 개념에 대한 인식의 차이로 인해 갈등이 생긴다면 문제를 인정하고 차이를 이해하고 있음을 전달하며 약속을 지킬 수 없을 때 전화를 해주는 것의 중요성을 강조한다. 많은 가족들이 그들이 약속을 지키지 않았을 때 다른 가족이 건강돌봄의 기회를 놓치게 된다는 것을 깨닫지 못한다.

5) 평가

가족이 걱정과 감정을 말로 표현할 때, 첫 번째 목표는 달성한 것이다. 배우자와 중요한 가족구성원의 계속적인 관심과 참여는 가족이 임신 발달 과업을 달성하고 있다는 증거이다. 다른 문화적 신념이 갈등을 일으킨다면 건강돌봄제공자와 함께 합의점을 찾아야 한다. 이것은 가족이 갈등을 줄이기 위해 방법을 알아내고 조치를 취하게 할 것이다.

4. 출산교육

출산교육의 목표는 부모들이 임신과 출산 기간 중 건강을 유지하는 데 적극적인 역할을 수행하고, 임신, 출산, 자녀양육과 관련한 대응 기법을 학습하도록 돕는 것이다. 이런 목표들을 달성함으로써 부모들은 출산에 대한 불안감을 해소하고, 출산과 자녀 양육에 있어서 자신감과 만족감을 가지며, 정보에 기반한 의사결정을 내릴 수 있는 역량을 증대시킨다. 출산교육은 적극 권장되는데 이는 임신과 육아에 실질적인 교육 효과가 있기 때문이다.

예비 어머니는 출산교육에 대한 결정을 하는데 해당 지역에서 가능한 수업 여부, 비용 및 필요로 하는 정보의 유형에 기반한다. 임부와 배우자를 대상으로 하는 작은 규모의 수업이 이상적이지만 비용이 너무 비싸거나 마련되어 있지 않을 수 있다. 교육자는 대개 모성간호에 경험이 있는 간호사로서 라마즈 인터내셔널이나 전국적으로 잘 알려진 기관으로부터 자격검증이 이루어진 사람이다(AAP & ACOG, 2012).

많은 사람들이 출산을 준비하기 위해 출산교육을 중요하게 생각하므로, 임신, 출산과 양육에 대한 교육 모두를 포함해야 한다. 간호사는 교육 요구도에 따라 임부와 배우자가 적절한 교육을 잘 선택할 수 있도록 돕고, 다양한 교육을 제공할 수 있어야 한다(NCHS, 2017).

1) 산전 수업

아기를 가질 것을 고려하는 부부들을 위한 수업은 건강한 임신을 위한 준비 과정부터 시작된다. 임신 전 영양, 건강한 생활양식, 임신의 징후, 돌봄제공자 선택 등에 관련된 정보를 제공한다. 임신과 출산이 여성의 인간관계와 직업에 미치는 영향을 논의한다. 임신 전 수업은 임신 이전부터 시작되는 조기 및 정기적 출산교육을 강조하며 바람직하지 않은 임신의 결과에 따른 위험 요소를 줄이는 방법을 다룬다.

2) 임신 초기 수업

임신 초기 수업에서는 임신에 적응하는 것, 앞으로 올 수개월에 대해 무엇을 기대할지 이해하는 것을 다룬다(**글상자 7-2**). 산전돌봄을 받고 태아에게 해로울 수 있는 것을 피하여 건강한 임신을 하는 법이 강조된다. 교육자는 출산과 관련한 선택사항 및 교육생들이 좀 더 지식을 갖출 수 있는 정보를 논의한다. 여성들은 출산을 계획하기를 희망한다(**글상자 7-3**).

3) 임신 중기 수업

운동 수업을 통해 임부들은 임신 기간 동안 쾌적하고 건강한 상태를 유지할 수 있다. 일부 수업은 산후 시기에도 지속된다. 1차 돌봄제공자로부터의 서면동의가 필요할 수도 있는데 이는 교육 과정에 안전하게 참가할 수 있다는 점을 확실하게 하기 위해서이다. 강사는 임신부의 특수한 요구를 이해하여야 하며 사전에 워밍업으로 낮은 강도의 운동을 가르친다. 임부는 자궁으로부터의 혈액 역순환을 예방하기 위해 지나치게 높은 심박수상승은 피해야 한다. 출산 전 요가 수업

글상자 7-2 임신 초기 수업에서 다루어지는 주제

임신에 따른 변화
- 해부학과 생리학
- 신체적 및 심리적 변화
- 태아의 발달
- 임부와 태아에 대한 위험(예: 약물, 알코올, 흡연, 환경적 위험)
- 산전관리(예: 병원 방문 시마다 예상되는 사항)
- 돌봄제공자와의 의사소통
- 산전 스크리닝 테스트

자가돌봄
- 위생
- 영양
- 운동과 신체역학
- 임신에 따른 불편한 점
- 위험 징후와 필요한 조치
- 성 생활
- 직업과 임신

영아 보살피기
- 소아과 의사 선택
- 영아의 발달
- 수유

출산
- 출산 관련 선택사항(출산계획, 비용 등)
- 조기분만

글상자 7-3 출산 계획

부부가 출산경험을 준비하도록 돕는다. 가족이 선호하는 출산 계획은 부부의 욕구를 고려하여 계획을 세운다. 그 계획은 서면화되지 않았고 매우 단순하거나 특정한 항목의 목록을 포함하고 있을 것이다. 또한 문화적인 소망을 포함하고 있을 것이다.

출산 계획은 건강관리전문가와 의사소통을 확장하기 위한 도구이다. 이는 진통 시작 전 커플들이 정보에 근거한 선택을 하고 소망을 확인하는 방법이다. 그리고 필요를 충족시키기 위해 가장 적합한 제공자, 상황과 수업을 선택할 수 있도록 돕는다. 임신 중 건강관리전문가와 그리고 분만실에 입원한 후 출산진통을 겪을 때는 간호사와 출산계획에 대해서 논의해야 한다. 이를 통해 더욱 만족스러운 출산경험을 하게 될 것이다. 지역적으로 이용 가능한 선택사항에 대해 배우도록 도와준다.

예를 들어, 보험 적용범위에 따라 임부가 사용할 수 있는 시설의 종류를 알게 된다. 보험이 없는 사람들은 다양한 선택의 비용에 대해서 염려한다. 또한 건강관리전문가나 출생기관은 특정 문제에 대해 정책을 세울 것이다. 분만 중 부작용으로 인해 출산 계획의 변화가 필요하다.

만약 부부가 의료관리 전문가를 선택하지 않은 경우, 여러 명의 의사나 간호-조산사를 인터뷰하며 일반적인 관행 및 가능한 예외에 대해 배울 것이다. 만약 그들이 건강관리전문가를 선택했다면, 그들의 출산 계획에 대해 서로 논의하는 것이 중요한다. 논의를 통해 부부와 건강관리전문가 모두에게 만족스러운 계획을 만들 수 있을 것이다.

이 유용하다.

고위험 임부의 경우 운동에 제한이 있으며, 규칙적인 출산교육을 참여하지 못할 수도 있다. 가능하다면 개별적인 수업을 예약한다. 실제 수업에 참여하는 대신 온라인수업, CD, 서면자료, 핸드폰이나 이메일을 통해 강사가 알려주고 연습할 수 있도록 도와준다.

4) 임신 말기 수업

임신 말기 수업에서는 여성의 취약점과 분만의 공포로부터 대처할 수 있는 방법을 배우기 위해 출산수업을 등록한다. 임신 3기 동안의 출산 준비 수업에서 여성과 그녀의 보조자는 자가간호 방법과 진통과 분만 시 무엇을 예상해야 하는지 배운다(**그림 7-6**). 한때 '자연분만수업'이라 불린 적도 있으나 이제는 합병증을 포함한 출산 관련 모든 측면의 준비를 의미하기 위해, 준비된 출산 수업이라고 부른다(**글상자 7-4**, **글상자 7-5**).

부부는 출산에 대한 긍정적 접근 방법과 대처 방법을 배운다. 교육자는 진통 중 모든 고통의 감소를 약속하지 않는다. 그러나 높아진 자신감과 출산 수업에서 배운 기법이 진통 중 고통을 완화시키도록 도울 수 있다. 수업은 다루는 내용에 따라 하루 수업부터 3~12회의 수업까지 다양하다. 이

글상자 7-4 준비된 출산 수업에 포함되는 주제

일부 주제는 별도의 수업에서 다룰 수 있다.

임신 3기에 일어나는 신체적 · 심리적 변화
- 일반적인 불편과 걱정
- 영양
- 운동과 신체 역학
- 성 생활
- 위험의 징후와 취해야 할 조치

진통과 분만
- 진통의 해부학 및 생리학 측면
- 출산 계획(예: 선택 사항, 출산 계획)
- 진통의 징후와 병원에 가야 할 시점
- 입원 관련 절차 및 방침
- 진통의 신체적 · 감성적 측면
- 진통의 여러 종류(예: 허리진통)
- 의료적 절차(예: 유도, 강화, 양막절개술, 회음절개술, 흡인 분만)
- 분만 과정
- 회복
- 병실 둘러보기
- 분만 파트너의 역할
- 지지를 위한 기법

진통에 대처하는 기법
- 이완과 호흡법
- 편안함을 주는 조치
- 진통 리허설
- 진통 완화(약리학적 및 비약리학적 방법)

합병증
- 태아 관련 검사
- 조기분만
- 고혈압
- 제왕절개에 의한 분만

고위험 임신

완, 호흡법, '진통 리허설' 중 대처전략에 대해 관리 감독된 상태로 연습하는 것은 수업의 일부이다(**그림 7-7**).

대부분의 수업은 약물적, 비약물적 진통대처방법을 다룬다. 많은 여성은 출산 중 경막외 마취법 사용을 계획하지만 비약리적인 통증완화방법을 아는 것은 약리적인 통증완화 전까지 매우 도움이 된다.

진통과 분만 과정에서 예상되는 것을 배움으로써 임부와 보조자는 실제 상황에 대한 준비로서 머리 속으로 경험을 사전에 연습할 수 있다. 모의 진통 연습 중 대처 기법을 실시해 본다. 실제적이고 타당한 수업 정보와 가능한 다양한 상황에 대해 토의하는 것은 부부가 적절한 준비가 되도록 하는 데 필수적이다.

글상자 7-5 병원에 가져갈 물품

출산 가방에 포함되어야 하는 물품

- 마사지를 더 편안하게 해주는 로션, 오일 또는 파우더
- 차가운 발을 위한 따뜻한 양말
- 색상이 있는 세면수건(흰색은 분실 가능성 있음)
- 수동 선풍기
- 머리끈과 핀
- 천골 압박을 위한 양말 속의 테니스 공
- 구강건조를 방지하기 위한 위한 무설탕 막대사탕
- 가글액
- 향이 없는 립밤
- 지침서 또는 체크리스트
- 필기도구
- 초기 진통을 완화시키기 위한 카드나 간단한 게임 도구
- 사진기
- 진통 파트너를 위한 간식
- 출산 후 통화 위한 휴대전화나 전화
- 음악을 듣기 위한 휴대전화용 이어폰
- 베개(분실 방지 위해 색상이 있는 것으로)
- 즉석밥(전자레인지에서 데울 수 있는)

출산 후 대비 용품

- 앞으로 열리는 옷, 나이트가운이나 파자마
- 수유용 브래지어
- 슬리퍼
- 샴푸, 컨디셔너, 빗, 칫솔, 치약
- 집에서 입을 헐렁한 옷
- 집에서 아기에게 입힐 옷
- 아기 담요
- 자동차 시트

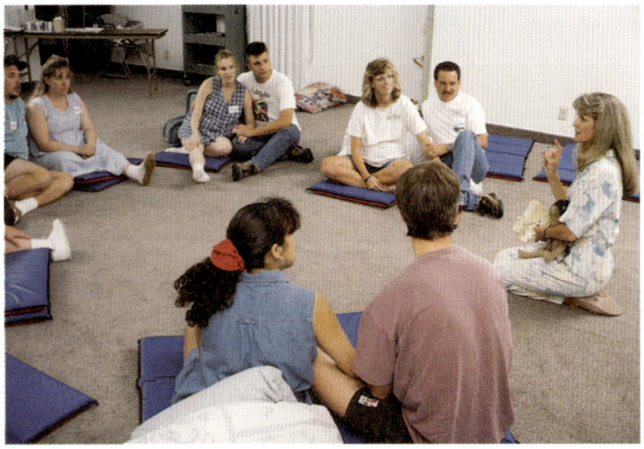

그림 7-6 간호사가 골반을 통한 태아의 움직임에 대해 설명한다.

(1) 대처 방법

이완기법(relaxation techniques). 진통 중의 긴장과 불안감은 복부 근육의 조여옴과 수축 방해 및 신경말단의 자극에 대한 고통을 더욱 많이 느끼게 한다. 근육 긴장이 지속되면 피로가 발생하고 고통의 인식도 높아진다. 걱정과 불안감이 높으면 자궁수축은 덜 효과적이게 되고 진통의 길이도 늘어난다. 이완 상태를 유지할 수 있는 여성은 좀 더 효율적이고 덜 고통스러운 진통을 할 가능성이 높아지고 자신을 돕는 다른 기법을 활용할 능력도 높아지게 된다.

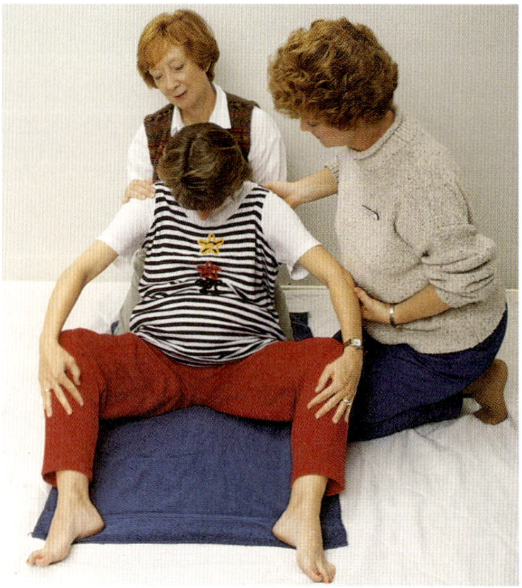

그림 7-7 교육자가 진통 리허설 중 밀어내는 연습을 각 커플이 개별적으로 또는 함께 하도록 돕는다.

진통 중 이완하는 능력은 출산에 효과적으로 대처하는 데 있어 매우 중요한 요소이다. 이완은 기운을 보존하고 산소사용을 줄이며 다른 통증완화 기법을 강화한다. 여성은 긴장을 인지하고 풀어주도록 하는 방법을 배운다. 진통파트너는 운동과 진통 중 임부에게 피드백을 제공함으로써 임부를 돕는다. 파트너는 수업을 통해 임부가 긴장을 보여주는 방식에 대해 알게 된다. 예를 들어, 스트레스를 받으면 어깨가 뻣뻣하게 되거나 인상을 찌푸리거나 발을 흔들 수 있다. 파트너는 임부가 이완을 취하기 어려운 부위에 집중하도록 돕는다. 파트너와 강사가 주는 긍정적인 피드백은 여성이 이완을 늘리도록 격려한다.

이완운동은 진통 중 자주 사용하게 될 기법이다. 처음엔 조용하고 안정된 환경에서 연습하게 되나, 후에는 다양한 환경에서 연습함으로써 시끄럽고 익숙하지 않는 병원상황을 잘 적응할 수 있도록 돕는다. 이완운동은 상상요법과 마사지와 같은 다양한 기술을 혼합할 수 있다.

호흡법(breathing techniques). 호흡법은 한 때 많은 수업에서 주요 초점이었으나 현재는 출산 중 임부가 진통에 대처하는 능력을 강화하도록 사용되는 여러 전략 중 하나로 간주된다. 수업에서 특정 호흡법을 가르칠 수 있으며 이를 통해 임부는 진통 중 편안할 방식을 선택할 수 있다. 특정 호흡법을 사용할 계획이라면 임부와 그녀의 파트너는 해당 호흡법에 익숙해지도록 자주 연습해야 한다. 임부가 연습을 하지 않았다면 호흡법이 진통 중 도움이 되지 않을 수 있다. 집중 호흡법은 실제로 필요할 때까지는 진통 중 사용하지 않도록 한다. 이 시기는 수축 중 임부가 더 이상 걷거나 말할 수 없을 때를 가리킨다. 호흡법을 너무 일찍 사용되면 임부는 다른 기법들로 너무 빠르게 이동하는 경향이 있고, 그러한 기법들의 사용을 멈출 수 있다. 게다가 복잡한 호흡법의 사용으로 잠재 진통에 따른 피로를 증가시킬 수 있다. 임부가 각자의 편안함과 필요에 맞게 호흡법에 적응하도록 격려해야 한다.

조건형성(condition-ing). 준비된 출산을 위한 많은 수업은 조건형성에 대한 이론에 부분적으로 기반한다. 이는 자극에 대한 특정 반응은 잦은 연상에 의해 자동적으로 된다는 것이다. 임부는 수축에 대한 심상과 더불어 이완 기법을 연습함으로써 자궁수축과 이완을 연관시키는 것을 배운다. 효과적인 조건형성에는 상당한 연습이 요구되기 때문에 여성은 매일 연습하는 것이 필요하다. 일부 임부의 경우, 실제 자궁수축의 강도가 연습 과정 중의 경험과 큰 차이가 있다. 그 결과 이완에 어려움을 겪을 수 있으며 조건형성과 더불어 다른 방법을 사용하는 것이 필요할 수 있다.

진통 파트너. 부분의 출산 준비에서는 진통 과정 동안 임부와 함께 있는 누군가의 참여를 권장한다. 이 사람은 진통 파트너, 보조자, 코치 등으로 불린다. 파트너가 함께 있는 것은 임부가 좀 더 효과적으로 대처하고, 진통 중 통증을 줄이며, 출산 경험에 대한 더 높은 만족을 느끼게 도와줄 수 있다. 보조자는 경험을 공유하고 임부로 하여금 진통 중에 집중하면서도 안정을 유지하게 도와준다.

이 역할은 아기의 아버지, 친척이나 친구가 수행할 수 있다. 진통 파트너는 일반적으로 임부와 함께 수업에 참석하여 진통, 분만, 분만 보조 기법에 대해 배운다. 함께 연습함으로써 임부와 그녀의 파트너는 분만 중 팀으로서 원활하게 활동하는 것을 배우게 된다. 수업을 통해 보조자는 진통 중 사용하는 특정 기법을 배우기 때문에 보조자의 자신감을 북돋아줄 수도 있다. 진통 파트너가 예비 아버지인 경우, 예비 부모 사이의 의사소통과 친밀감이 더 강화될 수 있다. 임부는 보조자 외에도 출산 경험이 있어 조언을 해주는 여성을 원할 수도 있다. 진통이 시작되기 전에 보조자의 역할을 생각해 보도록 부부에게 조언한다. 또한 어떤 역할이 선택되든 파트너에게 힘을 북돋우도록 한다. 진통 보조자는 역할에 포함된 것 이상의 책임을 느껴서는 안 된다. 간호사가 도움이 되는 제안과 응용 기법을 알려줄 수 있다.

합병증에 대한 교육에 보조자의 역할을 포함해야 한다.

(2) 분만 교육 방법

모든 분만 교육 방법이 통증 관리 기법 일부를 조합하여 사용하지만 각각의 방식은 특성이 있다. 대부분의 수업은 부부가 자신에게 가장 좋은 것을 선택할 수 있도록 해주는 다양한 방식을 제공하는 전체적인 접근법을 택한다.

딕-리드 분만교육. 영국 의사인 Grantly Dick-Read는 출산 중 임부를 돕기 위해 교육과 이완 기법을 최초로 사용한 사람들 중 하나이다. 그의 이론은 출산에 대한 두려움이 긴장과 고통을 불러 온다는 것이다. 두려움-긴장-통증의 사이클을 예방하기 위해 초기 진통 중에는 느린 속도의 복부 호흡을, 진통이 진행된 시점에서는 빠른 흉부 호흡법을 사용하도록 했다. 그의 방식은 자연출산으로 불리게 된 최초의 방법이다.

브래들리 분만교육. 브래들리 기법(Bradley Childbirth Education)은 "코칭을 받은 아빠가 참여하는 출산"으로 보조자로서 아빠를 참여시킨 최초의 방식이다. 브래들리 기법은 휴식과 호흡 조절을 증가시키는 복부 호흡으로, 투약이나 다른 개입을 피하는 것을 강조하며, 수업에서는 대부분의 출산 준비 수업에 포함되는 일반적인 정보를 다룬다.

라마즈 분만교육. 라마즈 기법(Lamaze Childbirth Education)은 심리적 예방이라고도 불리는데 그 이유는 통증을 예방하기 위해 심리를 사용하기 때문이다. 여성의 이완과 고통 완화를 위해 다양한 기법을 가지고 수축에 대응하도록 집중과 조절을 강조한다. 라마즈 기법은 오늘날

가장 많이 사용되는 방식이다. 다양한 기법을 가르치며 여성은 자유롭게 선택할 수 있다(**표 7-5**). 진통에 대응하는 방법이 한 가지만 있다고 가르쳐서는 안 된다.

5) 모유수유 수업

출산 이후에는 출산 시설에서 모유수유를 하는 어머니들을 도울 수 있는 시간이 짧기 때문에 산전 모유수유 교육은 매우 중요하다. 수업은 어머니들이 성공적으로 모유수유를 할 수 있는 자신감을 증가시키고 어머니가 어려움에 처했을 때 필요한 자원을 제공한다. 강사는 수유 관련 자격이 있는 상담자로서 모유수유에 대한 특수 교육을 받고 앞선 지식을 보유한 사람들이다.

모유수유 수업은 수유의 다양한 측면에 대한 정보를 포함하며, 같이 참석하는 보조자가 모유수유 중 도움을 제공하는 방법에 대해 배울 수 있도록 돕는다(**글상자 7-6**). 여성이 어려움을 접하는 경우, 추가적인 도움을 위한 자원이 제공될 수 있다. 일부 강사는 어머니들이 예상치 못한 문제를 경험하는 경우 지속적인 상담을 제공하기 위해 출산 후 추가 수업을 진행한다.

이해하기

10. 출산교육의 목표는 무엇인가?
11. 임신 전, 임신 초기, 임신 2기 출산교육에 포함되는 내용은 무엇인가?
12. 임신 3기에 출산준비교실에서 가르치는 내용은 무엇인가?
13. 진통 파트너에 의해 분만 중 도움을 받는 것은 무엇인가?
14. 진통 중의 임부를 돕기 위해 진통 파트너가 배워야 하는 구체적인 기법들은 무엇인가?

이해하기 정답

10. 출산 전후 교육의 목표는 여성과 그들을 지지하는 사람들이 임신과 출산의 적극적인 참여자가 되도록 돕고, 임신, 출산, 육아에 대한 대처 기술을 제공하는 것이다.
11. 임신 전에는 임신 전 영양, 건강한 생활양식, 임신의 징후, 돌봄제공자 선택 등에 관련된 정보를, 임신 초기에는 임신에 따른 신체적 및 심리적 변화와 관련된 정보를, 임신 2기에는 임신 기간 동안 쾌적하고 건강한 상태를 유지하기 위한 운동과 관련된 정보를 제공한다.
12. 분만 및 진통 대처방법을 배운다.
13. 다양한 지지 역할에는 적극적인 도움, 신체적 돌봄, 구두 격려, 최소한의 신체적 보조, 적극적인 참여 없이 같이 있어줌이 포함된다.
14. 진통 중 지지하는 사람에 의해 사용되는 구체적인 기술들은 이완과 호흡 보조, 격려, 천골 압력, 마사지 그리고 등 문지르기, 얼음조각, 여성에게 부채질 해주기와 같은 안위 조치들이 포함된다.

6) 파트너를 위한 수업

파트너를 위한 수업은 종종 임신, 출산, 자녀 양육에 관해 남성적 관점에 초점을 맞춘다. 수업은 아버지들이 다른 예비 아버지들을 만날 수 있는 기회를 제공하며 예비 어머니들이 참가하는 수업에서는 묻지 못할 질문들을 할 기회를 준다. 일부 수업은 인형을 가지고 영아 돌보기 기법을 연습하는 것을 포함한다. 새로 아버지가 된 사람이 초대되어 그들의 경험을 나누기도 한다.

7) 형제자매를 위한 수업

형제자매 수업은 대개 3~12세 사이의 자녀를 대상으로 한다. 수업은 자녀들에게 신생아의 특징을 가르치고 다가오는 탄생에 대한 걱정을 줄이도록 한다(**그림 7-8**). 많은 자녀들은 신생아를 본 적이 없으며 놀이친구가 될 수 있는 자기 나이 또래의 아이를 기대한다. 신생아를 방문하는 것은 자녀가 신생아를 가까이 볼 수 있도록 하고 그들이 안전한 조력자가 될 수 있게 해준다. DVD 자료나 이야기는 질투나 분노 등의 정상적인 감정에 대해 논의하는 것을 촉진한다. 손위 형제자매의 중요한 역할과 부모의 사랑에서 아기가 손위 형제자매의 위치를 대체할 수 없다는 점이 강조된다.

별거 부모에 대한 논의는 좀 더 심도 있는 준비와 출산 후 변화에 대처하는 방법을 제안할 수 있다. 형제자매 간의 경쟁에 대한 우려와 한 명 이상의 자녀들의 요구를 충족하는 것에 대한 우려는 흔한 주제이다. 자녀의 불안감을 줄이도록 돕기 위해 병원 입원 기간 중 형제자매가 방문하는 것도 생각해 볼 수 있다.

8) 육아 및 영아 보살피기 수업

육아 수업의 내용은 대개 출산 후 초기 수 주일에 걸쳐 부모들이 필요로 하는 정보를 포함한다(**글상자 7-7**). 종종 영아용 자동차 시트 등 아기용 장비를 보여주기도 한다. 인형을 이용한 연습도 포함될 수 있으며 수업은 영아 탄생 후에도 지속할 수 있다.

9) 산욕기 수업

산욕기에 대해 출산 전 수업에서 간략하게 다루기는 하지만, 임부는 출산 후에도 수업에 참석할 수 있다. 운동과 영양이 중심 내용이지만 산욕기 신체적 · 심리적 변화에 대한 내용과 역할 변화, 성과 관련된 내용도 포함되어야 한다.

표 7-5 출산 수업에서 배우는 통증 관리 방법

방법	예시와 기법	설명	통증에 미치는 영향	비고
자세잡기	보행 자세 변경	보행, 짐볼 위에 앉기, 흔들의자에 앉아 흔들기, 스쿼트 자세, 무릎 꿇기, 네 발기기, 측와위	편안함을 더해주고 근 피로를 감소; 꼿꼿한 자세는 수축을 더 효율적이고 덜 고통스럽게 만든다. 잦은 자세 변경은 분만 과정을 촉진시킨다.	출산 동안 자세를 적어도 30~60분마다 바꿔주어야 한다. 수업에서는 여러 가지 자세, 잦은 자세 변경의 필요성, 초기 진통 시 보행의 이점 등을 가르치는 데 초점을 맞춘다.
수치료법	샤워, 물에 담그기	샤워기를 사용한 혹은 사용하지 않은 샤워; 욕조, 월풀	이완 및 열 기법을 보완한다. 부력은 신체를 지지해주며, 압력을 균등하게 해주고, 근육 이완에 도움을 준다. 샤워기는 피부를 자극한다.	물에 담그기 전에 양막파열이 있는지 의료진에 혹은 시설 프로토콜을 확인한다.
이완	점진적 이완	근육을 수축/의식적으로 이완. 모든 수의근이 이완될 때까지 전신에 걸쳐 반복. 산모에게 긴장된 근육과 완화된 근육의 느낌을 분리하는 법을 교육하여, 전신에 걸쳐 근육 긴장을 체계적으로 평가하고 완화시킬 수 있게 한다.	통증 지각을 증가시키고 통증 인내를 감소시키는 긴장을 줄인다. 에너지를 아끼고, 산소 사용을 감소시키며, 그 밖의 통증 완화 방법들을 향상시킨다.	다양한 기법들을 배움으로써 출산 시 다양한 옵션을 제공한다. 출산 시 이러한 기법들을 유용하게 사용하기 위해서는 임신 기간 동안 자주 연습하여야 한다.
	신경근 분리	자궁 수축 동안 신체를 이완시키는 법을 배운다. 산모는 팔이나 다리의 부위를 수축시켜, 신체 나머지 부위로부터 긴장을 완화시키는 데 집중한다.		
	접촉 이완	파트너가 접촉할 때 긴장된 근육을 이완시키는 법을 배운다. 파트너가 한 부위(혹은 여러 부위)를 쓰다듬거나 마사지할 때, 산모는 해당 부위를 긴장시키고 다시 완화시킨다.		
	통증에 대한 이완	출산 통증을 시뮬레이션하기 위해서, 불편감에 대비하는 기법들을 사용하는 법을 연습한다. 파트너는 팔이나 다리의 힘줄 혹은 대근육에 대해서 압박을 가하며, 산모는 이완 기법을 사용한다. 혹은, 불편감을 주는 도구로서 얼음을 사용해도 된다.		
피부 자극	압력/역압력	손바닥, 손끝, 발바닥 혹은 등 뒤 천골부에 단단한 압력을 가한다(압력을 가하는 데 테니스공을 사용할 수 있다).	압력 수용체는 통증 수용체보다 더 빠르게 이동하여 통증 수용체의 '문'을 닫게 된다.	
	경찰법	수축하는 동안 복부를 원형 혹은 그 밖의 패턴으로 가볍게 터치하여 천천히 마사지한다.	접촉은 감각 섬유를 자극하고 통증 신호의 전달을 방해한다. 다양한 패턴을 사용하여 집중력을 높이고, 뇌의 입력을 높일 수 있다.	
	열자극 (온열 및 한냉)	얼굴과 목에 차가운 천을 댄다; 산모가 얼음을 먹는 등 아래쪽에 아이스팩을 댄다. 따뜻한 담요, 젖은 수건, 쌀을 채운 포대나 양말을 전자레인지에 넣어 따뜻하게 한다.	온열 및 한냉 요법은 온도수용기를 자극하고, 통증 감각을 감소시킬 수 있다. 열은 국소혈류를 증가시키고, 피부와 근육 온도, 조직 대사, 완화를 높인다; 근 경련을 감소시킨다. 한냉은 근육 온도를 감소시키고, 근 경련을 완화시킨다.	산모의 피부와 온열 혹은 한냉 재료 사이에 천이나 타월을 둔다.

표 7-5 출산 수업에서 배우는 통증 관리 방법(계속)

방법	예시와 기법	설명	통증에 미치는 영향	비고
	마사지	등, 어깨, 다리 등 산모가 도움이 된다고 생각하는 어떠한 부위라도 문지른다.	순환을 높이고 근 긴장을 감소시킨다.	로션이나 파우더를 사용하여 마찰을 줄인다(파우더 흡입을 피하고; 파우더는 신생아로부터 멀리 놓는다).
심리적 자극	주의전환	수축하는 동안, 통증에서 벗어나기 위해, 한 가지 사물에 주의를 집중한다.	사물에 사고를 집중해야 한다(형태, 크기, 색상 등).	산모의 마음을 사로잡고 통증 자극과 경쟁한다. 산모가 통증이 있는 부위로부터 분리해서 생각하도록 돕는다. 또한 고요한 상상의 분위기를 제공하여 이완을 촉진시킨다.
	상상요법	기분 좋은 장면이나 배경 속에 있는 자신을 상상하여, 수축하는 동안 평온한 느낌을 촉진시킨다. 파트너나 간호사가 가능한 모든 감각을 활용하여 장면을 설명한다-시각, 청각, 후각, 촉각(태양의 온기, 튀는 물결)		
	음악요법	폭포나 파도 소리; 이완, 에너지, 안녕감을 촉진시킬 수 있는, 다양한 형태의 좋아하는 음악		
호흡	집중, 통제 기법	정화 호흡, 느린 호흡, 빠른 호흡, 빠르고 일정한 호흡(그림 7-5, 7-6, 7-7, 7-9 참조)	수축하는 동안 여러 초점을 제공하여 통증 감각 전달을 방해한다.	일단 많은 수업에서 주요한 초점에 맞추었다면, 이제 많은 대처 기법 중 하나에 집중한다. 선택된 기법들은 최고의 결과를 내기 위해서 출산 전 연습해야 한다. 보통 산모가 수축 중에 더 이상 걷거나 말할 수 없는 등, 필요한 때에만 사용하여야 한다.
지원	출산 파트너, 남편이나 파트너, 출산 간호사	출산 시 산모를 지지하며 대변해주고, 출산 전 연습한 기법들을 지지해주며, 편안한 조치 및 심리적 지원을 제공한다(격려, 안심이 되는 말).	산모가 대처기법을 사용하여 두려움을 줄이고, 이완을 높일 수 있게 도움을 준다.	어떤 문화에서는 남성이 출산에 참여하지 못하게 할 수도 있다. 지원인은 다른 친지나 친구가 될 수도 있다.

글상자 7-6 모유수유 수업에서 다뤄지는 주제

- 해부학과 생리학
- 모유수유 준비
- 첫 수유
- 자세와 올바른 젖물리기
- 모유수유 계획 수립
- 문제 예방과 해결: 울혈, 유두 따가움, 유두 혼동, 불충분한 모유 공급, 유선염
- 영양
- 젖병 사용과 모유 보관
- 유축기
- 보조자의 역할
- 직업과 모유수유
- 젖떼기

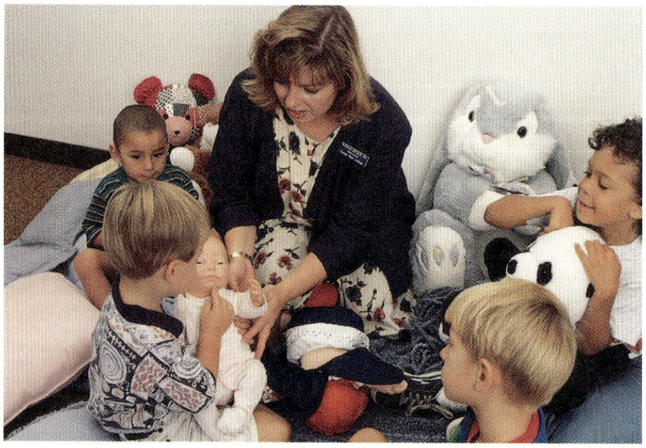

그림 7-8 형제자매 수업에서 아이들은 아기가 자신들의 삶의 구성원이 되는 것을 배우게 된다.

글상자 7-7 육아와 영아 보살피기 수업에 포함되는 주제

- 일반적인 신생아 외양: 반점, 발진, 일반적인 행동
- 보편적인 돌봄: 기저귀 갈기, 탯줄 관리, 포경수술 관리, 목욕
- 행동의 단서
- 수유 방법과 문제, 일정, 산후통
- 기타 문제: 울기, 편안하게 하는 법, 밤 사이 잠자기
- 안전: 자동차 시트, 재우기 위한 자세, 가정을 아기에게 안전하게 만들기
- 아기용 장비
- 초기 성장과 발달: 기대, 영아 자극, 예방접종
- 질환: 일반적인 징후, 체온 재기, 의사 부르기
- 영아 심폐 소생술
- 가족과 인간관계의 변화

개념요약

- 임신 전 진료, 임신과 임신 사이의 진료, 첫 산전진료에는 태아와 임부가 겪을 수 있는 위험을 파악하고 간호계획을 수립하기 위해 기준선이 되는 자료를 얻기 위해 포괄적인 자료 수집과 신체사정을 해야 한다.
- 위험도 사정은 산전방문 때마다 해야 한다. 임신 초기에는 저위험군으로 분류되었던 임신도 후기에는 고위험군이 될 수 있기 때문이다.
- 다태임신은 단태임신보다 더 큰 생리적 변화를 가져오므로 합병증을 더 주의 깊게 감시하여야 한다.
- 가족들은 자가간호, 건강증진, 임신의 일반적인 불편함에 대처하기 위한 정보가 필요하다.
- 간호사들은 부모가 생활 방식의 변화에 적응하도록 도와주기 위해 간호 과정과 비판적 사고 기술을 사용한다.
- 출산에 대한 교육은 임신과 출산 과정에서 부모가 지식을 갖춘 적극적인 참여자가 되도록 도와준다.
- 임산부를 도와주는 사람들을 위한 많은 수업이 존재한다. 임신 초기 관련 수업은 건강한 임신을 하는 법을 강조한다. 임신 후기에 진행되는 수업은 출산 대비, 모유수유, 초기 자녀 양육에 초점을 맞춘다.
- 아버지, 형제자매를 위한 수업은 모든 가족구성원이 출산에 대비하도록 도와준다.
- 출산에 관한 대처 역량을 높이도록 교육, 이완, 훈련이 활용된다.
- 진통 파트너나 보조자가 있는 것은 출산에 대한 임부의 만족도를 증가시킨다.

참고문헌

American Academy of Pediatrics (AAP). (2015). The dangers of second hand smoke. Retrieved from www.healthychildren.org.

American Academy of Pediatrics (AAP) & American College of Obstetricians and Gynecologists (ACOG). (2012). Guidelines for perinatal care (7th ed.). Elk Grove Village, IL: Author.

American College of Obstetricians and Gynecologists (ACOG). (2014). Influenza vaccination during pregnancy, Committee Opinion No. 608. American College of Obstetrics and Gynecologists. Obstetrics & Gynecology.

American College of Obstetricians and Gynecologists (ACOG). (2015a). Gestational diabetes mellitus. Practice Bulletin 137, 2013. reaffirmed, 2015. Author.

American College of Obstetricians and Gynecologists (ACOG). (2015b). Physical activity and exercise during pregnancy and the postpartum period, ACOG Committee Opinion No. 650. Online at www.acog.org.

American College of Obstetricians and Gynecologists (ACOG). (2015bc). Smoking cessation during pregnancy, ACOG Committee Opinion No. 471. ACOG: Obstetrics & Gynecology.

American College of Obstetricians and Gynecologists (ACOG). (2015d). Screening for perinatal depression, ACOG Committee Opinion No 630. ACOG: Obstetrics & Gynecology.

American College of Obstetricians and Gynecologists (ACOG). (2016a). ACOG reinvents the pregnancy wheel. ACOG: Obstetrics & Gynecology.

American College of Obstetricians and Gynecologists (ACOG). (2016b). Air travel during pregnancy, ACOG Committee Opinion No 443. ACOG: Obstetrics & Gynecology.

Barger, M., Faucher, M. A., & Murphy, P. A. (2015). Part II: The Centering Pregnancy Model of Group Prenatal Care. Journal of Midwifery & Women's Health, 60(2), 211–13.

Barron, M. L. (2014). Antenatal care. In K. R. Simpson, & P. A. Creehan (Eds.), AWHONN perinatal nursing (4th ed.) (pp. 89–22). Philadelphia, PA: Lippincott Williams & Wilkins.

Beckmann, C. R. B., Ling, F. W., Herbert, W. N. P., Laube, D. W., & Smith, R. P. (2014). Obstetrics and gynecology (7th ed.). Philadelphia, PA: Lippincott Williams & Wilkins.

Blackburn, S. T. (2013). Maternal, fetal, and neonatal physiology: A clinical perspective (4th ed.). St. Louis, MO: Saunders.

Boelig, R. C., Barton, S. J., Saccone, G., Kelly, A. J., Edwards, S. J., & Berghella, V. (2016). Interventions for treating hyperemesis gravidarum. Cochrane Database of Systematic Reviews, 2016(5).

Centers for Disease Control and Prevention (CDC). (2016). Guidelines for vaccinating pregnant women. Retrieved from www.cdc.gov.

Charlton, B. M., Mølgaard-Nielsen, D., Svanstrom, H., Wohlfahrt,J., Pasternak, B., & Melbye, M. (2016). Maternal use of oral contraceptives and risk of birth defects in Denmark: prospective, nationwide cohort study. BMJ 2016, 352.

Cunningham, F. G., Leveno, K. J., Bloom, S. L., Spong, C. Y., Dashe, J. S., Hoffman, B. L., & Sheffield, J. S. (2014). Williams' obstetrics (24th ed.). New York, NY: McGraw-Hill.

Curtain, S. A., & Mathews, T. J. (2016). Smoking prevalence and cessation before and during pregnancy: data from the birth certificate, 2014. National Vital Statistics Report, 65(1).

Hyattsville, MD: National Center for Health Statistics. Dennis, C. L., & Kingston, D. (2008). A systematic review of telephone support for women during pregnancy and the early postpartum period. Journal of Obstetric, Gynecologic, and Neonatal Nursing, 37(3), 301–14.

Gordon, M. C. (2017). Maternal physiology. In S. G. Gabbe, J. R. Niebyl, J. L. Simpson, et al. (Eds.), Obstetrics: normal and problem pregnancies (6th ed.) (pp. 42–5). Philadelphia, PA: Saunders.

Gregory, K. D., Ramos, D. E., & Jauniaux, E. R. M. (2017). Preconception and prenatal care. In S. G. Gabbe, J. R. Niebyl, J. L. Simpson, et al. (Eds.), Obstetrics: normal and problem pregnancies (6th ed.) (pp. 102–21). Philadelphia, PA: Saunders.

Heberlein, E. C., Picklesimer, A. H., Billings, D. L., Covington-Kolb, S., Farber, N., & Frongillo, E. A. (2016). Qualitative comparison of women's perspectives on the functions and benefits of group and individual prenatal care. Journal of Midwifery & Women's Health, 61(2), 224–34.

Hobel, C. J. (2016). Multifetal gestation and malpresentation. In N. F. Hacker, J. C. Gambone, & C. J. Hobel (Eds.), Hacker & Moore's essentials of obstetrics and gynecology (6th ed.) (pp. 170–82). Philadelphia, PA: Elsevier.

Hobel, C. J., & Williams, J. (2016). Antepartum care. In N. F. Hacker, J. C. Gambone, & C. J. Hobel (Eds.), Hacker & Moore's essentials of obstetrics and gynecology (6th ed.) (pp. 76–5). Philadelphia, PA: Elsevier.

Holden, S. C., Gardiner, P., Birdee, G., Davis, R. B., & Yeh, G. Y. (2015). Complementary and alternative medicine use among women during pregnancy and childbearing years. Birth, 42(3), 261–69.

Luke, B. (2015). Nutrition for multiples. Clinical Obstetrics and Gynecology, 58(3), 585–10.

Matthews, A., Haas, D. M., O'Mathuna, D. P., & Dowswell, T. (2015). Interventions for nausea and vomiting in early pregnancy. Cochrane Database of Systematic Reviews (3) CD007575.

Mitchell, A. A., Gilboa, S. M., Werler, M. M., Kelley, K. E., Louik, C., Hernandez-Diaz, S., & National Birth Defects Prevention Study. (2011). Medication use during pregnancy, with particular focus on prescription drugs: 1976–008. American Journal of Obstetrics & Gynecology, 205(1), 51.e1–1.e8.

National Center for Health Statistics. (2017). Data File Documentations, Natality, 2015. Hyattsville, MD: Author.

Nypaver, C., Arbour, M., & Niederegger, E. (2016). Preconception care of women and families. Journal of Midwifery and Women's Health, 61(3), 356–64.

U.S. Department of Health and Human Services. (2010). Healthy people 2020. Washington, DC: Author.

U.S. Preventive Services Task Force. (2016). Folic acid for the prevention of neural tube Defects: U.S. Preventive Services Task Force Draft Recommendation Statement. Retrieved from https://www. uspreventiveservicestaskforce.org/.

West, E. H., Hark, L., & Catalano, P. M. (2017). Nutrition during pregnancy. In S. G. Gabbe, J. R. Niebyl, J. L. Simpson, M. B. Landon, H. L. Galan, E. R. M. Jauniaux, et al. (Eds.), Obstetrics: Normal and Problem Pregnancies (7th ed.) (pp. 122–35). Philadelphia, PA: Elsevier.

Wright, E. M. (2015). Breastfeeding and the mother-newborn dyad. In T. L. King, M. C. Brucker, J. M. Kriebs, J. O. Fahey, C. L. Gegor, & H. Varney (Eds.), Varney's Midwifery (5th ed.) (pp. 704–05). Burlington, MA: Jones & Bartlett Learning.

8

태아 발달

Conception and Prenatal Development

학습목표

1. 여성과 남성의 생식세포가 형성되는 과정을 설명한다.
2. 배란과 사정이 임신과 어떤 관련이 있는지 설명한다.
3. 태반이 발달하기 전 착상과 배아의 영양에 대해 설명한다.
4. 임신으로부터 출산에 이르기까지 정상적인 출생 전 발달에 대해 설명한다.
5. 태반, 제대, 양수의 기능과 구조에 대해 설명한다.
6. 정상적인 임신과 출생 전 비정상적 상태를 열거한다.
7. 출생 전의 순환과 출생 후 순환의 변화를 설명한다.

주요용어

난자발생 oogenesis
배란 ovulation
배아 embryo
배아기 embryonic period
생식세포 발생 gametogenesis
수정 fertilization
수정능력획득 capacitation
양막 amnion
양수 amniotic fluid
양수과다 hydramnios
양수과소 oligohydramnios
영양막 trophoblast
융모막 chorion
이란성 쌍태형성 dizygotic twinning
일란성 쌍태형성 monozygotic twinning
정자발생 spermatogenesis
탈락막 decidual layers
태반 placenta
태아기 fetal phase
제대 umbilical cord

1. 출생 전의 가족

간호사는 임신과 출생 전 발달에 대한 이해가 있어야 분만 시에 부모들을 도울 수 있고 난임이나 선천성 결함 같은 문제들을 이해할 수 있다. 이 장에서는 생식세포의 형성과 임신의 과정, 출생 전 태아 발달, 정상적인 출생 전 발달을 도와주는 보조 구조물들에 대해 알아보기로 한다.

2. 생식세포 생성

생식세포 생성이란 여성의 난자, 남성의 정자가 발생하는 것이다(표 8-1). 생식세포(gametes)의 생산은 체세포(somatic cells)와는 과정이 다르다. 체세포는 유사분열이라 불리는 과정을 통해 재생산된다. 각 체세포는 쌍으로 된 46개의 염색체를 가지고 있는데 그 중의 22쌍은 상염색체(성염색체가 아닌 염색체)이고 1쌍은 성염색체(X나 Y염색체)이다. 유사분열에서는 세포가 2개의 새 세포로 나눠지는데 각각 모세포처럼 46개의 염색체를 가지고 있다.

생식세포 생성은 감수분열(meiosis)에 의해 이루어진다. 염색체의 이배수체(diploid)가 그대로 유지되는 유사분열(mitosis)과 달리 감수분열은 염색체 수를 반으로 나누어 홑배수체(haploid)가 되게 한다. 각 염색체쌍(22개의 상염색체와 1개의 성염색체) 중의 하나만 생식세포에 분배된다. 또한 남성에게 있는 X염색체와 Y염색체를 제외하고는 각 염색체가 짝이 되는 다른 염색체와 물질을 일부 교환한다. 그래서 한 사람의 생식세포에 있는 염색체는 자신의 어머니와 아버지로부터 받은 유전 물질을 가지고 있다. 유전자교환이라 불리는 이 과정으로 인해 여러 세대를 거치면서도 유전 물질의 총량은 일정하게 유지되면서 변이가 가능한 것이다. 정자와 난자가 결합하여 임신이 될 때 그 '반쪽'들이 새 세포를 형성하여 46개의 염색체를 회복하게 된다.

1) 난자생성

난자생성(oogenesis)이란 난소에서 일어나는 여성 생식세포의 형성이다(그림 8-1A). 난자생성은 원시난자(난모세포)가 다른 모든 세포들처럼 유사분열에 의해 증식하는 출생 전 시기에 이미 시작된다. 각 난모세포는 다른 모든 체세포들처럼 46개의 염색체를 가지고 있다. 출생 전에 이 난모세포들은 커져서 각각 난포세포의 층으로 둘러싸인 일차난모세포가 된다. 이것들을 일차난포라 부른다. 일차난모세포는 태아 때 1차 감수분열을 시작하지만 그 과정은 사춘기가 되어야 완성된다. 아직 46개의 염색체를 갖고 있는 일차난포와 난모세포는 아동기 내내 휴면 상태이다.

임신 30주가 되면 여자 태아는 평생 가질 난자를 이미 다 가지게 된다. 이 중의 많은 난자들이 아동기 때 퇴화된다. 사춘기가 되어 생식주기가 시작되면 출생 때 이미 존재했던 일차난포 중의 몇 개가 성숙하기 시작한다. 생식세포의 성숙과정은 갱년기가 될 때까지 여성의 생식연령 동안 계속된다.

난모세포가 성숙하는 과정에서 두 번의 감수분열이 염색체의 수를 쌍으로 된 46개에서 쌍이 아닌 23개(22개의 상염색체와 1개의 X염색체)로 줄인다. 배란, 즉 난소로부터 성숙한 난자를 방출하기 직전에 일차난모세포는 태아 때 시작됐던 첫 감수분열을 끝낸다. 그 결과는 23개의 염색체를 담고 있는 이차난모세포가 된다. 일차난모세포의 세포질은 분열 시 불균등하게 나눠져 대부분 한 개의 이차난모세포에 담긴다. 나머지 세포질과 남은 23개의 염색체는 아무 기능이 없는 극체로 들어가 곧 퇴화되어 버린다.

배란 때 이차난모세포는 성숙한 난자를 만들기 시작한다(2차 감수분열). 2차 감수분열은 오래 걸리는데 이는 성숙난자가 세포분열의 중간 단계인 중기에 정지되어 있기 때문이다. 만약 수정이 일어나면 2차 감수분열이 완성되어 역시 23개의 염색체를 가진 성숙난자와 폐기되어 퇴화될 23개의 염색체를 가진 2차 극체가 생긴다. 만약 수정이 일어나지 않으면 그것은 이차 감수분열을 끝내지 않고 퇴화되어 버린다. 난자생성에서는 하나의 일차난모세포가 결과적으로 하나의 성숙난자가 되는 것이다.

표 8-1 여성, 남성의 생식세포 생성의 비교

	난자생성	정자생성
일차 생식세포가 생산되는 시기	태생기; 임신 30주 이후에는 전혀 생산되지 않음	사춘기 이후 계속
관련 호르몬	GnRH FSH LH 에스트로겐	GnRH FSH LH 테스토스테론 에스트로겐(테스토스테론에서 전환된 소량) 성장호르몬
일차세포로부터 발달하는 성숙한 생식세포의 수	1	4
양	약 28일인 각 생식주기 동안 단 하나	사정 시 방출되는 약 3,500만~2억 개
크기	큼; 육안으로도 보임; 착상 때까지 배아의 영양분이 되기 위해 세포질이 큼	난자에 비해 작음; 세포질이 작음; 머리는 거의 핵 물질(염색체)로 되어 있음
운동성	비교적 운동성이 없음; 난관 내의 섬모와 연동운동에 의해 운반됨	채찍처럼 생긴 꼬리를 이용해 독립적으로 움직임; 중간부에 있는 미토콘드리아가 운동을 위한 에너지를 공급함
염색체 보체	모두 23개; 22개의 상염색체와 1개의 X염색체	모두 23개; 22개의 상염색체와 1개의 X나 Y염색체

FSH, Follicle-stimulating hormone; GnRH, gonadotropin-releasing hormone; LH, luteinizing hormone.

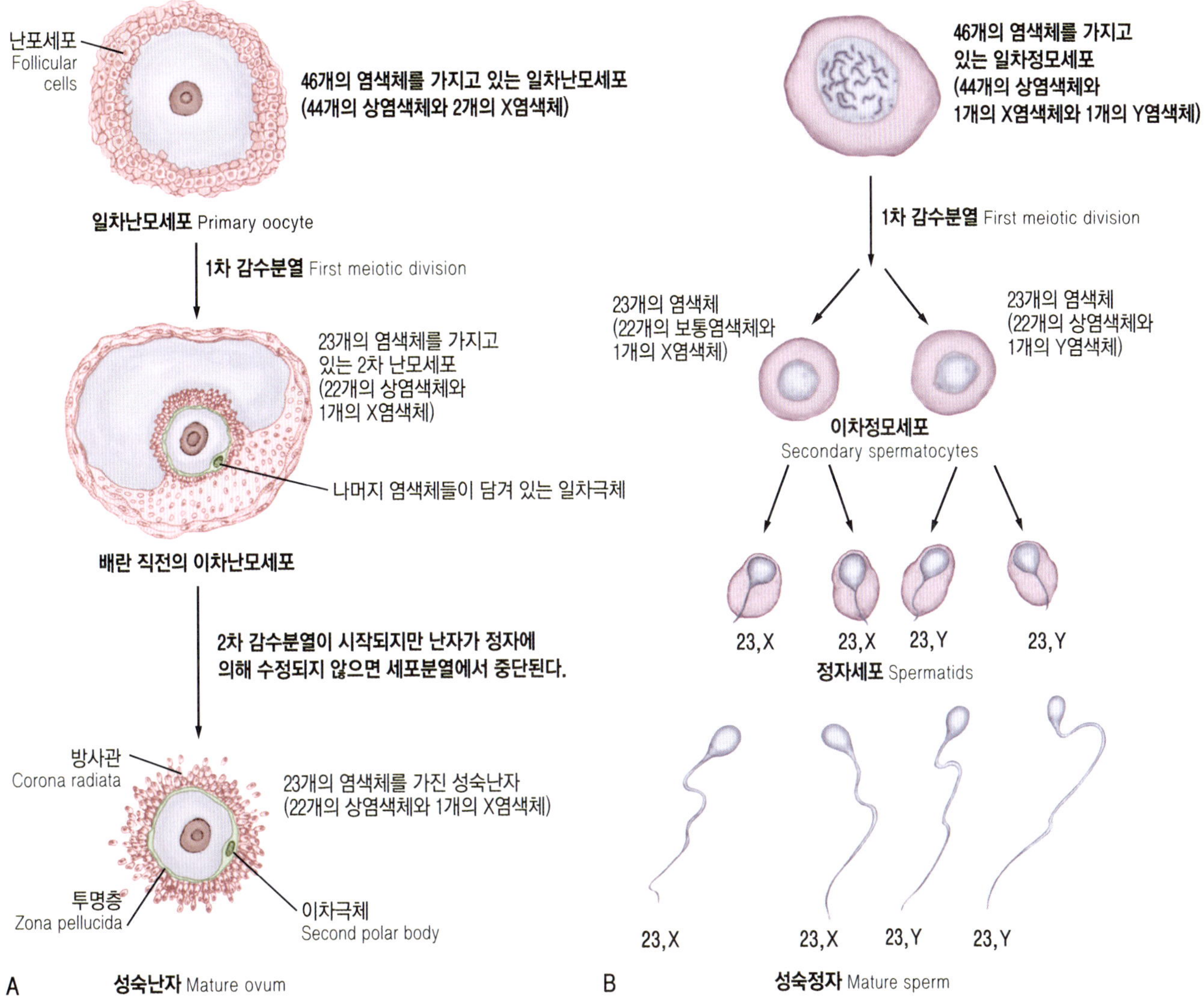

그림 8-1 생식자 발생. A: 성숙난자의 형성, B: 성숙정자의 형성

성숙난자는 난소에서 방출될 때 투명층과 방사관이라는 두 층으로 둘러싸여 있다. 이 층들은 난자를 보호하고 하나보다 더 많은 정자가 수정되지 못하도록 막아준다. 수정이 일어나기 위해서는 정자가 이 두 층을 뚫고 난자의 세포핵에까지 도달해야 한다.

2) 정자생성

정자생성(spermatogenesis, 고환에서 일어나는 남성 생식세포의 형성)은 남성의 사춘기 때 시작되고 완성까지 약 70일이 걸린다(그림 8-1B). 원시 정자세포 즉 정모세포는 출생 전에 발달하여 사춘기 때 유사분열에 의해 증식하기 시작한다. 여성과 달리 남성은 정자로 자랄 수 있는 새 정모세포를 일생 동안 생산한다. 비록 나이가 들면서 생식능력이 감퇴하지만 남성은 50대, 60대, 그 이후에도 생식능력이 유지될 수 있다.

각 정모세포는 다른 체세포들처럼 쌍으로 된 46개의 염색체를 갖고 있다. 성숙한 남성에게서 정모세포는 커져서 여전히 46개의 염색체를 가진 일차정모세포가 된다. 1차 감수분열은 2개의 이차정모세포를 만들면서 염색체를 쌍이 없는 23개로 줄어든다(각 정모세포에는 22개의 상염색체와 1개의 X나 Y염색체가 포함된다). 이차정모세포들의 각 염색체는 두 번째 감수분열을 하여 각각 23개의 염색체를 보유한 2개의 정자세포가 된다. 그러므로 하나의 정모세포가 두 번의 감수분열을 통해 만들어진 4개의 정자세포 중 절반은 X

염색체를 가지고 있고 절반은 Y염색체를 가지고 있다. 정자세포는 점차 성숙정자로 자란다.

난자는 X염색체만을 가지고 있으므로 아기의 성을 결정하는 것은 남성의 생식세포이다. 만약 X를 가진 정자가 난자를 수정시키면 그 아기는 딸이 되고 Y를 가진 정자가 난자를 수정시키면 그 아기는 아들이 된다.

성숙한 정자는 머리, 중앙부, 꼬리의 세 부분으로 되어 있다(그림 8-2). 머리는 거의 다 세포핵이고 난자의 여성 염색체와 결합하는 남성 염색체를 가지고 있다. 중앙부는 채찍처럼 움직이는 꼬리에게 필요한 에너지를 공급해 준다. 꼬리는 정자를 난자쪽으로 추진시키는 일을 한다.

3. 임신

자연임신(natural conception)은 여러 요소들의 상호작용으로 이루어지는 데 그 중 한 가지는 배란을 통해 성숙한 난자가 방출되는 시간과 건강하고 운동성 있는 정자를 질 안에 사정하는 시간 사이의 정확한 조율이다. 정확한 연구결과는 없지만 난자는 배란 후 24시간 이상 살지 못하는 것으로 알려져 있다. 일부 정자는 여성의 생식관에서 최고 80시간까지 살 수 있다고 하지만 대부분의 정자는 24시간이 지나면 생식 능력을 잃는다(Blackburn, 2013; Hall, 2015).

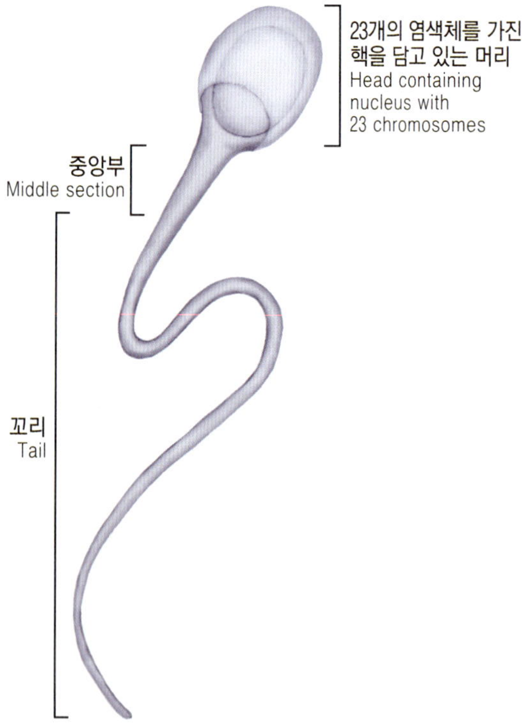

그림 8-2 성숙 정자

> **이해하기**
>
> 1. 생식세포에서 감수분열의 목적은 무엇인가?
> 2. 각 난모세포에서 몇 개의 성숙난자가 만들어지는가? 여성에서 감수분열은 언제 일어나는가?
> 3. 각 정모세포에서 몇 개의 성숙정자가 만들어지는가? 남성에서 감수분열은 언제 일어나는가?

> **이해하기 정답**
>
> 1. 감수분열은 한 쌍의 염색체 중 한 개만 생식세포로 전달하여 염색체 수를 반으로 나누는 세포분열이다. 감수분열은 한 쌍의 염색체 중 각 구성체와 염색물질 사이의 교환 과정을 통하여 유전적 차이를 촉진한다. 임신 시 남성과 여성 생식세포의 결합은 자손의 염색체의 수가 다시 46개가 되도록 한다.
> 2. 각 난모세포는 두 번의 감수분열 후에 한 개의 성숙한 난자가 된다. 첫 번째 감수분열은 태아기에 시작되어 난자가 배란을 하기 직전까지 완료되지 않는다. 두 번째 감수분열은 배란 시 시작되지만 수정이 되기 전까지 끝나지 않는다.
> 3. 각 정모세포는 네 개의 성숙한 정자를 만들어 내는 두 번의 감수분열을 거친다. 감수분열은 사춘기에 시작하고 두 번의 감수분열 후 네 개의 정자가 사정되기 전에 성숙된다.

1) 여성의 임신을 위한 준비

배란 전 뇌하수체전엽에서 나오는 FSH와 LH의 영향으로 몇몇 난모세포(난자)가 성숙하기 시작한다. 자라는 난모세포는 각각 성숙난포(graafian follicle, 삼차난포)라 불리는 낭 안에 담겨 있다. 이 난포는 임신에 대비해 자궁내막(endometrium)을 준비시키고자 에스트로겐과 프로게스테론을 분비한다. 최종적으로 한 난포가 다른 난포들보다 더 커지고 나머지 것들은 영구적으로 퇴화한다.

(1) 난자의 방출

배란(ovulation)은 여성의 다음 월경주기가 시작되기 약 14일 전에 일어난다. 난포는 난소의 표면에 작은 돌출부를 만들고 터져서 난소의 표면에 성숙한 난자를 방출하는데, 이때의 난자는 주변의 다른 세포들로 둘러싸여 있다. 터진 난포는 황체로 변하여 난자가 수정될 경우를 대비하여 자궁내막의 마지막 준비에 필요한 에스트로겐과 프로게스테론을 많이 만들어 낸다.

(2) 난자 수송

성숙한 난자가 난소의 표면에서 방출되면 난관의 채부

(fimbriated ends)가 그것을 집어 올린다. 그 다음에는 난관의 근육운동과 난관 내 섬모운동으로 난자가 난관을 지나게 된다. 정상적인 수정은 난소 가까이에 있는 난관의 팽대부에서 일어난다. 수정 여부와 관계없이 난자는 난소에서 방출된지 약 4일이 지나면 자궁으로 들어온다.

2) 남성의 임신을 위한 준비

난자를 수정시키기 위한 남성의 준비는 실제적 수정을 위한 정자의 준비, 사정, 여성 생식관 내에서의 정자의 운동으로 구성되어 있다.

(1) 사정

남성이 성교 시 사정(ejaculation)을 하면 약 3,500만~2억 개의 정자가 질 상부와 자궁경부로 사출되는데, 그 중 50~90%가 형태상 정상이다(Blackburn, 2013; Hall, 2015). 정자는 2~5mL의 정액 안에 떠다니는데 정액은 정자에게 영양공급원이 되고 산성을 띤 질(vagina)의 환경으로부터 정자를 보호한다(Blackburn, 2013; Hall, 2015). 사정액이 질 밖으로 흘러나올 때는 많은 정자가 소실된다. 정자들은 질의 산성 분비물에 의해 비활성화되기도 하고 질에 있는 효소나 식세포(phagocyte)에게 잡아먹히기도 한다. 질 깊숙이 머무르기 위해 정액은 사정 후에 약간 응고한다. 이후 정액에 있는 효소들이 응고된 정액을 용해시켜 정자들이 자궁경부를 따라 위로 올라가도록 해주기까지 약 15~30분간 정자들은 거의 움직이지 못한다.

(2) 여성 생식관 내 정자 수송

정자는 꼬리를 채찍처럼 움직여서 자궁경부, 체부, 난관을 지난다. 프로스타글란딘이 자궁을 수축시켜 정자를 난자쪽으로 이동하도록 도와준다. 정액은 질에 남고 정자세포들만 경부로 들어간다.

많은 정자들이 도중에 죽는다. 일부는 여성의 생식관 내에 있는 효소나 식세포에게 잡아먹히고 일부는 길을 잃어 다른 난관으로 들어가거나 난자를 지나쳐 복막강으로 들어가기도 한다. 그리하여 단지 50~150개만이 난자가 기다리는 난관에 도달한다(Jones, 2009b).

(3) 수정을 위한 정자 준비

정자는 사정될 때 바로 난자를 수정시킬 준비가 되어 있는 것은 아니다. 난자를 향해 가는 도중에 정자는 수정능력획득(capacitation)이라 불리는 변화 과정을 통해 난자의 보호층을 뚫고 들어갈 능력을 갖추게 된다. 수정능력획득 동안 정자의 머리 끝에 있는 첨단체로부터 당단백질막과 정액 단백질이 제거된다. 이 수정능력획득 후 정자의 모양은 변함이 없지만 활동능력이 더 높아지게 되어 난자를 둘러싸고 있는 투명층과 방사관을 더 잘 뚫을 수 있게 된다.

또한 정자는 난자를 수정시키기 위해 첨단체 반응(acrosome reaction)을 거쳐야 한다. 난자에 도달한 정자는 투명층과 방사관을 분해할 히알루론산 분해효소와 아크로신을 방출한다. 정자의 꼬리는 더 열심히 움직여 난자의 중심을 통해 나아간다. 마침내 1개의 정자가 난자를 뚫고 들어간다.

3) 수정

수정(fertilization)이란 한 개의 정자가 난자에 들어가 양쪽 부모의 염색체를 가진 두 핵이 합쳐지는 것을 말한다(그림 8-3).

(1) 한 개의 정자가 난자에 들어 옴

한 개의 정자가 난자에 들어오는 것은 다음과 같은 세 가지 결과를 낳는다. 첫째는 난자를 둘러싸고 있는 투명층이 변화를 일으켜 다른 정자들이 더 이상 난자에 들어오지 못하도록 막는다. 둘째, 정자와 난사의 세포막이 융합되고 붕괴되어 정자의 머리에 있던 내용물이 난자의 세포질 속으로 들어간다. 셋째, 배란 직전 두 번째 감수분열 중간에 멈추어 있던 감수분열을 완성한다. 그 결과 23개의 염색체를 가진 핵 하나가 생기고 기능하지 않는 두 번째 극체는 분리된다. 성숙한 난자는 이제 핵 안에 쌍으로 되지 않은 23개의 염색체(22개의 상염색체와 1개의 X염색체)를 가지게 된다.

(2) 정자와 난자의 핵 융합

정자 하나가 일단 난자를 뚫고 들어가면 핵 융합이 시작된다. 정자의 머리는 커지고 꼬리는 퇴화된다. 두 생식세포(정자와 난자)의 핵 2개가 난자의 중심쪽으로 움직여 그곳에서 두 핵을 둘러싸고 있던 막들이 서로 닿아 용해된다. 정자의 23개 염색체가 난자의 23개 염색체와 합쳐져서 이배수체의 수가 46개로 회복한다. 수정이 완료

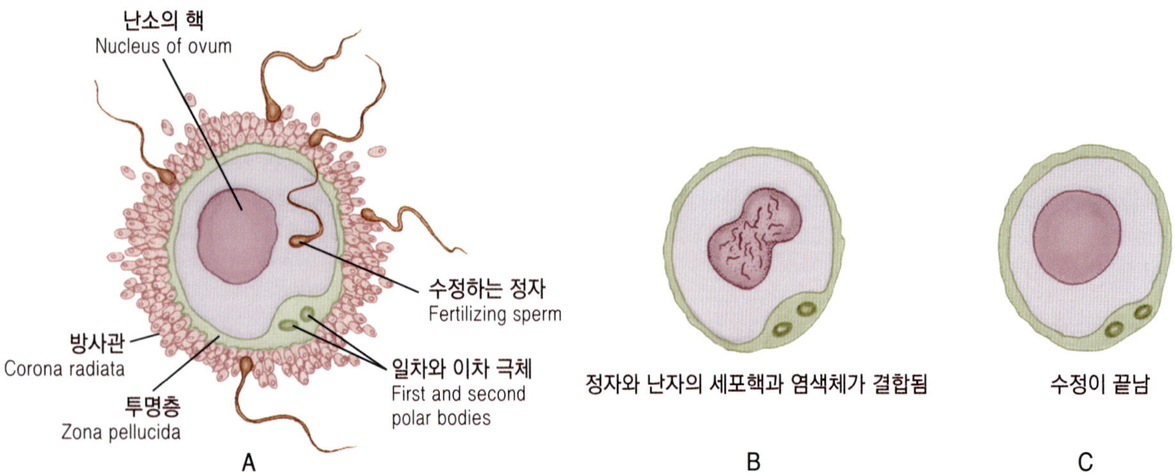

그림 8-3 수정의 과정. A: 정자가 난자에 들어감. B: 정자의 23개 염색체가 난자의 23개 염색체와 합쳐져서 이배수체의 수를 46개로 회복함. C: 수정된 난자는 이제 접합체라고 불리고 첫 번째 유사분열을 시작할 준비가 되었음.

되면 정자와 난자의 핵이 합쳐져 세포분열을 시작할 수 있다.

이해하기

4. 수정은 대개 어디에서 일어나는가?
5. 정액의 기능은 무엇인가?
6. 정자가 난자를 뚫고 들어갈 때 어떤 일이 일어나는가?
7. 수정이 끝나고 임신이 되는 것은 언제인가?

이해하기 정답

4. 수정(fertilization)은 대체로 난소 가까이 나팔관의 원위부 1/3(팽대부)에서 일어난다.
5. 정액(seminal fluid)은 질 안의 산성 환경에서 정자에게 영양을 공급하고 보호하는 기능을 한다.
6. 정자는 난자에 다가감에 따라 방사관과 투명층을 통과하기 위해 히알루론산 분해효소를 분비한다. 한 정자가 마침내 난자를 관통하면 투명층에서 일어나는 변화가 다른 정자의 출입을 막는다. 난자와 정자의 막이 융합되어 정자가 난자를 관통하게 한다. 난자는 이때 두 번째 감수분열을 마친다.
7. 난자와 정자의 핵이 결합할 때 수정이 완료된다.

4. 배아전기

배아전기는 임신 후 첫 2주이다(그림 8-4). 수정 후 4일 정도가 되면 이제 접합체(zygote)라고 불리는 수정란이 자궁으로 들어간다.

1) 세포분열의 시작

접합체는 2, 4, 8세포체로 분열한다. 16세포 단계가 될 때까지는 분열할 때마다 너무나 조밀하게 붙어 있어서 처음의 접합체와 거의 똑같은 공간을 차지한다. 수태물(conceptus)이 16개의 세포로 된 단단한 공 모양일 때를 상실배(오디배, morula)라 부른다.

상실배의 바깥쪽 세포들은 액체를 분비하여 주머니 모양의 배포(blastocyst)를 만든다. 세포들의 낭인 이 배포에서는 내세포괴(속세포덩이)가 중앙에서 한쪽으로 치우쳐 있다. 그 내세포괴는 자라서 태아가 된다. 바깥쪽에 있는 세포층의 일부는 자라서 태아의 막들이나 태반, 즉 영양을 공급하고 노폐물을 처리하고 임신을 유지하는 데 필요한 호르몬을 분비하는 구조물을 만든다.

2) 접합체가 자궁에 들어감

배포가 약 100개의 세포로 자라게 되면 자궁으로 들어간다. 그것은 자궁에 2~4일 더 머무르다가 착상을 시작한다. 탈락막(decidual layer)이라고 불리는 자궁내막은 지금 생식주기에서 분비기(임신이 되지 않았더라면 월경을 시작하기 1.5주 전)에 있다. 이때는 자궁내막 분비샘들의 분비량이 최고조에 달했을 때이므로 태반의 혈류가 자리를 잡을 때까지 수태물을 성장시키는 데 필요한 영양이 풍부한 액체를 공급해 준다. 분비기에는 자궁내막의 나선동맥이 잘 발달해 있어서 태반의 혈류를 자리잡게 하는 데 큰 도움이 된다.

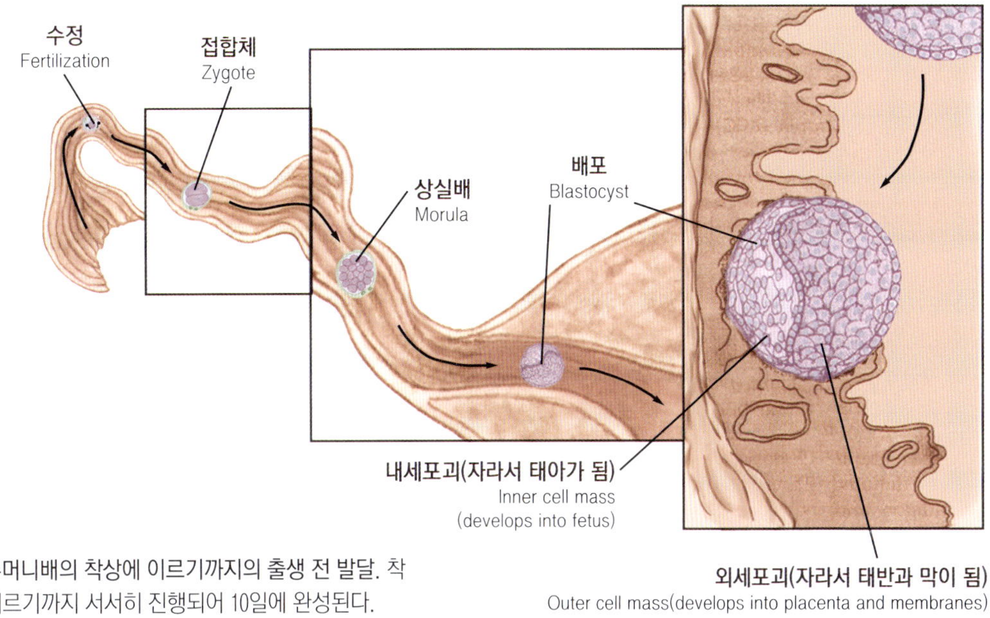

그림 8-4 수정으로부터 주머니배의 착상에 이르기까지의 출생 전 발달. 착상은 수정 6일부터 10일에 이르기까지 서서히 진행되어 10일에 완성된다.

3) 탈락막 착상

수태물이 초기 세포분열을 위한 약간의 영양분을 가지고 있긴 하지만 자궁에서 적절한 때와 장소에 착상하는 것은 계속적인 발달을 위해 매우 중요하다. 착상(implantation 또는 nidation)은 임신 6~10일 사이에 일어나는 점진적 과정이다. 비교적 긴 이 착상 과정 중에도 배아는 계속 발달한다.

4) 탈락막 유지

착상과 수태물의 생존을 위해서는 탈락막을 분비기로 계속 유지시켜줄 에스트로겐과 프로게스테론의 지속적인 공급이 필요하다. 접합체는 임부의 몸에게 임신이 되었다는 것을 알려 주기 위해 사람융모생식샘자극호르몬(human chorionic gonadotropin, hCG)을 분비한다. 수태물에 의한 hCG의 생산은 황체를 계속 살아있게 만든다. 그래서 태반이 황체의 기능을 대신할 때까지 황체는 에스트로겐과 프로게스테론을 분비하게 된다.

5) 착상 위치

착상이 정상적으로 일어나기 위해서는 수태물이 제시간에 제자리에 있어야 한다. 착상의 위치는 매우 중요하다. 왜냐하면 거기에 태반이 발달하기 때문이다. 정상적인 착상은 자궁저부에서 일어나는데 전방벽보다는 후방벽에서 이루어지는 경우가 조금 더 많다(Moore, Persaud & Torchia, 2013). 자궁저부는 다음과 같은 세 가지 이유로 하여 착상과 태반발달에 가장 좋은 부위이다.

1. 자궁저부는 혈액이 충분히 공급되는 부위이므로 태아의 가스교환, 영양, 노폐물 배출에 최적의 장소이다.
2. 자궁내벽은 상부에서 더 두껍다. 그래서 태반이 자궁근육 속으로 너무 깊이 달라붙는 것을 막아주고 만삭출생 후에 태반이 떨어져 나가는 것을 용이하게 해 준다.
3. 자궁저부 착상은 출산 후의 혈액 손실을 줄여준다. 태반이 분리된 후에 이 부위의 강한 근육섬유들이 자궁내막의 혈관들을 압박해 주기 때문이다.

6) 착상 기전

수태물이 만들어 낸 효소가 탈락막을 잠식하여 모체에게서 오는 영양 공급원을 이용하기 시작한다. 수태물의 표면에 있는 작은 돌기들이 수태물과 자궁벽 사이에 위치한 자궁내막(이때부터 기저탈락막(decidua basalis)이라 불림) 안으로 뻗어들어 가는데 이것이 원시 융모막융모이다. 융모막융모는 태아 쪽의 태반을 형성하고 탈락막은 모체 쪽의 태반을 형성하게 된다(그림 8-7A).

이 초기 단계에서는 영양 물질이 확산을 통해 태아에게로 전달된다. 10일째가 되면 수태물은 모체의 자궁탈락막에 완전히 자리를 잡아 착상 부위를 확인할 수 있다.

수태물이 착상할 시기는 다음 월경 예정일 정도인데 이때 이 부위에서 약간의 출혈이 일어날 수 있다. 월경량이 많지 않은 여성의 경우 착상출혈과 정상적인 월경을 혼동할 수 있다.

이해하기

8. 착상은 언제 일어나는가?
9. 자궁저부 착상의 이점은 무엇인가?
10. 태반이 발달하기 전에 배아는 어디에서 영양을 공급받는가?

이해하기 정답

8. 착상은 임신 후 6일에 시작하고 10일째에 완료된다.
9. 자궁저부가 착상을 위한 이상적인 위치가 되는 이유는 세 가지이다. (1) 태아의 가스 교환과 영양을 위한 풍부한 혈액공급을 가지고 있다. (2) 자궁의 두터운 내막이 태반이 너무 깊게 부착되는 것을 막는다. (3) 출산 후에 혈액손실을 방지하기 위해 빗살무늬의 근육섬유가 있다.
10. 두꺼운 탈락막내에 생성된 영양가 있는 체액은 태반 순환이 확립되기 전에 확산에 의해 수태물(conceptus)에 전해진다. 태아 쪽 면의 태반을 형성하게 될 일차적 융모막 융모(chorionic villi)는 수태물에서 기저탈락막까지 확장되는데 이는 영양분을 받게 하기 위한 태반의 산모 쪽 면이 된다.

5. 배아기

배아기(embryonic period)는 임신 3~8주에 해당한다(그림 8-5). 주요한 신체기관의 기본구조는 배아기 때 완성된다(표 8-2).

1) 세포의 분화

배아(embryo)는 같은 기능을 가지지 않은 세포 즉 특화된 세포로 발전한다. 8주 후반에는 모든 중요한 기관계들이 자리를 잡고 비록 간단한 방식으로지만 많은 것들이 기능을 발휘한다.

특화된 구조물들의 발달은 부모로부터 받은 염색체 속에 담겨 있는 유전정보, 인접조직들과의 상호작용, 시기 등 세 가지 요소에 의해 조절된다. 비록 기본적인 명령은 염색체 속에 담겨 있지만 한 조직이 다른 조직을 더 특화되도록 변화를 유도할 수 있다. 하지만 이것은 발달 동안 그 두 조직 사이에 신호가 특정한 시간에 맞아 떨어질 때에만 가능하다. 이런 식으로 하여 구조물들은 서로 적절한 크기와 관계를 가

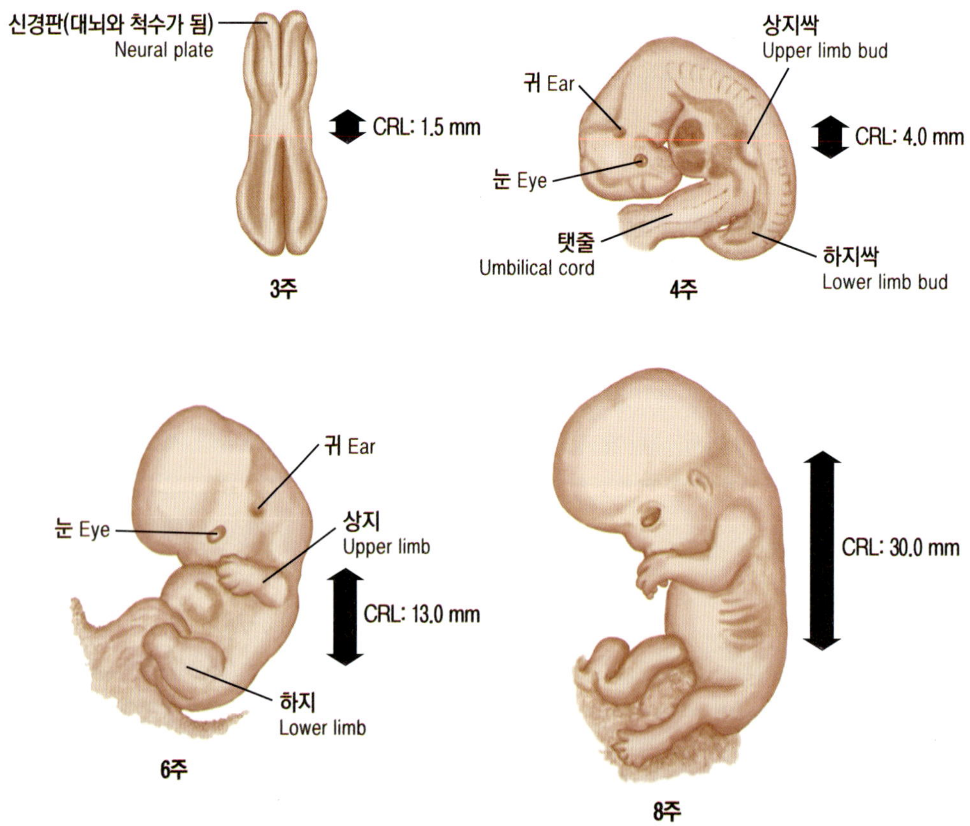

그림 8-5 수정 후 3~8주에 걸친 배아의 발달. A: 3주, B: 4 주, C: 6주, D: 8주(CRL: crown rump length, 머리엉덩길이)

표 8-2 수정나이에 입각한 출생 전 발달의 시간표

신경/감각계	심폐계	소화기계	생식비뇨기계	근골격계	피부계
3주: 1.5-mm CRL					
평평한 신경판이 닫혀 신경관을 형성하기 시작함 신경관은 양쪽 끝이 아직 열려 있음	심장을 이루고 있던 2개의 평행한 관이 융합되어 하나의 관이 됨 심장관이 수축을 시작함 초기 태반의 융모막융모가 심장과 연결됨	내배엽(안쪽의 배엽층)이 소화관이 됨		쌍으로 된, 입방체 모양의 융기부(몸분절, 체절)들이 생겨서 머리와 몸통 골격의 대부분을 형성함 근육, 뼈, 연골이 중배엽에서부터 발달함	표피(바깥 피부층)가 외배엽(바깥쪽의 배엽층)으로부터 발달함 진피(깊은 피부층)와 결합조직이 중배엽(중간쪽의 배엽층)으로부터 발달함
4주: 4-mm CRL					
신경관의 양쪽이 닫힘 신경관의 머리 쪽 끝은 대뇌를 형성하고 꼬리 쪽끝은 척수를 형성함 전뇌(앞뇌)의 증식물로서 눈이 발달하기 시작함 두 구멍으로 눈의 발달이 시작됨 후뇌(hindbrain)에서부터 속귀(내이)의 발달이 시작됨	심장이 4개의 방으로 분할되어 박동을 시작함 배아의 혈관과 융모막융모에 혈액이 순환되기 시작함 기관(trachea)이 장(창자)의 상부에 난 싹으로 발달하기 시작하여 2개의 기관지 싹으로 분지함	측방에 있는 배아 주름이 원시창자로 발달하기 시작함. 관 모양의 원시창자가 넓어지는 것으로 위가 시작됨 간, 담낭, 담도가 원시창자에서 나온 싹으로 시작됨	원시종자(생식기의) 세포가 배아의 난황주머니(난황낭) 안에 있음	팔싹이 있어서 물갈퀴같이 보임 다리싹이 나타남	유선(젖샘)으로 발달할 젖샘능선(유방능선)이 나타남
6주: 13-mm CRL					
뇌하수체와 뇌신경의 발달. 급격한 대뇌의 성장 때문에 머리가 심하게 굴곡됨 눈꺼풀이 발달하기 시작함 목 부위에 6개의 융기부로 바깥귀(외이)가 발달하기 시작함	피가 주로 간에서 만들어짐 좌기관지와 우기관지의 증식물로서 3개의 우폐엽과 2개의 좌폐엽이 발달함 심장이 4개의 방으로 분할되는 것이 완성됨	대부분의 장들은 탯줄 속에 담겨 있음. 왜냐하면 간과 신장이 복강의 대부분을 차지하고 있기 때문 위가 거의 다 형성됨 상악과 하악의 발달	신장이 골반에서 방광 가까이에 있음 신장이 복강의 많은 부분을 차지하고 있음 원시종자세포가 발달하는 생식샘에 통합됨. 남성과 여성의 생식샘이 외관상 똑같음	팔은 노 모양이고 손가락들 사이에는 피막이 있어 물갈퀴 모양 발과 발가락들도 비슷하게 발달하지만 팔과 손보다 며칠 늦게 발달함 뼈는 연골로 되어 있지만 두개골의 골화가 시작됨	유선이 발달하기 시작함 유치를 위한 이싹(tooth bud)이 발달하기 시작함
8주: 30-mm CRL					
척수가 척주의 끝에서 끝남 미뢰가 발달하기 시작함 눈꺼풀들이 융합됨 귀가 최종 형태를 갖추지만 낮게 자리잡고 있음	심장이 4개의 방으로 분할되어 있음 초음파로 심장 박동이 탐지됨 기관지들이 더 분지됨	위가 최종형태를 갖춤 입술들이 융합됨 장들은 아직 탯줄 속에 있음	Y 염색체의 영향으로 고환이 발달하기 시작함 Y 염색체가 없으면 난소가 발달함 외부 생식기들이 분화하기 시작하지만 여전히 외관상 매우 비슷함	손가락과 발가락에 여전히 물갈퀴가 있음, 하지만 8주 말이 되면 손가락, 발가락이 또렷해짐 뼈가 골화되기 시작함 관절이 성인의 관절과 유사함	귀바퀴가 낮게 자리잡고 마지막 형태를 갖추기 시작함
10주: 61-mm CRL; 체중, 14g					
머리가 여전히 굴곡되어 있긴 하지만 좀 더 똑바름 눈꺼풀들이 닫히고 융합되어 있음 외이의 꼭대기가 눈 높이보다 약간 높음	도플러 탐촉자로 심장박동이 탐지될 수도 있음 비장(이자)과 림프조직이 혈액을 생산함	복강의 성장이 소화기계의 성장을 따라 잡으면서 장들이 복강에 담김 소화관이 입에서 항문까지 열려 있음	신장이 성인과 같은 부위에 있음 여성과 남성의 외부 생식기가 다른 모양이기는 하나 여전히 혼동되기 쉬움	발가락들이 또렷함, 발바닥이 서로 마주보고 있음	손톱이 발달하기 시작함 유치를 위한 이싹 밑에 영구치를 위한 이싹이 발달하기 시작함

표 8-2 수정나이에 입각한 출생 전 발달의 시간표(계속)

신경/감각계	심폐계	소화기계	생식비뇨기계	근골격계	피부계
12주: 87-mm CRL; 체중, 45g					
대뇌고랑이나 대뇌이랑이 없어서 대뇌의 표면이 매끄러움 비중격과 입천장이 발달을 완성함	도플러 탐촉자로 심장박동이 탐지되어야 함	빨기반사가 있음 간이 담즙을 만듦	신장이 소변을 만들기 시작함 여성과 남성의 외부 생식기가 외관상 구별됨	사지가 길고 가늚 내장의 불수의근이 발달함	배냇솜털이 12주 말에 발달하기 시작함
16주: 140-mm CRL; 체중, 200g					
눈이 측면보다는 전면으로 향해 있어서 얼굴이 좀 더 사람처럼 보임	폐의 혈관계가 빠르게 발달함	태아가 양수를 삼키고 태변(장의 내용물)을 생산함	소변을 양수로 배출함	다리가 상대적인 길이를 완성함(팔보다 길게 됨) 임신 경력이 있는 여성은 태동을 느끼기 시작할 수도 있음	외이에 충분한 연골이 생겨 머리로부터 약간 멀어짐 섬세한 피부 밑으로 혈관이 보임 지문이 발달함
20주: 160-mm CRL; 체중, 460g					
신경의 수초화(말이집 형성)가 시작되어 생후 1년까지 계속됨	태아도플러청진기로 심장박동이 탐지되어야 함	연동운동이 잘 발달되어 있음	신장단위(콩팥단위)의 40% 이상이 성숙해서 기능함 고환이 복부에 있지만 음낭을 향해 내려오기 시작함 난소의 원시난포가 최고점인 5~7백만 개에 도달하고 나서 감소하기 시작함	엄마가 태동을 느낌, 경험 있는 검진자도 촉진할 수 있음	피부가 얇고 태지로 덮여 있음 갈색지방의 생산이 완성됨 유두가 발달하기 시작함
24주: 230-mm CRL; 체중, 820g					
척주관이 더 빨리 자라므로 척수가 제1천추(엉치뼈)에서 끝남	얇은 벽으로 된 원시폐포가 발달하여 모세혈관망으로 둘러싸임 계면활성물질이 폐에서 생산되기 시작함 호흡이 가능함, 그러나 이 시기에 태어나면 많은 태아들이 죽거나 장애를 가지게 됨		고환이 서혜륜(샅굴구멍)을 향해 내려 옴	태아가 활동적임. 태동이 엄마와 검진자 모두에게 점점 더 뚜렷해짐	체형이 야위어 보임. 피부가 주름지고 붉음 지문과 족문이 발달되어 있음 손톱이 있음 눈썹과 속눈썹이 있음
28주: 270-mm CRL; 체중, 1300g					
주된 대뇌고랑과 대뇌이랑이 있음 26주 이후에는 눈꺼풀이 더 이상 융합되어 있지 않음 혀에 닿는 쓴 물질에 반응함	적혈구는 완전히 골수에서 만들어짐 호흡곤란증후군이 흔하긴 하나 폐가 기능할 수 있을 만큼의 충분한 폐포, 계면활성물질, 모세혈관망이 있음. 이 시기 후 태어난 신생아는 집중치료 후 생존가능성이 높음		26주 끝이 되면 고환이 서혜관(샅굴)을 지나 음낭 안으로 내려감		피부가 좀 주름지기는 했으나 피하지방이 침착되면서 피부가 매끈해짐

표 8-2 수정나이에 입각한 출생 전 발달의 시간표(계속)

신경/감각계	심폐계	소화기계	생식비뇨기계	근골격계	피부계
32주: 300-mm CRL; 체중, 2100g					
부교감신경의 성숙이 교감신경의 성숙과 비슷해져서 전자태아감시 추적에 태아심박수 변이성이 나타남	표면활성물질의 생산이 거의 성숙한 수준에 도달함 32주에 태어나도 여전히 호흡곤란이 올 수 있음 태아심박수 변이성이 만기로 갈수록 점차 증가함				피부가 매끈하고 색소가 침착되어 있음. 큰 혈관들이 피부 아래로 보임 손톱이 손가락 끝에 도달함 배냇솜털이 사라짐
38주: 360-mm CRL; 체중, 3400g					
대뇌고랑과 대뇌이랑이 발달되어 있음 출생 시 시력 20/600	신생아는 성인 폐포 수의 약 1/6~1/8을 가지고 있음. 가스교환 능력이 잘 발달되어 있음		출생 시에 보통 양쪽 고환이 음낭 속에서 촉진됨 신생여아의 난소는 약 100만 개의 난포를 가지고 있음. 출생 후에는 계속 감소함		태아는 포동포동하고 피부가 매끄러움 몸의 중요한 주름들에 태지가 있음 배냇솜털은 어깨와 등의 상부에만 있음 손톱이 손가락보다 길게 뻗어 있음 귀의 연골이 단단함

*수정나이는 재태연령보다 약 2주가 늦다.
† CRL, crown-rump length, 머리엉덩길이(두둔길이)
g, gram(s) 그램

지며 발달하게 된다.

배아기 동안 구조물은 빠르게 발달하기 때문에 기형유발물질(teratogens)에 손상을 입기 쉽다. 한 구조물이 정상적으로 발달하기 위해서는 다른 구조물이 함께 정상적인 시기에 정상적으로 발달해 주어야 한다. 불행히도 어떤 임부는 이 민감한 시기에 자기가 임신했다는 것을 깨닫지 못할 수도 있다. 따라서 약을 처방하거나 방사선 촬영 같은 검사를 하기 전에 임신 가능성을 타진해 보는 것이 필요하다. 어떤 물질은 임신 중 어느 시기에는 해롭지만 어느 시기에는 해가 되지 않는다.

2) 주별 발달

발달은 배아의 모든 기관에서 동시에 일어난다. 출생 전 발달은 다음과 같이 출생 후의 발달과 동일한 방식으로 진행된다.

- 머리에서 발가락으로
- 중앙에서 밖으로
- 간단한 것에서 복잡한 것으로(초기의 세포들은 특정한 기능을 가진 특정 구조물로 분화되기 전에는 몸의 어떤 세포라도 될 수 있다.)
- 전반적인 것에서 특정한 ([예: 팔의 뼈, 관절, 근육, 인대, 손가락 등의 세부적인 발달이 일어나기 전에 팔싹(limb bud)이 만들어짐]).

만삭이란 임신일로부터 계산하는 수정나이로 하면 36~40주가 되고 재태연령으로는 38~42주가 된다. 보통 4주 주기를 가진 여성에게서는 임신이 마지막 월경주기의 첫 날로부터 약 2주 후에 이루어지므로 이 장에서 사용되는 수정나이는 재태연령보다 약 2주가 짧다. 하지만 실무에서는 재태연령이 가장 흔히 사용되는데 대부분의 여성들이 자기가 언제 임신했는지는 정확히 모르지만 마지막 월경주기는 대개 기억하고 있기 때문이다. 가장 정확한 태아의 나이를 확인하기 위해서는 초음파검사가 추가적으로 활용될 수 있다.

(1) 2주

수정 후 2주 후반이 되면 착상이 완성된다. 가장 크게 성장하는 것은 영양막(trophoblast)이라 불리는 바깥쪽 세포들인데 이 영양막은 자라서 태아 쪽의 태반이 된다. 태아가 될 내세포괴는 납작해져서 배아원반이 된다. 나중에 태아의 막이 될 세포들도 발달한다.

(2) 3주

임신 후 3주째가 되면 임부들은 월경을 한 번 걸렀다는 것을 깨닫는다. 배아원반은 배엽층(germ layers)이라 불리는 세 층을 발달시키는데 이 배엽층들이 신체의 주요한 기관계를 만든다(**표 8-3**). 그 세 배엽층은 외배엽(ectoderm), 중배엽(mesoderm), 내배엽(endoderm)이다.

중추신경계(central nervous system, CNS)가 임신 3주에 발달하기 시작한다. 평평한 신경판이 나타나 머리로 자라게 될 배아원반의 끝쪽으로 뻗어 나간다. 신경판에 세로로 홈이 생기고 이 홈이 접혀서 신경관을 형성한다. 3주 후반에 신경관의 가운데 부분은 융합되지만 양쪽 끝은 여전히 열려 있다.

심장 발달은 초기에 2개의 평행한 심장관으로 구성된다. 관으로 된 원시 심장은 수정 후 22일이나 23일째가 되면 뛰기 시작하여 혈액이 물결 같은 모양으로 흐르게 된다. 4주째의 후반기에 심장 수축들이 조화를 이루어 성숙한 심장처럼 한 방향으로만 혈액이 흐르게 된다. 융모막 융모와 막에서 발생하는 혈관들이 심장관에 연결된다. 원방의 혈관내막을 이루는 내배엽으로부터 원시 혈액세포(혈구)가 생긴다.

표 8-3 세 배엽층의 파생물

외배엽	중배엽	내배엽
뇌와 척수	연골	위장관과 기도의 내막
말초신경계	뼈	편도
뇌하수체	결합조직	갑상샘
눈, 귀, 코의 감각상피	근육조직	부갑상샘
표피	심장	가슴샘
머리카락	혈관	간
손톱	혈액세포(혈구)	췌장
피하 분비샘	림프계	방광과 요도의 내막
젖샘	비장	이도의 내막
치아의 사기질	신장	
	부신피질	
	난소	
	고환	
	생식계	
	내막들(심막, 흉막, 복막)	

(3) 4주

임신 4주에는 배아의 모양이 변한다. 머리 끝과 꼬리 끝이 측방으로 접어져 C자 모양의 원통 같은 모습을 띠게 된다. 배아기에는 '꼬리'가 눈에 띈다. 이는 대뇌와 척수가 다른 계통들보다 더 빨리 발달하기 때문이다. 신체의 다른 부분들이 중추신경계의 성장을 따라 잡게 되면 꼬리는 사라진다. 신경관은 4주 중에 닫힌다. 신경관이 닫히지 않으면 무뇌증이나 이분척추 같은 결함이 생긴다.

얼굴과 상부기도(숨길)가 형성되기 시작한다. 안쪽 귀와 눈의 시작이 완연하다. 팔은 측방 몸벽에 싹의 형태로 나타난다. 배아는 전방으로 심하게 굽어 있으므로 심장이 입 가까이에 있다. 4주 째에 심장이 4개의 방으로 분할되기 시작하여 6주 말에 완성된다.

이 시기에 하부기도는 단순한 관인 상부 소화관의 가지로서 성장을 시작한다. 점차적으로 식도와 기관(trachea)이 분리된다. 기관은 분지하여 우기관지와 좌기관지를 만든다. 이 기관지들은 다시 분지하여 3개의 우폐엽과 2개의 좌폐엽을 형성한다. 기관지들은 계속 분지하여 마지막으로 말단부의 공기 주머니, 즉 폐포를 만든다. 폐포는 증식하고 풍부한 모세혈관 망에 둘러싸이게 되어 출생 시에 산소와 이산화탄소의 교환을 가능하게 한다.

(4) 5주

5주에는 대뇌가 급격히 성장하므로 배아는 머리가 커진다. 심장이 박동하기 시작하고 4개의 방이 발달한다. 팔싹(upper limb buds)은 노(paddle)의 모양이고 손가락들 사이에는 홈이 없다. 다리는 팔보다 약간 늦게 형성된다. 다리도 '노' 모양이지만 발가락의 분할은 손가락 사이의 분할만큼 뚜렷하진 않다.

(5) 6주

급격히 성장하는 머리는 가슴 위로 휘어져 있다. 심장은 4개의 방으로 최종적인 형태를 갖춘다. 팔과 다리는 계속 더 또렷해진다.

눈의 발달과 외이의 시작이 목의 양쪽에 6개의 작은 혹으로 나타난다. 얼굴의 발달은 눈, 귀, 콧구멍으로 시작되는데 이것들은 사이가 많이 벌어져 있고 체벽과 같은 선상에 있다. 배아는 점차 성장하여 얼굴이 중앙선으로 모이고 외이가 머리 양쪽에 자리잡는다.

(6) 7주

임신 후 7주에 모든 계통의 전반적인 성장과 모양이 다듬어진다. 얼굴은 좀 더 사람 형상을 띤다. 눈꺼풀이 자라기 시작하고 사지가 더 길어지고 뚜렷해진다. 출생 시에도 C자형의 척추곡선이 남아 있지만 이때 몸통이 좀 더 길어지고 곧게 된다.

배아기에는 장기가 복강보다 더 빨리 성장한다. 또 비교적 큰 간과 신장이 복강의 많은 부분을 차지하고 있어서 복강이 장기를 수용하기 위해 대부분의 장기는 탯줄 속에 담겨 있다. 10주가 되면 복부가 충분히 커져 그 안에 들어가야 하는 모든 내용물을 수용하게 된다.

(7) 8주

배아는 뚜렷한 인간의 형태를 띠게 되고 모든 계통이 계속 다듬어진다. 귀는 아직 낮지만 최종적인 위치에 가까워지고 있다. 눈은 색깔을 띠고 있으나 아직 눈꺼풀이 덮어 주지는 못한다. 손가락과 발가락이 뭉툭하긴 하나 매우 뚜렷하다. 외부 생식기가 분화되기 시작하나 남자, 여자의 특징은 임신 후 10주, 즉 엄마의 마지막 월경주기 후 12주에야 분명해진다.

이해하기

11. 왜 배아는 특히 기형유발물질로부터 손상을 받기 쉬운가?
12. 하기도 발달은 어떻게 이루어지는가?
13. 왜 10주까지 장이 탯줄 안에 들어 있는가?

이해하기 정답

11. 배아기 동안 주요 장기들이 빠르게 발달하기 때문에 기형유발물질로부터 손상받기 쉽다.
12. 임신 4주에 기관이 상부 소화관의 싹으로 발달한다. 상부 소화관에서 기관이 분리되고 나서 두 개의 기관지로 나뉘고 그런 다음 오른쪽 폐의 3엽과 왼쪽 폐의 2엽을 형성하기 위해 나뉜다. 말단 공기 주머니가 발달할 때까지 가지치기는 계속된다.
13. 창자는 복강보다 더 빠르게 성장하고 간과 신장이 상대적으로 크기 때문에 창자는 10주까지 주로 제대 안에 포함되어 있다. 임신 후 10주에 복강이 성장하면서 제대 안의 내용물들을 수용할 수 있다.

6. 태아기

태아기는 출생 전 발달에서 가장 긴 단계이다. 태아기는 임신 후 9주에서 시작하여 출생으로 끝난다. 모든 주요한 계통들이 기본적인 형태로 존재하고 급격한 성장, 구조의 세련화, 모든 기관계의 기능이 태아기에 일어난다(그림 8-6). 이 시기에도 기형유발물질이 이미 형성된 구조에 손상을 줄 수 있지만 큰 구조적 변형을 일으킬 가능성은 적다. 중추신경계는 임신 기간 내내 유해물질에 취약하다.

(1) 9~12주

이 시기의 초기에는 머리가 태아 전체 길이의 절반을 차지하지만 몸이 머리보다 더 빨리 자라 그 비율이 바뀌기 시작한다. 비율상 다리가 팔보다 아직 짧지만 사지의 상대적 길이가 완성되어 간다. 태아가 움직이기 시작하지만 임부가 감지하기에는 아직 미미하다.

넓은 코와 사이가 벌어진 두 눈 때문에 얼굴은 넓다. 눈은 9주에 닫혀서 임신 후 26주에 다시 열린다. 아래턱이 작아서 귀는 여전히 낮아 보인다.

11주가 되면 부분적으로 탯줄에 담겨 있던 장들이 복강의 용적이 커져 장기를 수용할 수 있으므로 복부로 들어온다. 9주 째에는 혈액의 생성이 주로 간에서 이루어지지만 12주 말이 되면 비장으로 옮겨 간다. 태아는 이 시기에 소변을 만들기 시작하고 그것을 양수로 방출한다.

7주가 되면 남자와 여자의 내부 구조가 뚜렷이 달라 보인다. 9주 말까지는 외부 생식기가 비슷해 보인다. 12주 후반에는 외부 생식기로 태아의 성을 구별할 수 있다.

(2) 13~16주

태아는 급속도로 몸이 성장하여 머리가 전체 길이에 비해 작아 보인다. 움직임도 활발해져서 임부, 특히 임신경력이 있는 임부는 태동을 감지할 수 있다. 이것을 첫 태동(quickening)이라 부른다. 눈이 완전히 앞을 향하고 있어서 얼굴이 사람처럼 보인다. 귀도 최종 위치에 근접하여 머리 양쪽에 눈과 나란히 자리잡고 있다.

(3) 17~20주

태동은 나비가 퍼득거리는 것처럼 느껴진다. 어떤 임부는 이 미묘한 감각을 느끼지 못할 수도 있다. 태아는 20주에 태어나면 생존할 수 없다.

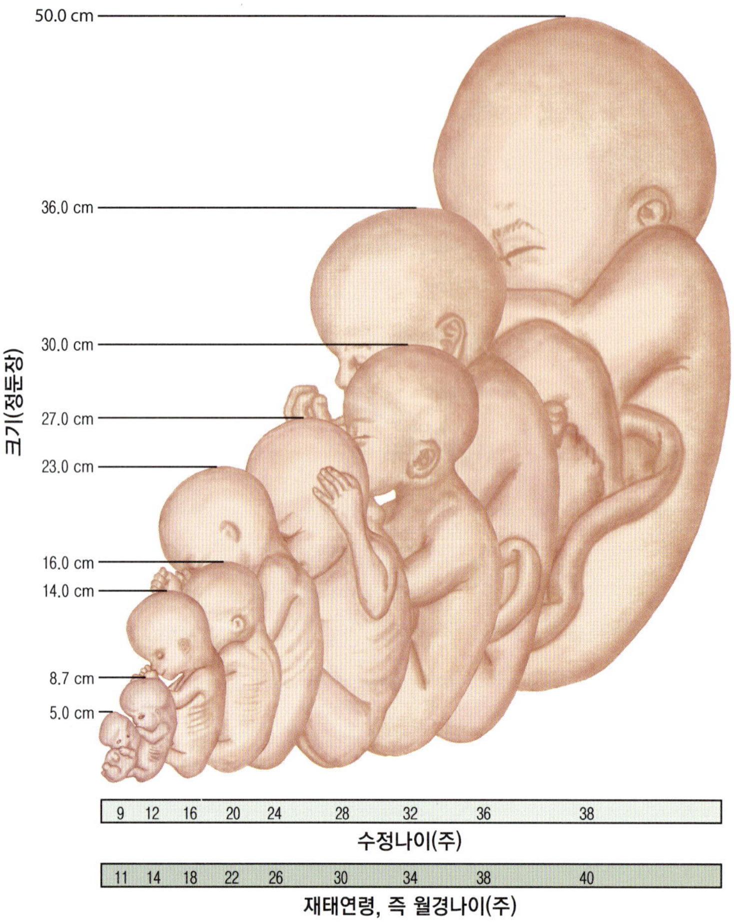

그림 8-6 수정나이 9주로부터 38주 동안의 태아의 발달. 마지막 월경의 첫날에서부터 계산한 재태연령은 수정나이보다 약 2주 더 길다.

피부와 머리카락의 변화도 완연하다. 태지라 불리는 태아의 피지선(지방샘)에서 나오는 치즈 같은 지방질의 분비물이 피부를 덮어 양수에 늘 노출되어 있는 피부를 보호해 준다. 배냇솜털이란 태아의 몸을 덮고 있는 가늘고 솜털 같은 털인데 태지가 피부에 달라붙게 도와준다. 태아가 만삭에 가까워지면 태지와 배냇솜털 둘 다 감소한다. 눈썹과 머리카락도 나타난다.

갈색지방은 이 시기에 침착되며 열을 생산하는 특수한 지방으로 출생 시 신생아의 체온을 안정시키는 것을 도와준다. 그것은 목 뒤, 복장뼈(흉골) 뒤, 신장 주위에 있다.

(4) 21~24주

태아가 성장함에도 여전히 말라 보이는 것은 피하지방이 적기 때문이다. 피부는 반투명하고 모세혈관이 피부 가까이에 위치하므로 붉은색을 띤다.

폐는 계면활성물질을 생산하기 시작하는데 이것은 출생 후에 태아가 숨쉬는 것을 용이하게 해 주는 지질(lipid)이다. 계면활성물질은 폐포의 표면장력을 감소시켜 호흡 시 폐포가 허탈하는 것을 막아준다. 계면활성물질의 생산은 임신 약 20주에 시작되지만 태아가 자궁 밖에서도 생존하기 위해서는 26~28주가 되어야 한다. 계면활성물질의 생산은 임신 후기, 특히 마지막 2주 동안 증가한다. 조산으로 인한 신생아의 호흡곤란을 감소시키기 위해 인공적인 계면활성물질을 신생아에게 투여하여 조산으로 인한 부족분을 보충하기도 한다. 임신 34주 전에 태어날 것으로 예상되는 조산아에게 계면활성물질의 생산을 가속시키기 위해 베타메타손 같은 코르티코스테로이드를 임부에게 투여하기도 한다.

폐포를 둘러싸고 있는 모세혈관망이 증가하여 약간의 가스교환이 가능하긴 하나 여전히 매우 미숙한 단계이다. 이 재태연령에 태어나는 태아는 불충분한 가스교환으로 인해 생존할 확률이 낮다. 다른 계통들도 자궁 밖에서 생존하기에는 아직 미숙하다. 이 시기에 태어나면 대뇌의 혈관도 출혈을 일으킬 수 있다.

(5) 25~28주

이 시기에 태어나는 태아는 폐, 폐 모세혈관, 중추신경계가 성숙된 상태이므로 생존할 확률이 더 높다. 피하지방이 피부 밑에 침착되면서 태아는 더 포동포동해지고 피부도 더 매끈해진다. 피부가 점차 덜 붉어진다. 9주 때 닫혔던 눈이 다시 떠진다. 머리카락도 많아진다. 혈액 생산은 비장에서 골수로 옮겨간다.

임신 초기에는 태아가 양막 안에서 자유롭게 떠다닌다. 그러나 이때가 되면 태아는 다음과 같은 두 가지 이유로 보통 머리가 아래로 향하는 자세를 취하게 된다.

1. 자궁은 거꾸로 세워 둔 달걀 모양이다. 굽어 있는 태아의 전체적인 형태가 이와 비슷하다. 즉 머리가 달걀의 작은 쪽 끝, 엉덩이, 굽은 다리, 발이 더 넓은 쪽의 끝이 된다.
2. 태아의 머리가 발보다 무겁다. 따라서 양수에서 중력 때문에 머리가 아래로 하여 떠다니는 것이다. 머리가 아래로 향하는 체위는 정상분만에 가장 유리한 자세이다.

(6) 29~32주

피부는 매끄럽고 인종에 따라 색소가 침착된다. 복부에 큰 혈관들이 보이나 작은 혈관들은 보이지 않는다. 발톱이 있고 손톱은 손가락 끝까지 뻗어 있다. 피하지방이 더 증가하여 태아가 더 포동포동한 모습을 띤다. 이 시기에 태어나는 태아는 전문적인 신생아 치료를 받으면 생존할 가능성이 높다.

(7) 33~38주

모든 신체계통의 성장이 출생 때까지 계속되지만 만삭이 다가오면서 성장속도가 둔화된다. 태아는 주로 체중이 증가한다. 호흡기계가 성숙하여 출생 후에 효율적이고 자연스러운 호흡을 가능하게 한다.

38주 이상이 된 영양 상태가 좋은 만삭 태아는 풍부한 피하지방이 있다. 출생 시에 남아는 여아보다 약간 더 무겁다. 피부는 인종에 따라 분홍에서 갈색을 띤 분홍 사이에 있다. 이마, 등 윗쪽, 팔 윗쪽에 배냇솜털이 있는 경우도 있다. 사타구니나 겨드랑이 같은 큰 주름에 태지가 종종 남아 있다.

이해하기

14. 수정나이와 재태연령의 차이는 무엇인가? 둘 중 어느 용어가 더 흔히 쓰이며 그 이유는 무엇인가?
15. 태아가 자궁에서 대부분 머리를 아래로 두고 있는 이유는 무엇인가?
16. 다음과 같은 태아의 구조물 혹은 물질의 목적은 무엇인가(태지, 배냇솜털, 갈색지방, 계면활성제)?

이해하기 정답

14. 재태연령은 여성의 마지막 월경주기로부터 계산되고 수정나이보다 약 2주 더 길다. 재태연령은 월경주기가 구체적인 지표를 제공하기 때문에 가장 흔하게 사용된다. 초음파 이미지는 재태연령을 더 명확하게 할 수 있다.
15. 태아는 대개 머리를 아래로 둔 자세가 자궁의 달걀 모양에 최적이므로 머리가 아래로 있는 자세라고 가정한다. 또한 머리는 더 무겁고 양수 내에서 중력으로 아래로 내려가는 경향이 있다.
16. 태지는 양수에 끊임없는 노출로부터 피부를 보호한다. 배냇솜털은 태지가 피부에 달라붙도록 돕는다. 갈색 지방은 영아가 더 차가운 외부 환경에 대해 체온 안정을 유지하는 것을 돕는다. 계면활성물질은 매 호기에 폐포의 허탈상태를 막아 출산 후 호흡을 더 수월하게 한다.

고환은 음낭 속에 있다. 임부 호르몬의 영향으로 신생아는 성에 관계없이 유방이 크고 유륜과 유두 아래에서 유방조직이 만져진다.

7. 부속물

태반, 탯줄, 태아막과 같은 부속물들이 임신을 유지시키고 정상적인 출생 전 발달을 도와준다. 이 구조들은 태아의 발달과 함께 발달한다.

1) 태반

태반(placenta)은 두껍고, 원반 모양으로 된 기관이다. 태반은 모체 쪽과 태아 쪽 두 부분으로 되어 대사기능, 전달기능, 내분비기능에 관여한다(그림 8-7). 태아 쪽 태반은 매끄럽고, 분지된 혈관이 퍼져 있는 막으로 덮여 있다. 모체 쪽 태반은 자궁에 부착되는 부위로 울퉁불퉁하다.

탯줄은 보통 태반의 태아 쪽 중앙에 붙어 있다. 그러나 때로는 중앙에서 벗어나 있기도 하고, 심지어 바깥쪽 태아막에 붙어 있을 수도 있다(그림 8-8).

임신초기에는 태반이 배아나 태아보다 더 크다. 그러나 태아가 태반보다 더 크게 자라 임신말기에는 태반의 무게가 태아의 약 1/6이 된다.

(1) 모체쪽 구성 요소

발달. 임신이 될 때 자궁내막은 초기에는 배아에게 영양을 공급하고 출산 후 자궁내벽이 떨어져 나갈 수 있게 하기 위한 변화를 겪는다. 이 변화로 자궁내막 세포들을 탈

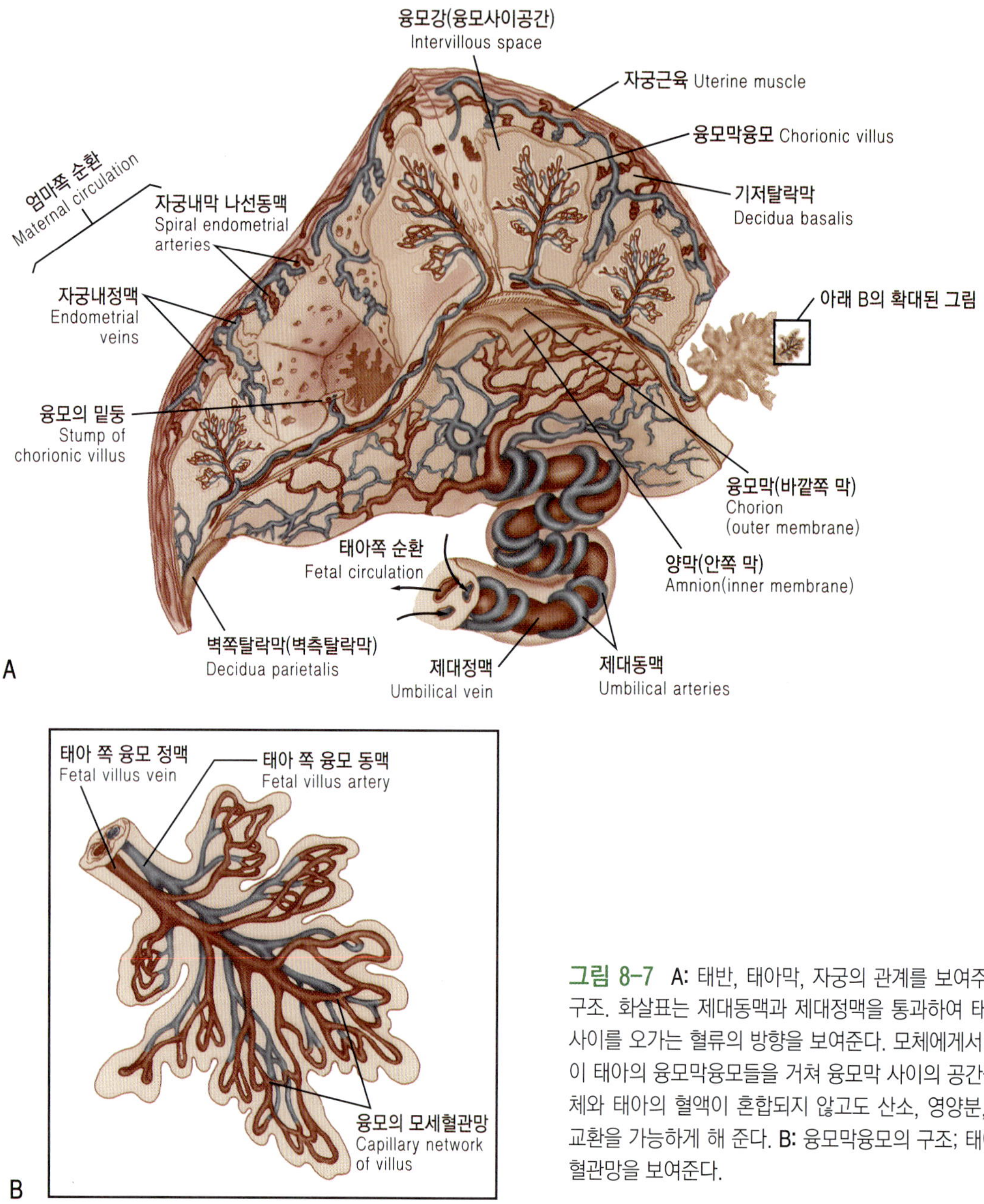

그림 8-7 A: 태반, 태아막, 자궁의 관계를 보여주는 태반의 구조. 화살표는 제대동맥과 제대정맥을 통과하여 태아와 태반 사이를 오가는 혈류의 방향을 보여준다. 모체에게서 오는 혈액이 태아의 융모막융모들을 거쳐 융모막 사이의 공간을 채워 모체와 태아의 혈액이 혼합되지 않고도 산소, 영양분, 노폐물의 교환을 가능하게 해 준다. B: 융모막융모의 구조; 태아 쪽 모세혈관망을 보여준다.

락막(decidual layers)으로 바꾼다. 탈락막은 배아에 영양을 공급할 뿐 아니라 태아 쪽의 태반조직이 자궁벽을 뚫고 침투하지 못하도록 모체를 보호해 준다.

탈락막은 발달하는 배아 밑에 있어서 모체 쪽 태반을 구성하는 기저탈락막(decidua basalis), 배아 위에 있어서 배아와 태아가 자람에 따라 자궁강 쪽으로 불룩해지는 피막탈락막(decidua capsularis), 나머지 자궁강의 내벽을 이루고 있는 벽측탈락막(decidua parietalis)의 세 층으로 되어 있다. 임신 22주가 되면 피막탈락막이 벽측탈락막과 융합되어 자궁강을 채우게 된다.

모체 순환. 정상적인 상태에서는 모체의 혈액과 태아의 혈액이 서로 매우 가까이 흐르긴 하지만 혼합되지는 않는다. 모체와 태아 사이의 물질교환은 태반의 융모강(융모사이공간)에서 이루어진다. 모체의 혈액이 융모 사이의 공간에 있는 동안 잠시 자신의 순환계 밖에 있게 된다. 융모강에 머무는 모체의 혈액양은 약 150mL이다. 융모강의 혈액은 1분에 3~4회 바뀌므로 태반의 관류(perfusion)를 위해서는 분당 450~750mL의 순환이 필요한 셈이다.

모체의 혈액은 탈락막에 있는 80~100개의 나선동맥을

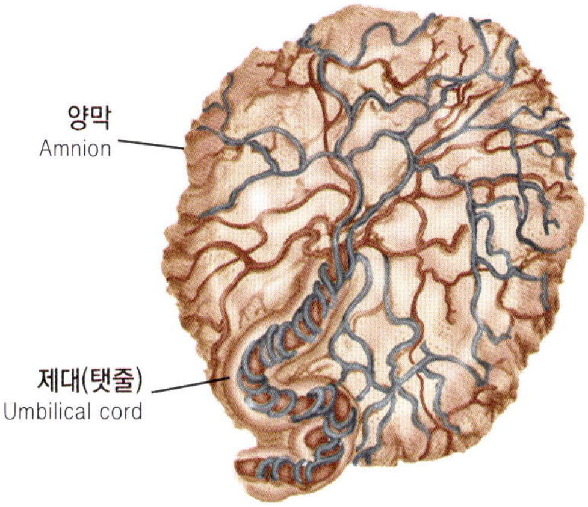

제대가 중앙 근처에서 삽입되고
태아의 탯줄 혈관이 표면에 분지되어 있는 정상 태반

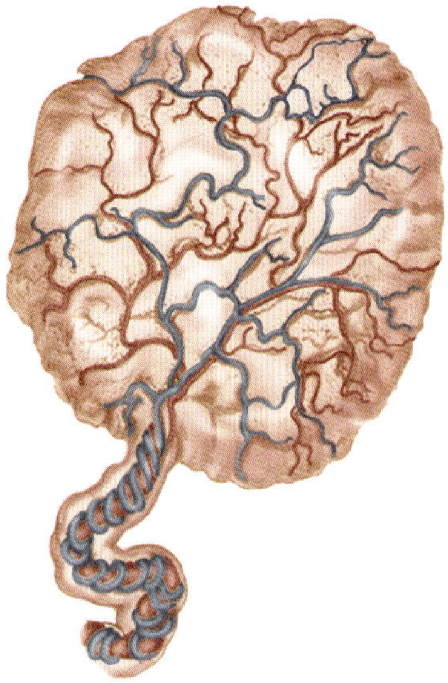

제대가 태반의 가장자리 근처에 삽입된 태반

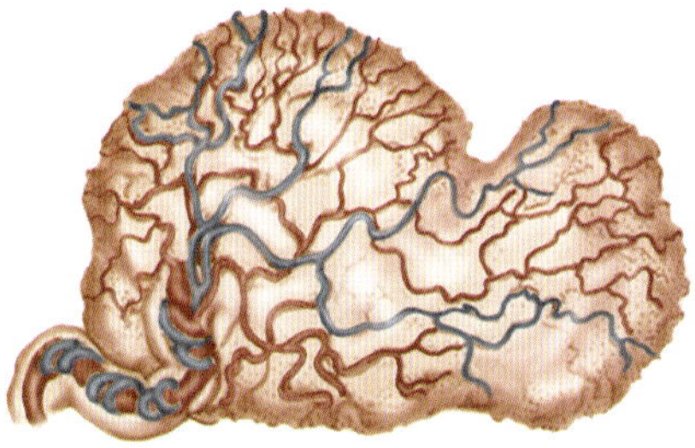

작은 부속엽을 가진 태반

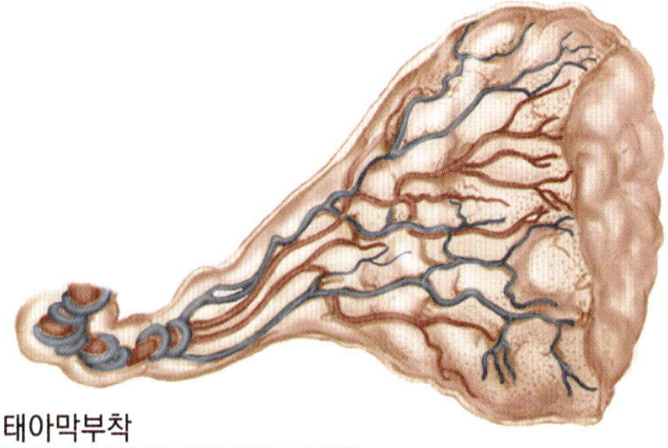

제대의 태아막부착
제대 혈관이 멀리 태아막에까지 분지함.
태아막이 찢어질 때 태아의 제대혈관이 찢어져 태아에게 출혈이 올 수도 있다.

그림 8-8 태반의 변이형

통해 융모강으로 분출된다. 산소와 영양소를 가지고 있는 모체의 혈액은 태아의 혈관을 담고 있는 융모막융모를 한번 순환한 뒤 태아의 노폐물을 처리하기 위해 다시 자궁내막 정맥을 통해 모체의 순환계로 돌아온다.

(2) 태아쪽 구성 요소

발달. 배포의 내세포괴가 배아와 태아로 발달하는 것과 동시에 배포의 영양막(바깥세포층, trophoblast)은 태아쪽 태반으로 발달한다. 원시 융모막융모는 태아쪽 태반을 형성하게 되는 초기 구조이다.

태아 순환. 탯줄에는 태아와 태반 사이에 혈액을 수송할 제대정맥(배꼽정맥, umbilical vein)과 제대동맥(배꼽동맥, umbilical arteries)이 있다. 융모막융모는 모체쪽 융모강에서 산소와 영양소가 풍부한 산모의 혈액으로 적셔진다. 각 융모막융모에는 산소를 뺏긴 혈액과 태아에게서 나온 노폐물을 운반하고 있는 태아의 작은 동맥이 하나씩 연결되어 있다. 융모막융모의 정맥은 영양소와 산소가 담긴 혈액을 태아에게 되돌려 준다.

융모막융모의 모세혈관들은 융모의 막 때문에 모체의 혈액과 직접 닿지 못한다. 이런 구조 때문에 교환이 일어날 수 있을 만큼 가까운 접촉은 가능하지만 모체와 태아의 혈액이 섞이지 않을 수 있는 것이다. 모체와 태아의 혈액형이 양립 불가능한 경우도 생기기 때문에 태아의 순환이 이런 방식으로 막혀 있는 것은 매우 중요하다.

태반의 동맥과 정맥들은 탯줄의 혈관들에서 합쳐진다. 2개의 제대동맥과 1개의 제대정맥이 태아와 태아쪽 태반 사이에 혈액을 수송해 준다. 태아의 심장은 태아에서 태아쪽 태반으로, 태아쪽 태반에서 태아로 피를 순환시킨다.

(3) 대사적 기능

태반은 배아와 태반의 기능에 필요한 몇몇 영양소들을 생산한다. 합성되는 물질에는 글리코겐, 콜레스테롤, 지방산 등이 있다(Moore et al., 2016).

(4) 전달 기능

융모막융모를 통한 산소, 영양소, 노폐물 교환은 몇 가지 방법으로 이루어진다(**표 8-4**). 유해물질 또한 태반을 통해 전달된다. 모체의 혈류에 들어오는 대부분의 물질들이 태아의 순환 속에 들어가게 되고 그 중에 대부분은 거의 즉시 들어간다.

가스교환. 호흡은 태반의 주된 기능이다. 산소와 이산화탄소는 단순확산을 통해 태반막을 통과한다. 융모강에서 모체 혈액의 산소분압(Po_2)은 평균 50mmHg이다. 제대정맥에서(산소화 후) 혈액의 평균 산소분압은 약 30mmHg이다(Hall, 2015). 이러한 저산소 환경에서 태아가 살아남을 수 있는 이유는 다음과 같다.

1. 태아의 헤모글로빈은 성인의 헤모글로빈보다 20~50% 더 많은 산소를 운반할 수 있다.
2. 태아는 평균 헤모글로빈 수준(14.5~22.5g/dL)과 적혈구용적률(약 48~69%)이 높기 때문에 산소운반능력이 높다.
3. 낮은 이산화탄소 분압으로 헤모글로빈이 더 많은 산소를 운반할 수 있다. 태아에서 태반으로 이동하는 이산화탄소의 농도는 높지만 산모의 혈액 수준보다는 낮기 때문에 빠르게 확산된다. 그러므로 태아의 혈액은 조금 더 알칼리성이고 산모의 혈액은 조금 더 산성을 띤다. 이러한 차이로 인해 산모의 혈액에서 태아의 혈액으로 산소가 이동된다.

태아의 Pco_2는 산모 혈액의 Pco_2보다 단지 2~3mmHg 정도 높다. 그러나 이산화탄소는 매우 잘 확산되므로 이렇게 낮은 압력 기울기에서도 태반막을 넘어 산모의 혈액으로 이동한다.

영양소 전달. 자라는 태아는 임신부로부터 끊임없는 영양공급을 필요로 한다. 포도당, 지방산, 비타민, 전해질은 태반을 쉽게 건너간다. 포도당은 태아의 성장과 대사활동을 위한 주된 에너지 공급원이다.

노폐물 제거. 이산화탄소뿐만 아니라 요소, 요산, 빌리루빈도 태아에게서 모체로 쉽게 전달된다. 태아를 대신하여 노폐물을 배출해 주는 것은 태반이므로 페닐케톤뇨증(phenylketonuria, PKU) 같은 대사이상은 대개 출생 후에나 드러난다.

항체 전달. 많은 항체들이 태반을 통해 모체에서 태아에게로 전해진다. 이것이 모체가 가진 면역기능(예: 홍역)으로 태아에게 수동면역(임시적) 능력을 준다. 신생아는 생후 몇 개월간 질병에 대한 항체를 생산하지 못하므로 모체로부터 항체를 받는 것이 좋다. 하지만 조산아나 재태연령에 비해 너무 작은 아이는 모체의 항체가 주는 보호를 별로 받지 못한다. 왜냐하면 임부의 항체는 임신 후기에 태아에게로 전달되며 태반의 기능이 완전하지 못하면 제대로 전달되지 않기 때문이다.

모체에서 태아에게 항체가 전달되는 것이 항상 좋은 일은 아니다. 모체와 태아의 혈액형이 적합하지 않으면 모체가 태아의 적혈구에 대해 항체를 가지고 있거나 항체를 생산해 태아의 적혈구를 파괴하여 태아의 빈혈이나 사망을 가져올 수도 있다. 이런 상황은 엄마가 Rh^-이고 태아가 Rh^+인 경우에 일어날 수 있다.

모체의 호르몬 전달. 모체의 단백질인 호르몬이 대량으로 태아에게 전달되는 일은 거의 없다. 남성 호르몬에 노출된 여자 태아는 생식기가 남성화되어 출생 시 외관으로는 성을 구별하기 어려울 수도 있다.

내분비 기능. 태반은 정상 임신에 필요한 몇몇 호르몬을 생산한다. hCG는 황체가 임신의 첫 6~8주간 유지되게 하여 에스트로겐과 프로게스테론을 분비하도록 한다. 태반은 더 발달함에 따라 에스트로겐과 프로게스테론을 생산하고 황체는 퇴화한다. 태아에게 Y염색체가 있을때 hCG는 태아의 고환으로 하여금 남성 생식기의 정상적 발달에 필요한 테스토스테론을 분비하게 한다.

사람태반락토겐(human placental lactogen)은 사람융모몸젖샘자극호르몬(human chorionic somato-mammotropin)이라고도 불리는데 모유분비를 위해 모체의 유방발달을 촉진할뿐만 아니라 태아의 정상적인 영양과 성장도 촉진한다. 이 태반호르몬은 임부의 인슐린 감수성과 포도당 사용량을 줄여 태아의 영양을 위해 더 많은 포도당이 사용되게 한다.

태반이 분비하는 스테로이드호르몬 중 에스트로겐은 임부의 유방과 자궁, 외부생식기를 확대시키고 유관 시스템(ductal system)을 성장시키는 일을 한다. 임신기에 가장 많이 분비되는 에스트로겐은 에스트리올(estriol)이다.

프로게스테론은 임신을 정상적으로 유지하기 위해 필수적인 물질이다. 프로게스테론의 기능에는 다음과 같은 것들이 포함된다.

- 자궁내막의 분비에 변화를 일으켜 수태물이 자궁에 들어올 때 영양을 공급한다.
- 자궁내막 세포들에 변화를 일으켜 탈락막 세포로 바꾸는데, 이것이 임신기의 특징이다.
- 자연유산을 방지하기 위해 자궁의 수축을 감소시킨다.
- 태아를 위해 모체에 약간의 면역관용을 유도한다.
- 에스트로겐 및 다른 호르몬들과 작용하여 유방을 성장시키고 젖을 분비할 꽈리들을 싹 틔우고 꽈리세포들의 분비성을 발달시킨다.

이 외에도 태반이 생산하는 호르몬에는 사람융모막성타이로트로핀(human chorionic thyrotropin)과 사람융모막성아드레노코르티코트로핀(human chorionic adrenocorticotropin)이 있다.

이해하기

17. 황체의 기능을 이어받는 부속물은 무엇인가?
18. 태반에 융모사이공간이 있는 목적은 무엇인가?
19. 태아의 혈액과 모체의 혈액은 왜 실제로 섞이지 않는가?
20. 태아가 저산소환경에서도 잘 지낼 수 있는 이유는 무엇인가?
21. 다음과 같은 태반 호르몬들의 목적은 무엇인가(hCG, 사람태반락토겐, 에스트로겐, 프로게스테론)?

이해하기 정답

17. 태반은 점차적으로 황체의 기능을 떠맡고 에스트로겐과 프로게스테론을 분비한다.
18. 여성과 태아 사이의 산소, 영양분, 노폐물의 교환이 태반의 융모강에서 일어난다.
19. 임부와 태아의 혈액은 부적합 혈액형일 수 있으므로 섞여서는 안 된다.
20. 다음의 이유 때문에 태아의 상대적으로 산소가 낮은 환경에서도 성장할 수 있다.
    a. 태아의 헤모글로빈은 성인의 헤모글로빈보다 더 많은 산소를 운반한다.
    b. 태아는 신생아나 성인보다 더 높은 헤모글로빈과 헤마토크릿 수준을 가지고 있다.
    c. 임부의 혈액으로 빠른 이산화탄소 확산은 임부 쪽의 산소를 더 손쉽게 방출하여 산소가 태아의 혈액과 더 손쉽게 결합하게 한다.
21. 사람융모생식샘자극호르몬(human chorionic gonadotropin, hCG)은 난소의 황체가 지속되어 에스트로겐과 프로게스테론을 분비하게 하고 이는 착상을 위한 자궁내막을 유지하기 위해 필수적이다. 사람융모생식샘자극호르몬은 또한 남성 태아에서 태아 테스토스테론 분비를 촉진한다. 사람태반락토겐(human placental lactogen)은 정상적인 태아 영양과 발달 그리고 산모의 유방발달을 촉진한다. 에스트로겐은 여성의 자궁과 성기 비대 그리고 유방의 발달과 비대를 초래한다. 프로게스테론은 수태물에 영양분을 공급하기 위해 분비하는 자궁내막을 유지하고 내막을 탈락막으로 변화하게 한다. 프로게스테론은 또한 자연유산을 예방하기 위해 자궁수축을 감소시킨다. 프로게스테론은 산모 유방과 모유를 분비할 세포의 성장과 발달을 촉진한다. 프로게스테론은 수태물의 면역내성을 허용할 수 있다.

2) 태아막과 양수

태아막(fetal membrane)에는 두 가지가 있는데 하나는 양

표 8-4 태반 이동의 기전

기전	설명	전달되는 물질의 예
단순확산(Simple diffusion)	물질이 세포막을 통과하여 농도가 높은 곳에서 낮은 곳으로 가는 수동적인 움직임	산소와 이산화탄소 일산화탄소 물 요소와 요산 대부분의 약물과 그 대사물
촉진확산(Facilitated diffusion)	물질이 전달을 도와주는 운반단백질에 결합되어 세포막을 건넘	포도당
능동운반(Active transport)	압력이나 전기 기울기에 저항하여, 혹은 농도가 낮은 곳에서 높은 곳으로 세포막을 통과하여 물질이 이동함	아미노산 수용성 비타민 무기질: 칼슘, 철분, 요오드
포액작용(포음작용, Pinocytosis)	세포 내 섭취에 의한 큰 분자들의 이동	모체의 IgG 류의 항체 모체의 IgA 항체 중의 일부

IgA, 면역글로불린 A; IgG, 면역글로불린 G

막(amnion, 안쪽막)이고 또 하나는 융모막(chorion, 바깥쪽 막)이다. 이 두 막은 아주 가까이 있어서 하나처럼 보이지만 분리될 수 있다. 진통 시에 보통 양막과 융모막이 함께 찢어지게 되어 그 낭 안에 있던 양수가 흘러나오게 된다.

양막은 탯줄 표면에 연결되어 태아의 복부 상피와 연결된다. 임신 후 첫 8주 동안은 융모막융모가 이 임신낭(태아주머니) 표면 전체에 증식한다. 그래서 이 시기에는 배아가 임신낭 안에 떠다니는 털복숭이의 공처럼 보인다. 배아가 자라면서 그것은 자궁강 안에서 불룩해진다. 바깥쪽 표면의 융모는 점차 퇴화되어 매끄러운 표면을 가진 융모막이 된다. 나머지 융모들은 계속 분지하고 확대되어 태아 쪽 태반을 형성하게 된다.

양수(amniotic fluid)는 자라는 태아를 보호하고 정상적 발달을 촉진한다. 양수는 다음과 같은 방법으로 태아를 보호한다.

- 임부의 복부에 가해지는 충격으로부터 태아를 보호함
- 일정한 온도를 유지함
- 양수는 다음과 같은 방법으로 출생 전의 정상적 발달을 촉진함
  - 몸의 주된 표면들이 중앙선을 향해 접히도록 대칭적 발달을 도움
  - 태아막들이 태아의 발달하는 신체부위에 달라붙지 않도록 방지함
  - 태아가 움직일 수 있는 공간과 부력을 제공함

양수는 태아의 소변과 양막을 통과한 모체의 혈액에서 나온 액체로 만들어진다. 양수에는 태아의 몸에서 떨어져나온 상피세포들과 태지가 떠 있다. 양막의 물은 태반을 넘나드는 흡수 작용에 의해 교환되어 모체로 돌아간다. 태아는 양수를 삼켜 그것을 소화기관 속으로 흡수한다. 노폐물은 제대동맥을 통해 태반으로 들어온다.

임신기간 동안 양수의 부피는 꾸준히 증가하여 40주가 되면 약 700~800mL에 달한다. 비정상적으로 양수의 양이 적은 것(예상량의 50% 이하 혹은 만기에 400mL 이하)을 양수과소(oligohydramnios)라 부르는데 양수과소의 원인은 다음과 같다(Blackburn, 2013; Carlson, 2014; Hall, 2015).

- 태반의 혈류 부족
- 조기양막파열
- 태아의 신장 발달 부전
- 태아의 배뇨장애
- 태아의 폐 발달 부전인 폐 형성저하증(pulmonary hypoplasia)이나 골격이상 같은 기형은 태아의 신체부위가 압박되어 나타날 수도 있다.

양수과다(hydramnios 또는 polyhydramnios)는 그 반대의 상황으로서 양수의 양이 2,000mL를 넘어서는 것인데 원인은 다음과 같다(Blackburn, 2013).

- 알 수 없는 이유로 임부, 태아, 양수 사이에 일어나는 수분 교환의 불균형
- 임부의 당뇨병 조절이 적절하지 않을 경우 포도당이 많이 함유된 태아의 소변이 다량 배뇨됨
- 중추신경계, 심혈관계, 위장관의 기형으로 수분의 섭취, 대사, 배뇨가 정상적으로 되지 않음
- 염색체 이상
- 다태임신

8. 태아순환

태아의 혈액순환(fetal blood circulation)은 태아의 심장에서 나온 혈액이 태반으로 이동하여 산소, 영양소, 노폐물을 교환한 다음 태아에게로 돌아와 태아의 조직에 배달되는 순서로 이루어진다(**그림 8-9A**).

1) 제대

태아의 제대(탯줄, umbilical cord)는 태아와 태반을 이어주는 생명줄이다. 탯줄에는 2개의 동맥이 있어 탄산가스가 많은 혈액과 노폐물을 태아에게서 태반으로 옮겨준다. 이 물질은 다시 태반에서 모체순환 속으로 들어간다. 산소와 영양소를 공급받은 혈액을 태반에서 태아에게로 옮겨 주는 것은 제대정맥이다. 제대동맥과 제대정맥은 탯줄 안에 코일 모양으로 되어 있어서 늘어날 수 있어 그 안의 혈류가 막히는 것을 방지해 준다. 탯줄 전체에는 Wharton's jelly라 불리는 부드러운 물질이 완충역할을 하여 압박으로 인해 탯줄이 폐색되는 것을 막아준다.

2) 태아의 순환계

태아는 공기를 호흡하지 않기 때문에 출생 후의 순환경로와는 다른 몇 가지 변형이 필요하다(**그림 8-9A**). 태아의 간 또한 임신 중에는 출생 후에 행할 대사기능을 수행하지 않는

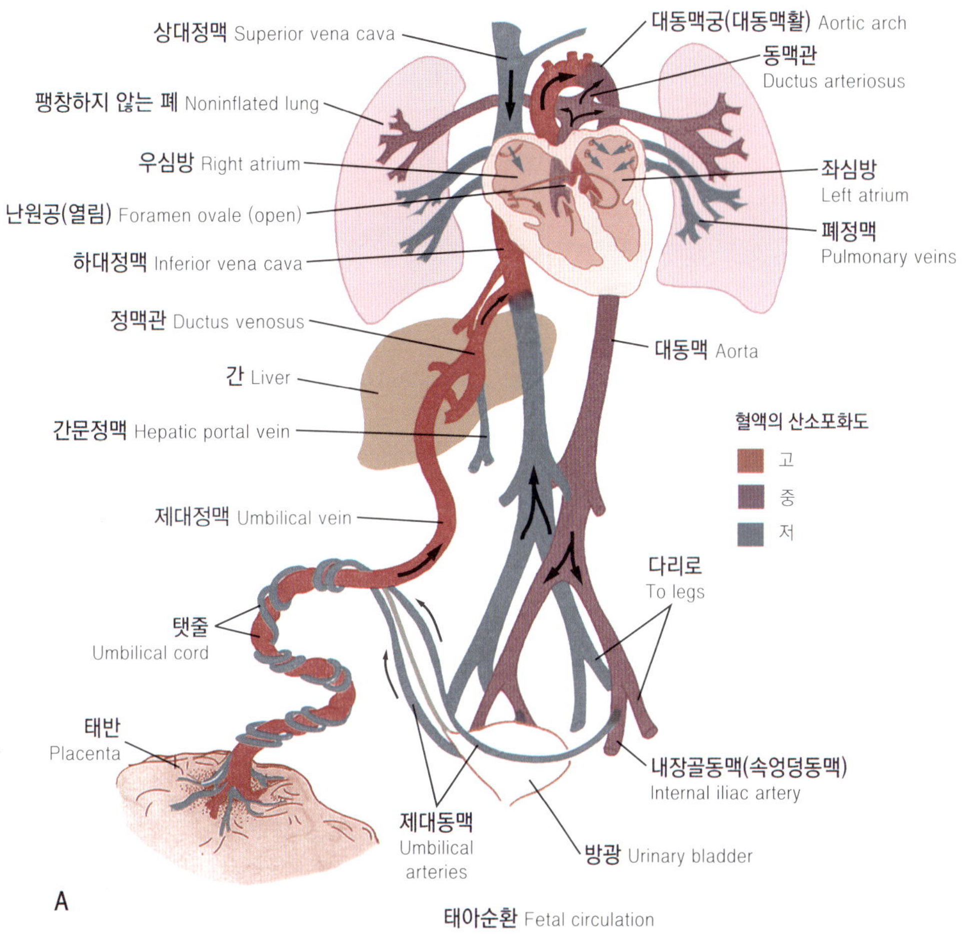

그림 8-9 **A: 태아의 순환.** 태반에서 가는 대부분의 혈액이 태아의 폐와 간을 우회하도록 해 주는 세 지름길이 있는데 이것이 정맥관, 동맥관, 난원공이다.

다. 모체가 이 기능을 대신 수행해 주기 때문이다. 그래서 태아의 순환계에는 정맥관(ductus venosus), 난원공(타원구멍, foramen ovale), 동맥관(ductus arteriosus)이 있어 산소농도가 가장 높은 혈액이 태아의 심장과 뇌로 보내지도록 한다. 출생 후에는 혈액에 산소를 공급하는 일을 신생아의 폐가 맡고, 영아의 간도 그 대사기능을 수행해야 한다. 태반은 순환경로에서 제외된다.

태반에서 산소를 공급받은 혈액은 제대정맥을 통해 태아의 몸으로 들어간다. 임신 말기에는 혈액의 2/3가 간을 통과하고 나머지 1/3은 간을 우회하여 첫 번째 지름길인 정맥관을 통해 하대정맥으로 들어간다. 그 다음에는 우심방으로 들어가 하체와 머리에서 온 탈산소화된 혈액과 합쳐진다. 그러고 나서 그 혈액의 대부분은 두 번째 지름길인 난원공을 통해 좌심방으로 바로 들어가 폐에서 돌아온 약간의 혈액과 섞인다. 그 다음에는 좌심실이 혈액을 대동맥으로 뿜어내어 신체에 영양을 공급한다. 우심실에서 나오는 혈액 중의 약간은 폐로 가서 폐 조직에 영양을 공급한다. 우심실에서 나오는 혈액 중의 나머지는 세 번째 지름길인 동맥관을 통해 대동맥으로 이동해 산소화된 혈액을 만난다. 산소화된 혈액이 가장 많은 이동하는 부위는 머리와 상체이다.

태아의 우심실벽은 좌심실벽보다 두꺼운데 폐가 완전히 팽창되어 있지 않아 폐를 지나는 혈류에 대한 저항이 태아의 다른 신체부위에 대한 저항과 비슷하기 때문이다. 아기가 출생 후 호흡을 시작하면 우심실에서 폐로 가는 혈류에 대한 저항은 감소되고 좌심실에서 온몸으로 가는 혈류에 대한 저항은 증가한다. 전신 혈류에 대한 저항의 증가에 대처하고자 좌심실벽은 더 두꺼워지고 우심실벽의 두께는 별로 변하지 않는다. 아동기 때 심장이 커지면서 좌심실벽은 계속 우심실벽보다 두꺼운 상태로 남아 있게 된다(Blackburn, 2013; Moore et al., 2013a, b).

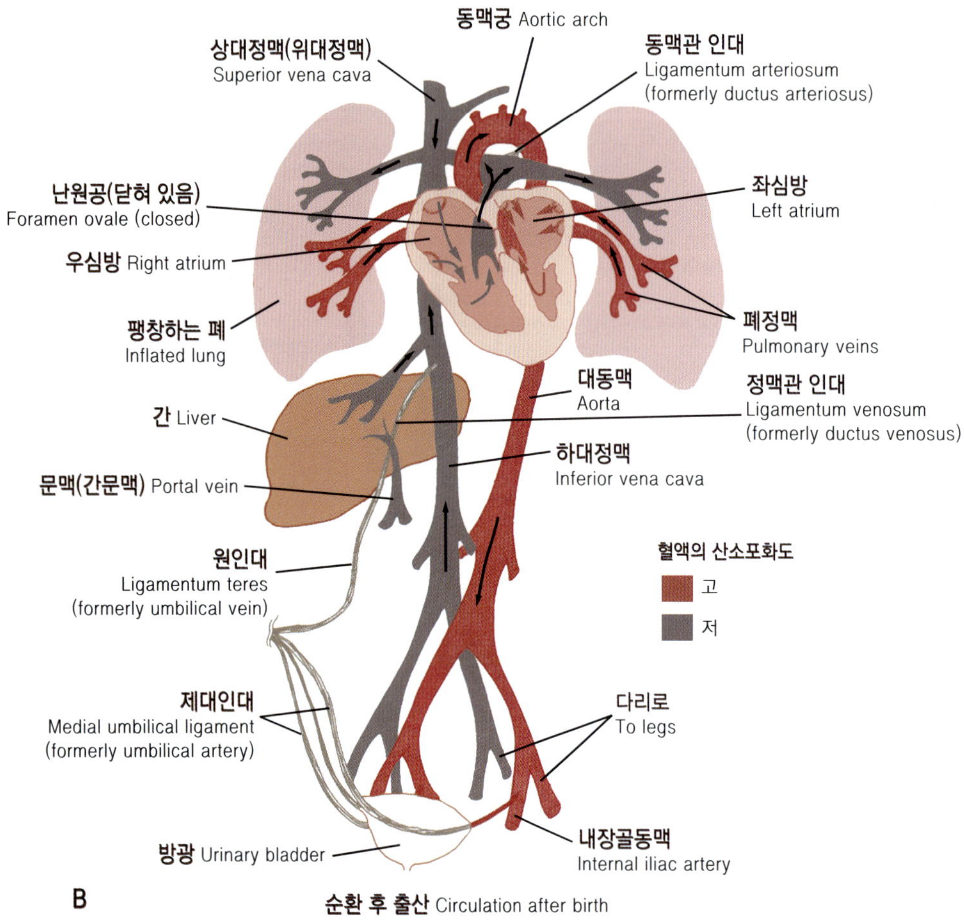

그림 8-9 **B: 출생 후의 순환.** 태아의 지름길이 닫혀 있는 것을 주목한다. 제대혈관들(정맥관, 동맥관)은 인대로 바뀔 것이다.

3) 출생 후 혈액순환의 변화

출생 후에는 태아의 순환회로가 필요하지 않다. 영아가 스스로 폐에서 혈액을 산소화시키기 때문이다(**그림 8-9B**). 아기가 숨을 쉬고 폐가 팽창하면 폐로 가는 혈류가 증가하고 오른쪽 심장의 압력이 감소하여 난원공(타원구멍)이 닫히게 된다. 동맥의 산소농도가 높아지면서 동맥관은 협착된다. 저산소증이 오래 지속되면 난원공이 오랫동안 열려 있을 수도 있다. 정맥관은 탯줄에서 오는 혈류가 중단될 때 폐쇄된다.

이해하기

22. 태아막과 양수의 목적은 무엇인가?
23. 태반에서 시작하여 태아의 몸을 거쳐 다시 태반으로 돌아오는 태아의 순환회로를 설명하시오.

이해하기 정답

22. 태아의 막은 태아와 제대 내에서의 순환을 완충하는 양수를 담고 안정된 온도를 유지하고, 산전 정상적인 구조적 발달을 촉진한다.
23. 산소화된 혈액은 제대정맥을 통하여 태아에게 들어간다. 혈액은 반은 간으로 가고 나머지는 정맥관을 통해 하대정맥으로 간다. 혈액은 우심방으로 들어가서 소량이 우심실을 지나고 나머지는 난원공을 통하여 좌심방으로 간 다음 좌심실로 간다. 우심실의 일부 혈액은 폐 조직에 영양을 공급하기 위해 폐로 가고 거기서 동맥관을 통해 좌심실에서 박출된 혈액과 합쳐진다. 태아순환 후에 산소가 사용된 혈액은 두 개의 제대동맥을 통해 태반으로 돌아온다.

개념요약

- 생식세포 발생의 목적은 반수의 염색체, 즉 짝을 이루지 않은 23개의 염색체를 가진 정자와 난자를 만드는 것이다. 임신으로 정자와 난자가 결합하면 다시 46개의 염색체로 회복된다.
- 여자 태아는 임신 30주에 이미 평생 가지게 될 난자를 모두 갖추고 있다. 이후에는 단 하나의 난자도 생성되지 않는다.
- 하나의 일차난모세포는 자라서 짝이 없는 23개의 염색체(22개의 상염색체와 1개의 X염색체)를 가진 성숙난자가 된다.
- 남성은 사춘기부터 평생 새 정자를 만들 수 있다. 그러나 40세 이후에는 생식능력이 점차 감소한다.
- 하나의 일차정모세포는 4개의 성숙정자를 만든다. 그 중 한 종류는 22개의 상염색체와 성염색체인 X염색체 하나를 가지고 있고, 다른 한 종류는 22개의 상염색체와 성염색체인 Y염색체 1개를 가지고 있다.
- 아기의 성을 결정하는 것은 정자이다. 정자만이 X와 Y염색체를 둘 다 갖고 있기 때문이다. 난자는 X염색체만을 가지고 있다.
- 모든 기관계의 기본적인 구조는 임신 8주 안에 자리를 잡는다. 그러므로 이 기간에는 기형유발물질이 발달하는 장기들에 큰 구조적 이상이나 기능적 이상을 유발할 수 있다.
- 태아기는 이미 자리잡은 기관계가 성장하고 다듬어지는 시기이다. 그러므로 이 기간에는 기형유발물질이 발달하는 장기들에 큰 구조적 이상을 일으킬 가능성은 줄어들지만 큰 기능적 이상을 일으킬 가능성은 여전히 남아 있다.
- 태반은 대사적, 호흡적, 내분비적 기능을 가진 배아 혹은 태아의 기관이다.
- 모체와 배아 혹은 태아 사이의 물질의 교환은 단순확산, 촉진확산(중개확산), 능동운반, 포음작용 같은 네 가지 기전을 통해 이루어진다.
- 모체의 혈액에 있는 대부분의 물질은 태아에게 전달된다.
- 태아막에는 양수가 담겨 있다. 양수는 태아를 보호하고 태아의 정상적 발달을 돕고 온도를 일정하게 유지해 준다.
- 탯줄은 태아와 태반 사이의 생명줄이다. 2개의 제대동맥은 탄산가스가 많은 혈액(정맥혈)과 노폐물을 태반으로 수송해 준다. 그것들은 태반에서 다시 모체의 순환으로 들어간다. 1개의 제대정맥은 산소와 영양소가 많은 혈액을 태아에게 운반해 준다. 이 혈관들은 코일 모양으로 되어 있고 Wharton's jelly로 싸여 있어서 폐색될 위험이 줄어든다.
- 태아의 순환계는 폐와 간을 부분적으로 우회하기 위해 정맥관, 난원공, 동맥관 세 개의 통로가 필요하다. 이 구조물들은 출생 후에 기능적으로 닫히지만 영구적으로 닫히는 것은 몇 주 혹은 몇 달 후이다.

참고문헌

Blackburn, S. T. (2013). Maternal, fetal, & neonatal physiology: A clinical perspective (4th ed.). Philadelphia, PA: Saunders.

Carlson, B. M. (2014). Human embryology and developmental biology (5th ed.). Philadelphia, PA: Mosby.

Cunningham, F. G., Leveno, K. J., Bloom, S. L., Spong, C. Y., Dashe, J. S., Hoffman, B. L., & Sheffield, J. S. (2014). Williams obstetrics (24th ed.). New York: McGraw-Hill.

Hall, J. E. (2015). Textbook of medical physiology (13th ed.). Philadelphia, PA: Elsevier.

Martin, J. A., Hamilton, B. E., Osterman, M. J. K., et al. (2015). Births: Final data for 2013. National Vital Statistics Reports, 64(1). Hyattsville, MD: National Center for Health Statistics.

Moore, K. L., Persaud, T. V. N., & Torchia, M. G. (2013). Before we are born: Essentials of embryology and birth defects (8th ed.). Philadelphia, PA: Saunders.

Moore, K. L., Persaud, T. V. N., & Torchia, M. G. (2016). The developing human: Clinically oriented embryology (10th ed.). Philadelphia, PA: Saunders.

Newman, R., & Unal, E. R. (2017). Multiple gestations. In S. G. Gabbe, J. R. Niebyl, J. L. Simpson, et al. (Eds.), Obstetrics: Normal and problem pregnancies (7th ed.) (pp. 706–736). Philadelphia, PA: Elsevier.

9

산전 태아사정

Antepartum Fetal Assessment

학습목표

1. 태아의 초음파 검사목적과 결과를 이해한다.
2. 태아전자감시의 목적, 절차, 이점, 위험을 설명한다.
3. 산전 태아사정 절차에 대해 설명한다.
4. 산전 관리 대상자에게 간호과정을 적용할 수 있다.

주요용어

경피제대혈채취 percutaneous umbilical blood sampling, PUBS
다중표지 선별검사 multiple-marker screening
산과적 초음파 obstetric ultrasound
산전 태아감시 antepartum fetal surveillance
신경관결손 neural tube defect, NTD
생물리학계수 biophysical profile, BPP
양수천자 amniocentesis
융모막융모생검 chorionic villus sampling

비교적 최근까지만 해도 태아의 상태나 신체발달 속도를 사정하는 데 사용할 수 있는 방법이 불분명하였다. 태아의 성장을 사정하기 위해 자궁저부의 높이를 측정하였고, 생존을 확인하기 위해 태아심박수(fetal heart rate, FHR)를 측정하고, 임부가 태동을 감지하는지에 주목하였다. 이제는 다양한 방법들이 개발되어 태아의 신체적 이상, 성장 속도를 비롯한 태아의 상태 모니터링도 더 정확해졌다.

산전 태아사정은 예비부모의 불안을 감소시킨다. 태아의 건강이 불확실하면 다른 검사를 더 받아야 할지 결정해야 한다. 아기의 건강에 대해 의심스러운 결과가 계속 나온다면 임부는 임신기간 내내 불안해 할 것이다. 검사를 통해 태아의 이상이 발견되면, 임신의 지속 여부에 대해 결정해야 한다. 이 결정은 온 가족에게 윤리적 갈등뿐만 아니라 정서적 스트레스로 이어질 수 있다(표 9-1).

1. 태아 진단검사의 적응증

대부분의 태아 진단검사들은 태아가 자궁에서나 출생 후에 발달적 · 신체적 문제를 가질 것이라고 생각되는 경우에만 시행한다. 그러나 초음파검사나 모체의 혈청검사 같은 종류는 모든 임부에게 다 시행되어야 한다고 생각하는 의사들이 많다.

태아의 산전검사를 하는 이유는 첫째, 태아의 선천성 이상을 찾아내기 위해, 둘째, 태아의 상태를 평가하기 위해서이다. 양수천자(amniocentesis, 복부를 통해 양막낭에 구멍을 내는 것)와 초음파검사는 이 두 가지 목적에 모두 사용된다.

임신기에 태아에게 위험을 증가시키는 많은 요인들이 있다. 당뇨병이나 고혈압 같은 임부의 의학적 상태와 나이나 가난 같은 인구학적인 요인, 조산력, 사산력, 선천성 기형아 출산력 같은 산과적 요인도 포함된다(표 9-2).

어떤 산전검사나 산전감시도 아기의 출생을 완벽히 보장해 줄 수는 없다. 임부나 보호자에게 산전 진단검사가 모든 선천성 결함을 다 찾아낼 수는 없다는 것을 언급해 주어야 한다. 모든 임신에서 기본적인 위험(baseline risk)은 존재한다.

검사로 진단될 수 있는 선천적 결함을 가진 아기를 낳을 위험이 크다 하더라도 임부는 검사를 거절할 권리가 있다. 감별검사로 추가검사의 필요성을 확인할 수 있더라도 임부는 이를 받아들일 권리와 거부할 권리가 있다. 간호사는 임

표 9-1 산전 태아 검사

검사	시기	정의	의의
목덜미투명대 초음파 (nuchal translucency: NT)	10~13주	태아 목덜미 뒤의 작은 공간인 투명대를 초음파로 측정	염색체이상, 심장 이상, 유전 질환
복합선별검사	10~13주	임신 1기 목덜미 투명대 검사에 기초한 모체 혈청 검사 (hCG, PAPP-A)	18,21번 염색체 이상
다중표지선별검사: 삼중표지자 검사(triple screen)	15~22주	임신 2기 모체 나이에 연관된 모체 혈청 검사 (AFP, estriol, β-hCG)	18,21번 염색체 이상
다중표지선별검사: 사중표지자 검사(quadruplet screen)	15~22주	임신 2기 모체 나이에 연관된 모체 혈청 검사 (AFP, estriol, β-hCG, inhibin-A)	18,21번 염색체 이상
통합 선별검사	10~13주, 15~22주	임신 1, 2기 모체 나이에 연관된 단일 검사를 통합한 진단 검사(사중표지자 검사와 연관한 NT/PAPP-A)	18,21번 염색체 이상
모체 혈청 선별검사	10~13주, 15~22주	임신 1, 2기 모체 혈청 선별검사(PAPP-A, 사중표지자 검사	-
Cell-free DNA(cfDNA)	9주 6일 이후~분만	모체혈청으로 태아 Cell-free염색체(cfDNA)	주로는 21번 삼염색체증, 18번 삼염색체증, 13번 삼염색체증, 성염색체 이상, 기타 염색체 이상

AFP, Alpha-fetoprotein; hCG, human chorionic gonadotropin; PAPP-A, pregnancy-associated plasma protein-A.
Modified from American College of Obstetricians and Gynecologists (ACOG). (2016). Prenatal screening for fetal aneuploidy (Practice Bulletin 163). Obstetrics and Gynecology, 127(5), E123-E127; Driscoll, D. A., Simpson, J. L., Holzgreve, W., & Otano, L. (2017). Genetic screening and prenatal diagnosis. In S. G. Gabbe, J. R. Niebyl, J. L. Simpson, M. B. Landon, H. L. Galan, E. R. M. Jauniaux, . . . W. A. Grobman. (Eds), Obstetrics: Normal and problem pregnancies (7th ed., pp. 193-217). Philadelphia, PA: Elsevier; and Evans, M. I., Andriole, S., & Evans, S. M. (2015). Genetics: Update on prenatal screening and diagnosis. Obstetrics and Gynecology Clinics of North America, 42(2), 193-208.

표 9-2 산전 태아 진단 적응증

모체측	태아측	기타
고혈압 장애 임신성 자간전증	태동 감소	사산 기왕력
1형 당뇨, 인슐린 의존형 2형 당뇨, 임신 중 약물 치료	태아 성장 제한	많은 모체 나이
만성 신장 질환 청색증형 심장 질환	과숙아 태아 기형	비만 임신 2기에 2개 또는 그 이상의 비정상 모체혈청검사결과(PAPPA-A)
혈우병 항 인지질 항체 증후군	다태아	약물 남용
전신성 홍반성낭창	양수 이상 양수과소 양수과다	낮은 교육 정도, 낮은 경제 상태
담즙 분비 중지	조기양수파막	흑인종

PAPP-A, Pregnancy-associated plasma protein-A. Modified from American College of Obstetricians and Gynecologists (ACOG). (2014). Antepartum fetal surveillance (Practice Bulletin No. 145). Washington, DC: Author; Signore, C., Freeman, R. K., & Spong, C. Y. (2009). Antenatal testing: a reevaluation-executive summary of a Eunice Kennedy Shriver National Institute of Child Health and Human Development workshop. Obstetrics and Gynecology, 113(3), 687-701.

부 본인의 결정을 존중해야 한다.

2. 초음파

초음파(ultrasound)의 고주파 음파를 신체조직에 쏘면 조직이 경로를 빗나가게 하여 메아리로 돌아온다. 메아리로 돌아오는 에너지의 양은 초음파의 경로에 있는 조직의 특성에 따라 광선의 각도와 세기가 달라진다. 산과에서는 탐촉자(probe)가 보내는 초음파 광선이 복부조직이나 질을 통해 바로 들어가 다양한 밀도를 가진 구조물들을 보여주는 2차원 영상을 만들어낸다(그림 9-1).

기술과 소프트웨어의 진보는 초음파 기술을 더욱 발전시켜 2차원 영상보다 더 나은 채도와 농도를 가진 3차원 영상을 만들어 냈다. 3차원 초음파 영상은 훨씬 더 정확하여 정상적인 이목구비를 확인할 수 있고 이상소견, 특히 얼굴갈림증(facial clefts) 같은 외모의 이상들을 구별할 수 있다. 또한 이상 부위의 정도와 크기를 좀 더 정확하게 파악할 수 있다. 3차원 초음파 영상은 평평한 2차원 영상보다 더 사실적으로 보이므로 판독하기도 용이하다(ACOG 2014b; Richards, 2017)(그림 9-2). 몇몇 이상들을 더 잘 식별하게 해 주는 4차원 영상도 개발되고 있다. 그 영상들을 평가하고 저장하는 방법에는 열에 의한 방법뿐만 아니라 광학매체와 자기매체도 있다.

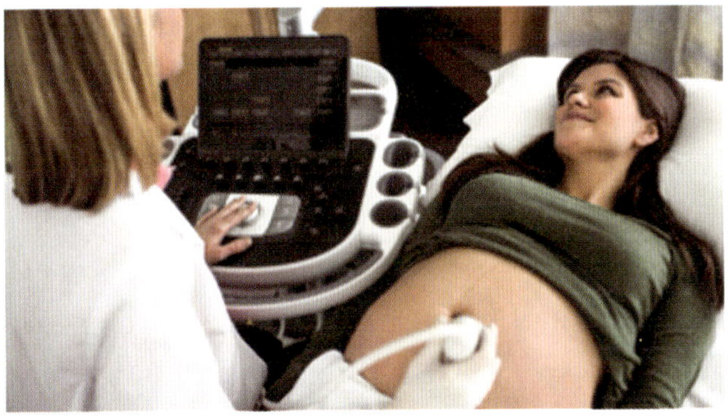

그림 9-1 임신부의 복부초음파 검사. (From http://www.usa.philips.com/healthcare/medical-specialties/mother-andchild-care)

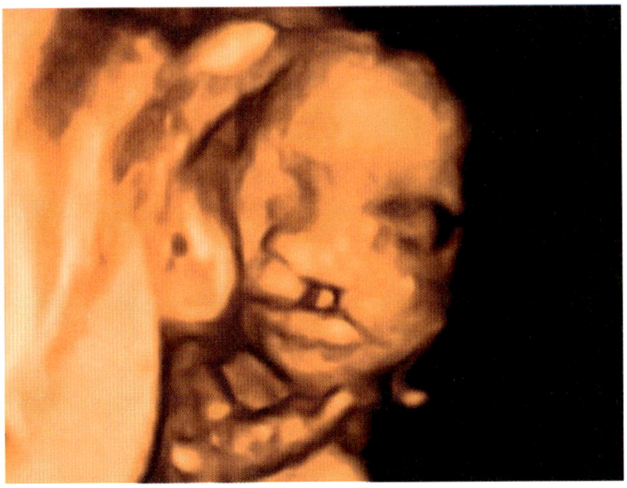

그림 9-2 양측성 구순파열 태아의 3차원 초음파 영상. (From Richards, D. S. (2017). In S. G. Gabbe, J. R. Niebyl, J. L. Simpson, et al. (Eds), Obstetrics: Normal and problem pregnancies (7th ed., pp. 160-192). Philadelphia: Elsevier.)

최근의 초음파는 실시간 스캔을 사용하여 움직임을 실시간으로 보여준다. 관찰자는 실시간 초음파를 통해 태아의 심장 활동, 호흡 활동, 신체 움직임을 볼 수 있다. 뿐만 아니라 실시간 스캔을 통해 움직이는 태아의 조직과 고정되어 있는 임부의 조직도 구별할 수 있다. 초음파는 임신 중 언제나 할 수 있지만, 임신 중 어느 때에 하느냐에 따라 방법과 목적이 달라질 수 있다. 초음파 검사는 다른 많은 의학적 · 외과적 절차뿐만 아니라 부인과 및 난임치료에도 사용된다.

1) 정서적 반응

미국에서는 대부분의 여성들이 임신기간 중 적어도 한 번은 초음파 검사를 받는다. 초음파는 첫 산전 방문 때 하는 경우가 많은데, 이는 임부의 마지막 월경주기(last menstrual period, LMP) 날짜와 맞추어 임신의 날짜를 더 정확히 하고, 이상소견을 확인하기 위해서이다[American College of Obstetricians and Gynecologists(ACOG), 2011b; Richards, 2012].

예비부모들은 아직 태어나지도 않은 아기를 선명하게 보여 주는 오늘날의 초음파 영상에 놀라워한다.

초음파 검사에 대한 부모들의 반응은 매우 다양하다. 일부 예비부모들은 태아를 보니 매우 들뜨고, 사랑과 보호본능을 느낀다고 한다. 반면 어떤 사람들은 태아에 대한 불안감과 뭔가 이상이 발견될지도 모른다는 두려움을 느낀다고 한다. 검사 결과가 정상일 때 예비부모들은 안도의 한숨을 내쉰다. 때로는 문제가 있을지도 모른다는 검사 결과로 부모에게 불안감을 주기도 하고 태아에 대한 힘든 결정을 요구하기도 한다.

2) 산과적 초음파의 단계

초음파는 태아를 영상화하는 가장 일반적인 방법이다. 숙련된 의사나 기사만이 검사를 시행할 수 있다. 임부에게 시행되는 산과적 초음파 검사에는 다음과 같은 세가지 종류가 있다[American Academy of Pediatrics(AAP) & American College of Obstetricians and Gynecologists(ACOG), 2012; ACOG, 2011b].

- 표준(basic) 초음파: 태아, 태반, 양수의 양을 전반적으로 파악한다.
- 정밀(comprehensive) 초음파: 표준 초음파 검사, 검사실 검사 및 다른 검사에서 이상이 발견되면 시행한다. 이상

을 더 상세히 조사하기 위한 검사이므로 주치의는 이 초음파를 산부인과 전문의에게 의뢰하기도 한다.

- 제한(limited) 초음파: 태아의 태위 같은 특정한 문제만을 다루기 위해 사용된다.

3) 임신 1기의 초음파 검사

임신 1기의 질식 초음파촬영술(transvaginal ultrasonography)은 자궁, 임신낭, 배아, 난소나 난관 같은 골반 구조물들을 더 선명하게 보여 준다.

(1) 목적

임신 1기의 초음파 검사는 주로 다음과 같은 목적을 위해 사용된다.

- 임신을 확인하기 위해
- 임신의 위치를 확인하기 위해(예: 자궁내 임신, 자궁외 임신)
- 다태임신을 알아보기 위해
- 아두와 엉덩이까지의 길이(머리엉덩길이, crown-rump length, CRL)와 머리 크기 등의 측정을 위해(그림 9-3)
- 태아의 수와 생존력을 알아보기 위해
- 염색체 이상이나 다른 이상을 암시하는 목덜미 투명대(nuchal translucence) 같은 지표를 알아보기 위해(그림 9-4)
- 태아세포분석을 위한 융모막 융모의 표본을 채취하는 융모막융모생검(chorionic villus sampling, CVS) 같은 시술을 위해(그림 9-5)
- 자궁, 경부, 태반의 위치를 파악하기 위해

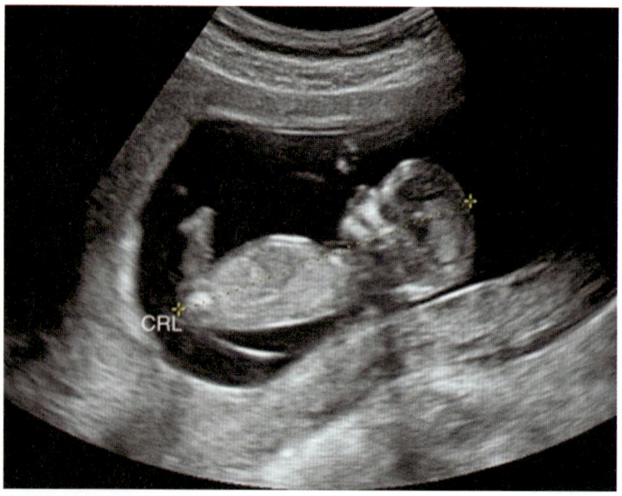

그림 9-3 임신 1기 태아엉덩길이. (From S. G. Gabbe, J. R. Niebyl, J. L. Simpson, et al. (Eds), Obstetrics: Normal and problem pregnancies (7th ed., p.177). Philadelphia: Elsevier.)

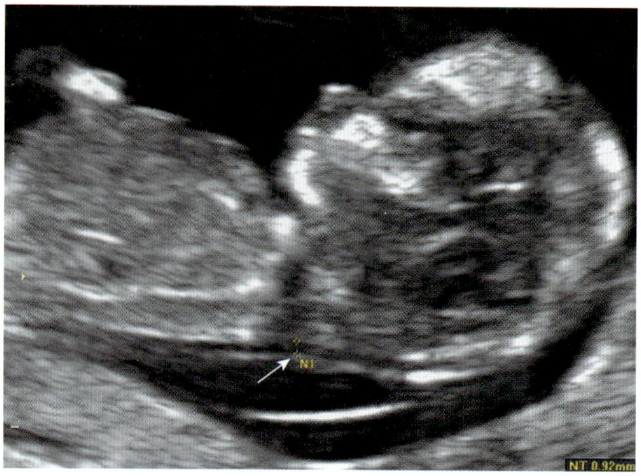

그림 9-4 태아목덜미 투명대 검사(Nuchal Translucency Test). (From Malone, F. D. (2008). First trimester screening for aneuploidy. In P. W. Callen (Ed.), Ultrasonography in Obstetrics and Gynecology (5th ed., pp.60-69). Philadelphia: Saunders Elsevier.)

마지막 월경 주기에서 5~6주가 지나면 태아가 보이기 시작한다. 이때는 태아의 머리엉덩길이(CRL)가 재태연령의 가장 신뢰할만한 기준이 된다. 태아의 생존력은 태아의 심장박동이 관찰되는 것으로 확인할 수 있는데, 이것은 배아의 머리엉덩길이(CRL)가 5mm 이상일 때 가능하다. 자궁섬유양, 난소낭종, 쌍각자궁도 초음파로 확인할 수 있다(ACOG, 2011b; Richards, 2012).

(2) 절차

질식 초음파 검사를 위해서는 여성이 쇄석위(lithotomy position)로 누워야 한다. 의사는 질식 탐촉자에 일회용 덮개를 씌우고 윤활제 역할을 하면서 전도성을 높여주는 젤을 덮개에 바른 다음 질에 삽입한다. 여성이 스스로 탐촉자를 삽입하면 더 편안하게 느낄 수 있다. 이 검사는 10~15분이 소요된다.

4) 임신 2기와 3기의 초음파 검사

임신 2기와 3기에는 복부를 경유하는 초음파 검사가 더 많이 사용된다. 이제는 자궁이 골반 밖으로 나와 있어서 더 이상 골반뼈에 가로막혀 있지 않으므로 태아와 태반을 잘 관찰할 수 있다.

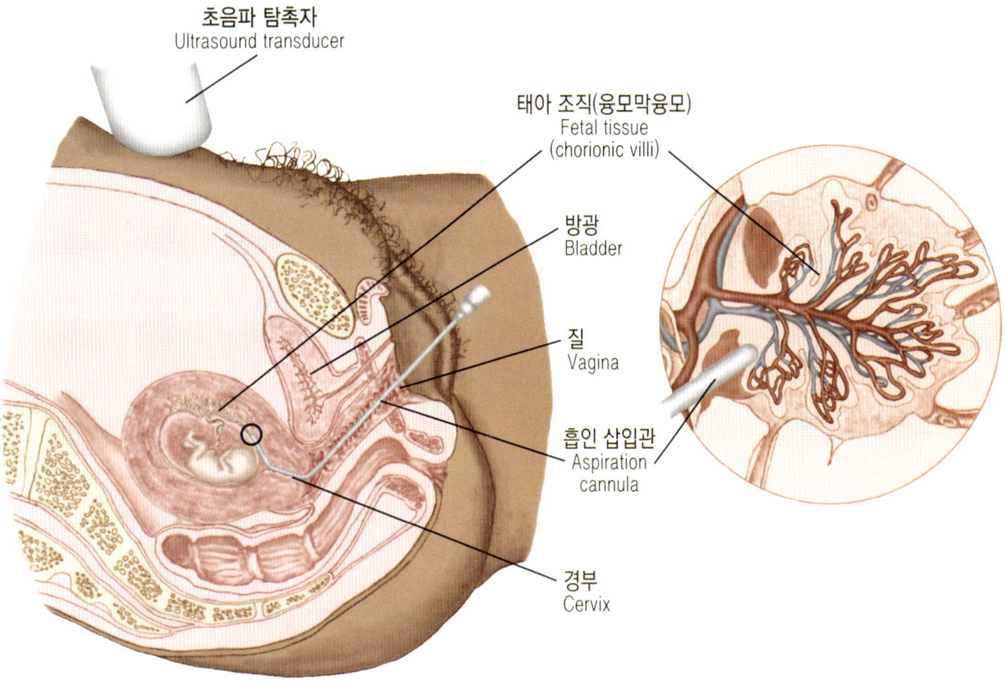

그림 9-5 경부 경유 융모막융모생검. 태아에게 유전자 결함이 있는지 알아보기 위해 조직을 흡인한다. 복부경유흡인도 또 하나의 방법이다.

(1) 목적

임신 2기와 3기의 초음파 검사는 주로 다음과 같은 목적을 위해 시행된다.

- 태아의 생존력을 확인하기 위해
- 제대(탯줄)와 제대혈관, 제대의 삽입지점을 비롯한 태아의 해부학적 구조를 평가하기 위해
- 재태연령을 알기 위해
- 반복적인 스캔을 통해 태아의 연속적인 성장을 평가하기 위해
- 다태임신에서 태아들의 성장을 비교하고 각 양막낭의 양수의 양을 평가하기 위해
- 생물리학계수에서 4~5개의 지표를 평가하기 위해
- 전치태반(placenta previa, 태반이 자궁하부에 비정상적으로 착상한 것)이 의심될 때 태반의 위치를 확인하기 위해
- 태아의 태위를 확인하기 위해
- 양수천자나 경피제대혈채취(percutaneous umbilical blood sampling, PUBS)를 위한 바늘의 위치를 안내하기 위해(그림 9-8)

임신 1기가 지나고 나면 초음파를 통해 재태연령을 판정하는 것이 점점 더 부정확해진다. 태아 개인의 성장 잠재력과 자궁 내의 환경이 합쳐져서 태아마다 큰 차이가 나타나기 때문이다. 임신 후반기에는 다음과 같은 두 가지 방법이 재태연령 판정의 정확성을 높여준다.

- 초음파가 여러 번 측정한 태아의 머리 직경, 머리 둘레, 복부 둘레, 팔 · 다리 뼈의 길이 등을 종합하여 계산한다.
- 임신 24~32주에는 2주 간격으로 초음파를 2~3번 촬영하여 태아의 표준 성장곡선과 비교해 본다. 임신 32주 이후 처음 초음파를 이용해 태아의 나이를 확인할 경우 오류의 가능성이 높다. 이때의 초음파는 태아의 건강상태를 확인하기 위한 것이다. 초음파로 제공해 주는 태아 건강 정보에는 생물리학계수(BPP)가 있다.

정확한 재태연령이 필요한 때는 모체의 혈청알파태아단백(maternal serum alpha-fetoprotein, AFP, 태아가 만들어내는 혈장 단백질)의 양을 검사한다. 알파태아단백(alpha-fetoprotein, AFP)은 태아의 나이와 태아의 수에 따라 달라지기 때문이다. 정확한 재태연령은 자궁내 성장지연(intrauterine growth restriction, IUGR)과 분만예정일을 확인하기 위해 중요하다.

양수과다, 양수과소, MAF나 다중표지검사에서의 비정상결과 또는 비정상아의 출산력과 같은 위험인자가 있

을 경우 임신 2기에 태아를 평가하기 위해 정밀 초음파 검사가 행해진다. 태아의 신체계통이나 주요 기관의 이상유무를 확인하기 위해 초음파로 태아의 해부학적 구조를 면밀하고 체계적으로 살펴본다. 초음파가 확인할 수 있는 이상에는 척수수막탈출증(myelomeningocele, 척수수막류)이나 무뇌증 같은 신경관결손(neural tube defect, NTD: 척수나 두개골을 싸고 있는 뼈가 닫히지 못한 것), 제대탈장(omphalocele)이나 복벽파열증(gastroschisis) 같은 복벽결함, 콩팥 기형, 수두증, 태아의 장이나 비뇨기계의 폐쇄, 구개순(입술갈림증)과 구개열(입천장갈림증), 사지의 이상 등이 있다.

(2) 절차

복부초음파(transabdominal ultrasound)를 위해서 임부는 머리와 무릎을 받치고 바른 자세로 눕는다. 임부가 원하면(보호자 포함) 검사과정을 볼 수 있도록 스크린의 방향을 돌려준다. 머리를 높이고, 임신한 자궁이 대동맥과 대정맥을 압박하여 생기는 앙와위저혈압증후군을 예방하도록 측위를 취한다. 작은 쿠션이나 담요를 말아 임부의 오른쪽 엉덩이 밑에 받쳐준다. 따뜻한 전도용 젤을 임부의 복부에 펴 바른 다음, 검진자가 복부 위로 천천히 탐촉자를 움직여 사진을 찍는다. 이 검사는 10~30분이 소요된다.

임신 1기에 이 검사를 할 때는 방광을 가득 채워 자궁을 들어올려야 영상이 더 선명하게 나온다. 임부에게 검사 1시간 전에 맑은 액체류를 몇 잔 마시고 검사가 끝날 때까지 방광을 비우지 말라고 주의를 준다. 팽창된 방광 위로 탐촉자가 지나갈 때 임부는 불편감을 느낄 수도 있다. 생물리학계수(BPP)를 평가하기 위해서는 임부에게 과일주스를 섭취하게 하여 태동을 유발해야 할 수도 있다.

(3) 장점

초음파는 태아와 그 주변의 구조물들을 선명하게 보여 줄 뿐만 아니라 안전성도 입증되었으며 비침습적이고 임부가 비교적 편안하게 느낀다. 초음파에서 식별할 수 있는 목덜미투명대 부분은 염색체 이상이나 심장 이상을 조기에 발견해 내는 데 도움을 준다. 또한 결과를 즉시 확인할 수 있으며 사용하기도 쉽고 휴대도 가능하다.

(4) 단점

건강보험 여부에 따라 초음파 비용이 임부에게 부담이 되기도 한다. 임신한 줄 몰랐던 임부나 임신 1기에 산전간호를 받지 못한 임부는 정확한 재태연령의 산정이 어려울 수 있다. 정확도가 점점 증가하고 있기는 하지만 초음파가 태아의 구조나 기능상의 모든 결함을 다 찾아낼 수는 없다. 비정상적인 태아의 기능이 구조에 영향을 미칠 수 있음에도 초음파가 이를 항상 찾아낼 수 있는 것은 아니다. 결과가 정상이면 부모는 안심하지만, 의심스럽거나 비정상적인 영상은 불안감을 가중시킨다. 의사는 임부에게 모든 초음파 결과에 대해 이야기하고 추가 검사가 필요한지에 대해서도 정보를 주어야 한다.

3. 태아진단검사

1) 융모막융모생검

융모막융모는 태반이 형성될 때 융모막(바깥막, chorion)에서 발달하여 자궁내막 조직으로 파고드는 작은 돌기로 현미경으로만 관찰할 수 있다. 융모는 태아의 조직이므로 태아의 염색체적 · 대사적 · 유전적 구성을 나타낸다.

융모막융모생검(chorionic villus sampling, CVS)은 태아의 염색체적 · 대사적 · 유전적 이상을 진단하기 위해 임신 10~12주에 시행된다. 이분척추(spina bifida) 같은 체벽결함을 찾아내는 데는 융모막융모생검이 사용되지 않는다. 열린 체벽결함을 찾아내는 데는 양수표본이 필요하다(AAP & ACOG, 2012; ACOG, 2009; Simpson, Richards, Otano et al., 2012b).

(1) 절차

다른 모든 절차와 마찬가지로 임부는 융모막융모생검으로 찾아내고자 하는 특정한 결함에 대한 내용뿐만 아니라 절차에 대한 상담을 받아야 한다. 의료진은 이 절차의 위험과 이득에 대해 자세히 설명한 다음 사전동의서에 서명을 받는다.

융모막융모생검은 경부를 경유해서 할 수도 있고 복부를 경유해서 할 수도 있다. 임부에게는 경부를 경유하는 방법이 더 편하지만 절차 후 약간의 출혈이 있을 수 있다. 대개 융모에 가장 쉽게 직접적으로 접근할 수 있는 방법이 선택된다.

경부를 경유하여 채취를 할 때는 임부를 쇄석위로 유지하고 무균적으로 질과 경부를 소독한다. 융모막융모생검을 하기 전에 임질, 클라미디아증, B군 연쇄상구균 감염에 대한 배양검사가 필요하다. 초음파를 보며 휘어지는 카테터를 경부로 넣어 융모막융모 표본을 채취한다(그림 9-5).

복부경유 융모막융모생검을 할 때는 임부가 똑바로 눕는다. 초음파를 보며 표본 채취용 바늘을 삽입할 가장 적당한 복부 지점과 각도를 정하고 나서 부위를 소독한다. 초음파를 보며 의사는 복벽과 자궁근막을 통해 바늘을 삽입해 끝을 태반까지 밀어 넣은 다음 염색체 분석을 위한 융모막융모의 표본을 채취한다.

융모막융모생검을 한 후 태아의 생존력을 확인하기 위해 심장활동을 관찰하여 기록으로 남긴다. 임부의 활력징후도 측정하고, 경우에 따라 소변을 볼 수도 있음을 말해준다. 융모막융모생검은 Rh 감작화를 촉진시키므로 임부가 Rh^-인 경우 Rho(D) 면역글로불린(RhoGAM)을 임부에게 투여한다. 점상 질출혈은 있을 수 있으나 양수, 혈액 덩어리, 조직, 많은 양의 혈액이 보이면 즉시 의사에게 알린다. 시술 후에는 몇 시간 동안 쉬어야 하고 성 생활은 며칠간 제한한다.

(2) 장점

융모막융모생검은 임신 10~12주에 시행되므로 초기 양수천자보다도 더 빨리 결과를 얻을 수 있다. 따라서 융모막융모생검은 초기 검사를 원하는 임부에게 산전진단의 기회를 제공한다.

(3) 위험

융모막융모생검으로 인한 자연유산율은 양수천자로 인한 자연유산율보다 높다. 2회 이상의 시도, 또는 시행 전 주에 출혈이 있었다면 유산확률이 더 높아진다. 1990년대 초반에는 임신 10주 이전에 행한 융모막융모생검과 관련된 사지의 감소성결손(limb reduction defect, LRD)에 대한 보고가 있었다. 최근의 자료들도 임신 10~12주 사이에 하는 융모막융모생검이 더 안전함을 보여준다(Simpson et al., 2012a; Wapner et al., 2009). 발생빈도는 낮으나 여전히 사지감소성결손 위험이 있음을 미리 예비 부모에게 알려야 한다.

융모세포는 분열속도가 빠르므로 융모막융모생검의 일차결과는 2~3시간 만에 얻을 수 있다. 좀 더 정확한 결과를 얻기 위해 융모세포를 2~4일 동안 배양한다(Wapner et al., 2009). 융모막융모생검에서 나오는 의심스러운 결과들을 명확하게 확인하기 위해서는 양수천자 같은 검사가 더 필요한데, 이것은 산전진단과정에 비용, 침습성, 불안을 더 가중시킨다.

이해하기

1. 양수천자와 비교하여 융모막융모생검이 가지는 이점은 무엇인가?
2. 융모막융모생검의 가장 큰 위험은 무엇인가?

이해하기 정답

1. 융모막융모생검은 초기 양수천자보다 조금 더 먼저 임신 10~12주에 시행된다. 임신 초기에 태아 이상에 대한 정보를 얻음으로써 임주가 임신 2기에 임신 종료에 대한 결정을 하도록 한다.
2. 융모막융모생검 후의 임신종결은 양수천자 후의 종결률과 비슷하다. 염색체 소견에 의문이 제기되면 양수천자와 같은 추가적인 검사에 이를 가능성이 더 커진다.

2) 양수천자

양수천자란 검사를 위해 양막낭으로부터 양수를 흡인하는 것이다(그림 9-6). 이 절차는 임신 15~20주에 하는 것이 가장 좋다. 가장 좋은 표본을 얻기 위해서는 충분한 양의 양수와 태아세포가 필요하기 때문이다. 14주 전에 양수천자를 하면 태아세포를 얻기 위한 충분한 양의 양수를 확보하기가 힘들다. 정확한 위험도는 알려져 있지 않으나 양막이 뚫리거나 양수가 새어나감으로써 만곡족(휜발) 같은 발 기형이 발생한 보고가 있다.

(1) 목적

임신 중기. 임신 중기에 하는 양수천자의 주된 목적은 염색체 이상을 알아보기 위해 양수 안에 있는 태아의 세포를 검사하는 것이며, 대사결함 같은 다른 유전자 분석도 가능하다.

양수천자는 염색체 이상을 찾아내는 데 사용될 뿐 아니라 임부가 Rh^+ 혈액에 감작되었을 때 태아의 상태를 알아보기 위해, 자궁내 감염을 진단하기 위해, 엄마의 혈청으로 한 다중표지검사가 비정상일 때 양수의 AFP를 조사하기 위해서도 시행한다.

임신 3기. 임신 3기에 실시하는 양수천자의 가장 일반적인 이유들은 태아의 폐 성숙도를 알아보는 것과 임부가 Rh 동종면역을 가지게 되었을 때 태아의 상태를 확인하

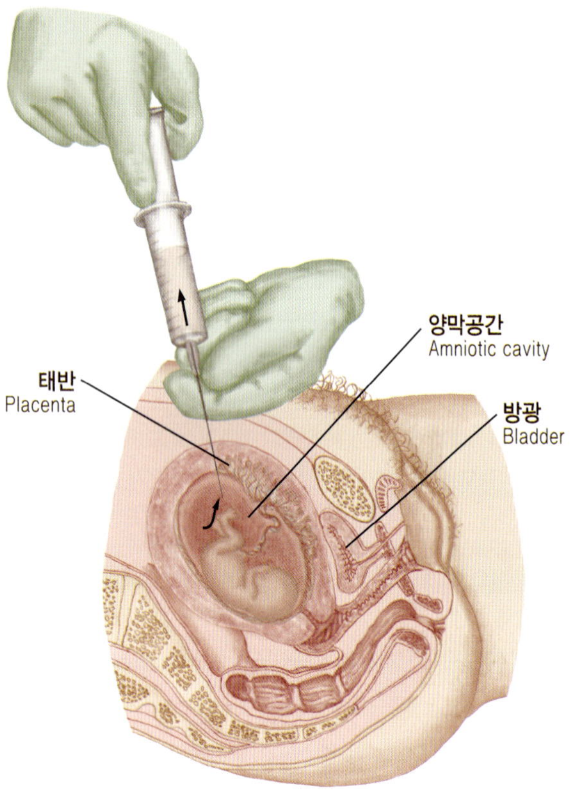

그림 9-6 양수천자. 양수천자 시 양막낭으로부터 양수를 흡인하기 위해 임부의 복부를 통해 바늘을 삽입한다. 태아의 성숙도, 염색체 이상 외의 문제들을 알아보기 위해 양수를 검사한다.

는 것이다. 엄마와 태아 간에 존재할 수 있는 혈액부적합증에는 몇 가지가 있지만 그중 가장 심각한 것이 Rh 부적합증이다.

태아의 폐 성숙도를 판정하기 위한 검사(Tests to Determine Fetal Lung Maturity). 태아의 폐 성숙도를 위한 검사는 출산 시기가 임신 38주 전으로 예상되거나 실제로 언제 임신했는지 불확실할 때 추천된다. 주로 인지질로 구성되어 있는 계면활성제는 폐포 안쪽 벽의 표면장력을 감소시켜 영아가 숨을 내쉴 때 폐포가 열려 있도록 도와준다. 계면활성제가 충분치 않으면 폐포 안쪽벽들이 서로 달라붙어 다음 호흡 시 폐포가 확장되기 힘들어진다.

레시틴과 스핑고미엘린(lecithin/sphingomyelin, L/S)의 비율은 태아의 폐 성숙도를 위한 검사이다. 레시틴은 태아의 폐에 있는 액체와 계면활성제의 인지질 성분이고 스핑고미엘린은 양막 전체에 있는 지질이다. 약 임신 30주까지는 레시틴과 스핑고미엘린이 거의 같은 비율로 존재한다. 임신 30주가 되면 스핑고미엘린의 양은 변함이 없는데 레시틴은 계속 증가하기 시작한다. 일반적으로 L/S 비율이 최소한 2:1이 되어야 계면활성제가 충분하다는 의미이며, 태아의 폐가 성숙하였다는 의미이다. 그러나 임부가 당뇨병이 있다면 L/S비율 2:1이라고 해도 폐 성숙을 의미하지 못한다. 따라서 L/S비율뿐만 아니라 계면활성제의 또 다른 성분인 포스파티딜글리세롤(phosphatidylglycerol, PG)과 포스파티딜리노시톨(phosphatidylinositol, PI)이 있는지도 검사한다. PG와 PI의 인지질이 있다는 것은 태아의 폐가 성숙했다는 가능성을 뒷받침해 준다. 양수에 혈액과 태변이 있으면 이 세 검사의 정확성이 떨어질 수 있다. 다른 검사로는 양수에 있는 계면활성제의 성분과 거품안정지수(foam stability index, FSI)를 판정하기 위해 계면활성제와 알부민의 비율을 측정할 수 있는데, 이것은 "shake test"라 불린다(Greenberg, Druzin & Gabbe, 2012; Mercer, 2009a).

조기양막파열이 일어난 경우 태아의 폐 성숙도를 평가하려면 질에 고인 양수에서 표본을 추출하여 포스파티딜글리세롤의 양을 측정한다. 이 검사는 비침습적이긴 하나 양수가 점액, 혈액, 박테리아 등으로 오염될 수 있다. 오염된 점액, 혈액, 박테리아 등은 폐 성숙도를 알아보기 위한 다른 검사들의 정확성을 감소시킨다(Mercer, 2009a).

태아용혈질환검사(Test for Fetal Hemolytic Disease). 양수천자는 모체가 Rh^-인데 Rh^+의 혈액에 노출되어 감작되었을 때, 빌리루빈으로 착색된 양수의 흡광도(optical density, OD)를 측정하는 델타 OD450(delta OD450) 검사로 태아의 빌리루빈 농도를 판정할 때도 사용된다. 감작된 임부가 만들어낸 항체가 태아의 Rh 양성 혈액을 파괴하여 태아는 태아적아구증(erythroblastosis)이나 태아수증(hydrops fetalis)에 걸리기 쉽다.

태아적아구증이란 산소를 운반할 수 있는 성숙한 적혈구가 과도히 파괴되고 산소를 운반할 수 없는 미성숙한 적혈모구가 증식하는 것이다. 따라서 적혈구가 파괴될 때 생기는 빌리루빈의 농도가 증가하게 된다. 심장이 제대로 기능을 하지 못하면 태아에게는 빈혈, 황달, 부종(태아수증)이 생기게 된다. 양수표본에 오류가 있을 수도 있으므로 태아의 혈액을 표본으로 하여 빈혈을 확인하기 전에는 태아에게 수혈을 하지 않는다.

(2) 절차

검사를 위해 임부는 똑바로 누워 몸을 가리고 복부만 노출시킨다. 타월을 말아 한쪽 엉덩이 밑에 괴어 자궁의 무게가 대동맥과 대정맥을 비껴 한쪽으로 쏠리게 한다. 기준이 되는 임부의 혈압과 태아심박수(fetal heart rate, FHR)를 측정한다. 초음파를 사용하여 태아와 태반의 위치, 그리고 안전하게 표본을 추출할 수 있도록 양수가 가장 많이 모여 있는 곳이 어디인지를 정한다. 피부를 소독액으로 닦은 후 소량의 국소마취제를 피부에 주사하기도 한다. 임부는 바늘이 삽입될 때 압력을 느끼고 바늘이 자궁근막을 통과할 때 경미한 경련을 느낄 수도 있다.

3~4인치 길이의 20이나 21게이지 척수천자 바늘을 양수가 모인 곳에 삽입한다. 1~2mL의 양수를 먼저 버린 다음 분석을 위해 약 20mL의 양수를 빼낸다. 임신 11~14주에 하는 초기의 양수천자에서는 빼낼 수 있는 양수의 양이 이보다 더 적다(임신 1주당 약 1mL). 마치고 나면 임부를 조용히 쉬게 하고 상태를 지켜 보면서 초음파나 전자식태아감시(electronic fetal monitoring, EFM)로 태아심박수와 남아 있는 양수의 양에 이상이 없는지를 확인한다. 임부는 24시간 후에 정상적인 활동을 재개할 수 있다. 조깅이나 다른 유산소 운동 같은 격렬한 운동은 1~2일 후에 한다. 계속적인 자궁수축, 질 출혈, 양수의 누출, 발열이 있으면 보고해야 한다(Cunningham, Leveno, Bloom et al., 2010).

융모막융모생검(CVS) 시와 마찬가지로 양수천자 후에도 감작되지 않은 Rh^- 임부의 감작을 예방하기 위해 로감(RhoGAM)을 투여한다.

(3) 장점

양수천자는 다음과 같은 몇 가지 장점을 가지고 있다.

- 여러 가지 태아의 이상들, 모체의 Rh 감작과 이것이 Rh^+인 태아에게 미치는 영향, 태아의 폐 성숙을 진단할 수 있는 간단하고 비교적 안전한 시술이다.
- 비교적 통증이 없고 단시간에 끝나는 시술이다.
- 수년간 합병증이 보고된 적이 거의 없으며 산과의사들에게 익숙한 시술이다.

(4) 단점

태아의 유전자를 연구하기 위한 양수천자는 시기가 너무 늦다는 것이 단점이다. 자궁에 접근하여 최소한 20mL의 양수를 채취할 수 있으려면 임신 15~16주는 되어야 한다. 핵형분석을 위한 충분한 수의 세포를 확보하기 위해서는 세포가 실제로 분열하도록 기다려야 하므로 양수천자 후 3~7일이 경과되어야(이 날짜는 어떤 검사를 하느냐에 따라 달라짐) 양수분석을 할 수 있다. 좀 더 빠른 결과를 낼 수 있는 기술들 중의 하나로는 형광제자리교잡법(fluorescence in situ hybridization, FISH) 같이 한 염색체에서 특정한 유전자를 찾아내기 위한 DNA 탐색자가 있다. 결실이나 중복된 염색체의 존재를 확인하기 위해 23쌍의 염색체들을 각각 다른 색깔로 염색하는 분광핵형분석(spectral karyotyping, SKY)을 사용할 수 있다. 양수표본으로 할 수 있는 또 다른 검사로는 특정한 유전결함들이나 체벽결손(open body wall defects) 등을 위한 검사가 있다.

양수천자의 결과가 비정상으로 나온다면 임부는 필요한 추가적인 검사를 더 할 것인지, 아니면 20주가 되기 전에 유산할 것인지에 대해 생각할 시간이 많지 않다. 자궁이 커져 임신이 뚜렷하게 확인되고 태동까지 느껴지는 상황이다. 전에는 알 수 없었던 선천성 결함을 알아낼 수 있는 추가적인 검사들(양질의 초음파 영상, 임부의 혈청을 통한 생화학적 선별법, 융모막융모생검 양수천자, 태아의 염색체 분석을 위한 좀 더 빠른 기술과 세포배양이 필요 없는 염색체 분석 등)이 많이 개발되었다. 이런 추가적인 검사들은 처음에는 간단해 보이지만 선천성 결함 여부에 따라, 어떤 선택을 할지에 대해 최종적인 결정을 하려면 더 많은 정보가 필요하다.

(5) 위험

양수천자는 1% 미만의 유산 위험이 있다. 임신 11~13주 사이에 시행하는 조기 양수천자에는 2~5%의 더 높은 유산율이 보고된 바 있다(AAP & ACOG, 2012). 초음파를 이용해 천자바늘을 삽입함으로써 태반이나 탯줄의 손상 위험을 감소시킨다. 이때 태아의 혈액이 임부의 순환 속으로 전달되어 Rh^+ 태아를 임신한 Rh^-인 모체가 감작될 수도 있다. 양수천자를 하고 나서 아직 감작되지 않은 임부의 감작화를 예방하기 위해 로감(RhoGAM)을 투여한다.

이해하기

3. 어떤 임부에게 양수천자를 할 수 있는가?
4. 태아의 폐가 성숙했음을 무엇으로 확증할 수 있는가?
5. 양수에 있는 빌리루빈을 평가하는 이유는 무엇인가?
6. 유전질환에 대한 산전진단을 위해 왜 가끔 표준 양수천자 대신 이른 양수천자를 선택하는가? 이른 양수천자가 바람직하지 않은 이유는 무엇인가?

이해하기 정답

3. 양수천자는 염색체 이상, 산전에 발견될 수 있는 다른 유전자 이상을 감지하기 위해, 그리고 Rh 음성에 대한 감작화 반응이 태아에게 영향을 주는지 알아내기 위해 자주 시행될 수 있다. 양수천자에 대한 추가적인 적응증으로는 AFP의 비정상적 수준 조사, 태아의 폐 성숙 판단, Rh 동종면역에 의해 영향 받는 태아에 대한 평가가 포함된다.
4. 태아의 폐성숙은 레시틴(lecithin)과 스핑고미엘린(sphingomyelin)의 2:1 비율 그리고 PG와 PI와 같은 폐의 계면활성제를 구성하는 다른 지질단백의 존재에 의해 확진된다. 양수에 있는 표면활성제의 양을 평가하는 더 새로운 검사도 있다.
5. 양수의 빌리루빈(bilirubin)에 의한 착색 정도는 엄마가 Rh에 감작된 Rh 양성 태아에서 적혈구의 파괴 정도를 반영한다.
6. 초기의 양수천자는 융모막융모생검과 동일한 이점을 가지고 있다. 임신 초기에 정보가 이용가능하고 부모가 가능한 한 일찍 임신에 대한 결정을 내리도록 해준다. 하지만, 채취할 수 있는 양수의 양이 해당 검사에 불충분할 수 있고 태아를 상실할 확률이 높다.

3) 도플러 초음파 혈류 검사

혈관에 흐르는 혈액처럼 움직이는 물체에게 초음파를 예각으로 쏘면, 심장이 수축기와 이완기에 따라 메아리의 파장이 바뀐다. 도플러 변위(doppler shift)라 불리는 이 변화는 혈관 안에서 혈액의 흐름을 의미한다. 도플러 변위의 방향과 속도는 혈류가 탐촉자 쪽으로 향한 것인지(붉은색), 탐촉자로부터 멀어지는 것인지(파란색)에 따라 색깔로 영상화된다(ACOG, 2012)(그림 9-7).

(1) 목적

고혈압이나 태아 성장지연 같은 합병증을 가진 임신에 대해서는 이완기 혈류의 이상을 파악하기 위해 도플러 초음파 혈류검사를 한다. 컬러 영상은 성장이 제한된 태아에게 정상혈류에 대한 내성의 정도를 상세히 보여준다. 심한 경우에는 이완기 끝의 혈류가 없을 수도 있고 심지어 역전되어 있을 수도 있다. 이 결과 자체가 진단은 아니지만, 태아의 안녕에 대한 검사들에 추가적인 정보를 제공한다(Kaimal, 2014; Miller et al., 2016; O'Neil & Thorp, 2012).

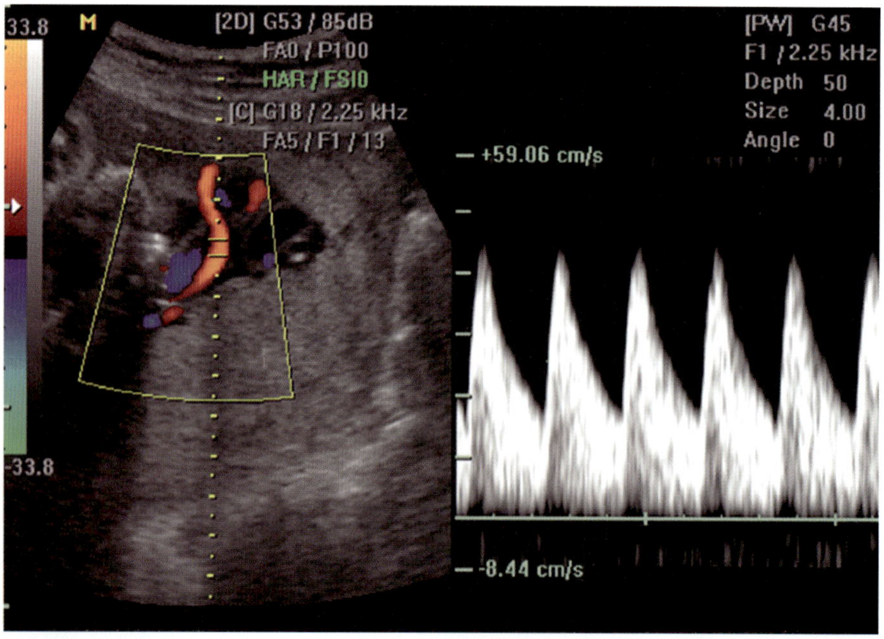

그림 9-7 제대의 정맥에서 나타나는 태아 도플러 혈류 초음파. 붉은색은 탐촉자로 들어오는 방향의 혈류를, 파란색은 탐촉자에서 나가는 방향의 혈류를 나타낸다.

이해하기

7. 임신 1기, 2기, 3기 초음파 검사의 적응증은 무엇인가?
8. 임신 1기의 초음파 검사는 임신 2기의 초음파 검사와 무엇이 다른가?
9. 초음파 검사의 장단점은 무엇인가?

이해하기 정답

7. 임신 1기 동안 초음파(ultrasonography)를 하는 주된 이유는 임신을 확진하고, 임신나이를 확인하고, 배아나 태아의 위치를 밝혀내고, 다태임신과 임신나이를 판단하고, 생존성을 확진하고, 태아이상을 암시하는 지표들을 발견하고, 융모막융모표본채취(chorionic villus sampling, CVS)을 안내하고 알아내기 위해서이다. 임신 2기와 3기 동안의 적응증은 태아의 생존성, 재태연령, 성장을 확인하고; 태아, 제대와 혈관, 태반의 해부를 평가하고; 다태임신을 평가하고; 태반의 위치를 알아내고; 태아의 태위를 판단하고; 양수의 양과 생물리학계수를 위한 태아의 활동을 평가하고; 양수천자(amniocentesis)와 제대혈채취(umbilical cord sampling)를 위한 바늘 삽입을 안내하기 위함이다.
8. 질식초음파(transvaginal ultrasonography)는 임신 1기 자궁이 골반 내에 놓여 있을 때 가장 자주 시행된다. 복식초음파(transabdominal ultrasonography)는 임신 2기와 3기에 자궁이 골반선 위에 있고 내용물이 명확하게 보일 때 더 흔하게 시행된다.
9. 초음파검사의 주요 이점은 태아와 주변 구조에 대한 명확한 시각화를 제공한다는 점이다. 초음파검사는 안전하고, 비침습적이고, 상대적으로 편안하다. 그리고 그 결과는 즉시 이용가능하다. 주요 단점은 비용이다. 초음파검사는 또한 문제를 나타내는 소견을 드러낼 수 있지만 그 정보로는 명확한 진단을 내리기에 불충분하여 임부와 임부를 지지하는 사람에게 그 이상의 결정을 요구한다는 점이다.

4) 알파태아단백 검사

알파태아단백(alpha-fetoprotein, AFP)은 태아의 혈장성분의 주요 단백질로 배아의 난황낭, 발달하는 태아의 간과 위장관에서 합성된 후 태아의 혈장에서 태아의 소변으로 확산되어 양수로 배출된다. 태아가 양수에 있는 소량의 알파태아단백을 삼키고 소화시키기는 하나, 나머지는 태반막들을 넘어 모체의 순환 속으로 들어간다. 따라서 알파태아단백은 모체의 알파태아단백(maternal serum alpha-fetoprotein, AFP)이나 양수(amniotic fluid)에서 측정할 수 있다. 비정상적인 알파태아단백의 양은 태아의 심각한 이상과 관련이 있다.

(1) 목적

모체의 알파태아단백(AFP)의 감소는 21번 삼염색체증 같은 염색체 이상을 암시한다. 알파태아단백의 증가는 신경관결손(neural tube defects, NTD)이나 체벽 결함과 관련이 있다. 신경관결손이나 체벽 결함이 있을 경우 태아의 내부조직들이 양수에 노출되므로 다량의 AFP가 양수에 스며들어 임부의 혈청으로 들어가기 때문이다.

다음은 신경관결손 중 가장 흔한 것이다.

- 무뇌증–두개관(머리덮개뼈)이 없어서 대부분의 뇌가 미발달 상태이다.
- 수막류와 척수수막류를 위시한 이분척추–수막류에서는 수막이 척주관으로부터 돌출되어 있다. 척수수막류에서는 척수와 수막이 결함부분으로부터 돌출되어 있어서 많은 신경손상이 예상된다.

잠재 이분척추는 신경관결손이 아니므로 아무 문제를 일으키지 않을 수도 있다. 신경관결손은 흔한 편이다. 2006년에 10만 명의 생존 출생당 무뇌증은 11.6명, 이분척추는 17.8명이 있었다. 엽산 보조제 복용과 식품에 엽산을 첨가하는 것이 제도화된 1996년부터 이분척추 발생률은 감소하였으나 무뇌증은 증가하였다(Martin, Hamilton, Sutton et al., 2009).

(2) 절차

임신 16~18주에 모체의 알파태아단백(AFP)을 측정하기 위해 모든 임부에게 혈액검사를 한다. 이 시기에 추가할 수 있는 검사는 결함을 식별하기 위한 다중표지검사가 있다(AAP & ACOG, 2012). 재태연령, 임부의 체중, 다태임신, 엄마의 당뇨병, 인종 등은 모두 모체의 AFP양에 영향을 줄 수 있으므로 고려해야 할 사항이다. 혈액을 채취할 때 임부의 정확한 체중이 필요하다. 비만한 여성은 혈청 희석 때문에 실제보다 AFP가 낮게 나오고 마른 여성은 실제보다 높게 나올 수 있다. 당뇨병이 있는 여성은 신경관결손을 가진 아기를 낳을 위험은 더 높지만 AFP는 낮게 나올 수도 있다.

임부의 AFP는 선별검사(예비검사)로 진단검사가 아니며 AFP의 양이 비정상적인 경우 추가검사의 필요성을 알려준다. 만약 AFP가 높다면 초음파를 통해서 그 원인이 부정확한 재태연령인지, 다태임신인지, 태아사망인지 알아볼 수 있다.

(3) 장점

알파태아단백 검사의 장점은 다음과 같다.

- 임부의 혈액 표본으로 확인되는 간단한 검사이다.
- 태아에게 비침습적이면서도 신경관결손 같은 체벽결함

이나 염색체 이상을 선별할 수 있는 가장 경제적인 검사이다.

- 임신 약 16주에 하는 검사이므로 만약 결과가 비정상으로 나오면 보다 포괄적인 검사를 해 볼 시간이 있다. 부모들은 대안을 생각해 볼 수도 있고, 아니면 특별한 돌봄이 필요한 아이를 맞이할 준비를 할 수 있다.

(4) 제한점

알파태아단백 검사의 제한점은 다음과 같다.

- 선별검사이므로 만약 결과가 비정상으로 나오면 진단검사들에 대한 여러 가지 결정을 내리는 첫 단계로 간주해야 한다. 부모들은 다른 진단검사가 요구될 때 추가 검사를 시행할지 결정해야 한다.
- 단순히 재태연령을 잘못 산정한 경우 건강한 태아가 비정상으로 나타날 수 있다. 부모들이 후속 검사들을 진행하기로 선택했다면 불필요한 불안과 의료비 지출을 감수하게 된다.
- 검사 시기에 어느 정도의 제한이 있다. 이 검사는 16~18주 사이에 시행된다. 어떤 여성들은 임신이 많이 진행되어서야 병원을 찾으므로 이 검사와 관련된 다른 검사들의 시기를 놓치게 된다.
- 닫힌 신경관결손(NTD)이나 닫힌 다른 결함들은 모체의 AFP을 높이지 않으므로 모체의 AFP이 정상인 것이 태아가 구조적 결함이 전혀 없음을 보장해 주지는 못한다.

5) 다중표지 선별검사

모체의 알파태아단백(AFP)이 신경관결손(NTD) 같은 열린 체벽결함을 선별하기 위해 흔히 시행되는 일반적인 비침습적 검사이지만, 낮은 단백질 양은 염색체 결함과 관련이 있다. 21번 삼염색체증, 즉 다운증후군은 2006년에 10만 명의 생존출생 중에 49.5명에게서 나타난 흔한 선천적 결함이다(Martin et al., 2009). 임부의 나이가 많을수록 염색체 결함을 가진 아기를 출산할 위험도가 함께 증가하는데, 35세 이후에는 더 급격히 증가한다.

선천성 이상을 선별하기 위한 검사로 알파태아단백검사 외에 사람융모생식샘자극호르몬(human chorionic gonadotropin, hCG)과 비결합에스트리올(unconjugated estriol)이라는 두 가지 표지가 더 추가되었다. 이 세 가지 검사가 삼중선별 검사(triple screen)이다. 다중표지 선별검사는 18번 삼염색체증과 21번 삼염색체증을 찾아낼 수 있는 가능성을 높여준다(Gilbert, 2011; Simpson, Holzgreve, & Driscoll, 2012a). 임신 16~18주에 임부의 혈청 표본을 분석 후 hCG는 높고 AFP와 에스트리올이 낮다면 양성으로 간주하여, 임부에게 핵형분석을 위한 양수천자나 신체적 결함을 찾기 위한 추가적인 초음파 검사가 요구된다.

네 번째 표지인 태반 호르몬인 인히빈 A(inhibin A)은 35세 미만의 임부에게서 21번 삼염색체증을 찾아낼 수 있는 삼중선별보다 더 정확성이 높아서 최근에는 사용빈도가 높다. 이 검사까지 포함하여 사중선별검사(quad screen)라 한다.

이해하기

10. 왜 모체의 선별검사로 간주되는가?
11. AFP 증가의 원인이 될 수 있는 것에는 어떤 것들이 있는가?
12. AFP 감소의 원인이 될 수 있는 것에는 어떤 것들이 있는가?
13. 다중표지선별검사란 무엇인가? 왜 이것을 시행하는가?

이해하기 정답

10. 모체의 비정상 농도가 발견된다면 제공된 일련의 진단적 시술의 첫 번째 단계로서 고려되어야 한다.
11. 상승된 모체의 개방된 신경관 결손, 식도 폐쇄, 개방된 복벽 결함, 발견되지 않은 태아 사망에 의해 초래될 수 있다. 추가적 원인들로는 다태임신, 부정확한 제대연령과 산모 체중, 그리고 산모의 당뇨병이 포함된다.
12. 낮은 AFP 수준은 염색체 이상이나 부정확한 제대연령과 임부 체중을 암시한다. 임신성영양막질환(gestational trophoblastic disease)도 낮은 AFP 수준을 초래할 수 있다.
13. 다중표지선별검사는 종종 세 가지 표지선별검사(trip-lemarker screening)로 불리고 임부의 AFP, hCG, 비결합 에스트리올의 혈청 수준을 판단한다. 낮은 수준의 AFP와 에스트리올과 함께 상승된 hCG 수준의 상승은 염색체 이상을 암시한다. 만일 triple-marker screening이 비정상이라면 태아의 핵형을 확실하게 알아내기 위한 양수천자와 함께 정밀검사가 필요하다. 35세 이하의 여성에서 염색체 이상을 확인하는 네 번째 지표검사도 점점 더 일반화되고 있어서 사중선별검사(quad screen)라고 불린다.

6) 경피제대혈채취

제대천자(cordocentesis)라고도 불리는 경피제대혈채취(PUBS)는 산전진단이나 치료를 위해 제대로부터 태아의 혈액을 흡인하는 것이다(그림 9-8). 경피제대혈채취(PUBS)의 목적은 Rh 질환의 진단과 관리, 비정상 응혈인자의 진단, 태아산증의 판정 등이다. 앞에서 논의되었던 방법들로 유전자

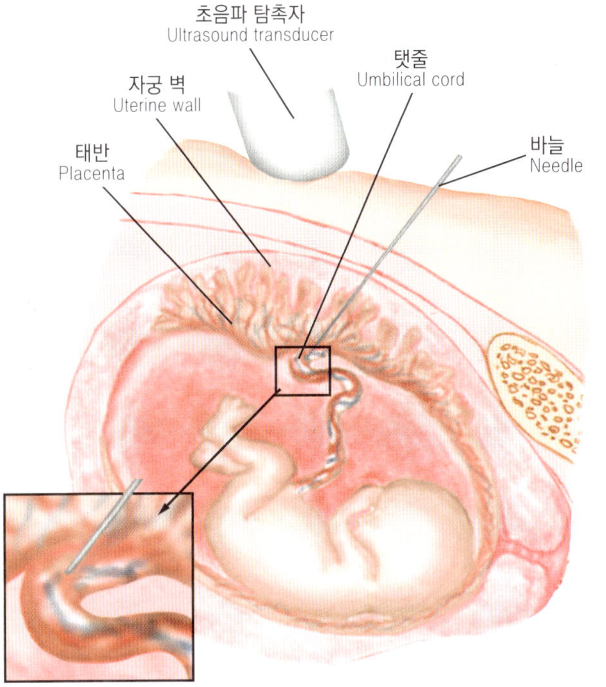

그림 9-8 경피제대혈채취(percutaneous umbilical blood sampling, PUBS)에서는 태아의 혈액 표본을 추출하기 위해 엄마의 복부를 통해 제대혈관(정맥이나 동맥)에 바늘을 삽입한다.

검사를 하여 의심스러운 결과가 나왔을 때, 정확한 진단을 위해 태아의 혈액을 검사한다. 혈액질환을 치료하거나 다른 방법으로는 투여할 수 없는 치료약을 태아에게 투여할 때도 경피제대혈채취 기법이 사용된다. 태아의 핵형검사를 위해서는 융모막융모생검이 경피제대혈채취를 대체하는 경우가 많다.

(1) 절차

고해상도 초음파를 보면서 태아, 태반, 제대(탯줄)의 위치를 확인하고 바늘을 삽입한다. 태반과 만나는 지점 가까이에 있는 탯줄에 바늘을 삽입한다. 탯줄이 가장 튼튼한 부위가 이 지점이기 때문이다. 제대동맥보다는 제대정맥이 더 흔히 사용되는데 그 이유는 정맥이 동맥보다 더 굵고 시술 도중에 수축할 가능성이 더 적기 때문이다. 태아의 산염기 지표를 검사할 때에는 제대동맥에서 표본을 추출하였는지, 제대정맥에서 추출하였는지를 알고 있는 것이 중요하다. 태아에게서 나와 제대동맥을 통해 태반으로 가는 혈액과 비교했을 때, 제대정맥을 통해 태아에게로 돌아가는 혈액은 더 많은 산소와 더 적은 이산화탄소를 가지고 있기 때문이다. 바늘을 빼고 나면 탯줄에서의 출혈은 보통 바로 멈추는데 이것은 초음파로 확인할 수 있다. 태아전자감시장치로 태아심박수도 30~60분간 감시해야 한다(Harman, 2009). Rh^+인 태아의 혈액이 임부의 순환으로 들어와 임부가 감작되는 것을 예방하기 위해 Rh^-인 임부에게 로감(RhoGAM)을 투여한다.

(2) 위험

경피제대혈채취는 때로 태아에게 치명적인 합병증을 초래할 수 있으므로 의료팀은 검사를 하는 이유를 분명히 설명해야 하며, 태아의 재태연령에 기초하여 비상사태에 대비해야 한다. 또한 검사 계획을 임부와 보호자에게 설명한다.

태아의 서맥(느린맥)이 경피제대혈채취(PUBS)의 가장 흔한 합병증인데, 보통 빠른 시간 내에 해결되고 장기적인 결과를 가져오지는 않는다. 더 심한 서맥은 제대동맥에 구멍이 생겼을 때에 일어난다. 이보다 덜 흔한 합병증으로는 탯줄출혈, 탯줄열상, 탯줄혈종, 혈전증, 혈전색전증, 조기 진통, 조기양막파열 등이 있다. 태아의 혈액이 출혈되어 임부에게 들어간 양이 10mL가 넘고 예방을 위한 로감(RhoGAM)이 충분히 투여되지 않으면 모체의 혈액이 감작될 수 있다. 감작은 주로 Rh 인자에 대해 일어나지만 다른 혈액인자에 대해서도 일어날 수 있다(Harman, 2009; Moise, 2012; Weiner, 2010). 조기양막파열이나 조산도 일어날 수 있다.

4. 산전 태아감시

산전 태아감시는 다음과 같은 세 가지 목표를 가지고 있다. 첫째, 가능한 정확히 태아의 건강이나 위기를 판정함, 둘째, 출산 전후의 이환율이나 사망률을 줄임, 셋째, 산과(obstetrics) 팀의 중재를 안내함이다. 다음은 태아 감시에 사용되는 일반적인 세 가지 방법이다.

- 태아가 움직일 때 그에 대한 반응으로 태아심박수(fetal heart rate, FHR)가 어떻게 변하는지를 관찰하는 비수축검사(nonstress test, NST)
- 수축에 대한 반응으로 태아심박수가 어떻게 변하는지를 관찰하는 수축자극검사(contraction stress test, CST)
- 태아심박수, 호흡운동, 신체의 큰 움직임, 근육긴장도, 양수량의 다섯 가지 변수로 태아의 상태를 평가하는 생물리학계수(biophysical profile, BPP)

태동에 대한 엄마의 평가를 네 번째 방법이라 할 수 있는데, 이것은 임부가 태아에게 있음직한 문제를 의사에게 알릴 수 있는 방법이 된다. 하지만 태반조기박리 같은 응급 사건까지 예측할 수는 없다.

1) 비수축검사

(1) 목적

비수축검사(nonstress test, NST)는 태아가 움직일 때 태아심박수의 증가가 있으면 산소화가 충분하다는 것, 태아의 중추신경계(central nervous system, CNS)로부터 태아의 심장에 이르는 신경경로가 건강하다는 것, 태아의 심장이 자극에 반응하는 능력을 갖추고 있음을 확인한다. 태아가 움직이지 않을 때도 태아심박수가 증가하는 것은 태아의 산소화가 충분히 되고 있다는 좋은 징후로 간주한다. 태아가 움직이는데도 태아심박수가 증가하지 않는다면 태아의 저산소혈증이나 산증(acidosis)이 의심된다. 그런 경우에는 태아의 대사상태를 평가하기 위해 수축자극검사나 생물리학계수 등의 검사가 더 필요하다. 비수축검사(NST)는 양막이 조기파열되었을 때 양막내 감염이 일어났는지도 알 수 있게 한다(Greenberg et al., 2012; Mercer, 2009b, 2012). 비수축검사는 생물리학계수의 한 부분으로 포함된다.

(2) 절차

비수축검사는 태아가 잠들고 깨는 주기를 감안하여 보통 40분이 소요되지만, 태아가 안심되는 패턴을 좀 더 빨리 보일 때도 있고, 혹은 잠에서 깨어 활동하게 되기까지 시간이 더 필요할 때도 있다. 이 검사가 '무자극'이라 불리는 이유는 자궁수축을 유도하여 태아에게 부하를 주지 않고 그저 지켜보기만 하기 때문이다.

임부는 비수축검사를 하기 전에 소변을 보고 기준이 될 활력징후를 측정한 다음 의자에 비스듬히 눕거나 머리를 45° 이상으로 올린다. 임부가 측위를 취하면 앙와위저혈압증후군을 예방할 수 있다.

태아심박수와 자궁수축을 감시하기 위해 임부의 복부에 외부태아감시장치를 장착한다. 즉 태아의 심장활동을 기록하기 위해 임부의 복부 중 태아의 심음이 가장 잘 들리는 지점에 초음파 탐색자를 고정시키고, 자궁활동과 태아의 움직임을 탐지해 내는 자궁수축탐지기(tocotransducer, toco)를 임부의 자궁저부에 고정시킨다(그림 9-9). 임부에게 이벤트 마커(event maker)를 주고 태동을 느낄 때마다 누르라고 해도 되고, 간호사가 자궁을 촉진하여 태동을 확인해도 된다. 태아의 움직임과 심장활동은 종이로 된 기록지나 컴퓨터상에 기록된다. 비수축검사 중에 자궁수축이 나타날 수도 있다. 이는 보통 불규칙적이고, 임신이 진행됨에 따라 자궁이 정상적으로 기능하고 있음을 보여주는 것이다. 하지만 만기가 되지 않은 임신에서 진통이 자주 오는 것은 자궁의 과민성이 증가하였음을 의미하므로 의사에게 알려야 한다.

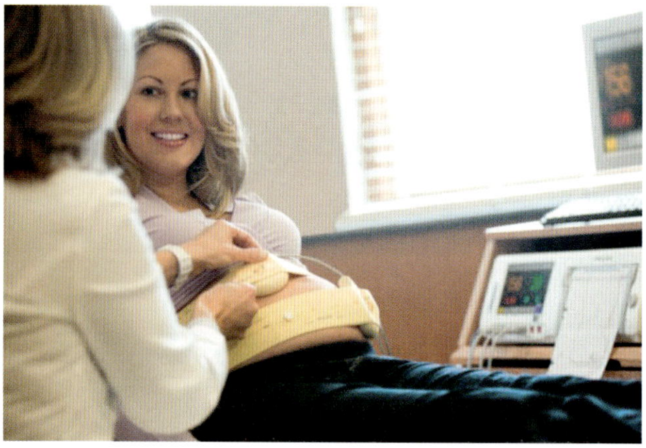

그림 9-9 전자태아감시장치를 이용한 태아산전 검사를 하면서 태아심음과 자궁수축 상태를 관찰한다.
출처: http://images.philips.com/is/image/PhilipsConsumer/HC865132-UPL-global-001?wid=960&hei=500

(3) 판독

비수축검사는 대부분 간호사가 하지만 판독은 의사가 하는데 결과를 반응(reactive)과 무반응(nonreactive)으로 나눈다(AAP & ACOG, 2012).

- 반응(reactive): 태아가 운동 여부와 관계없이 심박이 기준선보다 분당 15회 이상 증가하여 15초 이상 지속되는 일이(기준선에서 기준선까지 15×15) 20분 동안 최소한 두 번 있을 때를 말한다(그림 9-10). 청각적인 자극을 줄 때 유사한 심박증가를 보인다면, 반응으로 간주할 수 있다. 태아의 일반적인 수면 주기를 고려하여 검사시간을 40분 더 늘려야 할 때도 있다.
- 무반응(nonreactive): 40분 동안 위에서 말한 반응들이 관찰되지 않을 때를 말한다.

태아 심장의 반응성은 태아의 자율신경계가 성숙하면

서 함께 발달하므로 임신 34주쯤에는 15×15의 반응이 있어야 정상이다. 32주가 안 된 태아에서는 심박이 기준선보다 분당 10회 이상 증가하여 10초(10×10) 이상 지속되는 일이 20분 동안 최소한 두 번 있을 때 반응이 있는 것으로 간주한다(AAP & ACOG, 2012; Greenberg et al., 2012; Treanor, 2009)(그림 9-11).

(4) 장점

비수축검사는 비침습적이고 통증이 없으며 태아나 임부에게 무해하다고 알려져 있다. 따라서 자궁태반기능부전(uteroplacental insufficiency, 임부와 태아의 순환 사이에서 태반이 산소, 이산화탄소, 영양소, 노폐물을 제대로 교환하지 못하는 것) 때문에 태아가 저산소증과 산증에 걸릴 위험이 높은 임신에서 태아감시의 방법이 된다. NST는 실행하기가 쉽고 일주일에 한두 번 혹은 필요하면 매일이라도 실행할 수 있으며, 결과도 즉시 확인할 수 있다.

(5) 단점

산소화가 잘 되고 건강한 만삭태아에게서도 심박증가가 15회가 되지 않거나 15초 이상 지속되지 않는 위양성결과가 나타날 수 있다는 것이 비수축검사의 단점이다. 위양성률이 높으므로 실제로 태아가 건강함에도 불구하고 다른 검사들을 추가적으로 받아야 할 때가 많다. 무반응인 비수축검사에 추가적으로 시행되는 검사들은 주로 생물리학계수와 수축자극검사(contraction stress test, CST)가 있다.

태아의 움직임이 없는 주된 이유는 태아가 자고 있는 것이다. 태아의 수면주기는 보통 20~40분이지만 더 길어질 때도 있다. 진동과 소리에 의한 자극(vibroacoustic stimulation, VAS)을 사용하면 거짓양성결과를 줄일 수 있다. 태아를 자극하여 태아심박수의 증가를 유도해내기 위해 많은 방법들이 사용되어 왔다. 임부의 혈당을 높이기 위해 오렌지 주스를 마시는 방법도 있고, 임부의 복부를 조작하는 방법도 있으며, 스피커 같은 물건을 임부의 복부에 두어 소리자극을 주는 방법도 있다. 이 중에 소리자극만이 위양성 결과를 줄이는 데 안전하고 효과적인 것으로 입증되었다. 그러나 임신 26~28주 이하의 태아는 아직 소리나 진동에 놀라는 반응을 보이지 않을 수도 있다.

2) 진동음향자극

(1) 목적과 절차

진동음향자극은 태아의 움직임을 유도해 내기 위해 진동과 소리를 사용하는 것을 말한다. 진동과 음향에 의한 자극은 태아의 움직임을 자극하여 비수축검사에 대한 반응을 끌어내며, 임신 3기에 양질의 비수축검사 자료를 획

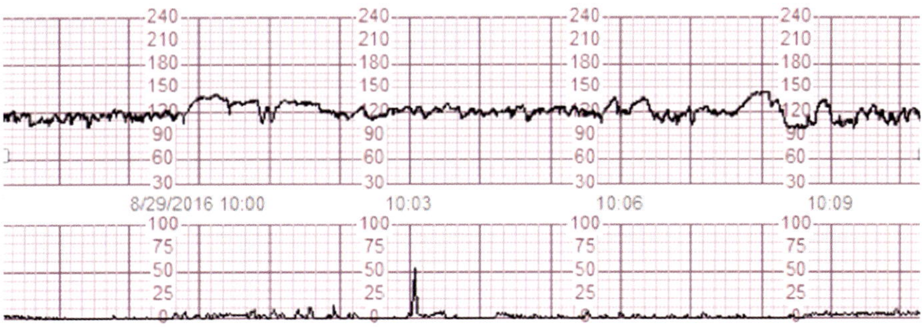

그림 9-10 **비수축검사 반응.** 20분간 검사에서 2개 또는 그 이상의 15회 이상, 15초 이상의 태아심박수 상승이 보임 (Courtesy PeriGen, Princeton, New Jersey)

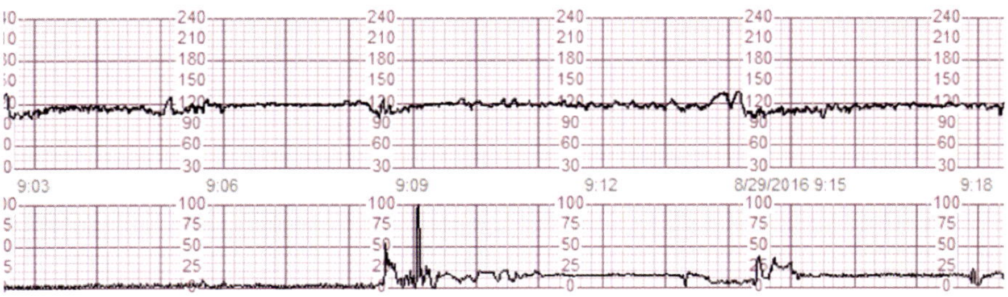

그림 9-11 **비수축검사 무반응 구간.** 태아심음 기본선은 정상 범위이지만 20분간 검사에서 2개 또는 그 이상의 15회 이상, 15초 이상의 태아심박수 상승이 보이지 않음

득하는 데 필요한 시간을 단축시켜 줄 수 있다. 전자후두(electronic larynx)와 유사한, 진동/음향 자극기로 얻은 반응도 믿을 만한 것으로 입증되었다.

태아의 머리가 위치한 임부의 복부에 진동/음향 자극기를 놓고 3초간 진동과 소리로 자극을 주는데 최고 3회, 1분 간격으로 줄 수 있다.

(2) 태아의 반응

청각적인 자극에 대한 대뇌의 반응은 임신 26~28주부터 나타난다. 진동/음향 자극기가 태아의 청력에 영향을 주는 것으로는 보이지 않지만, 태아의 신체 움직임, 호흡운동, 심박수에 일시적으로 변화가 있는 것으로 보고되어 있다. 말기에 가까운 태아는 진동과 소리가 주는 자극에 큰 신체 움직임(크고 쉽게 느껴지거나 만져지는 움직임)이 증가하는 반면, 26~32주 사이의 태아는 어떤 반응도 보이지 않는다. 이것은 진동과 소리에 대한 반응이 성숙도의 지표가 된다는 의미이다. 또한, 후반기에 가까운 태아는 진동/음향 자극을 받으면 호흡운동이 더 적어지고 불규칙적이 되는 것으로 보인다(Greenberg et al., 2012; Harman, 2009; Richardson & Gagnon, 2009).

(3) 위험

임신 33주 이상 된 태아의 청각에는 진동/음향 자극이 영향을 미치지 않는 것으로 보이는데, 이는 양수와 태아를 둘러싸고 있는 모체의 조직이 자극의 소리를 약화시키기 때문이다.

> **이해하기**
>
> 14. 비수축검사란 무엇이며, 왜 그렇게 명명되었는가?
> 15. 진동/소리 자극이란 무엇이며, 임신 후기 3개월에 검사를 실시한다면 어떤 결과가 예상되는가?

> **이해하기 정답**
>
> 14. 비수축검사(nonstress test, 자료를 얻기 위해 태아에게 스트레스를 주지 않거나 장애를 주지 않는)는 태아 운동에 반응하는 태아 심장의 가속(acceleration)을 측정한다. 엄마가 태아의 운동을 느끼지 못하더라도 태아의 건강에 대해 안심할 수 있게 한다.
> 15. 진동음향자극(vibroacoustic stimulation)은 인공후두와 비슷한 기구로 소리와 진동을 사용하여 태아의 운동과 가속을 자극하기 위해 사용된다. 자극을 준 후에 태아 가속(fetal acceleration)이 예상된다. 그 외에는 절차와 해석은 비수축검사(nonstress test)와 동일하다. 진동음향자극은 임신 33주 이전에는 시행되어서는 안 된다.

3) 수축자극검사

(1) 목적

비수축검사 결과가 무반응이어서 수축자극검사(contraction stress test, CST)를 하는 경우도 있고, 태아의 건강을 확인하기 위해 처음부터 바로 수축자극검사를 하는 경우도 있다. 비수축검사 결과가 반응으로 나오든, 무반응으로 나오든 생물리학계수가 보충수단으로 많이 사용되므로 수축자극검사는 자주 사용되지 않는다.

자궁수축은 산소화된 임부의 혈액을 태반에 공급해 주는 동맥을 압박하여 태아의 산소농도를 반복적으로 감소시킨다. 수축자극검사는 자궁수축에 대한 태아의 반응을 기록하여, 자궁수축에 의한 반복적인 저산소증을 견딜만큼 태반을 통한 산소보유량이 충분한지를 알아본다. 비수축검사(NST)에서처럼 태아심박수의 변화와 증가가 정상적인 반응으로 예상된다.

충분한 산소보유량을 가진 태아는 자궁수축에 의해 유발되는 일시적인 저산소증을 잘 견뎌내어 안심이 되는 태아심박수를 보여준다. 그러나 태아의 산소보유량이 충분치 않아 저산소증이 심해서 무산소대사를 하게 되면 태아에게 산증(acidosis)이 생긴다. 이것은 태아감시장치에 안심이 되지 않는 패턴으로 나타난다.

수축자극검사는 고의로 자궁수축을 유발하는 것이므로 다음과 같은 상황에서는 금지된다(AAP & ACOG, 2012).

- 조기진통 시 또는 조기진통을 할 위험이 있는 임부
- 조기양막파열인 임부
- 넓은 부위의 자궁수술력 혹은 제왕절개를 위한 전형적인 자궁절개수술을 한 임부
- 전치태반인 임부

(2) 절차

임부는 머리를 편하게 올리고 똑바로 눕는다. 옆으로 눕기 즉 자궁을 전위시켜 주면 자궁이 대동맥과 하대정맥을 압박하는 것을 방지할 수 있다. 다음은 자궁의 활동과 태아심박수를 기록하기 위해 외부태아전자감시장치를 장착한다. 첫 측정 시 10분 동안 1회에 40초 이상 지속되는 자연수축이 적어도 세 번 있는지를 본다. 이 검사를 실시할 만큼의 충분한 자궁수축이 자연적으로 일어나고 있다면, 일부러 자궁을 자극하지 않아도 된다. 자궁수축이 자연적으로 충분히 발생하지 않으면 10분 동안 1회에 40초 이상

지속되는 자연수축이 적어도 3번 발생하도록 하는 방법은 다음과 같다.

유두자극검사. 유두자극검사(breast self stimulation test)는 유두를 자극하면 뇌하수체후엽에서 옥시토신이 분비되어 자궁수축이 일어난다는 지식에 근거한 것이다. 임부는 옷을 입은 채 손바닥으로 자신의 유두를 2분간 문지르는데, 수축이 시작되면 중지한다. 충분한 수축 패턴이 나타날 때까지 5분 동안 쉬었다가 반복한다.

옥시토신부하검사. 유방자가자극이 수축을 효과적으로 자극하지 못하거나 의사가 이 방법을 선호하지 않는다면 옥시토신부하검사(oxytocin challenge test)를 한다. 옥시토신부하검사란 희석된 옥시토신을 정맥에 주입하여 자궁수축을 유도하는 것이다. 간호사는 포도당과 같은 단순 수액을 투여하는 주정맥주입로와 희석된 옥시토신 용액을 투여할 보조정맥주입로(piggybag)를 삽입한다. 처음에는 주입량을 낮게 시작하여(1분당 0.5~1mU/min) 목표로 하는 수축빈도에 달할 때까지 매 15~20분 간격으로 늘려나간다(AAP & ACOG, 2012).

(3) 판독

수축자극검사 결과는 음성(정상 혹은 태아의 건강에 대해 안심됨), 양성(비정상, 태아의 건강에 대해 안심할 수 없음), 애매함, 만족스럽지 못함 중의 하나로 판독된다(AAP & ACOG, 2012; ACOG, 2009).

- 음성(안심됨, 정상): 태아가 10분 동안 1회에 40초 이상 지속되는 수축에 3회 자극받았지만 후기심장박동감소(자궁수축이 끝난 후에도 계속되는 태아심박수의 감소)를 보이지 않음(그림 9-12)
- 양성(비정상): 수축이 10분에 3회 이하이지만 수축 다음에 후기하강이 오는 경우가 50% 이상임(그림 9-13)
- 애매함(의심스러움): 간헐적으로 발생하는 후기하강과 다양성 하강(태아심박수가 갑자기 감소했다가 재빨리 기준선으로 돌아감)이 발생 (그림 9-14)
- 애매함(과다자극): 수축 간격이 2분 미만이거나 수축이 90초 이상 지속되는데도 태아심박수가 감속됨(그림 9-15)
- 만족스럽지 못함: 수축이 10분에 3회가 안 되거나 추적을 판독할 수 없음(그림 9-16)

(4) 장점

수축자극검사는 다음과 같은 몇 가지 장점이 있다.

- 비수축검사에서 결과가 '무반응'으로 나올 때 할 수 있는 최소한으로 비침습적인 후속검사이다.
- 수축자극검사 결과가 음성(정상)이라면 자궁과 태반이 앞으로 적어도 1주일은 더 임신을 유지해 줄 것이라고 99% 확신해도 된다(ACOG, 2012).
- 수축자극검사 결과가 양성(비정상)이라면 의사는 어떤 검사를 더 해야 할지, 그리고 부진한 태반 기능으로 인해 진통 때 위기를 맞을 수도 있는 태아의 출산을 위해 어떻게 할지 계획을 세울 수 있다.

(5) 단점

수축자극검사는 다음과 같은 세 가지 단점이 있다.

- 비수축검사보다 더 오랜 시간이 소요된다.
- 수축자극검사에는 정확성이 요구된다. 임부가 유방자가자극에 참여해야 하는 경우든, 자궁을 지나치게 자

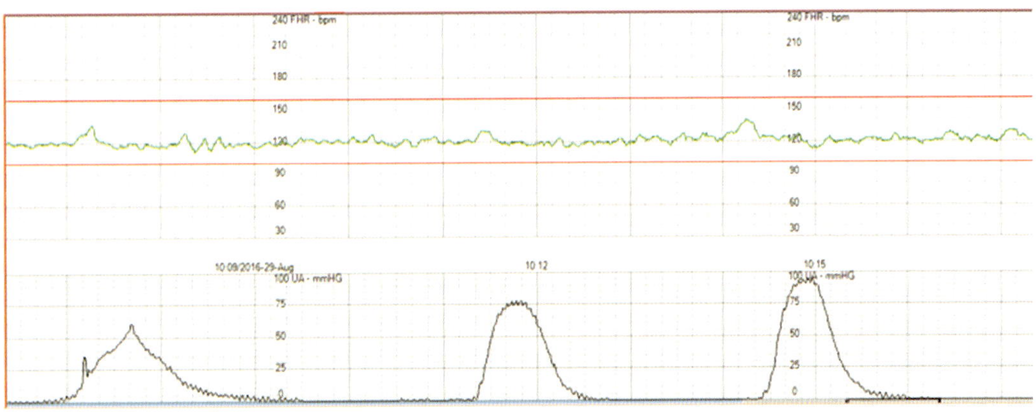

그림 9-12 자궁수축검사: 음성(정상). (Courtesy PeriGen, Princeton, New Jersey)

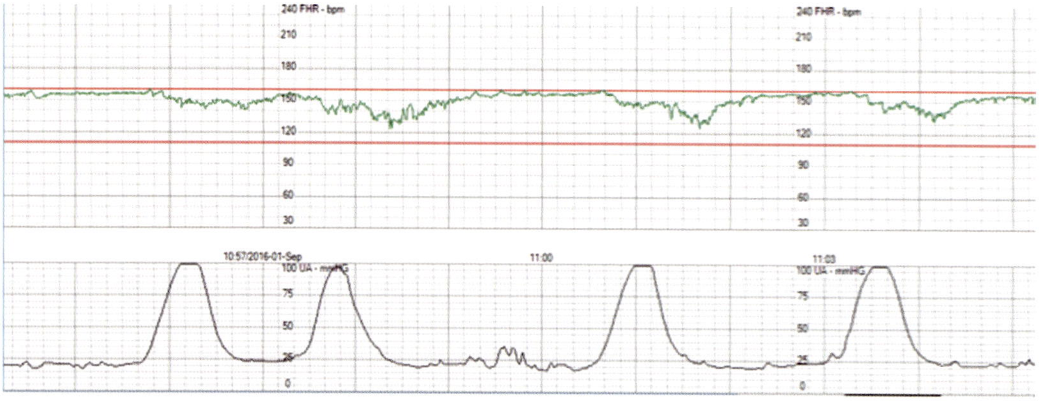

그림 9-13 자궁수축검사: 양성(비정상). (Courtesy PeriGen, Princeton, New Jersey)

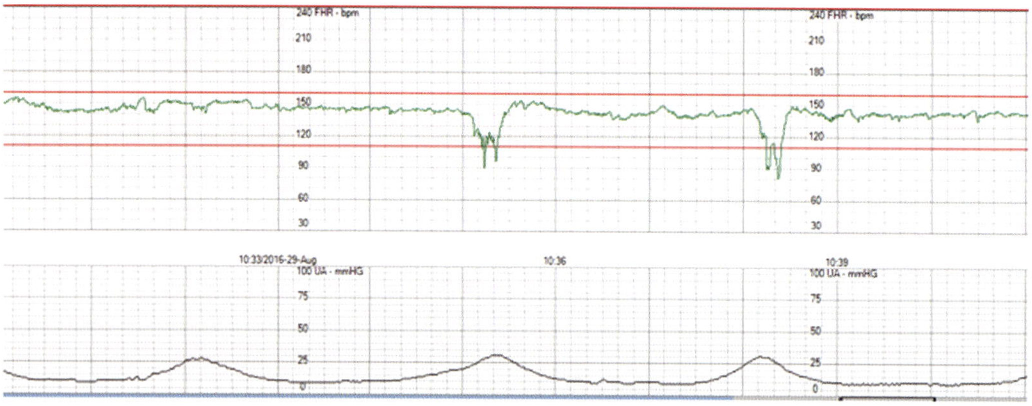

그림 9-14 자궁수축검사: 애매함(의심스러움). (Courtesy PeriGen, Princeton, New Jersey)

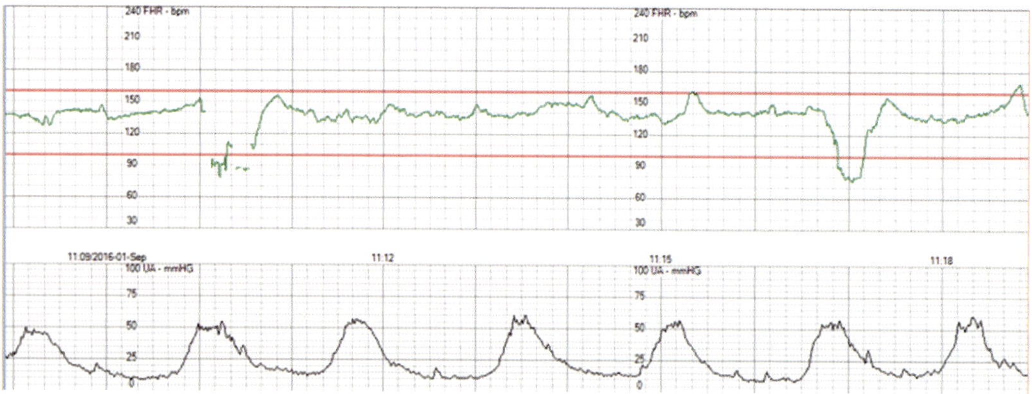

그림 9-15 자궁수축검사: 애매함(과다자극). (Courtesy PeriGen, Princeton, New Jersey)

극하지 않으면서 적당한 수축을 유도하기 위해 간호사가 옥시토신을 조심스럽게 주입해야 하는 경우든, 정확성을 필요로 한다.

• 옥시토신 부하검사는 비수축검사(NST)보다 비용이 높

이해하기

16. 수축자극검사에서는 일반적으로 수축을 촉발시켜야 하는 이유는 무엇인가? 어떤 경우 수축을 촉발시키지 말아야 하는가?
17. 수축자극검사에서 태아심박수의 후기하강이 의미하는 것은 무엇인가?

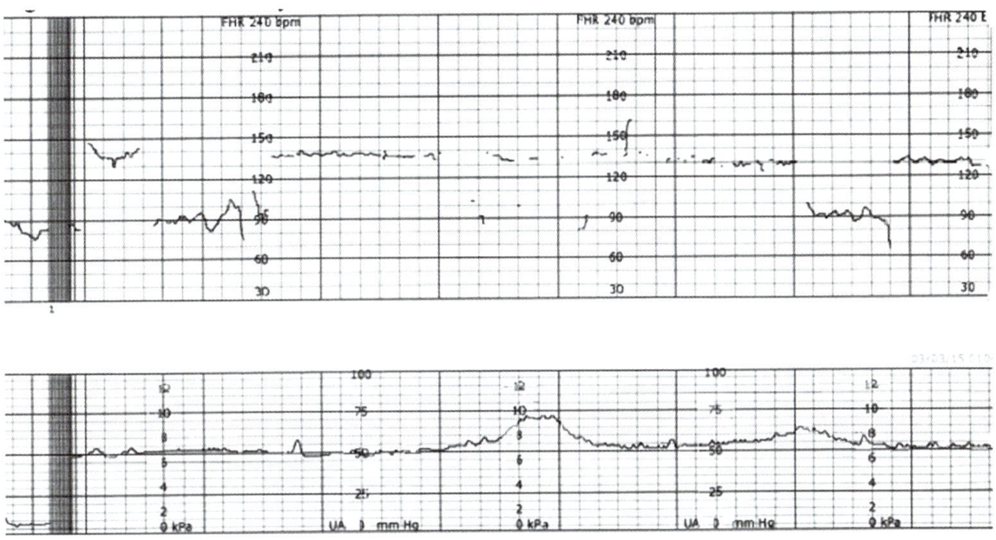

그림 9-16 자궁수축검사 만족스럽지 못함. (Courtesy PeriGen, Princeton, New Jersey)

이해하기 정답

16. 수축자극검사(contraction stress test)는 자궁수축의 결과로 발생하는 주기적인 저산소증에 대한 태아의 반응을 나타낸다. 자궁수축은 대체로 유방자극이나 옥신토신(oxytocin)의 정맥 주입으로 시작된다. 자궁수축이 태아에게 산소를 공급하는 태반 동맥을 압박함에 따라 태아의 산소 수준에는 재발되는 감소가 일어난다. 여성에게 10분 동안 세 번의 자연적인 수축이 있다면 CST를 위한 유방자극이나 옥시토신 주입은 필요하지 않다.
17. CST에서 후기하강(late decelerations)은 태아의 산소 보유량이 자궁수축을 견디기에 충분하지 않음을 나타내고, 태아산증, 심부전 또는 두 가지 모두를 초래힐 수 있다.

다. 정맥주사선, 옥시토신, 주입펌프 때문에 비용이 추가된다.

4) 생물리학계수

몇 가지 지표를 평가해 보면 태아의 상태를 좀 더 정확히 예측할 수 있다. 비수축검사(NST)나 수축자극검사(CST)와는 달리 생물리학계수(biophysical profile, BPP)는 태아의 상태에 관한 다섯 가지 지표인 태아심박수, 태아의 호흡운동, 태아의 큰 움직임들, 태아의 근육긴장도, 양수량을 평가한다. 근래에 수정된 생물리학계수는 비수축검사와 양수량 두 가지만으로 되어 있으나 태아의 건강에 가장 중요한 요소들을 평가해 준다고 할 수 있다(ACOG, 2012; Cunningham et al., 2010; Lau, 2011).

(1) 목적

이 다섯 가지 지표에는 태아의 건강에 대해 만성적인 지표와 급성적인 지표가 있다. 태아심박수, 태아의 호흡운동, 태아의 큰 움직임, 태아의 근육긴장도는 급성, 즉 단기적인 지표이고, 양수량은 만성, 즉 장기적인 지표이다.

급성 지표들을 통제하는 것은 임신의 다양한 시기에 발달하는 태아의 다양한 중추신경계 통제센터들(central nerveus system control center)이다. 태아의 긴장도가 가장 먼저 발달하고 그 다음으로 태아의 움직임, 규칙적인 호흡활동이 발달한다. 가장 늦게 발달하는 것은 태아심박수의 반응성인데, 임신 2기 말이나 임신 3기 초가 되어야 발달한다.

생물리학계수(BPP)의 각 지표들을 통제하는 태아의 중추신경계 통제센터들은 저산소혈증에 각각 다르게 반응한다. 나중에 발달하는 통제센터들은 먼저 발달한 통제센터들보다 더 많은 산소를 필요로 한다. 그러므로 산소가 부족할 때는 제일 먼저 태아심박수의 반응성이 사라진다. 이후 태아의 호흡운동이 영향을 받고, 태아의 움직임과 근육긴장도가 마지막에 영향을 받는 영역이 된다. 따라서 태아에게 긴장도가 없다는 것은 질식과 산증이 상당히 진행되었음을 뜻한다. 이 과정을 점진적 저산소증 개념(gradual hypoxia concept)이라 부른다(그림 9-17, 그림 9-18).

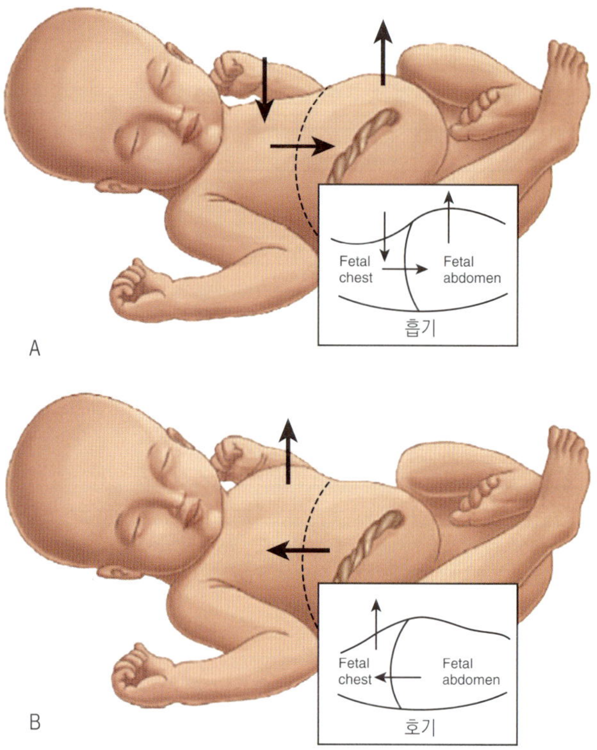

그림 9-17 태아 호흡

출처: Fetal assessment (2014). In F. Cunningham, K. J. Leveno, S. L. Bloom, et al. (Eds), William's Obstetrics (24th ed., pp 335-349). New York: McGraw-Hill; 2013.

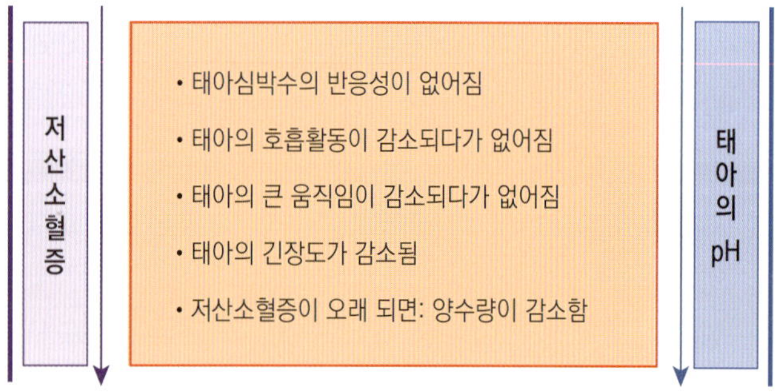

그림 9-18 점진적인 저산소혈증의 효과와 태아산증의 악화.

양수의 양이 감소했다는 것은 양막이 조기파열된 경우가 아니라면 만성적인 저산소증을 의미한다. 저산소혈증(hypoyemia) 동안에 태아는 생명에 꼭 필요하지 않은 부위로부터 혈액을 심장, 뇌, 태반처럼 생명에 필요한 기관들에 보낸다. 만약 저산소혈증이 오래되면 태아의 신장(양수의 많은 부분이 태아의 신장에서 만들어진다)과 폐로 가는 혈류가 사실상 중단된다. 그러므로 양수과소는 태아의 저산소증이 오래되었다는 표시이며, 태아가 위기에 처했음을 나타내는 것이다. 양수의 양은 양수가 모여 있는 움푹한 곳 중의 가장 큰 곳의 깊이를 측정하여 산출한다. 자궁의 사분역 네 부분의 양수의 깊이를 더하는 방법을 양수지수(amniotic fluid index, AFI)라고 한다. 양수지수의 정상 수치는 정해져 있지 않지만, 총량이 10cm 이상이면 안심할 만하고 5cm 미만인 것은 양수과소로 간주된다. 18~20cm가 넘는 양수지수는 양수과다를 의미한다(Cunningham et al., 2010; Greenberg et al., 2012).

(2) 절차와 판독

태아심박수의 반응성은 비수축검사를 보고 판독한다. 나머지 네 지표는 실시간 초음파로 측정된다. 자료분석은 각 지표에 0점 또는 2점이 주어지며 총점 10점이 만점이고 0점이 최하점이다. 양수과소가 없으면 8~10점은 정상으로 간주된다(표 9-3). 양수과소는 태아의 만성적인 저산소증을 의미할 수 있으므로 정밀 검사가 필요하다(ACOG, 2012).

(3) 수정된 생물리학계수

최근 어떤 의사들은 초음파로만 태아를 평가해 네 지표가 정상이면 비수축검사를 생략하기도 한다(ACOG, 2009; Cunningham et al., 2010; Greenberg et al., 2012). 수정된 생물리학계수는 정확성을 크게 훼손하지 않고도 검사시간을 줄여 준다. 일부 병원은 생물리학계수 중 2개의 지표만 측정하기도 하는데, 바로 양수지수와 비수축검사이다.

(4) 장점

수정된 생물리학계수는 비침습적이고 외래진료로도 검사할 수 있으므로 검사비용을 절약할 수 있다. 결과도 즉시 나오고 비수축검사의 위양성 결과도 줄여준다. 생물리학계수는 여러 가지 변수를 측정하므로 저산소증과 산혈증의 존재와 정도를 알게 해 준다.

임신 초기에 양막이 조기파열되었을 때, 생물리학계수를 다른 태아 검사들과 병행하면 자궁내 감염 여부를 판정할 수 있다(Mercer, 2012, 2009b).

(5) 단점

생물리학계수에 의한 예측의 정확성은 양 극단의 점수에서 가장 높다. 다시 말하면 0점은 태아의 산증에 대한 매우 정확한 예측이고, 10점은 산증이 없음을 매우 정확히

표 9-3 만삭태아의 생물리학계수(BBP)

척도	점수 있음(2점)	 없음(0점)
비수축검사(만약 사용된다면)	반응 있는 NST(심박이 기준선보다 분당 15회 이상 증가하여 15초 이상 지속되는 일이 20분 동안 최소한 두 번 있음)	반응 없는 NST(40분간 검사했지만 반응 있는 NST의 준을 채우지 못함)
태아의 호흡운동 (fetal breathing movements, FBM)	30분 이내에 30초 이상 동안 리듬 있는 FBM이 한 번 이상 있음	FBM이 없거나 "있음"의 기준을 채우지 못함
큰 신체 움직임	30분 동안 세 번 이상 몸통을 움직임, 사지와 몸통을 함께 움직이는 것은 한 번의 움직임으로 간주함	30분 동안 몸통을 두 번까지 움직임
태아의 긴장도	태아가 한 번 이상 사지를 폈다가 다시 원래대로 구부림. 30분 이내에 손을 폈다가 오므림	폈다가 부분적으로만 다시 구부리거나, 아예 구부리지 못함
양수량	서로 직각을 이루는 두 면에서 최소한 2cm가 되는 움푹한 곳이 적어도 하나 있음	이 기준에 달하지 못하는 양수량

*판독: 정상(안심해도 됨)= 8~10점, 애매함=6점, 비정상=4점 이하인데 분만을 고려해 볼 수 있음. 만약 양수과소가 있으면 더 자주 검사해 보아야 하고 분만을 고려해 볼 수 있음. NST가 BPP에서 제외됐으면 나머지 네 초음파 지표의 최대 총점은 8점이 된다.
출처: American Academy of Pediatrics(AAP) & American College of Obstetricians and Gynecologists(ACOG) (2012) Guidelines for perinatal care(7th ed.) Elk Grove Village, IL: Author; and Greenberg, M. B., Druzin, M. L., & Gabbe, S. G.(2012) Antepartim fetal evaluation. In S. G. Gabbe, J. R. Niebyl, J. L. Simpson, et al.(Eds.), Obstetrics: Normal and Problem Pregnancies(6th ed., pp. 237-263). Philadelphia: Elsevier Saunders.

예측하는 것이다. 중간에 있는 점수들은 예측의 정확성이 떨어진다. 출산 전후의 질식은 뇌성마비의 원인이 될 수 있으므로 산전 태아감시기술이 태아의 질식을 발견하여 치료하는 데 도움이 된다. 생물리학계수는 태아에게 있는 문제가 영구적인 상해가 되기 전에 그 문제를 발견해 내기 위한 일차적인 검사일 수는 있으나, 태아의 상태를 더 명확히 알기 위해서는 다른 방법들도 함께 병행해야 한다.

이해하기

18. 태아의 긴장도 상실과 저산소증 간의 관계는 무엇인가?
19. 양수량이 생물리학계수에서 중요한 사항이 되는 이유는 무엇인가?

이해하기 정답

18. 생물리학계수(biophysical index)에서 태아심음의 상실은 진전된 저산소증(hypoxia)과 태아산증(fetal acidosis)을 나타낸다. 태아심음(fetal tone)은 임신 초기에 발생하고 저산소증 효과에 가장 저항하는 생물리학 계수 지표 중의 하나이다.
19. 양수과소는 태아 저산소증과 관련되어 있고, 이는 혈액이 양수를 생산하는 태아의 폐와 신장에서 태아의 심장과 뇌와 같은 중요한 장기로 향하게 된다.

5) 태동에 대한 임부의 평가

임부가 평가하는 태아의 움직임은 '태동(차는 횟수)'이라고 불린다. 태동은 태아의 상태와 관련이 있으므로 태동을 평가하는 것이 태아를 평가하는 한 방법이 된다. 태동에 영향을 미치는 요인은 임부의 활동, 비만, 약물 등이다. 대부분의 임부들은 왼쪽으로 누워 있을 때 태동을 가장 많이 느낀다. 태동에 이상한 변화가 있다는 임부의 보고가 태동에 대한 공식적인 계수와 관찰만큼이나 타당성 있음이 입증되어 있다(Cunningham et al., 2010; Greenberg et al., 2012).

(1) 절차

태동을 측정하는 데는 몇 가지 규칙이 있다. 임부는 옆으로 누워 손을 복부의 제일 불룩한 곳에 대고 태동에 주의를 집중한다. 시계나 타이머를 이용해 정해진 시간 동안 태동을 기록한다(그림 9-19). 태동을 세는 규칙의 예는 다음과 같다(ACOG, 2012; Greenberg et al., 2012).

- 하루 3번, 30분 동안 태동을 센다. 태동이 한 시간에 3회 미만이거나 12시간 동안 1회도 없다면 정밀검사가 필요하다.
- 매일 한 시간씩 태동을 측정한다. 감지되는 태동이 10회 미만이면 다시 한 시간을 더 센다. 2시간 동안 태동이 10회 미만이면 의사에게 알려야 한다.
- 10까지 세는 방식이란, 태동 10회를 세는 데 시작하는 시간과 끝나는 시간을 보는 것이다. 10번째 태동이 감

날짜: 11/14/14 부터 11/20/14 까지							
시간	일	월	화	수	목	금	토
오전 8~9시	卌 卌	卌 ‖	卌 |||				
오후 1~2시	卌		卌 |||	卌				
저녁 9~10시	卌 ‖ 卌	卌 ||||					
총합	28	24					

그림 9-19 태동횟수 기록지. 임부는 하루에 몇 번 정해진 시간에 태동을 세어 기록한다. 이상이 있으면 의사에게 보고한다.

지되는 시간이 점점 늦어지거나 12시간 동안 태동이 12회 미만일 때는 의사에게 알려야 한다.

- 기준선을 잡기 위해 아침에 30분, 저녁에 30분 태동을 센다. 태동이 없거나 반으로 감소했으면 30분을 더 센다.

(2) 장점

태동을 측정하는 것은 다음과 같은 장점이 있다.

- 비용이 들지 않는다.
- 비침습적이다.
- 특별한 위험인자가 없는 임부에게서 태아의 문제가 있음을 일찍 발견하게 해 준다.
- 임부에게 편리하고, 태아의 상태에 대한 임부의 인식을 확인하게 해준다.

(3) 단점

다음과 같은 변수들 때문에 태동횟수를 판독하는 것이 어려워진다.

- 태아가 쉴 때는 태동이 감소한다.
- 태동에 대한 인식은 임부마다 다르다. 심지어 같은 임부라도 때에 따라 다르다.
- 하루 중 시간대에 따라 태동이 달라진다(아침에는 적고 오후에는 증가함).
- 임부가 먹는 약물(알코올, 담배, 헤로인, 코카인, 메타돈)이 태아의 활동에 영향을 끼친다.
- 임부가 태동을 잘못 평가하여 정보로서의 가치가 없을 수도 있다.

5. 간호과정의 적용: 진단검사

산과에서 비수축검사(NST)와 수축자극검사(CST)를 시행하는 사람은 간호사이다. 임신 후반기에는 산전방문 때마다 태동이 어떠냐고 물어 보는 것이 간호사정의 일부이다. 간호사는 시행될 검사의 절차와 거기서 얻을 수 있는 정보가 어떤 것인지 임부에게 설명해야 한다. 또 재검이나 일련의 절차들에 대한 결정을 내려야 할 때 임부를 정서적으로 도와주어 불안을 경감시켜 주어야 한다.

1) 사정

임부의 정보와 검사를 실시하는 이유에 대한 가능한 한 많은 정보를 수집해야 하며, 필요한 정보는 다음과 같다.

- 임신력, 출산력, 생존 자녀수, 재태연령(몇 주차인지), 이전의 임신에서 있었던 문제
- 임부의 건강문제(고혈압, 당뇨병, 심장질환 등)
- 당면한 산과적 문제(질 출혈, 태동감소, 다태임신, 자궁내 성장지연, 이상태위, 양수과다, 양수과소 등)
- 이전의 산과적 문제(사산, 선천성 이상, 저체중아, 과체중아)
- 알코올과 담배를 포함한 물질남용
- 검사 이유와 절차에 대한 지식: 검사를 지시했거나 시행할 의사에게 임부가 검사에 대해 추가적인 지식을 더 필요로 하는지 물어본다.
- 추가적인 검사가 필요할 경우 자가감시 요법에 대한 질문: “왜 이 검사를 매주 해야 하는지 당신이 이해한 것을 말씀해 주시겠어요?”, “의사에게 보고해야 할 만큼 중요한 태동의 변화에는 어떤 것들이 있나요?”, “그 변화를 언

제 알려야 하나요?"

- 검사에 대한 임부의 정서적 반응: "주로 걱정되는 것들은 무엇입니까?", "그 검사를 좀 더 쉽게 받기 위해 당신이 할 수 있는 것에는 어떤 것들이 있습니까?"
- 검사결과에 대한 임부나 가족의 예상: 검사의 이유뿐만 아니라 위험과 제한에 대해서도 설명해 주어야 한다. 검사의 결과에 따라 다른 검사가 더 필요할 수도 있다고 말해 주고, 매 단계에서 계속할지 중단할지를 선택할 수 있게 한다.

2) 진단

임신기간 중 문제가 증가할 위험이 있는 임부는 태아진단 절차가 필요하다. 임부의 지식 수준과 평소 스트레스 대처법에 따라 그들의 반응이 달라진다. 많은 임부들은 검사 자체와 태아의 상태에 대해서도 걱정한다. 이에 타당한 간호진단은 '진단절차에 대한 지식부족과 불확실한 태아의 상태와 관련된 불안'이다.

3) 계획

이 간호진단에 대한 기대되는 결과는 다음과 같다.

- 검사가 시작되기 전에 자신이 왜, 언제, 어떻게 검사받는지를 설명한다.
- 태아 상태에 대한 걱정을 말로 표현하고, 방문 때마다 의료팀에게 정보를 구한다.

4) 중재

(1) 정보 제공

비수축검사(NST)에서는 간호사가 주된 정보제공자일 수도 있고, 의사의 설명을 강화하는 사람일 수도 있다. 검사가 무엇을 측정하는지, 목적과 빈도는 어떤지에 대해 간단명료한 정보를 제공한다. 검사 내용을 모르면 불안해할 수도 있기 때문에 검사 소요시간과 절차에 대해 설명한다. 불편할 수 있다는 점과 후속조치는 어떻게 해야 하는지, 어떤 일이 생기면 병원에 연락해야 하는지에 대한 정보도 구두와 서면으로 제공한다.

부모들은 모체의 알파태아단백이나 다중표지검사 같은 선별검사 결과가 비정상이면 불안감을 나타낸다. 간호사는 다른 인자들로 인해 비정상결과가 나올 수도 있으므로 추가적인 검사가 필요할 수도 있음을 알려준다. 또한 의사가 부모들에게 설명해 주는 기술적인 정보가 잘 이해되지 않아 불안감이 가중된다면 보충 설명을 한다. 후속검사의 결과를 기다리는 시간이 짧아도 부모의 불안감은 가중될 수 있다.

(2) 지원함

간호사는 산전검사에 대한 권고를 받았거나 태아의 문제가 확인되었을 때 예비 부모가 표출하는 감정을 인정하고 반응을 보이도록 한다. 임신과 태아검사가 주는 불편함, 제한점, 시간 소모 등의 요구사항들에 대해 임부가 불만을 표현할 수도 있다. 치료적 의사소통이 가장 필요할 때는 태아 진단검사에 대한 상담 시기이다.

- 적극적 경청이 관심과 염려의 마음을 전달한다.
- 가족들이 자신의 감정에 대해 말하는 것을 반영해 주는 것은 자신들의 감정을 '들을' 수 있는 기회를 제공한다.
- 명료화하기는 임부에게 그 이슈와 선택 가능한 대안들을 '보게' 해 준다.
- 어루만져 줌 같은 위로 방법들은 임부의 문화에 맞기만 하다면 공감하는 마음을 전달할 수 있고, 힘든 시술을 받는 동안 임부에게 큰 힘이 된다.

간호사는 걱정하는 마음을 전달하고 상대방의 감정을 알아주기는 해도 충고를 해서는 안 된다. 산전검사에 대해 결정을 내려야 하는 사람은 임부와 보호자, 또는 임부가 선택한 사람들이다.

(3) 임부가 현실적인 목표를 세우도록 도와줌

산전감시요법이 태아에게 어떻게 이로운지를 아는 것이 임부에게 도움이 될 것이다. 계속되는 검사가 힘들 수도 있지만 가장 적절한 분만 시기를 결정해 주기도 한다. 의료팀은 중재가 필요한지, 어떤 중재가 이 상황에서 최선인지는 검사를 통해 결정할 수 있음을 임부에게 설명한다. 검사결과가 안심할 만한 것이면 태아는 생존하여 정상적으로 성장할 가능성이 더 증가한다.

태아 검사를 할 때는 결과가 정상으로 나온다 하더라도 "문제"이상에 대한 가능성이 여전히 남아 있다는 것을 설명한다. 선천성 이상을 알 수 있는 모든 진단검사를 하더라도 최소한의 위험도는 늘 존재할 수 있다.

(4) 본인의 결정을 존중함

임부가 산전진단을 받고 임신 2기에도 임신을 종료하기로 결정하는 경우가 있다. 또한 임부는 문제를 가진 태아를 유산시킬 생각이 없더라도 필요한 산전검사를 받을 권리가 있다. 간호사는 태아진단검사를 하기 전에 자기 자신의 윤리적 신념을 검토해 보아야 한다. 임신가족이 어떤 결정을 내리든, 심지어 본인이라면 그렇게 하지 않을 것 같은 결정을 내리더라도 결정을 지지해 줄 준비가 되어 있어야 한다. 임부는 임신을 계속하기로 결정하든, 끝내기로 결정하든, 결정에 대한 간호사의 개인적인 견해와 상관없이 따뜻한 간호를 받을 자격이 있다.

5) 평가

임부가 자신이 왜, 언제, 어떻게 검사받는지에 대한 지식을 말로 표현한다면 목표는 달성된 것이다. 태아의 상태에 대한 걱정을 말로 표현하고, 필요하면 의료팀에게 정보를 구한다면 두 번째 목표도 성취된 것이다.

개념요약

- 초음파 검사는 태아와 태반의 상태를 알아보거나 양수천자 같은 다른 검사들의 보조수단으로 널리 사용된다.
- AFP 검사는 임부의 혈청이나 양수를 이용하여 신경관결손 같은 체벽결손을 알아보려는 목적으로 사용된다. AFP 결과가 비정상으로 나오면 다른 검사들이 필요하다. 21번 삼염색체증 같은 염색체 이상을 위한 삼중표지 검사나 사중표지 검사에서는 모체의 AFP와 함께 다른 표지들(hCG, 에스트리올, 인히빈 A)이 평가된다.
- 융모막융모생검은 임신 1기에 있을 수 있는 염색체 결함이나 다른 선천성 결함에 대한 정보를 얻고자 임신 10~12주에 시행한다. 융모막융모생검으로는 AFP 검사를 위한 양수표본을 얻을 수 없다.
- 양수천자는 보통 임신 2기에 시행하는데, 태아의 유전자 결함이나 신경관결손 같은 결손을 찾아내고자 하는 것이다. 양수천자는 태아의 성숙도나 Rh 부적합 문제를 알아보기 위해 임신 3기에 할 수도 있다. 양수천자는 임신 15~20주에 하는 것이 표준이다. 이보다 먼저 하면(11~14주) 유전문제를 더 조기에 진단할 수 있다.
- 경피제대혈채취는 제대혈관으로부터 혈액을 채취하여 혈액질환, 산-염기 평형, 태아의 질환 등을 알아보는 것이다. 경피제대혈채취로 치료약이나 혈액 산물도 주입할 수 있다. 경피제대혈채취의 가장 흔한 합병증은 태아의 서맥이다.
- 비수축검사는 태아가 움직일 때 태아의 심박이 가속되는지를 보기 위한 것이다. 태아의 활동에 관계없이 태아의 심박이 가속된다는 것은 안심할 만한 징후이다. 이는 태아의 산소화가 충분히 이루어지고 있고 태아의 뇌로부터 심장에 이르는 신경전달에 문제가 없음을 의미하기 때문이다. 임신 32주 이하의 건강한 태아는 그보다 나이든 태아에게 맞는 기준선에 이르지 못할 수도 있다.
- 수축자극검사는 자궁수축으로 인한 일시적인 태반혈류와 산소공급의 중단에 대한 태아 심장의 반응을 평가하는 것이다.
- 생물리학계수는 태아의 심박, 호흡운동, 신체의 큰 움직임, 근육긴장도, 양수량과 같은 다섯 가지의 태아 표지를 평가하는 것이다. 수정된 생물리학계수는 비수축검사와 양수량으로 되어 있다.
- 태동에 대한 임부의 평가는 태아를 평가하는 비침습적인 방법이다. 평가의 장점은 비용이 들지 않는다는 것이다. 산소화가 잘 되지 않는 태아는 대개 움직임이 덜하다. 태동을 평가하는 데는 정해진 방법이 없으므로 임부는 일반적으로 사용되는 몇 가지 방법 중에 어느 것을 따라도 무방하다.
- 모든 간호사는 산전진단 절차나 임부가 묻는 어떤 질문에라도 답할 준비를 갖추고 있어야 한다. 태아진단검사가 필요한 가족들을 지원함으로써 불안감을 덜어줄 수 있다.

참고문헌

American College of Obstetricians and Gynecologists (ACOG). (2014a). Antepartum fetal surveillance (Practice Bulletin No.145). Washington, DC: Author.

American College of Obstetricians and Gynecologists (ACOG). (2014b). Ultrasonography in pregnancy (Practice Bulletin No.101). Washington, DC: Author.

American College of Obstetricians and Gynecologists (ACOG). (2015a). Cell-free DNA screening for fetal aneuploidy. Committee Opinion No. 640. Washington, DC: Author.

American College of Obstetricians and Gynecologists (ACOG). (2015b). Induction of labor (Practice Bulletin No. 107). Washington, DC: Author.

American College of Obstetricians and Gynecologists (ACOG). (2016a). Prenatal diagnostic testing for genetic disorders (Practice Bulletin 162). Washington, DC: Author.

American College of Obstetricians and Gynecologists (ACOG). (2016b). Screening for fetal aneuploidy (Practice Bulletin 163). Washington, DC: Author.

Blackburn, S. T. (2013). Maternal, fetal & neonatal physiology (4th ed.). St. Louis, MO: Saunders.

Chard, R. L., & Norton, M. E. (2016). Genetic counseling for patients considering screening and diagnosis for chromosomal abnormalities. Clinics in Laboratory Medicine, 36(2), 227–236.

Clements, J. A., Platzker, A. C., Tierney, D. F., Hobel, C. J., Creasy, R. K., Margolis, A. J., & Oh, W. (1972). Assessment of the risk of the respiratory-distress syndrome by a rapid test for surfactant in amniotic fluid. New England Journal of Medicine, 286(20), 1077–1081.

Dar, P., Shani, H., & Evans, M. I. (2016). Cell-free DNA: comparison of technologies. Clinics in Laboratory Medicine, 36(2), 199.

Driscoll, D. A., Simpson, J. L., Holzgreve, W., & Otano, L. (2017). Genetic screening and prenatal diagnosis. In S. G. Gabbe, J. R. Niebyl, J. L. Simpson, M. B. Landon, H. L. Galan, E. R. M. Jauniaux, & W. A. Grobman (Eds.), Obstetrics: normal and problem pregnancies (7th ed.) (pp. 193–217). Philadelphia, PA: Elsevier.

Evans, M. I., Andriole, S., & Evans, S. M. (2015). Genetics: update on prenatal screening and diagnosis. Obstetrics and Gynecology Clinics of North America, 42(2), 193–208.

Freeman, R., Anderson, G., & Dorchester, W. (1982). A prospective multi-institutional study of antepartum fetal heart rate monitoring. II. CST vs NST for primary surveillance. American Journal of Obstetrics and Gynecology, 143(7), 771–777.

Freeman, R. K., Garite, T. J., Nageotte, M. P., & Miller, L. A. (2012).

Fetal heart rate monitoring. Philadelphia, PA: Lippincott Williams & Wilkins.

Greenberg, M. B., & Druzin, M. L. (2017). Antepartum fetal evaluation. In S. G. Gabbe, J. R. Niebyl, J. L. Simpson, M. B. Landon, H. L. Galan, E. R. M. Jauniaux, & W. A. Grobman (Eds.), Obstetrics: normal and problem pregnancies (7th ed.) (pp. 219–243). Philadelphia, PA: Elsevier.

Gregg, A. R., Gross, S. J., Best, R. G., Monaghan, K. G., Bajaj, K., Skotko, B. G., Watson, M. S., et al. (2013). ACMG statement on noninvasive prenatal screening for fetal aneuploidy. Genetics in Medicine, 15(5), 395–398.

Kaimal, A. J. (2014). Assessment of fetal health. In R. K. Creasy, R. Resnik, J. D. Iams, et al. (Eds.), Maternal-fetal medicine principles and practice (7th ed.) (pp. 473–487). Philadelphia: Elsevier.

Kuppermann, M., Pena, S., Bishop, J. T., Nakagawa, S., Gregorich, S. E., Sit, A., & Norton, M. E. (2014). Effect of enhanced information, values clarification, and removal of financial barriers on use of prenatal genetic testing: a randomized clinical trial. Journal of the American Medical Association, AMA, 312(12), 1210–1217.

Macones, G. A., Hankins, G. D., Spong, C. Y., Hauth, J., & Moore, T. (2008). The 2008 National Institute of Child Health and Human Development workshop report on electronic fetal monitoring: update on definitions, interpretation, and research guidelines. Journal of Obstetric, Gynecologic, & Neonatal Nursing, 37(5), 510–515.

Malone, F. D. (2008). First trimester screening for aneuploidy. In P. W. Callen (Ed.), Ultrasonography in obstetrics and gynecology(5th ed.) (pp. 60–69). Philadelphia, PA: Saunders.

Manning, F. A. (1995). Dynamic ultrasound-based fetal assessment: the fetal biophysical profile score. Clinical Obstetrics and Gynecology, 38(1), 26–44.

Manning, F. A., Platt, L. D., & Sipos, L. (1980). Antepartum fetal evaluation: development of a fetal biophysical profile. American Journal of Obstetrics and Gynecology, 136(6), 787–795.

Miller, L. A., Miller, D. A., & Cypher, R. L. (2016). Mosby's pocket guide to fetal monitoring: a multidisciplinary approach. St Louis, MO: Elsevier.

Moise, K. J. (2017). Red cell alloimmunization. In S. G. Gabbe, J. R. Niebyl, J. L. Simpson, M. B. Landon, H. L. Galan, E. R.

M. Jauniaux, & W. A. Grobman (Eds.), Obstetrics: normal and problem pregnancies (7th ed.) (pp. 770–785). Philadelphia, PA: Elsevier.

Morrow, R. J., Adamson, S. L., Bull, S. B., & Ritchie, J. K. (1989). Effect of placental embolization on the umbilical arterial velocity waveform in fetal sheep. American Journal of Obstetrics and Gynecology, 161(4), 1055–1060.

National Institute of Neurological Disorders and Stroke, National Institute of Health. (2015). Spina Bifida Fact Sheet (NIH Publication No. 13-309). Retrieved from www.ninds.nih.gov/disorders/spina_bifida/detail_spina_bifida.htm#3258_10.

Neerhof, M. G., Haney, E. I., Silver, R. K., Ashwood, E. R., Lee, I. S., & Piazze, J. J. (2001). Lamellar body counts compared with traditional phospholipid analysis as an assay for evaluating fetal lung maturity. Obstetrics & Gynecology, 97(2), 305–309.

Norton, M. E., & Rink, B. D. (2016). Changing indications for invasive testing in an era of improved screening. Seminars in Perinatology, 40(1), 56–66.

O'Neill, E. R., & Thorp, J. (2012). Antepartum evaluation of the fetus and fetal well-being. Clinical Obstetrics and Gynecology, 55(3), 722–730.

Raju, T. N., Mercer, B. M., Burchfield, D. J., & Joseph, G. F. (2014). Periviable birth: Executive summary of a joint workshop by the Eunice Kennedy Shriver National Institute of Child Health and Human Development, Society for Maternal-Fetal Medicine, American Academy of Pediatrics, and American College of Obstetricians and Gynecologists. American Journal of Obstetrics and Gynecology, 210(5), 406–417.

Read, J. A., & Miller, F. C. (1977). Fetal heart rate acceleration in response to acoustic stimulation as a measure of fetal well-being. American Journal of Obstetrics and Gynecology, 129(5), 512–517.

Richards, D. S. (2017). In S. G. Gabbe, J. R. Niebyl, J. L. Simpson, M. B. Landon, H. L. Galan, E. R. M. Jauniaux, & W. A. Grobman (Eds.), Obstetrics: normal and problem pregnancies (7th ed.) (pp. 160–192). Philadelphia, PA: Elsevier.

Salomon, L. J., Alfirevic, Z., Berghella, V., Bilardo, C., Hernandez-Andrade, E., Johnsen, S. L., & Prefumo, F. (2011). Practice guidelines for performance of the routine mid-trimester fetal ultrasound scan. Ultrasound in Obstetrics & Gynecology, 37(1), 116–126.

Signore, C., Freeman, R. K., & Spong, C. Y. (2009). Antenatal testing: a reevaluation: executive summary of a Eunice Kennedy Shriver National Institute of Child Health and Human Development workshop. Obstetrics and Gynecology, 113(3), 687–701.

Verpoest, M. J., Seelen, J. C., & Westerman, C. F. (1976). Changes in appearance of amniotic fluid during pregnancy: the macroscore. Journal of Perinatal Medicine-Official Journal of the WAPM, 4(1), 12–25.

Vintzileos, A. M., & Knuppel, R. A. (1994). Multiple parameter biophysical testing in the prediction of fetal acid-base status. Clinics in Perinatology, 21(4), 823–848.

Walker, D., Grimwade, J., & Wood, C. (1971). Intrauterine noise: a component of the fetal environment. American Journal of Obstetrics and Gynecology, 109(1), 92–95.

Wapner, R. J. (2014). Prenatal diagnosis of congenital disorders. In R. K. Creasy, R. Resnik, J. D. Iams, et al. (Eds.), Maternal-fetal medicine: principles and practice (7th ed.) (pp. 417–464). Philadelphia, PA: Saunders.

Wax, J., Minkoff, H., Johnson, A., Coleman, B., Levine, D., Helfgott, A., & Benson, C. (2014). Consensus report on the detailed fetal anatomic ultrasound examination indications, components, and qualifications. Journal of Ultrasound in Medicine, 33(2), 189–195.

PART 3

분만기 간호

분만 중 태아감시

Intrapartum Fetal Surveillance

학습목표

1. 분만 중의 태아감시의 목적과 방법을 설명한다.
2. 태아심박수에 영향을 미치는 정상적인 기전과 병리적인 기전을 설명한다.
3. 분만 중 태아사정 유형을 설명한다.
4. 정상과 비정상적 태아심박수에 대한 간호중재를 수행한다.
5. 분만 중 산부의 심리적 상태를 평가한다.
6. 분만 중 산부와 가족의 사회심리적 문제에 따른 간호과정을 적용한다.

주요용어

가변성 하강 variable decelerations
간헐적 태아심음 청진 intermittent auscultation, IA
자궁수축 uterine activity
전자태아감시 electronic fetal monitoring, EFM
조기하강 early decelerations
지연성 하강 prolonged decelerations
촉진 palpation
태아심박수 fetal heart rate, FHR
후기하강 late decelerations

분만 중의 태아사정은 태아의 안녕과 위기에 관련된 징후를 파악하기 위한 태아 감시의 과정이다. 태아의 상태를 정확히 파악하여 적절한 조치들을 취함으로써 태아의 위험을 감소시킨다. 분만 중의 태아사정에는 태아심박수(fetal heart rate, FHR)와 산모의 자궁수축이 있고, 태아의 활동, 자극에 대한 태아의 반응, 태아의 산소포화도(fetal pulse oximetry)를 추가한다.

분만 중 태아사정의 목적은 태아가 진통을 어떻게 견디는지를 평가하고, 진통 중의 저산소 상태가 태아에게 미치는 손상은 없는지 알아보는 것이다. 하지만 태아의 모든 위험상태를 알아낼 수 있는 사정방법은 없다.

간호사는 태아 저산소증(hypoxia)의 징후를 파악하여 신속히 의사에게 보고하여야 한다. 간호사는 태아사정 능력을 갖추고 향상시켜 나가야 한다. 의료진들과의 의사소통과 후에 발생할 수 있는 의료소송을 대비하여 의료기록을 명료하게 기술한다.

분만 중 태아감시에는 두 가지 방법이 있는데 저기술적인 방법과 고기술적인 방법이다. 이들은 각각 나름의 장점과 한계점을 가지고 있다. 간호사는 임산부 요구, 위험도, 병원 방침에 따라 둘 중 어느 것을 사용하여도 되고 둘 다 사용하여도 된다.

저기술적인 방법이란 태아심박수를 간헐적 태아심음 청진(intermittent auscultation, IA)하는 것과 자궁수축을 촉진(palpation)하는 것이다.

고기술적인 방법이란 전자태아감시(electronic fetal monitoring, EFM)를 사용하는 것이다. 미국에서는 전자태아감시가 널리 사용되고 있으나 청진보다 효율적이라고 증명된 바는 없다.

1. 태아의 산소화

태아의 산소화가 원활히 되기 위해서는 다음과 같은 다섯 가지가 필요하다.

1. 모체의 혈액이 정상적으로 태반에 공급되어야 함
2. 모체 혈액의 산소포화도가 정상이어야 함
3. 태반에서 산소와 이산화탄소의 교환이 충분히 이루어져야 함
4. 제대혈관들을 통해 태반과 태아 사이에 순환통로가 열려

있어야 함

5. 태아의 순환기능과 산소 운반 능력이 정상이어야 함

진통에 대한 태아의 반응을 이해하기 위해서는 자궁태반의 교환과 태아의 순환이 어떻게 이루어지는지를 알고 있어야 한다.

1) 자궁-태반 순환

산소와 영양소가 포함된 모체의 혈액은 나선동맥을 통해 태반의 융모간강으로 흘러 들어간다. 모체 혈액의 산소와 영양소는 융모간강의 융모막융모 안 모세혈관을 순환하여 태아의 혈액으로 들어간다. 동시에 이산화탄소와 다른 노폐물들도 태아의 혈액에서 모체의 혈액으로 옮겨진다. 태아의 노폐물을 실은 모체의 혈액은 융모간강에서 배출되어 모체의 자궁내막정맥을 거쳐 모체의 순환으로 돌아와 그 노폐물을 제거한다. 모체의 혈액과 태아의 혈액은 섞이지 않은 채 물질들만 서로 주고 받는다.

진통 때에는 수축이 나선동맥을 점진적으로 압박하여 강한 수축의 정점에서는 융모간강으로 들어가는 모체의 혈류가 잠시 중단된다. 이때 태아는 자신의 체세포, 적혈구, 융모간강에 있는 산소를 이용한다. 이 상태의 산소로 태아가 지낼 수 있는 시간은 1~2분이다. 수축이 이완될 때는 산소화된 모체의 혈액이 다시 융모간강으로 흘러 들어오고 이산화탄소와 태아의 다른 노폐물들을 실은 혈액은 배출된다(그림 10-1).

2) 태아-태반 순환

태아의 심장은 태반으로부터 온 산소화된 혈액을 전신에 순환시키고 탈산소화된 혈액을 태반으로 돌려보낸다. 산소화된 혈액을 태아에게 운반하는 것은 하나의 제대정맥이고, 탈산소화된 혈액을 태아에게서 태반으로 옮기는 것은 두 개의 제대동맥이다.

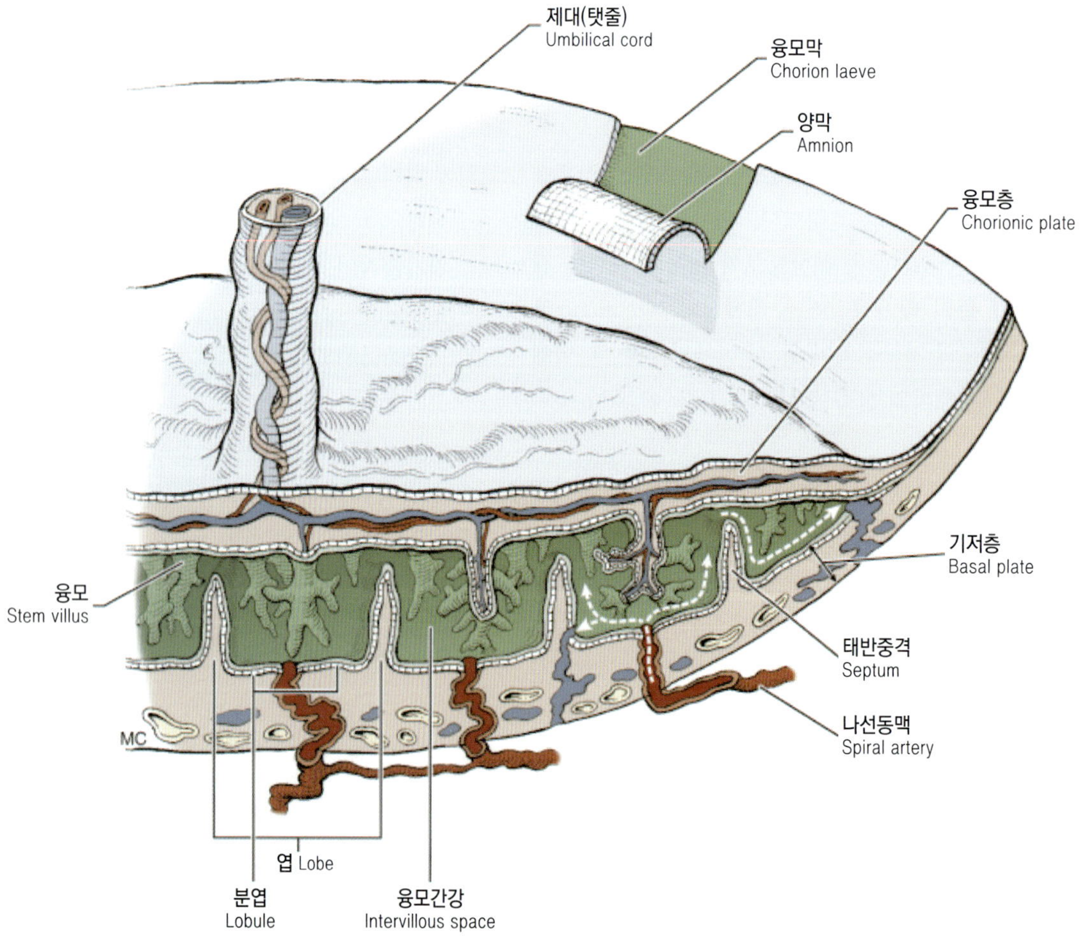

그림 10-1 자궁태반 순환을 보여주는 태반단면도 (출처: Miller, D. A. (2016). Intrapartum fetal evaluation. In S. G. Gabbe, J. R. Niebyl, J. L. Simpson, et al. (Eds), Obstetrics: Normal and problem pregnancies (7th ed., pp. 308-343). Philadelphia, PA: Elsevier.)

3) 태아심박수 조절

태아는 자신의 심장과 뇌를 산소화시킬 수 있는 속도로 자신의 심박수를 조절한다. 심장박출량은 주로 심박수를 높임으로써 증가된다. 반대로 태아심박수의 저하는 심장박출량의 감소를 가져 온다.

태아심박수는 태아의 다섯 가지 요소에 의해 조절된다.

1. 자율신경계(autonomic nervous system)
2. 압력수용기(baroreceptors)
3. 화학수용체(chemoreceptors)
4. 중추신경계(central nervous system)
5. 부신(adrenal glands)

정상 임신 7개월 이후에 나타나는 태아심박수의 변동은 위의 다섯 가지 요소들의 작용에 의해 조절된다.

(1) 자율신경계

태아심박수를 주도적으로 조정하는 것은 자율신경계의 교감신경과 부교감신경이다. 교감신경이 자극을 받으면 에피네프린과 노르에피네프린이 분비되어 심박수가 증가하고 심근수축이 강화된다. 따라서 교감신경 자극의 최종적인 결과는 심장박출량의 증가이다.

부교감신경은 미주신경을 자극하여 태아심박수를 감소시키고 태아심박수에 변동성을 유지시킨다. 부교감신경은 임신 28~32주에 시작하여 태아가 성장함에 따라 점차 더 큰 영향을 미친다. 그러므로 만기출산한 태아심박수는 조산아보다 낮다.

(2) 압력수용기

태아의 혈압이 상승하면 경동맥과 주요동맥의 세포들이 확장된다. 압력수용기가 미주신경을 자극하여 태아심박수와 혈압을 떨어뜨리고 심장박출량을 감소시킨다.

(3) 화학수용체

연수, 경동맥, 대동맥에는 산소, 이산화탄소, 산-염기 농도, 즉 pH의 변화에 반응하는 세포들이 있다. 산소농도가 감소하거나, 이산화탄소 농도가 증가하며, 혈액과 척수액의 pH가 감소하면 심장박동이 증가한다. 그러나 저산소증(hypoxia), 고탄산혈증(hypercapnia), 산증(acidosis)이 지속되면 태아심박수가 감소한다.

(4) 중추신경계

태아의 대뇌피질은 태아가 움직일 때는 심박동수를 증가시키고, 움직이지 않고 있을 때는 심박동수를 감소시킨다. 태아가 수면 상태와 각성 상태가 뚜렷이 구별될 만큼 자라면 태아심박수에 변화를 보인다. 예를 들면, 태아가 깊이 잠들었을 때는 심박수가 느리고 변화가 거의 없으나 태아가 깨어 있을 때는 심박수가 증가한다.

자율신경계의 두 분지인 교감신경과 부교감신경을 조정하는 것은 시상하부이고, 심박동을 빠르거나 느리게 하는 자극들 사이의 균형을 유지하는 것은 연수이다.

(5) 부신

부신수질은 스트레스를 받으면 에피네프린과 노르에피네프린을 분비하여 태아심박수를 증가시키는 교감신경의 반응을 유발한다. 태아의 혈압이 낮아지면 부신피질은 알도스테론을 분비하고 나트륨과 수분을 보유하여 태아에 더 많은 양의 혈액이 순환되게 한다.

4) 태아의 산소화에 미치는 병리적 영향

태아산소화의 문제는 태반, 태아 혹은 모체에서의 변화로 인해 발생한다.

(1) 모체의 심폐활동 변화

모체의 혈액 순환량이 감소하면 융모간강에서도 모체의 산소화된 혈액의 순환이 어려워진다. 모체의 혈액 순환량이 실제로 감소하는 원인은 출혈이며, 다른 원인은 혈액 손실을 동반하지 않는 혈액량의 분포이다. 예를 들어, 경막외차단은 혈관을 확장시켜 혈관상(vascular bed)의 용적을 증가시키며, 이 경우 임부의 혈관들 내에 있는 총혈액량은 변함이 없지만 혈압이 떨어지고 태반으로 가는 혈류가 감소한다.

임신부가 똑바로 누우면 자궁의 무게가 대동맥과 하대정맥을 압박한다. 임신부의 하대정맥 압박은 심장으로 돌아가는 혈액양을 감소시키고, 심장박출량을 감소시켜 (앙와위성 저혈압증후군) 태반으로 가는 혈류를 감소시킨다.

모체의 고혈압은 혈관경련수축을 일으키고 나선동맥을 좁아지게 하여 태반으로 가는 혈류를 감소시킨다. 고혈압은 임신으로 유발된 것일 수도 있고 만성적인 것일 수도 있으며 코카인 같은 약물의 섭취로 인한 것일 수도 있다.

모체의 혈중산소 농도가 낮으면 태아가 이용할 수 있는 산소의 양도 감소한다. 호흡문제로 인한 산-염기상의 변화도 태반에서의 교환을 방해하며, 모체의 산소분압은 천식같은 호흡기 질환이나 흡연으로 인해 감소한다.

(2) 자궁의 활동

고긴장성(hypertonic) 자궁수축은 태반에서 산소와 노폐물을 교환할 시간을 감소시킨다. 정상보다 길거나 빈번한 자궁수축은 자궁이 수축과 수축 사이에 충분히 이완하지 못하고 나선동맥이 계속 압박을 받아 융모간강에서 모체와 태아의 혈류 교환이 감소된다. 고긴장성 자궁수축은 자연적으로 발생하거나 옥시토신이나 프로스타글란딘, 미소프로스톨(misoprostol) 같은 자궁촉진에 의해 발생한다.

(3) 태반의 교란

태반조기박리(abruptio placentae, 출산 전의 부분적인 박리)나 태반경색(infarct) 같은 상태가 물질교환이 일어나는 태반의 표면적을 감소시킨다. 자궁-태반 교환이 어느 정도 손상되는지는 태반파열의 정도와 부위에 따라 달라진다. 큰 경색이나 박리는 작은 경색이나 박리보다 더 큰 손상을 초래하고, 태반의 중앙부에서 일어나는 경색이나 박리는 바깥쪽보다 더 큰 손상을 초래한다.

(4) 제대혈류의 중단

제대혈류가 중단되는 주된 원인은 제대압박이다. 제대가 태아의 선진부와 골반 사이에서 압박을 받거나, 경부제대(nuchal cord, 태아의 목에 탯줄이 감겨 있는 상태), 제대결절로 인해 제대혈류가 감소한다. 양수과소(oligohydramnios)의 경우에도 양수가 제대에 완충작용을 제공할 만큼 충분하지 못해(보통 만기 때 500mL 미만) 태반혈류가 감소한다. 제대가 태아의 몸에 감기거나, 완충작용을 위한 Wharton's jelly가 부족한 경우에도 태반혈류가 감소한다.

처음에는 벽이 얇은 제대정맥이 먼저 압박을 받아 산소화된 혈액의 태아 공급을 방해하여 저혈압을 동반한 저산소증의 원인이 되어 압력수용기와 화학수용체가 태아 심박수를 증가시킨다. 압박이 계속되면 태아에게서 태반으로 혈액을 운반하는 제대동맥의 혈류도 감소하여 고혈압이 발생할 수 있다. 압력수용기는 고혈압에 대한 반응으로 미주신경을 자극하여 혈압을 감소시키고 태아의 심박동을 감소시킨다. 제대동맥의 압박이 완화되고 제대정맥의 압박이 완화되면 태아심박수가 상승한다.

(5) 태아의 변화

모체에게 산소가 충분히 공급되고 태반교환이 충분한 상태일지라도 태아가 저산소증을 보이는 경우는 태아의 혈액 순환량이 적거나, 혈압이 낮거나, 빈혈인 경우이다. 중추신경계의 이상이나 심장의 이상도 심박동에 비정상적인 속도나 리듬을 초래할 수 있다. 예를 들어, 완전히 심장이 차단된 태아는 심박수증가를 일으킬만한 자극에 반응을 보이지 않는다.

보통 60bpm 이하에서는 태아심장 박출량부전이 올 수 있으므로 모든 요소들을 고려한다. 태아의 빈맥은 저산소증이나 산증이 회복되고 있다는 신호이다(Lyndon, O'Brien-Abel, & Simpson, 2009).

(6) 위험인자

태아의 산소화를 감소시킬 수 있는 질환(글상자 10-1)이 있을 때에는 태아건강상태를 더 자주 사정해야 한다. 분만 시에만 전자태아감시를 사용할 이유는 없다. 간헐적 태아심음 청진도 올바르게 적용하면 지속적인 전자감시

이해하기

1. 태아의 산소화에 영향을 미치는 다섯 가지 요소는 무엇인가?
2. 제대가 압박될 때 태아심박수에는 어떤 변화가 일어나는가?
3. 어떤 위험인자가 있으면 태아감시를 더 자주 해야 하는가?

이해하기 정답

1. 태아의 산소화는 정상적인 산모의 혈류와 혈량에 의존한다. 산모 혈액의 정상적인 산소포화도; 태반에서의 충분한 산소-이산화탄소 교환; 개존된 제대혈관의 개방성. 정상적인 태아 순환과 산소 운반 기능
2. 제대가 압박을 받을 때 제대정맥이 먼저 눌리게 되어 약간의 태아 저혈압과 태아심박수의 증가를 초래한다. 계속되는 압박은 제대동맥을 막고 태아 고혈압과 태아심박수의 감소를 초래한다. 압박이 완화되면 이러한 변화는 다시 정상적으로 회복된다.
3. 위험요인이 존재할 때 태아감시는 더 자주 이루어져야 한다. 이러한 위험요인들에는 여성의 과거력이나 임신 과정의 산전 요인이 포함된다. 분만 중에 여성이나 태아에게 발생할 수 있는 문제들 또한 포함된다. 계속적인 태아전자감시가 필요한 절대적인 적응증은 없지만 대부분의 병원들은 저위험과 고위험 분만 모두에 태아전자감시를 사용한다.

글상자 10-1 산모, 태아, 신생아의 잠재적인 위험인자

산전

임산부의 건강력

- 이전에 사산한 적이 있음(원인불명 혹은 재발 가능성이 있는 원인)
- 이전에 제왕절개를 한 적이 있음
- 불충분한 영양, 임신 저체중, 불충분한 체중 증가
- 터울이 짧은 여러 번의 임신
- 심장병, 빈혈, 고혈압, 당뇨병, 천식, 자가면역질환 같은 만성 질환
- 요로감염, 폐렴, 위장관염 같은 급성감염
- 빈혈, 심부정맥혈전증 같은 혈액질환
- 약물사용(처방약, 일반의약품, 대체의약품, 불법약물)
- 심리적 · 사회적 스트레스, 가정폭력

임신 중의 문제

- 자궁내 성장 지연(Intrauterine growth restriction, IUGR)
- 임신 42주 초과
- 태동의 현저한 감소
- 다태임신
- 자간전증, 자간증
- 임신성 당뇨병
- 태반의 이상(전치태반, 태반조기박리)
- 산모의 심한 빈혈
- 산모의 감염
- 산모의 외상

출산 중

산모의 문제

- 저혈압, 고혈압
- 고긴장성 자궁수축
- 비정상적인 진통: 조기 진통, 역기능적인 진통
- 양막파열이 오래되었음
- 융모양막염
- 열

태아나 태반의 문제

- 태아의 빈혈
- 비정상적인 태아의 심박수나 양상
- 태변이 섞인 양수
- 비정상태위나 자세
- 제대탈출
- 태반박리

출처: Gauthier, D. (2009). Maternal-fetal assessment. In A. Lyndon & L. Usher (Eds.), AWHONN: Fetal heart monitoring: Principles and practices (4th ed., pp. 45-63). Dubuque, IA: Kendall Hunt; and Feinstein, N. F., Sprague, A., & Tripanier, M. J. (2008). Fetal heart auscultation (2nd ed.). Washington, D.C.: Association of Women's Health, Obstetric and Neonatal Nurses.

만큼이나 태아의 상태를 사정하는 좋은 방법이다(American Academy of Pediatrics [AAP] & American College of Obstetricians and Gynecologists [ACOG], 2012).

2. 간헐적 태아심음 청진과 촉진

태아심박수(FHR) 사정 중 간헐적 태아심음 청진(IA)은 비전자식 태아청진기나 도플러 초음파 태아청진기로 할 수 있다. 자궁수축은 손가락 끝으로 촉진한다.

1) 장점

분만 중 태아사정에서 촉진과 간헐적 태아심음 청진의 장점은 이동성이다. 즉, 전자태아감시(electronic fetal monitoring, EFM)와는 달리 간헐적 태아심음 청진과 촉진은 임산부가 마음껏 자세를 바꾸어도 되고 걸어다녀도 될 뿐만 아니라, 정상적인 분만에 도움이 된다. 청진과 촉진은 간호사와 산모가 개인적 접촉을 하게 해 주며, 와류욕(whirl pool bath)이나 샤워 등 물을 이용한 통증 관리법도 사용할 수 있게 해 준다.

2) 한계

간헐적 태아심음 청진과 촉진의 단점은 사람의 손을 이용하기 때문에 전체 진통 중 일부분에서만 태아심박수와 자궁수축을 사정하는 것이다. 자궁수축 시 일어나는 태반혈류 감소로 인해 태아는 스트레스를 받는다. 어떤 자궁수축 시에는 태아심박수를 사정하지만 모든 수축 때마다 태아사정을 할 수는 없기 때문에, 미묘한 태아의 상태를 파악할 수 있는 연속적인 기록(기록지 및 컴퓨터에 저장된 형태)이 남지는 않는다.

어떤 산모는 복부에 청진기가 닿는 것을 불편하게 여기기도 하므로, 태아의 심음이 가장 잘 들리는 곳을 찾기 위해 청진기를 여러 번 옮겨야 한다. 산모가 비만이거나 양수가 많으면 태아의 심음을 청진하기 힘들다.

간헐적 태아심음 청진은 전자식 감시보다 간호사의 손길이 많이 필요하고, 임상에서 청진을 사용할 경우 간호사와 산모의 비율은 1:1로 한다. 이 비율로 간호사를 배치할 수 없을 때는 청진을 분만 중 태아감시의 주된 방법으로 사용하기가 현실적으로 불가능하다. 또 산모나 태아에게 당뇨병이나 태아성장지연 같은 고위험질환이 있을 때에는 청진보다는 지속적인 태아감시법을 사용하는 것이 좋다(American College of Nurse-Midwives [ACNM], 2010; ACOG, 2009; Feinstein, Sprague, & Trepanier, 2008).

3) 청진 도구

기본적인 도구 두 가지는 태아청진기(태아경, fetoscopy)와 도플러 초음파 변환기(태아의 심장의 움직임을 전기식 신호로 바꿔 주는 장치)이다. 태아청진기로 들으면 태아의 실제 심음이 들린다. 도플러 변환기는 태아 심장의 움직임을 감지하여 심장활동을 나타내는 소리로 바꿔준다. 도플러 변환기와 같은 기술은 사용하는 외부태아감시장치도 사용한다(Feinstein et al., 2008)(그림 10-2).

4) 청진한 태아심박수 자료에 대한 평가

태아기저심박수, 리듬, 기준선으로부터의 변화를 알아보기 위해서는 태아청진기나 도플러 탐촉자를 모두 사용한다. 태아청진기는 태아의 실제 심음을 듣는 것이므로 태아의 부정맥을 알아보는 데 좋다. 기저심박수, 리듬, 기준선으로부터의 변화를 알아보기 위해서는 도플러 탐촉자도 가능하지만 부정맥을 찾아내는 데는 부적합하며, 절차 10-1은 태아청진기와 도플러 탐촉자로 태아심박수를 청진하는 법을 보여준다(그림 10-2). 태아청진기는 태아의 부정맥을 알아낼 수 있는 신뢰성이 있는 도구이나 현재 미국 병원에서는 거의 사용하지 않고 있다.

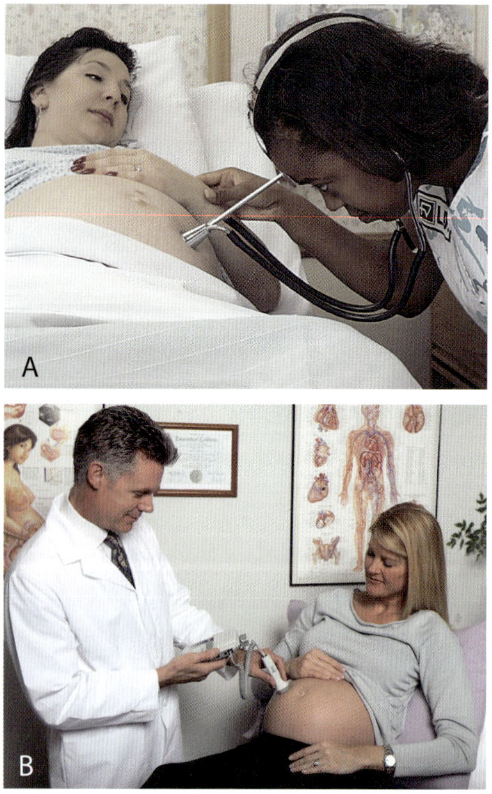

그림 10-2 분만 중 태아심음을 평가하는 데 쓰이는 고전적 방법. A: 태아청진기. 태아의 희미한 심음을 확대해서 전달해 주는 머리 부착기를 보여주고 있다. 미국 병원에서는 거의 사용되지 않는다. B: 손으로 들고 다니는 도플러 초음파 탐촉자: 전도 젤을 바르면 도플러 초음파 탐촉자가 전달해 주는 태아의 심장 운동을 더 선명하게 볼 수 있다.

3. 청진과 촉진 자료 평가

청진으로 얻은 태아심박수 자료와 촉진으로 얻은 자궁수축 자료를 정리하고 평가하여 정상징후와 비정상징후를 파악한다. 전자태아감시로 자료를 얻었을 때는 청진으로 얻은 태아심박수의 자료도 분석해야 한다. 그러나 청진만 사용했을 때에는 변이성이나 감속양상처럼 전자태아감시 기록지에만 나타나는 특징들을 평가할 수 있다(Feinstein et al., 2008; Harmon, 2009).

기준선이 되는 태아심박수는 다음 사항을 평가한다.

- 심박수(수축과 수축 사이에 적어도 30초간 태아심박수를 잰다)
- 리듬의 규칙성
- 기준선 이하로 떨어지지 않음

정상적인 태아심박수는 110~160bpm으로 규칙적이어야 한다. 만약 태아심박수가 정상범위 내에 있으나 이전의 사정에 비해 비정상으로 변화했다면, 더 자주 사정하여 기저심박수에서 벗어나지 않는 변화인지, 일시적인 증감인지를 파악한다. 심박동이 증가하는 것이 확인되면 예후가 좋다. 심박이 급격히 감소하는 것은 좋지 않은 징후이므로 태아의 상태를 좀 더 자세히 알아볼 다른 조치를 취해야 한다.

자궁수축을 촉진(palpation)하는 것은 수축의 강도, 지속시간, 빈도, 간격, 이완기의 근육긴장도를 알아보기 위함이다. 진통이 시작될 때 태아의 산소화 상태가 좋았다면 빈도는 1.5분 이하의 수축(혹은 10분에 5번 이하의 진통), 지속시간이 90~120초 이하인 수축, 최소 30초의 이완기를 가지는 수축에서는 태아가 다음 수축을 위해 충분히 산소화될 수 있다. 그 상황에서는 융모간강이 모체의 산소화된 혈액으로 다시 채워질만큼 자궁도 충분히 이완된다.

4. 전자태아감시

분만을 위한 입원 시부터 줄곧 전자태아감시(EFM)를 사용할 수도 있고 간헐적으로 사용하거나 분만 초기에는 가끔 사용

절차 10-1 태아심박수(FHR) 청진하기

목적: 태아의 상태와 진통에 대한 내성을 평가하기 위함

1. 보호자와 산모에게 절차를 설명한다. 감염을 줄이고 산모의 복부에 닿았을 때 편하게 느껴지도록 따뜻한 물로 손을 씻는다.
2. 레오폴드 조작(절차 12-1 참조)으로 태아의 등이 어디인지 파악한다. 일반적으로 태아의 등이 산모의 복부 표면에서 가장 가까와 태아의 심음이 가장 잘 들리는 곳이기 때문이다. 옆의 그림은 각각의 태위와 자세에서 심음이 가장 잘 들리는 곳을 보여준다.
3. 태아청진기나 도플러 변환기로 태아심박수를 사정한다. 외부태아감시장 치를 사정해도 된다.
4. 태아청진기: 태아청진기의 벨 부분을 태아의 등에 올려 놓고 머리판을 당신의 이마에 대고 누른다. 이것은 귀로 들어오는 소리에다가 뼈전도를 더 하기 위해서이다(뼈전도를 사용할 수 없는 브랜드도 있다). 청진기를 움직여 소리가 가장 크게 들리는 곳을 찾는다. 이 방법은 미국 병원에서 그리 많이 쓰이진 않지만 여전히 유효한 방법이다.
5. 도플러 변환기: 사용설명서를 잘 읽은 후 소리전달이 더 잘 되도록 변환기에 수용성 전도용 젤을 바른다. 변환기를 태아의 등에 올리고 태아의 심장 움직임을 나타내는 소리가 가장 잘 들리는 곳으로 옮긴다.
6. 들리는 소리가 실제로 태아심박수인지 확인하도록 한 손으로 산모의 요 골동맥박을 촉진한다. 만약 산모의 맥박이 태아청진기나 도플러에서 나오는 소리와 동시에 진행되면, 이것은 태아의 심음이 아니라 산모의 심음이다. 다른 부위에서 태아의 심음을 듣고 찾아본다.

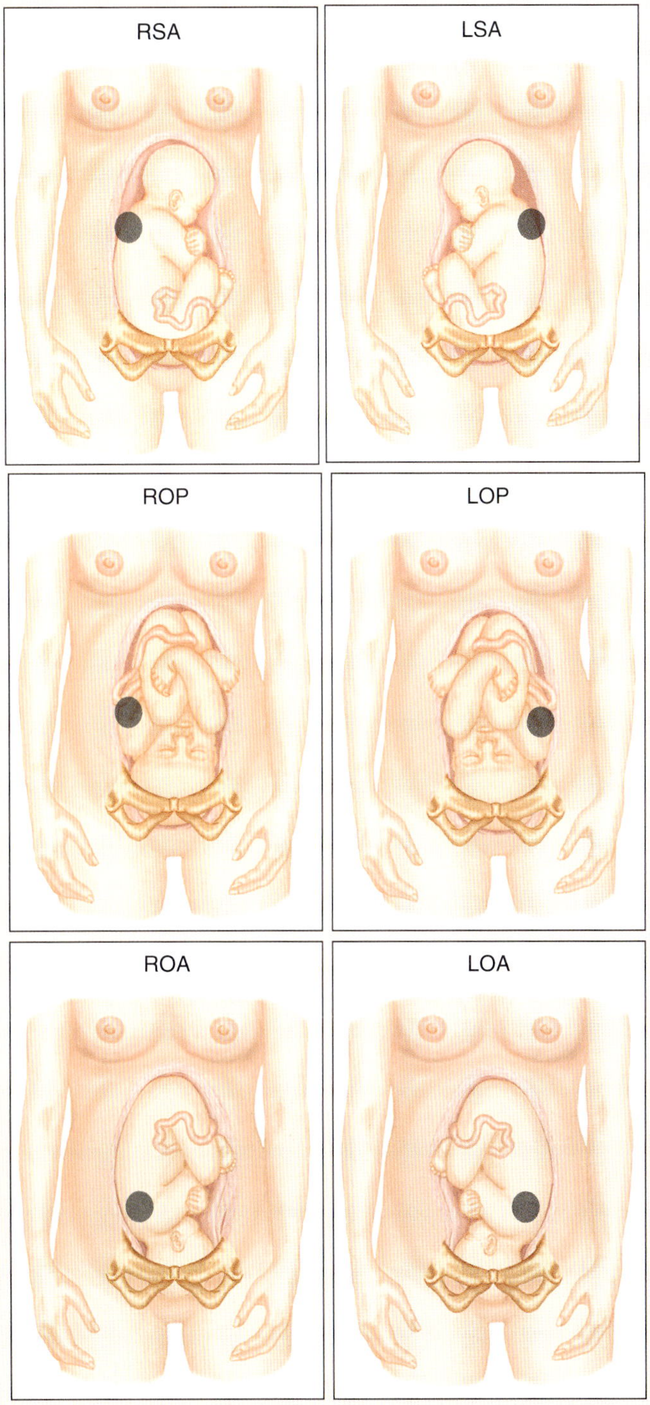

태아심박수를 청진하기

1. 수축이 없을 때 30~60초 동안 태아심박수를 측정하여 기준선으로 삼는다. 수축이 있을 때도 청진을 하면 태아심박수의 변화를 직접 관찰할 수 있어서 좋지만, 수축 중에는 청진하기가 힘들므로 심박이 느려지는지, 빨라지는지에 주목하도록 한다. 수축 중에는 6초 간격으로 여러 번 태아심박수를 측정하여 평균을 내는 방법을 사용할 수 있다. 이 방법을 사용하면, 태아심박수가 감소하는 정도와 지속시간에 대해서도 확인할 수 있다.
2. 태아가 진통을 잘 견디고 있다고 여기는 다음과 같은 징후를 찾아본다.
   a. 평균 110~160bpm
   b. 규칙적인 리듬
   c. 기준선보다 가속됨
   d. 기준선보다 느려지지 않음
3. 다음과 같은 걱정스러운 징후가 있으면 사정을 더 자주 하고 의사에게 알린다.
   a. 정상범위 밖의 심박: 10분 이상 지속되는 원인 모를 빈맥 및 서맥
   b. 불규칙적인 리듬
   c. 심박의 점진적인, 갑작스런 감소

하다가 후기에 가서 계속적으로 사용할 수도 있다.

1) 외부 전자태아감시기

(1) 장점

전자태아감시는 간헐적 태아감시보다 태아 상태에 대해 더 많은 자료를 제공해 주고 기록(기록지, 컴퓨터, 또는 두 가지)을 남긴다(그림 10-3). 계속적인 EFM은 자궁수축의 전, 중, 후에 태아가 어떻게 반응하는지를 보여준다. 태아심박수의 점진적인 추세나 자궁수축양상이 전자식으로 기록된다.

많은 산모들은 전자태아감시를 이미 예상하고 병원에 오며, 그 장치에서 연속적으로 나오는 태아의 심장박동소리에 안심을 느낀다. 보호자가 모니터를 보며 산모에게 수축이 시작될 때와 끝날 때를 알려줄 수 있다.

분만 2기에는 어떤 감시법을 쓰든 1:1 간호가 필요하다. 임신으로 합병증이 있는 경우에는 아직 진통이 오지 않았다 하더라도 1:1 간호가 필요하다. 전자식 감시를 사용하면 간호사가 진통하는 산모에게 호흡법과 이완기법을 교육하고 격려할 수 있다.

(2) 단점

산모의 이동이 어렵다는 것이 EFM의 한계이다. 원격측정(무선전달)이나 간헐적인 감시법을 쓰면 산모가 좀 더 자유롭게 움직일 수 있다. 계속적인 EFM을 할 경우에는 산모는 침대나 의자에만 있어야 한다.

산모가 자세를 바꾸거나 태아가 왕성하게 움직일 때마다 장비의 위치를 재조정해야 한다. 어떤 산모는 외부감시장치의 센서 위치를 고정하기 위해 사용하는 밴드나 벨트를 불편해 한다.

미국의 분만시설에서 EFM의 사용률은 80%에 달하지만 문제가 있는 태아를 찾아내는 데 항상 신뢰할만한 것은 아니다. EFM은 태아가 산소화가 잘 되고 있다는 것을 보여주는 데는 가장 효과적이지만, 위기에 처한 태아를 식별해 내는 데는 신뢰성이 부족하다. 그러므로 EFM은 진단도구라기보다는 감별도구라고 보아야 한다.

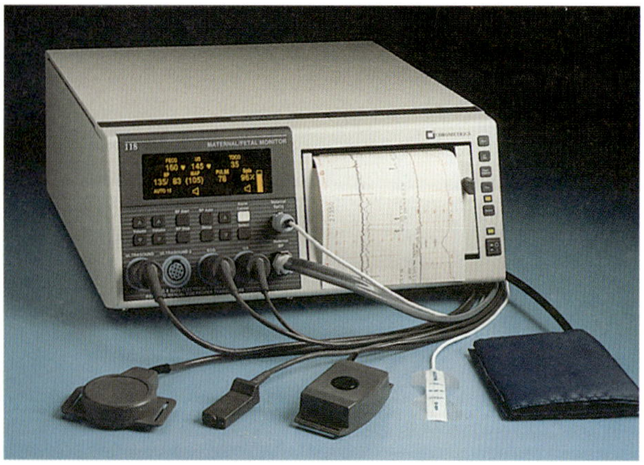

그림 10-3 EFM을 위한 본체. 이 장치는 태아심박수와 자궁수축뿐만 아니라 산모의 맥박, 혈압, 혈중산소포화도도 측정해 준다. 쌍둥이일 경우에는 두 태아를 각각 사정해 준다(Courtesy of Corometrics Medical Systems, Inc., Wallingford, CT).

(3) 전자식태아감시장치

EFM 장치는 모니터와 태아심박수, 자궁수축을 감지하기 위한 센서로 구성되어 있다(그림 10-3). 태아심박수와 자궁수축을 위한 센서는 내부적인 것과 외부적인 것이 있다. 사정결과를 무선으로 전달해 주는 기능이 있는 모델을 사용하면 모니터링 중에도 산모가 걸어다닐 수 있다.

모니터들의 시계는 모두 동일한 시간으로 조정된다.

모니터. 모니터는 센서가 탐지해 낸 태아심박수와 자궁수축에 대한 정보를 숫자와 그래프로 된 띠 모양으로 보여준다(그림 10-4). 그 띠는 심전도처럼 종이에 인쇄할 수도 있고 컴퓨터 스크린으로 볼 수도 있다. 요즘의 장치는 쌍태아의 경우 태아 둘을 동시에 감시할 수 있고 모체의 혈압, 맥박수, 혈중산소포화도도 감시할 수 있다. 그 띠에 나타난 임부의 혈압은 비침습적 혈압(noninvasive blood pressure, NIBP)을 의미한다.

기록지. 태아심박수와 자궁수축에 대한 자료가 인쇄되는 기록지에는 수평으로 두 줄이 있으며, 한 줄은 태아심박수를 보여주는 줄이고, 한 줄은 자궁수축을 보여준다(그림 10-6). 태아심박수는 윗쪽 칸에 기록되는데 그 범위는 30~240bpm이다. 자궁수축은 종 모양의 곡선으로 아래칸에 기록되며, 이 곡선은 0~100mmHg 범위의 자궁수축강도와 이완기압력(uterine resting tone, 진통 전이나 수축이 없을 때의 자궁 근육 긴장도)을 나타낸다.

위 칸과 아래 칸의 수직선은 시간단위를 나타낸다. 1분당 3cm를 인쇄해 내는 종이속도(cm/min)에서는 1분 간격으로 크고 진한 수직선이 그어진다. 작고 옅은 수직선은 1분을 10초짜리 6개의 구획으로 나눈다. 수직선은 수축빈도와 지속시간을 측정하고 수축과 관련된 태아의 반응을 판별하는 데 사용된다.

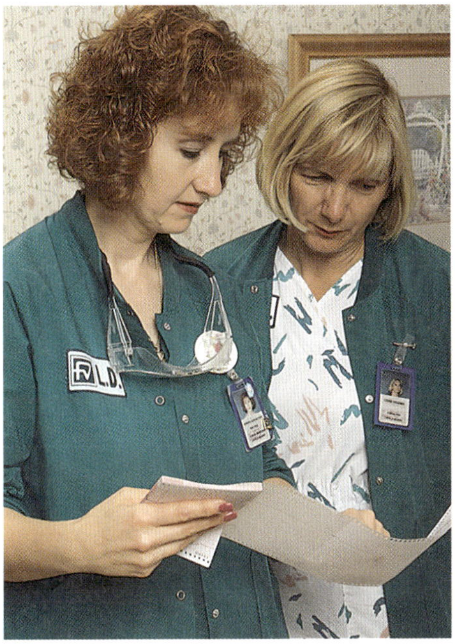

그림 10-4 EFM은 중단 없이 사용할 수 있고 태아심박수를 영구적으로 기록한 모니터 기록을 종이나 컴퓨터 스크린으로 보여 준다.

컴퓨터 모니터에 나타나는 기록영상도 기록지와 같은 모양과 스크롤 속도를 가지고 있다. 종이에 프린트되지 않고 컴퓨터에 저장되는 경우도 있다. 이럴 경우 간호사는 키보드의 화살표를 사용하여 스크린을 앞뒤로 움직여 자료를 확인할 수 있다.

자료 입력 장치와 컴퓨터 소프트웨어. 날짜, 시간, 종이 속도, 사용되고 있는 장치의 종류 등은 모니터가 자동으로 프린트한다. 또 대부분의 모니터에는 자료 입력 장치가 있어서 기록지에 인쇄될 자료를 입력할 수 있다. 컴퓨터 소프트웨어를 사용하여 태아감시에 대한 정보와 기타 산모와 태아에 관한 정보를 저장한다. 소프트웨어는 산후와 신생아기까지 연결된다.

EFM의 컴퓨터 분석은 소프트웨어를 사용하여 EFM 자료를 분석하는 것이다. 자료를 자동으로 분석하여 문제에 대한 중재를 추천해 주는 프로그램도 있다. 의료진은 그 분석결과를 받아들일지 여부를 선택한다.

원격감시. 간호사가 산모 옆에 있지 않을 때에도 감시할 수 있도록 간호사 스테이션에도 디스플레이 장치가 설치되어 있는 경우가 많다. 이 장치는 기록을 스크린에 보여주고, 태아심박수가 상한선이나 하한선에 달했을 때 혹은 감속되거나 종이가 끝났을 때 경보음을 내어 알려준다.

외부적 태아감시를 위한 장치. 태아심박수와 자궁수축은 외부 센서, 즉 변환기로 감시할 수 있다. 이런 외부장치들은 산모의 복부에 띠나 천으로 고정시킨다(그림 10-5). 외부장치들은 내부장치보다 정확도가 낮지만 비침습적이라는 장점이 있다. 외부장치는 양막이 파열되거나 경부가 확장되지 않았어도 사용할 수 있으므로, 양막이 조기파열되지 않아서 질이나 자궁에 장치를 넣을 수 없는 산모에게 유용하다(절차 10-2).

초음파 변환기에 의한 태아심박수 감시. 도플러 초음파 장치는 태아의 심장 움직임 외의 다른 움직임, 즉, 태아나 산모의 활동, 탯줄이나 산모의 대동맥에 있는 혈류 등도 나타나므로 정확성이 떨어진다. 최근에 개발되는 모니터들은 이런 잡음들을 제거하여 좀 더 정확한 결과를 제공한다.

도플러 변환기는 말발굽 소리와 비슷한 희미한 음 두 개를 만들어낸다. 거의 연속적으로 나는 이 두 소리는 수축기(승모판과 삼첨판막)와 이완기(대동맥판막과 폐동맥판막) 때 심장판막이 내는 소리이다. 태아심음의 바삭거리고 리드미컬한 소리와는 달리, 모체와 태아의 활동은 거칠고 색다른 소리를 낸다.

자궁수축변환기에 의한 자궁수축감시. 자궁수축변환기는 압력에 민감한 부분이 장착되어 있어 복부 윤곽의 변화를 감지해서 자궁수축을 측정한다. 자궁은 수축 때마다 산모의 전방 복벽 쪽으로 돌출한다. 모니터는 이 변화를 기록지의 아래 칸에 종 모양으로 나타낸다(그림 10-8).

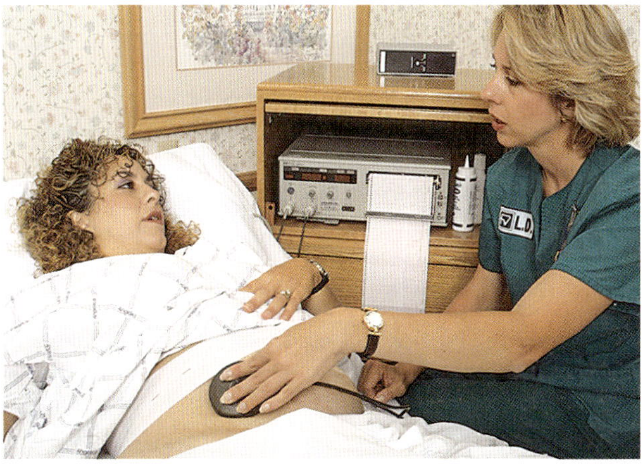

그림 10-5 간호사가 자궁수축 탐촉자를 산모의 상복부, 즉 자궁저부에 대고 있다. 태아심박수를 감지하기 위한 도플러 탐촉자는 태아가 두정위일 때 보통 산모의 하복부에 놓는다.

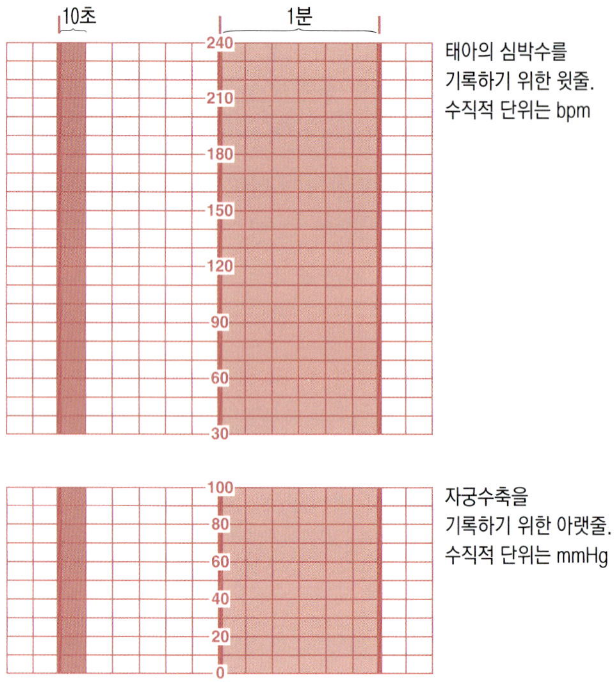

그림 10-6 **태아전자감시장치 자료를 기록하는 기록지.** 크고 진한 수직선 하나는 1분을 나타내고 작은 수직선 하나는 10초를 나타낸다. 태아심음과 자궁수축을 종이 없이 컴퓨터 화면으로 보여주는 디스플레이도 이와 비슷한 모습이다.

자궁수축 외의 다른 움직임들도 모니터에 기록된다. 예를 들어, 산모의 호흡활동 때문에 자궁수축을 나타내는 선이 지그재그 모양이 된다. 재채기와 같은 산모나 태아의 움직임도 자궁수축 선을 치솟게 한다.

자궁수축은 산모의 복부를 통해 감지되는 것이므로 수축의 빈도와 지속시간을 평가하는 데는 유용하지만, 실제적인 강도나 자궁의 이완기 긴장도를 측정하는 데는 정확하지 않다. 그래프에 나타나는 자궁수축 강도에 영향을 미치는 요소에는 다음과 같은 것이 있다.

- 태아의 크기: 태아가 작으면 자궁이 수축을 해도 복벽을 강하게 밀지 않으므로 기록지에 수축이 약한 것처럼 나타난다.
- 복부 지방의 두께: 복부 지방이 두꺼우면 자궁수축에서 오는 에너지를 흡수해서 기록지에 강도가 약한 것처럼 나타난다. 반대로 마른 산모의 자궁은 수축할 때마다 급격히 앞으로 쏠리므로 실제보다 강도가 큰 것처럼 기록된다.
- 산모의 자세: 산모가 어떤 자세를 취하느냐에 따라 변환기에 미치는 압력이 커지거나 작아져 기록으로 나타나는 강도에 영향을 미친다.
- 변환기의 위치: 자궁수축은 가장 강한 곳 또는 태아가 자궁벽 가까이에 누워 있는 곳에서 가장 잘 탐지되며, 이곳은 보통 기저부이다. 변환기가 다른 곳에 있으면 강도가 약하게 기록된다.

2) 내부 전자태아감시기

(1) 내부 태아감시장치

내부 태아감시장치는 매우 정확하지만 이를 사용하기 위해서는 양막이 파열되고, 경부가 2cm 이상 확장되어 있어야 하며, 침습적 장치이므로 감염의 위험이 증가한다.

(2) 두피전극을 이용한 태아심박수 감시

태아두피전극(나선전극)은 태아의 심장에서 오는 전기신호를 감지하여 심박수를 계산하므로 태아나 산모의 움직임에도 정확도가 떨어지지 않는다. 태아의 심장박동이 뛸 때마다 모니터가 신호음으로 알려준다(그림 10-7).

태아두피전극이라 불리기는 하지만 둔위(볼기태위)에서는 이것을 태아의 둔부에 부착한다. 전극 부착이 금지되는 부위는 태아의 얼굴, 천문, 생식기이다. 전극에 붙은 전선이 산모의 질로 나와 허벅지에 부착된 판에 연결되고, 이 판은 다시 모니터에 연결된다.

전극은 태아의 피부에 거의 침투하지 않기 때문에(약 1mm) 쉽게 떨어지며 기록이 잘못되거나 중단될 수 있다. 태아의 머리숱이 많은 경우에는 전극을 단단히 붙이기가 힘들다.

(3) 자궁내 압력 카테터에 의한 자궁수축감시

다음 두 종류의 자궁내 압력 카테터(intrauterine pressure catheters, IUPC)를 사용하여 자궁수축 강도와 이완기 긴장도를 포함한 자궁수축을 측정한다.

- 압력변환기가 끝에 달린 딱딱한 카테터(양막내 주입을 위해 구멍이 달려 있는 것도 있음)
- 모니터에 장착된 압력변환기에 연결되고, 속이 액체로 채워진 카테터

두 종류 다 자궁내압뿐만 아니라 기침이나 구토와 같은 복강내압의 증가도 감지한다.

탐촉자가 카테터 안에 있기 때문에 딱딱한 카테터는 높이에 영향을 받지 않는다. 그러나 끝에 있는 센서가 자

절차 10-2 외부적 태아감시

목적: 외부 전자태아감시기를 올바르게 사용하여 태아심박수와 자궁수축 양상을 측정하기 위함

1. 전자태아감시기에 대한 사용방침을 검토하고 어떻게 컴퓨터로 접속되어 기록되는지를 확인한다. 모니터상의 날짜와 시간이 정확하고 컴퓨터와 일치하는지를 확인한다. 모니터 기기와 컴퓨터 인터페이스(접속기)의 올바른 작동을 익힌다. 정확한 기록을 위해 날짜와 시간을 일치시키는 것이 중요하다.
2. 전자태아감시의 기본절차를 산모와 파트너 혹은 가족에게 설명한다. 사용되는 기기와 병원 규정(프로토콜)에 따라 설명을 달리한다. 다음과 같이 설명할 수 있다.
   a. "전자태아감시기를 사용하는 것은 자궁수축 시 태아가 어떻게 반응하는지 진단하는 일반적인 방법입니다."
   b. "두 개의 벨트가 복부를 감싸고 있는데, 하나는 태아심박수(FHR) 센서용이고 나머지 하나는 자궁수축용입니다. 쌍둥이의 경우 보통 세 개의 벨트가 필요합니다."
   c. "감시기가 켜진 상태로 자유롭게 움직일 수 있습니다. 신호추적이 잘 되지 않으면 센서를 조정해 드리겠습니다."

   모르는 것에 대해 알게 됨으로써 이에 대한 산모의 두려움이 줄어든다. 감시기가 제자리에 놓인 상태에서 움직일 수 있고 움직여야 한다는 것을 산모에게 알려줌으로써 산모의 마음은 더 편안해지고 정상적인 진통이 촉진된다.
3. 센서가 부착되지 않은 채로 두 개의 벨트를 산모 등 밑으로 살짝 밀어 넣는다. 벨트가 등 밑에 반듯하고 매끈하게 펴져 있도록 해야 한다.
   a. 매듭으로 묶은 벨트를 하나 더 사용하면 센서에 압박이 가해져 산모 복부에 가장 알맞은 기울기를 유지할 수 있다.

   매끄럽고 반듯하게 착용된 벨트로 산모에게 편안함을 주고 외부 센서의 복부 접촉을 향상시킨다. 센서 접촉이 좋으면 신호 추적의 질이 높아지고 센서를 조절해야 하는 횟수를 줄일 수 있다. 이 방법은 태아심박수(FHR) 추적도 향상시킬 수 있다.
4. 레오폴드 수기(Leopold's maneuvers)(절차 12-1 참조)를 이용하여 간헐적 청진법(절차 10-1 참조)에서와 같이 태아의 등(back)이 있는 위치를 찾는다.
5. 초음파용 젤을 도플러 초음파 변환기에 도포하여 대략적으로 태아의 등이 있는 위치에 해당하는 산모의 복부에 놓는다. 신호음이 분명하게 들릴 때까지 변환기를 움직인다. 대부분의 환자용(bedside) 장치는 그린 라이트나 하트 모양의 불빛으로 신호가 좋음을 표시한다. 젤을 사용하여 공기를 제거함으로써 음 전파와 초음파 수신을 향상시켜 보다 정확한 데이터를 제공할 수 있다.
6. 자궁저부, 혹은 촉진 시 자궁수축이 가장 강하게 느껴지는 부위에 자궁수축 센서를 부착한다. 만삭 태아의 경우 대부분 배꼽 근처에 해당된다. 산모가 진통을 할 때 종형(bell shape)의 신호추적을 주시한다. 자궁수축 결과가 들쭉날쭉하게 나타나는 것은 숨을 쉴 때 복부가 올라 가고 내려가는 것이 센서에 감지되기 때문이다. 라인에 나타나는 뾰족한 스파이크(spike)는 태아나 산모의 움직임, 기침 또는 재채기에 의한 것이다. 여러 번의 자궁수축에 걸쳐 관찰한다. 외부 자궁수축 감시기는 매 진통 시 자궁이 앞으로 회전하면서 생기는 복부 윤곽선의 변화를 감지한다. 자궁수축은 보통 자궁저부에서 가장 강하게 나타난다. 여러 차례의 수축에 걸쳐 만들어지는 자궁수축 라인(그래프의 하부)을 관찰함으로써 센서가 올바른 자리에 부착되었는지 혹은 위치를 바꿔야 하는지를 확인할 수 있다.
7. 스트립(strip)에 표시되는 기준 태아심박수(FHR), 변동성 유무, 주기적 변화, 그리고 자궁수축(수축 기간, 빈도)을 유심히 살핀다. 수축 강도와 수축 사이의 이완을 촉진한다. 수축/이완 양상이 불안하거나 다른 문제가 발견되면 의사나 조산사에 알린다. 정상 태아심박수, 비정상 태아심박수(FHR) 양상을 확인한다. 자궁수축 빈도가 1.5분마다 보다 더 자주(10분에 5회 이상)이거나 수축 시간이 90~120초보다 길 때, 또는 수축 사이 이완기가 30초보다 짧거나 자궁이완이 불완전한 경우에는 융모간강으로 흐르는 혈액이 줄어들어 산모의 몸 속 노폐 물과 산소의 교환 기능이 저하된다. 외부 자궁수축 센서는 자궁수축의 빈도와 지속시간을 측정하는 용도로만 유용하다. 실제 자궁의 수축강도와 이완강도를 측정하기에는 정확하지 않다.

궁수축의 압력뿐만 아니라 태아의 선진부 위에 있는 양수의 정수압까지 측정되므로, 딱딱한 카테터로 측정한 자궁내압은 액체로 채워진 카테터로 측정한 자궁내압보다 높게 측정된다. 간호사는 자궁수축이 정상인지, 고긴장성인지 평가할 때 이 사실을 고려한다. 딱딱한 카테터가 사용이 편리하다.

이해하기

4. 각 태아감시법의 장점과 한계는 무엇인가?
5. 전자태아감시 기록지에서 태아심박수와 자궁수축이 어떻게 표시되는가? 모니터 기록지에는 어떤 정보들이 기록되는가?
6. 어떤 전자태아감시 센서가 태아심박수를 측정하기 위해 심장의 동작을 사용하는가?
7. 자궁수축의 외부 센서의 정확도에 영향을 끼치는 변수에는 어떤 것들이 있는가?

이해하기 정답

4. 간헐적 청진은 진통하는 산모의 운동성을 촉진시키고 더 자연적인 분위기를 만든다. 하지만 간헐적 청진은 단지 태아를 분만의 일부로서만 사정하고, 일부 여성들의 주의를 산만하게 만들 수 있으며, 더 많은 직원들을 필요로 할 수 있다. 지속적인 태아전자감시(electronic fetal monitoring)는 더 많은 자료를 제공하고, 부모들이 종종 태아전자감시장치를 쓰는 것을 기대하며, 간호사가 한 명보다 더 많은 여성들을 더 잘 관찰할 수 있게 도울 수 있다. 태아전자감시는 간호사가 더 많은 시간을 여성과 그녀의 배우자를 훈련하는 데 헌신할 수 있게 한다. 태아전자감시의 문제점은 산모의 활동억제, 장비에 대한 적응, 기계적 분위기이다.
5. 태아전자감시 기록지의 윗칸에는 태아심박수의 지속적인 변화가 기록된다. 아랫칸에는 일련의 공 모양의 굴곡으로 나타나는 자궁수축이 기록된다. 다른 정보로는 산모의 혈압과 산소포화도 등이 있다.
6. 도플러 초음파 변환기(Doppler ultrasound transducer)는 태아 심장 운동을 감지하고 운동을 심박동수로 전환한다.
7. 태아의 크기, 임부의 복부지방 두께, 임부의 자세, 변환기의 위치가 외부 자궁활동감시장치(external uterine activity monitor)의 정확성에 영향을 줄 수 있다.

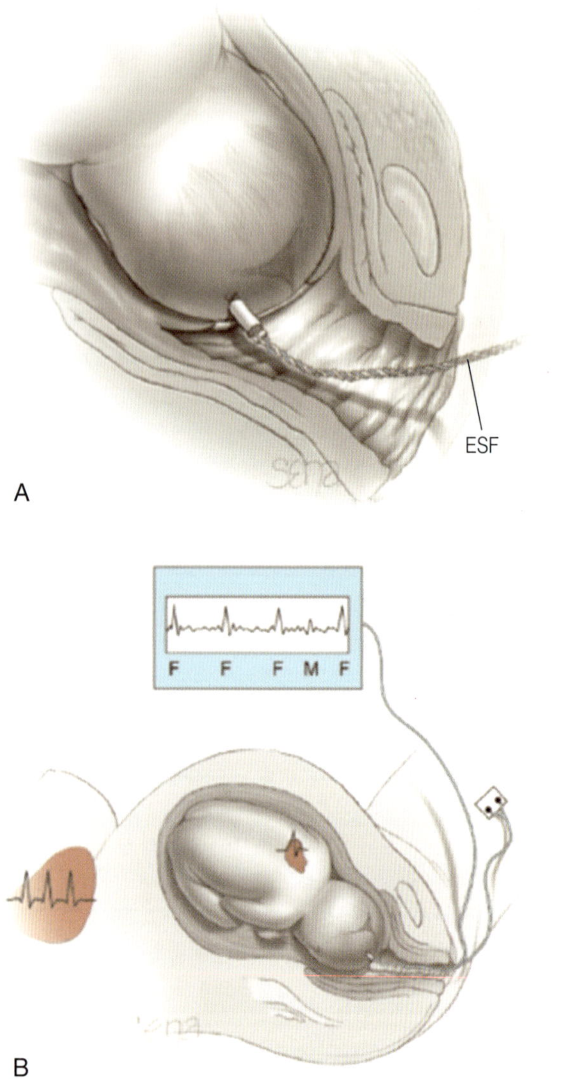

그림 10-7 **태아두피 나선전극. A:** 태아심음을 관찰하기 위한 태아두피에 장착된 나선전극 **B:** 태아심음의 QRS complexe를 관찰하기 위해 태아두피에 장착된 양극나선전극의 그래프(From Intrapartum assessment (2014). In F. Cunningham, K. J. Leveno, S. L. Bloom, et al. (Eds), William's obstetrics (24th ed., pp.473–503). New York, NY: McGraw-Hill.)

5. 전자태아감시 평가

간호사는 태아심박수의 기록지를 보고 기준선이 되는 속도, 변이성, 주기적인 변화를 평가한다. 자궁수축의 강도, 빈도, 지속시간, 기준선이 되는 이완기의 긴장도를 평가한다. 태아 심박수의 양상과 자궁수축의 양상도 함께 평가한다.

전자태아감시 그래프 판독에는 다른 자료들도 고려한다. 일반적으로 산모의 활력징후, 맥박산소 측정 결과, 산모의 자세와 자세 변화, 약물과 산소의 투여, 양수의 특징, 진통상태, 수행된 중재 등을 EFM에 함께 기록한다.

1) 태아기저심음

태아기저심음이란 10분의 관찰 동안 자궁수축이 없는 기간을 2분 이상 측정한 평균심박수이다. 2분이나 그 이상 동안에 심박수의 큰 증가나 감소가 없어야 한다. 태아기저심음은 다음과 같이 분류된다(Cypher, 2009; Macones et al., 2008; NICHD, 1997).

- 정상: 평균 110~160bpm. 조산아는 심박수를 감소시키는 부교감신경이 성숙하지 않아 160bpm 정도의 심박수를 보인다. 건강한 만삭아 중에는 100~ 110bpm을 보이는 태아도 있다(그림 10-8).
- 서맥: 최소한 10분 이상 지속되는 110bpm 미만
- 빈맥: 최소한 10분 이상 지속되는 160bpm 이상 (그림 10-9)

건강한 만삭아 중에는 다른 위기의 징후가 전혀 없이 100~110bpm의 서맥을 보이는 경우도 있다. 정상적인 조숙아의 기준선이 110bpm인 경우도 있는데, 이는 부교감 신경이 아직 성숙하지 않았기 때문이다.

2) 태아심음의 변이성

변이성이란 10분 동안 관찰한 태아심음이 태아심음의 기준선에서 상승하는 최대점에서 최저점(peak-to-trough)의 진폭을 의미한다. 정상적으로 20분 동안 변이성이 3~5회 나타난다(그림 10-10).

변이성이 발생하는 이유는 여러 요소들이 서로 영향을 주기 때문이다. 변이성은 태아가 진통을(저산소증을 유발하는 인자들까지 포함) 얼마나 잘 견디는지를 보여준다. 변이성은 두 가지 이유로 전자태아감시에서 중요한 요소가 된다.

- 산소화가 잘 되어야 자율신경계가 정상적으로 작동하여 태아가 진통 스트레스에 적응할 수 있다.
- 변이성은 태아의 자율신경계 특히 부교감신경의 발달 정도를 보여준다.

다음과 같은 병리적 또는 비병리적 요소들이 변이성을 감소시킨다(Cunningham, Leveno, Bloom et al., 2010; Garite, 2012; Harman, 2009; Lyndon et al. 2009):

- 태아가 자고 있음(만기에는 보통 40분 이하로 수면을 하지만 2시간까지 수면할 수도 있음)
- 산모가 마약이나 마그네슘황산염 같은 진정제를 복용

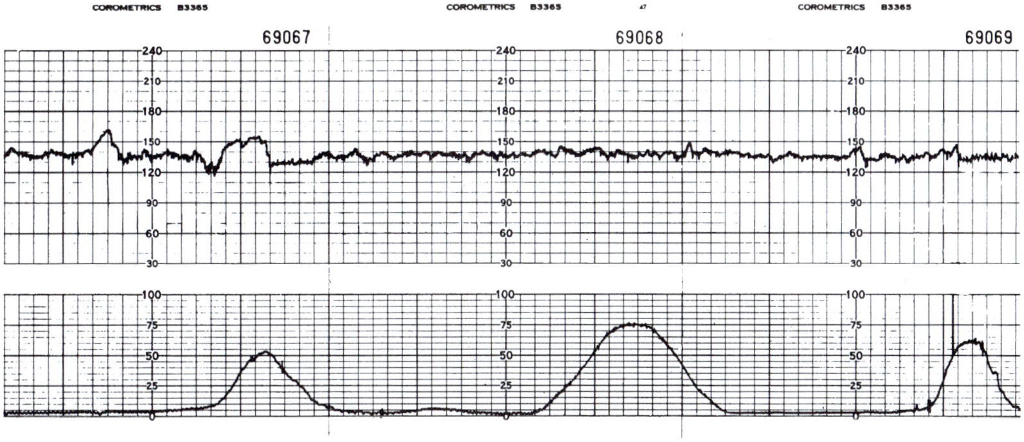

그림 10-8 **전자태아감시 장치 결과.** 태아심박수(fetal heart rate, FHR)의 기저선은 분당 130회이며 보통 정도의 변이성과 상승을 나타낸다. 10분간 3회의 자궁수축이 보였고, 4분 간격으로 60~130초 동안 수축이 있다. 외부전자태아감시 장치이므로 자궁수축기와 이완기의 강도는 복부촉진으로도 확인한다.

- 알코올, 불법약물
- 태아의 패혈증
- 태아의 빈맥
- 조산
- 심박동을 조절하는 중추신경계의 기능에 영향을 끼치는 태아의 질환(예: 무뇌증)
- 중추신경계에 영향을 주는 심한 저산소증
- 중추신경계나 심장의 이상
- 산모의 산혈증이나 저산소혈증(혈중산소의 감소, 즉 낮은 PO_2)
- 태아심박수의 변이는 다음과 같이 나뉜다.
  - 없음: 찾아낼 수 없음
  - 거의 없음: 찾아낼 수 없음~5bpm 이하
  - 어느 정도 있음: 6~25bpm
  - 현저함: 25bpm 이상

3) 태아심박수의 주기적 양상

주기적 양상이란 자궁수축과 관련되어 태아심박수가 일시적이고 반복적으로 변하는 것을 말하는데, 심박수 상승과 하강이 있다. 주기적 양상은 기준선과 비교하여 평가된다.

(1) 심박수 상승

심박수 상승(accelerations)이란 일시적이고 급격한 태아심박수의 상승을 가리키는데 기준선보다 최소 15bpm이 상승하여 최소 15초 동안 지속되는 상태를 가리킨다(그림 10-11). 심박수 상승의 원인은 태아의 움직임이며 내진, 자궁수축, 탯줄에 가해지는 경미한 압박, 태아의 자세가 원인이 될 수도 있다. 임신 32주 이후에 나타나는 심박수 상승은 태아가 반응적이며 산증이 아니라는 표시이므로 일반적으로 좋은 징후이다(Cunningham et al, 2010; Garite, 2012; Lyndon et al., 2009; Macones et al., 2008; NICHD, 1997).

건강한 조산아 중에는 심박수상승이 두드러지지 않는 경우도 있다.

(2) 심박수 하강

주기적인 심박수 하강(decelerations)은 그 형태와 자궁수축과의 관계를 토대로 세 가지 유형으로 나뉜다(Macones et al., 2008).

조기하강. 태아의 머리가 압박되면 일시적으로 뇌압이 상승하여 미주신경이 심박동을 감소시킨다. 조기하강은 자궁수축 때 태아의 머리가 산모의 골반이나 경부 같은 연조직에 눌려서 발생하는 것이며, 정상반응으로 어떤 중재도 필요치 않다.

조기하강(early decelerations)은 기저심음으로부터 갑작스런 감소를 보이는 것이 아니라 점진적인 감소를 보이며, 자궁수축을 반영하는 일관성 있는 양상을 보인다. 즉 자궁수축과 함께 감속하기 시작하여 수축이 최고조에 달했을 때 최하점에 이르렀다가 수축이 끝날 때 기준선으로 되돌아가는 양상을 반복한다(그림 10-12). 최하점에서의 심박수가 기준선과 비교하여 30~40bpm 이상 떨어지지

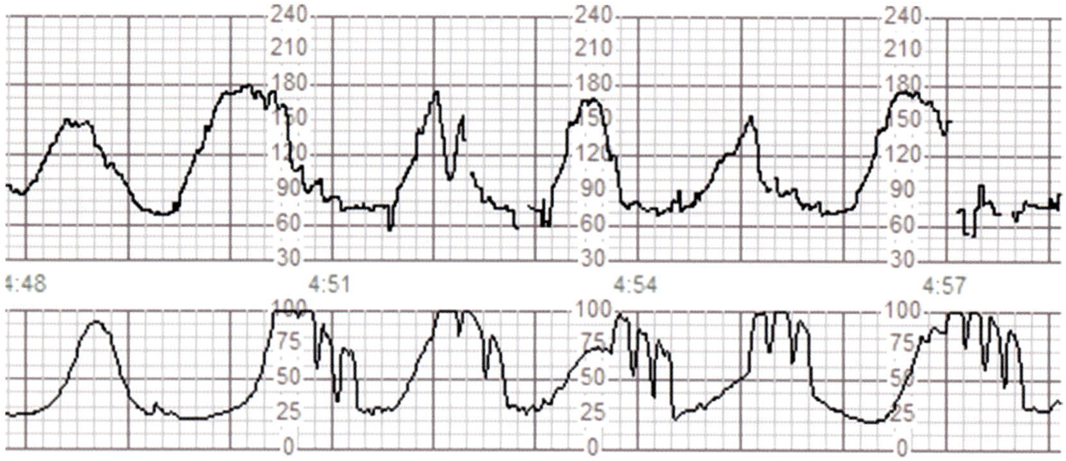

그림 10-9 분만 2기 태아 빈맥 예시. 태아심음의 주기적인 변화와 자궁수축 사이에 이완기가 나타나지 않는다.(Courtesy PeriGen, Princeton, NJ.)

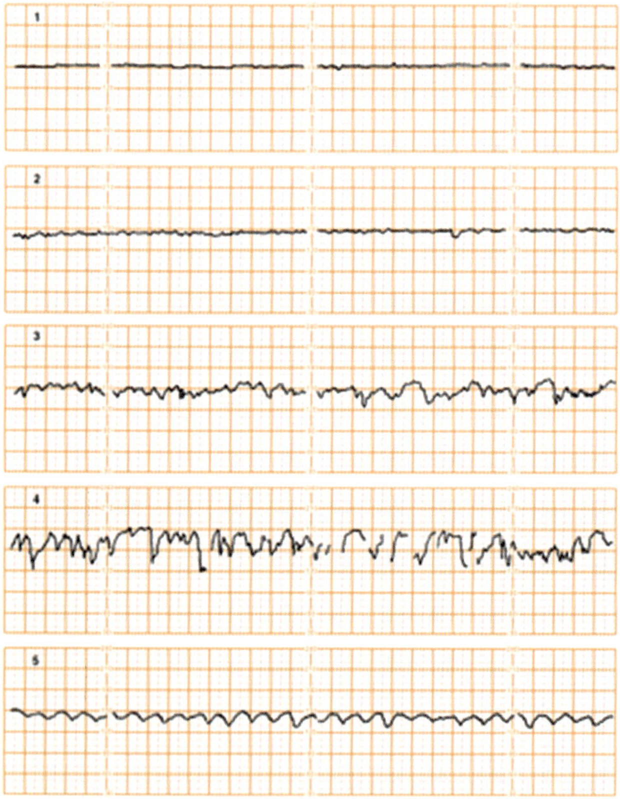

그림 10-10 태아심음 변이성. 1. 없음: 찾아낼 수 없음, 2. 거의 없음: ~5bpm 이하, 3. 어느 정도 있음: 6~25bpm, 4. 현저함: 25bpm 이상, 5. 일정한 패턴의 정현 양상(Sinusoidal pattern), 정형 양상은 변이성 정의에서 제외됨(From Intrapartum assessment. (2014). In F. Cunningham, K. J. Leveno, S. L. Bloom, et al. (Eds), William's obstetrics (24th ed., pp 473-503). New York: McGraw-Hill.)

반드시 기억해야 하는 것

조기하강와 후기하강의 차이점

조기하강(early deceleration)

- 태아심박수의 기준선에서 감소했다가 서서히 기준선으로 돌아감(시작부터 최저점까지 최소한 30초가 걸림)
- 수축과 함께 일어남
- 기준선으로부터 분당 30~40회 이상 떨어지는 일은 거의 없음
- 수축의 양상을 반영함(수축이 정점에 이를 때 태아심박수도 최저점에 이름)
- 수축이 끝날 때 태아심박수도 기준선으로 돌아옴
- 산모의 자세에 영향받지 않음
- 태아의 머리가 압박받는 것과 관련 있음
- 태아의 위기를 의미하는 것이 아니므로 아무 중재도 필요 없음

후기하강(late deceleration)

- 조기하강과 비슷해 보이나 수축이 시작된 다음에 하강이 시작됨(보통 수축의 정점에서 시작됨)
- 수축의 정점이 끝난 다음에 최저점에 이름
- 수축이 끝난 다음에 기준선으로 돌아감
- 태반교환에 문제가 있을 수도 있음을 의미함(자궁태반 기능부전)
- 후기하강이 이따금 보이지만 적당한 변이성과 심박수 상승이 있으면 불길하지 않음
- 후기하강이 지속되고 심박수 상승이 보이지 않으며, 변이성이 없으면 태반혈류와 태아의 산소공급을 개선시키기 위한 간호중재가 필요함
- 심박수가 기준선으로부터 얼마나 떨어지느냐는 자궁태반 기능부전의 정도와 관계가 없음
- 태반혈류와 태아의 산소공급을 개선시키기 위한 간호중재가 필요함

않는다.

후기하강. 태반에서 산소와 노폐물의 교환이 충분하지 않으면(자궁 · 태반기능부전) 후기하강(late decelerations)이 나타난다. 예후가 좋지 않으며 태아가 자궁수축 때마다 반복되는 산소공급 감소를 견뎌낼 만한 산소보유량을 가지고 있지 못함을 의미한다. 자궁 · 태반기능부전의 원인은 저혈압처럼 급성인 것도 있고 고혈압이나 당뇨

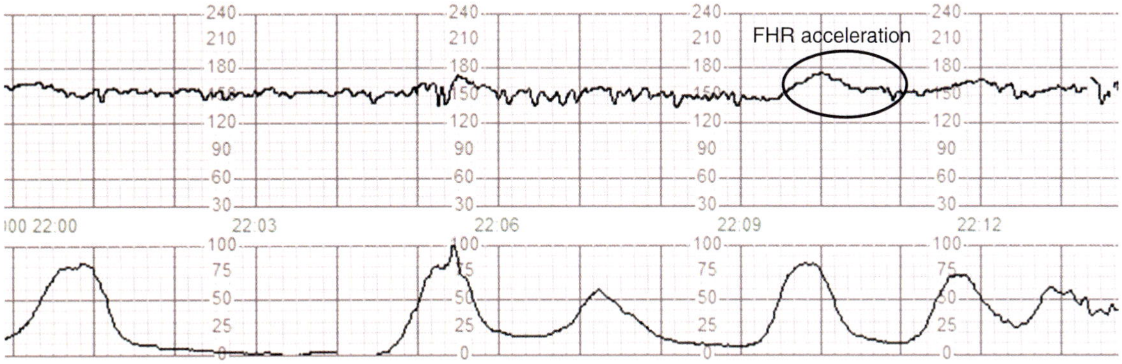

그림 10-11 태아심박수 상승. 일시적이고 급격한 태아심박수가 기준선보다 최소 15bpm 이상 상승하여 최소 15초 동안 지속되는 상태이다 (Courtesy PeriGen, Princeton, NJ.).

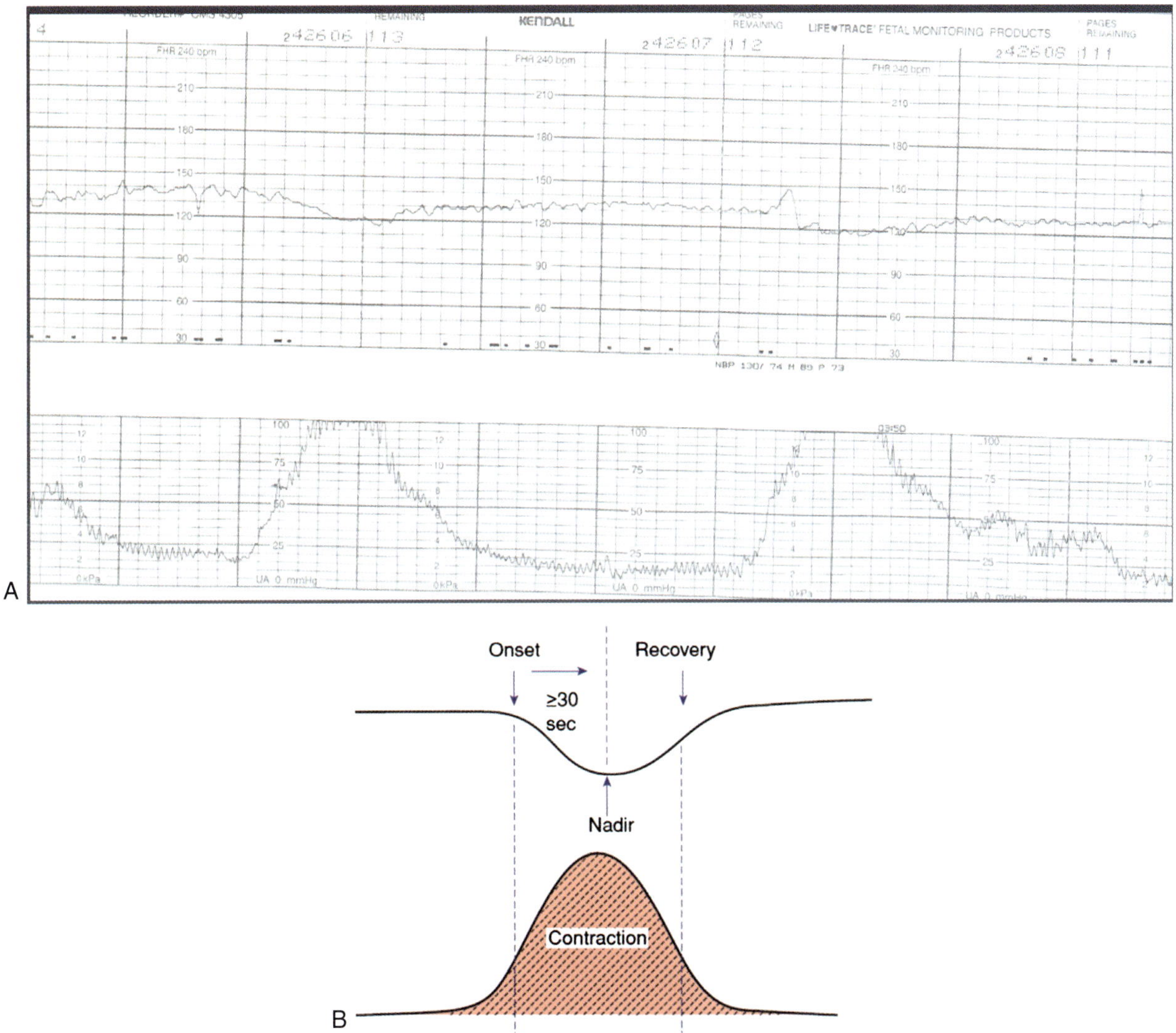

그림 10-12 조기하강. 자궁수축에 따라 태아심박수의 감소가 나타난다. 자궁수축이 시작되면서 태아심박수가 감소하기 시작하여 수축이 끝날 때 기저심음으로 돌아간다. 태아심박수의 최저점은 하강 시작 후 30초 정도(이상) 서서히 진행되고, 자궁수축과 동시에 시작하여 수축이 멈추면 조기하강은 회복된다. 자궁수축의 최고점과 태아심박수의 최저점이 반대로 나타나 "mirror"라고도 한다. (A, Courtesy PeriGen, Princeton, NJ. B, Intrapartum assessment, (2014). In F. Cunningham, K. J. Leveno, S. L. Bloom, et al. (Eds), William's obstetrics(24th ed., pp 473-503). New York: McGraw-Hill.)

병처럼 만성인 것도 있다.

후기하강은 조기하강과 비슷하지만, 수축과 관련해서 볼 때 그래프가 오른쪽으로 옮겨져 있다. 즉, 수축이 정점에 달하고 나서 감속이 시작되어 수축이 끝난 후에 기준선으로 돌아오는 일관성 있는 양상을 보인다(그림 10-13). 태아심박수는 정상범위 안에 머물거나 기저심음에서 많이 감소하지 않는 경우도 있지만, 감소 정도는 자궁 · 태반기능부전의 정도와 상관이 없다.

가변성 하강. 가변성 하강(variable decelerations)은 제대의 혈류가 감소되는 데서 기인하며, 조기하강이나 후기하강과 같은 일정한 양상을 보이지 않는다. 형태나 지속시간, 감소의 정도는 때에 따라 다르다. 조기하강과 후기하강에서 태아기저심음이 점진적으로 감소했다가 점진적으로 증가하는 것과는 달리, 가변성 하강에서는 탯줄이 압박될 때 태아기저심음이 급격히(30초 이내) 감소했다가 압박이 완화되면 급격히 증가한다(그림 10-14). 가변성 하강은 자궁수축과 관계없이 수시로 발생하는 비주기적인 것이다. 태아기저심음은 최소 15bpm 떨어지고, 최소 15초 지속되지만 2분을 넘기지는 않는다(Cunningham et al., 2010; Garite, 2012; Macones et al., 2008).

지연성 하강. 지연성 하강(prolonged decelerations)은 가변성 하강과 유사하게 간헐적, 일시적인 양상을 보이며, 자궁수축과는 관련이 없다. 최소 2분에서 10분 사이에 태아심박동수가 감소되었다가 다시 기저심음으로 회복된다(그림 10-15). 10분 이상의 감소는 기저심음의 변화로 간주한다. 생리적인 문제로 지연성 하강을 구분하기는 어려우며 지연성 하강에서 나타나는 태아심박동수 변화는 후기 혹은 가변성 하강에서 나타나는 태아심박동수 변화와 동일한 기전으로 발생할 수 있으며, 다만 더 오래 하강할 뿐이다(Miller, 2016). 결과적으로, 지연성 하강은 태반에서 태아로 전달되는 산소 전달에 문제가 있음을 반영한다.

4) 자궁수축

자궁수축을 사정할 때에는 빈도, 지속시간, 수축강도, 이완기압을 사정해야 한다(Macones et al., 2008; Miller et al., 2016). 수축빈도는 촉진이나 전자태아감시장치로 사정할 수 있는데 한 수축의 시작에서 다음 수축 시작까지의 시간

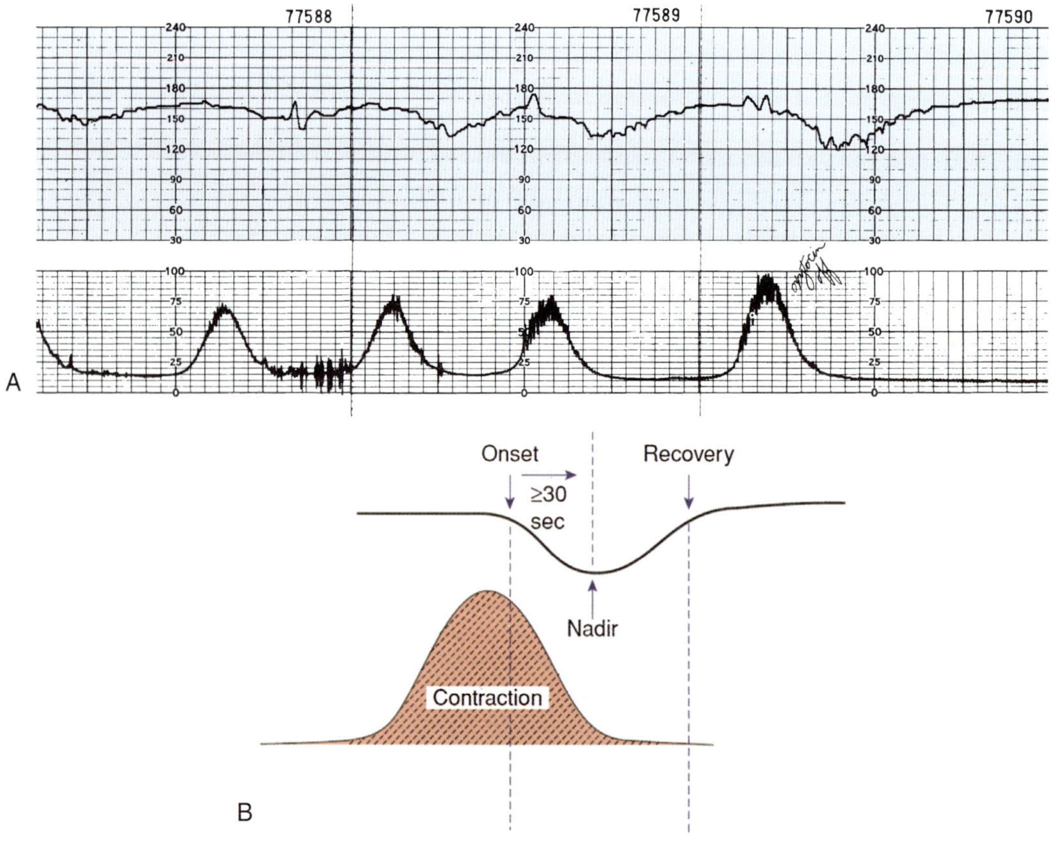

그림 10-13 후기하강. 후기하강은 최저점의 앞뒤가 대칭적이며, 원인은 자궁 · 태반기능부전이다. 태아심박수는 자궁수축이 끝날 때 기저심음으로 돌아오지 못하고 시간이 지난 다음 회복된다. 태아심박수 감소는 자궁수축의 최고점 이후에 감소하기 시작하고 자궁수축이 끝난 이후 회복되기 시작한다. 태아심박수는 감소되고 30초 이상 후에 최저점이 되며 자궁수축이 끝난 이후 서서히 회복된다. (A, Courtesy PeriGen, Princeton, NJ. B, Intrapartum assessment (2014). In F. Cunningham, K. J. Leveno, S. L. Bloom, et al. (Eds), William"s obstetrics (24th ed., pp 473-503). New York: McGraw-Hill.)

A
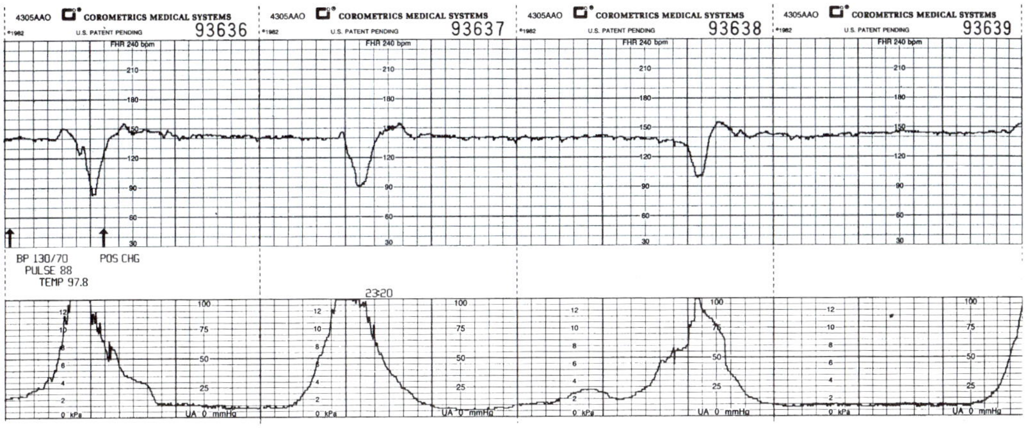

B
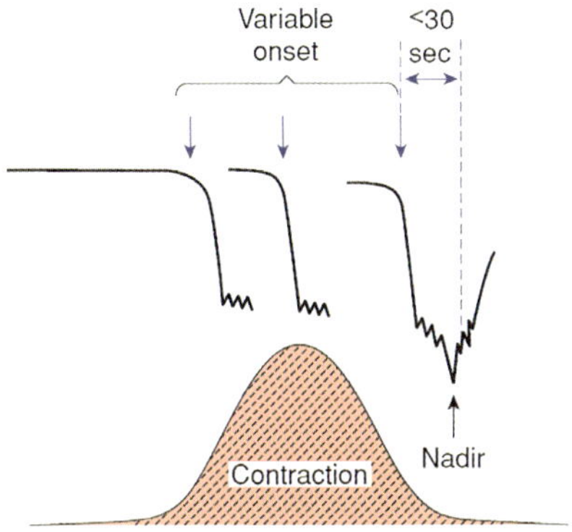

그림 10-14 가변성 하강. A: 태아심음의 감속의 갑자기 나타나며, 원인은 제대압박이다. 태아심음의 하강은 기저선에서 15bpm 이상 감소하며, 지속시간은 15초 이상 2분 이내이다. 가변성 하강의 정도, 모양과 시간은 다양하다. B: 태아심박수는 감소되고 30초 전에 최저점이 되며, 15bpm 이상, 15초 이상 지속되면 2분 이내 사라진다. 시작과 끝이 급격하다. 각 감속의 끝에 약간의 가속이 있음을 주목한다. (A, Courtesy PeriGen, Princeton, NJ. B, Intrapartum assessment (2014). In F. Cunningham, K. J. Leveno, S. L. Bloom, et al. (Eds), William"s Obstetrics (24th ed., pp 473–503). New York: McGraw-Hill.)

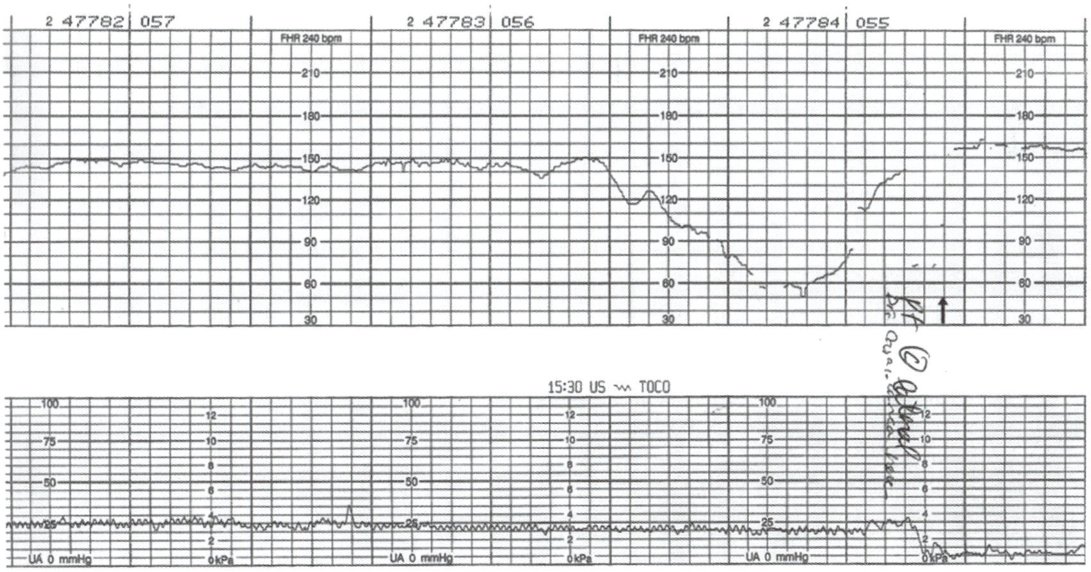

그림 10-15 지연성 하강. 지연된 후기 하강은 태아심박수의 하강이 2분 이상 지속되고 10분 이내에 기저선을 회복한다. (Courtesy PeriGen, Princeton, NJ.)

을 측정하거나, 한 수축의 정점에서 다음 수축의 정점까지를 측정하면 된다. 지속시간은 각 수축의 처음부터 끝까지를 측정한다. 자궁수축 강도는 약 50~75mmHg이며, 분만 2기 힘주기 상태는 110mmHg에 달한다. 이완기압은 5~15 mmHg이다.

비판적 사고연습 10-1

Nancy는 옥시토신으로 유도분만을 받고 있으며 전자태아내부감시를 받고 있다. 수축은 평균 2~2.5분 간격으로 와서 90~100초 지속되고 IUPC로 75mmHg에 달한다. 수축이 없는 동안의 자궁의 이완기 긴장도는 약 20mmHg이다. 태아기저심음은 135~145bpm이고 7bpm의 변이가 있다.

Nancy의 간호사 Jackie는 각 수축의 정점에서 심박수가 규칙적으로 감소하는 것을 발견한다. 심박수가 125bpm으로 떨어졌다가 수축이 끝나고 나서 30초가 지나면 기준선으로 회복된다.

질문

1. 이것은 어떤 태아심음 양상인가?
2. 만약 중재가 필요하다면 그것은 시급한 중재인가?

비판적 사고연습 10-1 정답

1. 설명된 양상은 옥시토신 사용에 이차적인 과도한 자궁 수축에 의한 후기하강(late decelerations)이 나타난 것이다.
2. 적절한 간호중재는 태아 산소화를 향상시키는 것에 기초한다. Jackie의 초기 조치는 옥시토신 주입을 중단과 비상가적 정맥 수액을 증가시키는 것이고 Nancy의 경우에서는 Ringer's Lactate의 속도를 증가시키는 것이다. 느슨한 산소마스크를 통해 분당 8~10L/min으로 산소를 공급해야 한다. Nancy는 아직 이 자세로 있지 않다면 태반의 혈류를 증가시키기 위해 측면으로 눕게 해야 한다. 즉각적인 중재를 한 후 Jackie는 Nancy의 의사나 조산사에게 연락을 취하고 전자태아감시 양상, 중재, 전화의 내용을 기록해야 한다.

이해하기

8. 태아심박수 증가가 의미하는 것은 무엇인가?
9. 조기하강과 후기하강의 차이점은 무엇인가? 어느 것이 비정상적인 양상인가?
10. 가변성 하강은 어떤 양상이며, 그 원인은 무엇인가?

이해하기 정답

8. 태아심박수 가속(fetal heart rate acceleration)은 태아의 반응성과 태아산증이 아님에 대한 안심시킬 수 있는 징후이다.
9. 조기하강에서 태아심박수는 자궁수축이 시작되면 느려지고 수축의 끝에서 기준선으로 돌아온다. 조기하강(early decelerations)은 태아의 머리 압박에 의해 초래되고 안심할 수 있다. 후기하강(late decelerations)은 최고조에 이른 후에 자궁수축 주기 후기에 태아심박수가 느려짐으로 특징지을 수 있다. 후기하강(후기 태아심장박동 감소)은 자궁수축이 끝난 후에까지 기준선으로 돌아오지 않는다. 후기 태아심장박동감소는 자궁 태반관류 감소와 관계가 있고 안심할 수 있는 징후가 아니다.
10. 가변성 하강(가변성 태아심장박동 감소, variable deceleration)은 갑작스럽게 올라가거나 떨어지는 태아심박수를 보여준다. 모양에서 일관성이 없고 자궁수축과 관련하여 비슷한 시간에 일어나지 않을 수 있다. 가변성 감속은 제대의 압박에 의해 초래된다.

6. 태아심박수 양상의 의미

2008년의 미국 국립보건원 산하 아동건강과 인간발달연구소에서는 태아심박수의 양상을 세 분류로 나누었다(Macones et al., 2008).

- 분류 I: 정상
- 분류 II: 불명확함
- 분류 III: 비정상

분류 II(애매하거나 모호한 양상)나 의심스러운 청진 자료에 대해서는 태아의 상태를 좀더 자세히 평가하기 위해 몇 가지 다른 방법들을 사용한다. 표 10-1은 태아감시의 정상적인 양상과 비정상적인 양상이다.

1) 분류 I: 정상 양상

정상 양상은 태아가 분만 중의 스트레스를 견딜 만한 예비력을 가지고 있음을 의미하므로 어떤 중재도 필요없다.

2) 분류 II: 불명확한 양상

애매하거나 모호하다고 표현되는 불명확한 양상은 정상 요소와 비정상 요소를 모두 포함한다. 불명확한 양상의 예로는 다음과 같은 것들이 포함된다(Macones et al., 2008).

- 빈맥
- 변이를 가진 서맥
- 거의 없거나 현저한 기저심음 변이성
- 변이도 없고 반복되는 심박수 하강도 없음
- 태아가 자극을 받아도 심박수 상승을 보이지 않음
- 다음과 같은 주기적인, 혹은 일회적인 변이
  - 최소한, 또는 적절한 기저심음 변이를 동반한 심박수 감소가 반복됨
  - 심박수 감소가 2분 이상 10분 미만으로 지속됨
  - 적당한 기저심음 변이를 동반한 후기하강이 반복됨
  - 다른 특징들(기저심음으로의 늦은 회복 혹은 앞서거나 뒤늦은 심박수 상승 같은)을 동반한 변이가 있는 심박수 감소

3) 분류 III: 비정상적인 양상

태아의 저산소증 및 산증과 관련된 징후가 있을 때 비정상적인 양상들이 나타난다. 비정상적인 양상이 반드시 태아의 저

반드시 기억해야 하는 것

비정상적인 양상의 태아심박수에 대한 간호사의 반응

1. 가장 좋은 중재를 할 수 있도록 비정상적인 양상의 원인을 파악한다.
   - 가능한 원인을 파악하기 위해 우선 그 양상을 파악한다(조기하강, 감소인자, 변이성, 가변적인 심박수감소인지, 빈맥인지, 서맥인지, 변이가 없는 것인지).
   - 저혈압, 고혈압, 열이 있는지 파악하기 위해 산모의 활력징후를 측정한다.
   - 제대탈출을 알아 보기 위해 내진을 한다.
2. 옥시토신이 주입되고 있으면 중단한다.
3. 제대압박과 관련된 양상일 경우에는 똑바로 누운 자세를 피하고 산모의 자세를 고쳐준다. 다른 양상의 경우에도 자세를 고쳐 주는 것이 도움이 된다.
4. 산모의 혈액량과 태반의 관류를 증가시키기 위해 아무것도 첨가되지 않은 정맥수액을 늘린다.
5. 태아에게 가는 산소가 더 많아지도록 산모의 혈중산소포화도를 늘리기 위해 페이스마스크를 사용하여 산소를 분당 8~10L/min 속도로 공급한다.
6. 청진 자료가 의심스러우면 전자태아감시장치를 사용한다.
7. 금기가 없으면 내부장치를 사용한 연속적인 전자태아감시를 시작한다.
8. 즉시 의사에게 알리고 다음과 같은 사항들을 기록한다.
   - 파악된 양상
   - 그 양상에 대한 반응으로 행한 간호중재
   - 간호중재 후의 태아의 반응
   - 의사의 처방
9. 비정상적인 양상이 심각한 것이면 다른 간호사가 즉각적인 출산준비를 해야 한다(질 분만이 임박하지 않았으면 보통 제왕절개를 한다). 출산 준비에는 신생아 소생팀도 포함되어야 한다.

산소증이나 산증의 발생을 의미하는 것은 아니며, 이 비정상적인 양상의 원인을 파악하고 원인을 바로잡을 조치를 취해야 한다.

비정상적인 양상이 반복하여 나타나면 태아의 상태가 위험함을 의미한다. 예를 들어, 3bpm 이하의 변이와 후기하강까지 동반한 서맥은 서맥 하나만 나타날 때보다 태아의 스트레스가 더 크다는 것을 의미한다. 빈맥은 보통 다른 정상적인 양상들과 함께 나타난다. 건강한 태아도 때로 후기하강이 나타난다. 하지만 지속적인 후기하강은 태아가 위험하다는 것을 의미하고 있고, 다른 비정상적인 양상이 함께 나타날 때는 더욱 위험하다. 비정상적인 양상은 다음과 같다.

- 빈맥
- 기저심음 변이성이 없음
- 후기하강이 반복됨
- 가변성 하강이 반복됨
- 서맥
- 자연적 또는 약물에 의한 고긴장성 자궁수축

비정상 양상이라고 해서 반드시 분만 자궁수축을 당장 중단시켜야 함을 의미하는 것은 아니다. 태아의 상태를 좀 더 분명히 파악하고 최선의 처치를 선택하는 데 도움이 될 몇 가지 중재와 태아의 산소화를 증가시킬 수 있는 몇 가지 중재는 다음과 같다(Cunningham et al., 2010; Garite, 2012).

(1) 자료의 명료화

분만 중에 사용할 수 있는 두 가지 방법은 진동음향자극(vibroacoustic stimulation, VAS)과 태아두피자극이며, 분만 직후에는 제대혈의 가스와 pH로 분석한다.

진동음향자극(Vibroacoustic Stimulation). 간호사나 의사는 태아를 자극하기 위해 진동음향 및 음향자극을 사용한다.

인공후두(artificial larynx)나 진동음향자극기를 산모의 하복부에 대고 최고 3초까지 작동시키며 심박수가 15초 이상 15bpm 이상 증가하면 정상 반응이다. 그러나 반응이 없다고 해서 반드시 태아가 저산소증이나 산증(acidosis)을 의미하는 것은 아니다.

태아두피자극(Fetal Scalp Stimulation). 두피자극은 태아가 촉각적인 자극에 반응하는지 알아보는 것이다(그림 10-16). 간호사나 의사는 장갑 낀 손가락(손가락들)으로 태아의 두피(선진부)에 압력을 가하고 손가락을 원 모양으로 움직여 본다. 심박동이 증가되면 태아가 정상적인 산소화와 산염기 균형을 유지하고 있다는 정상반응이다. 심박동수는 즉시 증가하지 않고 시간이 흐른 뒤 증가하기도 한다.

다음과 같은 경우에는 두피자극이 금기이다.

- 조산(수축을 유발할 수도 있으므로)
- 양막이 파열한 지 오래 되었음(감염 위험이 높아지므로)
- 융모양막염(자궁 내 감염이 있으므로)
- 전치태반(태반이 경부 위에 놓여 있어 출혈 가능성이 있으므로)
- 원인모를 산모의 고열(자궁 속으로 세균이 침입할 가능성이 있으므로)

태아두피혈액채취. 가끔 의사가 pH를 측정하기 위해 두피의 혈액을 채취할 때가 있다. 두피의 정상 pH는 7.25~7.35이다. 이 방법은 침습적이고 결과를 즉석에서

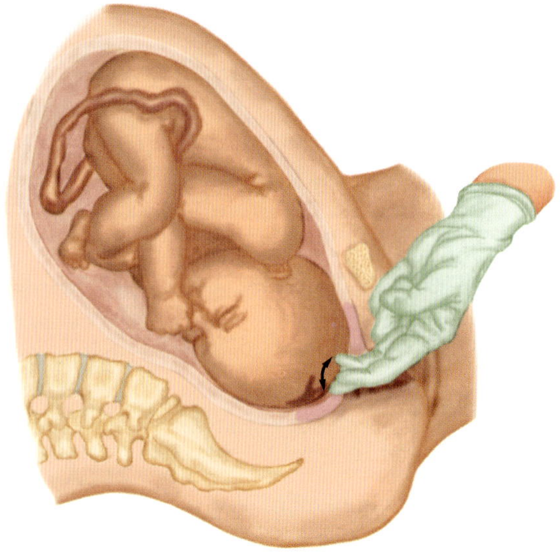

그림 10-16 태아두피자극은 태아가 부드러운 마사지에 반응하는지를 보기 위한 것이다. 태아심박수가 기준선에서 최고 15bpm까지 상승하면 태아의 산소화나 산-염기 평형이 정상이라는 의미이다. 심박동수증가는 내진으로도 일어날 수 있는데, 이것은 비정상적 양상이 아니다.

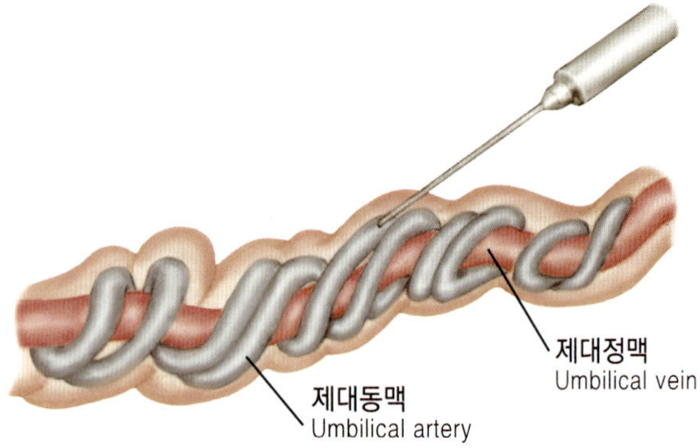

그림 10-17 **제대동맥혈 가스분석.** 제대혈 가스분석은 2개의 제대동맥과 1개의 제대정맥에서 혈액을 체취한다. 채취한 혈액은 주사기를 밀폐시킨 상태로 상온에서 1시간, 얼음속에서 3시간까지 보관이 가능하다.

비판적 사고연습 10-2

LaShonda는 본격적인 진통에 들어섰고 태아외부감시를 받고 있다. 아직 아무 약도 투여받지 않았으며 지금까지 진통은 정상적으로 진행되고 있다. 양막은 1시간 전에 파열되었으며 양수는 맑았다. 수축은 3분 간격으로 와서 60초간 지속되고 강도는 중간이다. 수축이 없는 동안에는 자궁이 완전히 이완된다.

LaShonda의 간호를 돕는 간호학생은 두 번의 수축 동안 태아심박수가 갑자기 90bpm으로 떨어져 30초간 지속되는 것을 보게 된다.

질문

1. 이것은 어떤 상황인가? 어떤 것이 원인이 될 수 있는가?
2. 간호중재가 필요하다면 어떤 중재가 필요 하고 어떤 순서로 해야 하는가?

비판적 사고연습 10-2 정답

1. 간호학생은 간호사에게 산모의 상태를 보고해야 한다. 체위 변경은 제대압박의 위험성을 경감시킬 수 있다. 이러한 변화들은 측위로 자세를 변경하거나 제대압박을 완화하는 슬흉위 자세를 포함한다. Lashonda의 머리보다 둔부를 더 높게 유지한 자세는 제대에 가해진 압력을 완화시킨다.
2. Lashonda의 산소화와 수분공급이 고려되어야 한다. 산소를 안면마스크로 8~10L/min으로 주고 정맥수액 주입은 혈액순환을 증진시킨다.

알 수 없으므로 흔히 사용되지는 않는다.

제대혈 동맥가스분석. 제대혈 분석은 출생 직후 신생아의 산소화와 산-염기 균형을 사정하기 위해 시행하는데 pH, 이산화탄소 분압, 산소 분압, 중탄산염의 농도, pH를 측정한다(그림 10-17). 이것은 태아의 산증 여부와 원인이 호흡성인지, 대사성인지 아니면 둘 다인지 파악하는 데 도움을 준다. 제대혈의 동맥가스분석와 pH가 정상으로 나오면 비록 태아감시장치에서 비정상적인 결과가 보이더라도 태아가 진통에 잘 적응하고 있다고 볼 수 있다. 제대동맥은 혈액이 태아를 떠나 태반으로 가는 도중에 있으므로 태아의 산소화 상태를 가장 잘 나타낸다.

(2) 비정상적인(분류 III) 양상에 대한 중재

비정상적인 양상이 보이면 간호학적 · 의학적 중재가 필요하며, 이 모든 중재는 비정상적 양상에 대한 원인을 찾아내어 태아의 산소화를 향상시키기 위함이다.

원인 파악하기. 검사기록지를 분석하여 비정상적 양상에 대한 원인과 중재 방안을 발견한다. 후기하강은 자궁태반기능부전을 암시한다. 하지만 자궁태반기능부전은 산모의 저혈압이나 과도한 자궁수축 같은 여러 가지 다양한 원인들에 따라오는 부차적인 결과이므로 원인에 따른 중재가 필요하다. 산모의 활력징후를 측정하여 저혈압, 고혈압, 고열 등 원인을 파악한다. 산모가 진정제를 복용하였으면 태아가 산소화가 잘 됨에도 불구하고 비정상적인 양상으로 나타난다.

가변성 하강과 서맥의 원인이 되는 제대탈출은 내진으로 확인한다. 내진은 산모의 진통상황도 파악할 수 있다. 진통 후기에 비정상적 양상을 보인다면 의사는 진통을 지속할지 혹은 분만을 종결할지를 결정한다. 진통 초기에 중재를 했음에도 불구하고 비정상적인 양상이 지속되면

표 10-1 태아감시의 정상적인 양상과 비정상적인 양상

정상적인 양상

기준선 태아심박수: 110~160bpm으로 안정되어 있음
적당한 변이(6~25bpm)
심박수증가: 기준선보다 최소한 15bpm 상승하여 15초 이상 머물러 있음(임신 32주 이하에서는 10초 동안 10bpm)
60초 이내 기저심음으로 돌아오는 다양한 형태의 후기하강(기저심음이 정상범위에 있어야 하고, 변이가 심하지 않아야 함)
자궁수축:
- 수축빈도: 1.5분(혹은 10분에 5번)보다 잦지 않음
- 수축 지속시간: 90~120초보다 길지 않음
- 수축 간격: 최소한 30초
- 자궁 이완기압: 수축이 없을 때 자궁이 이완됨, 20mmHg 이하(IUPC로)

비정상적인 양상

양상과 설명	가능한 원인
빈맥	
최소 10분간 태아심박수가 160bpm 이상	산모의 열(열이나 다른 감염 징후가 나타나기 전에 태아의 빈맥이 나타날 수 있다) 산모의 탈수 산모나 태아의 저산소증 태아의 산증 산모나 태아의 혈량저하 태아의 심부정맥 산모의 심한 빈혈 산모의 갑상샘항진증 산모에게 투여된 약(예: 터부탈린, 기관지확장제, 충혈제거제, 흥분제)
서맥	
최소 10분간 태아심박수가 110bpm 이하 다른 비정상적인 양상들이 동반되지 않으면 기준선 100~110bpm도 무방함	아두 압박 태아의 저산소증 태아의 산증 태아의 심부전 제대 압박 분만 2기 말에 산모가 힘을 줌
변이가 적거나 없음	
태아심박수 기준선이 매끄럽고 평탄한 모양을 띰	태아가 자고 있음(보통 40분 이하, 2시간이 될 때도 있음) 산증을 동반한 태아의 저산소증 CNS 억제제나 국소마취제 같은 약물의 효과
후기하강	
수축과 관련되어 일관된 형태를 띤 점진적인 심박수 감소 시작부터 최저점까지 30초 이상 걸림 최저점이 수축의 정점 다음에 옴	다음과 같은 것들이 원인이 된 자궁 · 태반기능부전: 산모의 저혈압 또는 고혈압 과도한 자궁수축(자연적이든 인위적이든) 태반박리나 전치태반 산모의 당뇨병 산모의 심한 빈혈 산모의 심장병
가변성 하강	
시작과 끝이 급격함 주기적이거나 비주기적인(무작위) 양상으로 나타남 다음과 같은 경우라면 비정상임: 60bpm 이하로 떨어져 60초 이상 지속됨 빨리 기준선으로 돌아오지 못함 빈맥이 있거나 변이가 없음	다음과 같은 것들이 원인이 된 제대 압박: 제대탈출 탯줄이 목에 감겨 있음 양수과소 명백한 제대탈출은 아니나 탯줄이 태아와 산모의 자궁 또는 골반 사이에 있음 제대결절

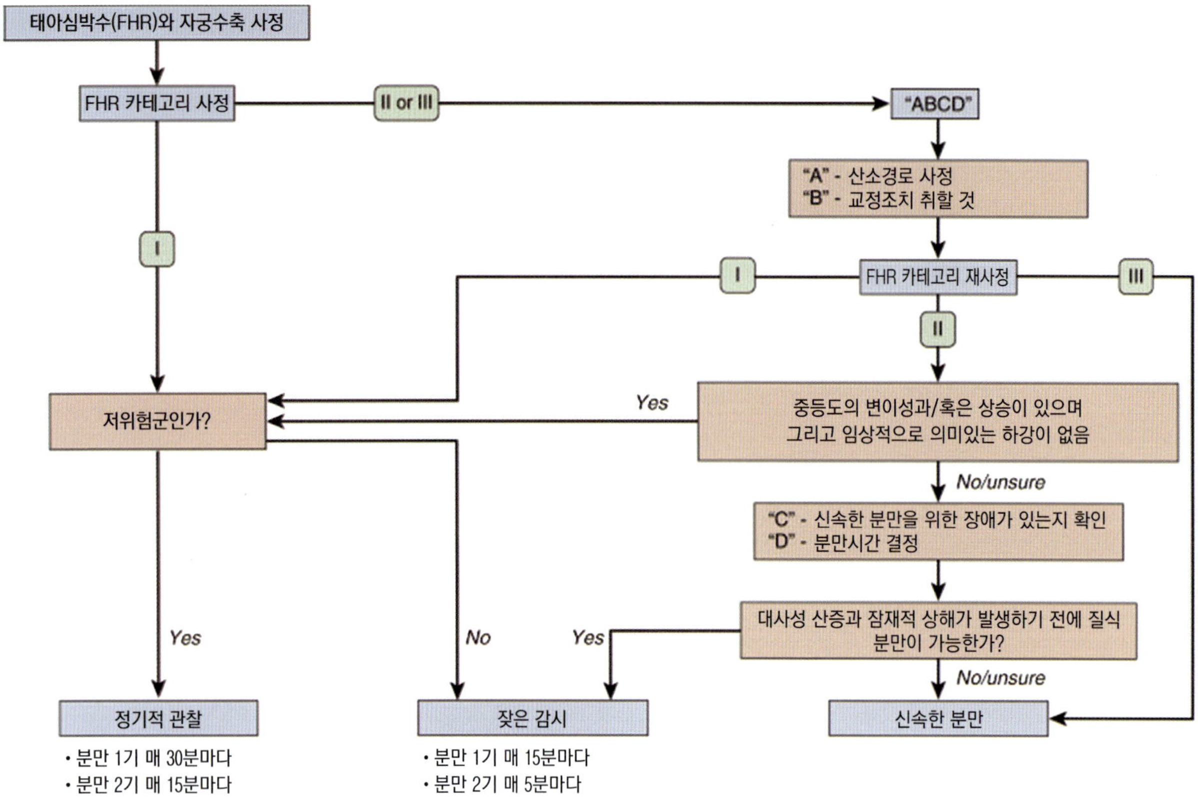

A

B

	"A" 산소 경로 사정	"B" 필요시 교정 조치 취함
폐	☐ 호흡	☐ 산소
심장	☐ 심음	☐ 체위변경 ☐ 수액 공급 ☐ 저혈압 교정
맥관계	☐ 혈압	
자궁	☐ 수축강도 ☐ 수축빈도 ☐ 수축간격 ☐ 기저자궁내압 ☐ 자궁파열차단	☐ 자극을 줄임 ☐ 이완 촉진
태반	☐ 출혈 확인	
제대	☐ 제대탈출 차단	☐ 양수주입술 고려

	"C" 신속한 분만을 위한 장애요인 제거	"D" 분만시간 결정
기관 (병원)	Consider ☐ 수술실 사용 가능성 ☐ 장비	Consider ☐ 소요시간
병원 인력	Consider notifying ☐ 산부인과 의사 ☐ 수술 보조인력 ☐ 마취과 의사 ☐ 신생아전문의 ☐ 소아과 전문의 ☐ 간호인력	Consider ☐ 활용 가능성 ☐ 훈련 정도 ☐ 전문성
산모	Consider ☐ 동의서 작성 ☐ 마취방법 선택 ☐ 임상검사 ☐ 혈액 공급 ☐ 정맥로 사정 ☐ 도뇨관 ☐ 수술부위 분지 ☐ 수술실 이동	☐ 수술 시 고려사항: 이전 복부 혹은 자궁수술 경험 ☐ 의학적 고려사항: 비만, 고혈압, 당뇨, 전신홍반루푸스 ☐ 계측, 태반 위치
태아	Consider ☐ 태아 수 ☐ 태아 예상 체중 ☐ 제태연령 ☐ 태위 ☐ 태향 ☐ 기형	Consider ☐ 태아 수 ☐ 태아 예상 체중 ☐ 제태연령 ☐ 태위 ☐ 태향 ☐ 기형
진통	☐ 모니터링이 적합한 중재를 위한 결정에 타당한지 확인할 것	Consider factors such as: ☐ 지연분만 ☐ 자궁이완제 사용 ☐ 희박한 분만 가능성 ☐ 취약한 만출력

그림 10-18 태아심박수 관리모델. 임신 중 전자태아감시 모니터링을 위한 알고리즘을 보여준다. (출처: Miller, D. A. (2016). Intrapartum fetal evaluation. In S. G. Gabbe, J. R. Niebyl, J. L. Simpson, et al. (Eds), Obstetrics: Normal and problem pregnancies (7th ed., pp. 308-343). Philadelphia, PA: Elsevier.)

제왕절개를 고려한다.

태아의 산소화 향상시키기. 산모는 앙와위를 피한다. 똑바로 누우면 대동맥과 하대정맥 압박으로 태반혈류가 감소하고 산모가 더 불편해진다. 산모가 저혈압이 되면 산모의 혈액량을 늘려 태반의 관류를 증진시키기 위해 정맥수액 주입을 증가시킨다.

자궁수축은 융모간강으로 가는 혈류를 감소시키므로 스트레스에 약한 태아는 정상적인 수축도 잘 견디지 못한다. 고긴장성 자궁수축이 계속되면 정상적인 예비력을 가진 태아도 위험해지므로 산모에게 옥시토신이 주입되고 있으면 중단시키거나 감소시켜서 자궁수축이 자극을 받지 않게 한다. 자궁수축을 감소시키기 위해 터부탈린(turbutalin) 같은 자궁수축억제제를 투여할 수도 있다.

산모의 혈중산소포화도 높이기. 산소마스크로 100% 산소를 공급하면 좀 더 많은 산소가 태아에게 전달된다. 보통 8~10L/min가 권장량이다.

제대압박 줄이기. 제대압박이 의심되면 산모의 자세를 변화시킨다. 측위 혹은 태아의 선진부를 산모의 횡격막 쪽으로 가도록 고골반위를 취하게 한다. 슬흉위도 제대압박을 줄일 수 있다. 몇 번 자세를 바꿔주면 비정상적 양상이 개선될 수도 있다.

양막내주입은 태아 주변의 액체를 증가시켜 탯줄에 완충효과를 준다. 이것을 위해 자궁내압력장치(intra uteriue press catheter, IUPC)로 자궁수축제 수액이나 생리식염수를 주입한다. 이때 질을 통해 수액이 계속 새어나오므로 패드를 계속 갈아주어야 한다. 양막내주입으로 일어날 수 있는 합병증은 자궁과다팽만과 자궁의 이완기압 증가이다. 이런 합병증이 일어났을 때는 양수를 감소시키면 증상이 완화된다. 양수에 태변이 많이 섞여 있을 경우, 신생아 출생 시 태변을 흡인하지 않도록 양수를 씻어내고 희석하는 데도 이 양막내 주입술을 시행할 수 있지만 그 효율성은 아직 입증된 바 없다.

이해하기

11. 태아 두피자극이나 진동음향자극(VAS)을 하는 이유는 무엇인가?
12. 제대혈 표본으로 혈중가스와 pH를 파악하는 목적은 무엇인가?
13. 비정상 태아심박수 양상이 나타날 때에 필요한 간호중재는 무엇이며, 그 이유는 무엇인가?
14. 자궁수축억제제는 어떻게 태아에게 산소공급을 늘려 주는가?
15. 양막내 주입술의 주된 목적은 무엇인가?

이해하기 정답

11. 태아의 두피자극이나 진동음향 자극은 태아심박수가 정상인지 비정상인지 명확히 하기 위해 시행될 수 있다. 자극에 안심시키는 반응은 태아심박수의 증가이고 만삭 태아는 적어도 15초 동안 기준선보다 위에 최고 15bpm 증가한다. 이는 태아가 정상적인 산소와 산-염기 균형을 가지고 있음을 암시한다.
12. 제대혈액 가스와 산도 pH 분석은 신생아의 산소와 산 · 염기 상태를 출산 후 즉각적으로 사정하고 태아가 진통 스트레스에 적응하고 있는지를 알아낸다.
13. 비정상적인 태아심박수에 대한 기본 간호중재들은 다양하다. 중재로는 산모의 활력징후 측정하기, 약물 점검하기, 또는 내부 감시 장치 석용하기와 같은 교정조치 취하기, 과도한 자궁수축을 줄이기, 산모를 측면으로 자세를 변경함으로써 태반의 관류를 증가시키기, 산모에게 산소 공급하기, 체위변경과 양막내 수액주입(amnioinfusion)으로 제대압박을 감소시키기가 있다.
14. 자궁수축 억제제(tocolytic drug)는 자궁수축의 빈도와 강도를 줄여서 태반이 산소가 풍부한 산모혈액을 공급받을 시간을 더 허용한다.
15. 양막내 수액주입은 제대 주변에 액체 완충제를 보충하여 제대압박을 줄이기 위해 사용될 수 있다. 양막내 수액 주입은 신생아에 의한 흡인을 줄이고 진한 태변을 희석시키기 위해 사용될 수 있다.

7. 간호과정의 적용: 태아의 산소화

1) 사정

앞에서 말한 요소들에 대해 태아감시 기록지를 체계적으로 평가한다. 병원마다 방침이 다르지만 청진과 전자태아감시의 사정과 기록에 대해 다음과 같은 빈도가 권장된다.

- 저 위험군의 산모–활동기에는 30분, 2기에는 15분마다
- 고 위험군의 산모–활동기에는 15분, 2기에는 5분마다

The American College of Obstetricians & Gynecologists(AAP & ACOG, 2012; ACOG, 2009)는 저위험군, 고위험군을 구별하지 않고 더 잦은 사정을 권장한다.

- 분만 1기 활동기–15분마다
- 분만 2기–5분마다

그 외에 언제 더 태아심박수를 사정하고 기록해야 하는지는 표 10-2를 참조한다.

4시간마다 산모의 체온을 측정한다(양막이 파열된 후에는 2시간마다). 산모의 열은 태아의 체온과 산소 요구량을 증가시킨다. 산모의 맥박, 호흡수, 혈압을 1시간 간격으로 측정한다. 고혈압이나 저혈압은 융모간강으로의 혈류를 감소시킨다.

표 10-2 청진을 사용한 태아심박수의 사정과 기록을 위한 지침

저위험 산모	고위험 산모
분만 1기	
적어도 30분 간격으로 수축 직후	적어도 15분 간격으로 수축 직후
분만 2기	
적어도 15분 간격	적어도 5분 간격
기타 태아심박수를 기록해야 하는 경우 • 인공양막 파열 전, 자연적으로든 인공적으로든 양막이 파열된 후 • 보행 전과 보행 후 • 수축이 너무 잦아지거나 너무 오래 지속될 때, 수축 사이에 간격이 충분치 않을 때 • 옥시토신 투여 전, 용량을 줄이거나 늘리거나 유지하려 할 때 • 진정제나 중추신경 저하제를 투여하기 전, 그 약효가 최고조에 달하는 시점 • 경막외 마취를 시작하기 전과 시작하고 나서 15분 간격으로 1시간 동안	

분만이란 역동적인 과정이므로 산모와 태아에 대한 사정은 계속한다. 태아심박수의 양상, 자궁수축, 산모의 활력징후를 기저태아심음 정상범위와 비교한다. 비슷한 모양을 가진 양상들(예: 조기하강와 후기하강)을 정확히 구분한다.

특정한 태아심박수를 평가하기 위해 내진을 한다. 예로, 변이성을 가진 심박동수 하강이 지속될 경우 제대탈출을 확인하기 위해 내진을 하는 경우이다.

2) 진단

전자태아감시가 사용될 때 태아의 산소화와 관련된 문제인 '잠재적 합병증: 태아의 위기'를 다룬다.

3) 계획

태아의 위기는 간호사가 독립적으로 다룰 수 없는 문제이므로 태아에 대한 목표는 세우지 않는다. 간호사는 다음과 같은 것을 계획한다.

- 태아의 충분한 산소화를 증진시킨다.
- 비정상 양상이 발견되면 태아의 산소화를 증가시킬 조치를 취한다.
- 의사에게 비정상 양상을 보고한다.
- 합병증이 발생하면 산모와 보호자를 지지한다.
- 사정결과와 간호를 기록으로 남긴다.

4) 중재

태아의 산소화를 증진시킬 중재는 정상분만 여성의 간호와 경막외차단과 지주막하(거미막밑) 차단을 받는 여성에 대한 간호에서 설명한다.

(1) 간호처치

간호의 최우선 순위는 태아의 산소화를 개선하는 것이다. 비정상 양상이 보이면 이유를 찾아 태아의 산소화를 개선한다. 출산시설들은 비정상 양상이 나타날 경우 간호사가 취할 수 있는 처치들에 대한 지침을 가지고 있다. 여기에 필요한 간호중재에는 독립적인 간호행위도 있고 위임되는 의료행위도 있다.

(2) 부모 안심시키기

부모들은 비정상 양상이 나타나면 당연히 불안해진다. 그들의 불안이 증폭되지 않도록 산모 앞에서 침착하도록 한다. 산모 곁을 떠날 수 없는 상황이면 호출벨을 눌러 다른 간호사의 도움을 청하고 의사에게 알린다.

어떤 문제나 처치 과정에 대해 이유를 쉽고 간결한 말로 설명한다. 불안이 심하면 정보를 이해하는 능력이 감소하기 때문이다. 태아심박수가 정상으로 돌아오면 알려준다. 산소투여나 자세 변화 등의 처치는 정상으로 회복된 후에도 유지한다. 산소마스크를 하고 이야기해도 된다고 산모에게 안내한다. 비정상 양상에 대해 교육받은 것에 대한 부모의 반응을 기록으로 남긴다.

(3) 의사에게 통보하기

비정상 양상에 대해 필요한 중재를 제공한 후 가능한 한 빨리 의사에게 보고하거나, 동료 간호사에게 부탁하여 알린다. 또한 의사에게 보고한 시간과 내용, 의사의 회신내용을 기록한다.

(4) 사정결과와 간호를 기록으로 남기기

병원방침에 따라 태아의 안녕과 관련된 자료를 기록으로 남긴다. 글상자 10-2는 전자태아감시 결과를 기록하는 방법이다.

전자태아감시를 시작할 때 산모의 이름, 날짜, 시간을 종이나 전자 기록지에 기입한다. 기록지를 교체할 때에는 다시 새 기록지에 산모의 이름, 날짜, 시간을 기입한다. 또 새 기록지에 그 전 기록지의 마지막 구획번호를 적어서 나중에 순서에 따라 한꺼번에 모으기 쉽게 한다.

질 분만 때까지 계속 심박동과 산모의 상태를 기록한다. 제왕절개를 하면 수술준비를 하면서 청진과 전자적인 방법으로 감시를 계속한다.

글상자 10-2 전자태아감시 기록 내용

감시장치를 시작할 때의 기록

모니터 기록

- 산모의 이름과 병원 혹은 신원을 확인할 수 있는 영구적인 번호
- 의사나 조산사의 이름
- 입원 날짜와 시간
- 감시장치를 시작하는 날짜와 시간
- 임신횟수, 출산횟수, 유산, 생존자녀 수
- 임신주수
- 위험인자
- 양수의 특징(양막이 파열되었을 때)

출산 기록지(종이 차트만 있을 경우)

- 모니터 기록과 같은 정보
- 종이 기록지가 시작될 때 첫 구획 번호

후속적인 기록

모니터 기록

- 분만의 각 단계에 적절한 간격으로 측정한 산모의 활력징후, 양막파열, 진통자극이나 통증억제법 같은 중재들
- 위험인자나 분만상태에 적절한 간격으로 행한 모니터 기록지에 대한 평가 내용
- 경부확장과 소실 정도, 태아하강을 포함한 내진
- 양막파열(자연적이든 인공적이든)
- 양수의 색, 양, 특징(역한 냄새, 탁함 같은)
- 산모의 자세 변화
- 기록에 영향을 미친 산모나 태아의 움직임
- 산모의 구토, 기침, 기록에 영향을 미치는 기타 움직임
- 2기의 밀어냄에 대한 요약
- 문제기술: 장비와 기술의 문제, 잦은 태아움직임 등
- 투여된 약물과 마취제(그것과 관련된 중재도 포함)
- 장비 교체(외부장치에서 내부장치로의 전환 등)
- 비정상 양상에 대한 중재와 엄마, 태아의 반응
- 중단사유: 산모의 보행 등

출산 기록지

- 모니터 기록지와 같은 정보
- 산모의 활력징후, 기저심음, 변이, 주기적 변화, 자궁수축(수축의 빈도, 지속시간, 강도와 자궁의 이완기압)
- 산모나 태아의 비정상적인 사정결과들, 중재, 반응, 의사에게 알린 내용, 의사의 반응
- 의사가 적절한 반응을 보이지 않을 때 명령 계통 내에서 취한 조치

주의: EFM과 컴퓨터가 연결되어 있는 경우에는 이런 행위들의 일부가 자동으로 입력될 수도 있다.

개념요약

- 분만 중 태아사정의 목적은 태아의 안녕을 확인하고 저산소증 상태에 있는 태아를 찾아내는 것이다.
- 분만 중 태아사정의 두 방법은 자궁수축에 대한 촉진을 병행한 간헐적 태아심음청진, 그리고 전자태아감시이다. 그 둘다 나름의 장점과 한계점을 가지고 있다. 전자태아감시가 촉진과 병행된 태아심음청진보다 낫다는 것은 증명된 바 없으나 태아심음청진과 촉진 방법을 안전하게 사용하기 위해서는 더 많은 인력이 필요하다.
- 태아의 산소화가 정상적으로 되기 위해서는 산소화된 모체의 혈액이 정상적으로 태반으로 흘러 들어가야 하고, 태반에서 정상적인 교환이 이루어져야 하며, 제대혈관이 기능적이며 태아의 순환능력과 산소운반 기능이 정상이어야 한다.
- 교감신경이 자극되면 태아심박수가 증가하고 심장의 수축이 강해진다. 부교감신경이 자극되면 심박이 느려진다. 변이성을 잠시 유지한다. 부교감신경은 교감신경보다 늦은 임신 28~32주에 성숙하기 시작한다.
- 태아 청진기(태아경)가 도플러 초음파 장치보다 좋은 점은 태아의 실제 심음을 들려 주므로 태아의 심부정맥을 발견하는 데 유용하다는 것이다.
- 외적 장치를 사용하는 전자태아감시는 내적 장치를 사용하는 방법보다 태아상태나 자궁수축을 파악하는 데 덜 정확하지만 비침습적이다.
- 내적 장치를 사용한 전자태아감시의 이점은 정확도 높다는 것이다.
- 분만 중 태아감시에 관련된 간호사의 책무에는 태아의 산소화를 증진시키기, 비정상적인 결과를 찾아내어 보고하기, 부모를 지원하기, 의사나 조산사와 연락하기, 모든 간호를 기록으로 남기기 등이 포함된다.

참고문헌

American College of Nurse-Midwives (ACNM). (2015). Intermittent auscultation for intrapartum fetal heart rate surveillance. Journal of Midwifery & Women's Health, 55(4), 397-403.

American College of Obstetrics and Gynecology (ACOG). (2009). Intrapartum fetal heart rate monitoring: Interpretation, nomenclature and general management principles. ACOG Practice Bulletin, No. 106, 192-202.

Amer-Wahlin, I., & Kwee, A. (2016). Combined cardiotocographic and ST event analysis: A review. Best Practice & Research: Clinical Obstetrics and Gynaecology, 30(1), 48-61.

Association of Women's Health, Obstetric and Neonatal Nurses (AWHONN). (2008). Nursing management of the second stage of labor. Washington, DC: Author.

Association of Women's Health, & Obstetric and Neonatal Nurses (AWHONN). (2015). Position statement: Fetal heart monitoring. Journal of Obstetric, Gynecologic, and Neonatal Nursing, 44(5), 683-686.

Ayers-de-Campos, D., & Nogueira-Reis, Z. (2015). Technical characteristics of current cardiotocographic monitors. Best Practice & Research: Clinical Obstetrics and Gynaecology, 30(1), 22-32.

Blackburn, S. T. (2013). Maternal, fetal & neonatal physiology (4th ed.). St. Louis, MO: Saunders.

Caldeyro-Barcia, R. (1979). The influence of maternal bearing-down efforts during second stage on fetal well-being. Birth, 6(1), 17-21.

Caldeyro-Barcia, R., Pose, S. V., & Alvarez, H. (1957). Uterine contractility in polyhydramnios and the effects of withdrawal of the excess of amniotic fluid. American Journal of Obstetrics and Gynecology, 73(6), 1238-1254.

Chen, H. Y., Chauhan, S. P., Ananth, C. V., Vintzileos, A. M., & Abuhamad, A. Z. (2011). Electronic fetal heart rate monitoring and its relationship to neonatal and infant mortality in the United States. American Journal of Obstetrics and Gynecology, 204(6) 491.e1-e10.

Clark, S. L., Gimovsky, M. L., & Miller, F. C. (1984). The scalp stimulation test: A clinical alternative to fetal scalp blood sampling. American Journal of Obstetrics and Gynecology, 148(3), 274-277.

Clark, S. L., Nageotte, M. P., Garite, T. J., Freeman, R. K., Miller, D. A., Simpson, K. R., Hankins, G. D. (2013). Intrapartum management of category II fetal heart rate tracings: Towards standardization of care. American Journal of Obstetrics and Gynecology, 209(2), 89-97.

Cypher, R. L. (2015). Assessment of fetal oxygenation and acid-base status. In A. Lyndon, & L. Usher (Eds.), AWHONN: Fetal heart monitoring: Principles and practices (5th ed.) (pp. 191-215). Dubuque, IA: Kendall Hunt.

Cypher, R. L. (2016). Technologies in perinatal nursing: Time to accept & embrace the challenge. Retrieved from www.perigen. com/wpcontent/uploads/2016/07/TechnologyAndPerinatal-NursingbyRebeccaCypher.pdf.

Feinstein, N. F., Sprague, A., & Tranier, M. J. (2008). Fetal heart auscultation (2nd ed.). Washington, D.C.: Association of Women's Health, Obstetric and Neonatal Nurses.

Freeman, R. K., Garite, T. J., Nageotte, M. P., & Miller, L. A. (2012). Fetal heart rate monitoring (4th ed.). Philadelphia, PA: Lippincott Williams & Wilkins.

Garite, T. J., & Simpson, K. R. (2011). Intrauterine resuscitation during labor. Clinical Obstetrics and Gynecology, 54(1), 28-39.

Jonker, C. M., Van Riemsdijk, M. B., & Vermeulen, B. (2011). Shared mental models. In Coordination, organizations, institutions, and norms in agent systems (pp. 132-151). Berlin: Springer.

Macones, G. A., Hankins, G. D., Spong, C. Y., Hauth, J., & Moore, T. (2008). The 2008 National Institute of Child Health and Human Development workshop report on electronic fetal monitoring: Update on definitions, interpretation, and research guidelines. Obstetrics and Gynecology, 112(3), 661-666.

Miller, D. A. (2016). Intrapartum fetal evaluation. In S. G. Gabbe, J. R. Niebyl, J. L. Simpson, et al. (Eds.), Obstetrics: Normal and problem pregnancies (7th ed.) (pp. 308-343). Philadelphia, PA: Elsevier.

Miller, L. A., Miller, D. A., & Cypher, R. L. (2016). Pocket guide to fetal monitoring: A multidisciplinary approach (8th ed.). St. Louis, MO: Elsevier.

Miller, L. A., & Ruth, D. J. (2017). In B. B. Kennedy, & S. M. Baird (Eds.), Intrapartum management modules (5th ed.) (pp. 140-210). Philadelphia, PA: Lippincott Williams & Wilkins.

Modanlou, H. D., & Freeman, R. K. (1982). Sinusoidal fetal heart rate pattern: Its definition and clinical significance. American Journal of Obstetrics and Gynecology, 142(8), 1033-1038.

Modanlou, H. D., & Murata, Y. (2004). Sinusoidal heart rate pattern: Reappraisal of Its definition and clinical significance Journal of Obstetrics and Gynaecology Research, 30(3), 169-180.

Nageotte, M. P. (2015). Fetal heart rate monitoring. Seminars in Fetal and Neonatal Medicine, 20(3), 144-148.

National Institute of Child Health and Human Development Research Planning Workshop (NICHD). (1997). Electronic fetal monitoring: Research guidelines for interpretation. American Journal of Obstetrics and Gynecology, 117(6), 1385-1390 and Journal of Obstetric, Gynecologic, and Neonatal Nursing, 26(6), 635-640.

O'Brien-Abel, N. (2015). Physiological basis for fetal monitoring. In A. G. Lyndon, & L. U. Ali (Eds.), AWHONN: Fetal heart rate principles and practices (5th ed.) (pp. 23-47). Dubuque, IA: Kendall Hunt.

Parer, J. T. (1997). Handbook of fetal heart rate monitoring (2nd ed.). Philadelphia, PA: WB Saunders.

Pijnenborg, R., Vercruysse, L., & Hanssens, M. (2006). The uterine spiral arteries in human pregnancy: Facts and controversies. Placenta, 27(9), 939-958.

Porter, T. F., & Clark, S. L. (1999). Vibroacoustic and scalp stimulation. Obstetrics and Gynecology Clinics of North America, 26(4), 657-669.

Simpson, K. R. (2007). Intrauterine resuscitation during labor: Review of current methods and supportive evidence. Journal of Midwifery & Women's Health, 52(3), 229-237.

Simpson, K. R. (2015). Maternal oxygen administration as an intrauterine resuscitation measure during labor. MCN: The American Journal of Maternal/Child Nursing, 40(2), 136.

Simpson, K. R., & James, D. C. (2005). Efficacy of intrauterine resuscitation techniques in improving fetal oxygen status during labor. Obstetrics & Gynecology, 105, 1362-1368.

Simpson, K. R., & Miller, L. (2011). Assessment and optimization of uterine activity during labor. Clinical Obstetrics and Gynecology, 54(1), 40-49.

Williams, K. P., & Galerneau, F. (2003). Intrapartum fetal heart rate patterns in the prediction of neonatal acidemia. American Journal of Obstetrics and Gynecology, 188(3), 820-823.

Williams, R. L., & Hawes, W. E. (1979). Cesarean section, fetal monitoring, and perinatal mortality in California. American Journal of Public Health, 69(9), 864-870.

11

분만 과정

Processes of Birth

학습목표

1. 정상 분만의 정의를 기술한다.
2. 분만시작이론을 설명한다.
3. 분만요소를 설명한다.
4. 산도가 분만과정에 미치는 영향을 기술한다.
5. 골반경선(입구, 출구, 중골반)의 종류를 설명한다.
6. 진골반과 가골반을 구분한다.
7. 아두경선을 설명한다.
8. 태세, 태향, 태위, 선진부를 정의하고 종류를 나열한다.
9. 분만과정(분만 1기, 2기, 3기, 4기)을 사정한다.
10. 분만기전을 설명한다.
11. 자궁수축을 사정한다.
12. 분만의 전구증상을 설명한다.
13. 분만진행에 영향을 주는 주요 골반 기준부위를 기술한다.

주요용어

가진통 false labor
개대 dilatation
만출력 power
만출물질 passenger
분만 delivery
분만기전 labor mechanisms
수축간격 frequency
산도 passage
선진부 presentation
소실 effacement
심리적 요소 psychological elements
수축기간 duration
진통 labor
진진통 true labor
태세 fetal attitude
태위 fetal lie
태향 fetal position

출산은 가족의 역할과 관계를 변화시킨다. 출산 과정에 대한 신체적 · 정신적 요소들을 이해하는 것은 출산을 앞둔 가족들에게 안전하고 효과적인 돌봄을 제공하는 데 도움을 준다. 따라서 간호사가 출산과 관련된 예상 변화들을 인지하는 것은 이러한 변화가 일어나는 산모를 돌보고 출산 과정에서 비정상적 상황을 사전에 파악할 수 있도록 하는 데 있어 기본이 된다. 따라서 이 장에서는 정상분만 과정에서 발생하는 변화를 설명하는 데 중점을 두고 있다.

1. 분만 과정의 신체적 영향

분만 과정은 산모와 태아의 상태에 영향을 미친다.

1) 산모의 반응

임신과 출산과정에서 가장 분명한 변화는 생식기관에서 일어나지만, 심혈관계, 호흡기계, 위장관계, 비뇨기계, 조혈계 등에서도 중요한 변화가 일어난다.

(1) 생식기계

수축 양상. 정상적인 분만수축은 규칙적, 불수의적, 간헐적이다.

규칙성. 자궁은 심장이나 다른 평활근처럼 조화롭게 수축과 이완을 한다. 임신 중의 수축은 강도가 낮으며 조화를 이루고 있지 못하다가 만삭이 가까워지면 수축은 점차 간격(frequency, 하나의 자궁수축 시작부터 다음 수축 시작까지의 시간), 기간(duration, 자궁수축 시작부터 다음 수축까지의 시간), 강도(intensity, 수축의 강함 정도)가 증가하면서 규칙적인 양상을 띠게 된다. 정상적 자궁수축은 자궁저부에서 시작하여 자궁경부 쪽으로 퍼져 나가며 골반을 통해 태아에게 전달된다.

불수의성. 자궁수축은 불수의적이어서 의식적으로 통제되지 않는다. 산모 스스로는 분만이 시작되도록 할 수 없으며 의식적인 노력으로 멈추게 할 수도 없다. 그러나 걷기나 다른 활동이 분만수축을 자극할 수도 있다. 불안이나 과도한 스트레스는 수축을 줄일 수 있으며 반대로 정서적 이완은 자연스러운 분만 과정을 촉진시킬 수도 있다(Burke, 2014).

간헐성. 분만수축은 지속적이라기보다는 간헐적이어서 자궁근육이 이완되면 태반으로 들어가고 나오는 혈액의 흐름을 지속하게 한다.

수축 주기. 각 수축은 세 가지 양상을 보여준다(그림 11-1). 가속기(increment, 강도가 증가하는 시간)는 수축이 자궁저부에서 시작하여 자궁으로 퍼져나갈 때이다. 극기(acme, 절정기)는 수축이 가장 강할 때이다. 감소기(decrement)는 자궁이 이완되면서 강도가 줄어드는 시기이다.

수축의 주기와 양상은 간격, 기간, 강도로 표현된다. 간격은 분이나 분수(4분 간격으로 3 1/2의 수축)로 표현한다. 2008 National Institute of Child Health and Human Development(NICHD)에서 간격은 10분 안의 수축 횟수를 30분 동안의 평균값으로 사정한다는 권고안을 만들었다(Macones, Hankins, Spong et al., 2008). 예를 들어, 3/10의 빈도는 10분 간격으로 3번의 자궁수축이 있었음을 의미한다. 기간은 보통 초로 표현된다. 예를 들면 "산모의 수축이 55~65초 지속되었다."로 표기한다. 강도는 간호사에 의해 촉지되는 수축의 정도로 약함, 보통, 강함으로 표현된다. 수축을 기록하기 위해 내부 태아모니터를 사용할 때 강도는 다르게 표현된다(10장 참조).

이완기는 수축이 끝나고 다른 수축이 시작되는 사이 기간을 말한다. 대부분 이완기에 태아의 산소와 영양소, 노폐물의 교환이 이루어진다.

자궁근육. 진통 중 자궁의 활동은 서로 상반되는 양상을 보여준다. 자궁의 상부 2/3는 능동적으로 태아를 아래로 밀어내고 자궁의 하부 1/3은 수동적이며 태아가 골반강으로 내려가는 하부 통로가 된다. 자궁경부도 수동적이다.

자궁상부와 자궁하부의 자궁근육 세포는 수축기 말에 원래 길이보다 짧아지고, 자궁하부의 근육 세포는 수축 때마다 길어진다. 이 두 가지 특징이 수축 사이에 자궁상부에서 긴장을 유지하게 하여 자궁경부의 개대를 만들고 수축 때마다 태아가 아래로 내려오게 한다(Norwitz, Mahendroo, & Lye, 2014).

자궁상부와 자구하부의 자궁수축에 반대되는 특징은 진통 동안 자궁벽 두께의 변화를 가져온다. 자궁상부는 더 두꺼워지는 반면 하부는 더 얇아지고 분만 동안 위로 당겨지게 된다. 이러한 생리적 견축륜은 자궁의 상부와 하부를 나누는 기준이 된다(그림 11-2).

자궁상부와 하부의 서로 상반된 수축 특징은 자궁 모양에 변화를 가져와서 분만이 진행됨에 따라 길고 좁아진다. 이러한 자궁 모양의 변화는 태아의 몸을 똑바르게 해서 골반 안으로 효과적으로 하강하게 한다.

경부의 변화. 소실(effacement)과 개대(dilation)는 분만 시 주요한 경부의 변화이다. 소실과 개대는 분만 중 동시에 일어나지만 속도는 다르다. 미산부(nullipara, 최소 20주의 임신 기간을 유지하지 못한 여성)는 경부 개대 초

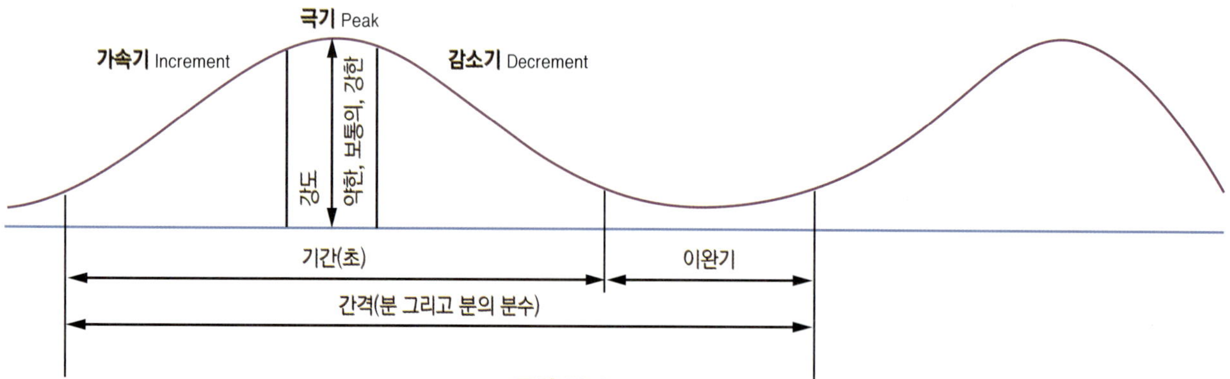

그림 11-1 수축 주기

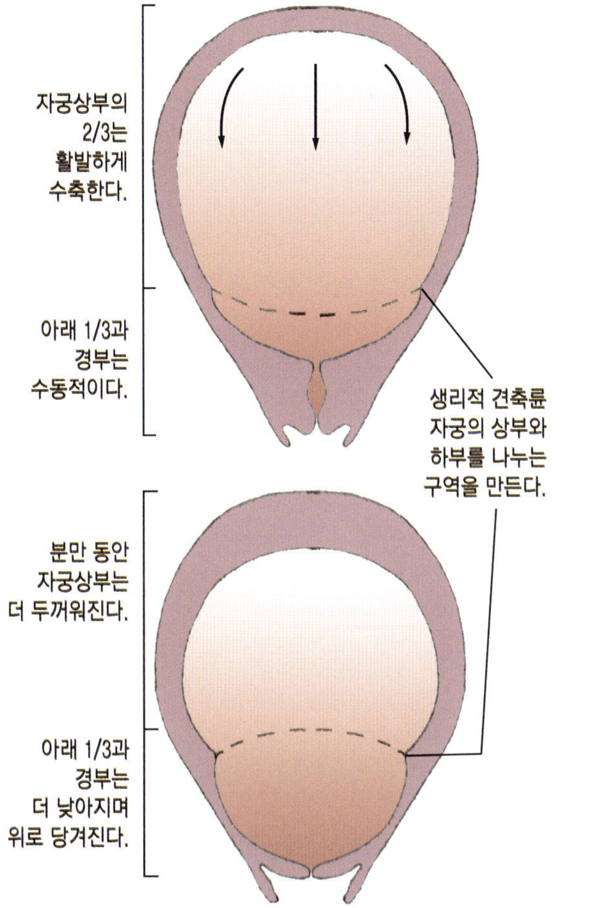

그림 11-2 자궁극성: 자궁수축에서 자궁 상부와 하부의 반대되는 특징

기에 대부분 경부 소실이 이루어진다. 반면 경산부(multipara)의 경부는 모든 분만 과정에서 미산부의 경부보다는 더 두껍다.

소실. 경부는 자궁의 아래쪽 끝부분에 있는 약 2~3cm 길이의 원기둥 구조이다. 분만을 위한 자궁수축은 태아를 경부 쪽으로 밀어내고, 자궁하부 1/3과 경관의 조직을 위로 끌어 올려 소실과 개대를 일으킨다. 만일 양막이 터지지 않았으면, 양막 안의 양수의 압력이 경부의 선진부에 압력을 가하게 되고, 경부는 태아와 양막이 밀려 내려옴에 따라 더 짧고 더 얇아지게 된다(그림 11-3). 경부는 분만이 진행됨에 따라 얇아지고 있는 자궁 하부와 통합된다. 소실은 원래 경부 길이에 대한 백분율로 측정된다. 완전히 얇아진 경부는 100% 소실된 것이다. 소실은 내진으로 측정된 경부 길이로 기록된다.

개대. 경부는 위로 끌어올려지고 태아가 아래로 밀려 내려감에 따라 경부는 개대가 일어난다. 개대는 cm로 표시한다. 완전한 개대는 약 10cm이며 이는 평균 크기의 완전히 자란 태아를 만출시키기 위한 통로가 되기에 충분하다.

(2) 심혈관계

자궁수축 시 자궁근육은 모세혈관 주변에서 수축을 하여 일시적으로 300~500mL의 혈액을 산모의 순환계에 보내어 산모의 혈액을 상대적으로 증가시킨다. 이 일시적인 변화는 산모의 혈압을 약간 상승시키고 맥박을 감소시킨다. 따라서 산모의 활력징후는 수축 사이 이완기에 측정하는 것이 가장 바람직하다. 앙와위성 저혈압은 분만 중에도 나타날 수 있다(Monga & Mastrobattista, 2014). 산모는 반듯이 누워있기보다 다른 여러 자세들을 취하는 것을 권장한다. 이는 태반으로 가는 혈액의 흐름을 증가시켜 태아의 산소 교환을 촉진시키기 위해서이다.

(3) 호흡기계

호흡의 깊이와 횟수는 분만이 진행됨에 따라 증가하는데 특히 산모가 불안해하거나 통증이 심할 때 더욱 증가한다. 빠르고 깊게 호흡하는 산모는 이산화탄소를 과도하게 내뱉어서 호흡성 알칼리증으로 인한 과호흡 증상을 경험할 수 있다. 그러면 손과 발이 얼얼하고 감각이 없으며 어지러울 수 있다. 간호사는 천천히 숨을 쉴 수 있게 도와주어야 하며, 종이봉투나 컵 모양으로 만든 손 안에 숨을 들이쉬게 하여 혈중 이산화탄소의 수치가 다시 정상 수준으로 되게 하여 이러한 증상들을 완화시켜야 한다.

(4) 위장계

위의 운동 정도는 다양하지만 대부분 느려지는데, 이는 오심이나 구토를 유발할 수 있다. 대부분의 산모들은 배가 고프지는 않으나 목이 마르고 입이 건조해진다. 일반적으로 얼음 조각을 먹고, 소량의 맑은 액체, 주스 등이 허용된다. 고체 음식은 구토와 전신마취 시 소화되지 않은 음식이 기도로 넘어가는 것을 예방하기 위해 주지 않는다.

(5) 비뇨기계

분만 시 비뇨기계의 가장 일반적인 변화는 방광이 찼다는 느낌이 감소된다는 것이다. 강한 진통과 국소마취의 영향으로 산모는 방광이 찼다는 것을 느끼지 못할 수도

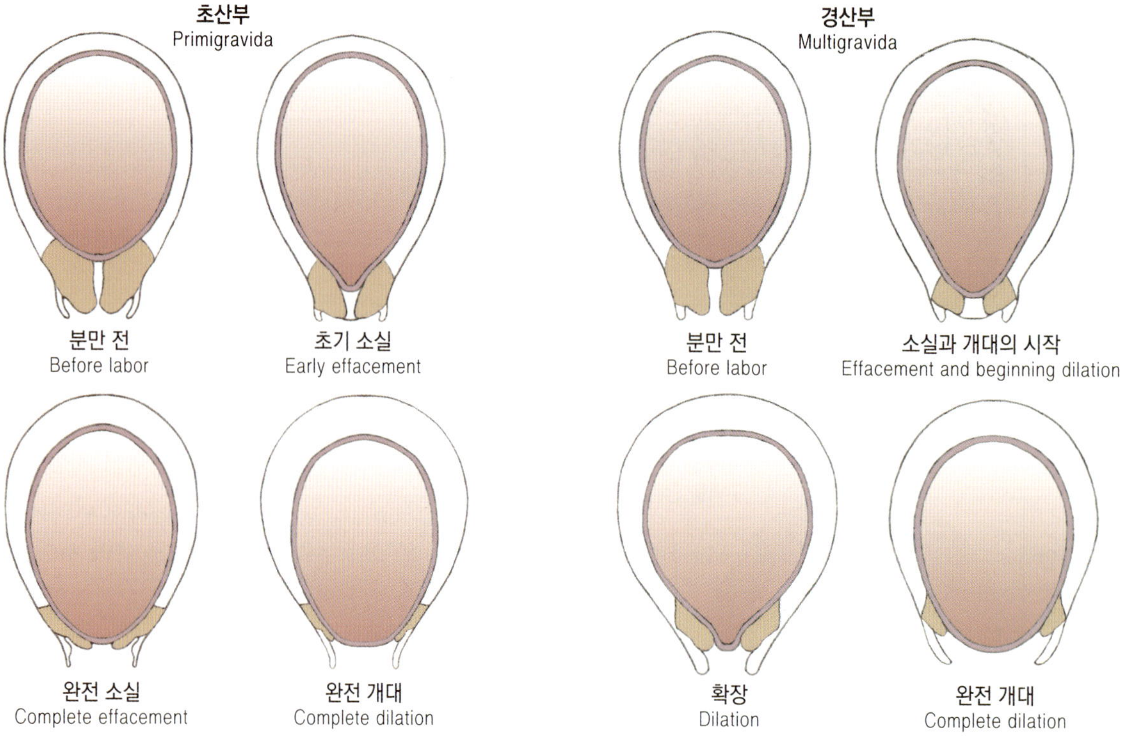

그림 11-3 **경부의 개대과 소실.** 분만 시 경산부의 경부는 초산부의 경부보다 더 두껍게 남아 있다.

있다. 꽉 찬 방광은 골반강을 차지하여 태아의 하강을 방해한다.

(6) 조혈계

질 분만의 경우 정상적인 혈액 손실이 최대 500mL까지 발생한다. 산모들은 보통 이 정도 손실은 잘 견디는데, 이는 임신 기간 중에 혈액량이 30~60% 증가하기 때문이다(Blackburn, 2013; Cunningham et al., 2014). 빈혈이 있는 산모는 정상적인 혈액 손실에 대비하며 비축된 혈액량이 적어 과다출혈을 견뎌내기 어렵다. 10.5g/dL의 헤모글로빈과 33% 이상의 적혈구 용적률 수치가 정상적인 출산 시 생기는 혈액 손실을 견디는 적정한 안전 범위이다. 백혈구 수는 감염이 아니라도 분만이 진행 중일 때에는 20,000~30,000/mm^3 정도까지 상승된다(Blanchard & Daniels, 2014).

여러 혈액응고인자 특히 혈장섬유소(fibrinogen)는 임신 중에 상승되며 분만과 출산 후에도 계속 더 증가한다. 이러한 증가는 혈액응고시간을 감소시켜 산후출혈의 위험을 감소시킨다.

2) 태아의 반응

(1) 태반 순환

모체와 태아 사이의 산소, 영양분, 노폐물의 교환은 융모사이의 공간에서 모체와 태아의 혈액이 섞이지 않고 일어난다(8장 참조). 분만수축이 강하게 있는 동안 태반으로 가는 모체의 혈액 공급은 감소하다가 융모강에 혈액을 공급하는 나선동맥이 자궁근육에 의해 압박되었을 때 일시적으로 멈춘다. 따라서 대부분의 태반 교환은 수축과 수축 사이의 중간인 이완기에 이루어진다. 태반 순환은 보통 주기적인 혈액 공급 중단을 견딜 수 있도록 태아의 기본 필요량에 비해 충분하게 유지된다.

태아 보호 기전은 다음과 같다(Ross & Ervin, 2017):

- 태아의 헤모글로빈(헤모글로빈 F)은 좀 더 쉽게 산소를 받아들이고 이산화탄소를 배출한다.
- 성인의 헤모글로빈에 비해 헤모글로빈과 적혈구용적률 수치가 높아서 더 많은 산소를 운반할 수 있다.
- 심박출량이 많다.

태아는 모체가 당뇨나 고혈압으로 태반의 기능이 저하된 상황, 그리고 태아 빈혈과 같은 태아의 산소 운반능력이 저하된 상황에서는 자궁수축을 잘 견디지 못한다.

(2) 심혈관계

태아의 심혈관계는 분만이라는 사건에 빠르게 반응한다. 태아심박수와 리듬의 변화는 정상적인 분만 과정의 결과로 나타나거나, 분만이라는 스트레스를 태아가 참지 못하고 있음을 나타낼 수도 있다. 정상적인 태아의 심박수는 분당(bpm) 120~160회 정도이며, 조산 시 태아는 심박동수가 더 증가한다(Macones et al., 2008).

이해하기

1. 분만수축이 어떻게 자궁경부의 소실과 개대를 초래하는가? 자궁수축은 태아를 어떻게 하강하게 하는가?
2. 미산부와 경산부의 경관 소실 진행 과정은 어떻게 다른가?
3. 분만 중 산모의 심혈관계, 호흡기계, 위장관계, 비뇨기계, 조혈계의 생리적 변화는 어떠한가?
4. 자궁수축이 지속적인 것보다 간헐적으로 일어나는 것이 왜 중요한가?
5. 정상 분만 신생아는 제왕절개 분만아보다 어떤 이점이 있는가?

이해하기 정답

1. 자궁경부의 소실(effacement)과 개대(dilation)는 자궁수축이 태아와 양막을 자궁경부에 대해 아래쪽으로 미는 동안 자궁경부를 위를 향해 당기기 때문에 발생한다. 자궁 상부의 근섬유들은 자궁수축 사이에 이러한 힘들을 유지하기 위해 더 짧아진다. 더불어, 자궁은 모양을 변화시키고 자궁경부에 대한 태아와 양막의 압력을 유지하기 위해 더 길어지고 좁아진다.
2. 미산부(nullipara)의 자궁경부는 개대되기 전에 소실이 더 빨리 일어난다. 경산부의 자궁경부는 대체로 분만전체에 걸쳐 미산부의 자궁경부보다 더 두꺼워진다.
3. 분만 시 산모의 변화는 다음을 포함한다.
   a. 심혈관계: 매 수축 시 산모의 자궁으로 가는 혈류가 순간적으로 중단됨에 따라 혈압이 약간 증가하고와 맥박이 감소한다. 무거운 자궁이 하대정맥을 압박하여 산모의 심장으로 가는 혈류를 감소시킬 수 있기 때문에 산모가 등을 대고 반듯이 누워 있다면 앙와위성 저혈압이 일어날 수 있다.
   b. 호흡기계: 호흡의 깊이와 횟수가 증가한다.
   c. 위장관계: 반론의 여지가 있지만, 많은 전문가들은 진통 중 연동운동이 느려진다고 생각한다.
   d. 비뇨기계: 방광팽만에 대한 감각이 줄어든다.
   e. 조혈계: 백혈구 수치는 25,000/mm^3 이상 그리고 응고인자들의 수준이 상승된다.
4. 자궁수축은 태반으로 가는 혈류를 일시적으로 중단시킨다. 자궁수축이 계속되면 태아는 산소화된 신선한 혈액과 영양분을 받을 수 없고 태반을 통하여 노폐물을 제거할 수 없다.
5. 진통과 질 분만은 태아의 폐에 있는 액체 흡수를 증가시키고 상부기도를 압박함으로써 폐에 있는 일부 체액이 배출되게 하여 신생아에게 도움을 준다. 이러한 효과는 신생아가 호흡할 때 신생아의 호흡기에 남아 있는 폐액의 양을 감소시킨다. 진통은 또한 태아를 자극하여 카테콜아민(catecholamine)을 분비하도록 하고 이는 출산 후 폐액의 제거를 가속화하도록 돕고, 심장수축과 호흡을 자극하며, 체온 조절에 도움이 된다.

(3) 호흡기계

태아의 폐는 액체를 만들어서 정상적인 기도 발달이 이루어지게 한다. 이러한 폐액은 탄생 이후에 공기 호흡이 가능하도록 제거되어야 한다. 만삭이 가까워오면, 태아의 폐액은 줄어들어 최대 생산량의 65%까지 떨어지고 폐 사이의 공간으로 흡수가 촉진된다. 분만은 폐액의 흡수를 가속화시켜서 출생 당시 기도에 최대 생산량의 35%만이 남게 된다. 폐액의 일부분은 산도를 통과하는 동안에 태아의 머리와 가슴이 눌려지면서 상기도에서 제거된다(Jobe & Kamath−Rayne, 2014). 남아 있는 폐액의 대부분은 신생아의 폐 사이 공간으로 흡수되어 순환계로 들어간다. 적은 양은 림프순환계에서 제거된다(Blackburn, 2013).

분만 스트레스에 대한 반응으로 태아의 부신에서 만들어진 카테콜아민(주로 에피네프린과 노르피네프린)은 태아가 자궁 밖에서 생존하는 데 기여한다. 이는 태아의 심장 수축과 호흡을 자극하며 남아 있는 폐액을 빨리 제거하도록 하고 체온 조절을 하는 데 도움을 준다.

분만 과정을 거치지 않고 제왕절개로 태어난 신생아는 일시적인 호흡 곤란을 겪는 경우도 있다.

2. 분만 과정의 요소

네 가지 주요한 요소들이 정상적인 출산에서 상호 작용을 한다. 이 요소들은 종종 5P라 불리는데 만출력(power), 산도(passage), 만출물질(passenger), 정서적인 반응(psyche), 자세(position)이다.

1) 만출력

(1) 자궁수축

분만 1기(자궁경부의 완전 개대가 이루어질 때까지) 동안 자궁수축은 태아를 골반 안으로 밀어 넣는 일차적인 힘이 된다.

(2) 산모의 수의적 만출력

분만 2기(경부의 완전 개대로부터 태아가 나올 때까지) 동안 자궁수축은 골반을 통해 태아가 나올 때까지 지속된다. 덧붙여 산모는 태아가 질을 팽창시킬 때 밀어내고 싶은 욕구를 느끼며 복부에 압력을 가하게 된다. 산모는 분만 2기에서 나타나는 자궁수축에 의해 자발적인 밀어내는 노력을 더하게 된다.

2) 산도

산도는 산모의 골반과 연조직으로 이루어진다. 뼈로 된 골반은 연조직보다 출산 결과에 더 중요한데 그 이유는 뼈와 관절에는 분만을 위한 힘이 쉽게 가해지지 않기 때문이다. 그러나 출산이 다가오면서 골반뼈를 연결하는 연골이 부드러워지는데 이것은 릴렉신(relaxin) 호르몬의 증가 때문이다.

골반 분계선(골반입구)을 기준으로 골반을 가골반(윗부분)과 진골반(아래 부분)으로 나눈다(4장 참조). 진골반은 분만에서 가장 중요하다. 진골반은 (1) 골반입구, (2) 중골반(골반강), (3) 골반출구로 나뉜다(그림 11-4).

3) 만출물질

산도를 통과하는 것은 태아와 태반, 양수 등이다. 태아의 다양한 자세가 분만에 영향을 미친다.

(1) 태아의 머리

96% 정도의 태아는 두위(cephalic presentation)로 골반입구에 진입한다. 태아의 어깨 역시 중요하지만, 어깨는 보통 골반의 직경에 맞추어 움직여질 수 있다.

뼈, 봉합선, 천문. 분만 과정에 관계되는 태아 두개골은 이마 부위의 전두골 2개(1~2년 내에 1개로 바뀜)와 머리 정수리 부분의 두정골 2개, 그리고 머리의 뒤쪽에 있는 후두골이다(그림 11-5). 다섯 개의 중요한 뼈들은 접합되어 있는 것이 아니라 봉합선을 따라 연결되어 있으며 그 봉합선은 유연성이 있는 조직으로 태아의 머리뼈들을 연결하고 있고 분만 시에 약간 이동할 수 있다.

천문(fontanels)은 태아 혹은 영아의 두개골을 연결하는 봉합선이 교차하는 지점에 있는 공간이다. 대천문(앞쪽에 있는 숨구멍)은 4개의 봉합선(2개의 관상봉합, 전두봉합, 시상봉합)의 교차점이 만든 다이아몬드 모양으로 전두골과 두정골을 연결하고 있다. 소천문(뒤쪽 숨구멍)은 3개의 봉합선(하나의 시상봉합과 2개의 삼각봉합)의 교차점으로 만들어진 삼각형 모양으로 2개의 두정골과 후두골을 연결하고 있다. 소천문은 매우 작아서 두개골이 살짝 함몰된 것처럼 보인다. 봉합선과 천문은 아두를 조금 움직이게 해 주고 태아의 머리 모양에 변화를 주어서 주형(molding, 산도를 통과하는 동안 움직임에 의해 태아의 머리 모양이 바뀌는 것)에 의해 골반의 크기와 모양을 맞추게 한다. 봉합선과 천문은 질을 통한 분만 과정에서 태아의 위치, 태향(position, 모체 골반의 사분면에 대한 태아선진부의 지적부위 간의 관계)과 아두의 굴곡(태세)을 결정하는 중요한 지표가 된다.

아두 직경. 대부분의 태아들은 골반에 두위로 진입하지만 다른 신체부위로도 진입할 수 있다. 아두에서 중요한 직경은 두 개의 측두엽 사이를 재는 양두정골의 직경이다. 양두정골의 직경은 만삭아의 경우 평균 9.5cm(대횡경선)이다.

아두의 전후경선은 굴곡의 정도에 따라 다르다. 대부분의 분만 상황에서는 분만 동안 아두는 완전히 앞으로 굴곡되고 전후경선은 소사경선으로 평균 9.5cm가 된다(그림 11-5B).

(2) 태위

모체의 척추와 태아의 가장 긴 척추의 방향간의 관계를 태위(fetal lie)라고 한다(그림 11-6). 임신의 99% 이상에서 태위는 종위여서 여성의 가장 긴 축(척추)과 평행을 이룬다. 종위에서는 태아의 머리나 엉덩이가 골반으로 먼저 들어온다. 횡위는 태아의 가장 긴 축이 여성의 가장 긴 축에 직각일 때이다. 이것은 임신의 1% 미만에서 발생한다. 사위(oblique lie)는 종위와 횡위 사이의 각도로, 비스듬히 기울어져 있는 것이다.

(3) 태세

태아의 몸과 다른 신체부위와의 관계를 태세(attitude)라고 부른다(그림 11-7). 정상적인 태세는 머리는 가슴 쪽으로 구부리고 팔과 다리는 흉곽 쪽으로 구부린 굴곡이다. 등은 볼록한 C 모양으로 구부러져 있다. 굴곡은 만삭아의 특징이다.

(4) 선진부

골반 입구로 제일 먼저 들어오는 태아의 신체부위를 선진부(presentation)라고 한다. 선진부는 (1) 두위(cephalic), (2) 둔위(breech), (3) 견갑위(shoulder) 세 가지로 나눈다. 두위는 태아의 머리가 굴곡져 있는 것으로 가장 일반적이다. 선진부가 둔위나 견갑위일 때는 분만 지연이나 제왕절개 출산의 가능성이 높아진다.

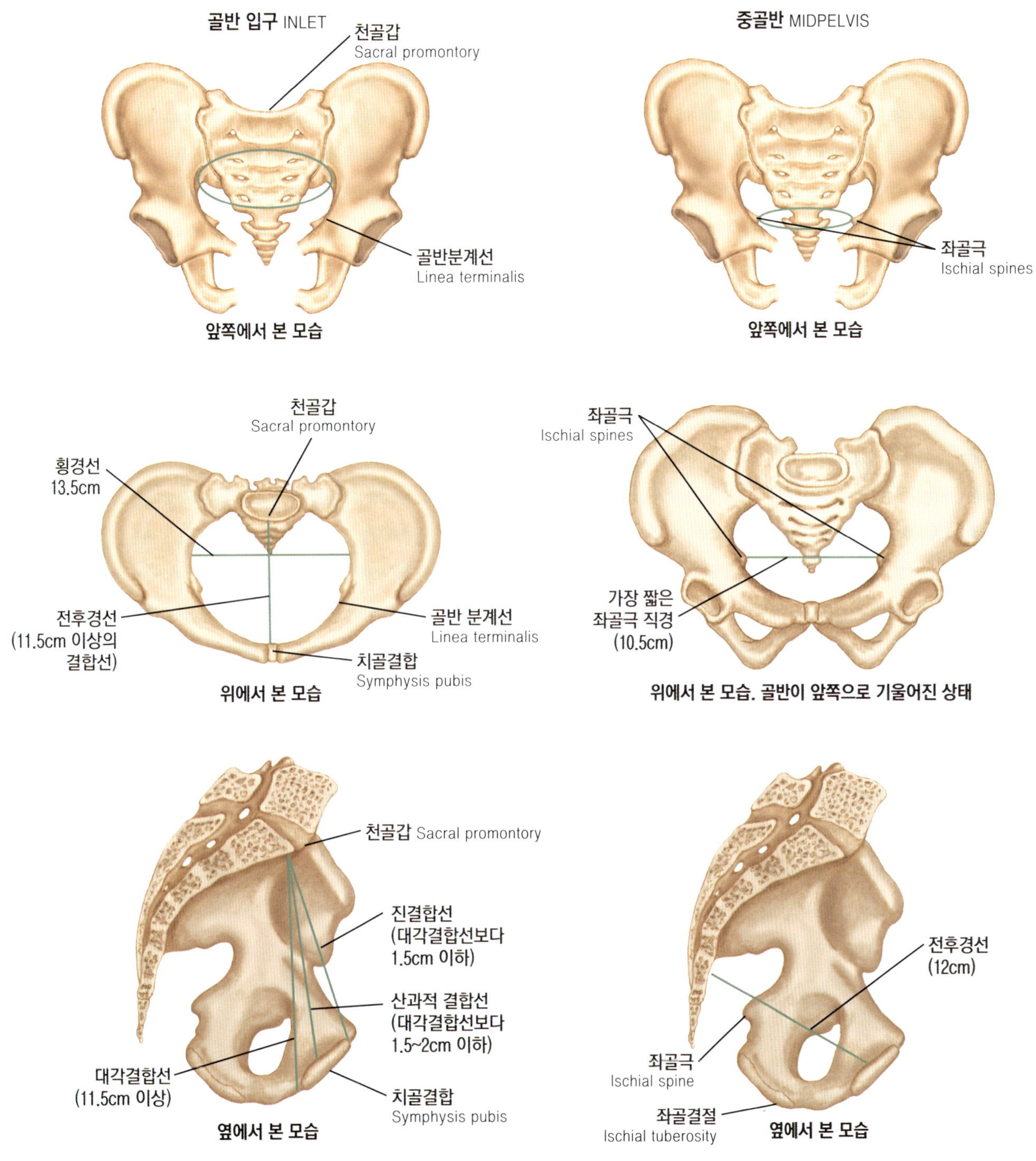

입구의 경계는 앞쪽으로는 치골결합 부분이고 뒤쪽으로는 천골갑이며 양 옆은 골반분계선이다. 입구는 가로직경(13.5cm)이 전후직경(11.5cm 이상)보다 약간 넓다.

대각결합선은 산과적 결합선이나 진결합선 직경보다 더 길다. 산과적 결합선은 세 가지의 직경 중 가장 짧고 직접 측정할 수 없다. 진결합선은 먼저 대각결합선을 잰 후 1.5~2cm를 뺀다. 산과적 결합선은 진결합선에서 0.5cm 뺀다.

입구가 좁으면 태아의 머리가 골반 안으로 들어가지 못할 수도 있다. 골반강은 천장 관절과 치골결합에 있는 연골 부위를 제외하고는 완전히 뼈로 둘러싸여 있기 때문에 입구가 태아를 받아들일 만큼 충분히 벌어지지 않는다. 뼈의 크기는 변하지 않는다.

중골반(골반강)은 골반의 가장 좁은 부분으로 태아는 분만 시에 이곳을 반드시 지나가야 한다. 중골반의 직경은 좌골극 수준에서 잰다. 전후직경은 평균 12cm이다. 가로직경(좌골극 간경)은 평균 10.5cm이다.

그림 11-4 골반뼈

골반 출구 OUTLET

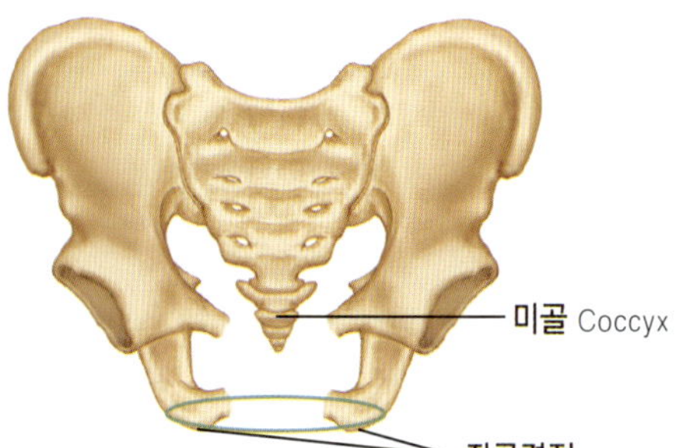

앞쪽에서 본 모습

골반출구의 주요 3경선은 (1) 전후경선, (2) 횡경선, (3) 후종경선이다. 치골궁은 골반출구 측정에서 태아의 머리가 빠져나오는 부분으로 매우 중요하다.

전후경선은 9.5~11.5cm로 천미관절과 미골(꼬리뼈) 끝이 얼마나 벌어지느냐에 따라 다양한다. 미골이 쉽게 움직이면 전후직경이 더 넓어진다. 횡경선은 좌골결절 양측 사이의 거리로 평균 11cm이다. 후종경선은 정상적으로 7.5cm 이상 되어야 한다. 횡경선의 중앙에서 천미관절까지의 거리이다.

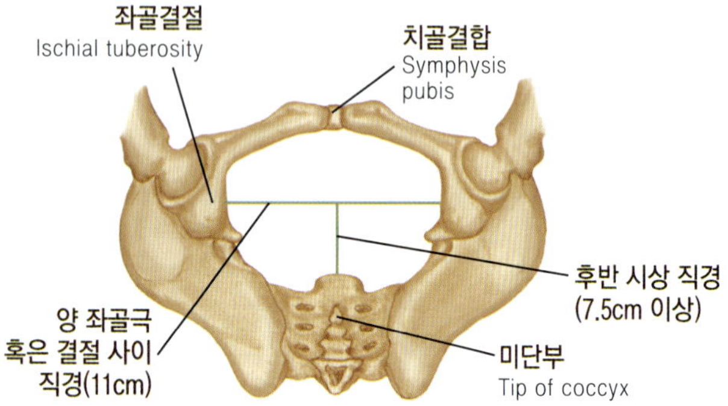

아래에서 본 모습(쇄석위 체위를 하고 있는 여성)

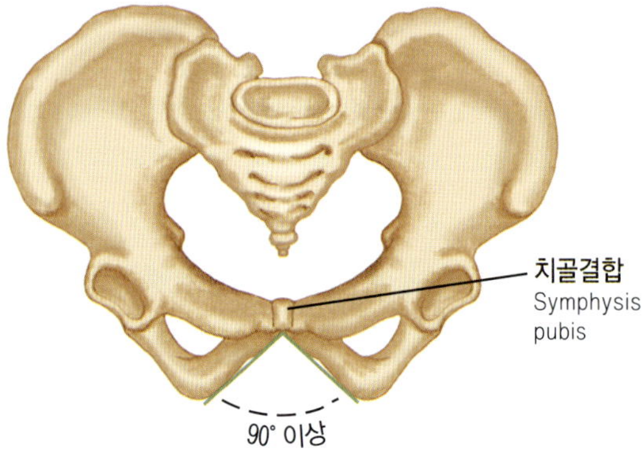

앞에서 바라본 모습. 골반이 앞쪽으로 기울어진 상태

치골궁은 태아가 빠져나오는 공간이므로 매우 중요하다. 최소 90° 이상 되어야 한다. 치골궁이 좁다면 태아는 미골이 있는 후방으로 힘이 가해져 분만을 어렵게 한다.

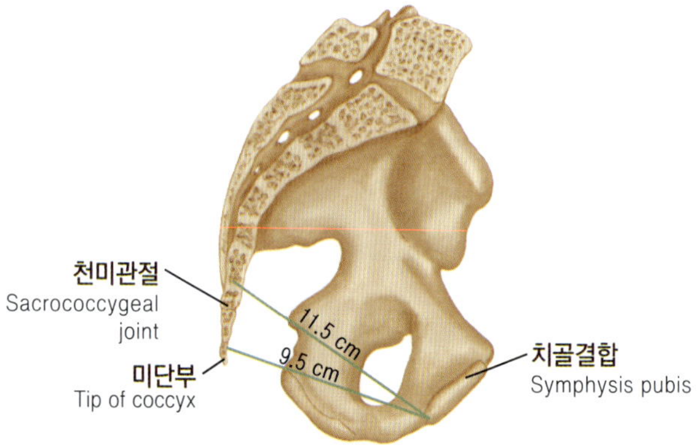

옆에서 본 모습

그림 11-4 골반뼈(계속)

두위(cephalic presentation). 두위는 다른 경우보다 아래와 같은 이유에서 정상분만에 적합하다.

- 배 위에 접혀져 있는 팔과 다리, 그리고 엉덩이 두 쪽을 합치면 머리보다 더 크기는 하지만 태아의 머리는 태아의 몸 중에서 가장 큰 부분이다. 머리가 나온 후 다른 부분은 쉽게 따라 나온다.
- 분만 동안에 산모의 골반 크기와 모양에 따라 태아의 머리 모양이 점차적으로 변형(주형)된다.

- 태아의 머리는 부드럽고 둥글고 단단해서 자궁의 경부를 확장시키기에 매우 효과적이다.
- 두위에는 4가지 유형이 있다(그림 11-8).
- 두정위(vertex)는 두위의 가장 흔한 형태로 이때 태아의 머리는 완전히 굴곡되어 있다. 이것은 두정위 혹은 후두위라 하고 정상 분만을 위해서는 가장 적합한데 가장 짧은 소사경선이 먼저 나오기 때문이다.
- 전정위(sinciput): 머리는 자연스러운 자세로 있고 굴곡이나 신전되지 않았다. 소사경선보다 긴 전후경선이 먼저 나온다.
- 전액위(brow): 태아의 머리가 어느 정도 신전되어 있다. 전액위는 불안정해서 보통 머리가 굴곡되면 두정위로 바뀌고 머리가 뒤로 신전되면 안면위로 바뀐다. 가장 긴 대사경선이 먼저 나온다.

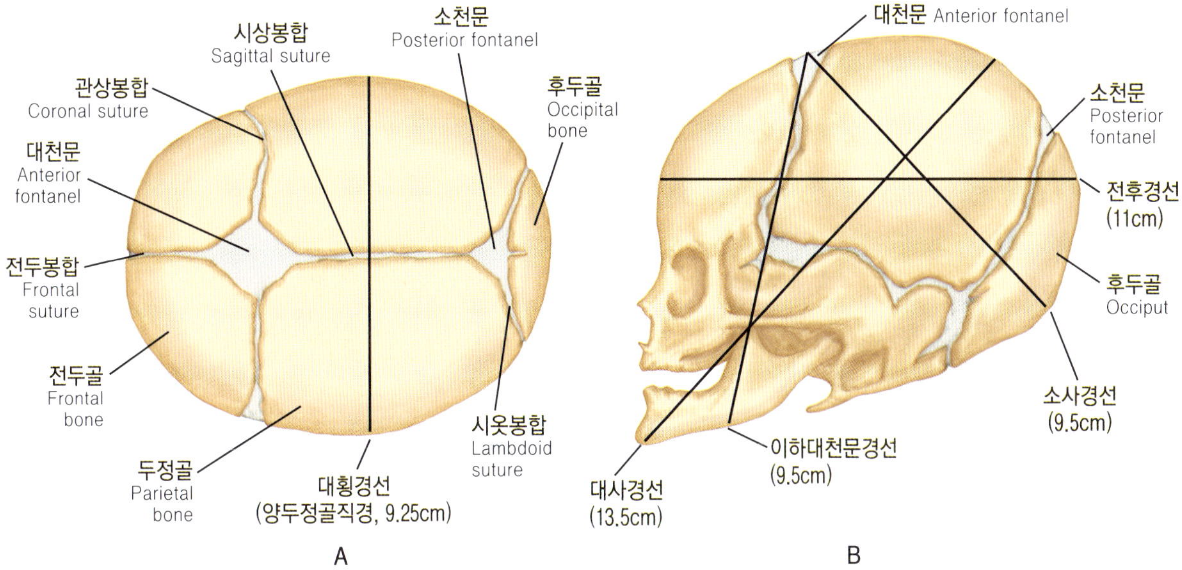

그림 11-5 A: 태아 머리의 뼈, 봉합선, 대천문은 다이아몬드 모양, 소천문은 삼각형. B: 앞뒤 직경이 굴곡 신전의 정도에 따라 달라짐을 보여주는 옆 쪽에서 본 태아의 머리

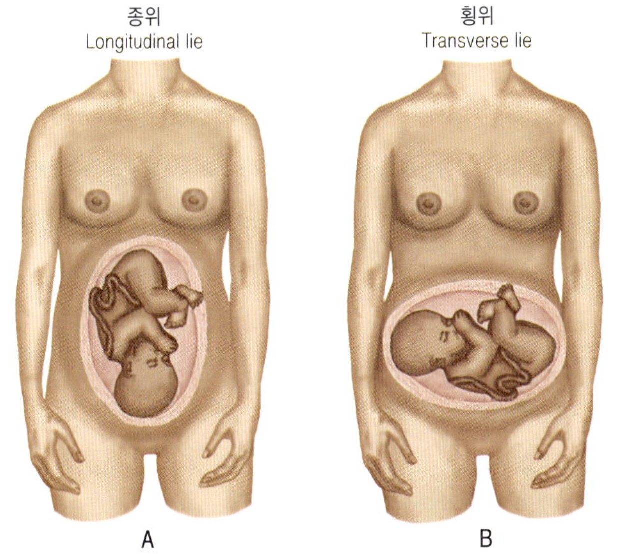

그림 11-6 태위. A: 종위에서는 태아의 가장 긴 축(척추)이 엄마의 척추와 평행을 이룬다. B: 횡위에서는 태아의 가장 긴 축이 여성의 가장 긴 축에 직각을 이룬다. 여성의 배가 넓고 길이가 짧은 모습을 보인다.

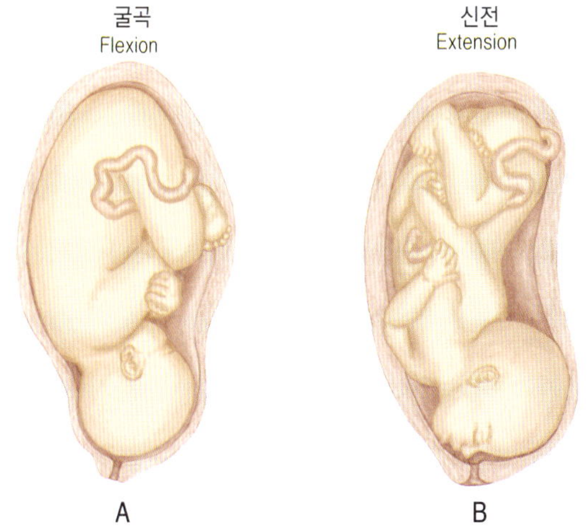

그림 11-7 태세. A: 태아는 머리, 팔, 다리를 몸통 쪽으로 구부리고 있는 정상 굴곡 자세이다. B: 태아는 신전을 하고 있는 비정상 자세이다. 머리는 뒤로 젖혀 있고 오른쪽 팔이 펴져 있다. 안면위를 그린 것이다.

• 안면위(face): 머리는 뒤로 신전되어 있고 태아의 후두 부분이 척추에 가깝다. 대천문경선 부분이 먼저 나온다.

둔위(breech presentation). 둔위는 태아의 엉덩이 부분이 골반 입구에 먼저 들어오는 경우이며 분만의 3~4%에서 일어난다. 둔위는 조산아나 뇌수종(액체로 인해 머리가 커지는 것)과 같은 태아 이상으로 인해 임신 후반기에 머리가 골반으로 들어가는 것을 방해할 때, 임부의 자궁이나 골반의 이상 혹은 전치태반(자궁 하부에 태반이 있는 것)과 같은 이상이 있을 때 흔하게 일어난다(Cunningham et al., 2014).

둔위에는 여러 가지 단점이 있다.

• 엉덩이는 머리처럼 매끄럽지 않고 단단하지 않아서 경부를 확장시키기에 효과적이지 못하다.
• 태아의 머리가 마지막으로 나오게 된다. 태아의 머리가 골반에 들어가 있을 때 탯줄이 산모의 몸 밖으로 나오기 때문에 태아의 머리와 산모의 골반 사이에 탯줄이 눌리기 쉽다.

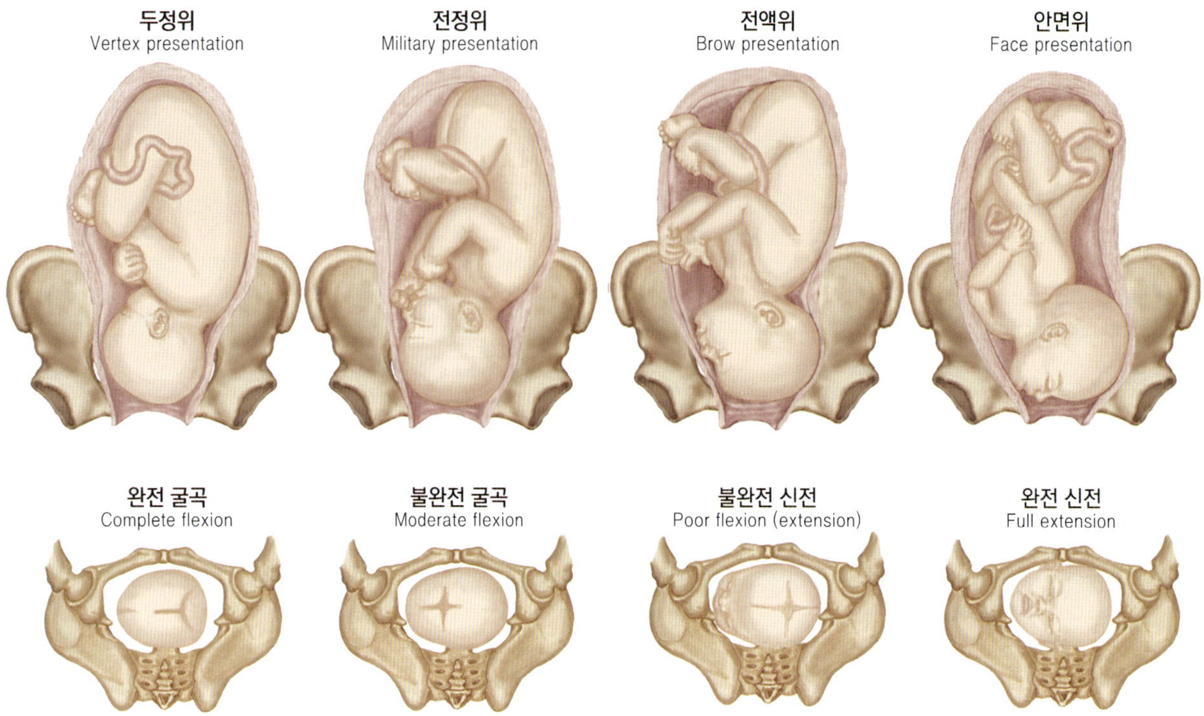

그림 11-8 **두위의 4가지 유형.** 두정위가 정상이다. 산모 골반과 관련지어 보면 대천문과 소천문의 위치에 변화가 있다.

- 태아의 가슴이 나온 후 탯줄이 압박될 수 있으므로 머리는 태아가 숨을 쉬기 위하며 빨리 분만되어야 한다. 이 경우 아두는 골반을 통과할 때 점진적인 주형을 하지 못한다.

둔위는 다리와 몸의 관계에 따라 세 가지 유형이 있다(그림 11-9).

- 단둔위: 태아의 다리가 신전되어 있을 때 생기는 가장 흔한 유형이다.
- 완전둔위: 보통 두위가 완전히 뒤집어진 것이다. 머리, 무릎, 엉덩이는 굴곡되어 있고 엉덩이 부분이 먼저 나온다.
- 족위: 이것은 한 쪽 혹은 양쪽 발이 먼저 나올 때이다.

견갑위(shoulder presentation). 견갑위는 태아가 옆으로 누워 있는 형태이며 0.3%의 출산에서 발생한다(Cunningham et al., 2014). 조산이나 다산부, 조기파막, 양수과다증, 전치태반에서 보다 자주 일어난다. 태아가 생존 가능(태아의 재태기간이 자궁 밖에서도 생존 가능)할 때 제왕절개가 필요하다.

(5) 태향

태향(태아의 위치, position)은 산모 골반의 사분면에 대한 태아선진부의 지적부위의 위치를 말한다(그림 11-10). 4분면은 오른쪽, 왼쪽, 앞, 뒤이다. 태향은 고정되지는 않지만 태아가 내려옴에 따라 분만 과정 중에 변화되면서 골반 윤곽에 맞추게 된다.

약어로 태아의 선진부와 모체의 골반과의 관계를 알파벳 세 글자로 표시한다.

이해하기

6. 분만과정에서 두 가지 만출력은 무엇인가?
7. 진골반을 구성하는 세 가지는?
8. 출산 시 두정위가 가장 좋은 이유는?

이해하기 정답

6. 분만 1기 동안 진통의 힘은 자궁수축을 수반한다. 분만 2기의 힘은 여성의 자발적인 힘주기 노력과 증가된 자궁수축을 포함한다.
7. 진골반의 세 부분은 입구, 중골반, 출구이다.
8. 태아의 머리가 완전히 앞으로 굴곡된 두정위(vertex presentation)는 태아 머리의 가장 작은 직경이 골반에 들어가도록 해준다. 두정위는 또한 자궁경부를 효과적으로 확장시킨다.

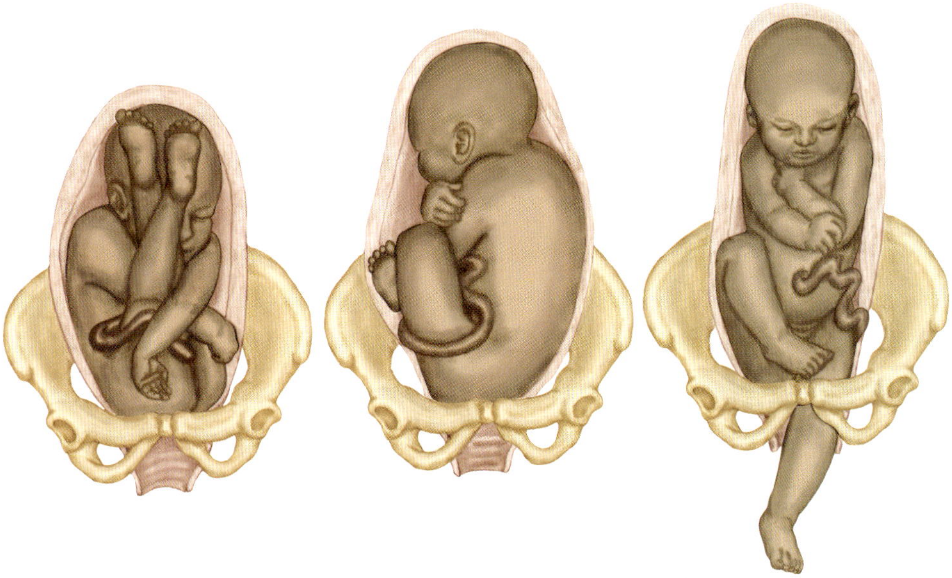

그림 11-9 둔위의 세 가지 유형. 단둔위가 가장 일반적인 유형이다. 족위는 다리가 하나 혹은 두 개 내려온다.

오른쪽(R) 또는 왼쪽(L). 첫 번째 글자는 태아의 지적부위가 산모 골반의 오른쪽을 향하느냐 왼쪽을 향하느냐를 말한다. 태아의 기준점이 엄마 골반의 오른쪽이나 왼쪽 어디에도 해당되지 않으면 이 글자는 생략된다.

후두골(O), 턱(M) 또는 천골(S). 두 번째 글자는 고정된 태아의 지적부위를 말하는데 이것은 선진부에 따라 달라진다. 두정위에서는 후두골(O)이며 안면위에서는 턱(M)이다. 둔위에서의 지적부위는 천골(S)이다. F나 Sc를 사용하여 이마태위(앞쪽을 나타내는 F)나 견갑위(견갑골을 나타내는 Sc)를 나타낼 수도 있다.

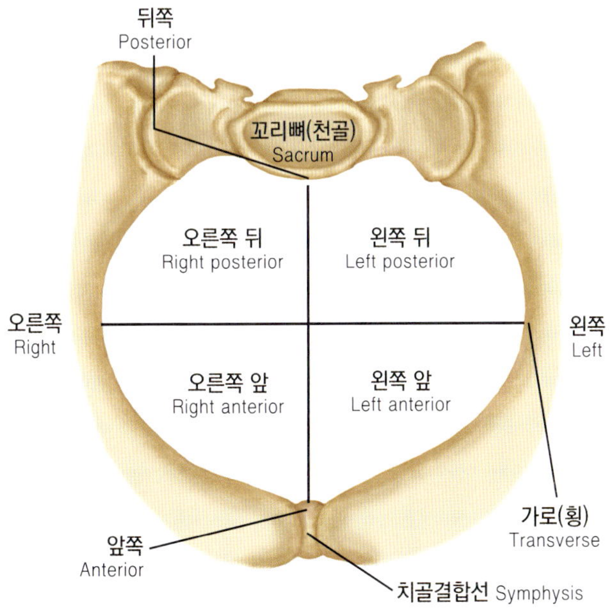

그림 11-10 위에서 본 산모 골반의 4분면, 태향을 표현하는데 쓰인다.

앞(A), 뒤(P) 또는 횡(T). 이 철자들은 태아의 지적부위가 산모 골반 사분면의 앞에 있는지, 뒤에 있는지를 말한다. 태아의 기준점이 앞이나 뒤 어디에도 있지 않으면 횡위(T)로 표현된다. 태아의 후두골이 산모의 골반 사분면의 왼쪽 앞에 있다면 태향은 좌전방두정위(LOA)로 표현된다. 만일 후두골이 모체의 앞쪽 골반에 있고 오른쪽이나 왼쪽에 해당되지 않으면, 이것은 전방두정위(OA)이라고 표현된다. 태아의 천골 부분이 모체의 오른쪽 뒤쪽 골반에 있으면 약어는 오른쪽(R), 천골(S), 뒤쪽(P)이 된다 (그림 11-11).

4) 정서적인 반응

불안, 문화적 배경, 기대, 삶의 경험, 지지 등이 분만에 대한 여성의 정신적인 반응에 영향을 준다.

(1) 불안

극심한 불안과 공포는 분만할 때 통증을 통제하는 능력을 감소시킨다. 불안과 공포에 대한 반응으로 산모에게서 분비되는 카테콜아민은 자궁수축력과 태반으로 가는 혈액의 흐름을 억제할 수 있다. 반면 이완은 분만 중인 여성에

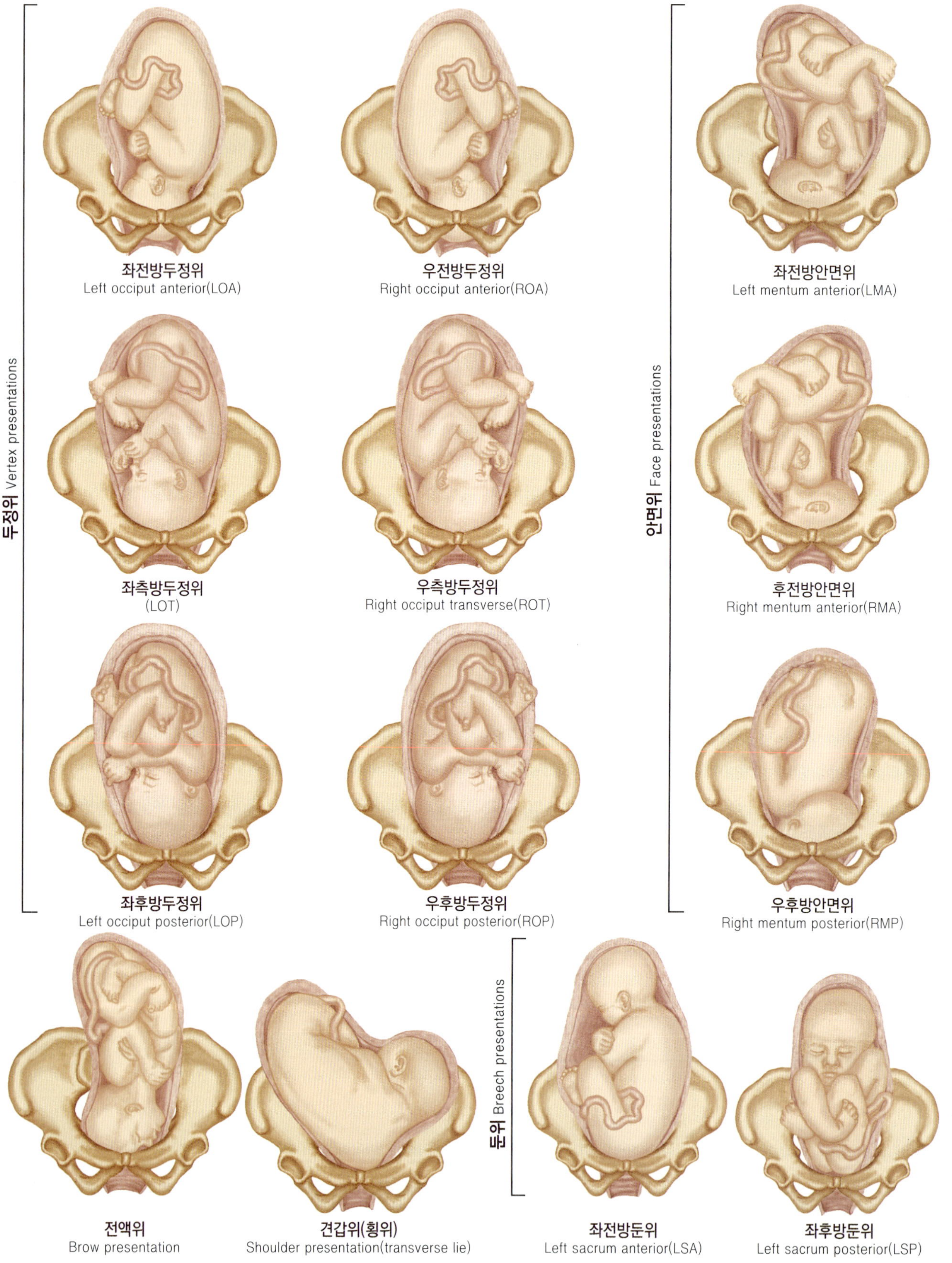

그림 11-11 태아 선진부와 태향

이해하기

9. 언급된 각 태향에 대해 태아의 기준점을 말해본다. 모체의 골반과 관련하여 ROP, OA, RSA, LMA 기준점들은 어디에 있는 것인가?
10. 태아가 안면위라면 골반 안에서 태향을 결정하기 위해 후두골을 사용하는 것이 왜 불가능한가?

이해하기 정답

9. ROP: 태아의 기준점은 두정위를 나타내는 후두골(뒤통수, occiput)이다. 후두골은 산모의 오른쪽 후방의 골반 사분면에 위치한다.
OA: 태아의 기준점은 산모의 전방 골반에 위치한 후두이고 산모의 왼쪽이나 오른쪽을 향하지 않는다.
RSA: 태아의 기준점은 둔위(breech presentation)로 있음을 나타내는 천골(엉치뼈, sacrum)이다. 산모의 오른쪽 전방 골반에 위치한다.
LMA: 태아의 기준점은 안면위(face presentation)를 나타내는 턱 끝 또는 턱이다. 턱은 산모의 왼쪽 전방의 골반에 위치한다.
10. 만일 태아가 안면위로 있다면 후두는 질 내진 동안 검진자의 손가락으로 접근이 가능하지 않다. 이러한 이유로 태아의 턱이 자세를 설명하기 위해 사용된다.

게 휴식을 줄 수 있다. 분만 동안 간호사의 돌봄은 대부분 휴식을 취하게 하고 불안과 공포를 감소시키는 데 있다. 출산에 대한 정보와 과정을 스스로 통제할 수 있다는 긍정적인 느낌은 여성의 만족감을 높인다(Fair & Morrison, 2012).

(2) 문화와 기대

여성이 속해 있는 문화가 가치관과 기대, 탄생과 관련된 반응과 그 일을 둘러싼 행동에 영향을 미친다. 간호사는 각각의 문화에 대한 차이를 인정하고 여성의 가치관과 지지자들을 사정하여 그들에 대한 돌봄 계획을 세워야 한다. 분만에 대한 질문은 다음과 같다.

- 산모와 그녀의 가족들이 이 지역에 거주한 지 얼마나 되었는가? 혹은 그녀의 친척들이나 친구들이 이 지역에 살고 있는가?
- 기본적으로 사용하는 언어는 무엇인가? 산모와 그녀를 지지하는 사람은 같은 언어를 쓰는가? 한 쪽 또는 양쪽 모두가 공식 언어를 쓰는가? 그들이 일반적인 언어가 아니더라도 간호사가 사용하는 언어로 의사소통을 편하게 하는가? 청각 장애가 있는 여성은 어떻게 정상인과 의사소통을 하는가? 통역자가 필요하다면 산모나 그녀의 가족들이 받아들이지 못하는 통역자는 누구인가?(남자 혹은 특정 종교인)
- 분만을 할 때 일차적으로 그녀를 지지해 주는 사람은 누구인가? 그 사람의 역할은 무엇인가? 그 사람이 적극적으로 분만하는 여성을 지지해 줄 것인가?(예를 들면, 호흡양상을 알려 준다던지) 출산 당시에는 누가 산모의 옆에 있을 것인가?
- 누가 의사결정을 하는가? 혹은 중요한 의사결정은 누구와 상의를 해야 하는가?
- 또 다른 친척(예: 할머니)이 신생아를 일차적으로 돌볼 것인가?
- 같은 성별과 같은 문화권에 속한 전문인력(예: 간호사 혹은 의사)이 반드시 필요한가?
- 접촉에 대한 산모의 생각은 어떠한가? 접촉을 좋아하지 않을 때 간호사에게 자신의 생각을 이야기하는가?
- 출산과 관련하여 특별한 상징, 행동, 의식이 있는가? 그런 의식은 누가 할 것인가?

분만과 탄생의 과정에서 다양한 문화적 사정이 필요하다.

(3) 출산경험

분만은 신체적이고 감정적인 경험이며, 여성과 가족에게 영원한 변화를 주는 사건이다. 가족들은 아이의 탄생을 결혼, 기념일, 종교 행사, 사망과 같은 인생의 중요한 사건으로 표현한다. 핵가족인 경우 아이의 탄생에 대해 과거보다도 더 많은 기대를 한다. 분만에 대해 현실적인 기대를 가지고 있는 여성이 더 긍정적이다. 분만이 이루어지는 동안에 여성이 자신의 상태를 스스로 통제할 수 있다는 느낌을 높여주는 간호가 분만을 긍정적인 사건으로 인식하게 하는 데 도움을 준다.

(4) 지지

분만에 대한 지속적인 지지는 긍정적인 효과를 나타낸다(Gilliland, 2011; Hodnett, Gates, Hofmeyr et al., 2011; Kashanian, Javadi, & Haghighi, 2010; Khresheh, 2010). 지지는 안위간호, 정보 제공, 옹호, 칭찬, 안심시키기, 같이 있어 주기, 조용하고 편안한 환경을 유지해 주기 등이다.

5) 자세

산모의 자세도 분만 진행에 도움이 된다. 일반적으로 상체를 세운 좌위, 상체를 앞으로 기울인 좌위, 무릎을 꿇고 앉아서 상체를 기울인 자세, 반라위, 측위는 분만 1기에 도움이 되고 쪼그리고 앉기는 분만 2기에 도움이 되는 자세이다.

6) 요소들 간의 상호 관계

5P가 따로따로 설명되었지만 사실상 모든 5P 요소들이 분만과 관련되어 있다. 예를 들어 정상 골반을 가진 여성(산도)과 정상 크기의 태아(만출물질)는 위치를 잘 잡고 있고 자궁수축과 엄마의 밀어내는 노력(2차적 만출력)이 강하면 정상 분만을 할 수 있다. 간호사의 지지적인 태도는 긍정적인 면을 강화하고 분만 과정에 큰 힘이 된다. 간호사는 분만을 하고 있는 여성에 대한 옹호자이자, 분만 과정을 산부 스스로 통제할 수 있고 제어할 수 있다는 느낌을 받도록 하는 지지자의 역할을 수행함으로써 산모가 공포와 불안을 감소시키고 그들이 원하는 긍정적인 출산 경험을 느낄 수 있도록 도와준다.

3. 정상분만

1) 분만 시작에 대한 이론

계속적인 연구에도 불구하고 분만 시작에 대한 정확한 기전은 아직 알려지지 않았다. 분만은 보통 태아가 자궁 밖에서의 생존이 가능할 만큼 자랐을 때 시작되는데 너무 많이 자라서 질로 분만이 불가능해지기 전에 일어난다. 이 상태(만삭 임신)는 여성의 마지막 월경주기의 첫 번째 날 이후부터 38~42주 사이에 일어난다. 월경주기가 불규칙했던 여성의 경우 임신 중 초음파 촬영을 통해 분만예정일을 알 수 있다(Norwitz et al., 2014).

자연스러운 분만 과정은 임신을 종결하기 위한 기전에 의해 시작된다. 이 기전에 대한 지식은 조산을 예방하기 위해 반드시 필요하므로 이 분야에 대한 연구가 계속 진행되고 있다. 분만 시작에 대한 이론은 다음과 같다(Cunningham et al., 2014; Kilpatrick & Garrison, 2017).

- 산모의 프로게스테론과 에스트로겐 비율 변화: 프로게스테론은 대부분의 임신 기간 중 평활근이 이완되어 있게 한다. 분만이 가까워오면서 프로게스테론 수치는 낮아지고 상대적으로 에스트로겐 수치가 올라가면서 자궁수축을 자극하는 물질(양막으로부터 나오는 프로스타글란딘과 산모의 뇌하수체후엽에서 나오는 옥시토신)에 대한 자궁의 민감성이 증가한다. 에스트로겐은 세포 사이의 결합 간격을 감소시킴으로써 각각의 자궁근육 세포들이 조화를 이루어 수축하게 한다.
- 탈락막과 양막에서 만들어지는 프로스타글란딘은 만삭이 되었을 때 옥시토신 자극에 대해 자궁을 준비시키는 역할을 한다.
- 임신이 진행될수록 옥시토신에 대한 자궁의 민감성이 점점 증가하여 진통을 지속적으로 발생시킨다. 옥시토신은 다른 물질과 함께 진통을 유발시킨다.
- 자궁의 옥시토신 수용기는 진통이 시작되면서 현저히 증가하고 증가된 옥시토신은 분만 시 최고에 달한다. 자궁근육에 옥시토신 수용기가 발달되어 있지 않다면 자궁수축이 이루어지지 않는다.
- 진통 시작 시 태아도 비슷한 역할을 담당한다. 난막은 진통이 있는 동안 고농도로 프로스타글란딘을 분비한다. 태아의 옥시토신 분비 외에 많은 양의 코티졸이 태아의 부신에서 분비되어 자궁을 자극하여 수축을 일으킨다.
- 자궁과 경부의 신전(stretching), 압력(pressure), 자극(irritation)은 태아가 만삭에 이를수록 증가한다. 임신 초기에 자궁 평활근은 수축에 반응하지 않는다. 만삭이 되면 주기적인 자궁수축에 의해 태아의 머리가 자궁경부 쪽으로 점차 내려오며, 분만이 진행됨에 따라 자궁저부는 점점 더 강하게 수축한다. 옥시토신의 분비에 의해 경부의 개대도 점차 진행된다.

2) 전구 증상

(1) 브랙스톤힉스 수축

임신 동안 일어나는 자궁수축은 불규칙하고 약하다. 만삭이 다가오면서 수축은 좀 더 분명해지고 강해진다. 출산의 경험이 있는 여성은 그렇지 않은 여성에 비해 진통 전에 더 많은 자궁 활동을 느낀다고 말한다.

브랙스톤힉스 수축(Braxton Hicks contractions)은 불규칙하고 약한 자궁수축으로 전 임신 기간 동안 일어나는데 임신 3기에는 더 강해져 임신 말기에는 때때로 수면을 방해하기도 한다. 수축은 점차 증가하다가 자연스럽게 줄어드는데, 진진통과 정확히 구별되지 않기 때문에 여성들은 진통이 시작되었는지 혼란스러울 수도 있다.

(2) 하강감

태아가 골반 입구로 하강함에 따라 산모는 횡격막 압박이 감소하므로 호흡이 편안해진다. 그러나 방광벽의 압박이 증가되어 산모는 더 자주 소변을 본다. 하강감(lightening, 진통 전에 태아의 머리가 골반 입구로 내려가는 것)은 출산 경험이 없는 여성이 더 뚜렷이 느끼며 진통 시작 약 2~3주 전에 일어난다.

(3) 질 분비물의 증가

태아의 압력에 의해 질 점막에 울혈이 생성되면 정상적이지 않은 질 분비물이 나타난다. 이 분비물의 양이 많으면 패드를 착용해야 한다.

(4) 자궁경부 연화와 이슬

만삭이 가까워지면서 자궁경부는 릴렉신 호르몬과 수분량의 증가로 부드러워진다. 이러한 연화(ripening)는 진통으로 인한 자궁수축에 쉽게 적응하게 한다. 태아의 머리가 하강하면서 태아는 경부에 압력을 가하게 되고 경부는 소실과 개대 과정을 시작한다. 소실과 개대는 임신 기간 동안 경부를 막고 있었던 점액마개를 배출하며 이 과정 중에 경부의 모세혈관이 터진다. 이슬(bloody show, 경부 점액과 경부에서 터진 모세혈관의 분홍색 혹은 갈색 혈액의 혼합물)은 특히 초산부에게 진통 시작 몇 며칠 전이나 몇 주 전에 발생할 수 있는데, 진통이 시작된 후에는 발생하지 않을 수도 있다.

질 내진이나 성관계 시에도 모세혈관 파열이 발생할 수 있으며 소량의 질 출혈이 있을 수 있다. 이슬은 경부 개대와 소실이 진행되는 진통기간에 증가한다. 경산부는 초산부에 비해 이슬이 적다.

(5) 에너지 분출

몇몇 여성들은 갑자기 에너지가 증가하는데 이를 '둥지 보존하기'라고 한다. 여성들은 실제 진통이 왔을 때 지치지 않기 위해서 에너지 보존에 유의해야 한다.

(6) 체중 감소

2.2~6.6kg 정도로 약간의 체중 감소가 있을 수 있는데 변화된 에스트로겐과 프로게스테론 비율로 임신 중에 축적된 과다한 체액이 배출되기 때문이다.

3) 진진통과 가진통

전구진통(prodromal labor) 혹은 전진통(prelabor)이라고 불리는 가진통(false labor)은 흔히 나타나지만 보통 점진적으로 진행되므로 진통이 시작되는 정확한 시간을 거의 알 수 없다(American Academy of Pediatrics[AAP] & American College of Obstetricians and Gynecologists[ACOG], 2012). 가진통이 오면 여성들은 진통이 시작되었다고 생각해서 병원을 찾지만 진통이 아닐 경우 실망한다. 가진통이 진진통을 준비하는 것이라는 사실을 알지 못하기 때문이다.

진진통과 가진통을 구별하는 여러 가지 특징으로는 수축, 불편감, 경부의 변화가 있다. 진진통과 가진통의 가장 뚜렷한 차이는 진진통의 수축은 경부의 점진적인 변화를 가져온다는 것이다. 진진통 수축 시에는 소실과 개대가 빠르게 진행된다.

진통 시작의 신호로 양막이 파열될 수 있다. 이때 여성은 즉시 병원을 가야 하는데, 감염과 제대탈출이 발생할 수 있기 때문이다.

4) 분만기전

분만기전(labor mechanisms)은 태아가 분만으로 골반을 통과하며 이동할 때 일어난다. 태아는 산모 골반의 크기와 모양에 맞게 각기 다른 높이에서 여러 번 자세를 바꾼다(그림 11-12). 분만기전이 그림 11-12에 각각 표현되어 있지만, 어떤 것은 동시에 일어난다. 두정위에서의 기전은 다음과 같다.

임신한 여성이 알기를 원하는 것

가진통과 진진통의 차이

가진통	진진통
수축	
빈도, 지속시간, 강도가 일관성이 없다.	보통 빈도, 지속시간, 강도가 증가하는 일관성이 있다.
활동(걷기 같은)을 하면 변화가 없거나 줄어들 수 있다.	걸어다니면 증가하는 편이다.
	허리 아래쪽에서 시작하여 아래 배로 휩쓸고 지나간다.
불편감	
배와 회음부에서 느껴진다.	어떤 여성에게 있어서는 허리 통증이 지속될 수 있다.
진짜 아프기보다는 짜증스러울 수 있다.	임신 초기에는 생리 때의 경련과 유사하다.
경부	
소실과 개대 변화가 없다.	점차적으로 소실과 개대가 일어난다(가장 중요한 특징).

- 진골반을 통과하여 태아 선진부 하강
- 태아 선진부의 가장 넓은 직경이 산모 골반의 좌골극 높이에 진입(0기)
- 태아가 내려오면서 골반강 좁은 직경에 아두의 가장 좁은 직경이 맞도록 머리를 굴곡시킴
- 아두의 가장 넓은 직경이 산모 골반출구의 가장 넓은 부분(전후경선)과 평행하도록 나란히 되도록 내회전
- 골반 출구에 아두가 맞도록 치골결합의 안쪽에서 태아의 목이 중심축이 되면서 아두가 신전
- 태아의 머리와 어깨가 일직선이 되도록 아두가 외회전
- 태아의 어깨와 나머지 신체 부분 만출

이해하기

11. 진통이 시작되기 전에 여성이 경험할 수 있는 징후들은 무엇인가?
12. 진진통과 가진통의 차이는 무엇인가? 어떤 차이가 가장 의미가 있는가?
13. 왜 태아의 시상봉합부가 모체 골반입구의 횡경선과 일치되면서 진입하는가?
14. 왜 진통 중에 아두의 시상봉합이 모체골반 출구의 전후경선과 일치하여 회전을 하는가?

진입, 하강, 굴곡
Descent, Engagement, and Flexion

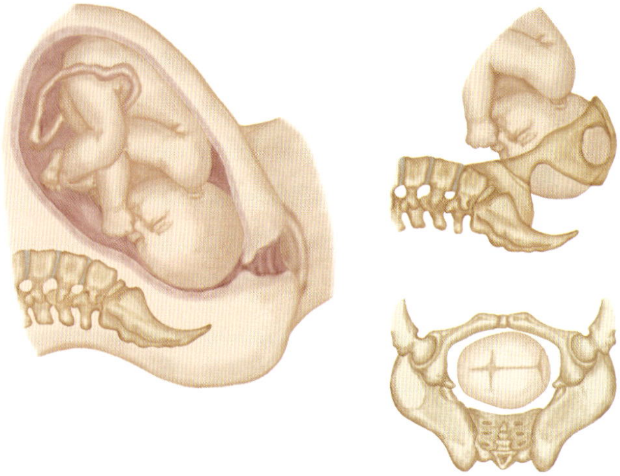

태아의 하강은 다른 모든 것들과 함께 일어나는 분만기전이다. 하강이 없으면 다른 기전도 일어나지 않을 것이다.

하강도 Station

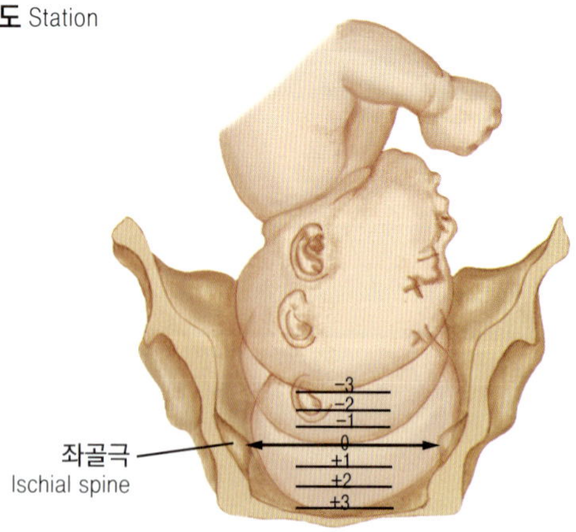

하강도는 산모 골반의 좌골극 선을 기준으로 태아 선진부가 내려온 정도이다. 좌골극의 위치는 '0'이다. 하강도는 숫자로 나타내는데 좌골극 위(마이너스 숫자)나 아래(플러스 숫자)를 대략적으로 cm 숫자로 표현한다. 태아가 골반을 통과해 내려오면서 하강도는 더 큰 마이너스 숫자(-3, -2, -1)에서 더 큰 플러스 숫자(+1, +2, +3 등)로 바뀐다. 높이 있는 태아의 선진부를 "떠 있는(floating)"이라고 할 수도 있는데 복부나 자궁 검진시에 공을 위로 던져 올리는 것과 유사하게 쉽게 위로 올려질 수 있다.

1. 진입 Engagement

진입은 태아 선진부의 가장 긴 직경(대횡경선)이 골반 입구를 통과하여 골반강에 들어갔을 때이다. 진입은 선진부의 하강도가 0이나 그 이하일 때 일어난다. 진입은 초산부의 경우 진통 전에 일어난다. 대부분의 경산부와 일부 초산부는 진통이 시작될 때까지는 진입이 일어나지 않는다.

2. 하강 Descent

3. 굴곡 Flexion

태아가 하강하면서 태아의 머리는 더 많이 굴곡되는데 이는 골반 연조직의 저항에 의한 것이다. 아두를 굴곡시켜 가장 짧은 전후경선인 소사경선으로 모체의 골반에 맞추기 위함이다.

4. 내회전 Internal Rotation

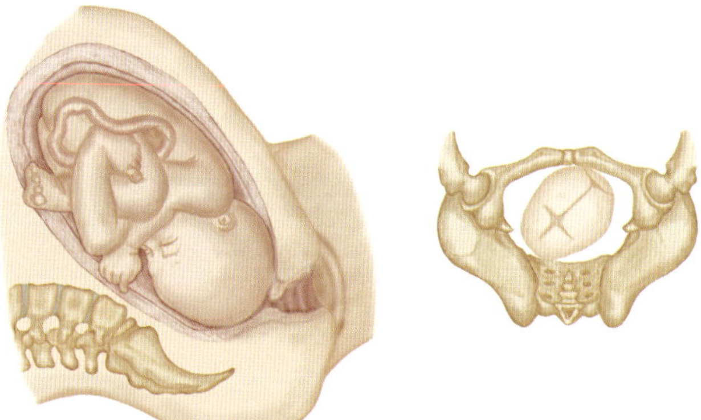

태아는 시상봉합이 가로로 혹은 사선으로 되어서 산모의 골반 안으로 들어가는데 그 이유는 골반입구는 전후경선보다 횡경선이 더 길기 때문이다. 내회전은 아두의 가장 긴 전후경선과 모체 골반 출구의 가장 긴 직경인 전후경선에 일치하기 위함이다.

골반 출구의 가장 긴 직경은 전후직경이다. 아두가 좌골극 수준으로 내려왔을 때 태아는 점점 회전을 해서 태아의 후두부가 골반의 앞쪽에 놓이게 된다(OA 자세. 모체의 치골결합 바로 아래에 있게 된다). 내회전이 끝나면 시상봉합은 골반 출구의 전후경선 방향에 있게 된다(OA). 드물게 아두가 뒤쪽으로 회전하여 후두부 부분이 모체의 꼬리뼈(미골)에 있을 수도 있다(OP).

그림 11-12 분만기전(태아만출)

5. 신전 Extension

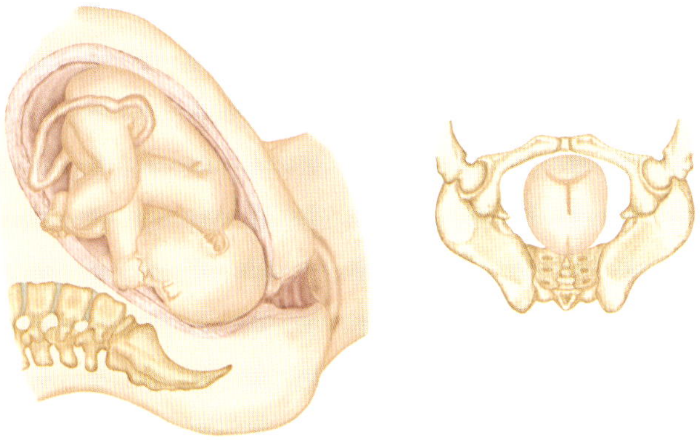

신전의 시작(내회전이 끝난 후)
Extension beginning(internal rotation complete)

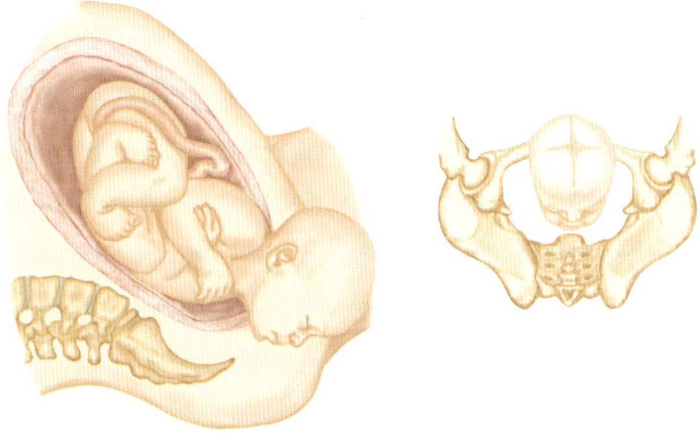

진골반은 굴곡진 원통형 같아서 태아의 얼굴은 회전과 하강이 시작되면서 항문 쪽, 뒤쪽으로 향하게 된다. 골반의 굴곡에 맞추기 위해서 태아의 머리는 굴곡 자세에서 신전 자세로 바뀌어야 한다.

여전히 굴곡되어 있으면 골반층 조직의 저항을 받게 된다. 같은 시기에 태아의 목은 중심점 역할을 하는 치골에서 멈추게 된다. 골반벽의 저항과 치골의 중심점 역할로 태아의 머리가 앞으로 흔들렸다가 산모의 미는 힘에 의해 신전된다. 신전이 되면 태아의 머리가 나오는데 후두부가 치골을 지나고 얼굴이 항문 쪽을 향하게 된다. 머리가 나올 때 태아의 눈썹, 코, 뺨이 회음부를 지나게 된다.

6. 외회전 External Rotation

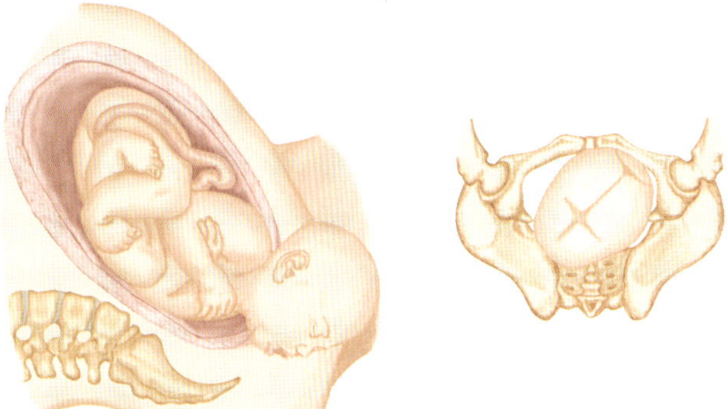

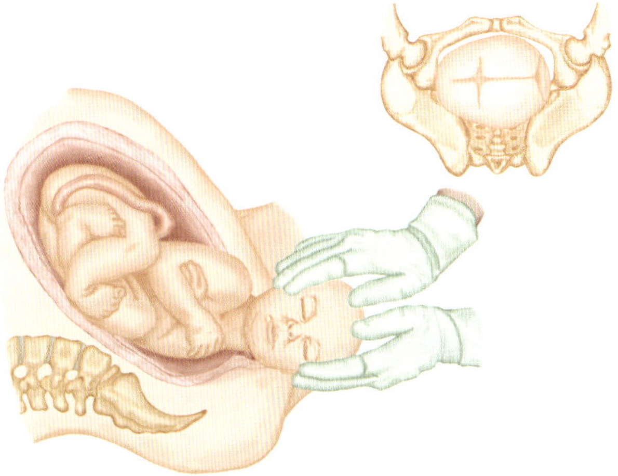

머리가 나와서 후두골이 앞쪽을 향하게 되면 어깨가 안에서 회전하여 골반출구의 전후경선과 일치하게 된다.

머리가 나오면 머리는 자궁 속에 있었을 때처럼 자연스럽게 돌아서 어깨 등과 다시 나란히 있게 된다. 그런 뒤 외회전에서 머리는 좀더 크게 돌고 어깨는 안쪽에서 돌아서 골반출구 전후경선에 자리를 잡게 된다. 머리의 외회전은 어깨의 내회전과 같이 일어난다.

7. 만출 Expulsion

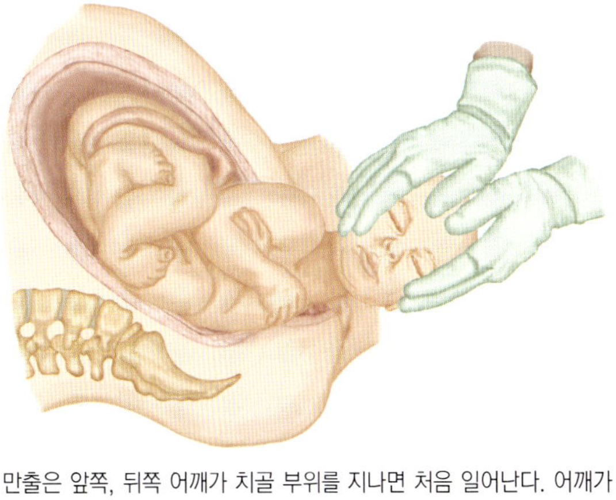

만출은 앞쪽, 뒤쪽 어깨가 치골 부위를 지나면 처음 일어난다. 어깨가 나오면 몸의 다른 부분이 뒤따라 나온다.

그림 11-12 분만기전(태아만출) (계속)

이해하기 정답

11. 여성은 분만(진통)이 다가옴에 따라 몇 가지 변화가 생길 수 있다. 증가된 브랙스톤힉스 수축의 세기와 횟수, 하강감(lightening), 증가된 질 점액, 이슬, 에너지 급등, 소량의 체중 감소.
12. 가진통(false labor)은 진진통(true labor)과 세 가지 방식에 있어 차이가 있다. 진진통은 점진적으로 횟수가 더 증가하고, 더 오래 지속되고, 더 강렬해지는 특징이 있다. 가진통의 불편감은 복부나 서혜부에 더 빈번하고 짜증나게 하는 반면 진진통의 불편감은 허리 하부에서 시작되고 배 아랫부분으로 확산된다. 진진통은 자궁경부의 점진적인 소실과 개대가 일어나며 이는 가진통과 가장 중요한 차이점이다.
13. 골반입구의 횡경선은 전후경선보다 길다. 아두의 전후경선은 횡경선보다 길다. 그러므로 아두는 진입 시 시상봉합이 골반입구의 횡경선에 일치하여 들어가게 된다.
14. 모체의 골반출구는 횡경선보다 전후경선이 길고 아두는 태아가 하강할 때 시상봉합이 전후경선의 선상에 놓이도록 내회전한다.

분민기전은 선진부에 따라 다르지만 모체 골반을 효율적으로 활용하는 원리는 다른 선진부에서도 동일하게 나타난다.

5) 분만 단계 및 양상

분만은 4단계로 구분된다. 각 단계별 특징은 표 11-1에 나타내었다. 이 장은 산부가 보이는 일반적인 신체적인 특징과 행동을 제시하였다. 분만양상과 반응은 산부마다 다르다. 경막외 마취를 선택한 여성은 통증 관리가 이루어지고 있기 때문에 다르게 행동할 수 있다.

(1) 분만 1기

경부의 개대와 소실은 분만 1기 혹은 개대기에 일어난다. 진진통 수축이 시작되면서 개대와 소실이 시작되어 자궁경부의 완전개대(10cm)와 완전소실(100%)이 되면 끝난다. 분만 1기는 3단계 즉 잠재기, 활동기, 이행기로 구분된다. 분만 1기는 초산부와 경산부에게서 가장 길다. 각각의 단계는 산부 행동의 변화로 특징지어진다. 이 행동은 산부의 준비 상황, 대처방법, 약물의 사용에 따라 달라진다.

분만의 진행속도는 활동기에서 초산부의 경부는 보통 시간당 약 1.2cm 개대되고, 경산부는(최소 20주의 임신기간 후 2번 이상의 출산을 해 본 여성, 공식적으로는 두 번째 아이를 출산하기 전에 임신을 해 본 여성)은 시간당 약 1.5cm 개대된다(Cunningham et al., 2014; Kilpatrick & Garrison, 2017; Thorpe & Laughon, 2014). 분만 과정은 프리드만 분만 진행 곡선(Friedman curve)으로 기록된다(그림 11-13).

잠재기. 잠재기(latent phase)는 자궁경부가 0~3cm 개대되는 시기이다. 하지만 최근의 연구에서는 5~6cm로 개대될 때까지 잠재기로 여기기도 한다(Hanson & VandeVusse, 2014; Spong, Berghella, Wenstrom, Mercer & Saade, 2012; Zhang et al., 2010). 그 기간은 산부에 따라 다르지만 보통 경산부에 비해 초산부가 더 길다. 잠재기 진통은 오래 지속될 수 있으며 잠재기 통증이 점차적으로 활동기 진통으로 발전된다. 잠재기 동안 경부의 소실과 태아의 위치 변화가 일어나고, 활동기에 일어나는 더 빠른 변화를 준비한다. 분만 1기에서 잠재기의 지속 시간은 초산부의 경우 평균 7.3~8.6시간이며, 경산부의 경우 4.1~5.3시간이다(Kilpatrick & Garrison, 2012).

수축은 점차적으로 간격, 기간, 강도가 증가한다. 수축간격은 활동기로 진행하면서 5분 간격이 될 때까지 짧아진다. 수축기간은 잠재기 말에 30~40초로 늘어난다. 수축강도는 약한 통증으로 시작하는데 수축 중인 자궁은 손가락으로 쉽게 촉지될 수 있고 중간 정도의 수축으로 진행되며 이 기간에 자궁근육은 압력에 의해 단단해진다(Simpson & O'Brien-Abel, 2014). 수축은 점점 강해져 최고 강도에 이르고 감소하기 전에 최정점을 유지한다.

잠재기 동안 여성은 자궁수축 때마다 허리에 불편감을 느낀다. 분만이 진행되면서 허리의 불편감은 수축할 때마다 자궁하부에서 더 강하게 느껴진다. 산부들은 특히 초기 진통 시의 불편감을 월경 시의 경련과 비슷하다고 말한다.

산부들은 보통 사람들과 어울리기를 좋아하고 흥분되어 있으며 협조적이다. 이러한 수축이 브랙스톤힉스 수축이 아니라 "진진통"라는 것을 알면 불안해 할 수도 있지만 분만이 마침내 진행되고 있다는 것을 알고 대개는 안도한다.

활동기. 활동기(active phase)는 경부개대가 가속화되는 시기이다(Kilpatrick & Garrison, 2017). 태아는 골반으로 하강하고 내회전이 시작된다. 활동기와 이행기는 하나의 양상처럼 이어져 구분하기 어렵다.

수축은 2~5분 간격으로 40~60초 지속되고 강도는 중간 정도부터 강한 정도까지이다. 활동기 수축은 빠르게 최고치까지 올라가고 잠재기보다는 최고치가 오래 유지

표 11-1 정상 분만의 특징

특징	분만 1기	분만 2기	분만 3기	분만 4기
분만과정	경부의 소실과 개대	태아의 만출	태반박리	신체적 회복과 신생아와의 유대 형성
만출력	자궁수축	자궁수축과 수의적 만출력	자궁수축	태반에서 일어나는 출혈을 통제하고자 하는 자궁수축
경부 개대	잠재기: 0~3cm 활동기: 4~7cm 이행기: 8~10cm	10cm (완전 개대)	적용 안 됨	적용 안 됨
자궁수축	잠재기: 처음에는 약하고 자주 일어나지 않음. 중간 강도로 진행하다가 규칙적인 패턴으로 5분마다 일어난다. 이행기의 끝에서는 지속시간이 30~40초로 늘어난다. 활동기: 간격, 기간, 강도가 2~3분마다 40~60초가 되고 중간 정도 통증에서 강한 통증이 된다. 이행기: 90초에서 2분마다 60~90초간 지속되는 강한 통증이다.	강하고 2~3분마다 40~60초 지속된다. 첫 번째 단계의 이행기보다는 덜 아플 수도 있다. 분만 2기가 시작되면 수축이 잠깐 멈출 수 있다.	단단히 수축한다.	단단히 수축한다.
불편감⁺	종종 허리 아래쪽에서 시작하고 생리 중의 경련과 비슷한 느낌이다. 통증은 점점 꽉 조이는 옷을 입은 것처럼 아래 배쪽으로 퍼져나간다. 불편감은 분만이 진행되면서 강해진다.	수축 시 밀어내려고 하거나 힘을 준다. 태아가 내려올수록 더 강해진다. 질과 음순이 팽창하고 회음부가 팽륜되고 찢어지는 느낌이 든다.	약간의 불편감이 있으며 태반이 배출 시 약간의 경련이 있다.	불편감은 다양하다. 여러 번 임신을 했거나 아기의 크기가 큰 산모가 더 산후통을 느낀다. 마취제의 약효가 감소하면 회음부의 불편함이 느껴질 수 있다.
산모의 행동⁺	통증 초기에는 사람들과 어울리기 좋아하고 흥분되어 있고 다소 불안해 하다가 통증이 강해지면 보다 내부에 집중하며 이행기에 통제력을 잃을 수도 있다.	수축과 함께 밀어내는 데 강한 집중을 한다. 종종 주변을 잘 인식하지 못하며 수축 중간에 조는 것처럼 보일 수도 있다.	아기가 태어나고 나서 흥분하고 이완된다. 보통 매우 피곤해 하거나 울기도 한다.	피곤해 하지만 흥분 때문에 휴식이 어렵고 신생아와 친해지기를 열망한다.

⁺산모의 불편감과 행동은 선택된 통증 완화 방법에 따라 달라진다.

된다.

수축이 강해짐에 따라 경막외 마취와 같은 진통제를 사용하지 않으면 불편감 또한 증가한다. 활동기 때의 불편한 부위는 잠재기 때와 비슷하다.

이 시기에 산모의 행동도 변화한다. 더 많이 불안해하고 수축이 강해지면서 통제력이 상실된 듯한 느낌을 가질 수 있다. 분만 초기에 사람들과 소통하던 모습이 사라지고 어떤 일에 집중해야만 하는 사람의 전형적인 모습을 보여준다. 진통제와 국소마취제를 원하는 산모들은 이 시기에 투여한다. 간호사는 산모가 집중력을 유지할 수 있게 도와주고 대처 기술을 지지해 주고 산모에게 효과적이지 않은 방법에 대한 대안을 찾아낼 수 있도록 돕는다.

이행기. 이 시기에 경부는 8~10cm 개대되고 태아는 골반으로 더 내려온다. 경부 개대가 완료됨에 따라 혈성 이슬이 증가한다. 분만 1기에서 이행기(transition hase)는 짧지만 힘든 시기이며 초산부의 경우 평균 3.6시간이 걸리고 경산부의 경우는 걸리는 시간이 다양하다(Simpson & O'Brien-Abel, 2014).

수축은 매우 강하며 간격은 1.5~2분 간격이며 기간은 60~90초 정도이다. 태아 하강 및 강한 자궁수축은 수축이 진행되는 동안 산모가 태아를 밀어내고 싶다는 욕구를 가지게 하는 원인이 된다. 이때 다리가 저리고 오심과 구토가 일어나는 것은 일반적인 현상이다.

경막외 마취를 하지 않은 산모는 이행기가 분만의 과

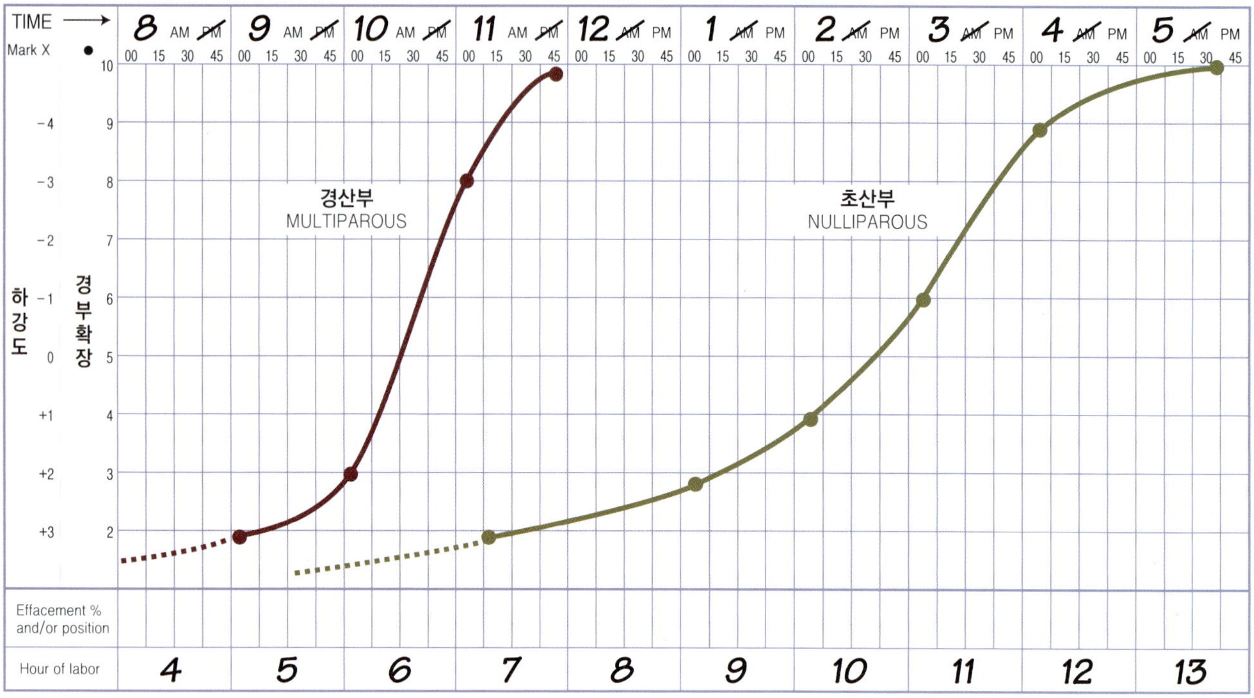

그림 11-13 **분만 진행 곡선**, 프리드만 곡선이라고도 불리는데 일반적인 속도로 경부 개대가 진행되고 있는지를 평가하기 위해 사용된다. 선진부 하강 정도를 나타내는 상징(X)이 분만 곡선에 추가될 수도 있다. 경산부와 초산부의 전형적인 분만진행곡선을 기록한 것이다.

정 중 가장 힘든 시기라는 것을 알게 된다. 산모는 불안해하며 통제력을 잃을 수도 있다. 방금 전에 산모에게 도움이 되었던 행동을 산모가 귀찮아 한다는 것을 발견하고 배우자가 당황할 수 있다. 간호사는 산모와 지지자에게 분만이 가까워지고 있다고 격려하며 가장 효과적으로 도움을 주고받을 수 있는 기술을 사용하도록 도울 수 있다. 아직 시기가 되지 않은 상태에서 조급하게 힘주기를 한다면 간호사는 힘주려는 충동이 사라질 때까지 헐떡이고 밖으로 내쉬는 호흡을 하도록 한다.

(2) 분만 2기

분만 2기(태아만출)는 경부의 완전 개대(10cm)와 소실(100%)에서부터 아기가 만출될 때까지이다. 분만 2기의 기간은 산모가 경막외 마취 여부에 따라 다양하다. 경막외 마취를 하지 않은 초산부는 평균 2.8시간, 경막외 마취시에는 평균 3.6시간이 걸린다. 경막외 마취를 하지 않은 경산부에게 2기의 시간은 1.1~1.3시간이 걸리는 반면 경막외 마취시에는 1.6~2시간이 걸린다(Zhang et al., 2010).

2기가 시작되면서 수축은 약간 감소하거나 잠깐씩 멈추기도 한다. 수축은 여전히 강하며, 2~3분 간격이며 기간은 40~60초이다.

태아가 하강함에 따라 항문과 골반부에 대한 선진부의 압박이 산모로 하여금 자신도 모르게 밀어내고자 하는 반응을 만들 수 있다. 산모는 대변을 보고 싶다고 말할 수도 있고 "아기가 내려와요" 혹은 "밀어내야만 해요"라고 말한다. 자신이 스스로 밀어내고자 하는 힘(push)은 불수의적인 자궁수축을 강화시킨다. 태아가 골반 아래로 하강함에 따라 아두압박으로 외음부가 팽륜되고 상처가 나지 않았음에도 늘어지고 찢어지는 듯한 느낌이 생길 수 있다. 밀어내고자 하는 산모의 욕구는 항상 자궁경부가 완전히 확장된 순간에만 생기는 것이 아니다(13장 참조).

산모는 분만 2기 동안 통제력을 다시 회복하기도 한다. 수축력은 강하지만 통제할 수 있다고 느끼게 되고 수축하는 동안 밀어내기를 하여 출생과정을 완성할 수 있다는 것을 알게 된다. "labor"이라는 단어는 분만 2기를 묘사한 것이다. 산모는 아기를 밀어내기 위해서 강도 높은 노력을 기울이며 수축 중간에는 주변을 의식하지 못하고 잠든 것처럼 보이기도 한다. 산모는 아기가 태어나서 분만 2기가 종료되면 커다란 안도와 흥분을 느낀다.

(3) 분만 3기

분만 3기는 태아만출부터 태반만출까지이다(그림 11-14). 이 단계는 가장 짧아서 초산부나 경산부 모두 평균 6분 정도 소요된다(Kilpatrick & Garrison, 2017).

아기가 태어나면 자궁강은 줄어든다. 줄어든 자궁강은 태반의 크기도 줄여서 자궁벽으로부터 떨어져 나오게 한다. 태반박리의 4가지 징후는 다음과 같다.

- 자궁이 구 모양이 된다.
- 태반이 질로 내려가면서 자궁저부를 위로 밀어올려서 자궁은 복부 위로 올라간다.
- 탯줄이 질 아래쪽으로 내려온다.
- 태반 뒤에 갇혀 있던 많은 양의 혈액이 배출된다.

태반은 두 가지 방법 중의 하나로 배출된다. 대부분의 경우 태반만출 방법은 Schultze 기전인데 태반의 반짝거리는 태아면이 먼저 나오는 것이다(그림 11-14 A). 가끔은 Duncan 기전으로 배출되며, 거칠거칠한 태반의 모체면 부분이 먼저 나오는 것이다(그림 11-14 B).

분만 후 자궁은 단단하게 수축되고 태반만출 후에도 계속 수축된 상태를 유지해야 하며, 이는 파열된 혈관들을 자궁근육이 압박하여 지혈시킴으로써 출혈을 예방하기 위해서이다. 분만 후 자궁수축이 되지 않으면 출혈이 발생한다.

분만 3기의 통증은 자궁수축과 태반이 경부를 지나면서 경부가 확장되어 발생한다.

(4) 분만 4기

분만 4기는 산모와 신생아의 신체적 회복 기간이다. 분만 4기는 태반만출 후부터 출산 후 첫 1~4시간 사이이다.

출산 직후 강하게 수축되어 있는 자궁은 복부에서 단단하게 촉지되며, 배꼽 또는 그 아래에 있는 직경 10~15cm의 둥근 덩어리이다. 자궁의 크기는 태아의 크기 혹은 산모의 출산 경력에 따라 다르며, 태아가 크거나 산모의 출산 경력이 많을수록 더 크다. 방광팽만과 자궁내 혈전은 자궁수축을 방해하여 혈액 손실이 증가한다. 부드러운(이완된) 자궁과 자궁증대는 산후출혈과 관련이 있는데 태반 부위의 큰 혈관이 압박되지 않아 출혈을 일으킬 수 있기 때문이다(21장 참조).

분만 후 질에서 나오는 분비물을 오로(lochia)라고 한다. 오로 변화의 3단계는 적색 오로, 장액성(갈색) 오로,

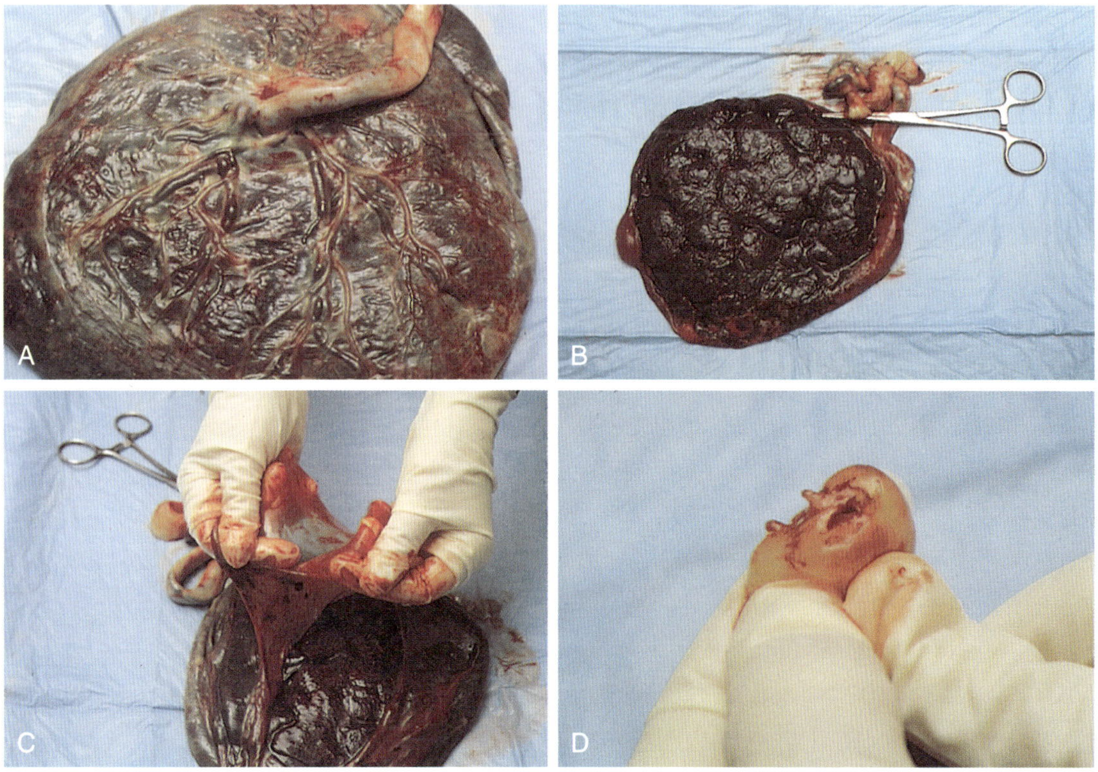

그림 11-14 A: 태반의 태아 면, B: 태반의 모체 면, C: 융모막과 양막의 분리, D: 제대 혈관: 2개의 동맥, 1개의 정맥

백색 오로이다. 적색 오로는 대부분 혈액으로 되어 있는데 분만 4기에 나타난다.

많은 산모들이 분만 후 오한을 느낀다. 이것의 원인은 알려지지 않았지만, 분만을 위한 노력과 태아에게서 만들어지던 열이 사라지고 복강내압과 모체의 순환계로 들어가던 태아 혈액 세포가 줄어든 것과 관련이 있는 듯하다. 오한은 약 20분 정도 지속되며 자연스럽게 사라진다. 따뜻한 담요, 뜨거운 음료나 수프가 오한을 감소시키고 불편감을 완화시킨다.

분만 4기 동안의 불편감은 주로 출산 시 손상과 산후통(after pain) 때문이다. 열상, 회음절개, 부종 및 혈종과 같은 출산 시 손상으로 생기는 국소적인 불편감은 국소적 마취효과가 사라지면서 나타난다. 회음부위에 얼음주머니를 대는 것은 부종과 혈종을 예방한다.

산후통은 출산 후에 생기는 간헐적인 자궁수축으로 자궁이 임신 전 상태로 되돌아가기 위함이다. 이때 불편감은 월경 시의 불편감과 비슷하다. 산후통은 경산부, 모유수유를 하는 사람, 거대아, 임신 시 자궁과다팽만, 방광팽만과 자궁 내 혈전으로 자궁수축이 방해받는 경우에 더 흔하다.

산모는 피곤해하고 지쳤지만 흥분되어 있어서 잘 쉬지 못한다. 분만 4기는 부모와 신생아 간의 관심이 높아 가족 간의 새로운 유대감을 형성하는 시기이다. 산모와 영아에게 문제가 없다면 모유수유를 시작하기에 가장 좋은 시기이다. 아기는 눈을 뜨고 부모와 눈을 맞추려고 하며 이는 아기에 대한 부모의 애착을 강화시킨다.

6) 분만 시간

분만에 걸리는 총 시간은 초산부와 경산부에 따라 상당히 다르며, 경산부가 초산부에 비해 짧다. 그러나 어떤 초산부는 분만을 빨리 하는 반면, 어떤 경산부는 초산부와 비슷하다. 첫 번째 출산 시 시간이 오래 걸린 여성이 모든 출산 시마다 시간이 오래 걸리는 것은 아니지만 만약 급속 분만을 했다면 그 다음 분만도 빠를 수 있다.

제왕절개술을 한 후에는 다시 제왕절개를 하는 경우가 많고 제왕절개 후 질식분만(Vaginal Birth After Cesarean Section, VBAC)의 시도율은 적다. 이 경우 여성이 제왕절개 외의 분만을 하지 않았다면 초산부와 비슷한 분만양상을 보일 것이다.

이해하기

15. 분만 1기와 분만 2기에 산부의 행동이 어떻게 변하는가?
16. 분만 1기와 분만 2기에서 자궁수축의 특징은 무엇인가?
17. 태반 박리의 4가지 징후는 무엇인가?
18. 자궁이 단단하게 수축하지 못하여 태반만출 후 수축이 되지 않는다면 어떤 합병증이 일어나는가?

이해하기 정답

15. 분만 1기 동안 잠복기(latent phase)에 산모는 종종 사교적이고 흥분되어 있고 다소 불안하다. 분만 1기 동안 활동기(active phase)에는 덜 사교적이 되고 안으로 집중한다. 분만 1기의 이행기(transition phase)에는 더 과민해지고 순간적으로 통제력을 잃을 수 있다. 분만 2기 동안 여성은 대체로 자신의 에너지를 아기를 밀어내는 방향으로 집중하고 다른 사람과 거의 상호작용하지 않는다. 분만 2기에 여성은 출산에 대한 통제력과 적극적인 참여를 회복한다.
16. 산모마다 자궁수축양상은 다르지만 대개 진통 동안 수축기간은 증가하고 수축간격은 짧아지며, 수축강도는 증대된다. 분만 1기의 잠복기에 자궁수축은 점차적으로 5분 간격이 되며 약한 정도에서 중간 정도의 강도로 30~40초 동안 지속된다. 분만 1기의 활동기에 자궁수축은 40~60초 동안, 중간에서 강한 정도로 2~5분 간격으로 증가한다. 분만 1기 이행기에는 자궁수축이 90초 간격으로 60~90초 동안 지속되며 강하게 온다. 분만 2기에는 2~3분 간격으로 40~60초 동안 지속되며 강하게 된다.
17. 태반박리 징후는 구형의 자궁 모양, 복부에서 위쪽으로 자궁이 상승됨, 질에서 바깥쪽으로 제대라 돌출되어 나옴, 혈액이 솟구쳐 나옴이 포함된다.
18. 태반이 나온 후 자궁이 수축되지 않는다면 그 부위의 개방혈관들이 자궁의 사위근에 압박되지 않아 출혈이 일어날 수 있다.

4. 과학기술의 영향

여성 간호의 목표는 산모, 태아, 신생아의 건강을 보호하고 여성의 출산 경험을 지지하며 풍요롭게 해 주는 것이다. 과학기술은 모성과 태아의 건강을 보호할 수 있고 돌봄 제공자가 문제를 인지하고 중재를 신속히 할 수 있도록 한다. 그러나 복잡한 과학기술을 광범위하게 사용하는 것은 임산부에 대한 간호를 비인간적인 것처럼 보이게 할 수 있다. 산모들은 그들의 감정보다 전자기기에 의한 데이터를 더 중요시한다고 느낄 수 있다. 간호사는 여성의 경험과 심리가 전자기기의 데이터를 확인하는 것보다 더 중요하다는 것을 이해해야 한다. 간호사가 임산부인 여성과 도구인 기계 모두에 초점을 맞춘다는 모든 관련자들의 좌절감이 적을 것이다.

정상적인 분만과 탄생에는 복잡한 기술이 항상 필요하지

는 않지만, 많은 산모들이 자신들의 아기에게 최대한의 돌봄을 제공받기를 원하여 다양한 간호중재를 원한다. 분만을 돕는 간호사는 출산 경험에 있어서 기술과 인간성 사이의 중재 역할을 할 수 있어야 한다. 간호사는 산모가 경막외 마취로 통증을 적게 느낀다 하더라도 계속 지지하고 안심을 시켜야 하며, 기술보다는 산모, 태아 그리고 지지자들에게 초점을 맞추어야 한다.

개념요약

- 분만수축은 간헐적이어서 수축 사이의 이완기에 임부와 태아순환계에서 산소, 영양분, 노폐물의 교환이 이루어지게 한다.
- 자궁 상부는 분만 시 활발하게 수축을 하고 태아의 선진부가 있는 수동적인 자궁 하부와 경부를 잡아당긴다. 이러한 작용은 자궁경부의 소실과 개대를 가져온다.
- 모체의 활력징후는 자궁수축 사이인 이완기에 측정하는 것이 가장 좋은데 수축하는 동안에는 모체의 혈압과 맥박수가 변하기 때문이다.
- 산모가 깊게 빨리 숨을 쉬면 과호흡이 일어날 수 있다. 과호흡의 징후는 손과 발의 저림, 얼얼함, 어지러움이다.
- 태아의 심박수와 리듬은 분만 중에 일어나는 사건에 빠르게 반응한다.
- 임신 후반기와 분만기에 발생하는 일들이 새로 태어난 아이가 자궁 외의 삶에 적응하도록 도와준다. 폐액 생성이 감소하고 폐 간질로의 폐액 흡수가 증가하며 분만 시 압박하여 상기도에서 폐액이 밖으로 분출된다. 또한 태아의 부신에서 카테콜아민의 분비가 증가하여 심장수축과 호흡을 자극하고, 폐액을 빠르게 제거하며 온도 조절에 도움을 준다.
- 분만 과정에 영향을 주는 4가지 요소는 만출력, 산도, 만출물질(태아, 태반), 정신심리적 상태이다. 선진부와 태향은 태아와 골반과의 관계를 알려준다.
- 분만기전은 태아가 모체의 골반을 가장 잘 통과하도록 하는 것이다.
- 분만 시작의 기전은 정확히 알려져 있지 않지만 모체와 태아의 다양한 요소들이 작용하는 것으로 알려졌다. 태아 부신에서의 코티졸 분비, 프로게스테론에 대한 에스트로겐 수치 증가, 자궁의 옥시토신 수용체와 간극결합의 증가, 자궁과 경부의 신전이 포함된다.
- 분만진통이 가까워오면 진통 시작 전에 산모는 전구 증상을 느낄 수도 있는데, 브랙스톤힉스 수축의 빈도와 강도의 증가, 하강감, 질 분비물의 증가, 이슬, 에너지분출, 체중 감소 등이다.
- 진진통과 가진통의 결정적인 차이는 진진통에서는 자궁경부의 점진적인 소실과 개대가 일어난다는 것이다.
- 분만의 4가지 단계(분만 1기–경부의 개대와 소실/분만 2기–태아만출/분만 3기–태반 만출/분만 4기–산모의 신체적인 안정과 부모–신생아 간의 유대감 형성)는 각각의 생리적 변화와 산모의 행동으로 특징되어 진다.
- 정상 분만은 지속적인 자궁수축의 진행, 경부 개대와 소실, 태아의 하강으로 특징지어진다.

참고문헌

American Academy of Pediatrics & American College of Obstetricians and Gynecologists (AAP & ACOG). (2012). Guidelines for perinatal care (7th ed.). Elk Grove Village, IL: Author.

American College of NurseMidwives. (2016). Clinical bulletin no. 16. Providing oral nutrition to women in labor. Journal of Midwifery and Womens Health, 61(4), 528–534.

American College of Obstetricians and Gynecologists & Society for MaternalFetal Medicine (ACOG & SMFM). (2014). Safe prevention of the primary cesarean delivery. Obstetric Care Consensus No. 1. Obstetrics and Gynecology, 123(3), 693–711.

American Society of Anesthesiologists (ASA). (2016). Practice guidelines for obstetrical anesthesia: an updated report by the American Society of Anesthesiologists Task Force on Obstetrical Anesthesia. Anesthesiology, 124.

Antony, K. M., Pacusin, D. A., Aagaard, K., & Dildy, G. A. (2017). Maternal physiology. In S. G. Gabbe, J. R. Niebyl, J. L. Simpson, M. B. Landon, H. L. Galan, R. M. Jauniaux, D. A. Driscoll, et al. (Eds.), Obstetrics: Normal and problem pregnancies (7th ed.) (pp. 39–64). Philadelphia, PA: Saunders.

Blackburn, S. T. (2013). Maternal, fetal, and neonatal physiology: a clinical perspective (4th ed.). St. Louis, MO: Saunders.

Blanchard, D. G., & Daniels, L. B. (2014). Cardiac diseases. In R. K. Creasy, R. Resnik, J. D. Iams, C. J. Lockwood, & T. R. Moore (Eds.), Creasy & Resnik's Maternal-fetal medicine: Principles and practice (7th ed.) (pp. 852–877). Philadelphia, PA: Saunders.

Burke, C. (2014). Labor and birth. In K. R. Simpson, & P. A. Creehan (Eds.), AWHONN's perinatal nursing (4th ed.) (p. 494). Philadelphia, PA: Lippincott Williams and Wilkins.

Cunningham, F. G., Leveno, K. J., Bloom, S. L., Spong, C. Y., Dashe, J. S., Hoffman, B. L., & Sheffield, J. S. (2014). Williams obstetrics (24th ed.). New York: McGrawHill.

Fair, C. D., & Morrison, T. E. (2012). The relationship between prenatal control, expectations, experienced control, and birth satisfaction among primiparous women. Midwifery, 28, 39–44.

Friedman, E. A. (1955). Primigravid labor: a graphicostatistical analysis. Obstetrics and Gynecology, 6(6), 567–589.

Gilliland, A. L. (2011). After praise and encouragement: emotional support strategies used by birth doulas in the USA and Canada. Midwifery, 27(4), 525–531.

Hanson, L., & VandeVusse, L. (2014). Supporting labor progress toward physiologic birth. Journal of Perinatal & Neonatal Nursing, 28(2), 101–107.

Hodnett, E. D., Gates, S., Hofmeyr, G. J., & Sakala, C. (2013). Continuous support for women during childbirth. Cochrane Database of Systematic Reviews, 2013 CD003766.

Jobe, A. H., & KamathRayne, B. D. (2014). Fetal lung development and surfactant. In R. K. Creasy, R. Resnik, J. D. Iams, C. J. Lockwood, & T. R. Moore (Eds.), Creasy & Resnik's Maternal- fetal medicine: Principles and Practice (7th ed.) (pp. 175–186). Philadelphia, PA: Saunders.

Kashanian, F., Javadi, J., & Haghighi, M. M. (2010). Effect of continuous support during labor on duration of labor and rate of cesarean delivery. International Journal of Gynecology and Obstetrics, 109(3), 198–200.

Khresheh, R. (2010). Support in the first stage of labour from a female relative: the first step in improving the quality of maternity services. Midwifery, 26(6), e21–e24.

Kilpatrick, S., & Garrison, E. (2017). Normal labor and delivery. In S. G. Gabbe, J. R. Niebyl, J. L. Simpson, M. B. Landon, H. L. Galan, R. M. Jauniaux, D. A. Driscoll, et al. (Eds.), Obstetrics: Normal and problem pregnancies (7th ed.) (pp. 246–270). Philadelphia, PA: Saunders.

Laughon, S. K., Branch, D. W., Beaver, J., & Zhang, J. (2012). Changes in labor patterns over 50 years. American Journal of Obstetrics and Gynecology, 205(5), 419.e1–419.e9.

Macones, G. A., Hankins, G. D. V., Spong, C. Y., Hauth, J., & Moore, T. (2008). The 2008 National Institute of Child Health and Human Development workshop report on electronic fetal monitoring: update on definitions, interpretation and research guidelines. Journal Obstetric, Gynecologic, & Neonatal Nursing, 37(5), 510–515.

Monga, M., & Mastrobattista, J. M. (2014). Maternal cardiovascular, respiratory, and renal adaptation to pregnancy. In R. K. Creasy, R. Resnik, J. D. Iams, C. J. Lockwood, & T. R. Moore (Eds.), Creasy & Resnik's Maternal-fetal medicine: Principles and Practice (7th ed.) (pp. 93–96). Philadelphia, PA: Saunders.

Norwitz, E. R., Mahendroo, M., & Lye, S. J. (2014). Biology of parturition. In R. K. Creasy, R. Resnik, J. D. Iams, C. J. Lockwood, & T. R. Moore (Eds.), Creasy & Resnik's maternal-fetal medicine: Principles and practice (7th ed.) (pp. 66–79). Philadelphia, PA: Saunders.

Ross, M. G., & Ervin, M. G. (2017). Fetal development and physiology. In S. G. Gabbe, J. R. Niebyl, J. L. Simpson, M. B. Landon, H. L. Galan, R. M. Jauniaux, D. A. Driscoll, et al. (Eds.), Obstetrics: Normal and problem pregnancies (7th ed.) (pp. 26–38). Philadelphia, PA: Saunders.

Simpson, K. R., & O'Brien-Abel, N. (2014). Labor and birth. In K. R. Simpson, & P. A. Creehan (Eds.), AWHONN's perinatal nursing (4th ed.) (pp. 343–444). Philadelphia, PA: Lippincott Williams and Wilkins. Singata, M., Tranmer, J., & Gyte, G. M. L. (2013). Restricting oral fluid and food intake during labour. Cochrane Database of Systematic Reviews (1), CD003930.

Spong, C. Y., Berghella, V., Wenstrom, K. D., Mercer, B. M., &

Saade, G. R. (2012). Preventing the first cesarean delivery: summary of a joint Eunice Kennedy Shriver National Institute of Child Health and Human Development, Society for MaternalFetal Medicine, and American College of Obstetricians and Gynecologists Workshop. Obstetrics and Gynecology, 120(5), 1181–1193.

Thorp, J. M., & Laughon, S. K. (2014). Clinical aspects of normal and abnormal labor. In R. K. Creasy, R. Resnik, J. D. Iams, C. J.Lockwood, & T. R. Moore (Eds.), Creasy & Resnik's Maternal-fetal medicine: Principles and practice (7th ed.) (pp. 673–706). Philadelphia, PA: Saunders.

Zhang, J., Landy, H. J., Branch, D. W., Burkman, R., Haberman, S., Gregory, K. D., & Reddy, U. (2010). Contemporary patterns of spontaneous labor with normal neonatal outcomes. Consortium on Safe Labor. Obstetrics and Gynecology, 116, 1281–1287.

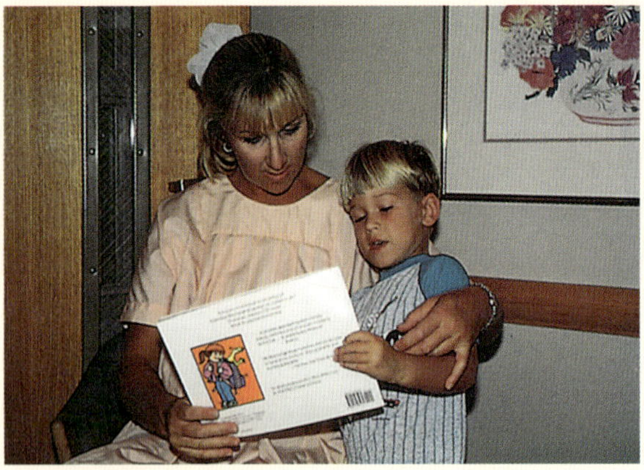

1. 두 번째 아기를 분만하는 Shari는 분만 초기에 분만 준비실에서 그녀의 다섯 살짜리 아들 Adam과 시간을 보내고 있다.

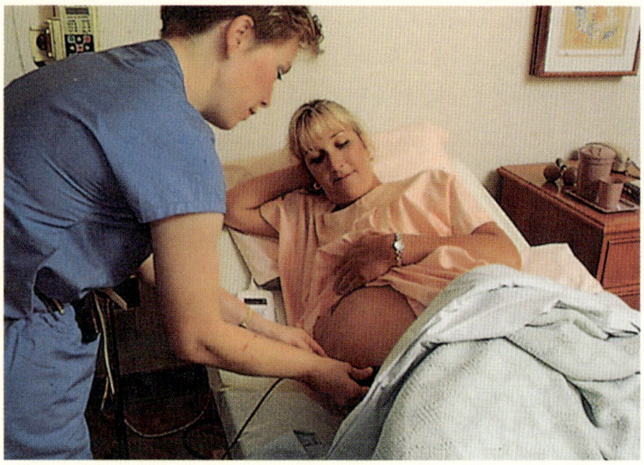

2. 간호사는 자주 임부와 태아의 상태를 확인한다. 간호사는 태아의 심장 박동을 듣는다.

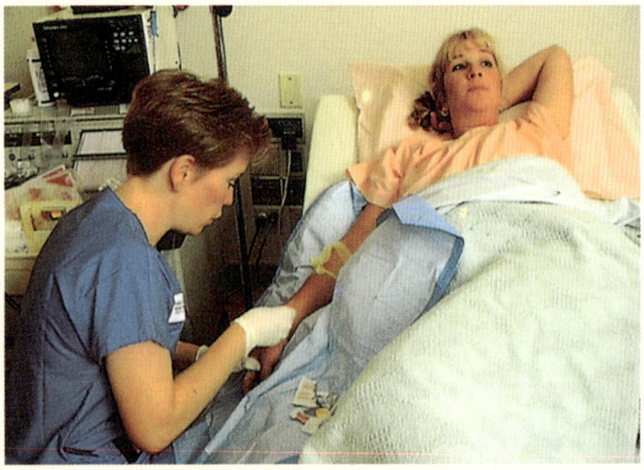

3. 정맥주사가 항상 필요한 것은 아니지만, 탈수를 막고 응급 상황 시 혈관을 확보하기 위해서 처방된다.

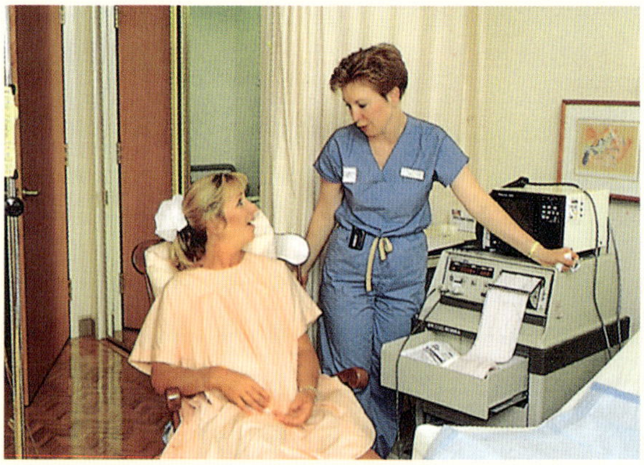

4. 간호사는 Shari에게 편안한 자세를 취하도록 도와주고 전자 태아모니터 장치에서 얻어지는 정보를 설명함으로써 신뢰관계를 맺는다.

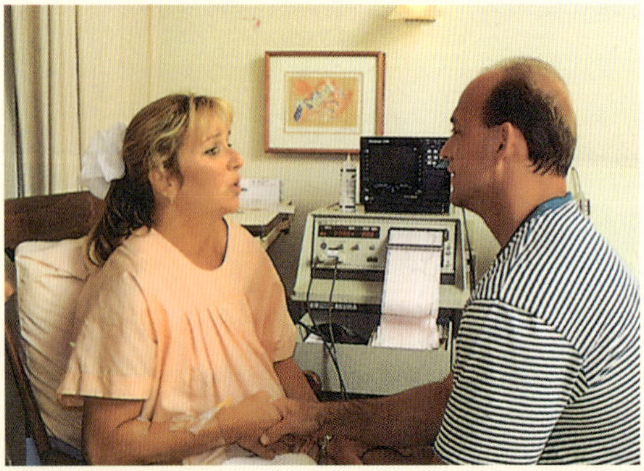

5. Shari는 마취없이 분만하려고 한다. 파트너인 Darren은 그녀가 불편감을 참아내는 것을 도울 수 있도록 산전교실에서 배운 기술을 활용한다.

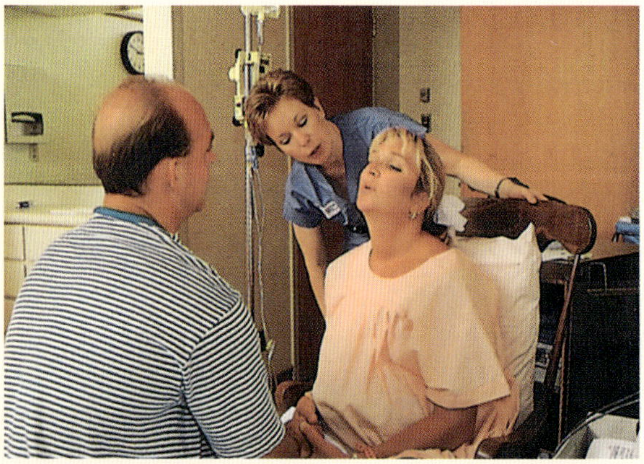

6. 수축이 강해지면서 Shari가 통제력을 유지하는 것이 더 어려워진다. 간호사는 부부의 노력을 칭찬하고 불편감을 줄일 수 있는 방법들을 다시 알아본다.

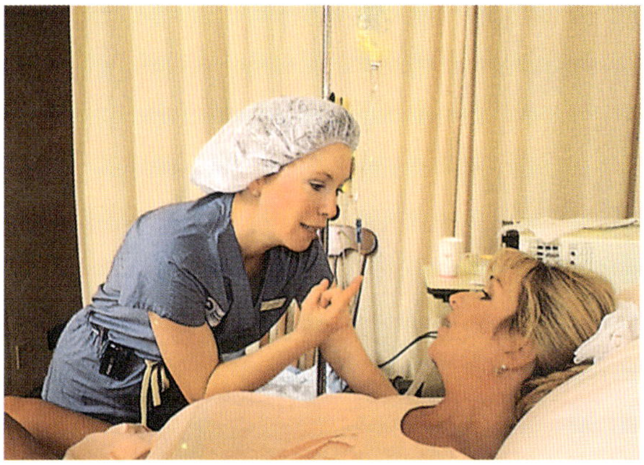

7. 이행기는 분만의 가장 어려운 시기인데 간호사는 Shari를 가까이에서 접촉하고 각 수축기마다 도움을 준다.

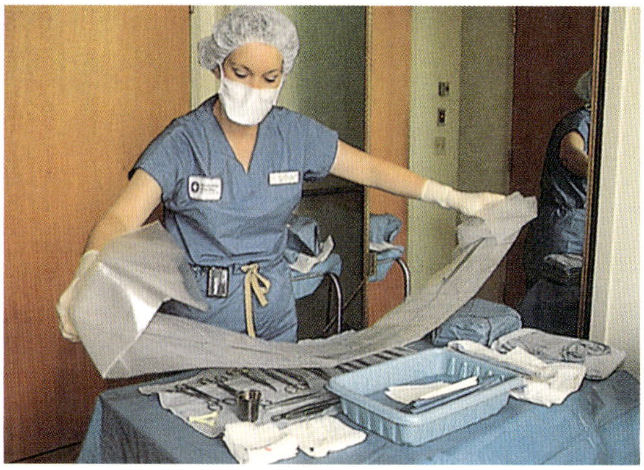

8. 간호사는 출산 시 사용할 무균 장비를 준비한다. 질 분만을 준비할 때 마스크가 항상 필요한 것은 아니지만 출산 시에는 반드시 필요하다.

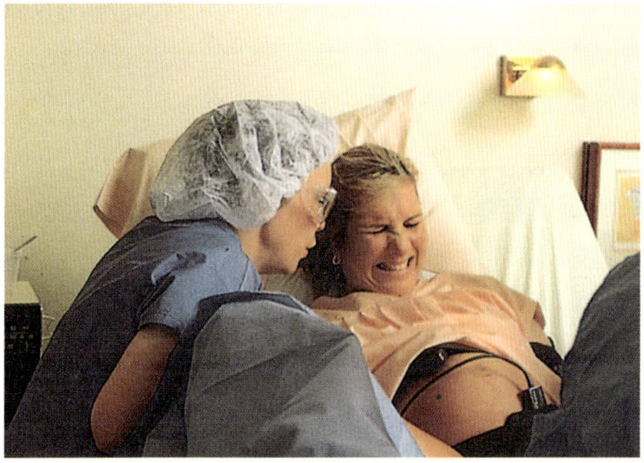

9. 분만이 가까워지면 간호사는 Shari에게 자세를 취하게 하고 각 수축 시에 밀어내기를 하도록 돕는다. 간호사는 보안경을 쓰고 있다.

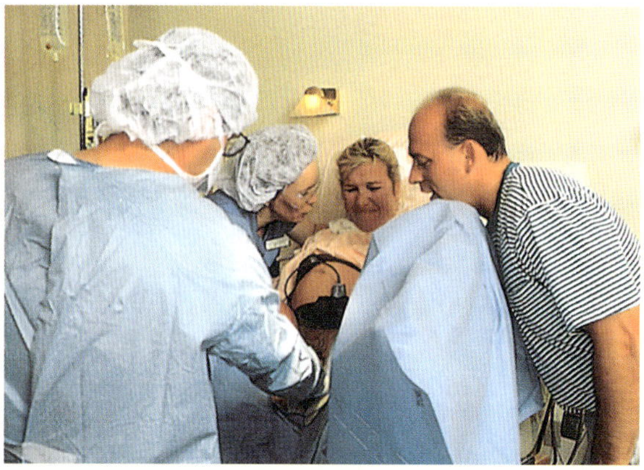

10. 간호사는 남편 Darren이 산모와 가까이에서 접촉을 하여 출산에 참여하도록 격려한다.

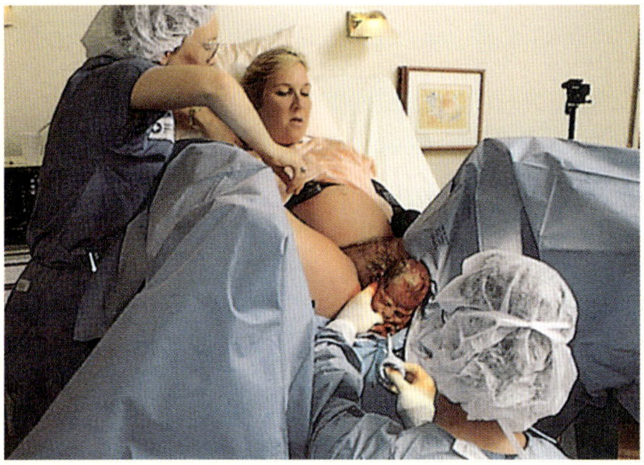

11. 태아의 머리가 나오면 의사가 신생아의 코와 입에서 흡인기로 분비물을 빨아들인다.

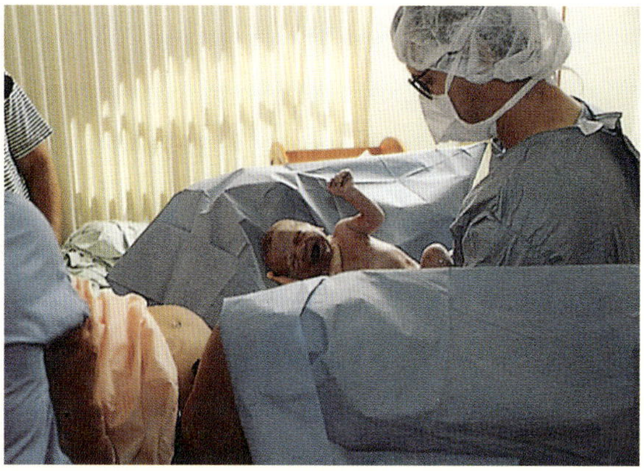

12. 의사는 부모들이 갓 태어난 아들을 처음으로 볼 수 있게 신생아를 잡고 있는다.

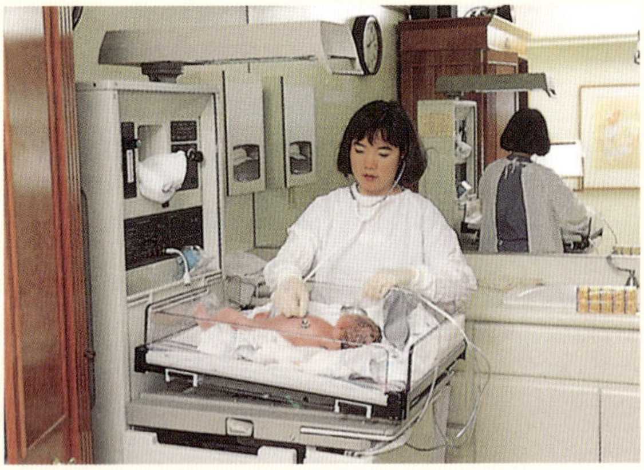

13. 간호사가 신생아의 심첨맥박수를 재고 산소 공급이 필요하지 않은지 신생아의 분홍색 피부를 관찰한다.

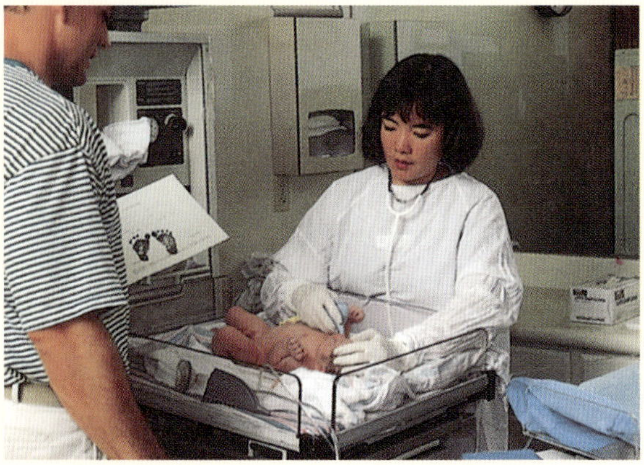

14. Darren은 간호사가 신생아의 코와 입에서 분비물을 흡인하고 발도장과 같은 신원확인 과정을 지켜본다.

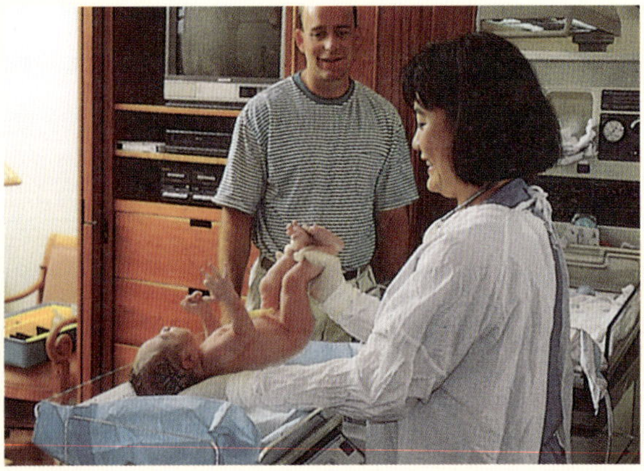

15. Darren은 간호사가 신생아의 체중을 재고 측정하는 것에 관심이 많다.

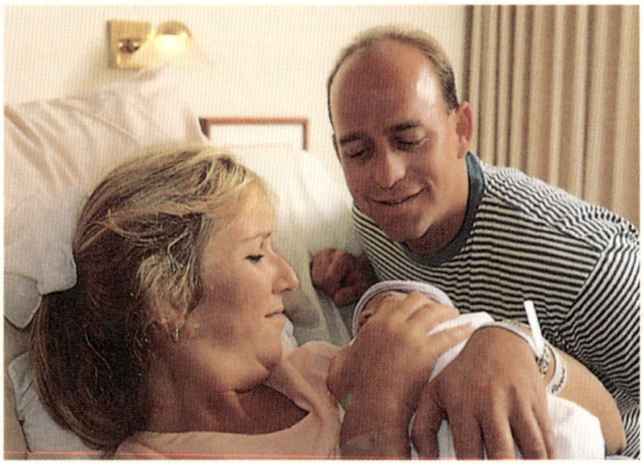

16. 간호사는 초기 접촉의 중요성을 알고 있기에 출산 후 가능한 빨리 엄마, 아빠, 신생아가 함께 하게 한다.

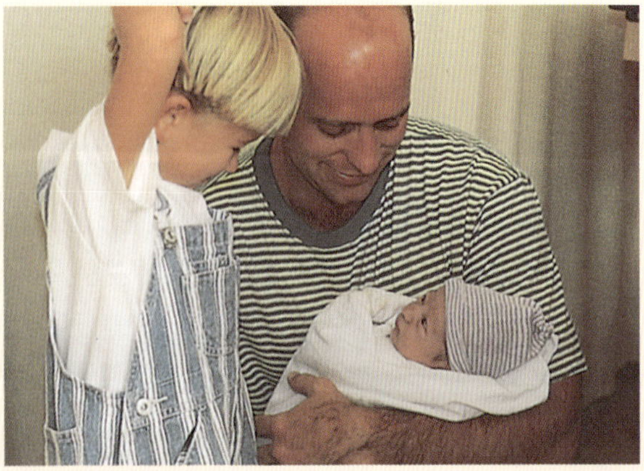

17. Adam은 분만 시에는 함께 하지 않았지만 자신을 형으로 만들어 준 아이와 곧바로 대면한다.

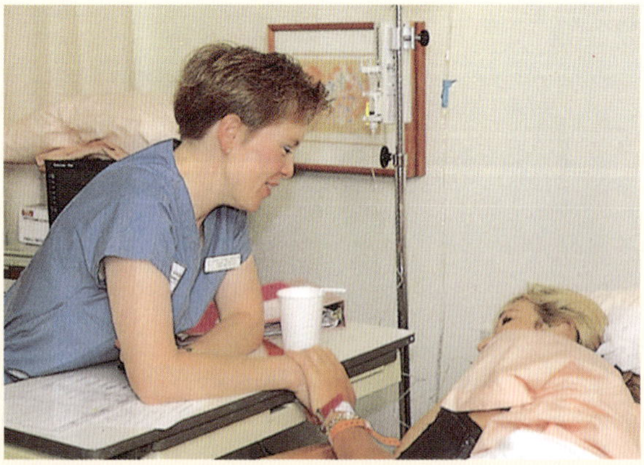

18. Shari와 간호사는 중요한 분만과 탄생의 경험을 공유하면서 생긴 서로에 대한 감사를 표현한다.

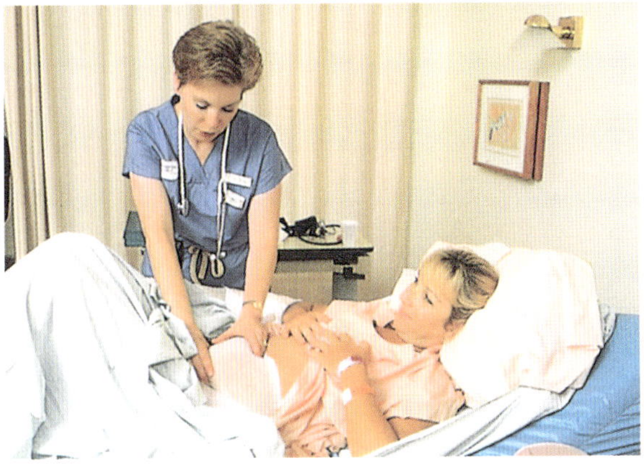

19. 출산 후 한 시간 동안 간호사는 자궁저부를 자주 촉지해서 자궁이 단단하게 수축하여 과다출혈을 방지할 수 있는지 확인한다.

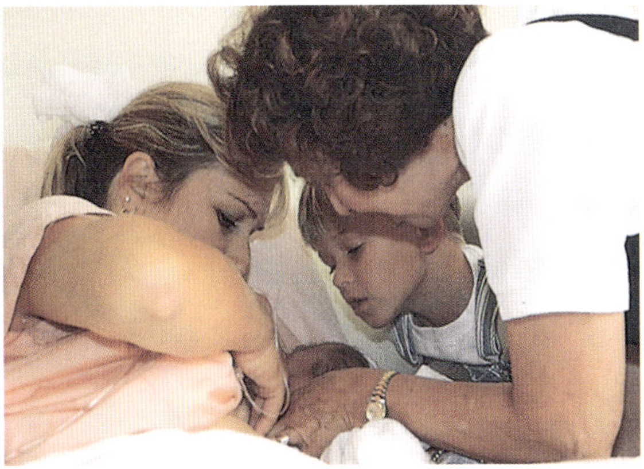

20. Adam은 그의 어머니가 처음으로 아기에게 젖을 물리는 것을 유심히 바라보고 있다.

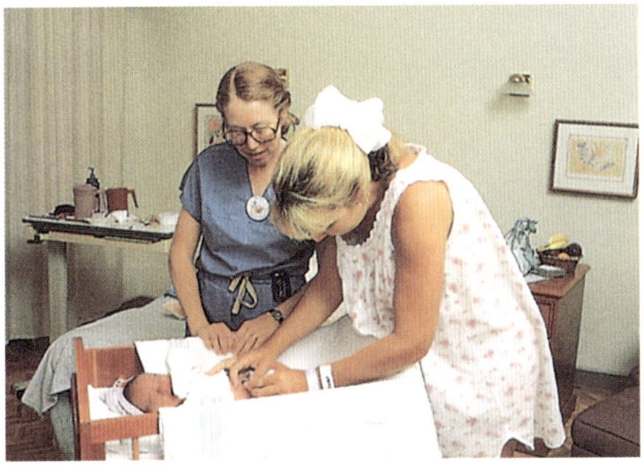

21. 간호사는 짧은 시간에 산모에게 어떻게 자신과 아기를 돌보는지를 가르쳐 주어야 한다. 여기서 간호사는 Shari에게 탯줄 관리법을 가르쳐주고 있다.

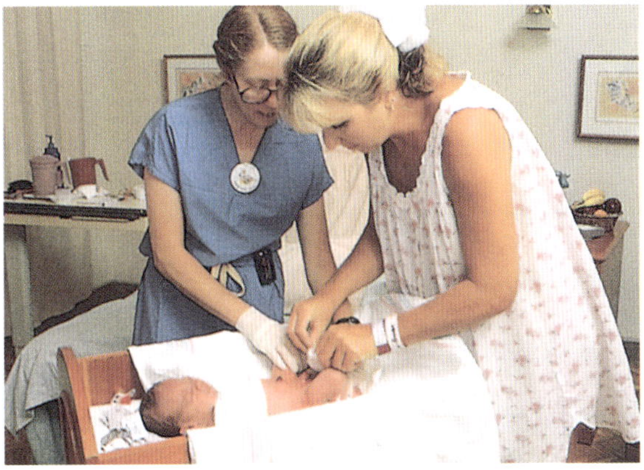

22. Shari는 간호사가 해보도록 했을 때 탯줄 관리에 대한 자신감을 가지게 되었다.

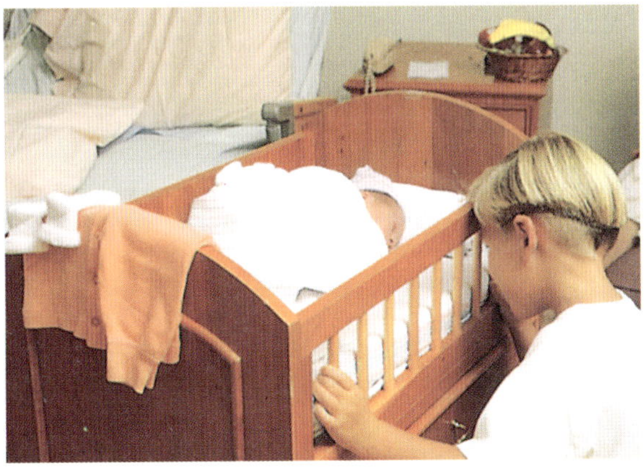

23. Adam은 가족들이 추가 교육을 받는 동안 동생을 들여다보고 있다.

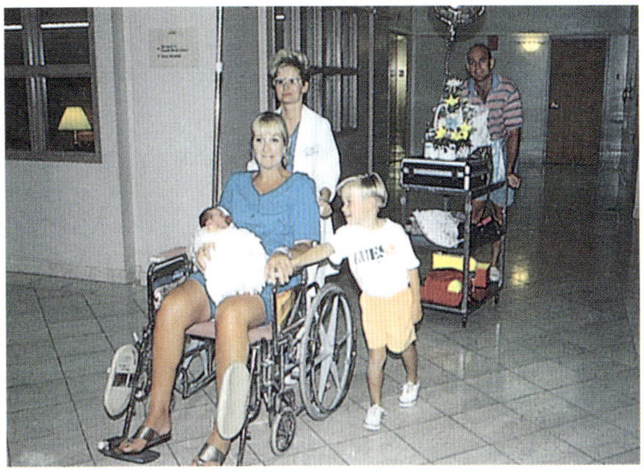

24. 입원 후 24시간이 지난 후 Shari와 신생아는 퇴원한다.

12

분만 간호

Nursing Care During Labor and Birth

학습목표

1. 입원사정과 분만 시 통증에 대한 산부의 반응을 사정한다.
2. 분만 시 간호과정을 설명한다.
3. 응급분만간호에서 우선순위를 정할 수 있다.
4. 가진통이나 진진통 여성에게 간호과정을 적용할 수 있다.
5. 분만 1기, 2기, 3기, 4기의 분만과정을 사정한다.
6. 분만의 신체, 생리적 변화를 파악한다.

주요용어

가진통(전구진통) false(prodromal) labor
레오폴드 수기 Leopold's maneuvers
분만예정일 expected date of confinement, EDC
진진통 true labor
치료적 관계 therapeutic relationship

진통과 분만 시 산모와 가족을 간호하는 것은 보람 있는 일이며 전문성을 필요로 한다. 어떤 문화에서든 출생이라는 것은 개인적 · 사회적으로 의미가 크다. 이 사건으로 역할과 관계가 영원히 바뀌기도 한다.

간호사는 자연적인 신체적 과정들을 도와주어야 하고, 그것이 그 가족에게 의미 있는 경험이 되도록 이끌어주며, 합병증에 대해 주의를 기울여야 한다. 간호사는 한 명이 아니라 두 명을 간호하는데, 그 중 한 명인 태아는 직접 관찰하며 간호할 수 없다.

진통은 정상적 과정이지만, 일부 산모들은 특정 절차를 원할수도 있다. 이 장에서는 또한 이러한 절차 수행 시 고려해야 할 것을 다루고 있다.

1. 분만실 입원

1) 병원 방문 결정

임신 3기가 되면 임신부는 언제 병원에 가야 하는지를 알아야 한다. 이때 고려해야 하는 사항들은 다음과 같다.

- 진통의 빈도와 지속시간
- 병원까지의 거리
- 이용할 수 있는 교통수단
- 집에 있는 아이는 어떻게 할 것인지
- 위험상황

산전간호에서 간호사는 산모에게 가진통(false labor, 전구진통)과 진진통(true labor)을 구별하는 법을 교육한다. 간호사는 언제 병원에 와야하는지 구체적으로 알려주고 의사가 준 가이드라인도 안내한다("임신부는 알고 싶다: 언제

여성들이 알기를 원하는 것

임신부는 알고 싶다: 언제 병원에 가야 하나

아기를 낳으러 언제 병원에 가야 하는지에 대해 개별화된 지침은 다음과 같다.

- 자궁수축: 규칙성, 빈도, 지속시간, 강도가 증가할 때
- 초산부: 5분 간격으로 규칙적인 진통이 올 때
- 경산부: 10분 간격으로 규칙적인 진통이 올 때
- 양막파열: 질에서 액체가 분출하거나 똑똑 떨어질 때
- 출혈: 선홍색 출혈이 보일 때(정상적인 이슬은 더 진하고 핑크빛이거나 검붉은 색이고 점액과 섞여 있음)
- 태동감소: 태동이 현저히 감소했을 때
- 기타: 어떤 문제나 뭔가 잘못되었다는 느낌이 들 때

이 가이드라인이 모든 상황을 다 해결해 줄 수도 없고 의사가 당신에게 준 특정한 지침들을 대체할 수도 없다.

병원에 가야 하나"를 참조). 모든 임신부가 진통 양상이 같지 않으므로 잘 모르겠거나 걱정스러울 때는 병원에 오도록 한다.

2) 입원 시 간호사의 책무

임신부가 출산을 위해 입원했을 때 간호사가 해야 할 가장 우선적인 두 가지는 (1) 치료적 관계를 수립하는 것과 (2) 산모와 태아의 상태를 사정하는 것이다.

(1) 치료적 관계 수립하기

간호사는 신속히 산모와 치료적 관계(therapeutic relationship)를 형성해야 한다. 산모가 받는 첫 인상은 그녀의 출산경험 전체에 영향을 미친다. 산모 가족에게 환영받는다는 느낌이 들게 한다. 따뜻한 인사는 산모와 보호자에게 존중받는다는 느낌이 들게 한다. 간호사는 바쁘더라도 관심, 다정함, 배려하는 마음, 유능한 태도를 보여야 한다.

산전간호를 받지 않았거나 출산교실에 다녀 본 적이 없는 산모를 돌볼 때 간호사는 말로든 행동으로든 판단하는 자세를 보여서는 안 된다. 산모의 우선순위나 가치관이 간호사와 다를 수도 있다. 그러나 출산을 위해 모든 준비를 마친 여성과 동일한 존경, 지지, 돌봄을 받을 자격이 있다.

신뢰감 표현. 첫 만남 때부터 간호사는 출산에 대한 산모의 능력, 산모를 격려하는 보호자의 능력에 대해 신뢰와 낙관적인 자세를 유지해야 한다. 정상적인 진통에 동반되는 수축도 초산부에게는 힘들 수 있다. 간호사는 이런 산모가 수축을 잘 관리하도록 도와주고 합병증이 생기지 않는지 관찰하면서, 활동기에서 강한 수축은 정상적인 경과라고 산모를 안심시켜야 한다.

담당간호사 배정. 한 간호사가 진통 시간 내내 산모를 간호하는 것이 가장 이상적이지만 이것은 현실적으로 불가능하다. 하지만 간호사가 바뀌는 일은 가능한 줄여야 하고 산모는 자기를 돌보는 모든 사람의 이름과 역할을 알고 있어야 한다. 예를 들어, 담당 간호사는 산모에게 간호학생을 소개하고 그 학생이 무슨 역할을 할 것인지를 설명해야 한다. 분만실에서 간호학생의 역할은 일반적으로 안위 증진, 정서적 지지, 담당 간호사가 산모나 태아에게 문제가 생기는지 관찰하는 것을 도와주는 것 등이다.

조력적 대화

치료적 관계를 수립하기

Sandra는 분만실에 배치된 간호학생이다. 한 여성이 Sandra에게로 걸어오고 있다. 그녀는 어떤 남자에게 기대 있고 숨을 몰아쉬고 있는데 Sandra에게 이렇게 말한다. "진통이 오는 것 같아요. 병원 오는 도중에 물 같은 것이 터져 나왔어요." 병동 간호사가 그녀를 맞이하고 Sandra에게 그녀를 분만실로 데려가라고 부탁한다.

Sandra: 드디어 그날이 온 것 같군요

Sandra는 그녀를 데리고 천천히 분만실로 걸어가며 이름(Amy James)과 분만 담당자의 이름(Dona, 조산 간호사)을 확인한다.

Sandra: 제 이름은 Sandra이고 간호학생이에요. 두 분을 뭐라 부르면 되는지 가르쳐 주시겠어요?(정보를 구함, 호칭을 어떻게 할 것인지 물음으로써 그들을 존중하고 있음을 보여줌)

Amy: 제 이름은 Amy이고 제 배우자는 Jeff예요.

Sandra: 이번이 첫 번째 아기세요. 아니면 다른 아기가 있으세요?(예, 아니오의 대답이 나오지 않도록 질문함)

Amy: 아이가 둘째 아기인데 첫째 때는 너무나 오래 걸렸어요. 이번 아기도 벌써 지난 밤 12시부터 수축이 오다 말다 했는데 오늘 아침 6시가 되어서야 겨우 규칙적이 됐어요. 지금은 3분 간격으로 오고 있고 통증도 심해지고 있어요.

Sandra는 Amy가 환자 가운을 입도록 도와줄 때 간호사가 기다리면서 외부 태아감시장치를 준비한다. 그러나 진통이 길어질 것에 대한 Amy의 우려에 대해서는 대답하지 않는다.

Amy: 아, 그 모니터는 별로

Sandra: 모니터를 원치 않으시나요?(Amy가 모니터에 관해서 한 분명치 않은 말을 확인함)

Amy: 지난 번 아기 때 그 모니터를 하는 게 싫었어요. 똑같은 자세로 누워있지 않으면 아기의 소리를 못 듣는다고 하니까요. 그렇지만 아기에게는 그게 필요하죠.

Sandra: 이 모니터가 좋기도 하고 싫기도 하시군요.(Amy의 감정을 반영해 줌)

Amy: 예, 그게 불편했지만 아기가 괜찮다는 걸 확인시켜주니 좋았어요.

Sandra: 당신에게 너무 불편하지 않게 이것을 사용하는 방법을 찾아볼게요. 저희는 당신이 묶여 있는 듯한 기분이 드는 걸 원하지 않으니까요.(Amy가 외부 태아감시장치로 완전히 편해질 것이라고 약속하지 않으면서도 정보를 제공함)

Sandra의 관찰 결과 수축이 3분 간격이고 강하다. 그녀는 Amy를 사정 하는 것을 도와줄 경험 있는 간호사를 기다린다. Sandra는 비판적 사고를 사용하여 현명하게도 경험 있는 간호사의 도움을 구한다. Amy가 본격적인 진통에 들어선 것 같고 이것이 둘째 아기이기 때문이다. Amy의 첫 번째 진통이 오래 걸렸다는 것이 이번 진통도 오래 걸릴 것이라는 것을 의미하는 것은 아니기 때문이다.

안위증진을 위한 접촉 사용. 접촉은 많은 산모들에게 수용감과 안도감을 전달하고 신체적 · 정서적 위로를 준다. 평소에는 접촉을 좋아하지 않는 산모들도 진통 시에는 호의적일 수 있다. 각자가 가진 문화나 개인적 경험에 따라 타인에 의한 접촉을 싫어할 수도 있고 좋아할 수도 있다. 간호사는 산모가 접촉을 원할 것이라고 단정하지 말고 본인에게 물어보는 것이 좋다.

문화적 가치관 존중. 문화적 가치관과 관습은 출산 경험에 의미와 가치를 더해 준다. 그것은 출산가족과 의료진의 행위에 영향을 끼친다. 대부분의 문화집단은 분만과 관련된 특별한 관습을 가지고 있다. 간호사는 산모 가족의 문화적 관습이 안전하고 가능한 것이라면 분만과정으로 통합시켜야 한다.

출산에 대한 가족의 기대 확인. 이미 아이를 가진 산모 부부도 당면한 출산에 대한 기대가 있다. 부부는 여러 가지 사항들을 고려하여 그들의 상황에 가장 적합하게 출산을 계획했을지도 모른다. 출산에 대해 구체적인 계획은 아니더라도 나름대로 친척, 친구, 매스컴, 이전의 출산경험을 통해 형성된 기대들을 가지고 있다. 이전의 만족스러웠던 경험을 다시 하고 싶어 할 수도 있고 이전의 나빴던 경험을 피하고 싶어 할 수도 있다. 이전 출산의 경험이 출산 전체에 대한 부부의 생각에 부정적인 영향을 끼칠 수도 있다.

이해하기

1. 산모와 가족이 분만을 위해 입원할 때 치료적 관계를 수립하기 위해 간호사는 어떤 대화기술을 사용할 수 있는가?
2. 간호사는 출산가족의 문화적 가치를 어떻게 분만간호에 수용할 수 있는가?

이해하기 정답

1. 간호사는 산모와 가족이 병원에 오거나 출산센터에 올 때 따뜻함, 관심, 친절함을 보여주어야 한다. 출산에 대한 여성과 가족의 기대 확인하기, 신뢰감 전달, 담당 간호사 배정하기, 문화적 가치 존중하기 등은 간호사가 분만하는 내내 사용할 수 있는 구체적인 기술들이다. 더불어, 판단하지 않는 태도는 의사소통을 촉진시키고 한 개인으로서의 여성에 대한 존중을 보여 준다.
2. 간호사는 출산에 중요한 구체적 관행들에 대해 묻고 산모와 가족에게 받아들여질 수 있는 의사소통을 촉진시킴으로써 진통과 출산 동안 간호에 유익하거나 중립적인 문화적 관행을 발견하여 적용하고자 노력해야 한다.

(2) 입원사정

입원정보는 산전 의무기록에서 확인하고 필요하면 업데이트할 수 있다. 산전진찰을 받지 않았거나 다른 병원에서 받은 산모는 좀 더 포괄적인 사정을 한다(표 12-1).

(3) 초점사정

산과에서는 데이터베이스를 구축하기 위한 광범위한 사정 이전에 초점사정을 먼저 하게 되는데 다른 진료부서와는 반대로 진행되는 것이다. 사정의 우선순위는 산모와 태아의 상태, 그리고 출산이 임박하였는지를 확인하는 것이다.

태아심박수. 간헐적인 청진(intermittent auscultation)으로 태아심박수(태아심음, fetal heart rate(FHR)]을 사정한 결과 다음과 같으면 안정적인 징후이다(Feinstein, Sprague, & Trepanier, 2008; Simpson, 2008a).

- 기준선이 110~160bpm
- 규칙적인 리듬

전자태아감시를 사용할 때는 다음과 같은 결과도 안정적인 징후이다.

- 태아심박수의 기준선에서 심음상승이 있음
- 병리적 하강(후기, 다양성, 지연성)이 없음
- 중등도의 변이성

산모의 활력징후. 산모의 활력징후(maternal vital signs)는 고혈압이나 감염을 찾아내기 위해 측정된다. 임신기의 고혈압은 혈압이 수축기 140mmHg 이상, 이완기 90mmHg 이상으로 상승되어 지속되는 상태를 의미한다. 고혈압은 임신기에만 국한된 것일 수도 있고 만성적인 것일 수도 있다[American Academy of Pediatrics(AAP) & American College of Obstetricians and Gynecologists(ACOG), 2012; ACOG, 2012, 2010]. 38℃ 이상의 체온은 감염을 의미한다. 빈호흡, 저혈압, 빈맥은 모체의 감염, 호흡기 문제, 혈액손실과 같은 합병증과 관련이 있다.

출산 임박. 산모가 신음하는 소리를 내거나 힘을 주거나 한쪽 엉덩이로 앉거나 "아기가 나오고 있어요."라고 다급히 말하면 출산이 임박한 것이다. 그러면 간호사는 입원사정을 간략히 끝내고 수집하지 못한 정보는 분만 뒤로 미룬다. 출산이 임박했으면 산모를 돌보면서 다음과 같은 최소한의 정보만 신속히 수집하도록 한다.

표 12-1 분만 시 사정 지침*

사정, 방법(괄호 안의 내용은 이론적 근거)	일반적인(정상적인) 결과	주의해야 할 결과, 간호중재
면담		
목적: 산모의 임신, 진통, 간호에 영향을 미칠 수 있는 상태에 대한 정보를 입수함. 산모가 분만이 임박하였다면 면담은 짧게 진행한다.		
소개: 당신 자신을 소개하고 어떤 호칭으로 불리길 원하는지 산모에게 질문한다. 면담과 사정 동안 배우자나 가족이 함께 있기를 원하는지 물어본다(산모를 존중한다는 것을 보여주고 자신이 함께 있고 싶은 사람을 택할 수 있는 선택권을 줌).	많은 여성들은 진통 때 경어를 써서 불러주는 것을 더 좋아한다.	어떤 문화에서는 성이 이름보다 앞에 온다. 둘 중 어느 이름으로 불러야 할지를 물어보고, 산모와 신생아의 이름을 무엇으로 등록할지를 물어보고, 이름표를 손목에 끼우기 전에 산모로 하여금 다시 한번 확인하게 한다.
의사소통: 산모에게 수축이 오면 알려줄 것을 설명하고 면담이나 신체사정 때 수축이 오면 멈췄다 해도 된다고 말한다(산모의 편의를 배려하고 있음을 보여 주며, 산모가 간호사의 질문에 집중할 수 있도록 도와줌).	진통 중의 산모는 자궁수축이 오면 질문에 대답하기도 힘들고 진찰에 협조하기도 힘들다.	진통이 잦아지면 면담을 계속하기보다는 즉시 산모의 진통 상태를 사정한다. 중요한 질문들만 한다.
비언어적인 단서들: 산모의 행동을 보고 가족이나 간호사를 어떻게 대하는지를 유심히 관찰한다(산모의 불안이 어느 정도인지 체크함. 분만이 임박함을 무언 중에 알려주는 행동이 있다면 내진을 실시할 것	잠재기: 산모는 사교적이지만 약간 불안함 활동기: 산모는 자궁수축이 올 때는 거기에 매우 집중한다. 종종 준비해 둔 출산기술을 사용한다.	준비가 안 되어 있거나 극도로 불안해 하는 산모는 자궁수축 중이나 수축 사이에 깊고 빠른 호흡을 하고 긴장한 얼굴과 자세를 보인다. 다음과 같은 행동들은 출산이 임박했음을 암시한다. 1. 아기가 나오고 있다고 산모가 말함 2. 신음하는 소리(낮고 목에서 나는 소리) 3. 복근으로 힘을 줌 4. 한쪽 엉덩이로 비스듬히 앉음 황홀감, 전투적인 태도, 진정은 최근에 불법적인 약물을 섭취했음을 암시한다.
입원한 이유: 오늘 분만실에 오신 이유가 무엇입니까?(개방형 질문이 더 완전한 대답을 이끌어낸다.)	만삭 때 오는 자궁 수축, 분만유도, 가진통 관찰이 입원의 일반적인 이유들이다.	출혈, 조기 진통, 자궁수축이 아닌 통증 등은 의사에게 알려야 한다.
산전간호: "산전진찰을 받으셨나요?", "당신의 주치의는 누구입니까?", "임신 몇 주 때에 산전진찰을 받았나요?", "이번 임신 중에 이 병원에 와 보신 적이 있나요?"(산전기록이나 그 전의 방문기록을 찾아보기 위함)	조기의, 규칙적인 산전간호가 엄마와 태아의 건강을 증진시킨다.	산전진찰을 전혀 받지 않았거나, 불규칙적으로 받았거나, 임신 후반기에 받기 시작했다면 발견되지 않은 합병증이 있을 수도 있다.
분만예정일(estimated date of delivery, EDD): "아기가 언제 나올 예정인가요?"(임신이 만기에 달했는지를 알아 봄), "마지막 월경이 언제 시작됐나요?"(산모가 산전진료를 받지 않았을 경우 EDD를 계산하기 위함)	만삭임신: 임신 38~42주. 재태연령이 초음파나 다른 검사로 확진되거나 조정되었을 수도 있다.	아직 38주가 되지 않은 임신이나 42주가 넘은 임신은 태아나 신생아에게 더 많은 문제를 낳는다. 36주 전에 일어나는 진통은 산모와 태아에게 해가 되지 않으면 의사가 진통을 중단시키려 할 수도 있다.
임신, 출산, 유산관련 산과력: "임신 횟수는 몇 번입니까?", "아기는 몇 번 낳으셨나요?", "아기들은 만삭아였나요, 조산아였나요?" "지금 살아 있는 아이들은 몇 명인가요?", "유산이나 낙태를 하신 적이 있나요?", "아기들이 태어난 후에 문제가 있었나요?"(분만의 속도와 신생아의 문제를 예측하기 위함)	초산부보다는 경산부에게서 분만이 더 빠르게 진행될 수 있다.	5회 이상의 출산(초다산, grand multiparity)은 전치태반이나 산후출혈을 가져올 수 있다. 자연유산을 몇 번 했거나 이상이 있는 아이를 낳았던 산모는 선천성 결함을 가진 아이를 낳을 위험이 더 높다.
임신력(이번 출산에 영향을 줄지도 모르는 문제를 알아내기 위함)		
이번 임신: "이번 임신 동안에 고혈압, 당뇨병, 감염, 출혈 같은 문제가 있었나요?"	예상되는 합병증이 없다.	당뇨병이나 고혈압이 있는 산모는 태반의 혈류가 좋지 않아서 태아의 상태가 악화될 수 있다. 임신성 당뇨병 같은 이전 임신의 합병증들은 이번 임신에서도 재발할 수 있다. 제왕절개 후 질식분만(Vaginal Birth After Cesarean)을 계획하고 있는 산모는 더 많은 지지와 자신감을 필요로 한다.

표 12-1 분만 시 사정 지침*(계속)

사정, 방법(괄호 안의 내용은 이론적 근거)	일반적인(정상적인) 결과	주의해야 할 결과, 간호중재
이전의 임신: "이전의 임신에서 문제가 있었나요?", "다른 아기들은 질 분만이었나요, 제왕절개였나요?"	이전에 제왕절개를 했던 산모도 이번에는 진통과 질 분만(VBAC)을 시도할 수도 있다. 전에 난산이었거나 제왕절개를 했던 산모는 합병증 없는 진통과 분만을 했던 산모보다 불안이 더 클 수 있다.	VBAC가 드물지만 여러 가지 이유로 VBAC를 선택하는 경우가 있다.
기타: "저희가 당신을 더 잘 돌보기 위해 더 알아야 하는 것이 있나요?"	개방형 질문이 다른 질문으로 끌어낼 수 없었던 정보를 산모가 제공하게 하는 기회가 될 수 있다.	
진통 상태: "수축이 언제부터 규칙적으로 오기 시작했나요?", "진통이 온다는 생각이 든 건 언제였나요?"(진통이 시작된 시간을 좀 더 정확히 추정하기 위함)	산모마다 다르다. 진통이 시작될 때 바로 병원에 가는 산모들이 많다. 하지만 진진통이라는 확신이 들 때까지 기다리는 산모도 있다.	"진통"이 있은 지가 너무 오래 되었다고 말하는 산모는 아마도 가진통(전구진통) 단계에 있을 것이다. 이런 산모는 걱정과 비효율적인 수축으로 매우 지쳐있을 것이다.
수축: "수축이 얼마나 자주 오고 있나요?", "그 수축이 얼마나 오래 지속되나요?", "수축이 더 강해지고 있나요?", "우리가 얘기하는 동안에 수축이 오면 말해주세요."(수축에 대한 산모 자신의 주관적 평가를 들어봄. 간호사가 면담 중에 오는 수축을 촉진해 봄)	진통의 단계에 따라 다르다. 진통수축은 보통 규칙적이고 간격, 기간, 강도가 점점 증가한다.	불규칙적이거나 간격, 기간, 강도가 증가하지 않는 수축은 가진통일 가능성이 많다. 너무 잦거나 오랜 수축은 태반의 혈류를 감소시킬 수 있다. 수축과 수축 사이에 자궁이 충분히 이완되지 않는 것도 태반의 혈류를 감소시킬 수 있다.
막의 상태: "양수가 터졌나요?", "언제 터졌나요?", "그 액체가 어땠나요?" "나온 액체가 얼마나 되나요-콸콸 나왔나요, 똑똑 떨어졌나요?"(양막이 파열되었는지 알아봄. 조기파막 또는 지연된 파막의 가능성을 알아보게 함)	양막이 파열되면 대부분의 산모들은 확인하기 위해 병원에 간다. 아직 진통이 안 왔고, 만삭이 되어 양막이 파열되었으면 보통 몇 시간 이내에 진통이 시작된다.	양막이 파열되었는데 진통도 없고 만삭이 아니라면 내진을 하지 않는다. 산모의 입원 시의 상태를 알기 위해 의사가 질경으로 진찰할 수는 있다. 산모가 만삭이고 양막이 파열되었으면 분만을 유도할 수 있다.
알레르기: "음식, 약, 다른 물질에 알레르기가 있나요?", "라텍스에 알레르기가 있나요?", "어떤 반응이 오나요?", "치과치료를 받을 때 마취에 문제가 있었나요?"(사용할 약들에 대한 민감성을 조사함)	음식, 약, 다른 물질에 대해 알고 있는 모든 알레르기를 기록한다. 필요하면 산모에게 어떤 영향이 있었는지도 기록한다.	해산물, 요오드가 첨가된 소금, 조영제에 알레르기가 있다는 것은 요오드 알레르기가 있음을 의미한다. 많은 "준비" 용액들에는 요오드가 들어가므로 요오드가 첨가되지 않은 것들을 사용해야 한다. 라텍스 알레르기도 흔하다. 치과 마취약에 알레르기가 있다는 것은 국수마취제에 알레르기가 있음을 의미할 수 있다. 국소마취제는 주로 "-카인(-caine)"이라는 말로 끝나는 이름을 가지고 있다.
음식 섭취: "마지막으로 음식물을 섭취한건 언제인가요?", "무엇을 드셨나요?"(전신마취를 해야 할 경우에 가장 안전하게 할 방법을 찾는데 필요한 정보를 제공함, 수분 또는 에너지 부족의 가능성이 있는지 알아보기 위함)	산모가 언제 무엇을 마지막으로 먹었는지 기록한다. 액체와 고체 종류 모두를 포함시킨다.	너무 오랫동안 아무것도 안 먹었다고 하면 좀 더 자세히 물어본다. 예를 들어 "과자나 물안 드셨나요?"
최근의 질병 "최근에 아팠던 적이 있습니까?" "무슨 병이었나요?", "그래서 어떻게 했나요?", "최근에 전염병을 가진 사람과 접촉한 적이 있나요?"	대부분의 임신부들은 건강하다. 상부호흡기감염 같은 사소한 병에 가끔 걸리기도 한다.	요로감염은 조산과 연관성이 있다. 전염병 환자와 접촉한 산모는 병에 걸릴 수도 있고 병원의 다른 사람들을 감염시킬 수도 있다.
약: "처방약 드시는게 있나요?", "일반의약품이나 한약제를 사용하시는게 있나요?", "좀 거북한 이야기이지만 저희가 당신과 아기를 좀 더 잘 돌보기 위해, 혹 남용하시는 약물이나 불법약물이 있는지 말씀해 주시겠어요?"(약물에 대한 평가를 허락하고 처방받지 않은 사용에 대해 이야기하도록 격려함)	임신부에게는 일반적으로 산전 비타민과 철분이 처방된다. 산모가 복용하는 모든 약을 기록하되 마지막으로 복용한 시간과 양도 기록한다. 산모들은 보통 한약제를 약으로 여기지 않는다. 불법약물을 사용하는 산모는 압수당할까 두려워 그 사실을 숨기거나 줄여서 말한다.	산모가 복용한 약물들은 분만 중에 투여되는 약들, 특히 진통제나 마취제와 상호작용할 수도 있다. 약물남용은 엄마나 아기의 합병증을 낳을 수도 있다. 산모가 불법약물을 사용한다고 하면 언제 무엇을 마지막으로 복용했는지 물어 본다. 둘만 있는 자리에서 판단적이지 않은 태도로 물어보는 것이 정직한 대답을 이끌어 낼 수 있다.

표 12-1 분만 시 사정 지침*(계속)

사정, 방법(괄호 안의 내용은 이론적 근거)	일반적인(정상적인) 결과	주의해야 할 결과, 간호중재
담배나 알코올: "담배나 알코올을 사용하시나요? 하루에 몇 개나 피우세요?" "하루에, 아니면 일주일에 몇 잔이나 마시세요?"	산모는 담배나 알코올의 사용을 줄여 말할 수도 있다.	흡연을 많이 하는 산모의 아기는 저체중으로 태어날 수도 있고 분만 시 태반의 혈류가 부족할 수도 있다. 음주를 많이 하는 산모의 영아는 출생 시나 그 후에 태아알코올증후군을 보일 수도 있다.
출산계획(산모와 가족을 개인으로서 존중한다는 것을 보여주고 그들의 기대가 성취되도록 촉진함, 그들의 문화에 맞는 간호를 도모함)		
보호자 혹은 간병인: "분만 동안 누구와 함께 있고 싶으세요?" 그 사람을 어떤 호칭으로 불러야 할지 물어본다.	보통 배우자, 혹은 산모의 엄마, 언니, 아니면 친구일 것이다.	지지해 줄 사람이 별로 없는 산모는 분만 때와 분만 후에 더 강한 지지가 필요하다. 이런 산모는 영아와 애착관계를 형성하는 데 어려움을 겪을 수도 있다.
기타 지지자: "그 밖에 분만 때 함께 있고 싶은 사람이 있나요?"	산모가 함께 있고 싶어하는 다른 지지자가 있을 수도 있다.	
출산준비: "출산교실에 다녀 보신 적이 있나요?", "누가 함께 다녔나요?"	산모와 배우자가 함께 출산교실을 다녔거나, 스스로 공부했다면 이상적이다. 그 전 임신 때 출산교실을 다녔다고 해서 다음 임신 때도 다시 다니는 것은 아니다.	출산교실에서 교육을 받지 않은 산모는 분만 시 간단한 이완과 호흡 기법에 대한 교육이 더 필요하다. 배우자도 산모를 도울 기법을 배워야 할 것이다.
선호도: "이 분만에 대해 특별히 계획하신게 있나요?", "특별히 싫어하는 것이 있나요?", "아기 장면을 사진이나 동영상으로 남기고 싶으세요?"	특정한 중재에 대해서는 뚜렷한 소신을 가진 산모나 부부도 있다. 그런 예는 다음과 같은 것들이다. (1) 진통제나 마취제의 사용, (2)정맥주사선, (3)태아감시, (4)회음절개나 겸자의 사용	산모가 자신의 선호도에 대해 의료진에게 미리 얘기해두지 않았거나, 병원에서 어떤 중재를 사용할지 산모가 알지 못했을 때는 갈등이 생길 수 있다.
문화적 요구들: "당신은 아기를 낳을 때 세운 특별한 계획이 있나요?", "당신의 요구를 만족시키기 위해 우리가 무엇을 어떻게 도와드릴까요?"	아시아인과 히스패닉 문화의 여성들은 출산 후 "뜨겁고 찬" 이론에 따라 특별한 음식을 요구할 수 있다. 이들은 물이나 음료를 차갑게 마시지 않는다.	긍정적이고 자연적으로 문화의 생활방식을 받아들이도록 노력한다. 그 방식이 해롭다면 그 방식을 포기하지 않더라도 대안을 제시하고 설명해야 한다.
태아 평가		
목적: 태아가 건강하고 진통을 잘 견디고 있는지를 평가하기 위함		
태아심박수: 간헐적인 청진을 하거나 외부태아감시장치를 장착한다. 위험도의 상태나 분만의 단계에 따라 태아심박수를 기록한다. 다음이 가이드라인이 될 수 있다: 저위험군: 1시간마다(잠재기), 30분마다(활동기), 15분마다(2기) 고위험군: 30분마다(잠재기), 15분마다(활동기), 5분마다(2기)	만삭 시 평균 110~160bpm. 태아가 움직일 때는 보통 FHR가 증가한다.	다음과 같은 징후들은 태아 질식을 의미하므로 의사에게 보고하여야 한다. 1. 정상범위 밖의 태아심박수 2. 수축 후 맥박이 계속 느려짐 3. 태아가 움직일 때 맥박증가가 없음 4. 리듬이 불규칙함 의심스러운 점이 발견되면 태아심박수와 수축을 더 자주 사정해야 한다.
진통 상태		
목적: 진통이 시작됐는지, 출산이 임박한지 확인해 보기 위해 출산이 임박한 징후를 보이면 산모가 오자마자 이 사정을 해야 한다.		
수축(분만진행상태에 대한 객관적인 증거가 됨): 산모에게 진통 상태를 확인하고 한 손의 손가락들을 이용하여 촉진을 한다. 태아심박수를 사정할 때마다 수축도 사정해야 한다.	위의 면담 내용 참조	위의 면담 내용 참조. 수축이 강하거나 빠른 진행 보이면 자주 사정해야 한다.
내진(경관 개대, 소실, 태향, 태세, 선진부, 이슬, 양막의 상태를 평가함)	분만단계에 따라 다르다. 양막이 아직 그대로 있어서 선진부 위로 융기해 있으면 내진으로 태향을 판정하는 것이 불가능할 수도 있다.	출혈(이슬보다 더 많고 더 붉음)이 있을 때는 내진을 하면 안 된다. 36주 이하이고 진통이 아직 본격적이지 않을 때는 내진을 하지 않아도 된다. 내진을 하지 않은 이유를 의사에게 보고한다.

표 12-1 분만 시 사정 지침*(계속)

사정, 방법(괄호 안의 내용은 이론적 근거)	일반적인(정상적인) 결과	주의해야 할 결과, 간호중재
양막의 상태: 내진 때 액체가 흐르면 양막이 파열되었음을 의미한다. 멸균 질경으로 pH 검사나 양치형성검사를 할 수 있다(양막이 파열된 게 확실하면 검사하지 않아도 된다).	양수는 맑고, 가끔 태지 조각이 섞여 있을 수 있다. 특유의 냄새가 있긴 하지만 역겨운 냄새는 아니다. 검사지가 청록색이나 짙은 청색으로 변하면(pH 6.5 초과) 양막이 파열되었음을 암시하긴 하나 확실한 것은 아니다. 양치형성검사는 질 감염, 최근의 성교, 다른 요소들에 영향받을 가능성이 적으므로 양막파열에 대한 더 정확한 진단을 줄 수 있다.	양수에 초록빛이 도는 것은 태변일 수 있다. 이것은 태아가 위기에 처했거나 임신이 만삭을 넘었음을 의미할 수 있으며 태변흡입증후군의 위험에 처했을 수도 있다. 둔위인 태아의 초록이나 검은 색을 띤 태변은 반드시 태아에게 문제가 있음을 의미하진 않는다. 탁하거나 누르스름하거나 강한 냄새, 불쾌한 냄새는 감염을 의미할 수도 있다. 양수에 피가 섞여 있으면 태반부분박리를 의심할 수도 있다.
레오폴드 방법: 태아심박수를 사정하기 전에 사정할 가장 좋은 부위를 선택하기 위해 종종 행한다(태향과 태세를 알아냄. 내진과 함께 할 때 가장 정확함).	아두가 잘 굴곡된 두정위(선진두부)가 정상이다. 진통 중이 아닐 때는 태아의 머리가 쉽게 위로 올라간다('부유: floating'). 머리가 진입하고 나면 레오폴드 방법으로 위로 올라가지 않는다.	자궁저부에 둥글고 딱딱하고 자유롭게 움직이는 물체가 만져지면 이는 태아의 머리인데 태아가 둔위에 있다는 의미이다. 드문 경우이긴 하지만 태아가 자궁에 가로누워 있는 경우도 있는데 이것을 횡위라 부른다.
통증: 수축 중, 수축과 수축 사이의 통증을 주의해서 관찰한다. 수축을 촉진할 때 압통에 주의한다(정상적인 분만통인지 합병증에 의한 비정상적인 통증인지를 구별함).	수축 중에는 말로든 행동으로든 통증을 표시한다. 그러나 수축이 없을 때는 상대적으로 통증이 적어야 한다. 배꼽 주변의 피부는 일반적으로 민감하다.	통증이 계속 이어지거나, 자궁이 경직되어 있거나, 압통이 있으면 태반조기박리나 드물게 자궁파열 같은 합병증을 의미한다.
진찰		
목적: 산모의 전반적인 건강을 평가하고 출산 중이나 출산 후의 간호에 영향을 미칠 상태들을 파악함		
전반적인 외모: 피부색깔과 결, 영양상태, 휴식이나 피로의 정도를 관찰한다. 얼굴, 손가락, 다리의 부종을 진찰한다. 반지를 끼고 벗을 수 있는지 물어본다.	가진통, 태아의 활동, 빈뇨 등으로 수면에 지장을 받아 피로할 수도 있다. 다리의 경미한 부종은 임신 후기에 흔한 것이다.	창백한 것은 빈혈을 나타낸다. 얼굴과 손가락에 상당한 정도의 부종, 다리의 심한 부종(pitting edema)은 고혈압 질환인 자간전증과 관련될 때가 많다.
활력징후: 체온, 호흡, 맥박, 혈압을 측정한다. 체온은 4시간마다(체온이 높거나 양막이 파열됐으면 2시간마다), 혈압, 맥박, 호흡은 매시간마다 측정한다.	체온: 35.8~37.3℃ 맥박: 60~100bpm 호흡: 12~20회/분, 고르고 힘들지 않음. 혈압: 임신기의 기준선과 큰 차이 없음. 입원을 한 직후 혈압이 오르는 것은 일반적이나 30분 이내에 기준선으로 돌아온다.	비정상 결과가 있으면 의사에게 보고한다. 38℃ 이상의 체온은 감염을 의미한다. 맥박과 혈압이 높을 수도 있다. 극도로 불안하거나 통증이 있으면 맥박과 혈압이 상승할 수 있다. 수축기 140mmHg 이상 혹은 이완기 90mmHg 이상은 고혈압으로 간주된다. 산전진찰을 받지 않은 여성은 비교할 만한 기준선이 없다.
심음과 폐음: 청진기로 모든 분역을 청진한다.	심음은 깨끗하고 S_1과 S_2가 분명히 들려야 한다. 혈액량과 심장박출량의 증가로 인해 생리적 잡음이 흔히 들린다. 호흡은 고르고 힘들지 않고 호흡음은 깨끗해야 한다.	빠르고 깊은 호흡은 다음과 같은 과호흡 증상이 나타날 수 있다: 손가락이 저리고 경련이 옴, 입 주위가 무감각해진다.
유방: 큰 덩어리가 있는지 촉진한다.	유방이 꽉 찼고 결절이 있다. 유륜이 더 진해져 있다. 분만 시 초유가 새어 나올 수도 있다(맑고 끈적거리는 지푸라기 색깔의 액체).	큰 덩어리가 있으면 의사에게 보고한다.
복부: 레오폴드 수기와 태아심박수를 사정할 때 흉터가 있는지 확인한다. 보통 자궁저부의 높이는 검상돌기와의 관계를 보아 사정하는 것으로 충분하다.	임신선(튼살)이 흔하다. 흉터가 있으면 무슨 수술을 언제 받았는지 물어본다. 자궁저부는 만삭에서 보통 검상돌기 약간 아래에 있지만 산모의 키, 태아의 수나 크기에 따라 다양하다.	이전에 제왕절개를 했으면 의사에게 보고한다. 가로로 된 자궁의 흉터는 분만시에 파열될 위험이 거의 없다. 태아가 작아 보이거나 재태기간이 의심스러우면 자궁저부높이를 측정한다.
심부건반사(deep tendon reflex, DTR): 무릎반사(슬개반사)를 사정한다. 경막외 마취가 예정되어 있다면 정상적으로 슬개반사보다 강하지 않은 상완의 심부건반사도 입원 시 사정해야 한다.	경련없이 기운차게 움찔하거나 근육수축이 지속되면 정상이다. 정상범위 내에서 감소된 반사를 보이는 경우도 있지만 적어도 한 번의 경미한 경련이라도 있어야 한다. 비만한 사람은 건 위에 있는 지방조직 때문에 반사가 적게 나타날 수도 있다.	반사가 없거나(황산마그네슘을 복용하고 있지 않는 한 드물) 과다반사가 있으면 보고해야 함. 과다반사와 간헐적 경련(간대, 발등을 굽혔을 때 계속 톡톡거리는 것)는 임신성 고혈압과 관련이 있고 발작이 올 수 있다.

표 12-1 분만 시 사정 지침*(계속)

사정, 방법(괄호 안의 내용은 이론적 근거)	일반적인(정상적인) 결과	주의해야 할 결과, 간호중재
중간뇨 검체: 계량봉(dipstick)으로 단백질과 포도당의 농도를 측정한다. 얼마나 기다려야 하는 지는 설명서의 지시사항을 따른다. 산모가 오랫동안 먹지 않았거나 토하고 있으면 케톤도 측정한다. 요분석을 할 때는 새로운 표본을 보낸다.	단백질이 검출되지 않거나 미량만 검출됨. 포도당과 케톤이 검출되지 않음.	단백뇨는 임신성 고혈압과 관련이 있으나 때로는 요로감염, 혹은 표본이 질 분비물에 오염된 탓일 수도 있다. 포도당뇨는 당뇨병과 관련이 있다. 케톤뇨는 잘 관리되지 않은 당뇨병에서, 혹은 에너지 요구를 채울만큼 충분한 탄수화물을 먹지 못했을 때 나타난다.
검사실 검사: 산전진찰을 받았던 산모는 입원검사가 그렇게 많이 필요하지 않다. 일반적인 검사에는 다음과 같다.		
1. 전혈검사(Complete blood cell count) 또는 병동에서 하는 적혈구 용적률	1. 헤모글로빈(Hb)이 10.5g/dL 이상, 적혈구 용적률(Hematocrit) 33% 이상	1. 이것보다 수치가 낮으면 분만 시의 정상적인 출혈에 대비한 엄마의 저장량이 충분치 않음을 의미한다.
2. 혈액형과 Rh 인자	2. Rh 음성이고 산전진찰을 정기적으로 받은 산모는 Rh 항체가 생기는 것을 예방하기 위해 임신 28주에 면역 글로불린을 투여받는다.	2. Rh 음성인 엄마는 태아가 Rh 양성이면 출산 후 면역글로불린이 필요하다.
3. 매독 혈청검사. 다른 일반입원검사들에는 혈청 HIV, 질 임질과 클라미디아, 질(GBS) 검사가 있다. 산전진찰을 받지 않은 산모에게는 통상적인 약물검사도 시행한다.	3. 모든 것에서 음성이어야 한다. GBS 검사는 임신말기의 산전진찰에서 했을 수도 있다.	3. 양성검사는 태아가 감염되었을지도 모르므로 출생 후 치료가 필요함을 의미한다. 산모도 치료를 아직 받지 않았다면 받아야 한다. GBS가 양성이면 신생아가 질에 있는 박테리아에 감염되는 것을 막기 위해 산모에게 항생제를 투여한다.

*산전간호를 받았던 산모는 이것들 중의 많은 정보가 이미 산전기록에 올라가 있다. 간호사는 그것을 확인하고, 필요하면 업데이트 하기만 하면 된다.
bpm, Beats per minute 분당비트
GBS, group B *Streptococcus* 연쇄구균 B혈청군
HIV, human immunodeficiency virus 인체면역결핍바이러스
VBAC, vaginal birth after cesarean 제왕절개 후의 질 분만

- 산모와 보호자의 이름
- 산전진찰을 받은 경우 의사의 이름
- 임신과 출산의 횟수(질 분만이었는지 제왕절개였는지도 포함)
- 양막의 상태
- 분만예정일
- 이번 임신이나 이전 임신에서의 문제
- 약, 음식, 다른 물질들에 대한 알레르기
- 먹거나 마신 내용물과 시간
- 산모의 활력징후와 태아심박수
- 통증: 부위, 강도, 악화시키거나 경감시키는 인자들, 지속시간, 지속적인지 간헐적인지, 견딜만한 정도인지 아닌지

초점사정 결과가 정상이고 출산이 임박하지 않았다면 더 포괄적인 입원 사정을 계속한다. 초점사정 결과 출산이 임박했거나 다른 급박한 결과가 발견되면 의사에게 즉시 통보한다.

이해하기

3. 산모가 산과에 입원할 때 가장 먼저 사정해야 할 3가지는 무엇인가?
4. 태아심박수 사정에서 안심할 만한 징후는 무엇인가?
5. 어떤 것이 보이면 산모가 곧 출산할 것이라는 뜻인가? 간호사는 그때 어떻게 해야 하는가?

이해하기 정답

3. 간호사는 여성이 병원이나 출산센터에 올 때 산모와 태아의 상태 그리고 출산하는 곳과의 근접성을 신속하게 평가해야 한다. 신속한 사정에는 산모의 활력징후, 태아의 심음과 양상, 진통의 진행을 점검하는 것이 포함된다.
4. 태아심박수를 사정할 때 정상적인 리듬과 함께 아래로는 110bpm, 위로는 160bpm 사이의 범위에 있으면 안심할 수 있다. 계속적인 태아전자감사모니터로 태아심박수를 사정할 때 기준선으로부터 심음상승이 있고 안심할 수 없는 심음하강이 나타나지 않으면 안전하다. 또한 중등도의 변이성이 있어야 한다.
5. 여성이 아래로 힘을 주고 한쪽 엉덩이로 앉거나 급하게 자신의 아기가 태어날 것 같다고 하면 임박한 출산이 의심되어야 한다. 그런 경우에 간호사는 초기의 사정을 요약하고 출산 후 다른 정보들을 수집해야 한다.

(4) 자료 사정

간호사는 초점사정뿐만 아니라 산모, 태아, 보호자도 사정한다.

기본 정보. 분만실 입원을 위해 필요한 정보는 보통 다음과 같은 정보들이 포함된다.

- 병원에 온 이유(예: 자궁수축, 양막파열)
- 산전진찰: 언제 시작했는지, 가장 최근에 언제였는지, 의사는 누구인지
- 분만예정일
- 임신, 출산, 자연유산, 인공유산의 횟수
- 알레르기: 약, 음식, 라텍스, 그 외 다른 물질들
- 음식섭취: 무슨 음식을 언제 먹었는지
- 건강력, 수술력, 임신력
- 최근의 질환과 치료
- 처방약, 일반의약품
- 보완대체요법: 한약제나 식물약제의 사용과 목적
- 알코올, 담배, 불법약물의 사용
- 진통에 대한 산모 자신의 주관적 평가
- 통증관리법을 포함한 출산계획
- 지지자들: 누구이고 역할은 무엇인지
- 잠재적인 가정 폭력(산모가 혼자 있을 때 질문)
- 정신사회적 건강 사정: 우울, 불안, 자살시도 경험
- 기타: 영양 사정

산모들은 종종 분만실에 보호자들과 함께 내원하여 입원수속 때 보호자가 있어 주기를 바란다. 그러나 다른 사람 들 앞에서 잠재적인 가정폭력이나 이전의 임신, 출산과 같은 민감한 문제에 대해 묻는 것을 조심해야 한다. 산모는 낙태를 했을 수도 있고 아기를 낳아 입양 보냈는데 사 람들이 모르고 있을 수도 있기 때문이다. 가정폭력을 행사하는 사람 앞에서 가정폭력에 대해 물으면 산모는 즉시 부인할 것이고 이것은 산모에게 위험한 결과를 초래할 수 있다. 기밀성, 안전, 정확성을 위해 민감한 질문들은 산모가 혼자 있을 때 한다.

태아사정. 내진과 레오폴드 수기를 함께 사용해 태향과 태세를 사정한다(**절차 12-1**). 태아심박수는 간헐적인 청진이나 외부 감시장치, 또는 두 가지 모두 사용하여 사정한다. 간호사는 양수의 색깔과 냄새, 입원 전에 양막이 파열되었으면 그 시간까지 기록한다.

분만진행 상태. 수축 양상, 내진, 양막파열 검사에 의해 분만진행 상태를 판정한다. 수축은 촉진(**절차 12-2**)이나 전자감시장치 혹은 둘 다로 사정한다. 경부 개대와 소실, 태아의 하강 정도, 태향과 태세는 내진으로 사정한다. 질에서 액체가 명백하게 흐르고 있지 않다면 양막이 파열됐는지의 여부도 내진으로 확인한다. 산모가 현재 출혈 중일 때는(이슬 외에) 내진이 출혈을 악화시킬 수 있으므로 금지한다. 조산이거나 출혈 중일 때는 내진보다는 질경으로 하는 검사가 안전하다.

신체검사. 산모의 전반적인 건강을 사정하기 위해 간단한 신체검사를 한다. 부종의 여부와 위치, 복부의 흉터와 저부의 높이도 관찰한다.

> **이해하기**
>
> 6. 간호사가 양막이 파열되었는지에 확신이 없다면 어떤 검사를 할 수 있는가?(표 12-1)
> 7. 어떤 자궁수축이 태반 혈류를 감소시키는가?(절차 12-2)

> **이해하기 정답**
>
> 6. pH 검사와 현미경으로 양수의 양치 모양을 보는 검사는 간호사, 조산사, 의사가 여성의 양막이 파열되었는지를 판단하도록 돕는다.
> 7. 고긴장성 수축(hypertonic contractions, 너무 자주, 너무 길게 또는 불충분한 이완기)은 태반에서 또는 태반으로 오는 혈류를 감소시킨다. 이는 태아의 산소화와 노폐물 제거를 방해한다.

(5) 입원절차

주치의에게 알림. 사정을 한 다음 간호사는 주치의에게 산모의 상태를 알리고 처방을 받는다. 의사에게 제공해야 할 정보는 다음과 같다.

- 임신, 출산, 유산(자연유산, 인공유산), 조산과 만삭출산
- 분만예정일과 저부높이
- 자궁수축양상
- 내진결과
  - 경부 개대와 소실
  - 태향과 태세
  - 선진부의 하강도
- 태아심박수 양상
- 산모의 활력징후
- 산모나 태아 상태에 관한 이상, 우려되는 결과
- 통증, 불안, 진통에 대한 그 밖의 반응

동의서 확인. 산모는 마취, 질 분만, 제왕절개, 수혈, HIV 검사 같은 분만을 위한 처치들에 서명한다. 산모가

절차 12-1 레오폴드 수기(Leopold's Maneuvers)

목적: 태아의 위치와 자세를 파악하고, 태아의 심음이 들리는 부위를 발견하기 위함

1. 산모에게 절차를 설명하고 각 단계마다 발견된 결과와 이론적 근거를 알려준다(정보를 제공하고, 산모를 교육하고, 사정결과가 정상일 때 산모를 안심시키기 위함).
2. 산모에게 소변을 본 다음 똑바로 누워 무릎을 약간 구부리게 한다. 작은 베개나 타월을 말아 한쪽 엉덩이 밑에 넣는다(방광이 가득 차 있으면 촉진할 때 산모가 불편함을 느낄 뿐만 아니라 간호사가 치골 윗부분에서 태아를 촉진하는 감각이 떨어진다. 무릎을 구부리면 복근이 이완되어 촉진에 도움이 된다. 자궁을 전위시키면 대동맥과 대정맥이 압박되어 태반의 혈류가 감소되는 일을 방지해 준다).
3. 따뜻한 물로 손을 씻고, 분비물과 접촉할 것 같으면 장갑을 낀다(촉진자의 손이 차가우면 산모가 불편해할 뿐만 아니라 복근이 긴장하게 된다).
4. 당신이 주로 쓰는 손을 산모에게 제일 가까이 두고 산모의 머리를 마주 보면서 그녀 옆에 선다.
5. 1단계: 자궁저부를 촉진한다. 태아의 엉덩이는 머리보다 더 부드럽고 모양이 불규칙하다. 태아가 엉덩이를 움직이면 몸통도 함께 움직인다. 머리는 둥글고, 엉덩이보다 더 단단하고, 더 균일한 모양이다. 머리는 몸통 전체를 움직이지 않고도 움직여진다(두위와 둔위를 구별함. 만약 태아가 두위에 있다면 엉덩이가 자궁저부에서 느껴지고 둔위에 있다면 머리가 자궁저부에서 느껴진다).

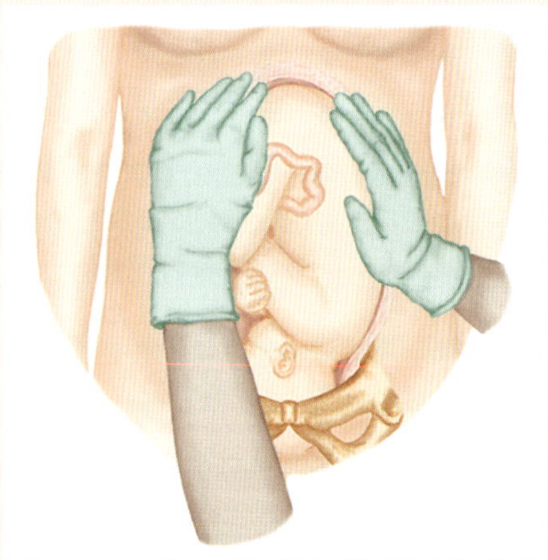

6. 2단계: 왼손을 자궁의 한 쪽에 계속 두고 있으면서 오른손으로 자궁의 그 반대쪽을 촉진한다. 이번에는 오른손을 그곳에 계속 두고 있으면서 왼손으로 그 반대쪽을 촉진한다. 부드럽고 볼록한 표면이 태아의 등이다. 마디처럼 느껴지는 부분이 태아의 팔, 다리인데 촉진 시에 태아는 팔, 다리를 움직일 수도 있다(어느 쪽이 등이고 어느 쪽이 팔, 다리인지 구별함).

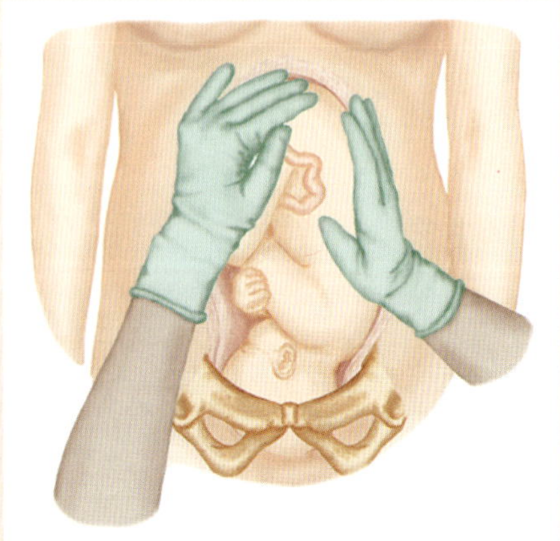

7. 3단계: 치골결합 부위를 촉진한다. 자궁저부에서 엉덩이를 촉지했다면 이 부위에 단단하고 둥근 머리가 있을 것을 예상한다. 선진부를 검지와 엄지로 살짝 움켜 잡아본다. 선진부가 위로 움직이면 아직 진입하지 않은 것이다(첫 번째 조작에서 식별된 태위를 확인함. 선진부가 엄마의 골반에 진입했는지 아닌지를(아두의 대횡경선이 0점 지점보다 위에 있는지, 아래에 있는지를) 확인한다.
8. 태아가 둔위이면 네 번째 수기를 생략한다. 두위일 때만 아두굴곡 여부를 판단하기 위해 행해진다.

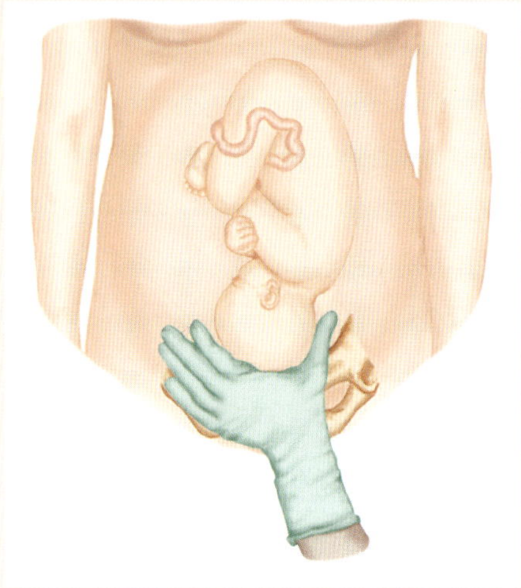

9. 4단계: 산모의 발을 보고 선다(제10번 조작은 이 자세가 가장 편함).
10. 손가락이 골반의 입구를 향하게 하고 양손을 자궁의 양쪽에 놓은 다음 그대로 손을 골반 쪽으로 미끄러지듯 내려본다. 한쪽 손은 치골결합의 가장자리로 쉽게 미끄러져 내려가지만 다른 손은 막힌 곳을 만나는데 이것이 머리의 융기부이다(아두의 굴곡 혹은 신전을 식별함). 아두가 굴곡되었으면 두정위이고 신전되었으면 안면위이다. 만약 머리가 굴곡되었으면 머리융기(이 경우엔 이마)가 태아의 등과 반대쪽에서 촉진된다. 만약 머리가 신전되었으면 머리융기(이 경우엔 뒤통수)가 태아의 등과 같은 쪽에서 촉진된다.

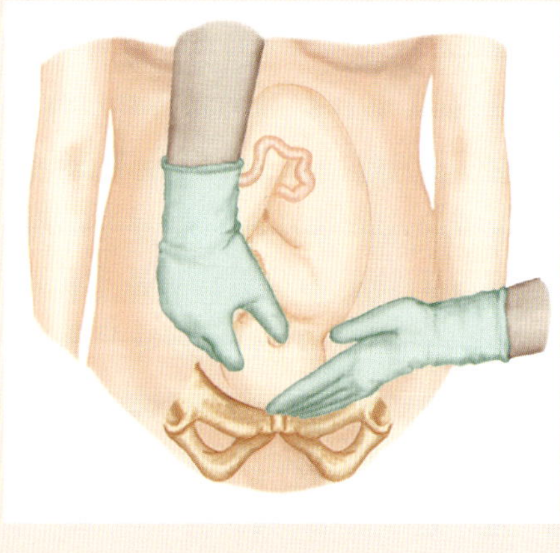

절차 12-2 수축 촉진하기

목적: 수축 양상이 진진통인지 아닌지 판정하거나 산모나 태아의 건강을 위협하는 비정상적인 수축을 찾아내기 위해

1. 태아심박수를 사정하는 동시에 적어도 세 번 연속으로 수축을 사정한다. 저 위험군의 산모에 대한 최소한의 사정 빈도는 다음과 같다.
   a. 잠재기에는 한 시간마다
   b. 활동기와 이행기에는 30분마다
   c. 2기에는 15분마다
   (비정상결과가 나오면 더 자주 사정한다. 적어도 세 번 연속으로 사정하면 수축의 패턴을 더 잘 볼 수 있다. 외부 감시장치를 사용할 때는 정기적으로 수축을 촉진한다. 두꺼운 복부지방, 엄마의 자세, 태아의 자세로 인해 외부 감시장치가 보여주는 강도는 정확하지 않을 수도 있기 때문이다.)
2. 한쪽 손의 손가락끝을 자궁저부 위에 놓고 살짝 압력을 가하면서 움직이지 말고 가만히 있는다(손가락 끝은 자궁이 수축하기 시작할 때를 가장 잘 느낀다. 산모가 수축을 느끼는 곳은 보통 하복부와 등이지만 수축은 대개 저부에서 시작된다. 손을 자꾸 움직이면 불필요하게 수축을 자극하게 되어 정확한 사정에 방해가 된다).
3. 각각의 수축이 시작되는 시간과 끝나는 시간을 주목한다.
   a. 한 수축이 시작되는 시간과 그 다음 수축이 시작되는 시간을 측정하여 수축의 빈도를 계산한다.
   b. 각 수축의 시작점과 끝점을 초 단위로 측정하여 수축의 지속시간을 계산한다.
   c. 한 수축의 끝점과 그 다음 수축의 시작점을 측정하여 수축과 이완시간을 계산한다(진통이 진행되면서 수축의 빈도, 강도, 지속시간이 증가해야 한다).
4. 수축이 가장 강할 때 자궁을 눌러 보아 얼마나 들어가는 확인하여 수축의 강도를 평가한다.
   a. 수축이 경미할 때는 손가락으로 누르면 자궁이 쉽게 들어간다. 그 딱딱함은 코끝과 비슷한 느낌이다.
   b. 수축이 중간 정도일 때는 손가락으로 눌러도 자궁이 쉽게 들어가지 않는다. 자궁의 딱딱함은 턱 정도로 느껴진다.
   c. 수축이 강할 때에는 자궁이 "나무 덩어리" 같은 느낌이 들고 손으로 눌러도 좀처럼 들어가지 않는다. 자궁의 딱딱함은 이마 정도로 느껴진다. 진통은 점점 강해져야 한다. 그렇지 않다면 진진통이 아니거나 기능부전성 분만일 수 있다.
5. 다음과 같은 고긴장성 수축을 의사에게 보고한다.
   a. 수축 간의 간격이 2분이 안 되거나 10분에 5번을 초과하는 진통
   b. 지속시간이 90~120초를 넘는 수축
   c. 이완기가 30초보다 짧음
   d. 수축과 수축 사이에 자궁이 완전히 이완되지 않음(과다자궁활동 융모사이공간에 혈액을 공급하는 혈관들을 눌러 태반의 혈류를 감소시킨다).

분만 시 영구불임수술을 원한다면 난관결찰(양쪽자궁관 묶기)를 위한 동의서에 따로 서명해야 한다. 분만 시의 불임수술에 대해서는 분만 전에 동의서를 받아야 하지만, 난관결찰을 하면 영구적으로 불임이 된다고 분만 시에 다시 설명한 후에 산모의 의사를 다시 확인해야 한다. 신생아의 처치와 포경수술에 관한 동의서도 입원 시에 받아야 한다.

검사실 검사. 정기적으로 산전진료를 받았던 산모는 특별히 필요한 경우에만 검사실 검사(laboratory tests)를 한다. 산전진료를 받지 않았거나 받은 지 오래된 산모는 더 많은 검사가 필요하다. 병동에서 직접하는 간단한 검사에는 다음과 같은 것들이 있다.

- 손가락에서 채취한 혈액으로 하는 적혈구 용적률 검사
- 단백질과 포도당 농도를 측정하기 위한 중간뇨 표본 검사(보통 의사에게 통보하기 전에 실시함)

정맥주사. 큰 카테터(18G나 그 이상)로 정맥내(intravenous, IV) 주사를 시작한다. 식염수 잠금장치(saline lock)는 진통 초기에 걸어 다닐 때 방해가 되지 않고 수액이나 약을 주입해야 할 때 바로 사용할 수 있으므로 편리하다. 계속적인 수액 주입은 탈수를 예방하거나 감소시켜 주고 경막외차단마취에 필요하다. 젖산이 포함된 링거액처럼 전해질을 가진 용액이 흔히 사용된다.

(6) 입원 후의 사정

초기 사정 후에 산모가 본격적인 진통에 들어갔는지 분명하지 않을 때는 산모를 관찰한다. 한두 시간 후에 경부가 점진적으로 변화를 보이면(개대, 소실 혹은 둘 다) 본격적인 진통이 시작된 것이다. 관찰기에도 초기 진통처럼 산모와 태아를 사정해야 한다. 입원 사정 후에도 위험 정도와 옥시토신 자극이나 경막외 마취 같은 중재를 받고 있는지에 따라 산모와 태아를 규칙적으로 사정해야 한다. 지속적인 사정에서 명심해야 할 것들은 다음과 같다.

태아사정(fetal assessments). 태아사정은 태아가 안녕한지, 위태로운지 알기 위함이다. 태아사정의 중요한 요소는 태아심박수(fetal heart rate, FHR)와 그 양상, 양수의 양상과 특징이다. 태아심박수와 양수의 이상은 태아의 가스교환이나 감염에 문제가 있음을 의미하기 때문이다.

태아심박수(fetal heart rate). 태아심박수는 간헐적 청진이나 전자태아감시로 사정할 수 있다. 사정과 기록의 빈도는 산모와 태아의 위험도와 분만의 단계에 따라 달라진다.

자연양막파열(spontaneous rupture of membranes,

SROM)이 일어날 수도 있고, 아니면 의사가 양막절개술을 수행할 수도 있다. 양막이 파열되면 적어도 1분간 태아심박수를 사정해야 한다. 많은 양수가 배출되면서 제대에 문제가 발생하며 그 결과 제대를 통한 혈류가 압박되거나 중단될 수 있기 때문이다. 양막파열에 대한 차트를 작성할 때는 시간, 태아심박수, 양수의 특징과 양을 기록한다.

양수는 맑아야 하고 크림처럼 흰색인 태지를 함유하고 있을 수도 있다. 탁하거나 누렇거나 역한 냄새가 나는 양수는 감염을 암시한다. 초록색 양수는 태아가 출산 전에 태변을 보았음을 의미하는데 정확한 원인은 밝혀져 있지 않지만 일시적인 저산소증에 대한 반응이라 여겨진다. 양수에 태변이 많이 섞여 있을 때는 신생아가 태어나면 호흡기 흡인을 더 많이 한다.

양수의 양은 대략적인 용어로 기록된다. 예를 들어 만삭을 기준으로 1,000mL 이상이면 "많음"으로, 500~1,000mL는 "보통"으로, 알아보기 힘들 정도로 똑똑 떨어지면 "미량"으로 기록한다. 만약 양막이 파열될 때 태아가 이미 골반 안으로 내려와 있으면 태아의 머리 앞에 있는 소량의 양수가 먼저 나오고(전양수, 자궁목양수) 나머지는 출생 때 나올 수도 있다.

3) 산모 사정

활력징후나 수축 같은 일부 산모 사정은 태아의 건강에도 관련된다.

(1) 활력징후

이상이 발견되면 의사에게 알리고 더 자주 사정한다(표 12-1).

자궁수축. 촉진이나 전자식 태아감시장치로 자궁수축(contractions)을 사정할 수 있다(10장 참조).

진통경과. 자궁경부의 개대와 소실, 태아의 하강을 체크하기 위해 규칙적으로 내진을 한다(그림 12-1). 내진의 빈도는 산모의 출산력, 양막의 상태, 분만의 전반적인 진행속도에 따라 다르다. 회음부의 미생물들이 회음부에서 자궁으로 상행성 감염이 일어나지 않도록 내진은 필요시에만 한다.

섭취와 배설량. 경구와 정맥주입으로 들어가는 것을 섭취량으로 기록하고 모든 소변량을 배설량으로 기록한다. 진통이 임신부의 요의를 저하시킬 수 있으므로 간호사는 방광팽만을 사정하기 위해 2시간 간격이나 더 자주 치골결합 윗부분을 확인한다.

분만 후기에는 태아의 머리가 산모의 직장을 압박하여 많은 산모들이 변의를 느낀다. 진통 중에 갑자기 산모가 대변이 마렵다고 하면 간호사는 태아의 머리가 보이는지 회음부를 살펴야 한다.

분만에 대한 반응. 경막외 마취를 받지 않았다면 진통이 심해지면서 산모의 행동에 변화가 온다. 대화를 잘 안 하게 되고 간호사가 함께 있으면서 안심시켜 주기를 더욱 바라게 된다.

진통과 진통에 대한 대처능력은 산모마다 다르다. 추가적인 진통완화 방법이 필요한지 간호사는 끊임없이 사정한다. 산모가 진통완화방법이 필요함을 암시하는 행동에는 다음과 같은 것들이 있다.

- 약이나 경막외 마취 같은 진통법을 구체적으로 요구함
- 지금의 방법이 효과가 없다고 함
- 수축이 올 때 근육을 긴장시키고 등을 구부림
- 수축이 없을 때도 근육이 긴장해 있음
- 긴장한 표정, 침대에서 데굴데굴 구름
- "못 견디겠어요"라고 표현함

(2) 산모의 반응을 지지하기

진통은 보호자(혹은 배우자)에게도 스트레스가 된다. 보호자도 불안해지거나 두렵거나 피곤해질 수 있다. 아내를 보호하고 도와주고 싶은데 그렇게 할 능력이 없는 것처럼 느낄 수도 있다. 이 스트레스에 대처하는 방법은 배우자들마다 다르다. 조용히 앉아서 괴로워하거나 불안하게 서성거리고 오랫동안 나가 있거나 잠시도 쉬기를 거부하는 경우도 있다.

간호사는 진통과 분만 동안 배우자가 함께 있는 것을 장려하고 가치 있게 여겨야 한다. 하지만 어떤 문화에서는 출산은 여자의 일이므로 남자가 함께 있는 것이 바람직하지 않게 받아들여질 수도 있다. 간호사는 부부의 문화와 가치관을 존중하고 그들의 결정에 따라야 한다.

보호자가 산모의 부모이거나 친구인 경우도 있다. 간호사는 분만 중에 있는 산모를 돕는 누구나 때로는 불안과 무력감을 느낀다는 것을 기억해야 한다. 누가 산모의 곁에 있든지 그를 존중하고 지지해 주는 것이 그로 하여

목적

양막이 파열되었는지 알기 위해
경관소실과 개대를 알기 위해
선진부, 태향, 하강 정도를 알기 위해

방법

산과에서 신규간호사를 훈련할 때 외에, 일반적으로 경험이 없는 간호사는 내진을 하면 안 된다.

장비

무균장갑, 무균윤활제. 양막이 파열됐는지 알아보기 위해 pH 면봉이나 니트라진 시험지를 사용할 예정이면 검사결과에 영향을 주지 않도록 윤활제는 사용하지 않는다.

손의 위치

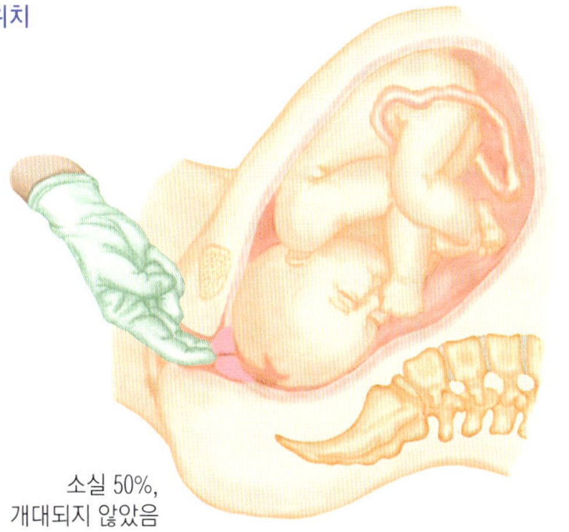

내진에는 검지와 중지를 사용한다. 미생물이 질 속으로 침입하지 않도록 다른 손가락들은 질 바깥에 둔다.

양막이 파열되었는지 확인하기

태아의 선진부 위에 미끄러운 막 같은 것이 만져지면 양막이 아직 그대로 있는 것이다. 양수가 새는 것이 보이지 않는다.

태아의 선진부 위로 미끄럽고 액체로 가득 찬 풍선같은 것이 느껴지면 양막이 팽륜된 것이다. 양막이 팽륜되어 있을 때는 선진부를 분명히 느끼기가 힘들다.

경부와 선진부를 만질 때 질에서 액체가 배출되면 양막이 파열된 것이다.

경부의 소실과 개대를 평가하기

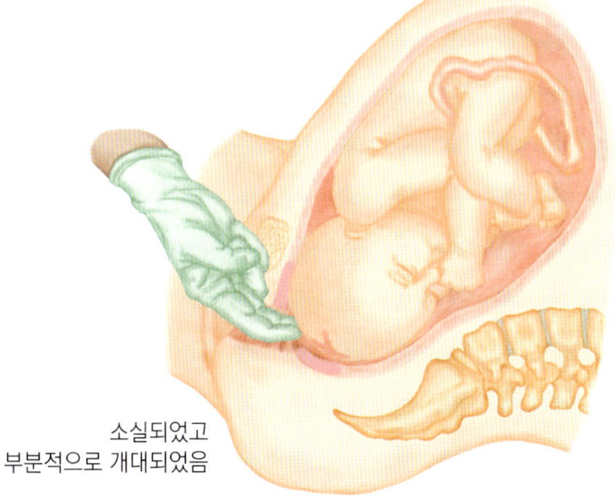

경부의 두께로 소실을 판정한다. 경부가 소실되지 않았을 때는 길이가 약 2cm이다. 경부의 길이가 1cm이면 50% 소실되었다고 말한다. 소실은 퍼센트(0~100%)로 나타낸다.

경부 입구에 손가락을 대어 보아 개대를 판정한다. 보통 여성의 검지는 평균 직경이 1.5cm이다.

선진부를 확인하기

두위에서는 매끈하고 단단하고 둥근 태아의 두개골이 느껴진다. 둔위에서는 물렁거리고 불규칙적인 볼기가 느껴진다. 양막이 파열되었고 태아가 둔위에 있다면 걸쭉하고 초록색이나 검은색의 태변을 배설할 수도 있다(둔위에서 태변이 있다고 해서 반드시 태아 상태의 악화를 의미하는 것은 아니다. 태아의 다른 징후들도 사정해 보아야 한다).

태향을 평가하기

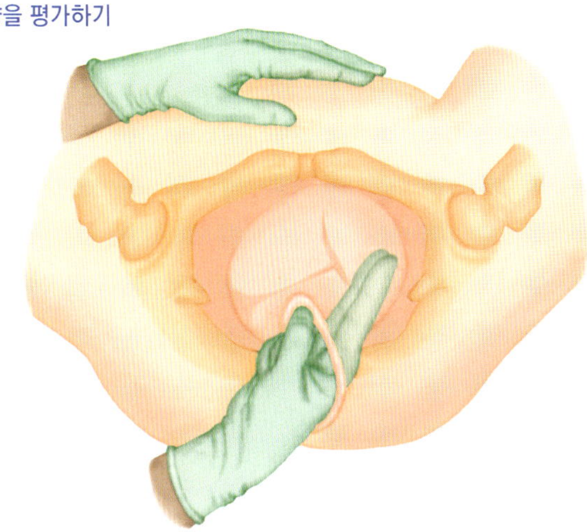

두위에서는 태아의 두개골이 만져지는지 확인한다. 두정위에서는 보통 후천문(뒤숫구멍, 소천문)이 만져지는데 이것은 3개의 봉합선(2개의 인자봉합선과 1개의 시상봉합선)이 만나 삼각형을 이루는 지점이다. 대천문(앞숫구멍)은 머리가 굴곡이 잘 안되었거나, 진통 말기에 아두신전이 일어나지 않으면 만져지지 않는데 그것은 4개의 봉합선(한개의 시상봉합선, 한개의 전두봉합선, 두개의 관상봉합선)이 만나 다이아몬드 모양의 함몰을 이룬 것이다.

선진부 하강을 평가하기

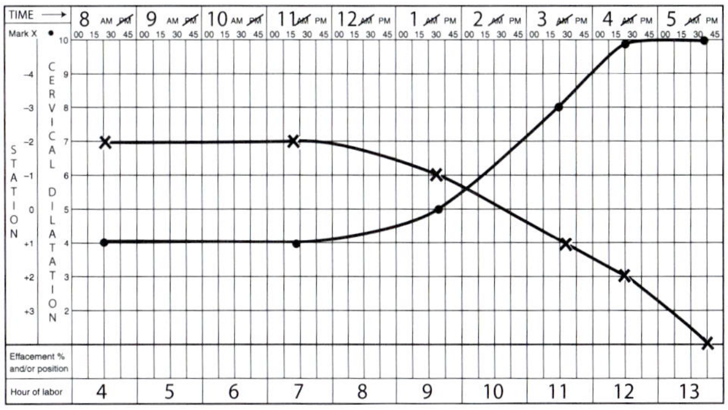

분만진행기록지에 그래프로 표기된 질 내진 결과(프리드만 곡선)

그림 12-1 분만 시 내진

금 산모를 잘 돕도록 하는 것이며 산모와 보호자가 출산을 긍정적인 경험으로 보게 될 가능성을 높이는 것임을 명심하도록 한다.

이해하기

8. 합병증이 없는 분만에서는 태아심박수를 얼마나 자주 사정해야 하는가? 양막이 파열된 후에 태아심박수를 사정해야 하는 이유는 무엇인가?
9. 양수가 초록색, 탁함, 노란색, 역한 냄새와 같은 특징을 가지는 것은 무엇을 의미하는지 각각 설명한다.
10. 진통 시에 내진을 자주 하는 것이 왜 바람직하지 않은가?
11. 무엇을 보면 산모가 진통관리에 추가적인 도움이 필요함을 알 수 있는가?

이해하기 정답

8. 합병증이 없는 분만의 경우 일상적인 태아심박수 사정은 잠복기 동안 매시간, 활동기, 이행기 동안 30분마다, 그리고 분만 2기에는 15분마다 기록된다. 양막파열 후 태아의 제대가 양수의 배출과 함께 빠져 나왔는지 또는 산모의 골반과 태아의 선진부 사이에 압박이 있는지 발견하기 위해 태아심박수가 사정되어야 한다.
9. 초록색 양수는 태변을 포함하고 있고 이는 순간적인 저산소증에 대한 반응에 의해 태아로부터 나왔을 수 있다. 흐리고 노랗고 악취가 나는 액체는 양수의 감염을 암시한다.
10. 빈번한 질 내진은 미생물이 회음 부위로부터 자궁안으로 침입할 수 있기 때문에 감염을 초래할 수 있다.
11. 산모는 비약물적 조치들이 효과가 없다고 표현할 수 있으며, 자궁수축 동안과 수축 사이에 근육 긴장을 보여주고, 긴장된 얼굴 표정을 가지고 통증을 참을 수 없음을 표현할 수 있고, 경막외 진통제(epidural analgesia)나 다른 약물을 포함한 다른 통증 관리 조치를 구체적으로 요청할 수 있다.

2. 간호과정의 적용: 가진통 또는 초기 진통

1) 사정

간호사가 관찰했을 때 산모의 진통이 본격적인 진진통이 아닐 때도 있다. 모든 것이 정상이고 양막이 아직 파열되지 않았다면 산모는 대개 집으로 돌아간다. 분만단계가 초기 잠재기이면 퇴원해서 활발한 진통이 올 때까지 기다리게 되는데, 특히 초산부이고 병원에서 가까이 살고 있을 경우에는 퇴원할 수 있다.

2) 진단

산모는 진통이 진진통인지 가진통인지를 분간할 수 없을 때 당황할 수 있다. 진진통이라고 확신하지 못해서 산모가 병원에 늦게 가는 경우도 생길 수 있다. 가진통을 경험하는 산모에게 적용될 수 있는 간호진단은 '지식부족: 진진통의 특징들'이다.

3) 계획

이 간호진단에 대한 성과는 산모와 보호자가 분만실에 와야 하는 이유를 설명할 수 있는 것이다.

4) 중재

(1) 안심시키기

관찰 후 집으로 돌아가야 하는 산모는 당황스럽고 자신이 잘 모른다는 생각이 들 수도 있다. 심지어 전문가들도 가진통과 진진통을 혼동할 때가 있다고 안심시킨다. 또한 명백한 경부 개대는 아직 일어나지 않았지만 경부의 연화 같은 분만을 위한 중요한 준비가 임신 말기에 일어난다고 설명한다. 초기 잠재기는 서서히 진통이 강해지면서 활동기로 진행할 수 있다. 혹은 강도와 빈도가 갑자기 변하면서 활동기가 될 수도 있다.

(2) 교육하기

언제 병원에 다시 와야 하는지를 다시 상기시키고 걱정되는 점이 있을 때는 언제든지 병원에 오라고 말해 둔다. 가진통을 착각해서 병원에 오는 것이 진통이 시작되고 나서 병원에 늦게 오거나 합병증이 생길 때까지 집에 있는 것보다 더 좋다고 교육한다. 산모의 신체가 출산을 위한 마지막 준비를 하고 있음을 상기시킨다.

5) 평가

산모와 보호자는 언제 병원에 와야 하는지를 말할 수 있어야 한다. 예를 들면 진통이 규칙적으로 올 때, 양수가 새어 나올 때, 이슬이 아닌 출혈이 있을 때, 태동이 감소할 때이다.

3. 간호과정의 적용: 진진통

입원사정으로 산모가 진진통이 시작했는지, 가진통인지 밝혀질 것이다. 분만 기간은 활동적인 과정이므로 진통이 진행됨에 따라 간호진단과 관련된 문제들은 계속 바뀔 수 있다. 이 장에서는 태아의 산소화, 산모의 불편감, 모체의 손상을 다룬다.

분만 중에는 간호진단들이 서로 연관되어 있다. 예컨대

불안이 증가하면 이완을 방해하여 진통 완화 방법들의 효과를 감소시킨다. 또 산모의 체액결핍은 태반으로 순환되는 혈액이 부족해지기 때문에 태아의 산소화를 방해할 수 있다.

4. 간호과정의 적용: 태아의 산소화

1) 사정

태아의 안녕에 대한 사정은 다음과 같은 것들이 포함된다(표 12-1, 글상자 12-1).

- 태아심박수
- 양막이 파열된 시각, 양수의 양과 특징
- 엄마의 활력징후
- 수축-기간, 간격, 강도, 이완기 간격과 이완기압

2) 진단

산모의 저혈압, 고혈압, 고열, 지나치게 강하고 긴 수축(강직성), 제대압박 등은 태아의 산소, 영양소, 노폐물 교환을 방해할 수 있다. 건강한 태아는 일반적으로 진통을 잘 견디므로 간호사는 문제가 생기지 않는지 주의하고 관찰하면 된다. 그러므로 이 상황에서 협력적인 문제는 '잠재적인 합병증: 영아 급사의 위험'가 될 것이다.

글상자 12-1 응급분만 돕기

경험이 없는 간호사는 경험 있는 간호사를 보조하는 역할을 한다. 병원 밖에서 계획에 없이 출산을 하는 일은 흔하지 않지만 일어날 수 있는 일이다.

어떤 장소에서든 응급분만에서 우선순위가 되는 것
- 산모와 신생아의 상해 가능성을 방지하거나 감소시킨다.
- 출생 후 신생아의 기도와 체온을 유지한다.

응급출산을 대비하기
- 그림 12-7과 12-8의 분만순서를 숙지한다.
- 병동에 응급분만팩이 어디에 비치되어 있는지 알아둔다.

분만 중
- 호출버튼을 누르거나, 산모의 배우자에게 사람을 불러오도록 하고, 당신은 산모의 분만을 도우며 산모 곁에 머문다. 부부의 불안을 감소시키려면 간호사가 침착해야 한다.
- 혈액이나 다른 분비물과의 접촉을 피하기 위해 장갑을 착용한다. 감염의 위험을 제거하기 위해 무균장갑을 착용하는 것이 좋다. 하지만 이 상황에서 간호사는 단지 아기를 "받을" 것이고 침습적인 절차를 하지 않을 경우 깨끗한 장갑도 무방하다.

출산 후
- 아기의 색깔과 호흡을 관찰하여 문제 여부를 확인한다. 분비물은 bulb syringe로 흡인한다.
- 아기 몸의 물기를 닦고 엄마와 피부를 맞대게 눕힌다. 산모와 아기를 따뜻한 담요로 덮어 체온을 유지시킨다.
- 자궁수축을 촉진하도록 아기에게 젖을 빨리도록 한다. 자궁수축은 태반만출을 촉진하고 출혈을 멈추며 젖을 나오게 한다.

반드시 기억해야 하는 것

태아 질식을 암시하는 상태

- 만삭 태아의 정상 범위인 110~160bpm을 벗어나는 태아심박수, 혹은 전자식 태아감시에서 태아심박수의 변화가 보이지 않음
- 태변이 섞인(초록색) 양수
- 탁하고 누렇고 고약한 냄새가 나는 양수(감염을 의미함)
- 수축이 지나치게 잦거나 오래감(태반의 혈류를 감소시킴)
- 수축과 수축 사이의 간격이 30초가 안 되고 자궁이 충분히 이완하지 못함(태반의 혈류를 감소시킴)
- 산모의 저혈압(엄마의 대뇌와 심장에 충분한 관류를 하기 위해 태반으로 혈액을 덜 보내게 됨)
- 산모의 고혈압(태반의 융모사이공간에 혈액을 공급하는 나선동맥에 혈관경련수축을 일으킴)
- 산모의 열(38℃ 이상)

3) 계획

계획에는 (1) 정상적인 태반 기능 촉진, (2) 문제를 살피고 의사에게 보고하는 간호책무가 포함된다.

4) 중재

(1) 태반의 기능 촉진

정상 분만 동안 태반의 기능을 촉진시키는 방법은 산모의 자세이다. 앙와위에서는 자궁이 하대정맥과 대정맥을 압박하여 태반의 혈류를 감소시키기 때문에 진통 중 앙와위는 피해야 한다. 카테터 삽입 등의 시술을 위해 앙와위로 누워야 한다면 한쪽 엉덩이에 작은 베개나 접은 담요를 괴어 자궁을 전위시켜 태반의 혈류를 유지시킨다.

(2) 태아의 악화와 관련된 상태 관찰

태아의 악화와 관련된 상태들이 발견되면 생리적 원인을 제거하기 위한 중재를 제공하고 의사에게 알린다.

5) 평가

분만이 진행되는 동안 산모와 태아의 실제 자료를 정상 기준과 비교한다. 태아에게 더 이상 손상된 징후가 보이지 않는다면 결과는 평가 기준을 충족하게 된다.

5. 간호과정의 적용: 불편감

1) 사정

분만 중인 산모의 지속적인 사정에 대해서는 표 12-1을 참조한다.

2) 진단

진통에 대한 반응과 통증관리법에 대한 선택은 산모마다 다르다. 통증을 어떻게 다스릴 것인지를 스스로 선택하고 지지를 받는 산모는 출산에 대해 스스로 통제력을 가지고 있다고 느끼게 된다. 통증이나 그 외 분만의 신체적 요구들을 잘 관리한 산모는 분만 경험을 긍정적인 것으로 기억하게 될 것이다. 보호자도 분만 경험에서 보다 높은 만족감을 얻을 것이다. 간호사의 역할은 산모와 보호자에게 다양한 통증완화법을 가르쳐 주고 그들이 어떤 방법을 선택하든 그들의 결정을 지지해 주고 평가하는 것이다.

진통과 불안은 연관된 간호진단이다. 지나친 불안은 진통에 대한 내성을 떨어뜨리고, 진통은 불안을 가중시킨다. 간호사는 사정자료들을 분류하여 주된 문제가 무엇인지 파악한다. 예를 들어 지난 번 출산에서 안 좋았던 경험들이 있고, 산모가 "불안하다, 걱정이 된다."고 이야기한다면 불안이 주된 문제이다. 그러나 수축이 강하고 진통이 빠르게 진행 중이라면 진통이 주된 문제가 된다. 여기에서는 이 두 개의 간호진단 중에서 "자궁수축과 관련된 통증"을 다룬다.

3) 계획

진통을 완전히 없애는 것은 실현 불가능한 계획이다. 그러므로 다음 내용들이 진통에 대한 적절한 목표와 기대되는 결과가 될 것이다.

1. 산모가 스스로 택한 통증완화법이 만족스럽다고 말하고 다른 방법이 필요하면 간호사에게 말할 것이다.
2. 퇴원 시 보호자가 분만지지를 제공한 것에 대해 만족감을 표현할 것이다.
3. 퇴원 시 산모가 자신의 출산 경험을 긍정적인 것으로 표현할 것이다.

4) 중재

분만통증 관리에는 안위 증진을 위한 호흡법, 약물요법과 통증을 완화하기 위한 다양한 방법들이 포함된다(11, 13장 참조).

(1) 안위 제공

일반적인 방법은 산모가 이완하고 대처 기술을 사용하는 능력을 억제하는 환경들을 최소화하는 것이다.

조명. 머리 바로 위의 밝은 조명은 통증 중에 있는 사람을 불편하게 하지만 부드러운 간접조명은 마음에 여유를 준다. 밝은 조명은 출산 같은 정상적인 사건보다는 병원 분위기를 연상시키므로 머리 위의 밝은 조명은 필요할 때만 사용하도록 한다. 산모가 어두운 방을 원한다면 손전등을 사용하는 것이 편리하다.

온도. 진통은 힘든 일이므로 진통 중에 있는 산모는 덥고 땀이 난다. 산모의 얼굴과 목에 차갑고 젖은 수건을 대주면 도움이 된다. 찬 물수건을 많이 준비해 두고 자주 갈아 준다. 발이 차갑다면 양말을 신어야 한다. 선풍기로 방의 공기를 순환시키고 산모의 얼굴에 바람이 가도록 하는 것도 좋은 방법이다. 선풍기 바람이 출산 후 아기에게 가지 않도록 주의한다. 직접적인 선풍기 바람은 아기에게 저체온증을 일으킬 수 있기 때문이다.

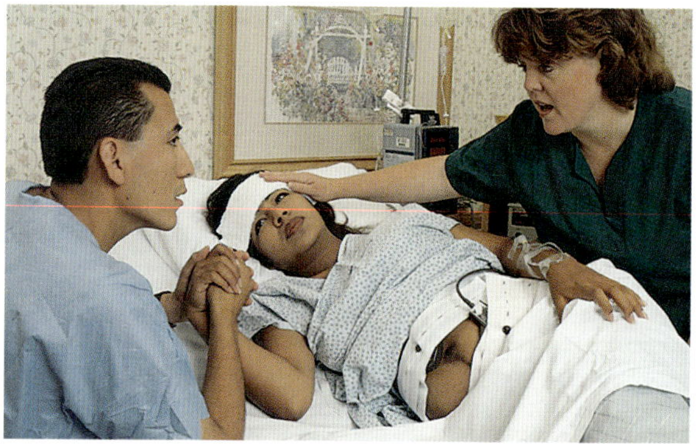

그림 12-2 시원한 물수건을 산모가 원하는 곳에 대어 주면 수축이 없는 동안 이완하는 데 도움이 된다.

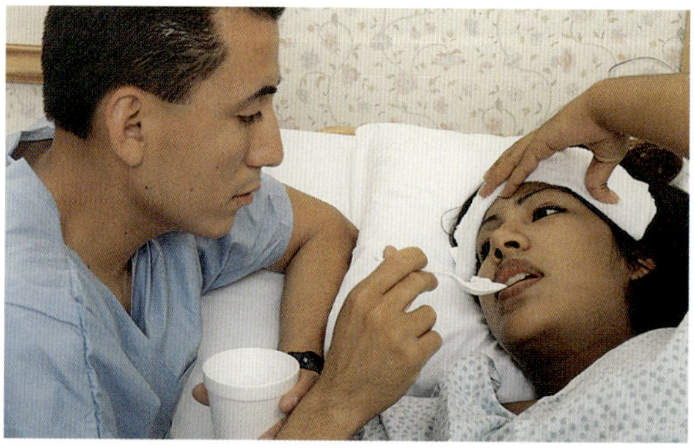

그림 12-3 진통 중인 여성들은 대부분 건조한 입을 적셔주는 얼음조각을 좋아한다.

청결. 진통 시에 산모의 질에서 이슬과 양수가 분비된다. 산모가 보송보송하고 쾌적하게 느끼도록 가운과 시트를 갈아준다. 분만 후기에는 이것조차 번거롭게 여기는 산모도 있으므로 산모의 의사에 따른다. 미생물들이 질로 들어가지 않도록 회음 패드를 정기적으로 교체한다. 패드 하나만 두는 것보다는 타월을 접어서 놔두면 많은 양의 양수를 흡수할 수 있다.

구강관리. 입이 말라 불편할 때는 얼음조각, 주스로 만든 아이스바, 딱딱한 막대사탕 등이 도움이 된다. 이를 닦거나 헹구기만 해도 쾌적함을 더해 준다. 립밤도 입술에 수분을 공급하므로 유용하다.

방광. 방광이 차 있으면 진통 시에 통증이 더 심해지고 태아의 하강을 지연시킨다. 경막외 마취가 시작된 후에도 지속되는 통증은 방광 때문일 수 있다. 산모에게 소변을 보도록 상기시켜 주고 치골결합 윗부분을 2시간 간격으로 확인한다.

체위. 불편을 덜어주고 분만 진행에 도움이 되는 자세가 있다. 산모가 편하게 느끼는 어떤 자세든(앙와위 제외) 가능하다고 설명하고 자세를 자주 바꾸라고 교육한다(그림 12-4). 진통 중에 움직이거나 자주 자세를 변경하면 통

분만 1기의 자세

서기

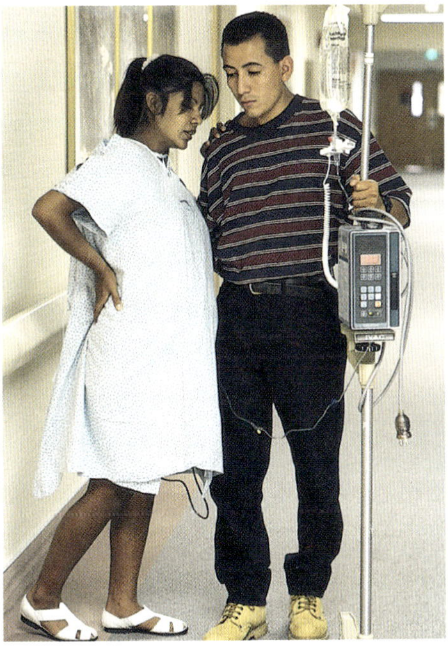

장점
- 수축의 힘에 중력을 더해 주어 태아의 하강을 촉진함
- 수축이 덜 고통스럽고 더 효과적임
- 변이형: 뭔가에 기대 몸을 앞으로 숙이고 서 있으면 태아가 천골갑(엉치뼈곶) 앞쪽으로 멀어지기 때문에 요통이 감소된다.

단점
- 장시간 있으면 피곤해짐
- 산모가 복도에서 걸어 다니고 있고 원격측정법이 없으면 전자식 태아감시장치를 계속적으로 사용할 수 없음

간호중재
- 산모가 정맥수액을 맞고 있으면 이동식 수액걸이대를 준다.
- 피곤해지면 다른 자세로 바꿔가면서 서 있게 한다.
- 태아심박수와 분만 진행 상태를 확인하기 위해 언제 방으로 돌아와야 하는지를 일러 둔다.

상체를 세운 좌위

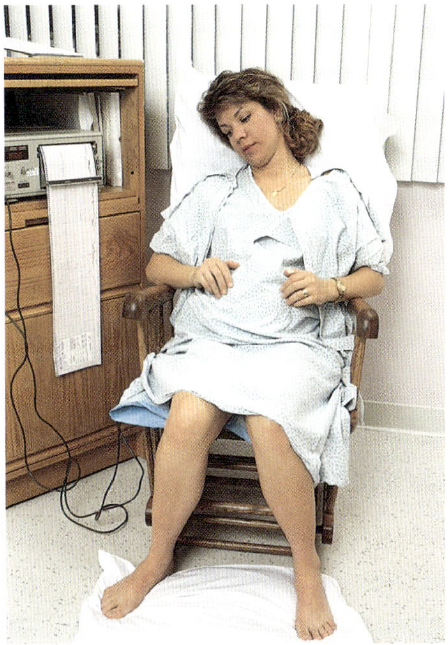

장점
- 중력을 사용하여 태아의 하강을 도움
- 침대 한쪽에, 의자에, 변기에 앉을 때 이 자세를 사용할 수 있음
- 계속적인 태아감시장치를 사용할 수 있음
- 앙와위저혈압증후군을 피할 수 있음

단점
- 치골상부 불편감
- 수축이 최대한의 효과를 거두려면 산모가 이 자세와 다른 자세를 번갈아 가면서 취해야 함

간호중재
- 흔들의자가 부드럽게 흔들리도록 한다.
- 의자에 베개를 놓고 그 위에 일회용 패드를 깔아 분비물을 흡수하게 한다.
- 다리가 짧은 산모에게는 다리가 허공에 떠 있지 않도록 발 밑에 베개나 발받침을 놓아 준다.
- 주기적으로 자세를 바꾸어 준다. 예를 들어, 걸었다가 앉았다가 옆으로 앉는 자세를 반복할 수 있다.

그림 12-4 진통 시 산모의 자세

분만 1기의 자세

상체를 앞으로 기울인 좌위

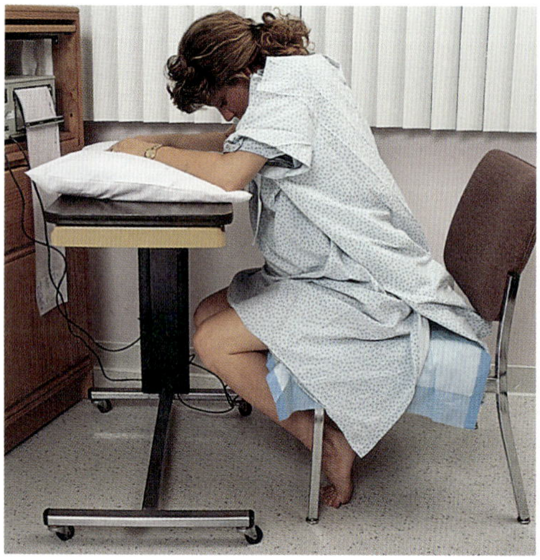

장점
- 앉을 때와 동일
- 태아가 천골갑에서 앞으로 떨어지기 때문에 요통이 경감됨
- 요통을 덜어주기 위해 보호자나 간호사가 등을 쓸어 주거나 천골갑을 눌러 줄 수 있음

단점
- 앉을 때와 동일

간호중재
- 앉을 때와 동일

반좌위

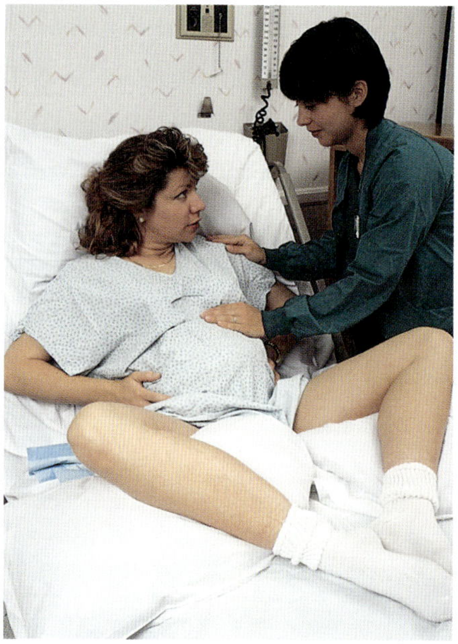

장점
- 앉을 때와 동일
- 자궁의 종축이 골반입구와 일직선상에 있어서 수축의 힘이 골반을 통해 가장 효과적인 방향으로 작동함

단점
- 앉을 때와 동일
- 앞으로 기대는 자세만큼 통증을 경감시켜 주지 못함

간호중재
- 앉을 때와 동일
- 침대를 30~45° 올린다.
- 요통이 있으면 딴 사람이 등을 쓸어주거나 천골을 지압할 수 있도록 앞으로 기대거나 옆으로 누우라고 한다.

그림 12-4 진통 시 산모의 자세(계속)

증을 감소시키고, 산모와 태아의 순환을 촉진하며, 수축의 강도와 효율성을 높이고, 분만 시간을 단축시켜 주며, 태아의 하강을 도와주고 회음 외상 가능성과 회음절개의 필요성을 감소시킨다[Association of Women's Health, Obstetric and Neonatal Nurses(AWHONN), 2008; Zwelling, 2010]. 상체를 똑바로 세우고 자주 자세를 변경하고 앞으로 기대어 척추를 C자 모양으로 만드는 것이 통증해소에 도움이 된다.

태아의 후두(뒷머리)가 산모의 천골갑(엉치뼈곶)을 압박할 때(후두후향태위) 요통(허리진통, back labor)이 발생한다. 요통은 진통제만으로는 완전히 감소하지 않는다. 손과 무릎으로 기는 자세, 분만공을 끌어안는 자세처럼 태아를 천골갑에서 멀어지게 하는 자세가 요통을 감소시키고 분만의 내회전을 촉진시킨다. 산모가 앉아있거나 앞으로 기댈 때 사용할 수 있는 더 작은 분만공도 있다.

보행은 경막외 마취를 한 산모에게는 적절하지 않다. 그 외에도 경막외 마취를 한 산모에게 안전하지 않은 자세들이 있다. 하지만 현대적인 분만대는 발받침, 쪼그리고 앉을 때 잡는 막대, 머리와 발의 높낮이 조절버튼 등이 부착되어 있어 여러 가지 방법을 시도할 수 있다. 경막외 마취를 한 산모는 30~45분마다 자세를 변경한다(Zwelling, 2010).

분만 1기의 자세

측위

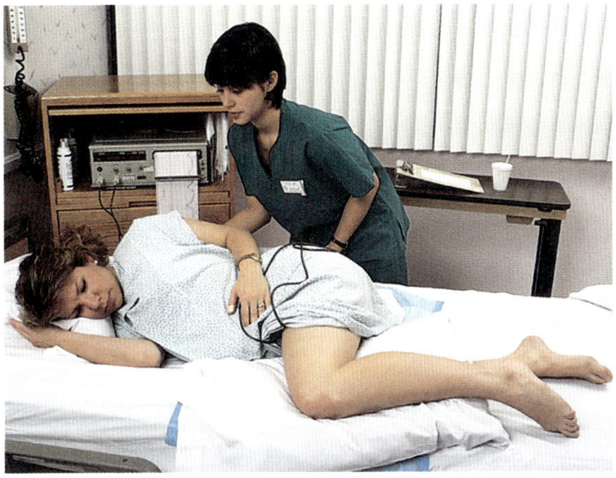

장점

- 쉴 수 있는 자세
- 앙와위저혈압증후군을 방지하고 태반 혈류를 촉진시킴
- 다른 자세보다 수축이 잦지는 않지만 더 효과적임
- 계속적인 태아 감시장치를 사용할 수 있음

단점

- 태아의 하강을 돕기 위해 중력을 사용할 수 없음

간호중재

- 다른 자세에 비해 수축이 잦지는 않지만 더 효과적이라고 산모와 보호자에게 말해 준다.
- 산모가 피곤해서 쉬기를 원할 때 이 자세를 취하게 해 준다.
- 등과 윗쪽 팔, 무릎 사이에 베개를 넣어 받쳐주고 압박을 방지한다.
- 무릎 사이에 넣는 베개에 일회용 패드를 깔아 분비물을 흡수하도록 한다.
- 어떤 산모는 윗쪽 다리를 침대 난간에 걸치고 싶어한다. 이럴 때는 침대 난간을 담요로 덮어 압박을 방지한다.
- 산모가 누워있고 싶어할 때는 태반 혈류를 촉진하기 위해 이 자세를 사용해야 한다.

무릎 꿇고 앉아서 뭔가에 기대 상체를 앞으로 기울임

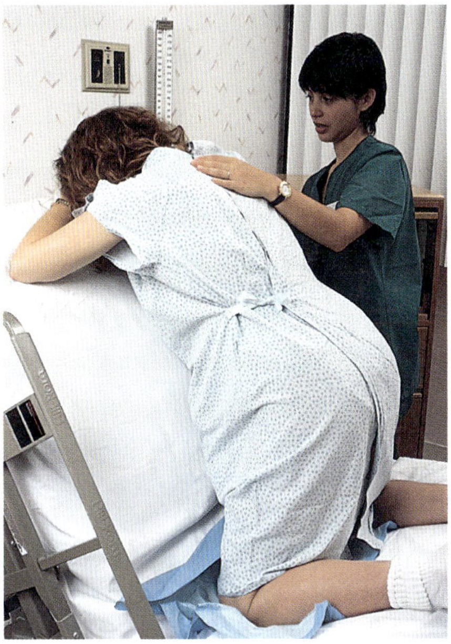

장점

- 수축의 힘에 중력을 더해 주어 태아의 하강을 촉진함
- 태아가 천골갑에서 앞으로 떨어지기 때문에 요통이 경감됨
- 요통을 덜어주기 위해 보호자나 간호사가 등을 쓸어 주거나 천골을 눌러 줄 수 있음
- 계속적인 태아 감시장치를 사용할 수 있음
- 분만의 정상적인 기전을 촉진함

단점

- 무릎이 피곤하거나 불편해짐
- 장시간 있으면 피곤해짐

간호중재

- 침대머리를 올려서 산모가 침대머리를 향해 무릎 꿇은 상태에서 거기에 상체를 기대도록 한다.
- 또 다른 방법은 보호자가 의자에 앉고 산모가 그 앞에 무릎을 꿇고 앉아 그 보호자에게 상체를 기대는 것이다.
- 필요하면 산모의 무릎과 가슴에 베개를 받쳐준다.
- 피곤하면 자세를 바꿔 준다.

그림 12-4 진통 시 산모의 자세(계속)

물. 샤워나 욕조, 월풀 목욕은 산모에게 이완 효과를 준다. 그러나 잠재기에는 목욕이 진통의 진행을 방해할 수도 있다. 목욕은 활동기가 시작되었거나 비효율적인 자궁수축이 계속되어 산모가 매우 지쳤을 때 사용해야 한다. 샤워나 월풀 목욕으로 유방이 자극되면 천연 옥시토신이 분비되어 수축을 자극한다.

(2) 교육하기

분만 중에 있는 산모를 교육하는 것은 쉬운 일이 아니다. *분만 1기.* 경부가 4~5cm 개대되는데 몇 시간이 걸린다는 사실에 산모들은 실망한다. 또한 이후 5cm가 개대되는 데도 처음 5cm 만큼의 시간이 걸릴 것이라고 생각할 수 있지만, 경부가 완전히 개대되는 시간은 처음 5cm가 개대되는 시간의 2/3가 소요된다. 활동기에는 개대 속도가 증가하기 때문이다.

힘을 주고 싶은 욕구는 보통 경부가 완전히 개대, 소실되고 태아가 +1 지점 이하로 내려와서 내회전할 때 생긴다. 그러나 분만 2기 전에 자궁이 완전히 개대되지 않았는

분만 1기의 자세

두 손과 무릎으로 기는 자세

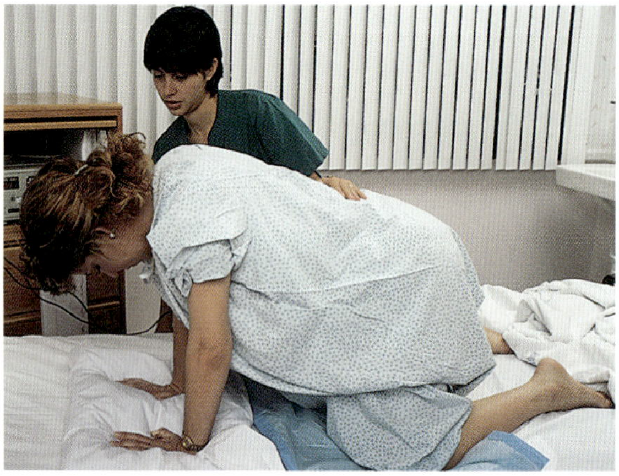

장점

- 태아가 천골갑에서 복부쪽으로 이동하기 때문에 요통이 경감됨
- 요통을 덜어주기 위해 보호자나 간호사가 등을 쓸어주거나 천골을 눌러 줄 수 있음
- 분만의 정상적인 기전을 촉진함
- 산모가 요통을 덜기 위해 골반흔들기를 할 수 있음

단점

- 산모의 손(특히 손목)과 무릎에 통증이 있을 수 있음
- 장시간 있으면 피곤해짐
- 어떤 산모들은 이 자세를 어색해함

간호중재

- 가끔 덜 피로한 자세로 바꿔 준다.
- 요통이 있는 산모가 이 자세를 꺼려하면 이 자세로 혼자 있게 해 준다.
- 환자 가운을 앞뒤를 바꿔서 하나 더 입히면 등과 엉덩이를 가려 줄 수 있다. 하지만 산모가 너무 더워할 수도 있다.
- 무릎을 꿇고 침대 모서리에 기대는 것도 한 방법이다. 이 변이형은 손목과 손의 부담을 덜어준다.

분만 2기에 힘을 주기 위한 자세

쪼그리고 앉기

서 있기

- 이 자세는 피곤을 더할 뿐 아니라 산모의 회음부에 접근하기가 용이하지 않다. 분만이 급속히 진행되면 아기가 바닥에 떨어질 수 있으므로 산모의 발밑에 패드를 깔아 둔다. 중력이 태아의 하강을 도와준다.

두 손과 무릎으로 쪼그리는 자세

- 장점과 단점은 1기 때와 같다. 이 자세에서는 지적 부위가 보통 때와 비교해 위 · 아래가 바뀌므로 의료진은 주의해야 한다.

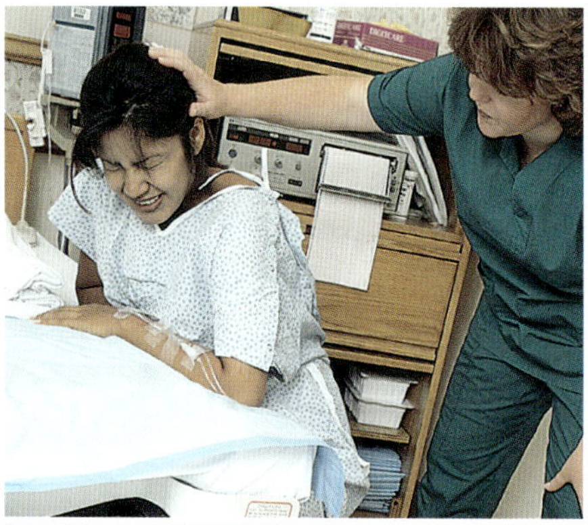

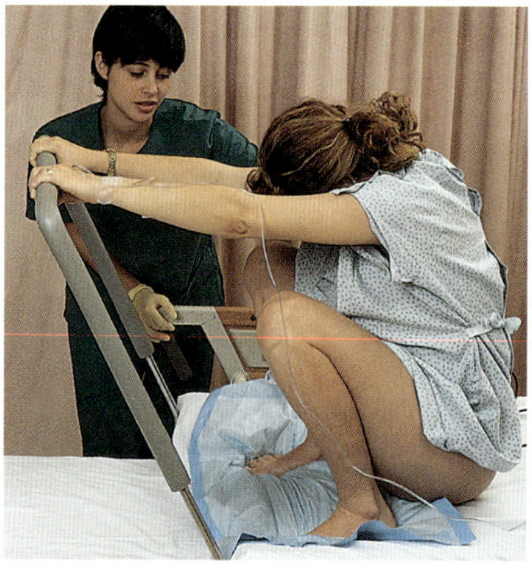

장점

- 요통을 덜어주기 위해 보호자나 간호사가 등을 쓸어주거나 천골을 눌러 줄 수 있음
- 수축의 힘에 중력을 더해 주어 태아의 하강을 촉진함
- 골반의 곡선을 약간 펴주어 태아가 좀 더 똑바로 내려올 수 있게 해 줌
- 골반의 면적을 약간 넓혀줌
- 분만 2기에 효과적인 힘주기 노력을 촉진함

단점

- 오래 구부리고 있으면 무릎과 엉덩이가 불편해질 수 있음
- 장시간 있으면 피곤해짐

간호중재

- 쪼그리고 앉을 때 붙잡을 수 있도록 침대에 부착된 지렛대를 주든지, 산모의 양쪽에서 두 사람이 붙잡아 주도록 한다.
- 피곤해지면 수축이 없는 동안 상체를 뒤로 젖혀 앉게 한다.

그림 12-4 진통 시 산모의 자세(계속)

분만 2기에 힘을 주기 위한 자세

반좌위

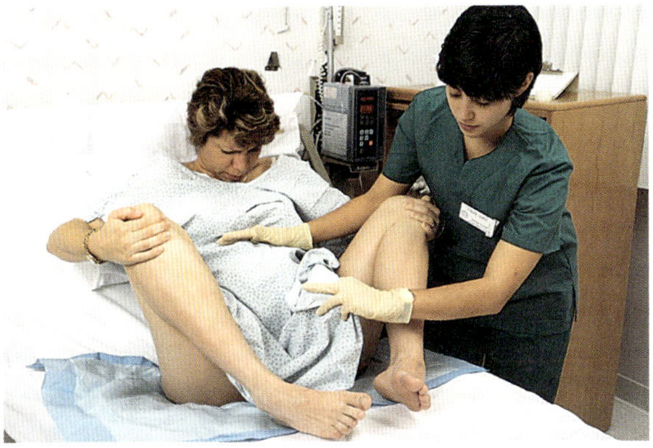

이 자세는 등을 기대게 되므로 많은 산모들이 선호한다. 회음부를 관찰할 수 있으므로 의료진에게도 편한 자세이다. 중력이 태아의 하강에 도움이 되도록 등을 적어도 30~45° 높인다. 힘을 주어야 할 때는 무릎을 굽혀서 가슴쪽으로 당기고 고개를 숙여 등을 "C"자로 만들어야 한다.

측위

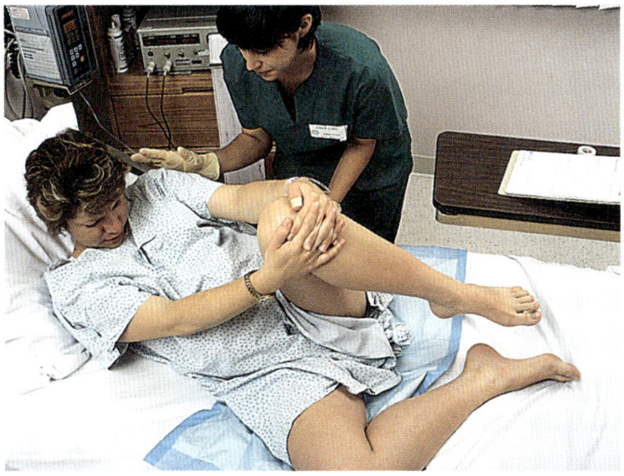

힘을 주어야 할 때는 턱을 가슴에 갖다 붙이고 자궁을 껴안듯이 몸을 동그랗게 만다. 힘을 줄 때는 또한 양쪽 무릎, 혹은 위에 있는 한쪽 다리의 무릎을 구부려서 당겨 준다.

그림 12-4 진통 시 산모의 자세(계속)

데 태아가 많이 하강하여 힘을 주고 싶은 욕구가 생길 때도 있다. 보통 이 시점에서 8~9cm 확장되어 있는 경부가 밑으로 가해지는 압력에 쉽게 순응한다면, 태아가 내려올 때 자연스런 욕구에 따라 산모가 힘을 주는 것이 좋다. 경산부라면 더욱 그렇다.

그러나 태아의 선진부가 가하는 압박에 쉽게 순응하지 않는 경우 경부에 힘을 주는 것은 분만 진행을 방해하는 경부부종이나 경부열상을 초래할 수 있다. 힘을 줘서 경관 손상과 부종이 생길 것 같으면 산모에게 숨을 짧게 내쉬도록 교육한다.

분만 2기. 분만 2기(second stage)에는 산모가 자기 몸의 느낌을 믿고 효율적으로 힘을 주도록 도와준다. 분만지지에 대한 간호연구가 증가하고 있고, 정확한 근거에 기반한 간호가 이루어지고 있다. "그냥 우리가 항상 하던 식"에 입각한 간호는 그것이 연구결과에 의해 지지되지 않는 한 더 이상 타당성을 인정받을 수 없다.

한 템포 늦춘 분만. 이전에는 분만 2기의 지속시간을 최고 2시간으로 여겼지만 이것은 근거가 없는 것으로 밝혀졌다. 이제는 산모와 태아에게 위기의 징후만 없으면 2시간이 넘어가는 분만 2기도 안전한 것으로 받아들여지고 있다.

태아가 하강하여 힘을 주고 싶은 욕구가 산모에게 반사적으로 일어날 때 힘을 주는 것이 가장 효과적이다. 현대적인 기술의 도움으로 경막외 마취를 한 산모도 국소마취를 하지 않은 산모보다 약하긴 하나 힘을 주고 싶은 욕구를 느낄 수 있다. 마취를 하지 않았더라도 경부가 완전히 개대되자마자 힘을 주고 싶은 욕구를 느끼는 산모는 거의 없다. 2기가 시작될 때 수축이 둔화되는 일이 종종 발생한다. 힘을 주고 싶은 욕구가 반사적으로 일어나기 전에 인위적으로 힘을 주게 되면 몸의 신호에 따라 자발적으로 힘을 줄 때보다 질의 조직들이 너무 강하고 급속히 늘어나므로 산도가 손상될 수 있다. 산모는 반사적인 욕구가 느껴지지 않는데 힘을 주라고 하면 피곤하고 좌절감을 느낄 수 있다.

반사적인 욕구가 일어날 때까지 힘주기를 지연하는 것을 지칭하는 몇 가지 명칭이 있는데 그것은 늦게 힘주기, 한 템포 늦춘 분만(laboring down), 휴식과 하강(rest and descend), 수동적 힘주기(passive pushing) 등이다. 지연된 힘주기(delayed pushing)의 결과 산모는 힘주는 시간이 단축되고, 도구를 사용하는 분만이나 제왕절개를 할 가능성을 줄이면서도 경부가 완전히 개대되자마자 즉시 힘을 준 산모에게서 나온 아기와 동일한 아프가 점수를 보여 준다.

한 템포 늦춘 분만(laboring down)이란 경부가 완전히 개대된 후에도 자궁수축이 자연적으로 태아의 내회전과 하강을 유도하도록 두는 것을 의미한다. 산모로서도 아기를 밀어내기 전에 잠시 쉴 수 있어서 좋다. 산모가 자연스런 욕구에 따라 힘을 줄 때는 간호사가 지지해 주어야 한다. 만약 2시간이 지났는데도 태아가 내려오지 않으면 산모에게 숨을 참지 말고 성문(glottis)을 열고 힘을 주도록 교육한다. 이때 태아가 내려오는 것이 지연되면 의사의 확인이 필요하다.

자세. 산모가 수직적인 자세(positions)를 취하면 태아가 내려오는데 도움이 된다. 쪼그리고 앉는 것은 힘을 주는데 좋은 자세이다. 골반의 출구를 약간 넓혀주기 때문이다. 쪼그리고 앉는 것은 산모의 노력에 중력의 힘까지 더해 주어 골반이 작은데 큰 태아를 가진 산모에게도 유리한 자세이다. 분만 공에 앉아서 힘을 주는 것, 침대에 부착된 지지대를 힘껏 끌어당기는 것, 다른 사람과 "줄다리기" 놀이를 하는 것도 중력을 이용하는 유사한 방법이다. 어떤 산모에게는 위에 있는 뭔가를 잡아당기는 것이 효과가 있을 수도 있다. 이런 경우에는 태아가 골반 안으로 깊숙이 하강할 때 산모의 미골이 뒤로 가도록 산모의 상체가 골반보다 앞에 있어야 한다(Zwelling, 2010). 경막외 마취를 한 산모는 취할 수 있는 자세가 제한되어 있다. 그러나 현대적인 분만용 침대는 마취와 상관없이 여러 가지 안전하고 효율적인 자세를 가능하게 해 준다.

만약 산모가 앉은 자세나 반좌위로 힘을 주고 있으면 등만 아치형으로 구부리지 말고 자궁을 중심으로 온 몸을 동그랗게 말아서 'C'자로 만들라고 교육한다. 무릎이나 손잡이, 지지대를 당기면서 힘을 주면 최대의 효과를 얻을 수 있다.

호흡양상과 방법. 산모가 자발적으로 힘을 주는 패턴이 효과적이면 계속하도록 지지한다. 회음부는 이완시키고 복근으로 힘을 주어야 한다. 산모가 교육이 필요하다면 숨을 들이마시고 내쉬고 다시 들이마신 다음 4~6초 동안 힘을 주면서 숨을 내쉬라고 지도한다. 숨을 멈춘 상태에서 계속 힘을 주거나(valsalva maneuver, 발살바방법), 혹은 한 번의 수축당 네 번 이상 힘을 주면 태반 혈류가 감소되고 산모가 피곤해진다. 수축 후에 한숨 비슷한 심호흡을 한 번 더 하면 산모가 이완하는 데 도움이 된다.

소극적이거나 통제력을 잃는 것을 두려워하는 성격을 가진 산모는 대변을 볼 때처럼 힘을 주라고 하면 최선을 다해 힘을 주지 않을 수도 있다. 침대나 의자에 앉아 있는 자세에서 힘주기는 더욱 어렵다. 해부적으로 정확한 이미지를 담아 그녀에게 치골 아래 부위에서 골반 곡선을 따라 밑으로, 그리고 밖으로 밀어내라고 교육하면 더 효과적일 것이다. 골반의 그림이나 모형을 보여주면 산모가 골반곡선을 머리에 그리기가 더욱 쉽다.

(3) 격려

분만이 진척을 보이면 산모를 칭찬해 준다. 자신의 노력이 효과가 있음을 알게 되면 산모는 더 노력한다. 아기의 머리가 나오면 산모가 만져 보거나 거울로 보도록 도와준다.

산모와 보호자가 호흡법이나 다른 대처기술을 효과적으로 사용하고 있으면 아낌없이 칭찬해 준다. 칭찬은 산모의 행동을 강화시키고, 스스로 자신을 조절하고 있다는 생각과 함께, 간호사가 자신들을 존중하고 지지해 준다는 자부심이 들게 한다. 어떤 기술을 몇 번 시도해 보았는데(3~5번의 수축 동안) 효과가 없으면 다른 기법을 시도해 보도록 격려한다.

(4) 함께 있기

신경 써 주는 간호사가 함께 있어 주는 것은 지지가 된다. 독립적인 성격의 산모라도 진통 때에는 의존적이 되고 누군가가 함께 있어 주길 바란다. 모든 것이 잘 되어 가고 있으며 간호사가 자기와 함께 있다는 것을 아는 것만으로도 큰 위안이 된다. 간호사가 함께 있어 주면 버려졌다는 느낌이 들지 않고 안전감, 수용감, 지지감, 편안함을 느끼게 된다.

산모와 보호자가 출산에 대해 준비를 했을지라도 간호사가 제안이나 인정을 해주면 좋다. 또 간호사가 도와주면 자신들이 배워 둔 기법도 더 잘 사용할 수 있다. 간호사가 함께 있어 주면서 친절히 지도해 주고 격려해 주면 산모는 아기를 낳을 자신의 몸과 건강에 대해 더 자신감을 갖게 된다.

분만간호는 접촉스포츠와 비슷하다. 연구에 따르면 분만 중에 계속적인 지지를 받은 산모는 그렇지 않은 산모에 비해 훨씬 좋은 성과를 나타났다(Hodnette, Gates, Hofmeyr et al., 2011; Kashanian, Farahroos, & Haghighhi, 2010). 진통 중인 산모는 유능하고, 공감해 주고, 직관력 있는 간호사가 옆에서 지도해 주고 안심시켜 주고 무엇보다도 함께 있어 주기를 원한다. 이런 지지는 중앙 간호사실에서 태아감시장치를 확인하고 있는 간호사와는 비교가 되지 않는다.

(5) 투약

출산은 정상적인 과정이므로 산모와 보호자가 원하면 약물의 도움이 없이도 분만할 수 있다. 그러나 약물적인 통증관리를 원하는 사람들도 많다. 간호사는 어떤 진통제가 있는지 설명해 줄 때 중립적인 자세를 취한다.

어떤 진통제도 투여받지 않겠다고 굳게 목표를 정한 산모도 있을 수 있다. 이런 산모는 선택가능한 진통제에 대해 간호사가 설명을 하면 진통제를 받으라는 압력으로 해석할 수도 있다. 그러므로 만약 간호사가 제안한 진통제를 투여 받은 후 산모는 자신이 '약해진' 순간에 '항복'해 버려서 출산에 대한 통제권을 상실해 버렸다고 느낄 수 있고 실망과 죄책감에 빠질 수도 있다. 산모가 세운 출산계획을 잘 숙지하고, 가능한 조치들에 대해 구체적으로 설명하는 것이 산모나 보호자와 치료적 관계를 수립하는 데 도움이 된다. 이 설명은 가능한 진통의 초기단계, 즉 산모가 아직 통제력이 있고 비판적으로 사고할 수 있을 때 해야 한다. 이 논의에는 산모가 언제든지 마음을 바

근거기반실무

과학기술과 분만실 간호사

출산의 생리적 기전은 변함이 없지만 출산을 둘러싼 실무들은 세월에 따라 변화한다. 그런 변화들에 대한 산모들의 입장을 알아보고자 Fleming, Smart 그리고 Eide(2011)은 13명의 초다임신부(출산을 5번 이상한 여성)들을 면담하였다. 이 연구의 피험자들은 다음과 같은 기준으로 선정되었다: 영어를 할 수 있어야 하고 5번 이상의 출산 경험이 있으며 적어도 4번은 병원에서 출산을 했어야 하고 지난 12개월간 출산한 적이 없어야 한다. 그들의 출산 경험은 모두 합쳐 105번이었고 이는 평균 한 명당 8.8번의 출산을 한 셈이다. 피험자들의 나이는 36세에서 63세까지 다양했으며 평균 연령은 47.85세였다. 연구의 두 가지 주제는 "출산간호에 대한 다임신부의 경험과 입장은 어떠한가?"와 "출산 시에 간호사가 과학 기술을 사용하는 것에 대한 초다임신부의 입장은 어떠한가?"였다.

연구결과 연구자들은 다음과 같은 8가지 주제를 찾아내었다; (1)산모는 간호사를 원함, (2)선택권을 줌, (3)산모의 출산계획에 맞춰 줌, (4)신뢰관계를 수립함, (5)옹호자가 되어 줌, (6)안심시켜주고 지지해 줌, (7)전자식 태아 감시에 의존하는 것 vs 간호사가 함께 있어 줌, (8)경막외차단이 신체가 주는 신호를 알지 못하게 함

산모는 간호사를 원함

피험자들은 분만 간호사의 전문적인 돌봄을 원했다. 그들은 배우자나 식구들의 도움도 고맙지만 간호사의 돌봄과 지지를 원했다. 그들은 간호사가 "무엇을 해야 할 지 아는 사람"이라고 생각했다. 이전에 출산 경험이 많은 산모라도 이것은 마찬가지였다.

선택권을 줌

피험자들은 간호사가 그들에게 선택권을 주기를 바란다고 말했다. 선택권을 주는 것은 통제권을 주는 것과 마찬가지이다. 자신의 출산에 대해 자기가 통제권을 가지고 있다는 느낌이 출산 경험을 만족스러운 것으로 만들어준다(Fair & Morrison, 2012). 이것은 분만 중의 산모에게 얼음조각을 먹겠냐고 제안하는 것처럼 단순한 것이지만 산모들에게는 그것이 중요한 의미를 가진다.

산모의 출산 계획에 맞춰 줌

간호사가 산모의 출산 계획을 존중하고 그것을 간호에 반영할 때 만족감을 느낀다.

신뢰관계를 수립함

피험자들은 간호사와 신뢰관계를 수립하기를 원했다. 어떤 산모는 병원에 아기를 낳으러 가기 전에 전화를 했다. 그 산모는 간호사가 의사에게 알려서 자기가 도착하면 의사가 있을 거라고 생각했지만 그렇지 않았을 때 간호사에 대한 불신과 불쾌감을 느꼈다고 이야기했다.

옹호자가 되어줌

피험자들은 간호사가 그들의 옹호자가 되어줄 때, 특히 그들이 원하는 출산계획에 대해 옹호자가 되어줄 때 고마워한다.

안심시켜주고 지지해 줌

대부분의 피험자들은 진통 때 통증이 두렵고 혼자 버려지는 것이 두렵다고 말했다. 이럴 때는 가족이 함께 있어 준다고 해서 상황이 달라지는건 아니다. 그들은 간호사가 함께 있어서 그들을 지지해 주고 가족들을 안심시켜 주기를 바란다.

전자식 태아 감시에 의존하는 것 vs 간호사가 함께 있어 줌

젊은 엄마들은 태아감시장치에 대해 긍정적이었다. 아기의 심장박동 소리를 듣는 것이 안심이 된다는 것이다. 계속적인 태아감시장치가 없이 아기를 낳았던 나이든 엄마들은 그것을 성가시게 여겼다. 이전에 1970년대에 그런 장치가 없이 아기를 낳았던 어떤 엄마는 그런 장치가 도입되었을 때 기뻐했다. 그것 때문에 간호사가 방에 더 자주 와 줄 거라고 생각했기 때문이다. 그러나 중앙 간호사실에서 원격 모니터로 이것을 지켜보고 분만실에 직접 오지 않는 간호사에 실망할 수 밖에 없었다.

경막외차단이 신체가 주는 신호를 읽지 못하게 함

피험자들은 경막외차단이 통증을 완화시켜 주고 이완을 촉진시킨다는 것을 인정한다. 그러나 그 전에 경막외차단없이 한두 번 출산을 해 봤던 산모들은 경막외차단을 하면 간호사가 산모에게 신경을 덜 쓴다는 것을 느낀다. 또한 경막외차단을 했을 때보다 통제권을 상실했다는 생각과 자신의 몸이 주는 신호에 대한 감각도 떨어진다는 느낌이 든다고 한다.

이상과 같은 연구결과는 분만간호사들이 알고 있는 것들을 다시 한번 상기시킨다. 분만 중의 산모들은 우리가 전문성을 가지고 가족들이 제공할 수 없는 도움을 제공해 주고 그들의 옹호자가 되어주기를 바란다. 그들은 자신의 존재와 개인적인 관심을 원한다. 그들은 우리와 관계를 맺고 싶어 한다. 간호사들은 어떻게 하면 21세기의 과학기술을 사용하여 분만 중인 산모에게 좀 더 양질의 간호를 제공할 수 있을까?

참고문헌

Fleming, S. E., Smart, D., & Eide, P. (2011). Grand multiparous women's perceptions of birth, nursing care, and childbirth technology. Journal of Perinatal Education, 20 (2), 108-117; Fair, C. D., & Morrison, T. E.(2012). The relationship between prenatal control, expectations, experienced control, and birth satisfaction among primiparous women. Midwifery, 28 , 39-44.

꿀 수 있으며, 마음이 바뀌면 그것을 어떻게 표현할 것인지에 대한 것도 포함되어야 한다.

경막외 마취 같은 특정한 방법을 계획한 산모도 있을 수 있다. 특정 상황에서 자신이 선택한 방법을 사용하지 못하면 산모는 자신의 출산경험에 이런 예기치 않은 일이 발생해서 당황스러워진다. 비록 이것이 산모가 원하던 바는 아니었지만, 그녀가 실망한 감정을 솔직히 표현하도록 격려해 주는 것이 상황을 좀 더 넓은 관점에서 보도록 도와준다.

(6) 보호자(산모의 배우자)에 대한 돌봄

보호자도 분만간호에서 중요한 부분이다. 보호자는 산모에게 돌봄과 위로를 제공하여 산모의 출산능력에 도움을 준다. 그러나 보호자에게 너무 많은 것을 기대하지 않도록 한다.

어떤 보호자는 보호자로서 분만 시간 내내 적극적으로 산모를 도와준다. 어떤 보호자는 산모와 간호사가 어떻게 도와달라고 지시해 주면 그대로 따르기를 원한다. 많은 부부들은 보호자의 역할이 산모를 격려하고, 사기를 북돋아 주고, 그냥 산모 옆에 있어 주는 것이라고 생각한다.

간호사가 보호자에게 지나친 리더십이나 도움을 기대하는 것은 보호자에게 스트레스를 준다. 출산경험을 긍정적인 것이 되게 하려면 보호자가 제공하려 하고 제공할 수 있는 지지를 그대로 받아들인다. 보호자의 역할을 줄이거나 대신 떠맡으려 하지 말고, 보호자가 제공할 수 없는 지지를 제공하도록 한다.

보호자가 체력을 보존할 수 있도록, 먹거나 마시도록 안내한다. 보호자는 진통 초기에 잠을 못 자서 피곤할 수도 있다. 어떤 보호자는 산모가 못 먹고 있기 때문에 자신도 먹어서는 안 된다고 생각할 수 있다. 보호자가 저혈당으로 쓰러져 아기가 태어나는 중요한 사건을 못 보는 사례도 보고되고 있다. 간호사가 산모와 있는 동안 보호자가 나가서 음식물을 섭취할 수 있도록 도와준다.

5) 평가

다음의 조건이 충족되었으면 앞의 세 가지 목표 또는 기대되는 결과가 달성되었다고 볼 수 있다.

1. 산모가 통증완화법에 만족한다고 말하거나 간호사에게 좀 더 만족스런 방법을 찾도록 도움을 청한다.
2. 퇴원 시 보호자가 산모의 분만을 도운 것이 만족스러웠다고 말한다.
3. 퇴원 시 산모가 자신의 출산경험을 긍정적인 것으로 표현한다.

앞에서 정한 통증관리에 대한 첫 번째 목표가 성취되었는지는 진통 기간 동안 지속적으로 재평가해야 한다. 두 번째 목표인 보호자의 능력도 재평가해야 한다. 세 번째 목표는 산모와 보호자가 출산경험을 나중에 좀 더 큰 관점에서 회고할 수 있을 때 평가한다.

6. 간호과정의 적용: 손상 예방

1) 사정

분만이 임박할수록 산모와 태아에 대한 사정을 계속한다. 분만 2기가 되면 산모의 회음을 잘 관찰하여 분만을 위한 최종 준비시기를 결정해야 한다.

분만을 위한 최종 준비시기는 산모의 출산력, 분만의 전체적인 진행속도, 태아의 하강 정도에 따라 달라진다. 미산부(nullpara)의 경우 발로가 직경 3~4cm에 이르기 전에 준비되어야 한다. 경산부의 경우 발로되기 전 경부 완전개대와 태아 하강이 일어나므로 일찌감치 준비해야 한다.

2) 진단

산모는 강력한 압박감과 약물의 효과로 인해 변화된 신체적 감각, 분만을 위한 자세의 변화, 예기치 않게 빠른 진행과 같은 이유로 분만 직전과 직후에 손상을 입기 쉽다. 분만에 임박한 진통 중인 산모를 위해 선택한 간호진단은 '변화된 감각과 신체적, 혹은 자세적 변화와 관련된(산모의) 상해의 위험'이다.

3) 계획

간호사의 주된 목표는 분만의 최종 준비 동안 갑작스런 분만으로 인해 일어날 수 있는 손상을 예방하고 최소화하는 것이다. 이 간호진단에 대한 목표 혹은 기대되는 결과는 산모가 분만 중에 근육좌상, 혈전증, 열상 같은 예방 가능한 손상을 예방하는 것이다.

4) 중재

아기의 출생(**그림 12-5~12-7**)으로 완성되는 분만의 첫 단계

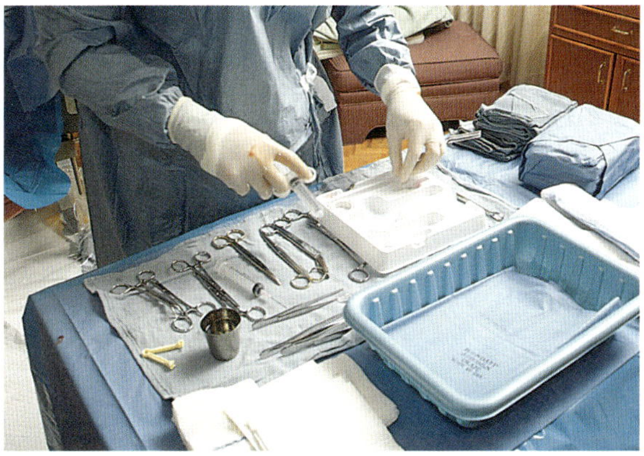

그림 12-5 의료진이 출산을 위한 마지막 준비로 도구들을 배열하고 있다. 질은 무균상태가 아니지만 외부의 균들이 산도로 들어가지 않도록 무균테이블을 준비한다. 무균테이블에는 아기를 위한 물품들(제대 클램프, 제대 혈액 표본을 담을 튜브), 산모의 상처나 회음절개를 복구할 물품들, 마취물품들이 포함된다.

는 산모를 분만침대에 눕히는 것이다. 출산을 전후하여 간호사는 산모에게 손상을 일으킬 수 있는 위험 요소들을 줄여야 한다.

분만실로 옮김. 질 분만은 진통과 분만과 회복을 같은 장소에서 한다. 때로는 산모가 분만을 위해 다른 방으로 옮겨져야 할 때가 있다. 그런 경우에는 되도록 미리 산모를 이동시켜 허둥대며 준비하는 일이 생기지 않도록 해야 한다.

분만을 위한 자세. 직립 자세는 힘주는 것이 쉬워지고 중력을 이용할 수 있다. 쪼그려 앉는 것은 합병증이 없는 분만에는 좋은 자세이지만 산모의 회음에 접근하기가 불편하고 경막외 마취를 한 산모에게는 금기가 되는 자세이다. 상체를 앞으로 기울이면 밀어내는 노력을 증진시키고 태아를 골반 출구 쪽으로 향하게 할 수 있고 골반 출구의 직경을 넓혀준다.

분만을 위한 또 다른 직립 자세에는 '서 있기'와 무릎꿇기가 있다. 반좌위는 분만 시 태아가 하강할 때 미골의 움직임에 제한을 주기는 하나 중력을 이용할 수 있다는 이점이 있다. 회음 부분에 구멍이 있는 분만침대에 앉으면 쪼그려 앉을 때 얻을 수 있는 이점과 더불어 피곤이 덜 하다. 두 손과 무릎으로 기는 듯한 자세는 태아가 후방후두위일 때와 태아의 넓은 어깨를 돌리는 데 도움이 된다. 많은 산모와 의사들은 발걸이를 사용하는 것이 편하다고 생각한다. 이것은 산모의 다리와 발을 받쳐주고 의사가 회음을 쉽게 다룰 수 있게 해 주기 때문이다. 산모가 마취로 인해 운동신경이 차단되어 다리를 움직일 수 없어 간호사가 산모의 다리를 움직여야 할 때는 두 다리를 함께 잡고 올리거나 내려야 한다. 또 다리를 너무 넓게 벌리지 않도록 주의해야 한다. 무릎 뒤의 다리관절에 닿는 부분에는 피부에 가까운 정맥이 압박을 받아 혈전이 형성될 수 있기 때문에 패드를 덧대어 준다. 산모의 상체는 평평하게 하지 말고 반쯤 눕거나 앉은 자세여야 한다.

회음 관찰. 분만의 정확한 시간은 예측하기 어렵다. 진통이 서서히 진행되다가 급격한 진전을 보이는 산모도 있다. 태아의 후두가 치골결합 밑을 지나면서 신전기전에 의해 머리가 앞으로 돌면 출산이 가까운 것이다. 특히 분만 2기말 때 회음을 잘 관찰한다.

임박한 출산에 대한 전형적인 징후는 산모가 다급하게 "아기가 나오고 있어요."라고 소리치는 것이다. 그럴 경우 산모의 회음을 보고 의사가 도착하기 전에 아기가 나올

이해하기

12. 엄마의 고혈압이나 저혈압은 태아에게 어떤 영향을 미치는가?
13. 산모가 진통 시에 피해야 할 자세는 무엇이며 그 이유는? 산모가 잠시 이 자세로 누워야 한다면 당신은 어떻게 해야 하는가?
14. 분만 동안 산모를 좀 더 편안하게 해 줄 수 있는 방법에는 어떤 것들이 있는가? 간호사는 보호자를 어떻게 지지해 줄 수 있는가?
15. 산모가 힘을 줄 때 회음을 확인하는 것이 왜 중요한가?

이해하기 정답

12. 저혈압은 태반으로 가는 혈류를 감소시키고 자궁은 산모의 뇌, 심장, 신장으로 더 나은 혈액 공급을 하기 위해 혈액을 전환시키기 때문에 태아의 산소화를 감소시킨다. 고혈압은 태반의 산소, 영양분, 노폐물의 교환을 감소시킬 수 있는 혈관경련(vasospasm)을 초래할 수 있다. 산모의 저혈압과 고혈압의 최종적인 결과로 태아의 저산소증과 산증이 초래될 수 있다.
13. 앙와위(supine position)는 무거운 자궁이 산모의 하대정맥(inferior vena cava)을 압박하여 심장으로 귀환하는 혈액의 양을 감소시키고 태반의 혈류 공급을 감소시킨다. 작은 베개나 돌돌 말은 수건과 같이 둔부 밑에 작은 쐐기(wedge)를 사용하는 것은 대정맥(vena cava) 압박을 경감시키기 위해 효과적이다.
14. 분만 동안 일반적인 신체 안위 조치에는 부드럽고 희미한 조명, 편안한 온도, 청결의 유지, 구강간호, 방광 팽만에 대한 관찰, 편안함을 위한 자세, 따뜻한 물 목욕 또는 샤워가 포함된다. 지지자를 위한 간호는 파트너의 출산과정 참여에 대한 부부의 소망을 존중하는 것이 포함된다. 간호사는 배우자가 할 수 없는 지지를 제공하고 음식과 휴식을 위한 신체적 욕구를 고려해야 한다.
15. 분만 직전 여성의 회음은 팽윤되고 태아의 머리는 산모가 힘을 줌에 따라 보일 수 있다. 이 때 출산이 갑자기 일어나기도 한다.

산모를 옮기고 분만자세를 취하게 함

수행: 분만이 가까워졌을 때 산모를 분만실로 옮기거나 분만침대를 준비한다. 정확한 시간은 몇 가지 요소(분만의 전반적인 속도, 태아의 하강정도 등)에 따라 달라진다.
이론적 근거: 분만 직전에 허둥대며 준비하면 산모, 보호자, 간호사 모두가 불안해진다. 너무 오랫동안 분만자세로 있으면 산모가 피곤해질 수 있다.

수행: 분만을 위한 최종 준비를 하면서 산모의 회음을 계속 관찰한다.
이론적 근거: 아기가 예기치 않게 나올 수 있으므로, 의사가 아직 도착하지 않았다면 아기를 "받을" 준비를 하고 있어야 한다.

수행: 태아감시장치나 간헐적인 청진으로 태아심박수를 계속 관찰한다.
이론적 근거: 태아의 상태에 변화가 생겨 의사가 출산을 촉진시켜야 하는 상황이 발생할 수 있다.

수행: 베개나 침대머리를 올려 산모의 등, 머리, 어깨를 높여준다.
이론적 근거: 산모가 힘 주는 것을 좀 더 효과있게 해 주고, 중력의 힘으로 태아의 하강을 돕는다.

수행: 분만침대에 발걸이를 사용하여 산모의 다리와 발을 받쳐 주어도 된다. 다리와 발이 표면에 직접 닿지 않도록 패드를 덧댄다.
이론적 근거: 패드를 덧대면 압박을 줄여 정맥정체와 그로 인한 혈전형성을 예방해 준다.

수행: 산모의 다리를 발걸이에 놓을 때 두 다리를 함께 올리고 함께 내린다. 다리를 너무 넓게 벌리지 않는다.
이론적 근거: 근육과 인대에 좌상을 줄여준다.

피부준비와 가리기

수행: 산모가 자리를 잡으면 알레르기를 확인한 후 살균 요오드포 용액이나 물로 회음부를 닦는다. 요오드포 세정액을 희석할 때 따뜻한 증류수를 사용한다.
이론적 근거: 회음부에 있는 분비물과 대변을 제거하는 것이다.

수행: 손을 씻은 다음 회음부를 닦기 위해 멸균장갑을 낀다. 새로운 부위를 시작할 때마다 새 스펀지를 쓰고 이미 사용한 스펀지로 깨끗한 부위를 닦지 않는다. 스펀지는 6개가 필요하다. 정확한 순서와 동작은 다음과 같다.

1. 음핵에서 치모 위의 하복부까지 지그재그를 그리며 닦는다.

2, 3. 안쪽 허벅지를 대음순에서 시작하여 엉덩이와 무릎의 중간지점에 이르기까지 지그재그를 그리며 닦는다. 반대쪽 허벅지도 똑같이 한다.

4, 5. 음핵의 한쪽에서 시작하여 음순, 회음, 항문에 이르기까지 한번에 닦는다. 반대쪽도 동일하게 한다.

6. 음핵의 가운데에서 시작하여 외음, 회음에 이르기까지 한 번에 닦는다.

이론적 근거: 교차오염 혹은 이미 닦은 부위의 재오염을 방지한다.

수행: 어떤 의사는 멸균포를 덮기도 한다.
이론적 근거: 질이 멸균상태가 아니므로 질 분만은 멸균절차라기보다는 청결절차이다. 따라서 멸균포가 꼭 필요한 것은 아니지만 어떤 의사들은 그것을 원하기도 한다.

아두 분만

수행: 회음절개 필요시 아두가 잘 발로되었을 때 의사가 시행한다.
이론적 근거: 회음절개로 인한 혈액손실을 최소화하기 위함이다.

수행: 질 입구가 아기의 머리로 꽉 차면 의사는 한 손으로 회음을 살짝 누르고 다른 손으로 아두에 반대 압력을 가한다(리트겐 조작). 의사는 산모에게 힘을 조금만 주거나 힘을 주지 않게 하려고 호흡을 내뱉으라고 시킬 수도 있다.
이론적 근거: 아기의 머리가 급속히 만출되지 서서히 나오도록 조절하며 산모의 조직이 외상을 입지 않도록 하기 위함이다.

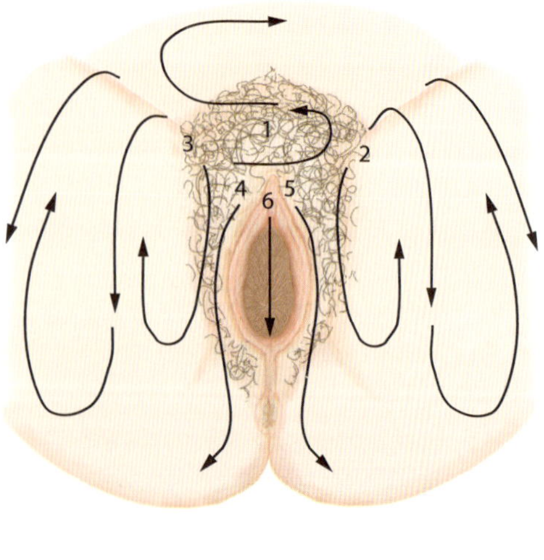

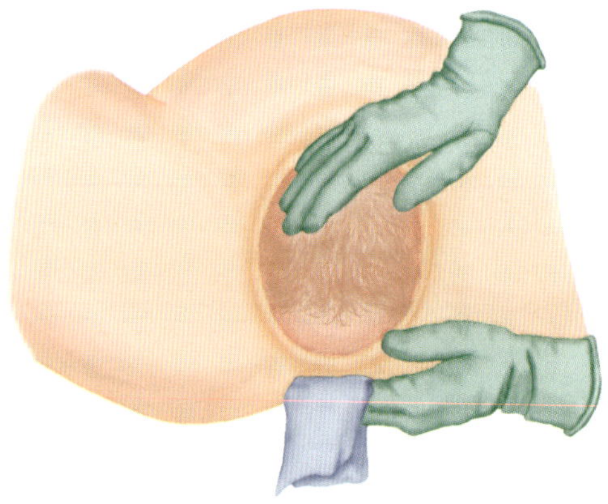

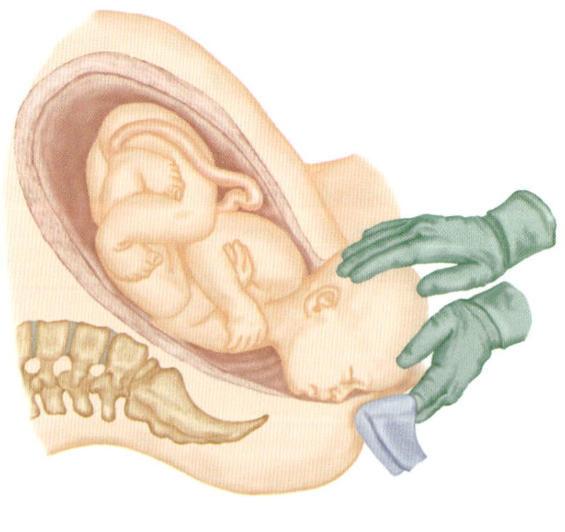

그림 12-6 분만을 위한 순서

수행: 의사는 아기의 얼굴에 묻은 분비물을 닦고 코와 입을 bulb syringe로 흡인한다.
이론적 근거: 혈액과 분비물을 제거하여 영아가 첫 호흡을 할 때 그것을 흡인하지 않도록 예방한다.

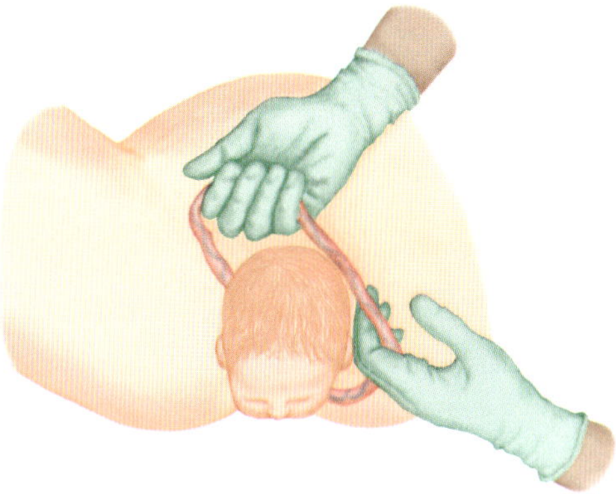

수행: 의사가 아기의 목 주위에 제대(목의제대, 경부제대)가 있는지 만져보고 느슨하면 머리 위로 살살 벗기고, 팽팽하면 아기가 나오기 전에 클램프 2개로 집어 그 사이를 자른다.
이론적 근거: 아기의 나머지 몸이 나오도록 도와주고 제대가 당기거나 찢어지지 않도록 예방한다.

어깨가 나옴

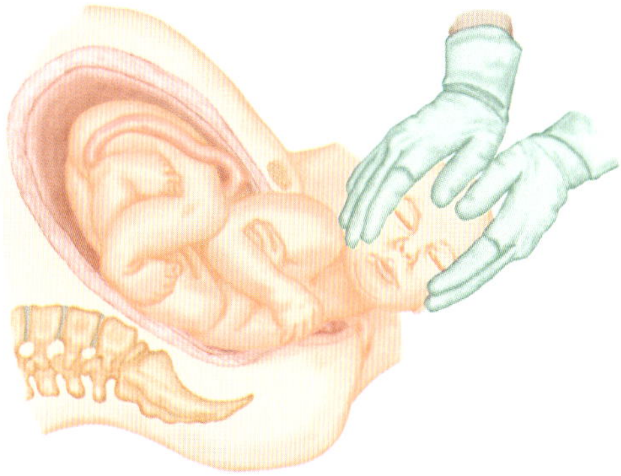

수행: 외회전 후에 의사가 태아의 머리를 산모의 회음 쪽으로 살짝 당겨준다.
이론적 근거: 외회전 덕분에 아기의 어깨가 안쪽으로 돌아 아기 어깨의 가로직경과 엄마의 골반 출구 전후방 직경이 맞게 된다. 아기의 머리를 회음 쪽으로 당겨주면 앞 어깨가 치골결합 밑으로 미끄러져 내려오는 것이 쉬워진다.

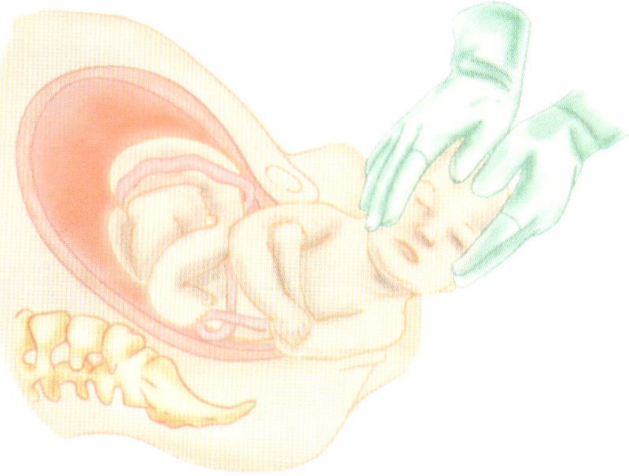

수행: 다음에는 의사가 아기의 머리를 엄마의 치골 결합 쪽으로 들어준다.
이론적 근거: 엄마의 조직에 외상을 최소화하며 아기의 뒷어깨를 회음 위로 빼내는 것이다.

아기의 기도를 깨끗이 하고 제대를 자름

수행: 어깨가 나오고 나면 나머지 몸은 금새 나온다. 의사는 아기의 머리가 약간 아래로 향하도록 들고 망울주입기로 분비물을 흡인한다. 의사는 종종 아기를 엄마의 배에 눕힌다.
이론적 근거: 중력을 통해 분비물이 저절로 배출되도록 하고 아기가 분비물과 입의 점액을 흡인하지 않도록 방지한다.

수행: 의사가 제대을 클램프로 집는다. 아빠나 의사가 클램프 위쪽의 제대를 자른다.
이론적 근거: 부모가 아기와 교류하도록 도와준다. 태반과 아기 사이의 혈류를 차단하여 빈혈(아기가 태반보다 높이 있는 경우)이나 다혈구증(아기가 태반보다 낮게 있는 경우)이 생기지 않도록 한다.

태반이 나옴

수행: 태반은 박리되고 나면 산모가 힘을 주면 쉽게 나온다. 의사가 제대를 살짝 잡아 당길 때도 있다.
이론적 근거: 제대를 과도히 당기면 끊어져서 태반이 나오는 것을 어렵게 만든다.

수행: 의사가 태반의 양쪽을 시진한다.
이론적 근거: 태반의 일부가 자궁에 남아 출혈이나 감염을 일으키는 일이 없도록 하기 위함이다.
아기와 태반이 나온 후에 의사는 산도에 손상이 없는지 시진하고 손상이나 회음절개부를 봉합한다.

그림 12-6 분만을 위한 순서(계속)

것 같으면 장갑 낀 손으로 나오는 아기의 몸과 머리를 침착하게 받쳐 준다. 보호자에게 호출 버튼을 눌러 도움을 청하게 한다.

5) 평가

이 간호진단에 대한 목표 혹은 기대되는 결과가 성취되었는지는 산욕기 내내 평가한다. 근육좌상이나 혈전형성 같은 손상은 나중에 나타나기 때문이다. 열상은 의사가 확인하고 치료한다.

7. 분만 후기 간호

1) 분만 중의 책무

분만 중 간호사의 역할은 다음과 같다.

- 멸균가운, 장갑, 포, 용액들, 도구들로 분만테이블을 준비함(그림 12-5)

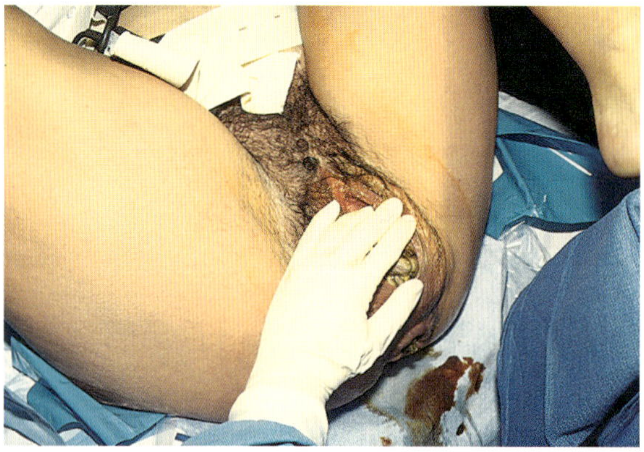

A: 발로(Crowning). 태아의 머리가 음순과 회음을 팽창시킨다. 항문도 넓게 늘어나서 직장의 전방 벽이 보이는 경우도 많다. 대변이 나오면 회음이 오염되지 않도록 후방쪽으로 닦아준다. 의사는 태아의 머리를 잡고 있다기보다는 후두부를 살짝 눌러 주어 머리가 나오는 것을 조절한다.

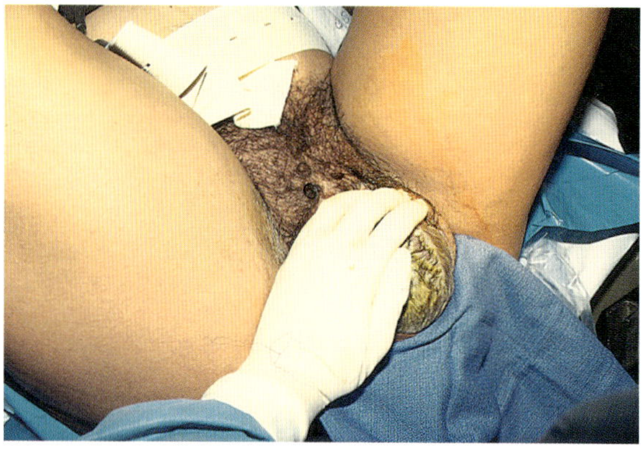

B: 리트겐 수기(Ritgen Maneuver). 태아의 후두에 압력을 가하면서 동시에 회음을 통해 아기의 턱에 압력을 가한다. 아기의 머리가 치골결합 아래를 지날 때 신전되도록 도와준다.

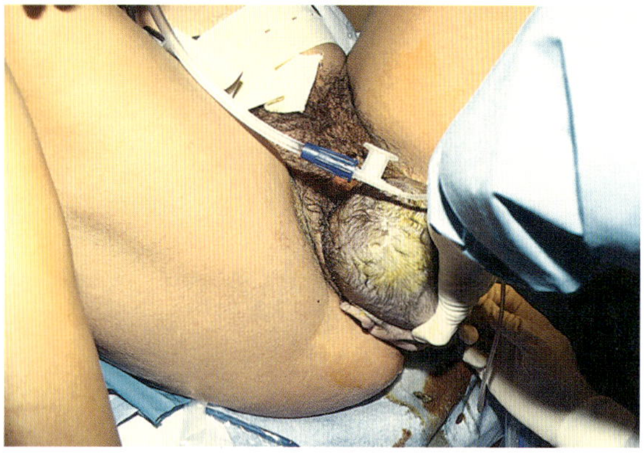

C: 아두분만(Birth of the Head). 머리가 나오면 아기가 첫 호흡을 할 때 분비물을 삼키지 않도록 의사가 코와 입의 흡인을 시행한다.

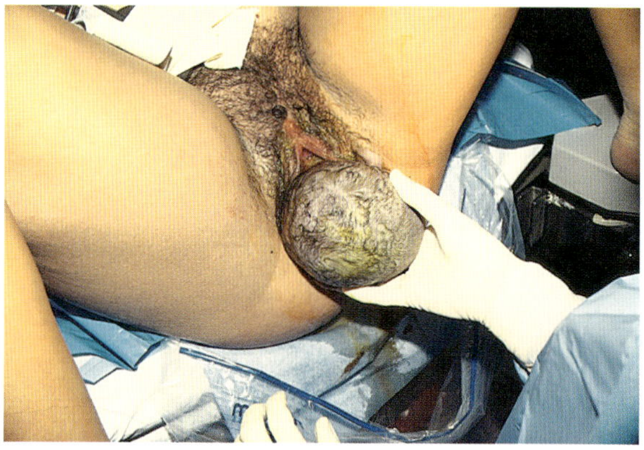

D: 원상회전과 외회전(Restitution and External Rotation). 머리가 나오고 나면 어깨와 일직선이 된다(원상회전). 외회전이 일어날 때 아기의 어깨가 안쪽으로 돌아 아기 어깨의 횡경선(가로직경)과 엄마의 골반 출구 전후경선(전후방직경)이 일치하게 된다.

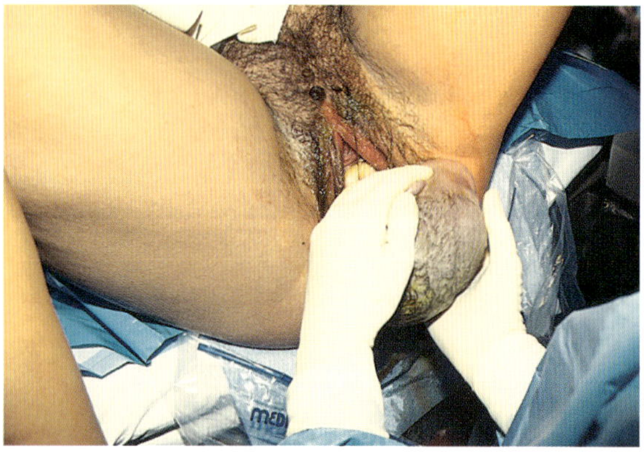

E: 앞 어깨가 나옴(Birth of the Anterior Shoulder). 의사가 아기의 머리를 회음 쪽으로 살짝 밀어 앞 어깨가 치골 결합 밑으로 빠져나오도록 도와준다. 이 시점에서는 아기의 피부가 푸르스름해도 정상이다. 아기가 공기를 호흡하기 시작하면 핑크빛으로 바뀔 것이다.

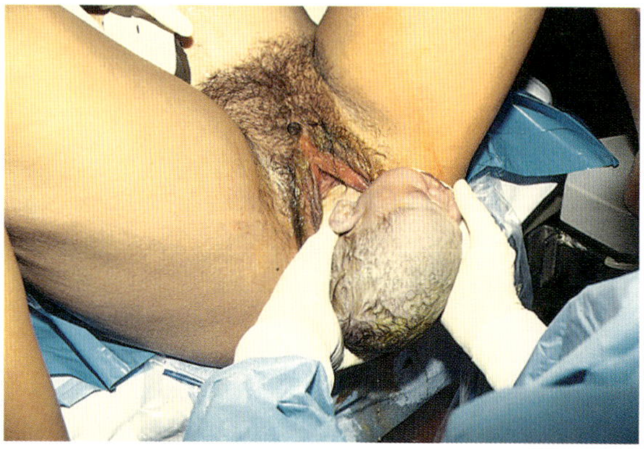

F: 뒷 어깨가 나옴(Birth of the Posterior Shoulder). 이번에는 의사가 태아의 머리를 치골 결합을 향해 위로 밀어주어 뒷 어깨가 회음 위로 빠져나오도록 도와준다.

그림 12-7 질식 분만

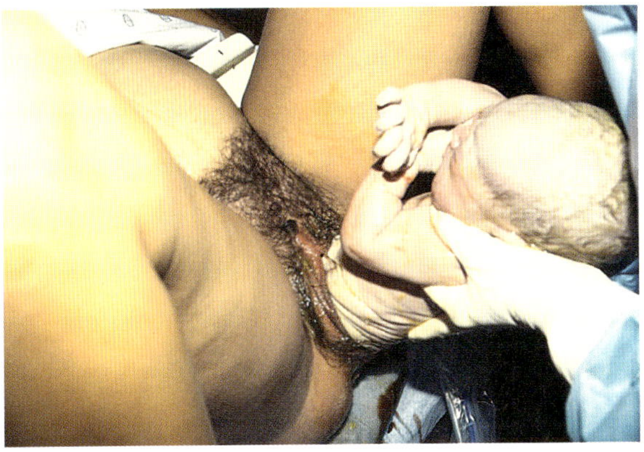

G: **출산이 끝남(Completion of the Birth).** 아기가 나오는 동안 의사는 아기를 잡아준다. 아기가 얼굴을 찡그리고 팔과 손을 굽히고 있는 것은 근육 긴장도가 아주 좋음을 의미한다.

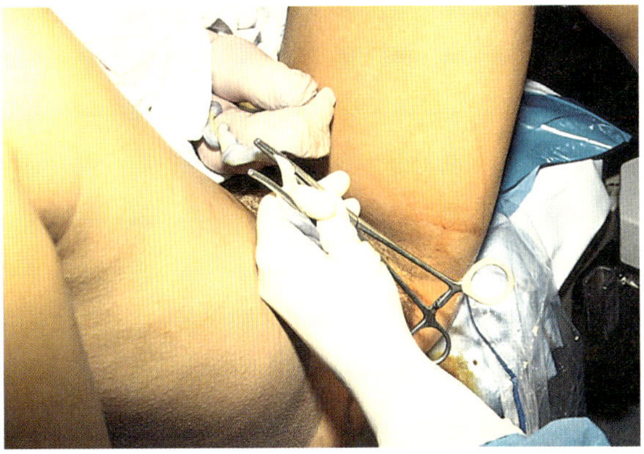

H: **제대결찰(Cord Clamping).** 아기를 엄마의 배에 올려 피부를 맞닿게 한 다음 의사가 제대 두 군데를 클램프로 집은 다음 그 사이를 자르고 제대혈액 표본을 채취한다.

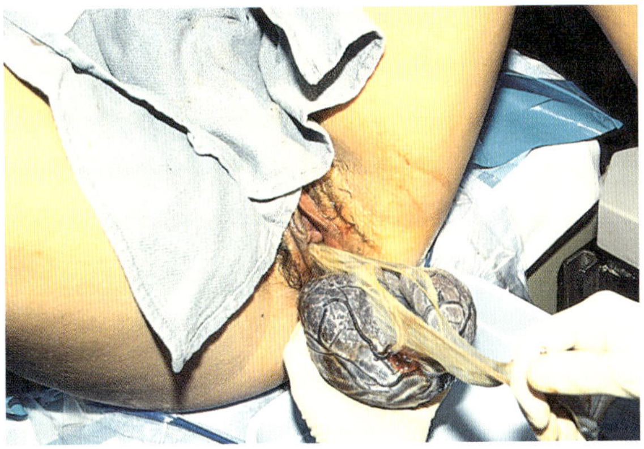

I. **태반이 나옴(Birth of the Placenta).** 태반이 잘 나오도록 의사가 제대를 살짝 당겨준다. 태반은 보통 태아 쪽에 있던 윤기나는 표면과 막이 먼저 나오는데 이것을 슐츠기전(Schultze mechanism)이라 부른다. 임신 동안에 태아와 양수를 둘러싸고 있었던 태아쪽의 막들이 보이고 제대에서 뻗어나온 융모막 혈관들도 태반의 태아 쪽 표면에 있는 것이 보인다.

그림 12-7 질식 분만(계속)

- 회음부를 닦아서 준비함
- 마지막으로 힘 주는 노력을 하는 산모와 보호자를 지지함
- 신생아를 돌보고 사정함
- 자궁을 수축시키고 출혈을 줄이기 위해 약물(주로 옥시토신)을 투여함

신생아에게 호흡 저하의 위험이 있거나, 분만 중에 문제가 발생하는 경우를 대비해 신생아실 간호사나 신생아 심폐소생술팀이 분만실에 대기하고 있다. 모든 분만실에는 신생아 심폐소생술 자격증을 갖춘 인력이 있어야 한다(AAP & ACOG, 2012).

제대를 자를 때 혈액이 튀거나 분출하는 것을 대비하여 보호안경을 포함한 개인보호장비를 착용한다. 신생아는 혈액, 양수, 태지, 기타 분비물들로 뒤덮여 있다. 첫 목욕은 출생 후 몇 시간 후에 하며 신생아를 돌보는 사람들은 감염성이 있을지도 모르는 분비물과의 접촉을 피하기 위해 장갑과 필요한 보호장비들을 착용한다.

2) 분만 후의 간호

(1) 신생아 돌보기

신생아 간호에는 심폐기능과 체온조절 기능을 지지하고 신생아의 신원을 확인하는 것이 포함된다. 또한 신생아의 재태연령을 사정하고 눈에 띄는 이상이나 분만 손상이 없는지도 사정한다. 가족들이 새 가족을 만나고 첫 수유를 할 시간을 가지도록 배려하고 부모가 아기와 유대관계를 형성하는 동안 신생아에 대해 가능한 사정을 하고 이후 전반적인 사정을 수행한다.

심폐기능 유지. 태아의 심폐기능이 자궁 밖에서 잘 적응하는지 신속히 평가하기 위해 출생 후 1분과 5분(반응이 좋지 않으면 10분에도 반복함)에 아프가 점수(표 12-2)를 평가한다. 만약 아프가 점수가 8 이상이면 아무 중재도

표 12-2 아프가 점수* (APGAR SCORE)

	점수		
사정 항목	0	1	2
심박수	없음	100bpm 미만	100bpm 이상
호흡 노력	자발적인 호흡이 없음	호흡이 느리거나 울음소리가 약함	크고 우렁찬 울음소리와 함께 자발적으로 호흡함
근육긴장도	축 늘어져 있음	사지를 아주 조금 굽힘, 느릿느릿한 움직임	몸을 굽힘, 자발적이고 원기있는 움직임
반사반응	흡인을 하거나 발바닥을 살짝 때려도 반응이 없음	흡인을 하거나 발바닥을 살짝 때리면 아주 조금 반응함(찡그림)	흡인을 하거나 발바닥을 살짝 때리면 울거나 활발한 움직임으로 즉시 반응함
색깔	창백함 혹은 청색증	손과 발만 푸르스름함	핑크빛(원래 피부가 연한 색일 때)이거나 청색증이 없음(원래 피부가 짙은 색일 때), 점막이 핑크빛임

0 1 2	3 4 5 6	7 8 9 10
아기에게 소생이 필요함	산소를 투여하면서 아기의 등을 문질러 부드럽게 자극해 준다. 산모가 마약을 복용했는지 알아본다. 마약은 아기의 호흡저하를 가져 올 수 있기 때문이다. 날록손(나르칸)을 준비해 둔다.	다른 조치가 필요하지 않고 그냥 아기의 자발적인 노력을 지지하고 계속 관찰한다.

* 아프가 점수는 출생 후 신생아의 심폐기능 적응도를 신속히 평가하기 위한 방법으로서 출생 후 1분과 5분에 다섯 가지 영역에서 신생아 상태의 점수를 매긴다. 사정은 가장 중요한 것(심박수)에서 시작하여 덜 중요한 것(색깔)으로 진행된다. 각 영역별 점수는 0~2점으로 하여 총점을 산출한다. 소생술이 필요할 경우에는 생후 1분에 아프가 점수를 채점할 때까지 기다려서는 안 된다. 그러나 신생아에게 어떤 간호가 필요한지는 아프가 점수가 0~2, 3~6, 7~10 중 어느 범위에 있느냐로 결정한다.

필요하지 않으므로 체온을 유지해 주고, 정상적인 호흡을 증진시키도록 자세를 잡아 주고, 코와 입을 망울흡입기(oral sucker)로 흡인해 준다. 만약 아기가 가사 상태라면(심박이나 자발적인 호흡이 없거나 낮음, 축 처진 근육긴장도, 자극에 대한 반응이 없음, 창백하거나 청색증을 보임) 1분 후에 아프가 점수가 나올 때까지 기다리지 말고 필요한 조치를 즉시 시행한다[American Academy of Pediatrics(AAP) & American Heart Association, 2016].

우렁차게 울고 분비물이 많지 않은 아기는 부모와 피부를 맞닿는 접촉만으로도 충분히 따뜻해지지만, 미리 예열된 온열기(warmer)를 준비한다. 머리를 아래로 한 자세로 아기를 오래 두지 않도록 한다. 장이 위쪽으로 압력을 가하여 횡격막 운동을 방해하기 때문이다. 아기를 온열기에 넣을 때에는 머리를 편평하게, 혹은 약간 높인 상태로 똑바로 혹은 옆으로 눕힌다. 필요하면 아기의 코와 입에 있는 분비물들을 망울흡입기로 흡인한다. 분비물이 아주 많으면 카테터로 흡인한다.

체온조절 지지. 저체온은 신생아의 대사와 산소소비를 증가시켜 호흡문제를 악화시킨다. 신생아를 예열된 온열기에 넣고 따뜻한 타월로 신속히 몸을 말려 증발에 의한 열 손실을 방지한다. 신생아의 머리는 체표면적의 ¼을 차지하며 열 손실이 크므로 머리를 잘 건조시킨다. 타월로 피부의 물기를 닦아주는 것은 신생아를 자극하여 아기가 더 크게 울게 함으로써 폐를 팽창시키는데 도움이 된다.

부모와 피부를 맞대는 접촉은 신생아의 체온유지와 부모와 신생아의 유대관계 형성에도 도움이 된다. 체온이 안정될 때까지 기다려 몇 시간 후에 첫 목욕을 시키는 것이 좋다. 온열기의 방사열이 나오는 곳을 가리지 않도록 주의한다. 온열기에 있지 않거나 피부가 맞닿는 접촉을 하지 않을 때는 신생아를 따뜻한 마른 수건으로 감싼다. 젖은 침구들은 마르고 따뜻한 것으로 교체한다. 신생아의 마른 머리에 모자를 씌우면 열 손실을 방지하는 데 도움이 된다. 신생아가 온열기에 있을 때에는 모자를 씌우지 않는다. 모자가 열 전달을 방해하기 때문이다.

신생아 이름표 부착. 동일한 번호와 신상정보가 적힌

이름표로 신생아와 산모를 인식할 수 있게 한다. 신생아에게 끼울 이름표를 두 개 만들어 번호와 어머니의 이름을 부모에게 확인한 후 다음 하나는 신생아의 팔에, 하나는 발목에 끼운다. 밴드를 하나 더 만들어 산모의 팔에 끼운다.

(2) 산모간호

분만 4기의 산모간호는 주로 출혈 관찰과 불편감 감소이다(표 12-3).

출혈 관찰. 출혈에 대한 사정 항목에는 산모의 활력징후, 자궁저부, 방광, 오로, 회음과 음순이 있다(11장 참조).

활력징후. 분만 4기 간호가 시작될 때 산모의 체온을 측정한다. 첫 1시간 동안은 15분마다 혈압, 맥박, 호흡을 측정한다. 맥박수의 증가는 과다출혈의 조기 징후일 수도 있지만 감소된 혈액량을 보충하기 위해서도 심박동이 증가한다. 혈액량이 감소하면 혈압이 감소하기는 하나 이것은 혈량저하의 후기 징후이다. 맥박증가는 또한 약물의 영향일 수도 있다.

자궁저부. 산후 과다출혈의 가장 흔한 원인은 자궁퇴축부전으로 태반박리 부위에 있는 개방된 혈관을 압박하지 못하기 때문이다. 활력징후를 측정할 때마다 자궁저부의 단단함, 높이, 위치를 측정한다. 저부는 배꼽 밑의 중앙에 있고 단단해야 한다(큰 자몽 사이즈 정도). 만약 기저부가 단단하면 마사지를 해 줄 필요가 없지만 물렁하면 단단해질 때까지 마사지를 해 주어야 한다. 아기가 젖을 빨면 유두가 자극되어 엄마의 뇌하수체후엽에서 분비되는 옥시토신이 자궁을 단단히 수축시킨다. 옥시토신을 정맥주사나 근육내주사로 투여하면 같은 효과를 낸다.

방광. 방광이 가득 차 있으면 자궁수축을 방해하여 출혈이 발생한다. 자궁저부가 배꼽보다 위에 있거나 한쪽으로(보통 오른쪽) 치우쳐 있으면 방광이 가득 차 있는 것을 의심한다. 보통 첫 두 번의 소변량을 측정하여 산모가 배뇨에 문제가 없는지, 방광이 완전히 비워지는지 확인한다. 방광을 완전히 비우면 소변량이 적어도 300~400mL가 된다. 감각이상 같은 금기사항이 없으면 산모는 화장실까지 걸어가도 된다. 산모는 먼저 침대에 일어나 앉아 어지럽지 않은지 확인하고 다리를 앞뒤로 움직이고(dangling), 무릎을 올려 보아 걸을 만한 힘과 운동성이 있는지 확인한 다음 화장실로 가야 한다.

표 12-3 분만 4기 산모에게 일어날 수 있는 문제

징후	있을 수 있는 문제들	즉각적인 간호행위
맥박상승, 혈압저하, 소변량이 적거나 없을 수 있음	과도한 혈액손실(가시적일 수도 있고 숨겨진 것일 수도 있음)로 인한 저혈량의 초기 징후	혈액손실의 원인(보통 불충분한 자궁수축)을 파악하고 바로 잡기 위한 처치들을 실시한다(아래의 내용을 참조한다). 소변량을 측정하기 위해 유치도뇨관을 삽입해도 된다.
자궁이 물렁물렁함	자궁이 덜 수축해서 태반이 있던 부위의 열려 있는 혈관들을 충분히 압박해 주지 못해서 출혈이 옴	한 손으로는 치골결합 바로 위에서 자궁을 받쳐주고 다른 한 손은 기저부에 두고 자궁이 단단해 질 때까지 마사지한다. 자궁이 단단하면 아래로 밀어 혈괴를 배출시킨다. 자궁근육무력증의 원인이 방광팽만이라면 산모의 방광을 비운다(소변을 누게 하거나 도뇨관을 삽입함).
자궁저부가 높이 있고 종종 한쪽으로 전위되어 있음	방광이 꽉 차 있어서 자궁이 수축하지 못하여 출혈이 있음	자궁이 단단하지 않으면 마사지 해 준다. 화장실에서나 실내용 변기에 소변을 보도록 도와준다. 만약 소변을 보지 못하면 도뇨관을 사용한다(보통 산후의 상례적인 처방임).
분만 4기의 오로로 한 시간당 패드 한 개 이상을 사용함	출혈을 의미함. 그러나 산모패드마다 흡수도가 다르다는 것을 고려해야 함	출혈의 원인을 규명한다. 그 원인은 대개 자궁근육무력증인데 이것은 물렁물렁한 자궁으로 나타난다. 그 원인을 찾아 보고 열상이 원인인 것 같으면(자궁이 단단한데도 출혈이 과다한 경우) 의사에게 알리고 의사가 올 때까지 산모를 금식시킨다.
회음이나 질의 통증이 심함. 진통제가 잘 듣지 않음	보통 질벽이나 회음의 혈종으로 조직 속으로 상당한 양의 출혈이 있으면 저혈량의 징후가 나타날 수도 있음	눈에 보이는 혈종이 있으면 조직 속으로의 출혈을 늦추도록 그 부위에 냉찜질을 해 준다. 의사에게 알리고 외과적 배액을 할 수도 있으므로 산모를 금식시킨다.

* NPO, Nothing by mouth. Nothing per oral

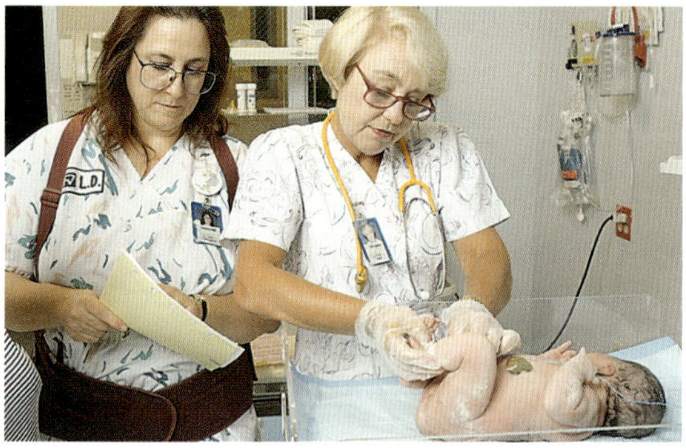

그림 12-8 분만실 간호사가 신생아실 간호사에게 아기를 인수인계할 때 두 간호사가 함께 아기의 신원을 확인하고 기록한다.

오로. 활력징후와 자궁저부 사정을 할 때마다 오로(산후 질 분비물)를 확인한다. 경험이 없는 간호사나 초산부에게는 오로의 양이 꽤 많다고 느껴질 수도 있다. 패드마다 흡수도가 다르기는 하나 보통 사이즈의 패드가 첫 한 시간에 한 개 푹 젖는 정도라면 정상범위의 최대치로 볼 수 있다. 엉덩이와 등 밑에도 오로가 고여 있지 않은지 확인한다. 작은 혈괴들은 있을 수 있지만 큰 혈괴들은 의사에게 보고한다.

회음과 음순. 혈종의 유무를 관찰한다. 얼음찜질은 작은 혈종들을 없애 주기도 하고 통증 해소에도 좋다. 혈종이 크고 빨리 확산되면 푸른색과 통증을 동반하게 된다.

출산 후 통증감소. 출산 후 통증의 가장 흔한 원인은 자궁수축(산후통)과 회음부의 외상이다. 산후 오한으로 인한 불편함도 있다. 이런 통증들은 심하지 않으며 간단한 중재로 완화된다. 통증이 심하거나, 일반적인 중재에 반응을 보이지 않으면 의사에게 보고해야 한다.

얼음찜질. 부종을 감소시키고 혈종 예방을 위해 질 분만 직후에 즉시 회음부에 얼음찜질을 해 준다.

진통제. 산후통과 회음부의 통증은 약한 경구용 진통제로도 좋은 반응을 보인다. 배뇨를 자주 하는 것이 산후통을 감소시킨다. 자궁은 방광이 빈 상태에서 더 잘 수축하기 때문이다. 산후통과 회음부의 통증 예방을 위해 미리 규칙적으로 약을 먹도록 권한다.

온기. 출산 후에 오는 일반적인 오한을 위해 따뜻한 담요를 덮어 준다. 이동식 난로도 산모와 아기 모두에게 온기를 공급해 주는 좋은 방법이다. 처음에 따뜻한 음료를 제공하는 것도 좋다.

글상자 12-2 분만 중인 여성에게 흔한 간호진단

- 불안*
- 두려움
- 체액 부족
- 의사소통의 장애
- 대처(개인의 혹은 가족의; 비효과적, 손상된, 장애가 있는, 향상시키고자 하는)
- 지식부족*
- 통증(급성의 혹은 만성의)*
- 상해의 위험*
- 무력감(실제의 혹은 위험)

*이 장에서 다루는 간호진단들

(3) 가족의 애착 관계 촉진

생후 1시간은 신생아가 깨어 있고 반응을 보이기 때문에 부모와 신생아 간에 애착관계를 형성하는 데 아주 좋은 시간이다. 신생아의 활력징후를 측정하고 분비물을 흡인하는 동안 부모가 신생아를 안아도 된다. 신생아 입원 사정도 아기가 부모 품에 안긴 상태에서 일부분 진행한다.

산모가 모유수유를 계획하고 있다면 회복기 때부터 젖을 물릴 수 있도록 도와준다. 아기는 보통 정신이 또렷하여 이내 젖을 빤다. 유두를 일찍 자극해 줄수록 젖 분비와 자궁수축에 도움이 된다.

부모가 허락하면 가족이나 아기의 형제, 친지들의 방문을 허용한다. 아기의 형제들을 의자나 침대에 앉게 해서 새 동생을 보거나 만져보게 한다.

유아들은 엄마랑 떨어진 것에 불만을 갖고 아기에게 심드렁할 수도 있다. 유치원 나이 이상의 아동들은 어른의 감독하에 의자에 앉아 동생을 안아볼 수 있다. 학령기 아동들은 새 동생과 병원환경이 신기하여 이것저것 물어볼 수도 있다.

부모와 신생아 간의 초기 애착관계를 잘 관찰한다. 부모는 처음에는 좀 망설이는 듯 하다가 완전히 끌어안게 된다. 부모들은 보통 아기와 눈을 맞추고 약간 고조되고 애정어린 목소리로 말을 건다.

초기 애착관계를 사정할 때 문화적인 차이도 고려한다. 간호사는 자기가 주로 대하는 인구집단의 일반적인 관습을 알아야 한다. 어떤 문화에서는 신생아에게 너무 많은 관심을 쏟으면 불길한 일이 닥칠 수도 있다고 여긴다.

개념요약

- 진진통의 전형적인 증상이 없는 산모도 있다. 확신이 서지 않을 때는 병원에 와서 의사의 진단을 받아야 한다.
- 의료진과의 치료적 관계를 촉진하고 긍정적인 출산경험을 증진하기 위해서는 출산가족이 분만병동에 입원할 때 받는 첫 인상이 중요하다.
- 최초의 분만사정은 산모와 태아의 건강, 그리고 분만 상태를 신속히 평가하는 것이다.
- 산모와 태아 중에서는 태아가 더 취약한 편이다. 태아는 전적으로 산모의 생리적 시스템에 의지하고 있기 때문이다.
- 만삭 때의 정상적인 태아심박수는 110~160bpm이다. 기타 정상적인 징후에는 규칙적인 리듬, 심음 상승 있음, 심음 하강 없음 등이 있다.
- 엄마의 앙와위는 자궁이 대동맥과 대정맥을 압박하여 태반 혈류가 감소할 수 있다.
- 편안함을 더해 주는 일반적인 방법들도 산모가 긴장을 풀고 진통에 대처하는 데 도움이 된다.
- 진통 시에 규칙적으로 자세를 바꿔 주면 산모가 좀 더 편안해지고 태아가 골반에 적응하는 데 도움을 준다.
- 간호사는 다음과 같은 임박한 징후에 주의해야 한다. 산모가 "아기가 나오고 있어요."라고 소리침, 산모가 끙끙 소리를 냄, 산모가 아래로 힘을 줌
- 분만 직후의 신생아 간호에서의 우선순위는 정상적인 호흡 증진시키기, 정상 체온 유지시키기, 애착관계 증진시키기이다.
- 분만 직후 산모 간호의 우선순위는 출혈 사정하기, 자궁이 단단하게 수축되도록 촉진하기, 안위 증진시키기, 부모와 신생아 간의 애착관계를 증진시키기이다.

참고문헌

Academy of American Family Physician (AAFP). (2015). Planning for Labor and Vaginal Birth After Cesarean Delivery: Guidelines from the AAFP. Retrieved from www.aafp.org/afp.

American Academy of Pediatrics & American College of Obstetricians and Gynecologists (AAP & ACOG). (2012). Guidelines for perinatal care (7th ed.). Elk Grove Village, IL & Washington, DC: Author.

American Academy of Pediatrics & American Heart Association (AAP & AHA). (2016). Neonatal resuscitation textbook (7th ed.). Elk Grove Village, IL: Authors.

American College of Obstetricians and Gynecologists (ACOG). (2013). Prevention and Management of Obstetric Lacerations at Vaginal Delivery. ACOG Practice Bulletin 165. Washington, DC: Author.

American College of Obstetricians and Gynecologists (ACOG). (2015a). Induction of Labor. ACOG Practice Bulletin 107. Published 2009, reaffirmed 2015. Washington, DC: Author.

American College of Obstetricians and Gynecologists (ACOG). (2015b). Vaginal Birth After Previous Cesarean Delivery. ACOG Practice Bulletin 115. Published 2010, reaffirmed 2015. Wash ington, DC: Author.

American College of Obstetricians and Gynecologists (ACOG). (2015c). Management of intrapartum fetal heart rate tracing. ACOG Practice Bulletin 116. Published 2010, reaffirmed 2015. Washington, DC: Author.

American College of Obstetricians and Gynecologists (ACOG). (2015d). Operative Vaginal Delivery. ACOG Practice Bulletin 154. Washington, DC: Author.

American College of Obstetricians and Gynecologists (ACOG). (2016). External Cephalic Version. ACOG Practice Bulletin 161. Washington, DC: Author.

Association of Women's Health, Obstetric and Neonatal Nurses (AWHONN). (2008). Nursing care and management of the second stage of labor: Evidence-based clinical practice guidelines (2nd ed.). Washington, DC: Author.

Association of Women's Health, Obstetric and Neonatal Nurses (AWHONN). (2012). Go the Full 40. Retrieved from www.health4mom.org/wp-content/uploads/2015/03/Go-The-Full-40-Implementation-Toolkit_2015-1.pdf.

Bakker, P. C., Kurver, P. H., Kuik, D. J., & Van Geijin, H. P. (2007). Elevated uterine activity increases the risk of fetal acidosis at birth. American Journal of Obstetrics and Gynecology, 196(4), 313.e1.313.e6.

Benirschke, K. (2014). Multiple gestation: The biology of twinning. In R. K. Creasy, R. Resnik, J. D. Iams, C. Lockwood, T. Moore, & M. Green (Eds.), Creasy & Resnik's Maternal-fetal medicine: Principles and practice (7th ed.) (pp. 53–65). Philadelphia, PA: Saunders.

Bishop, E. H. (1964). Pelvic scoring for elective induction. Obstetrics & Gynecology, 24(2), 266-268.

Cunningham, F. G., Leveno, K. J., Bloom, S. L., Spong, C. Y., Dashe, J. S., Hoffman, B. L., & Sheffield, J. S. (2014). Williams obstetrics(24th ed.). New York: McGraw-Hill Medical.

Fenwick, L., & Simkin, P. (1987). Maternal positioning to prevent or alleviate dystocia in labor. Clinical Obstetrics and Gynecology, 30(1), 83–89.

Fraser, D. (2014). Newborn adaptation to extrauterine life. In K. R. Simpson, & P. A. Creehan (Eds.), AWHONN's perinatal nursing (4th ed.) (pp. 581–596). Philadelphia, PA: Lippincott Williams & Wilkins.

Freeman, R. K., Garite, T. J., Nageotte, M. P., & Miller, L. A. (2012). Fetal Heart Rate Monitoring (4th ed.) (pp. 85–111). Philadelphia, Lippincott Williams & Wilkins.

Hamilton, B. E., Martin, J. A., Osterman, M. J. K., Curtin, S. C., & Mathews, T. J. (2015). Births: Final data for 2014. National Vital Statistics Report, 64(12). Retrieved from www.cdc.gov/nchs/nvss/births.htm.

Hodnett, E. D., Gates, S., Hofmeyr, G. J., & Sakala, C. (2013). Continuous support for women during childbirth. Cochrane Database of Systematic Reviews, 2013(7), CD003766.

James, D. C. (2014). Postpartum care. In K. R. Simpson, & P. A. Creehan (Eds.), AWHONN's perinatal nursing (4th ed.) (pp. 530–580). Philadelphia, PA: Lippincott Williams & Wilkins.

Joint Commission. (2016). Retrieved from www.jointcommission.org/standards_information/jcfaqdetails.aspx?StandardsFaqId=995

Killion, M. M. (2015). Techniques for fetal heart and uterine activity assessment. In A. Lyndon, & L. U. Ali (Eds.), Fetal Heart Monitoring Principles and Practices (5th ed.) (pp. 85–124). Washington D.C: Kendall Hunt Publishing.

Lyndon, A., O'Brien-Abel, N., & Simpson, K. R. (2014). Fetal as sessment during labor. In K. R. Simpson, & P. A. Creehan (Eds.), AWHONN's perinatal nursing (4th ed.) (pp. 445–492). Philadelphia, PA: Lippincott Williams & Wilkins.

Macones, G. A., Hankins, G. D., Spong, C. Y., Hauth, J., & Moore, T. (2008). The 2008 National Institute of Child Health and Human Development workshop report on electronic fetal monitoring: Up date on definitions, interpretation, and research guidelines. Journal of Obstetric, Gynecologic, and Neonatal Nursing, 37(5), 510–515.

Martin, J., Hamilton, B., Osterman, M., Curtin, S., & Mathews, T. (2015). Births: Final data for 2013. National Center for Health Statis tics, 64(1) Hyattsville, MD: National Center for Health Statistics.

Mercer, B. M. (2014). Premature rupture of the membranes. In R. K. Creasy, R. Resnik, J. D. Iams, C. Lockwood, T. Moore, & M. Green (Eds.), Creasy & Resnik's Maternal-fetal medicine: Principles and practice (7th ed.) (pp. 663–672). Philadelphia, PA: Saunders.

Miller, L. A., Miller, D. A., & Cypher, R. L. (2017). Mosby's Pocket Guide to Fetal Monitoring: A multidisciplinary approach (8th ed.) (pp. 75–102). St. Louis, MO: Mosby.

National Center for Health Statistics. (2017). Data File Documentations, Natality, 2015. Hyattsville, MD: Author.

Osterman, M. J. K., & Martin, J. A. (2014). Recent declines in in duction of labor by gestational age. National Center for Health Statistics Data Brief. No. 155. Retrieved from www.cdc.gov/nchs/data/databriefs/db155.pdf.

Oxytocin: Drug Information. (2016). UpToDate. Retrieved from www.uptodate.com/contents/oxytocin-drug-information?-source=search_result&search=oxytocin.

Roberts, J. M., August, P. A., & Bakris, G. (2013). Task Force on Hypertension in Pregnancy. Washington D.C.: American College of Obstetricians and Gynecologists.

Roberts, L., Gulliver, B., Fisher, J., & Cloyes, K. G. (2010). Th coping with labor algorithm: An alternative pain assessment tool for the laboring woman. Journal of Midwifery & Women' Health, 55(2), 107–116.

Roth, C., Dent, S. A., Parfitt, S. E., Hering, S. L., & Bay, R. C. (2016). Randomized control trial of use of the peanut ball during labor. The American Journal of Maternal Child Nursing, 41(3), 140–146.

Sheibani, L., & Wing, D. A. (2017). Abnormal labor and induc tion of labor. In S. G. Gabbe, J. R. Niebyl, J. L. Simpson, M. B. Landon, H. L. Galan, R. M. Jauniaux, D. A. Driscoll, et al. (Eds.), Obstetrics: Normal and problem pregnancies (7th ed.) (pp. 271–288). St. Louis, MO: Elsevier.

Simpson, K. R. (2013). Cervical ripening and induction and aug mentation of labor (4th ed.). Washington D.C.: Association of Women's Health, Obstetric and Neonatal Nurses.

Simpson, K. R., & O'Brien-Abel, N. (2014). Labor and birth. In K. R. Simpson, & P. A. Creehan (Eds.), AWHONN's perinatal nursing (4th ed.) (pp. 343–444). Philadelphia, PA: Lippincott Williams & Wilkins.

Spong, C. Y., Berghella, V., Wenstrom, K. D., Mercer, B. M., & Saade, G. R. (2012). Preventing the first cesarean delivery: Summary of a joint Eunice Kennedy Shriver National Institute of Child Health and Human Development, Society for Mater nal-Fetal Medicine, and American College of Obstetricians and Gynecologists Workshop. Obstetrics and Gynecology, 120(5), 1181–1193.

Thorp, J. M., & Laughon, S. K. (2014). Clinical aspects of normal and abnormal labor. In R. K. Creasy, R. Resnik, J. D. Iams, C. Lockwood, T. Moore, & M. Green (Eds.), Creasy & Resnik' Maternal-fetal medicine: Principles and practice (7th ed.) (pp. 673–706). Philadelphia, PA: Saunders.

Tussey, C. M., Botsios, E., Gerkin, R. D., Kelly, L. A., Gamez, J., & Mensik, J. (2015). Reducing length of labor and cesarean surgery rate using a peanut ball for women laboring with an epidural. Journal of Perinatal Education, 1(24), 16–24.

U.S. Department of Health and Human Services. (2010). Healthy People 2020. Reduce cesarean births among low-risk (full term, singleton, vertex presentation) women. Retrieved from www. healthypeople.gov/2020/topics-objectives/topic/maternal-in fant-and-child-health/objectives.

U.S. Food and Drug Administration. (2015). Misoprostol (marketed as Cytotec) information (2015). Retrieved from www.fda.gov/Drugs/DrugSafety/PostmarketDrugSafetyInformationforPa tientsandProviders/ucm111315.htm.

Wisner, K., & Ali, L. (2015). Documentation of fetal heart moni toring information. In A. Lyndon, & L. U. Ali (Eds.), Fetal Heart Monitoring Principles and Practices (5th ed.) (pp. 249.283). Washington D.C.: Kendall Hunt Publishing.

Wisner, K., & Gauthier, D. (2015). Maternal-fetal assessment. In A. Lyndon, & L. U. Ali (Eds.), Fetal Heart Monitoring Principles and Practices (5th ed.) (pp. 51–84). Washington D.C.: Kendall Hunt Publishing.

Witcher, P. M., & Hamner, L. (2013). Venous thromboembolism in pregnancy. In N. H. Troiano, C. J. Harvey, & B. F. Chez (Eds.), AWHONN High-risk & critical care obstetrics (3rd ed.) (pp. 285–299). Philadelphia, PA: Lippincott Williams & Wilkins.

Zwelling, E. (2010). Overcoming the challenges: Maternal move ment and positioning to facilitate labor progress. MCN: Ameri can Journal of Maternal-Child Nursing, 35(2), 72–80.

분만통증 관리

Pain Management During Childbirth

학습목표

1. 분만통증과 다른 유형의 통증을 구별할 수 있다.
2. 지나친 통증이 분만여성과 태아에게 끼치는 영향을 설명한다.
3. 분만통증에서 신체적 · 심리적인 인자들이 상호작용하는 방식을 설명한다.
4. 비약물적 통증완화 방법의 종류별 특징을 안다.
5. 약물적 통증완화 방법을 설명한다.
6. 분만 중의 약물적 · 비약물적 통증 억제법에 관련된 간호를 설명한다.

주요용어

경막외차단 epidural block
관문통제이론 gate-control theory
국소통증완화법 regional pain control methods
분만통증 labor pain
수치료 hydrotherapy
이완 relaxation
정신적 자극 mental stimulation
질 분만 마취 vaginal birth anesthesia
통증관리 pain management
피부 자극 cutaneous stimulation
호흡법 breathing technique

모든 임신부는 통증과 통증을 관리할 자신의 능력을 포함하여 출산에 대한 나름대로의 기대가 있다. 분만통증을 잘 다룬 산모는 그것을 긍정적인 삶의 한 사건으로 여기게 될 것이다. 분만통증에 대한 산모의 경험은 신체적 · 심리적 요소에 따라 달라지므로 각 산모마다 반응이 다르다. 통증완화에는 약물적인 방법과 비약물적인 방법이 있고 산모가 이를 선택할 수 있다.

1. 분만통증의 특성

통증이란 보편적인 경험이지만 정의하기가 쉽지 않다. 이것은 감각신경이 자극을 받는 고통스럽고 불쾌한 느낌이다. 통증은 다음과 같은 두 가지 요소를 가지고 있다.

- 생리적 요소(감각신경이 그것을 받아서 중추신경으로 전달하는 과정을 포함)
- 심리적 요소(그 느낌을 인식하여 그것을 고통스러운 것으로 해석하고 그 고통에 반응하는 것을 포함)

통증은 주관적이고 개인적인 것이다. 아무도 다른 사람의 통증을 대신 느낄 수는 없다. 통증에 대한 증거는 통증에 대한 그 사람의 반응이다. 분만통증은 다음과 같은 몇 가지 점에서 다른 통증들과 구별된다.

- 다른 통증들은 상해나 질병의 한 부분이지만 분만통증은 정상적인 과정의 한 부분이다. 분만통증 때문에 산모가 여러 다양한 자세를 취하게 되고 그것이 태아가 골반을 따라 내려오는 데 도움이 된다.
- 통증에 대해 준비를 할 시간이 있다. 임신부는 분만을 준비할 몇 달간의 시간적 여유가 있어서 그동안 통증완화에 대한 기술을 습득할 수 있다.
- 분만통증은 끝나는 시점을 예측할 수 있다. 통증이 강하지만 몇 날, 몇 주, 몇 달이 아니라 몇 시간 만에 끝날 것이라고 산모가 기대할 수 있다. 다른 통증들 중에도 짧게 끝나는 것이 있지만 분만통증은 아기의 출생으로 급격히 감소한다.
- 분만통증은 계속 이어지는 것이 아니라 간헐적이다. 진통 초기에는 수축이 와도 산모가 별로 불편함을 느끼지 못한다. 심지어 진통 후기에도 수축과 수축 사이에는 비교적

편안하다.

- 진통은 아기의 출생과 함께 끝난다. 한 생명의 탄생이 주는 정서적인 의미를 무시하고 분만통증에 대한 산모의 반응을 연구할 수 없다. 한 생명에 대한 기대가 산모로 하여금 어떤 고통도 견디게 하는 큰 동기가 된다.

2. 과도한 분만통증의 부작용

예상된 통증이지만 산모가 감당할 수 있는 한계를 넘어서는 분만통증은 산모와 아기에게 해로운 영향을 가져올 수 있다.

1) 생리적 효과

과도한 통증으로 산모의 불안과 두려움이 고조되면 교감신경이 자극을 받아 카테콜아민(에피네프린과 노르에피네프린)을 더 많이 분비하게 된다. 카테콜아민은 알파수용체와 베타수용체를 자극하여 혈관과 자궁근육에 영향을 미친다. 에피네프린은 알파수용체와 베타수용체를 모두 자극하는 반면, 노르에피네프린은 주로 알파수용체를 자극한다.

알파수용체가 자극을 받으면 자궁과 전신의 혈관수축이 일어나고 자궁근육 긴장도가 증가한다. 이것이 산모의 혈압을 높이면서 자궁의 혈류를 감소시킨다(Huether, Rodway, & DeFriez, 2014).

베타수용체가 자극을 받으면 혈관 확장이 일어나고 자궁근육이 이완된다. 그러나 자궁의 혈관은 임신으로 인해 이미 확장되어 있는 상태이다. 따라서 산모 신체의 다른 혈관들이 확장되어 혈액이 그 혈관들에 고이게 된다. 이것은 태반을 관류시킬 혈액의 양이 감소함을 의미한다.

카테콜아민의 과다분비로 인한 영향은 다음과 같다.

- 태반으로 들어가고 나오는 혈류가 감소되어 태아의 산소 공급과 노폐물 제거가 제한됨
- 자궁수축의 효율성이 감소되어 분만의 진행이 늦어짐

진통은 산모의 대사율과 산소 소모를 증가시킨다. 통증과 불안은 이미 높아진 대사율을 더욱 증가시킨다. 산모는 더 많은 산소를 얻기 위해 숨을 더 빨리 쉬게 되고 그 과정에서 과도한 이산화탄소를 내뿜게 된다. 그 결과 산모의 산소분압(PaO_2)과 이산화탄소 분압($PaCO_2$), 동맥혈의 pH에 큰 변화가 일어나게 된다. 산모의 대사상, 호흡상 변화가 지속되면 태반에서의 교환이 영향을 받는다. 즉 모체로부터 태아에게 가는 산소의 양이 줄고, 태아가 모체로 이산화탄소를 보내는 능력이 감소하는 것이다. 결국 태아는 무산소대사를 하게 되어 체내에 수소이온이 쌓이게 된다. 이것은 대사산증(acidosis)으로 단기간의 저산소증에서 오는 호흡산증처럼 출생 후에 즉시 해결되지 않는다.

2) 심리적 효과

여성은 분만통증에 대해 놀랄 만큼 인내한다. 그러나 통증이 적절하게 완화되지 않으면 분만 경험은 인생에서 즐겁지 않은 경험으로 기억된다. 산모의 보호자는 산모의 통증이 완화되지 않는 것을 보면서 무기력과 좌절을 느낀다.

이해하기

1. 분만통증은 다른 유형의 통증들과 어떻게 다른가?
2. 지나친 통증이 분만여성과 태아에게 끼치는 부작용은 어떤 것들이 있는가?

이해하기 정답

1. 분만통증은 그것이 정상적인 과정의 일부이고, 여성이 통증에 대해 대비할 시간을 가지고 있고, 통증이 자기제한적이고 간헐적이며, 아기의 출산과 함께 끝나기 때문에 다른 고통스런 경험과는 다르다.
2. 과도하고 경감되지 않은 진통은 스트레스 반응(산모의 혈액을 자궁에서 다른 곳으로 전환시키고 태아의 산소화에 위협이 되는), 산모의 산-염기 불균형, 태아의 산증을 초래할 수 있다. 과도하고 경감되지 않는 진통은 분만의 지속시간을 증가시킬 수 있다. 나쁜 통증 완화는 여성과 배우자에게 출산의 기쁨을 줄일 수 있고 지속적인 심리적 영향이 있을 수 있다.

3. 분만통증의 변수

신체적 · 심리적으로 다양한 요인들이 분만 중 산모의 통증 반응에 영향을 끼친다. 이런 요소들을 알고 있으면 통증 완화를 위한 간호중재에 도움이 될 수 있다.

1) 신체적 요소

분만통증에는 내장통증(visceral pain)과 체성통증(somatic pain) 두 가지가 있다. 내장통증은 흔히 묵직하거나 쑤신다고 표현되는, 느리고, 깊고, 한 곳에 국한되지 않은 통증이다. 자궁이 수축하고 경부가 확장되는 분만 1기에는 내장통증이 지배적이다.

체성통증은 한 곳에 국한된 빠르고 날카로운 통증이다. 태아가 내려오면서 산모의 조직에 직접적인 압박을 가하는

분만 1기 말과 분만 2기에는 체성통증이 지배적이다.

(1) 통증의 원인

대부분의 분만통증에는 다음과 같은 4가지 원인이 있다. 여기에 그 외의 다른 신체적 요인들이 더해져서 통증을 증가시키거나 감소시킨다.

조직 허혈. 수축 시에는 자궁에 혈액공급이 감소되어 조직저산소증과 무산소대사가 일어난다. 허혈성자궁통(ischemic uterine pain)은 허혈성심장통과 흡사하다.

경부개대. 자궁경부와 하부가 늘어나고 확장되는 것이 통증의 주된 원인이다. 경부개대(cervical dilation)에서 오는 통증자극은 T10, T11, T12, L1에서 척수로 들어가 아랫배신경얼기를 통해 전달된다(그림 13-1).

골반 구조물들에 가해지는 압박과 당김. 어떤 통증은 인대, 난관, 난소, 방광, 복막같은 골반구조물들(pelvic structures)에 가해지는 압박과 당김에서 비롯된다. 이것은 내장통증으로 산모는 허리와 다리에 연관통증을 느낄 수도 있다.

질과 회음의 팽만. 특히 분만 2기에 태아가 내려오면서 질과 회음이 현저히 팽창한다. 산모들은 그것을 타는 듯한, 찢어지는 듯한, 또는 쪼개지는 듯한 느낌(체성통증)으로 묘사한다. 질과 회음의 팽만, 그리고 주변 구조물들의 압박과 당김에서 오는 통증은 S2, S3, S4에서 척수로 들어간다(그림 13-1).

(2) 통증에 대한 인식이나 인내력에 영향을 미치는 요소

생리적 과정이 분만통증을 유발하지만, 다양한 신체적 요소들이 통증에 대한 산모의 인내력에 영향을 미친다.

진통 강도. 진통이 짧고 강한 산모는 그만큼 더 강한 통증을 호소할 것이다. 이는 각각의 수축이 많은 일을 해내기 때문이다(소실, 개대, 태아의 하강). 너무 급속히 진행되는 진통은 산모가 통증완화를 위한 약물을 선택할 충분한 기회를 제한할 수도 있다.

경부의 준비상태. 진통 전에 이루어져야 할 경부의 변화(연화, 어느 정도의 소실과 개대)가 이루어져 있지 않다면, 진통 시 경부는 쉽게 열리지 않는다. 이렇게 되면 경부를 개대시키고 소실시키기 위해 더 많은 수축이 필요할 것이고, 이것은 산모에게 더 큰 진통과 피로로 이어질 수 있다.

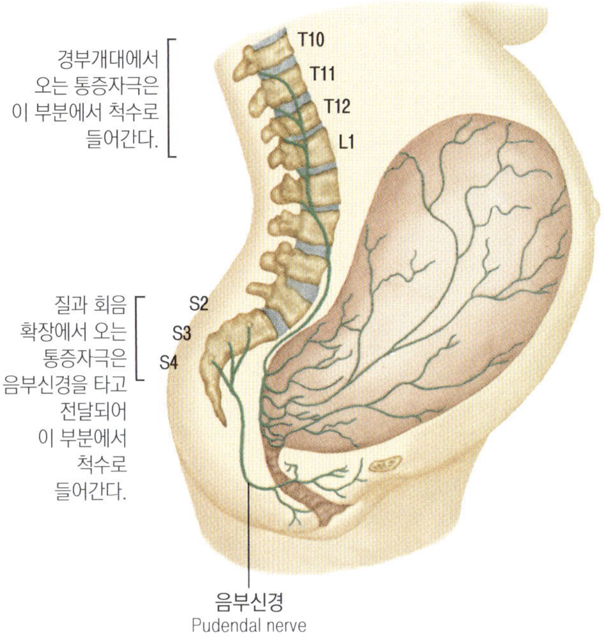

그림 13-1 분만 시 통증전달의 경로

태아의 자세. 태아의 자세가 좋지 않을 때는 진통이 더 길고 고통스러울 수 있다. 후방후두위에서 수축이 있을 때마다 태아의 머리가 산모의 엉치뼈로 밀려서 심한 요통을 느끼는데, 이것은 수축이 없는 휴식기에도 지속된다. 태아가 후두전방자세로 회전하기 전에는 분만을 하지 못하는 경우도 있다. 압박만출의 기전이 일어나기 전에 태아의 머리가 회전해야 하므로 분만이 더 길어진다. 태아가 더 좋은 자세로 회전하면 요통이 감소하고 분만의 진행 속도도 빨라진다. 그러나 요통은 어떤 분만에서든 지속되는 경우도 있다.

골반의 해부학적 구조. 산모의 골반 크기와 형태가 분만의 진행과 소요시간에 영향을 미친다. 골반의 이상은 잘못된 태위와 자세를 만들어 내어 난산의 원인이 될 수도 있다.

피로. 산모가 피곤하면 통증을 견디고 교육받은 대처기술을 사용할 능력이 저하될 수 있다. 보통 진통 중에는 잘 먹지 못하게 되므로 진통이 지속되면 산모의 에너지가 고갈될 수 있다.

임신 마지막 주가 되면 숙면을 취하기 힘든 경우가 많다. 태동이 많고, 잦은 요의, 누우면 숨이 차는 것으로 인해 푹 자지 못한 상태에서 진통이 시작되는 경우가 많다. 만약 진통이 밤늦게 시작되었으면 태아 만출 쯤에는 산모가 24시간 이상 수면을 취하지 못한 경우가 된다. 충분히 휴식을 취한 상태에서 진통이 시작된다 하더라도 진통의 진행이 느려지면 산모가 지친다.

의료적 중재. 분만 중 중재는 산모와 태아의 안녕을 위한 것이지만 자연적인 분만통증 외에 불편감을 가중시킨다.

정맥주입은 산모들에게 통증과 불편감을 느끼게 한다. 어떤 산모들은 태아감시장치들을 불편하게 느끼지만 어떤 산모들은 그 소리에 안심을 한다. 이 두 가지는 산모의 운동성을 제한하여 산모가 좀 더 편한 자세를 취하는 데 방해가 된다. 어떤 산모는 전자태아감시(electronic fetal monitoring)를 당연한 것으로 여기고, 전자기술을 이용하여 태아의 안녕을 확인하기 위해 자신의 불편함을 감수한다.

유도분만이나 촉진분만을 하는 산모들은 이런 분만에서 더 많은 중재로 인해 수축이 급격히 최고 강도에 도달하기 때문에 통증이 심하고 대처하기가 더 어렵다고 호소한다. 내진, 양막절개술, 내부태아감시장치의 삽입 등도 질과 경부의 수축으로 산모에게 불편을 준다. 내진은 종종 퍼거슨 반사(Ferguson's reflex)라 알려진 반사작용으로 인해 수축을 자극한다.

2) 사회심리적 요소

몇 가지 사회심리적 변수들이 통증에 대한 산모의 경험에 영향을 준다.

(1) 문화

산모가 가진 사회문화적 뿌리가 출산 중의 통증을 어떻게 인식하고 반응할지에 영향을 준다. 어떤 문화는 아프면 시끄럽고 솔직하게 소리를 지르라고 장려하는 반면, 어떤 문화는 자제를 미덕으로 삼는다. 그러나 통증에 대한 경험은 개인적인 것이므로 산모가 진통 중에 어떻게 행동할지에 대해 그녀가 속한 문화집단만 보고 단정짓는 것은 피해야 한다.

간호사는 어떤 방식이든 산모 스스로 위안이 된다고 생각하는 방식으로 자신을 표현하도록 장려하고, 표현의 다양성을 존중해 주어야 한다. 시끄럽게 소리 지르는 것도 그 산모 나름의 통증 대처법일 수 있다. 반면 아무 소리도 내지 않는 산모는 진통제가 필요할 수도 있지만, 스스로 금욕적으로 대처하려 할 수 있다. 시끄러운 산모는 간호하기가 쉽지 않고 다른 사람들에게 방해가 되기 때문에 진통과 통증에 대한 산모의 개인적인 반응을 있는 그대로 받아들여주는 것이 치료적 관계를 증진시킨다. 간호사는 어떤 행동(인내하는)은 칭찬하고 어떤 행동(시끄러운 표현 같은)은 비판하는 태도를 버려야 한다.

분만통증의 특성과 산모들의 다양한 반응으로 인해 간호는 더욱 복잡해진다. 산모가 통증을 잘 참는 유형이든, 적극적으로 표현하는 유형이든 간호사는 중요한 실마리를 파악하지 못하고 지나칠 수가 있다. 예를 들어 시끄러운 산모의 경우에는 간호사가 엄살 혹은 과장이라 생각하여 이상 징후를 무심히 넘어갈 수도 있고, 조용한 산모는 표현을 하지 않으므로 간호사가 발견하지 못할 수도 있다. 즉, 이렇게 극단적인 경우 출산 임박이나 합병증의 징후 같은 중대한 정보를 놓칠 수 있으므로 주의를 요한다.

(2) 불안과 공포

경미하거나 적당한 정도의 불안은 주의력을 향상시키고 학습에 도움이 된다. 그러나 지나친 불안과 공포는 통증에 대한 민감성을 증대시켜 통증을 견뎌내는 능력을 감소시킨다. 불안과 공포는 산모가 통증과 출산에 대처하기 위해 필요한 에너지를 소진시킨다.

공포와 불안은 근육긴장도를 증가시켜 산소화된 혈액을 대뇌와 골반근육으로 보내며, 이 긴장한 골반근육은 자궁수축으로 태아를 만출시키려는 힘과 산모가 힘을 주어 태아를 밀어내려는 힘에 방해가 된다. 긴장이 오래 지속되면 전신 피로감이 오고 통증인지(pain perception), 즉 통증역치(아프다고 인지되는 가장 낮은 자극 수치)가 낮아지며 통증에 대한 대처술을 사용할 능력이 감소된다.

만약 이전의 임신이 사산이나 기형아 같은 좋지 않은 경험이었다면 산모는 분만 중이나 분만 후 더 불안해하며 아기가 정상임을 계속 확인하려고 할 것이다.

(3) 통증에 대한 이전의 경험

우리는 어린 시절부터 통증이 신체의 어딘가가 좋지 않다는 뜻임을 학습하였다. 따라서 두려움과 위축되는 마음이 진통 시 통증에 대한 자연스런 반응이다. 산모에게 통증과 함께 분만 중의 정상적인 감각에 대해 알려주면, 통증에 대해 두려워하거나 위축되지 않고 분만에 더 집중할 수 있게 된다.

경산부는 분만통증에 대해 초산부와는 다른 시각을 갖는다. 만약 질 분만을 경험한 산모라면 정상 분만 중 경험하는 감각들에 대해 알고 있으므로, 상해나 비정상적인 것으로 여기지 않을 것이다. 길고 힘든 난산의 경험이 있는 산모는 출산에 대해 많이 불안해할 수도 있고 이번 분만이 지난번보다 빨리 진행되는 것에 놀랄지도 모른다. 두 번째(혹은 그 이상의) 질 분만을 하는 산모는 분만진행 속도가 빠르므로 분만 1기 말과 2기에 전보다 더 심한 통증을 느낄 수도 있다.

이전 임신에서 태아의 둔위(볼기태위)로 인해 전에 제왕절개를 했던 산모가 질 분만을 할 경우에는 특히 더 불안해 할 수 있다. 반면, 이전의 분만통증이나 다른 통증을 겪으며 배운 기술을 이번 분만에 적용할 수 있으므로 과거의 경험이 산모에게 긍정적으로 작용할 수도 있다.

3) 출산을 위한 대비

출산을 위해 대비하였다고 하여 통증이 없는 분만을 할 수 있는 것은 아니다. 산모는 통증에 대한 대비를 할 때 현실성을 가지고 진통제와 마취(감각의 상실)를 고려하여야 한다. 그렇지 않으면 산모는 분만 중에 예기치 않은 일이 발생하여 자신이 분만을 위해 준비한 것이 유용하지 않았다고 생각할 수도 있다.

분만 준비 과정은 분만에 대한 불안과 공포를 줄여준다. 임부는 예행연습을 하고 통증을 다스리기 위한 여러 가지 기법을 배울 수 있다. 출산준비 과정에서 임부와 배우자는 진통 시 평소와는 다른 진통통제 방법을 배우기 때문에 실제 상황이 발생할 때 덜 당황할 수 있다.

(1) 지지체계

진통 시 산모의 배우자가 불안해 하면 산모를 잘 지지하고 안심시킬 수 없다. 또한 불안은 전염성이 있어서 그것이 산모에게도 전달이 된다. 다른 사람들이 불안해 하는 것을 보면 산모는 분만에 문제가 있다고 생각할 수도 있다.

산모의 가족이나 친구들의 출산경험도 무시할 수 없다. 그들이 분만통증이나 통증완화에 대해 현실적인 정보를 준다면 도움이 될 수 있지만, 진통을 무서운 것으로 묘사한다면 산모는 불필요한 스트레스를 받게 될 것이다. 진통이 아프지 않다고 하는 것도 산모에게는 도움이 되지 않는다. 이 세상에 동일한 진통은 없고 심지어 같은 산모에게서도 출산 때마다 진통이 다르다.

이해하기

3. 얼마나 많은 신체적 · 심리적 요소가 여성의 분만통증에 대한 경험에 상호작용하는가?
4. 대부분의 분만에서 통증의 네 가지 원인은 무엇인가?
5. 다음의 요소들은 각각 분만통증에 어떤 영향을 미치는가? 진통의 강도, 경부의 준비 상태, 태아의 자세, 임산부의 골반 형태, 피로
6. 사회심리적 요소는 분만통증의 경험에 어떤 영향을 미치는가?

이해하기 정답

3. 신체적이고 심리적인 요인들은 통증을 참기 위한 능력을 변경시키기 위해 상호작용한다. 예를 들면, 이완 그리고 진통의 힘에 맞추어 힘주는 것은 큰 아기와 작은 골반을 가진 여성에게 질로 출산할 가능성을 향상시킨다.
4. 거의 모든 진통에 존재하는 통증의 네 가지 원인은 자궁경부 개대, 자궁의 허혈, 골반구조의 압력과 당김, 질과 회음의 팽창이다.
5. 통증에 영향을 주는 신체적인 요인들은 다음을 포함한다.
   a. 짧고 강렬한 진통은 확장, 소실, 태아의 하강이 빠르게 일어날 때 더 통증이 심할 수 있다.
   b. 소실되거나 쉽게 확장되지 않는 자궁경부는 더 오래 걸리고 더 불편한 진통과 관련이 있을 가능성이 있다.
   c. 비정상적인 태아의 자세는 여성의 신체가 더 나은 자세로 움직임에 따라 더 오래 걸리는 진통을 초래할 수 있다. 태아가 후두후향자세(occiput posterior position)로 있다면 허리의 통증이 더 뚜렷할 수 있다.
   d. 산모의 골반 형태와 크기의 차이는 태아가 골반을 통해 쉽게 적합하게 맞지 않기 때문에 비정상 태위나 자세 그리고 더 오랜 진통을 유발할 수 있다.
   e. 피로는 여성의 통증 내성과 대처 기술을 사용하는 능력을 감소시킨다.
6. 분만통증에 영향을 주는 사회심리적 요인들에는 문화, 불안과 두려움, 이전의 경험, 출산에 대한 준비, 산모의 지지체계가 있다.

4. 통증완화의 표준

Joint Commission(TJC)(2014)은 통증완화가 의료기관에서 모든 사람을 돌볼 때 필수적이고, 환자의 통증사정과 관리에 있어 약물적 · 비약물적 치료를 반드시 고려하도록 권고하고 있다.

- 통증완화에 대한 모든 대상자들의 권리
- 통증의 사정과 억제에 대한 의료진들의 능력

- 적절한 진통제의 처방을 지원하는 방침과 절차의 수립
- 효과적인 통증완화법에 대한 대상자와 보호자 교육
- 통증완화에 대한 퇴원 교육

5. 비약물적 통증완화

진통 중의 산모를 돌보는 간호사는 통증완화를 위해 약물적 · 비약물적 방법을 사용하게 된다. 비약물적 통증완화법은 산전교실에서 기본적으로 학습하는 내용이다. 어떤 산모들은 통증완화에 비약물적 방법만을 사용하지만 대부분의 산모들은 약물적 방법에 대한 보조적 수단으로 비약물적 방법을 사용한다.

산모와 배우자를 가장 잘 간호하기 위해서 간호사는 산모가 산전교실에서 배운 것이 무엇인지를 알고 있어야 한다. 산전교실에서 산모가 배우는 것은 주로 간호중재보다는 의료중재에 관련된 것이다. 진통 시 간호사가 산모가 평소에 배우고 연습했던 것과 다른 것을 지시하면 산모의 혼란만 가중시키게 되므로 산모가 이미 배운 방법이 효과가 없을 때 다른 방법을 시도해 본다.

1) 장점

비약물적 방법은 약물적 방법에 비해 몇 가지 장점을 가지고 있다. 이것은 분만 진행을 늦추지 않으며, 부작용이나 알레르기의 위험도 없다.

진통제를 선택한 산모도 진통제를 투여받을 때까지는 다른 통증완화법이 필요하다. 일반적으로 진통제는 진통이 어느 정도 진행된 후에야 투여될 수 있기 때문이다. 또 분만통증을 완전히 다 제거할 수 있는 약물적 방법은 없으므로, 산모는 비약물적 방법에 의존하게 된다.

이미 많이 진행된 급격한 진통으로 병원에 도착한 산모에게는 비약물적 방법이 현실적으로 유일한 통증완화법일 수 있다. 약이 효과를 발휘하기에 시간이 충분치 않을 수도 있고, 경막외차단을 시술할 시간이 없을 수도 있다. 진통제를 투여할 때에는 신생아의 호흡 능력과 연관지어 그 약효가 최고조가 될 시간을 고려해야 한다.

2) 단점

비약물적 방법이 갖는 한계가 있다. 특히 이 방법이 통증완화의 유일한 방법으로 사용될 때는 더욱 그렇다. 비약물적 방법만으로는 만족할 만한 통증완화가 되지 않는다. 진통 중에는 여러가지 변수들이 나타날 수 있으므로, 철저하게 준비하였고 의욕이 높은 산모라도 진통제나 마취가 필요할 수 있다.

3) 관문통제이론

통증에 대한 비약물적 방법을 논의할 때는 통증에 대한 관문통제이론(gate control theory)을 빼놓을 수 없다. 이 이론에 따르면 신경자극의 전달은 척수의 후각(뒷뿔)에 있는 신경의 기전에 의해 통제되는데 이것이 대뇌로 전달되는 자극들을 통제하는 문과 같은 역할을 한다는 것이다. 이 전달에 영향을 끼치는 것은 크고 작은 감각신경섬유들이 받는 자극과 대뇌로부터 내려오는 자극들이다. 이 기전이 통증감각에 대한 '문'을 열고 닫아 어떤 자극들은 대뇌로 보내고 어떤 자극들은 대뇌로 올라가지 못하게 막는 것이다. 그리고 그것을 통증으로 인식하는 곳은 대뇌이다.

통증은 직경이 작은 감각신경섬유들을 통해 전달된다. 피부에 있는 큰 직경을 가진 섬유들을 자극하면 작은 직경의 섬유들을 통한 통증전달이 차단되므로 '문을 닫게'되고 통증을 덜 느끼게 된다. 이런 자극의 예로는 마사지, 열 자극, 수치료(hydrotherapy) 같은 촉각자극이 있다.

대뇌에서 내려오는 자극들도 시각적 · 청각적 자극을 사용하여 후각을 통한 전달을 방해하는 능력을 가지고 있다. 시각적 · 청각적 자극의 예에는 '초점'과 '호흡법'이 있다.

자극을 통증으로 인식하는 데는 기억이나 인지과정도 영향을 끼친다. 진통 시 산모를 교육하고 지지해 주는 것도 그녀의 이완이나 자신감, 통제감에 도움을 줄 수 있다. 이 모든 방법들이 통증을 완전히 감소시키지는 못한다 하더라도 인지되는 통증의 정도를 경감시킨다(Creehan, 2008).

4) 통증완화에 대한 준비

비약물적인 통증완화에 대한 준비는 진통 전에 시작하는 것이 이상적이다. 임신 마지막 몇주 동안의 산전교실에서 산모는 진통과 그에 따른 통증에 대해서 배운다. 진통 때 사용할 여러 가지 기술들을 배우면서 산모는 통증에 대처할 준비를 한다. 산모의 배우자도 산모를 격려하고 지지할 방법들을 배울 것이다. 입원 후에는 간호사가 그들이 배운 것을 복습시키고 강화시킨다.

이러한 준비가 되어 있지 않은 부부에게는 간호사가 비약

물적 기술들을 교육한다. 분만의 잠재기는 출산 중 교육을 하기에 가장 좋은 때이다. 왜냐하면 산모가 어느 정도 불안한 마음에 주의와 관심을 기울이게 되면서도 이해력이 방해를 받을 만큼 아프지는 않기 때문이다.

모든 산모에게 동일한 효과를 나타내는 방법은 없다. 대부분의 방법은 오래 사용하면 효과가 감소한다(습관화). 이럴 때는 방법을 바꿔 주는 것이 해결책이므로 간호사는 다양한 방법을 알고 있어야 한다.

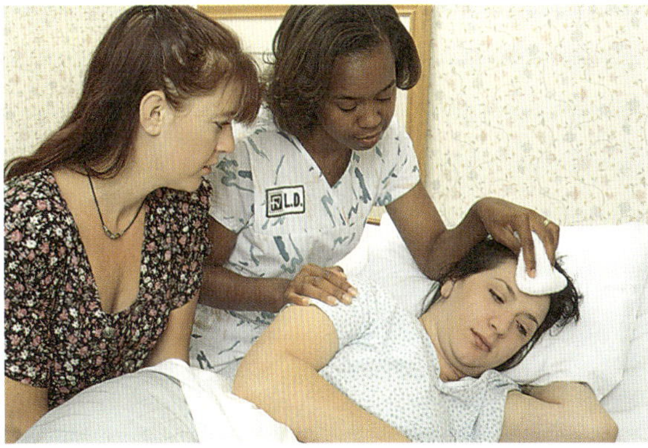

그림 13-2 간호사가 함께 있어 주면서 안심시켜 주는 것, 혹은 얼굴에 찬 수건을 대어 주는 등의 보편적인 위로법도 약물적 · 비약물적 진통법을 보충해 준다.

5) 비약물적 기법의 적용

분만 중에 사용할 수 있는 비약물적 기법에는 이완(relaxation), 피부자극(cutaneous stimulation), 수치료(hydrotherapy), 정신적 자극(mental stimulation), 호흡법(breathing technique)이 있다.

(1) 이완

이완은 다음과 같은 역할을 하므로 모든 약물적 · 비약물적 방법의 기초가 된다(Creehan, 2008; Freeman, 2009a; Rodgers & Micozzi, 2011).

- 자궁의 혈류를 증진시켜 태아의 산소화를 향상시킴
- 자궁수축의 효율성을 높여줌
- 통증인식을 증가시키고 통증 내성(pain tolerance, 산모가 기꺼이 참을 수 있는 통증의 수준)을 감소시키는 긴장을 줄여줌
- 태아의 하강을 방해하는 긴장을 줄여줌

편안한 환경. 편안한 환경이 이완에 도움이 된다. 간호사는 너무 밝은 빛, 너무 춥거나 너무 더운 온도처럼 산모를 방해하는 것들을 제거하고 더러워진 침구를 제때에 교체한다.

음악은 외부의 소음을 차단해 주고, 상상기법이나 호흡법의 배경으로 사용할 수 있다. 또한 산모가 통증에 집중하지 않도록 하는 데도 도움이 되는데, 어떤 산모에게는 TV도 이와 비슷한 효과를 발휘한다.

보편적인 위로법. 산모의 개인적인 편안함을 증진시켜 주면 통증완화술에 집중하는 데 도움이 되며(그림 13-2), 이것에는 편안함을 증가시키고 예민하게 하는 것들을 줄이는 방법이 포함된다.

불안과 두려움을 덜어주기. 간호사는 산모에게 정확한 정보를 제공하고, 분만이 정상적인 과정이라는 것을 강조하여 산모의 불안을 덜어주고 자기통제력을 북돋아 줄 수 있다. 병원이라고 하면 병과 아픈 것을 떠올리게 되어 불안이 고조되기 쉽다. 하지만, 간호사의 작은 배려가 병원이라는 환경에도 불구하고 산모에게 출산의 정상과정임을 인식시킬 수 있다. 예를 들어, 산모를 '환자'라 부르는 것은 병원과 관련된 아픈 분위기를 연상케 한다. 반면에 산모를 이름으로 불러 주면 출산을 정상적인 과정으로 보게 하는 데 도움이 된다. 가능한 한 산모나 배우자에게 선택권을 줌으로써 출산 과업을 수행할 수 있는 능력이 있다는 자신감을 가지게 하는 데 도움이 된다.

구체적인 이완기법. 이완기법은 진통 전에 연습해 두면 가장 좋다. 가정에서 여성과 점진적인 이완기법을 연습할 수 있는데, 이것은 산모가 특정한 근육들을 수축시켰다가 이완시키는 동작을 통해 온 몸의 근육을 전부 이완시키는 것이다. 신경근육해리(neuromuscular dissociation)는 지금 작용하고 있는 근육(예컨대 힘을 줄 때의 자궁이나 복근) 외의 모든 근육을 이완시키는 도움이 된다. 배우자의 접촉에 대한 반응으로 접촉이완을 연습할 수도 있고 통증에 대항하는 이완을 연습할 수도 있다. 후자는 배우자가 일부러 약간의 통증을 가하면 산모가 그 통증에도 불구하고 이완을 연습하는 것이다.

산모가 이런 이완기법들을 집에서 연습하지 않았더라도 간호사는 그녀에게 진통이 진행됨에 따라 어떻게 이완해야 하는지 교육할 수 있다. 배우자는 긴장한 부위가 있는지 확인하고 그 부위를 만져줌으로써 산모에게 이완하라는 신호를 줄 수 있다.

(2) 피부자극

피부자극은 여러 가지가 있고 이들은 함께 쓰이거나 다른 기법들과 같이 쓰이기도 한다.

자가 마사지. 산모는 진통 때 고통을 덜기 위해 자신의 복부, 다리 등을 문지를 수 있다. 복부 특히 배꼽 주위를 만지면 아픔을 느끼는 산모도 있다. 진통 중의 산모는 가볍게 쓰다듬는 것보다 힘을 줘서 쓰다듬는 것이 더 도움이 된다.

진통 시 손바닥이나 발바닥을 세게 자극해 주는 것이 도움이 된다고 느끼는 산모들도 있다. 누군가가 손바닥을 세게 문질러 주는 것을 좋아하는 산모도 있고, 두 손이나 두 발을 서로 문질러 주기를 원하는 산모도 있다. 또 손바닥을 쾅쾅 때리거나 차가운 것을 움켜잡고 싶어하는 산모도 있다. 수축이 올 때 누군가의 손을 꽉 잡는 산모도 있다. 간호사는 이런 행동들이 과도한 통증을 의미하는지, 아니면 단순히 통증을 이겨내기 위한 산모 나름의 방법인지를 파악해야 한다.

다른 사람이 해 주는 마사지. 마사지는 순환을 증가시키고 근육의 긴장을 완화시킨다. 보호자나 간호사는 산모의 등, 어깨, 다리 또는 그녀가 원하는 부위를 마사지한다. 바디 파우더를 바르면 마사지로 인한 마찰을 줄여준다.

반대 압력. 태아가 후방후두위로 있을 때는 요통이 극심한데, 이 경우에는 엉치뼈를 눌러 주는 것이 도움이 된다. 손바닥이나 한 주먹, 혹은 두 주먹, 혹은 양말에 넣은 테니스 공 두 개 같은 단단한 물체로 눌러줄 수 있다. 이것을 약간 변형한 것이 양쪽 압착(엉치뼈 압력주기)인데 두 손바닥을 산모의 엉덩이에 놓고 아래로, 그리고 안쪽으로 눌러주는 것이다(Cunningham et al., 2014). 산모는 정확한 부위와 어느 정도의 압력이 필요한지를 알려주어야 한다.

접촉. 산모가 싫어하지 않으면 간호사가 그녀를 만져 주는 것이 큰 힘이 된다. 손을 잡아주거나 머리를 쓰다듬어 주는 등의 행동은 힘든 때 간호사가 그녀를 돌보고 있고 신경쓰고 있다는 의미를 전달함으로써 산모를 안심시키고 위로를 준다.

열 자극. 등, 복부, 회음에 온기를 가해 주면 좋아하는 산모들이 많다. 온기는 그 부위의 혈류를 증가시키고 근육을 이완시키며 통증역치를 높여 준다. 마사지도 피부를 따뜻이 하고 나서 해 주면 산모에게 더 안락감을 준다. 따뜻한 물로 하는 샤워, 통목욕, 와류욕(whirlpool bath)은 이완 효과와 열 자극을 제공한다. 마른 쌀로 채워 전자렌지에 데운 양말을 사용하여 엉치뼈에 따뜻한 압력을 가하는 것도 좋은 방법이다(Sullivan & McGuiness, 2015).

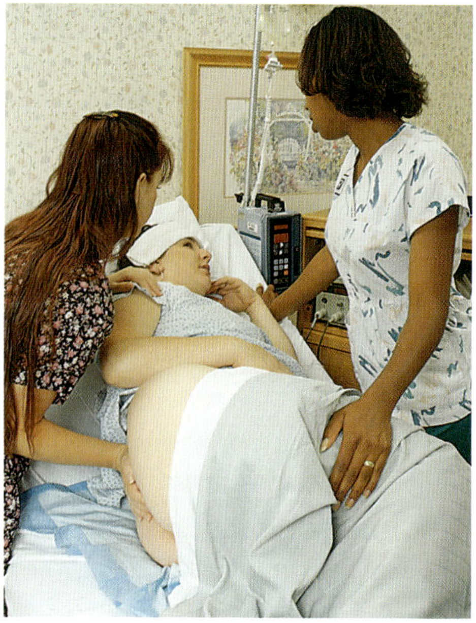

그림 13-3 분만 코치가 분만에서 흔히 일어나는 요통을 덜어주기 위해 골반뼈에 압력을 가하고 있다.

산모가 덥다고 느낄 때는 차갑고 젖은 수건도 상쾌함을 준다. 차가운 수건을 머리나 복부, 목 등 원하는 부위에 놓아준다. 입술이 건조하면 입술을 적셔 준다. 입안을 시원하게 하고 수분을 공급하는 데 얼음조각을 이용할 수도 있다.

지압. 지압은 손, 공, 롤러, 다른 도구를 이용해 특정한 압점에 압력을 가하는 마사지의 한 형태이다. 침술은 지압의 침습적인 형태로서 이것은 지압과 비슷한 부위에 작은 바늘을 꽂는 것이다. 침술과 지압이 입덧을 위시한 구역과 구토를 완화시키는 데 도움이 되며, 지압이 분만에 도움이 된다도 연구결과도 있다.

(3) 수치료

수치료는 이완기법의 보조수단으로 사용될 수 있다. 침수에 의한 부력이 몸에 가해지는 압력을 균일화시키고 근육 이완을 도와준다. 뿐만 아니라 체액이 혈관 밖에서 혈관 안의 공간으로 이동하여 신장이 여분의 체액을 배출함에 따라 부종도 줄어준다. 이전 임신에서 수치료로 효과를 보았던 산모는 다음 임신에서도 이 방법을 사용하기를 원하는 경우가 종종 있다(American Academy of Pediatrics [AAP] & American College of Obstetricians and Gynecologists [ACOG], 2014).

샤워, 통목욕, 와류욕은 이완 효과와 열 자극을 제공한다. 욕조나 와류욕조(분류식 기포 목욕탕) 또는 자쿠지에 몸을 담그는 수치료들이 분만 중 효과가 있음을 보여주는 몇몇 연구들이 있다. 수치료에 있어서 가장 우려되는 점은 물에 있는 미생물들이 신생아나 산후의 산모에게 감염을 일으키는 것이다. 산모의 질에 있는 박테리아가 자궁으로 올라가 감염을 일으킬 수도 있고 깨끗하지 않은 욕조에 서식하는 박테리아가 감염을 일으킬 수도 있다. 그러나 깨끗한 물을 이용한 수치료와 신생아·산모의 감염 사이에는 연관관계가 없음을 보여주는 연구들도 있다(Davies, Davis, Peace, & Wong, 2014; Sullivan & McGuiness, 2015). 수치료가 주는 장점과 우려에 대해서는 더 많은 연구가 필요하다(글상자 13-1).

(4) 정신적 자극

정신적 자극이란 통증 자극과 경쟁하여 산모의 마음을 빼앗아 산모가 통증을 잊게 하는 것이다. 또, 차분히 상상하는 분위기를 조성하여 이완을 도와주기도 한다.

상상. 산모가 미리 연습해 둔 상상 장면이 없다면 편안한 장면을 떠올리도록 간호사가 도와준다. 따뜻하고 부드럽고 안전하고 편안한 장면을 떠올리는 것이 위로가 된다고 산모에게 말한다.

상상은 산모가 자신을 진통에서 해리시키도록 도와주는데 간호사는 산모가 진통 과정을 상상하도록 한다. 즉 수축할 때마다 경부가 열리고, 자신이 힘을 줄 때마다 아기가 출구를 향해 내려오는 것을 상상하는 것이다. 이 기법은 수축할 때마다 성공 혹은 목표를 향한 진행을 상상하는 것과 유사하다. 간호사는 산모가 쾌적하고 편안한 분위기에 있다고 상상하게 한다.

초점. 산모는 눈을 감거나 외부의 어느 초점에 주의를 집중한다. 출산교실에서는 눈을 뜨고 한 초점을 정해 그곳을 계속 보면 다른 곳에 주의가 집중됨으로써 수축의 진통이 감소한다고 교육한다. 마음을 편안하게 해 주는 그림이나 사진, 초점으로 사용할 물건을 가져오는 것은 상상기법에 도움이 된다. 아니면 방의 한 곳을 초점으로 정해 사용하는 것도 무방하다.

> **글상자 13-1 분만 중 수치료**
>
> 수치료는 분만 중 개입을 가능한 한 줄이자는 생각의 일환이다. 수치료에 는 다음과 같은 종류들이 있다.
> - 샤워
> - 통목욕
> - 와류욕조
>
> **장점**
> - 더 자연스럽고 가정적인 분위기
> - 산모가 자신의 진통을 더 잘 조절할 수 있음
> - 똑바른 자세가 진통의 진행을 촉진시킴
> - 진통이 잦을 때 산모가 욕조에 들어가면 진통이 더 빨리 진행됨
> - 부력이 피곤한 근육을 쉬게 해 주고 압력을 줄여 줌
> - 태아가 후방후두위나 횡위에서 전방후두위로 도는 것을 도와줌. 또한 태아가 회전하는 것을 돕기 위해 산모가 여러 가지 다른 자세를 취할 수 있음
> - 많은 산모들이 통증이 덜 하다고 보고함
> - 평균동맥압과 부종을 감소시키고 이뇨를 도와줌. 임신성 고혈압에 특히 도움이 됨
>
> **단점**
> - 분만의 잠재기에는 수축의 빈도나 경부개대를 둔화시킬 수 있음
> - 태아감시를 위해 전자감시장치를 쓸 수 없고 간헐적 청진을 해야 함
>
> **금기와 주의사항**
> - 산모가 안전을 위해 침대에 머물러야 하는 상황이 아니면 특별한 금기는 없다.
> - 양수에 짙은 태변이 섞여 있으면 전자태아감시를 계속해야 하므로 수치료를 할 수 없다.
> - 출혈
> - 옥시토신에 의한 유도나 증강. 옥시토신과 수치료를 함께 쓰는 것은 과도한 자궁활동을 유발할 수 있다.
> - 태아나 산모에게 고체온증이 생기면 산소 수요가 증가하게 되므로 수온을 36~37℃ 이상으로 높이지 않는다.
> - 콩팥이 수분을 많이 배출함에 따라 탈수가 생기지 않도록 수분 섭취를 권장한다.

(5) 호흡법

호흡법은 수축 시에 산모를 다른 것(호흡)에 집중하게 함으로써 통증감각의 전달을 방해하는 것이다. 그것은 단순한 패턴에서 시작하고, 분만통증이 심해지면 점점 더 주의전환이 필요함에 따라 더 복잡한 패턴으로 옮겨 간다. 언제 패턴을 바꾸어야 하는지 정해진 규칙은 없다. 그러나 복잡한 패턴들을 너무 오래 사용하면 피로를 가져오기 쉽다.

좋은 효과를 거두려면 산모와 배우자가 호흡법을 자주 연습해 두어야 한다. 패턴이 너무 복잡하거나 산모가 연

이해하기

7. 통증의 관문통제이론이 비약물적 통증완화와 무슨 관련이 있는가?
8. 분만 중에 이완을 장려하기 위한 간호행위에는 어떤 것들이 있는가?
9. 간호사는 분만여성의 불안이나 두려움을 어떻게 덜어줄 수 있는가?
10. 다음과 같은 피부 자극법들은 진통 중에 어떻게 각각 이완을 도와줄 수 있는가? 자가 마사지, 남이 해 주는 마사지, 역압, 온기나 냉기
11. 진통 중에 수치료를 사용할 때 왜 충분한 수분공급과 수온조절을 주의해야 하는가?

이해하기 정답

7. 통증 관문통제이론(gate control theory of pain)은 척수의 후각에서의 관문기전이 통증이 있는 자극에 대한 해석을 위해 뇌로 전달하는 것을 조절한다고 가정한다. 촉각(예: 마사지, 열, 냉)과 같은 다른 자극들은 큰 직경 섬유를 통해 더 빨리 전파되는 반면에 통증 자극들은 신경섬유의 작은 직경을 통해 전파된다. 그러므로 큰 직경을 통해 전파된 자극들은 통증 자극들을 방해하거나 통증의 관문을 닫는다. 청각에 대한 반응(예: 음악 듣기)과 같은 뇌로 부터의 자극 또한 통증 전달을 방해할 수 있다.
8. 이완을 촉진시키는 간호중재로는 환경적 편안함 마련하기, 여성의 일반적인 안위 유지하기, 불안과 두려움을 초래하는 요인 감소시키기, 여성이 구체적으로 긴장된 근육에 이완하도록 집중하게 돕는 것과 같은 구체적인 이완요법 사용하기가 포함된다.
9. 정확한 정보와 출산의 정상적인 측면에 집중하는 일은 불안과 두려움을 감소시키도록 돕는다. 여성을 대상자나 환자로 부르는 것을 피한다. 왜냐하면 이러한 단어들은 병원에서의 질병과 관련이 있기 때문이다. 입원할 때 요청한 그녀와 배우자의 이름을 부른다. 출산하는 여성에게 힘을 주는 것은 그들이 스스로 성공적으로 출산을 하기 위한 능력이 있다고 보도록 돕는다.
10. 자가 마사지는 경찰법(effleurage), 두 손을 함께 마찰하기, 레일에 두드리기나 강타하기가 포함된다. 다른 사람에 의한 마사지는 긴장된 근육을 이완시키도록 돕고 이완을 돕는다. 역압(counterpressure)은 천골(엉치뼈)압력 또는 다른 다양한 것들을 포함할 수 있고 주로 태아가 후두후향자세로 있을 때 요통을 줄이기 위해 사용된다. 지압은 통증 관리를 위해 지정된 압력을 사용한다. 온열은 이완을 촉진시키므로 근육을 이완시킨다. 온열은 샤워, 통목욕, 월풀 욕조의 형태일 수 있다. 냉기는 덥다고 느낄 수 있는 진통 중의 여성에게 기분을 전환시킨다. 여성이 단지 국소 부위에만 냉을 원하거나 입안에 얼음만을 원할 수 있다.
11. 혈장이 부족하다면 탈수와 이뇨에 의해 태반관류를 감소시킬 수 있다. 물의 온도는 저체온이나 고체온을 예방하기 위해 조절되어야 하고 이는 산모의 산소와 포도당의 소비를 증가시키면서 산모의 대사율을 높일 수 있다. 이러한 변화들은 태아에게 전달되는 산소와 포도당을 감소시킬 수 있다. 산모에게 고체온은 태아의 신체 온도를 증가시키고 태아의 산소요구량을 증가시킨다.

습을 하지 않았다면 진통 때 효과적으로 사용하지 못할 수도 있다. 호흡법은 필요할 때만 사용해야 하는데, 일반적으로 수축 시 산모가 더 이상 걷거나 얘기할 수 없을 때이다. 가장 복잡한 단계는 가능한 한 잠시만 사용하기 위해 꼭 필요한 때가 아니면 더 복잡한 다음 단계로 넘어가지 않도록 해야 한다.

1기의 호흡. 분만 1기의 호흡은 정화호흡(cleansing breath)과 필요할 경우 사용할 수 있는 점점 복잡한 형태의 속도조절 호흡들로 구성되어 있다.

정화호흡(cleansing breath). 각 수축의 시작과 끝에 숨을 한번 깊게 들이 마시고 내쉬는데 이것을 정화호흡이라 부른다. 한숨쉬는 것과 마찬가지로 정화호흡은 산모의 긴장을 완화시켜 주고 분만통증의 원인 중의 하나인 자궁근육층의 저산소증을 완화할 산소를 공급해 준다. 정화호흡은 또한 산모가 마음을 비워 이완에 집중할 수 있게 해주고, 배우자에게 이제 수축이 시작되거나 끝난다는 것을 알려주는 신호가 된다. 전자식 모니터를 사용하고 있을 때는 배우자가 화면의 아래 그래프를 보고 산모에게 수축이 시작됨을 알려주어 정화호흡을 하도록 도와줄 수 있다.

느린 속도의 호흡흡(slow-paced breathing). 느린 속도의 호은 이완을 도와준다(그림 13-5). 이때 산모는 호흡속도를 조절하기보다는 자기 몸을 이완시키는 데 집중해야 한다. 이완은 수면 시와 비슷한 느린 호흡으로 이완을 시킨다. 산모는 코나 입 또는 둘 다로 호흡해도 된다.

진통 시 가능한 한 오래 이 느린 속도의 호흡을 사용하여야 한다. 느린 호흡이 이완과 산소화에 도움이 되기 때문이다. 호흡 연습이 안된 산모가 입원하면 분만간호사는 보통 이 호흡법을 교육한다. 이 기법은 수축과 수축 사이의 휴식기에 쉽게 배울 수 있고, 긴장한 산모도 침착함을 되찾고 자신의 수축에 호흡을 맞출 수 있기 때문이다.

마사지처럼 다른 통증완화법을 병용하는 것이 느린 호흡의 효과를 오래 지속시켜 준다. 잠시 다른 호흡법을 썼다가 되돌아오는 것도 방법이 된다.

변형된 속도의 호흡(modified-paced breathing). 느린 속도의 호흡이 더 이상 효과적이지 않을 때는 변형된 속도의 호흡으로 옮겨갈 수 있다(그림 13-6). 이 빠른 복식호흡은 진통처럼 스트레스를 받거나 육체노동에 종사할 때 숨을 좀 더 빨리 쉬려는 우리의 자연적인 성향과 일치한다. 변형된 속도의 호흡이 느린 속도의 호흡보다 얕은 호흡이기는 하나 더 여러 번 숨을 들이쉬므로 산소 섭취량은 두 호흡에서 비슷하다. 느린 속도의 호흡에서처

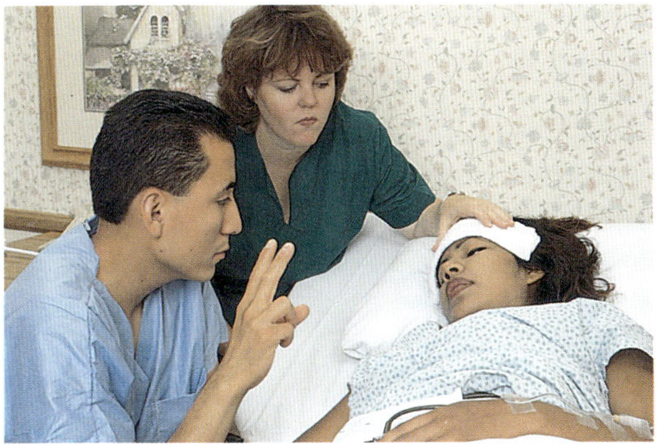

그림 13-4 이 산모와 배우자는 출산교실에서 여러 가지 통증완화법을 배웠다. 배우자는 산모에게 속도조절 호흡을 바꾸라고 손가락으로 신호를 보내고 있다.

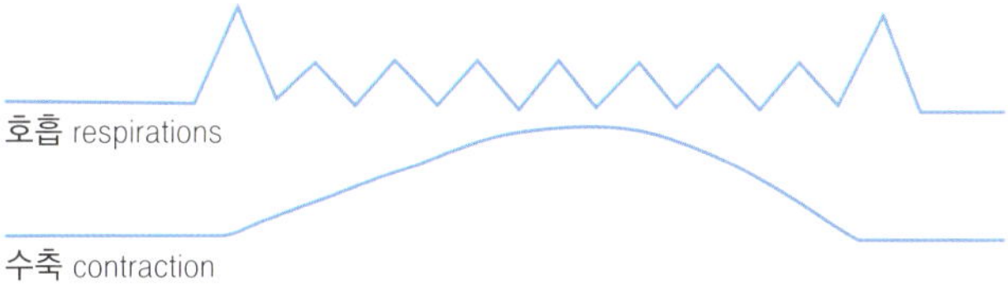

그림 13-5 느린 속도의 호흡. 구체적인 속도가 정해져 있는 것은 아니지만, 산소화에 지장이 되지 않도록 하려면 느린 속도의 호흡 은 평소 자신의 호흡보다 두 배 이상 느려져서는 안 된다. 보통 분당 6~9번이 된다.

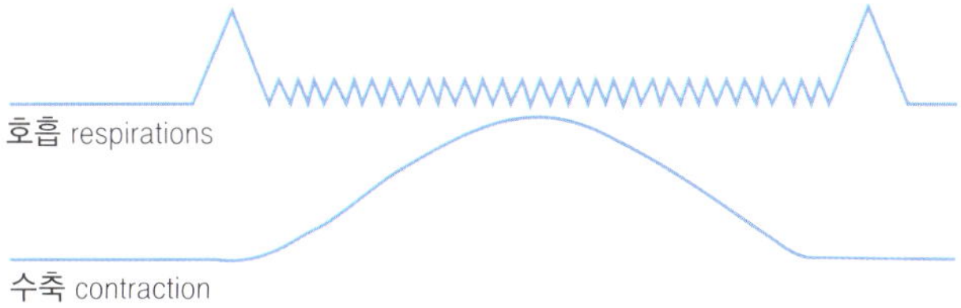

그림 13-6 변형된 속도의 호흡. 변형된 속도의 호흡 패턴은 산모에게 편해야 하고, 과호흡을 방지하고 이완을 방해하지 않기 위해 자신의 평소 호흡보다 두 배 이상 빠르지 않아야 한다.

럼 중요한 것은 몇 번 숨을 쉬느냐가 아니라 긴장을 해소하는 것이다.

산모는 때로 느린 속도의 호흡과 변형된 속도의 호흡을 병행하라고 배운다(그림 13-7). 이것은 천천히 시작했다가 수축이 정점에 달할 때는 얕고 빠르게 호흡하는 것이다. 진통 시 산모는 자연스럽게 호흡법을 사용하는 경우가 많다. 주의할 것은 이 호흡이 이완을 방해하는 것이 아니라 증진시켜야 한다는 것이다.

패턴을 갖춘 속도의 호흡(patterned-paced breathing). 패턴을 갖춘 속도의 호흡은 패턴에 집중하여 호흡하는 것이다. 이것은 변형된 속도의 호흡과 유사하나 몇 번의 호흡 후에 약간 강하게, 즉 불어내면서 숨을 내뿜고 다시 변형된 속도의 호흡을 시작하는 것이다(그림 13-8). 이렇게 첨가된 패턴 때문에 산모는 더 호흡에 집중하게 되어 습관적으로 하지 않게 된다. 입은 이완된 상태로 있어야 하고 성대를 조이는 소리는 내지 말아야 한다. 온몸을 이완시키는 것이 목표이기 때문이다.

불어내기 전에 몇 번을 호흡할지는(보통 2~6번 사이) 항상 일정해도 되고, 패턴을 정해 두고 바꾸어도 된다. 그 패턴은 "3-1, 5-1, 3-1" 혹은 "6-1, 5-1, 4-1, 3-1"처럼 한 칸씩 내려가는 것이어도 된다.

힘을 주지 않기 위한 호흡. 경부가 완전히 개대되기 전에 산모가 힘을 주면 경부와 태아의 머리에 손상이 올 수 있다. 이럴 때는 숨을 내쉬면 성문이 닫히지 않고 호흡이 멈추지 않기 때문에 힘을 주려는 충동을 이길 수 있다. 힘을 주고 싶은 욕구가 강하게 밀려올 때 짧은 숨을 반복적으로 내뿜어야 한다. 보호자가 산모와 호흡을 맞춰 함께 숨을 내뿜어 주면 산모가 집중하는 데 도움이 된다.

흔히 일어나는 문제들을 극복하는 방법. 호흡법을 사용할 때 나타나는 흔한 문제는 과호흡과 입이 마르는 것이다. 과호흡은 깊고 빠른 호흡으로 이산화탄소를 너무 많이 배출하기 때문에 호흡성알칼리증이 올 수 있다. 호흡성알카리증의 증상은 현기증이 나며, 정상적인 사고가 불가능하다. 혈관수축으로 인해 손가락과 입술이 저리고 무감각해진다. 과호흡이 계속되면 조직과 혈액에 칼슘 부족으로 인한 강직(강축, tetany)으로 얼굴과 입술이 뻣뻣해지고 손발연축(carpopedal spasm)이 온다.

산모에게 현기증이 나기 시작하면 종이봉지나 아니면 자신의 손을 컵 모양으로 만들어 입에 대고 거기에 숨을 불라고 말한다. 이렇게 자신이 내뿜은 공기를 다시 마셔서 체내의 이산화탄소를 증가시킴으로써 과호흡을 방지한다. 이산화탄소를 너무 많이 잃지 않으려면 호흡의 속도를 늦추어야 한다.

구강호흡을 오래 하다 보면 입이 마르게 된다. 혀를 살짝 입천장에 대고 숨을 쉬면 입으로 들어 오는 공기에 습기가 첨가되어 입이 덜 마르게 된다. 얼음, 구강세정제, 설탕이 첨가되지 않은 막대사탕, 액체류 등도 도움이 된다.

2기의 호흡. 분만 2기의 간호는 적절한 시기에 격려하는 데 있다. 즉, 경부가 개대되더라도 산모가 밀어내고 싶

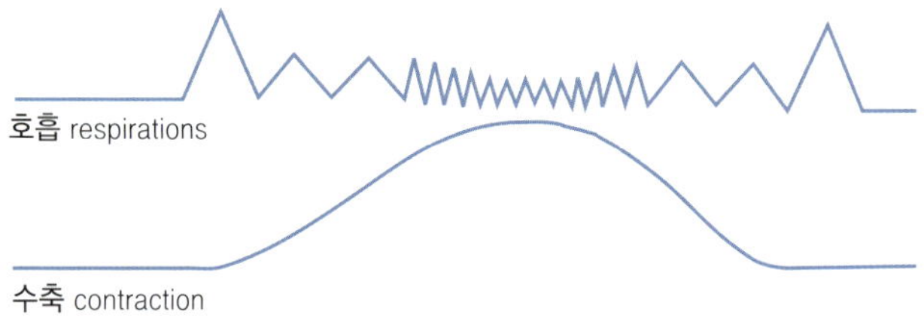

그림 13-7 병행 기법. 수축의 시작과 끝에는 느린 호흡을 하고 수축의 정점에서 빠르게 호흡하는 것은 느린 속도의 호흡과 변형된 속도의 호흡을 병행하는 것이다.

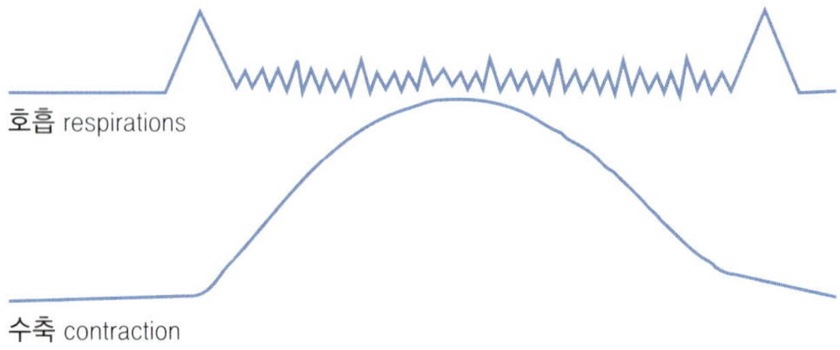

그림 13-8 패턴을 갖춘 속도의 호흡. 패턴을 갖춘 속도의 호흡은 한 패턴에서 호기 시에 약간의 강함 즉 "불어 냄"을 더하는 것이다. 그림에서는 매 3번의 흡기 후에 한번 강하게 불어내고 있다.

은 충동이 생길 때 힘을 주도록 도와주는 것이다. 너무 일찍부터 힘을 주면 밀어내는 시간이 길어져 산모가 지치게 되고, 제왕절개 분만을 해야 하는 경우가 증가하고, 비정상적인 태아심박수가 나타나며, 결과적으로 분만 2기의 시간을 단축시켜 주지 못한다(Association of Women's Health, Obstetric and Neonatal Nurses [AWHONN], 2014).

산모가 의료진의 지시에 의해 강하게 힘을 주게 되면 골반저부(골반바닥)에 구조적, 혹은 신경성 손상을 입을 위험이 높다는 것이 연구에 의해 증명되었다. 성문을 닫고 힘을 주면 흉강 내의 압력이 계속 높아져 심장박출량과 혈압이 떨어지게 된다. 산모의 혈압이 떨어지면 태반으로 가는 혈액이 줄어들게 되고 태아는 저산소증에 빠지게 되고 이것이 비정상적인 태아심박수로 나타나게 된다.

분만 2기를 생리학적 흐름에 맡긴다는 것은 힘을 주라고 지시하지 않는 것이다. 산모 자신이 간호사와 협의하여 언제 힘을 주어야 하는지 결정해야 한다. 힘을 줄 때는 끙끙거리거나 신음하거나 한숨을 쉴 수도 있다. 간호사는 이것이 정상적인 소리라고 산모를 안심시킨다. 6~8초간 3~4번 정도 힘을 주는 것이 태아에게 안전하면서 태아의 하강을 도와준다. 태아의 상태에 따라 힘 주는 과정을 조절한다(AWHONN, 2013, 2014).

경막외 마취법을 선택한 산모들도 그렇지 않은 산모들보다 약하긴 하지만 밀어내고 싶은 욕구를 느낄 수 있다. 약하긴 하지만 이 자연스러운 욕구에 따르는 것이 수축과 때를 맞추어 가장 효과적으로 밀어내는 방법이다. 경막외 마취를 한 산모의 경우 경부가 완전히 개대된 후에 밀어 내는 것이 이 진통법을 쓰지 않은 산모보다 장점이 있다.

이해하기

12. 더 복잡한 호흡법으로 필요 이상으로 빨리 진행하지 않는 것이 왜 중요한가?
13. 정화호흡의 목적은 무엇인가?
14. 경부가 개대되자마자 산모가 아기를 밀어내지 말아야 하는 이유는 무엇인가?

이해하기 정답

12. 더 복잡한 호흡 기법은 더 큰 통증에 더 효과적이지만 피곤하게 만든다. 더 간단한 호흡기법에서 복잡한 호흡기법으로 너무 빨리 나아가는 것은 정작 이러한 방법들의 사용이 가장 필요할 때 산모를 지치게 한다.
13. 정화호흡(cleansing breath)은 네 가지 목적이 있다.
    a. 긴장을 방출한다.
    b. 심근의 저산소증과 싸우기 위해 산소 섭취를 증가시키기 위해
    c. 수축을 통해 이완하는 데 집중할 수 있도록 여성의 마음을 정화하기 위해
    d. 수축이 시작되었다는 것에 대해 진통 파트너에게 신호를 주기 위해
14. 분만 2기에서 오랜 힘주기(밀어내기)는 산모를 더 피로하게 하고, 수술에 의한 출산이 더 많아지고, 안심이 되지 않는 태아심박동수 양상을 보여주고 분만 2기를 크게 줄이지 못한다. 힘든 지시된 힘주기는 여성의 골반저부에 구조적, 신경성 손상에 대한 더 큰 위험을 보여주었다. 폐쇄된 성대문(glottis) 힘주기는 태반에 혈액을 적게 전달하여 태아의 저산소증과 안심할 수 없는 태아심박동 감시 양상을 초래할 가능성이 있다.

6. 약물적 통증완화

비약물적 통증완화법을 사용하고 있는 산모도 진통의 어느 시점에 가면 약물적 방법을 원하는 경우가 많다. 통증완화를 위한 약물적 방법에는 전신성 약물, 국소마취(의식이 있는 상태에서 한 부위의 통증만을 차단시킴), 전신마취가 있다. 어떤 방법을 사용할 것인지는 위험과 이득을 분석하여 결정한다.

1) 임신부의 투약에서 고려해야 할 점

임신부에게 투약할 때는 다음 사항을 고려한다.

- 임신부에게 투약되는 약은 태아에게 영향을 미친다.
- 약물이 비임신기와는 다른 효과를 발휘할 수 있다.
- 진통 과정에 약물이 영향을 미칠 수 있다.
- 임신 합병증이 약물적 통증완화법의 선택에 제한을 준다.
- 임신부가 보완대체요법을 사용하거나 물질을 남용할 경우 선택의 폭이 좁아진다.

(1) 태아에게 미치는 영향

산모에게 주어지는 약, 또는 그 대사물질이 태반을 통해 태아에게 직접적인 영향을 미칠 수 있으며 진통제 투여 후에 태아심박수의 변이성이 감소하는 것이 그 예이다.

태아에게 미치는 영향이 간접적일 수도 있다. 즉 임산부에게 나타나는 약효로 인한 것일 수 있다는 것이다. 예를 들어 어떤 약이 임산부의 저혈압을 유발한다면 태반으로의 혈류가 감소될 것이고 따라서 태아의 저산소증과 산증(acidosis)이 유발될 것이다.

(2) 산모의 생리적 변화

약물적 통증완화법을 선택할 때 고려해야 할 가장 중요한 것은 임신이 일으키는 신체계통의 정상적인 변화들이다.

심혈관계의 변화. 임신부가 똑바로 누우면 자궁이 대동맥과 하대정맥을 압박한다. 임신부가 잠시 똑바로 누워야 할 때는 양손이나 타월, 받침 등을 한 쪽 엉덩이 밑에 받쳐 자궁을 전위시켜 주어야 한다. 어느 쪽이나 무방하나 왼쪽으로 자궁을 전위시키는 경우가 더 많다(좌측 자궁전위, left uterine displacement, LUD). 제왕절개를 할 때는 자궁을 전위시키기 위해 수술대를 한쪽으로 기울이는 경우가 많다.

호흡기계의 변화. 자궁이 커지면 폐활량이 감소하게 되므로 이것을 보상하기 위해 임신부는 더 빨리, 더 깊이 숨을 쉰다. 그러므로 전신마취를 유도할 때 임신부는 동맥의 산소화가 감소할 위험이 더 높고 흡입 마취제에 대한 민감도는 더 증가한다. 임신기에 정상적으로 일어나는 부종이 상부기도에도 나타나므로 전신마취를 위해 삽관을 할 때 주의한다.

소화기계의 변화. 커지는 자궁이 위장을 윗쪽으로 전위시켜 위장의 내압이 상승한다. 프로게스테론은 연동운동을 둔화시키고 위장과 식도의 접합부에 있는 괄약근의 근육긴장도를 완화시킨다. 따라서 전신마취 시 임신부에게는 위장 내용물이 역류되거나 흡인될 위험이 더 높다.

신경계의 변화. 임신과 분만 중에는 진통효과를 가진 천연물질인 엔도르핀과 엔케팔린의 순환량이 높다. 이 물질들은 통증인지(pain perception)에 변화를 가져와 진통제와 마취제의 필요량을 감소시킨다.

임신기에는 거미막과 연질막 사이에 있는 경막외공간과 지주막하 공간이 줄어들어 경막외차단과 지주막하차단(subarachnoid block)에 쓰이는 마취약이 더 잘 확산된다. 수축이 일어날 때와 산모가 힘을 줄 때에는 뇌척수액(cerebrospinal fluid, CSF)의 압력이 높아진다. 신경섬유도 국소마취제에 더 민감해진다. 높아진 복강내압이 경막외 정맥에 충혈을 일으켜 마취액을 주사하는 위험이 더 커진다. 그러므로 경막외차단이나 지주막하차단 시 적은 양의 마취약이 필요하다.

(3) 분만 과정에 미치는 영향

경막외차단은 분만 2기 힘주기를 위한 산모의 자연스런 충동을 감소시켜 분만 2기의 진행속도를 둔화시킬 수 있다. 따라서 진통이 어느 정도 진전된 후 진통제를 투여하는 것이 이상적이다. 그러나 의료진은 경부 개대 정도에 상관없이 과도한 통증이 분만 진행에 미치는 부작용도 고려한다.

(4) 합병증의 영향

임신 합병증이 마취법이나 진통제의 선택을 제한할 수 있다. 예를 들어, 저혈압을 방지하기 위해 국소마취나 마취 시 많은 양의 수액을 정맥으로 주입하지만 임신부가 저혈압이 있으면 다량의 수액공급도 해가 될 수 있다.

(5) 다른 물질들과의 상호작용

약(처방약물, 일반의약물, 불법약물), 본초약제나 식물약제, 또는 다른 약물들을 섭취하는 산모는 이 물질들이 마취제나 진통제와 상호작용을 일으킬 수 있으므로 선택의 폭이 좁아진다. 예컨대 최근에 알코올을 마셨으면 이것이 마약성진통제의 억제 효과를 증가시켜 산모와 태아에게 호흡저하를 일으킬 위험이 높아진다.

이해하기

15. 임산부가 복용한 약은 태아에게 어떻게 영향을 미치는가?
16. 산모의 심혈관계, 호흡기계, 소화기계, 신경계에 일어난 변화는 약물적 통증완화에 어떤 영향을 미치는가?
17. 임신부의 약물 섭취(본초약제, 알코올 같은 합법적인 물질, 불법약물까지 포함)에 대해 아는 것이 왜 중요한가?

이해하기 정답

15. 태아심박동의 변동을 감소시키는 것과 같이 산모가 복용한 약은 태아에 직접적으로 영향을 주거나 또는 태반의 혈류와 태아의 산소공급을 감소시키는 산모의 저혈압을 유발하는 것과 같이 간접적으로 영향을 준다.
16. 하대정맥 압박(aortocaval compression)에서 앙와위가 필요하다면 여성의 둔부에 기울임을 만듦으로써 이를 상쇄하여야 한다. 수술 중 환자의 침대를 기울이는 것은 영아가 태어날 때까지 압박을 감소시킨다. 여성은 전신마취에 더 민감하고 전신마취가 유도될 때 산소화가 크게 떨어질 수 있다. 감소된 연동운동과 감소된 식도와 위이음부조임근의 긴장은 전신마취와 함께 일차적으로 위 내용물의 역류와 흡인을 초래할 수 있다. 경막외(epidural) 또는 지주막하차단(subarachnoid block)에 더 적은 용량의 마취제가 필요할 것이다.
17. 약물(처방된, 상용약, 또는 불법적 약물), 식물성 처방, 알코올은 서로 상호작용할 수 있다. 이러한 상호작용은 여성, 태아, 또는 모두에게 해로울 수 있다. 여성이 정확히 어떤 약을 사용하는가에 대한 지식은 약물적 통증 경감 방법에서 가장 안전한 선택을 하게 한다.

2) 국소통증완화법

국소통증완화법은 분만 중 진통, 수술 중 진통, 혹은 둘 다에 쓰일 수 있는데, 이것은 의식의 상실없이 통증완화만을 제공한다. 사용되는 기법에 따라 진통에만 쓰이는 것, 출산에만 쓰이는 것, 두 가지 모두에 쓰이는 것이 있다.

경막외차단은 진통 중과 분만 중의 모든 시간 동안 통증을 억제해 준다. 경막 내에 투여하는 마약성진통제는 진통 시간 동안만 통증을 억제해 주고, 진통 후기와 분만을 위해서는 다른 조치가 추가적으로 필요하다. 또 다른 국소차단인 지주막하차단은 분만 시에만 사용된다. 척추경막외병용진통법(combined spinal-epidural, CSE)은 척추바늘을 통해 마약성진통제를 지주막하에 주사한 다음, 경막외 카테터를 통해 마취제를 주사하여 통증을 계속 억제한다. 일정한 부위를 마취하는 국소마취제는 분만 시점에만 사용되는데 여기에는 국소차단과 음부신경차단이 있다(Wong, 2014).

국소통증완화법의 주된 장점은 산모가 분만에 참여할 수 있고 통증이 억제된다는 것이다. 산모는 보통 약간의 압력과 불편을 느낀다. 보호적인 기도 반사는 유지된다. 단점은 어떤 기법을 사용하는가에 따라 달라진다. 태아에게 미치는 영향은 그 약의 직접적인 효과보다는 산모의 몸이 그 약에 어떻게 반응하는지에 따라 달라진다.

(1) 경막외차단

요추경막외차단(lumbar epidural block)은 산모와 태아를 진정시키지 않고도 진통과 분만 시에 마취를 제공하기 위해 흔히 쓰이는 국소차단이다. 그것은 질 분만과 제왕절개에 모두 사용될 수 있으며 마취의사가 시작하고 유지한다.

경막외공간(epidural space)이란 경막 밖, 즉 경막과 척주관(spinal canal) 사이에 있는 공간이며, 지방, 결합조직, 임신 때는 확장되어 있는 경막외정맥으로 느슨하게 채워져 있다(그림 13-9).

경막외차단은 작은 경막외공간에 마약성진통제와 국소마취제를 혼합해 주사함으로써 수축과 산도 팽만으로 인한 통증을 상당히 감소시킨다. 제왕절개나 출산 후에 난관결찰을 위한 마취를 할 때는 경막외차단의 수준을 더 높일 수 있다. 분만진통에는 움직임과 감각이 완전히 상실되는 완전마취보다는 진통(analgesia)이 더 낫다. 마취제와 경막외 마약성진통제를 낮은 농도로 사용하면 운동신경을 차단하지 않고도 충분히 통증을 완화할 수 있다. 복부수술에서처럼 마취제를 더 높은 농도로 쓰면 운동기능과 감각기능이 모두 상실된다.

방법. 경막외차단의 시기는 사람마다 다르다. 예정된 제왕절개 직전에 시작한다. 진통의 경우에는 그 진행 속도가 둔화되는 것을 방지하기 위해 진통이 본격적이 되었을 때 시작하는 것이 가장 좋다. 그러나 만약 산모가 진통 초기에 진통제를 원한다면 진통이 좀 더 증대될 때까지는 비경구용 마약성진통제를 투여할 수 있다. 혹은 경막외 카테터로 보존제가 섞이지 않은 경막외 마약성진통제를 투여하고, 나중에 진통이 활성화되면 더 강한 경막외 마취제로 보충하는 방법도 있다. 이렇게 하면 진통 초기에 진통의 진행을 둔화시키지 않으면서 통증 완화와 이완을 성취할 수 있다.

카테터를 L3와 L4 사이의 경막외공간으로 집어 넣는다(그림 13-10). 통증 완화나 제왕절개 동안 진통 효과를 유지하려면 이 카테터를 통해 약물을 지속적으로 주입하거나, 간헐적으로 주사한다. 자가조절경막외진통

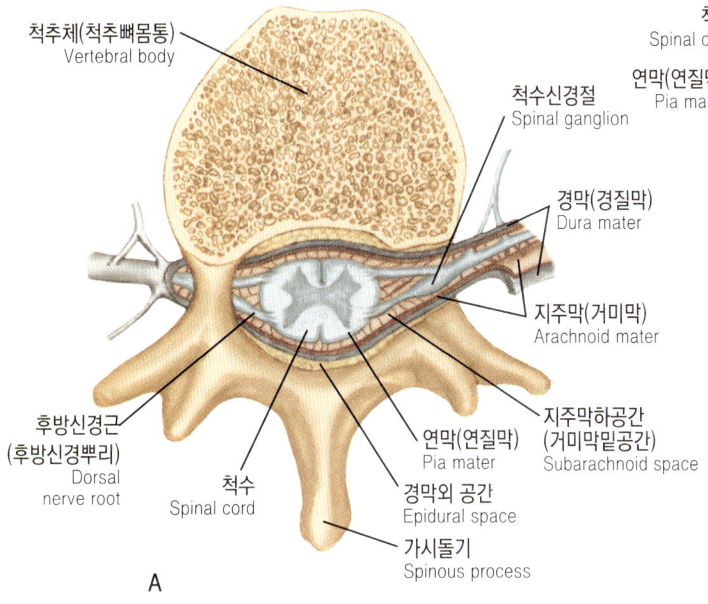

그림 13-9 A: 척수, 수막(뇌척수막), 보호 기능을 하는 척추의 단면도. 경막과 거미막은 서로 가까이 있다. 연막은 뇌수막의 가장 안쪽 부분으로서 대뇌와 척수를 덮고 있다. 지주막하공간은 지주막과 연막 사이에 있다. B: 척수, 수막(뇌척수막), 척추의 시상단면. 척수는 L2 척추에서 끝난다.

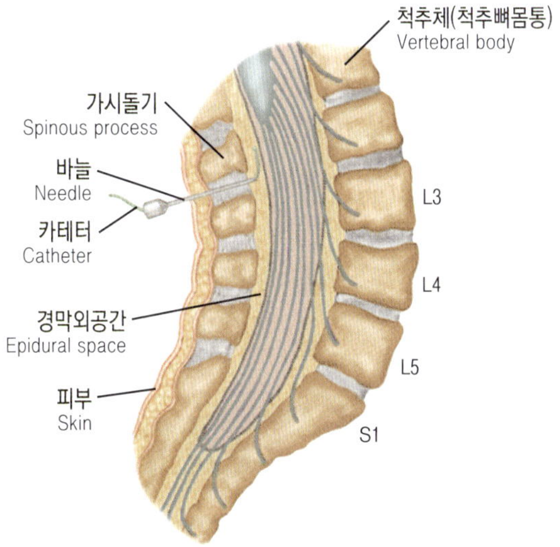

척수가 끝나는 부위 아래에서 바늘을 경막외공간에 넣는다. 그 바늘을 통해 카테터가 삽입된다.

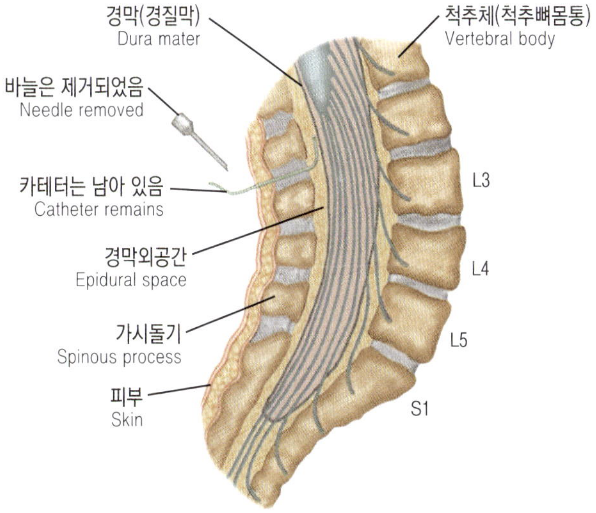

카테터가 경막외공간에 삽입되고 나면 바늘을 제거한다. 진통과 출산 동안 통증완화를 위해 경막외공간에 약을 간헐적으로 주사할 수도 있고, 계속적으로 주입할 수도 있다.

그림 13-10 경막외차단

(patient-controlled epidural analgesia, PCEA) 펌프로 경막외 약물의 주입을 조절한다(Hawkins & Bucklin, 2017; Tsen, 2014; Wong, 2014).

경막은 뇌척수막의 바깥에 있으므로 경막외차단은 지주막하차단보다 더 많은 마취제가 필요하다. 경막외차단에 필요한 용량을 투여하기 전에 마취의사는 카테터가 혈관이나 경막을 뚫지 않았는지 확인하기 위해 약간의 테스트 용량(3mL)을 주사해 본다. 많은 양의 마취제가 경막외공간이 아니라 지주막하공간으로 들어가면 산모의 감각신경과 운동신경이 급격하고 강하게 차단된다. 마취제가 혈관 내 공간으로 들어가면 혀와 입술이 마비되고, 현기증이 나며 이명이 발생한다. 테스트 용량이 혈관 내 공간에 주사되면 함유된 에피네프린이 빈맥을 유발한다. 빈맥은 통증 같은 다른 원인으로 올 수도 있다(Hawkins & Bucklin, 2017; Wong, 2014).

분만진통 때 사용되는 경막외 마약성진통제에는 펜타닐(fentanyl), 수펜타닐(sufentanil), 로피바카인(ropivacaine), 모르핀(morphine) 등 이며(Wong, 2014), 경막외공간이나 지주막하공간에 주사하는 약은 모두 보존제가 없어야 한다.

제왕절개 후에 경막외 카테터를 제거하기 전 낮은 용량의 아편제제로 지속성 진통효과를 얻기 위해 모르핀 같은 지속성 경막외진통제를 1회 투여하면 산모는 24시간 동안 다른 진통제가 필요하지 않거나, 필요하더라도 경구용 진통제로 충분하다. 지속성 경막외진통제를 투여한 후에는 산모의 호흡상태를 오랫동안 감시해야 하며, 각 약물의 지속시간에 따라 최고 24시간까지 감시한다.

경막천자. 질긴 경막과 거미줄처럼 약한 거미막이 서로 아주 가까이 위치해 있으므로 경막에 천자가 생기면 거미막에도 천자가 생긴다. 경막외 카테터를 삽입하기 위해 사용한 바늘이 실수로 경막을 뚫게 되면 CSF가 새어 나와 경막천자후두통(척추마취두통)이 생긴다. 경막천자와 두통은 뇌척수액의 누출이 없는 경우에도 발생할 수 있다.

금기와 주의사항. 진통 중에 있는 모든 산모에게 경막외차단이 적합한 것이 아니고, 경막외차단을 할 수 없는 산모도 있다. 경막외차단 금기에는 응고 결함, 개선되지 않는 저혈량증, 삽입 부위의 감염, 심한 전신성 감염, 알레르기, 태아의 상태가 긴급분만을 요하는 경우 등이다. 척주측만증 같은 이유로 척추수술을 했던 산모에게 경막외차단이 가능한지는 개인적인 평가를 받아 보아야 한다.

경막외차단의 부작용. 경막외차단의 부작용은 다음과 같다.

산모의 저혈압. 경막외차단 시 교감신경도 통증신경과 함께 차단되어 혈관확장과 저혈압이 나타난다. 태반의 관류를 감소시킬 수 있는 저혈압은 경막외차단을 시작한 지 15분 내에, 혹은 진통 효과를 유지하기 위해 간헐적 주사를 투여한 지 15분 이내에 일어날 가능성이 높으며, 1시간이 지나서 증상을 보이는 산모도 있다(AWHONN, 2011; Hawkins & Bucklin, 2017; Wong, 2014). 또한 산모의 저혈압 시 태아의 전자태아감시기록에서 기준선 상승, 빈맥, 초기하강 같은 비정상적인 징후를 보일 가능성이 높다(Dozier et al., 2013). 하지만 태아의 비정상적인 징후는 다른 원인에 의한 것일 수도 있다.

경막외차단을 하기 전에 링거액이나 생리식염수처럼, 포도당이 첨가되지 않은 수액을 정맥으로 빠르게 주입하여 혈관계를 채워 혈관확장을 상쇄시킬 수 있다. 이렇게 급속히 주입하는 전부하 정맥주입의 양은 최소한 500~1,000mL이다(Hawkins & Bucklin, 2017; Wong, 2014). 그러나 저혈압이 발생하거나, 포도당이 첨가되지 않은 수액을 급속하게 정맥으로 주입하는 방법이나 산모의 자세를 변경, 산소투여 등의 방법이 효과를 거두지 못하면 에페드린을 5~10mg씩 정맥주입으로 투여함으로써 혈관을 축소시켜 혈압을 올린다(Cunningham, et. al, 2014; Hawkins & Bucklin, 2017).

방광 팽만. 많은 양의 정맥주입 수액으로 인해 산모의 방광이 급속히 팽만되지만 배뇨를 위한 감각은 저하되어 있으므로 방광 팽만(bladder distention)으로 인한 통증은 경막외차단으로도 제거되지 않을 수 있다.

분만 2기의 지연. 분만 2기에는 시기가 아니어도 일부러 힘주기를 하는 경우가 있으며 경막외차단을 한 산모의 경우에는 힘을 주고 싶은 충동이 감소할 수도 있다. 특히 운동신경이 차단되어 있을 때는 더욱 감소한다. 골반근육도 이완되어 내회전의 기전에 방해가 될 수도 있으므로 이런 경막외차단을 할 때는 겸자분만이나 흡인분만의 가능성이 높아진다.

카테터 이동. 삽입은 정확하게 되었지만 경막외 카테터가 움직일 수 있으며, 이로 인해 산모에게 나타나는 증상은 혈관 내 주사를 맞았을 때와 같은 증상, 너무 강하거나 높은 차단, 마취가 안 됨, 혹은 편측(한쪽만의) 차단 등이 있다.

제왕절개. 이전에는 경막외차단을 하는 산모가 그렇지 않은 산모보다 제왕절개(cesarean births)를 하게 될 위험이 더 높다는 것을 보여주는 연구결과가 있었다. 그러나 경막외차단의 강도가 낮아지고 난 후 최근의 연구에서는 경막외차단으로 인해 분만 2기가 좀 더 길어질 수는 있지만 제왕절개의 위험이 더 증가하지 않는 것으로 보고되고 있다(Cunningham et al., 2014; Wong, 2014).

산모의 발열. 경막외차단 시 발열이 나타나는데 그 이유는 분명하지 않다. 이 발열은 감염으로 인한 것은 아니며 통증이 완화되면서 과호흡이 줄어들고 땀을 덜 흘리게 되어 열 소실이 감소되었기 때문으로 여겨진다. 그러나 산모의 고열은 태아의 체온을 높이고 태아의 산소요구량이 높아져 결국 태아가 저산소증과 산증에 걸릴 수 있다.

열은 감염의 표시일 수도 있다. 산모의 열 때문에 불필요하게 태아에게 항생제를 투여하거나 패혈증에 대한 검사를 하지 않도록 태아의 빈맥, 탁하거나 노란색의 양수, 악취가 나는 양수 등 감염의 다른 징후들을 찾아보아야 한다. 산모의 고열은 태아의 체온도 증가시켜 산모와 태아 둘 다 빈맥과 산소 요구의 증가를 가져온다는 것을 명심해야 한다. 한 연구에서는 산모의 체온이 38.3℃ 이상일 때 출생 시 신생아 소생법을 써야 할 가능성과 생후 1분의 Apgar(아프가) 점수가 7점 미만일 가능성이 있다고 보고되었다. 그러므로 산모의 체온을 정상으로 유지해야 하며 의심되는 감염은 치료한다. 경막외차단 후 산모의 시상하부에 발열 신호가 되는 경우는 다음과 같다(AWHONN, 2011; Cunningham et al., 2014; Douma, Stienstra, Middeldorp, Arbous & Dahan, 2015; Hawkins & Bucklin, 2017)

1. 통증이 완화된 후 과호흡, 발한, 활동이 함께 감소하면 열 생산이 줄어들고, 이것이 시상하부에게 산모의 체온을 높이라는 신호가 된다.
2. 혈관이 확장되면 체온이 신체 중앙부에서 말단으로 재배치되어 주변 환경으로 소실된다. 저하된 신체 중앙부의 체온이 시상하부에게 열 생산을 증가하도록 신호를 보낸다.
3. 교감신경 차단은 뜨거운 감각과 차가운 감각 사이의 해리를 가져와 떨림(전율)을 일으킨다. 몸이 체온을 실제보다 낮게 인식하여 '희망온도'를 더 높게 책정하여 전율로 열을 내게 하는 것으로 신체 중앙부의 온도가 상승한다.

경막외 마약성진통제의 부작용. 경막외 마약성진통제의 부작용에는 오심과 구토, 가려움, 산모의 지연된 호흡저하(뒤늦게 일어나는 호흡저하) 등이 있다.

오심과 구토. 오심(nausea)과 구토(vomiting)는 분만진통 동안 발생한다. 때때로 메토크로프라미드, 올란서드트로론, 트로페리돌과 같은 경막외진통제와 관련 있을 수 있다. 또한 산모의 자세나 신경마취제로 인한 저혈압과 관련 있을 수도 있다. 혈압을 즉시 사정해야 하고, 산모의 자세를 변경해 주어야 한다.

가려움증. 얼굴과 목의 가려움은 경막외차단으로 일어나는 부작용이다. 가렵다고 구체적으로 말하지 않는 산모도 자신의 목과 얼굴을 문지르거나 긁을 수 있다. 다이펜하이드라민(diphenhydramine), 날록손(naloxone), 날부핀(nalbuphine), 날트렉손(naltrexone)이 가려움을 완화시킬 수 있다(Wong, 2014).

지연된 호흡저하. 사용한 약의 지속시간에 따라 최고 12시간 후에 호흡저하가 산모에게 나타날 수 있다(Wong, 2014).

간호중재. 경막외차단 후의 변화를 비교하기 위해 있기 때문이다. 정맥로를 확보하여, 처방받은 전부하 수액을 정맥으로 주입한다. 간호사는 기준선이 되는 산모의 활력징후와 태아심박수 패턴을 기록해 둔다. 산모를 바른 자세로 유지시키고 수축이 느껴질 때는 마취의사에게 수축이 온다고 말해 준다. 경막외 카테터가 삽입될 때 산모는 '전기충격' 같은 느낌을 잠시 받을 것이다. 간호사는 이 시술이 끝날 때까지 산모가 움직이지 않고 가만히 있도록 도와준다. 약이 주사되고 나면 지주막하 천자나 혈관내 주사의 징후가 없는지 관찰해야 한다.

AWHONN (2011)과 ACOG (2015)에서 제시한 근거중심 간호실무지침은 경막외차단을 시작하고 경막외 약물을 추가로 일시주입한 후에는 처음 15분 동안 매 5분 간격으로 산모의 혈압과 태아심박수를 측정하도록 권고한다. 시술 후 30분과 1시간 후에 다시 측정한다. 산모에게 출혈이 있거나 태아심박수에 비정상적인 패턴이 보이면 더 자주 측정한다.

배뇨감각이 감소하므로 많은 양의 수액이 정맥주입된 후 산모의 방광을 자주 체크한다. 산모가 스스로 배뇨를 할 수 없으면 유치도뇨관 삽입(indwelling catheterization)을 흔히 사용하지만, AWHONN (2011)은 간헐적도뇨(intermittent catheterization)를 권장한다. 산모도 스스로 소변을 볼 수 있으므로 도뇨가 거의 필요없다는 오늘날의 연구결과에 근거하여 DeSevo & Semerano(2010)는 경막외차단을 실시한 모든 산모에게 일괄적으로 인공도뇨를 하기보다는 스스로 배뇨하도록 지원하는 것이 더 바람직하다.

간호사는 카테터가 움직여서 경막외공간에서 다른 곳으로 이동하였을 때 나타나는 징후가 보이는지 관찰하고 오심이나 구토, 가려움증 등의 경막외 마약성진통제에 의한 부작용이 없는지 관찰해야 한다. 가려움증은 곧 멈춘다고 산모를 안심시켜 준다.

(2) 경막내 마약성진통제

산모를 진정시키지 않으면서 통증을 완화시킬 수 있는 또 다른 방법은 경막내에 마약성진통제를 주사(intrathecal opioid analgesics)하는 것이다. 이것은 약을 지주막하공간에 주사하는 것인데, 약이 아편제수용체와 결합하여 적은 양으로도 효과를 발휘한다. 산모는 수축은 느낄 수 있지만 통증은 느끼지 않는다.

경막내 진통제의 장점은 다음과 같다.

- 산모가 진정되지 않으면서도 통증이 재빨리 완화된다.
- 운동신경이 차단되지 않으므로 산모가 진통 중에도 걸어다닐 수 있다.
- 교감신경이 차단되지 않으므로 혈압이 떨어지지 않는다.

한편 다음과 같은 단점들도 있다.

- 약효가 짧아 진통효과를 계속 보려면 또 다른 시술이 필요하다.
- 진통 후기와 출산 시에는 통증을 충분히 억제해 주지 못하므로 또 다른 방법이 필요하다.

척추경막외병용진통법(combined spinal-epirdural, CSE)을 사용하여 경막내 마약성진통제를 경막외차단과 병행하면 경막외카테터를 삽입하면서 신속한 통증완화를 얻을 수 있다. 그러고 나서 경막외공간에 약을 투여하여, 분만진통 동안 장시간의 차단 효과를 얻을 수 있다.

방법. 지주막하차단에서 처럼 척추바늘을 지주막하공간에 꽂은 다음 보존제가 함유되지 않은 마약성진통제를 주사한다. 어떤 약을 쓸지는 예상되는 진통시간에 따라 다르지만 이 경로로 투여될 수 있는 약에는 펜타닐, 수펜타닐, 모르핀이 있다.

CSE의 기법 중의 하나는 경막외공간에 경막외 바늘을 삽입하는 것이다. 그 다음 훨씬 더 가느다란 척추바늘을 경막외바늘 안으로 넣어 지주막하공간에까지 밀어 넣은 다음 경막내 마약성진통제를 주사한다. 이후 척추바늘은 빼고, 경막외 약을 주사하기 위한 경막외카테터만 남겨 둔다.

경막내 마약성진통제의 부작용. 경막외 마약성진통제에서와 마찬가지로 오심과 구토, 가려움증이 일어날 수 있다. 사용되는 약에 따라 산모의 지연된 호흡저하가 나타난다.

간호중재. 산모의 분만 단계에 맞게 활력징후와 태아심박수를 측정한다. 오심이나 구토, 가려움증 같은 부작용도 의사에게 알리고 경막외차단에서와 같은 방법으로 간호한다. 통증이 다시 나타나면 약효가 소실되었거나, 산모가 진통 후기에 들어섰음을 의미한다. 남은 진통 기간과 출산 동안에는 다른 통증완화법이 필요하다.

CSE 차단을 받는 산모에 대한 간호는 경막외차단을 받는 산모에 대한 간호와 동일하다.

(3) 척추차단(지주막하차단)

척추차단은 경막외차단보다 더 간단한 시술이므로 급히 제왕절개를 해야 하는데 경막외 카테터가 삽입되어 있지 않을 때 사용할 수 있다. 이것은 국소침윤, 음부신경차단과 유사하다. 지주막하차단은 출산 직전에 시행하므로 대부분의 진통 중에는 도움이 되지 않는다.

의사가 1회 분량의 국소마취제를 지주막하공간에 주사한다. 그리하여 산모는 지주막하차단 아랫부분의 감각기능과 운동기능을 잃게 되고 수축으로 인한 통증도 느끼지 못한다.

방법. 지주막하공간에 25~27게이지의 척추 바늘을 삽입한다. 바늘 축에 뚫린 구멍에 뇌척수액(cerebrospinal fluid, CSF)이 보이면 제 자리에 들어갔음을 의미하므로 국소마취제를 주입한다.

경막외차단이나 지주막하차단이 주는 마취의 수준은 사용되는 약의 양, 농도, 밀도에 의해 결정된다(그림 13-12).

금기와 주의사항. 금기와 주의사항은 산모가 원하지 않음, 응고 결함, 개선되지 않는 저혈량증, 삽입부위의 감염, 전신성 감염, 알레르기로 경막외차단 때와 유사하다. 즉시 분만을 요할 경우에는 지주막하차단이 경막외차단보다 더 빠르다.

부작용. 지주막하차단으로 인한 세 가지 부작용은 임산부의 저혈압, 방광팽만, 경막천자후 두통(postdural puncture headache)이다. 저혈압은 경막외차단에서보다 지주막하차단에서 더 많이 발생하는데, 치료에는 전부하

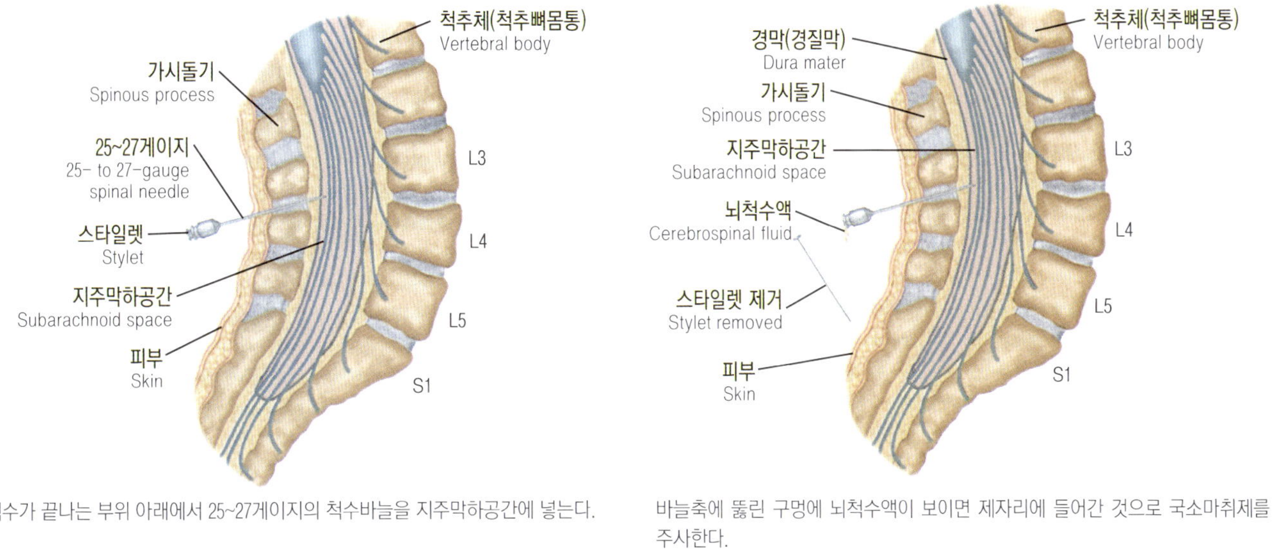

그림 13-11 지주막하차단

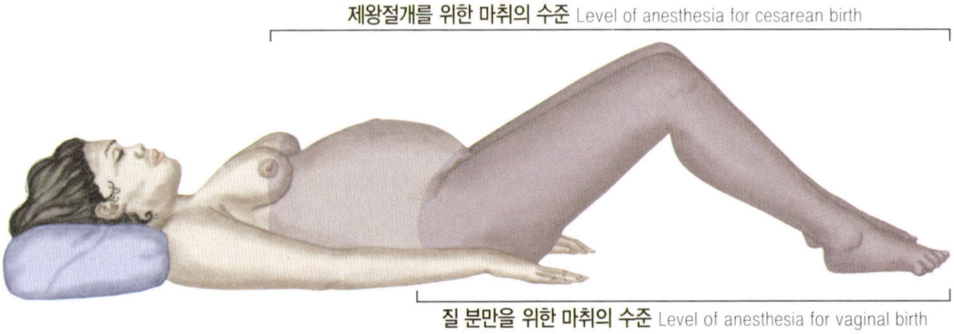

그림 13-12 경막외차단과 지주막하차단의 마취 수준. 질 분만에서는 T10~S5까지가 적당하고 제왕절개에서는 그보다 더 높은 T4~T6까지 올라가야 한다.

를 증가시키기 위해 더 많은 수액을 정맥으로 공급한다.

경막천자후 두통. 지주막하차단 후에 경막천자후 두통이 올 수 있으며 이것은 경막이 천자된 곳에서 새어나온 CSF 때문이다. 척추마취 두통은 자세에 따라 달라지는데 상체를 세우고 있으면 더 심해지고 평평하게 누우면 사라진다. 지주막하차단을 할 때 게이지가 작은 바늘을 사용하면 두통이 생길 가능성이 감소한다.

경구나 정맥주입으로 수분을 공급하면서 침상안정을 취하면 경막천자후 두통이 경감된다. 카페인 섭취나 혈액패치(blood patch)도 확실한 효과를 줄 수 있다. 혈액패치란 산모 자신의 혈액(무균술로 채취한)을 10~15mL 정도 경막외공간에 주사하는 것이다. 그러면 그 혈액이 경막이 천자된 부위에 젤라틴 같은 봉합을 형성하여 척수액이 새어 나오는 것을 중단시킨다. 필요하면 반복해서 혈액패치술을 사용할 수 있다. 혈액 대신 덱스트란, 무균식염수, 사람의 혈장에서 모은 섬유소접착제(fibrin glue)도 같은 효과가 있는 것으로 입증되었다(Hawkins & Bucklin, 2017).

3) 분만에 쓰이는 전신성 약

전신성 약은 전신에 퍼지기 때문에 여러 신체계통에 작용한다. 분만에 쓰이는 전신성 약에는 마약성진통제와 보조약이 있다. 전신마취도 전신성이지만 그것은 따로 논의하기로 한다. 전신마취제는 의식을 상실시키기 때문에 분만진통(labor)이 아니라 출산에만 사용한다.

(1) 아산화질소

아산화질소(일명 "웃음가스", nitrous oxide)는 몇몇 유럽

국가와 1900년대 중반 미국에서 분만 시 사용되었다. 오늘날도 유럽에서는 진통이나 출산 같은 고통스러운 절차에 아산화질소를 사용할 수 있다. 부작용은 오심, 구토, 현기증이다. 분만진통에 산모가 통제력을 유지할 수 있도록 아산화질소를 산소와 반반 섞어서 투여한다(El-Wahab, & Fernando, 2014; Stewart & Collins, 2013).

(2) 비경구용 진통제

의식을 잃지 않으면서 통증인지를 감소시켜 주는 비경구용 진통제 중에 가장 흔한 것이 마약성진통제이다. 분만진통(labor)에 사용되는 마약성진통제에는 메페리딘(데메롤), 펜타닐(수블리마즈), 부토르파놀(스타돌), 날부핀(누바인)이 있다(표 13-1, El-Wahab & Fernando, 2014; Hawkins & Bucklin, 2017).

메페리딘은 진통효과를 위해 처방되지만 어떤 산모에게서는 진통효과보다 불쾌감을 일으킨다. 안절부절하지 못함, 짜증, 움찔거림, 경련, 떨림, 진탕, 심지어 섬망까지 나타날 수 있다. 메페리딘은 효과가 오래 가는 활성 대사산물인 노르메페리딘을 만들어 내는데 산모의 반감기는 3~6시간, 신생아는 3일 이상이다. 따라서 메페리딘은 진통(labor)을 위해서는 잘 사용하지 않는다(Hawkins & Bucklin, 2017).

메페리딘과 펜타닐은 순수히 마약성진통제의 작용제, 즉 생리적 효과를 유발하는 물질이다. 그러나 부토르파놀과 날부핀은 마약성진통제의 작용제와 길항제(다른 물질이나 신체 분비물을 차단하는 물질)의 역할을 모두 갖고 있다. 마약제제(헤로인 같은)에 의존적인 산모에게는 작용제와 길항제가 섞인 약의 투약을 피해야 한다. 그것이 산모와 신생아에서 금단증상을 유발할 수 있기 때문이다. 산모에게 이미 순수 마약성제제가 투여되었을 때도 작용제와 길항제가 섞인 마약성진통제를 투여하지 않는다. 첫 번째 약의 진통 효과가 반전될 수 있기 때문이다. 작용제와 길항제가 섞인 약은 그것이 제공할 수 있는 '최고 효과(ceiling effect)'가 정해져 있으므로 갈수록 증가하는 진통기의 통증에는 적합하지 않은 경우가 많다.

마약성진통제의 주된 부작용은 호흡저하인데 이것은 신생아에게도 영향을 미칠 가능성이 높다. 그러므로 신생아에게 영향이 가지 않게 하려면 투약시간의 조절이 중요하다. 약효가 최고조에 달했을 때 태어난 아기는 그 전이나 그 후에 태어난 아기보다 호흡저하를 보일 가능성이 높다. 노르메페리딘은 신생아에게 약효가 오래가므로 지연된 호흡저하를 일으킬 가능성이 높다.

진통 중 마약성진통제는 정맥주입으로 소량씩 자주 투여하여야 산모는 신속한 진통 효과를 보고 신생아는 호흡저하를 겪을 가능성이 줄어든다. 수축 때는 태반으로 가는 혈류가 감소하는 것이 정상이므로, 수축이 시작될 때에 주입을 시작하면 태아에게 전달되는 진통제의 양을 줄일 수 있다. 태반으로 가는 혈류가 재개될 때는 이미 많은 양이 산모의 조직에 있게 된다. 자가조절진통(patient-controlled analgesia, PCA) 펌프로 투약하는 것도 가능하다.

(3) 마약성진통제

산과(obstetrics)에서 자주 쓰이지는 않지만 날록손(나르칸)은 마약성진통제에 의해 유발된 호흡저하를 회복시켜 준다. 그러나 날록손은 바비튜레이트나 마취제, 비마약성제제, 질환들같은 다른 원인으로 인한 호흡저하에는 효과가 없다. 날록손은 마약성제제들보다 약효가 짧으므로 호흡저하가 재발할 수 있다. 아편제에 의존적인 산모나 신생아에게서는 날록손 금단증상을 유발할 수 있다.

신생아에게 호흡저하가 일어날 경우 날록손보다는 기도관리(예: 백과 마스크로 하는 환기법)가 더 우선되어야 한다(American Academy of Pediatrics [AAP] & American College of Obstetricians and Gynecologists [ACOG], 2012).

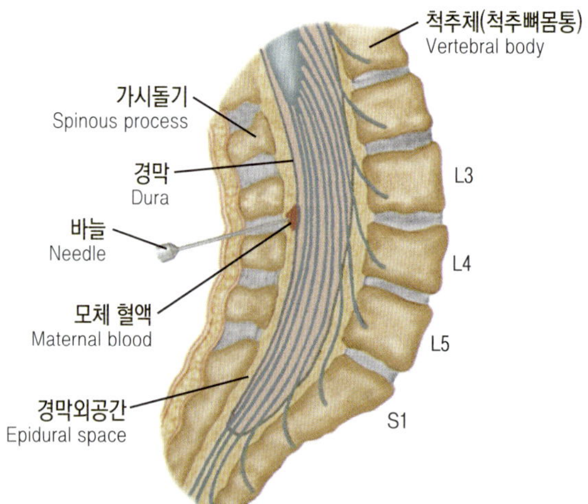

그림 13-13 **척추마취두통을 경감시키기 위한 혈액 패치.** 경막천자를 봉인하기 위해 산모 본인의 혈액 10~15mL를 경막외공간에 주사한다. 비슷한 방법으로 생리식염수나 덱스트란을 주사해도 된다.

표 13-1 분만 중 통증완화에 흔히 쓰이는 약물

약/용량	참고사항
마약성진통제(Opioid analgesics)	
메페리딘(meperidine)	호흡저하(주로 신생아에서)가 주된 부작용이다.
IV로 2~4시간마다 12.5~50mg, PCA로도 가능함	
펜타닐(fentanyl)	약효가 빨리 시작되지만(IV로 투여할 때는 5분만에) 지속시간이 짧음
50~100mcg, 한 시간 간격으로 반복할 수 있음, PCA로도 가능함	메페리딘보다 구역, 구토, 호흡저하가 덜 함
분만 시 경막외 진통의 보조제로 쓰임(용량은 개인에 따라 조절)	경막외에 사용할 때는 가려움을 유발할 수 있음
부토르파놀(butorphanol)	마약에 대해 약간의 대항효과도 가지고 있음, 아편의존 산모(금단증상을 악화시킴)에게나 메페리딘 같은 다른 마약성 진통제 다음에(진통효과를 역전시킴) 투여할 수 없음, 호흡저하제임
3~4시간 간격으로 1mg, IV로는 0.5~2mg, PCA로도 가능함	
날부핀(nalbuphine)	부토르파놀과 동일함
IV로 3~6시간 간격으로 10mg, PCA로도 가능함	경막외 마약으로 인한 가려움증을 덜어 주기 위해 5~10mg를 투여할 수 있음
보조제(Adjunctive drugs)	
프로메타진(promethazine)	마약성진통제로 인한 구역을 예방하거나 완화시켜줌
IV로 4~6시간마다 12.5~25mg, 0.9% 생리식염수 10~20mL 혹은 생리식염수 50mL에 희석함, 10~20분에 걸쳐 투여함	대부분의 마약들보다 약효가 오래 감, 마약의 호흡저하 효과를 심화시킬 수 있음 희석해서 큰 정맥에 천천히 주입해야 조직괴사의 위험을 줄일 수 있음
다이펜하이드라민(diphenhydramine)	경막외 마약으로 인한 가려움증을 덜어 주기 위해 투여함
IV로4~6시간마다 10~50mg	
히드록시진(hydroxyzine)	프로메타진과 동일
IM Z트랙으로만 25~100mg	
마약 길항제(Narcotic antagonists)	
날록손(naloxone)	역전시키는 대부분의 마약들보다 약효가 짧음, 호흡저하가 다시 나타나는지 잘 살펴서 다시 투여해야 함
성인에게는:	
마약성진통제에 의한 호흡저하를 감소시키기 위해: 0.4~2mg IV	경막 외 마약성진통제로 인한 가려움증을 감소시키기 위해 소량(0.04~0.08mg)을 투여할 수 있음
경막외 마약성진통제로 인한 가려움증을 역전시키기 위해:	
0.04~0.2mg IV 혹은 5~10mcg/kg/hr로 IV 주입	
신생아 소생을 위해:	신생아 소생 용량
0.1mg/kg IV(제대 정맥으로) 혹은 기관내로	신생아 호흡저하를 시정하는 더 좋은 방법은 백과 마스크를 사용한 환기법임
날트렉손(naltrexone)	경막외 마약으로 인한 가려움증을 덜어 주는, 약효가 긴 약으로 비공식적으로 사용됨
3~6mg PO 1회	가려움증에 사용할 때 진통효과를 감소시킬 수 있음
혈관 수축제(Vasopressor)	
에페드린(ephedrine) 5~10mg IV, 최고 25mg IV까지	경막외차단이나 지주막하차단으로 인한 저혈압을 시정함

* IM, Intramuscularly 근육 내; IV, intravenously 정맥 내; PCA, patient-controlled analgesia 자가조절 진통; PO, orally 경구로

출처: Bujedo, B.M. (2016). An update on neuraxial opioid induced pruritus prevention. J Anesth Crit Care Open Access 6(2): 00226. DOI: 10.15406/jaccoa.2016. 06.00226; Cunningham, F. G., Leveno, K.J., Bloom, S.L., Spong, C.Y., Dashe, J.S., Hoffman, B.L., Casey, B. M., Sheffield, J. S. (2014). Williams obstetrics (24th ed.). New York, NY: McGraw-Hill Medical; Hawkins, J. L., & Bucklin, B. A. (2017). Obstetric anesthesia. In S. G. Gabbe, J. R. Niebyl, J. L. Simpson, M.B. Landon, H.L. Galan, R. M. Jauniaux, D.A. Driscoll, et al. (Eds.), Obstetrics: Normal and problem pregnancies (7th ed., pp.344-367). Philadelphia, PA: Saunders; Wong, C. A. (2014) Epidural and spinal analgesia/anesthesia for labor and vaginal delivery. In D. Chestnut, C.A. Wong, L.C. Tsen, D.N.K Warwick, Y Beilin, J.M. Mhyre, & V Naveen (Eds.), Chestnut's obstetric anesthesia: Principles and practice (5th ed.) Philadelphia, PA: Saunders

(4) 보조제

분만 중에 사용되는 보조제에는 항구토제와 정신안정제, 진정제가 있다. 이 약들은 오심과 불안을 감소시키고 휴식을 증진시키기 위한 것이다.

프로메타진(페네르간)은 마약성진통제로 유발될 수 있는 오심과 구토를 줄여준다. 프로메타진을 비경구적으로 투여할 때는 근육주사(IM)나 정맥주사(IV)가 쓰인다. 프로메타진은 마약성진통제의 진통 효과를 강화시켜 주지는 않지만 마약성진통제의 호흡저하 효과는 강화시킬 수 있다. 프로메타진은 조직에 물집을 만들기 때문에 정맥주

약물 가이드-부토르파놀(스타돌)

종류	마약성진통제
작용	약간의 길항-길항 효과를 가진 마약성진통제, 작용의 정확한 기 전은 알려져 있지 않음, 호흡저하를 일으키기는 하나 용량을 늘려도 호 흡저하가 현저히 심해지지는 않음
적응증	분만 시 전신적인 통증완화
용량과 경로	정맥주입 3~4시간마다 1mg, 범위 0.5~2mg, 희석하지 않고 투여해도 됨
흡수	정맥주입으로 투여할 경우 진통 효과가 즉시 나타남, 30분 후에 최고조에 이름, 약 3시간 지속됨, 메페리딘이나 모르핀보다 약효가 빨리 시작되고 짧게 지속됨
배출	소변으로 배출됨, 태반을 통과함, 모유로 나옴
금기와 주의	과민한 사람에게는 금기, 이 약의 대항 효과가 산모나 신생아에게 금단증상을 유발할 수 있으므로 마약의존적인 사람에게는 사용할 수 없음, 미숙아의 분만에는 조심스럽게 사용할 것, 바비튜레이트, 페노티아진, 시메티딘, 기타 신경안정제들은 이 약의 효과를 강화시킴
부작용	호흡저하나 무호흡(산모나 신생아에서), 아나필락시스(과민증), 현기증, 어지럼증, 진정, 기면, 두통, 이상황홀감, 정신적 혼탁, 기절, 안절부절하지못함, 흥분, 떨림, 섬망, 불면증, 오심, 구토, 변비, 입마름, 식욕 부진, 홍조, 심박과 혈압의 변화, 순환허탈, 소변정체, 추위에 민감함
간호중재	알레르기와 아편의존성을 사정한다. 산모와 신생아의 활력 징후와 호흡기능(산모는 분당 12번 이상, 신생아는 분당 30번 이상이어 야 함)을 사정한다. 산모와 신생아의 호흡저하를 치료하기 위해 날록손과 소생장비를 준비한다. 오심, 구토에 대해 의사에게 알리고 항구토제를 투여한다. 항구토제나 중추신경저하제는 부토르파놀의 호흡저하 효과를 심화시킬 수 있다.

입으로 투여할 때는 많이 희석시켜서 사용해야 하는데 보통 생리식염수 50mL에 희석한다.

하이드록시진(hydroxyzine)도 항구토 효과를 가진 항히스타민제이다. 하이드록시진을 비경구적으로 투여하는 방법은 깊은 Z자 기법으로 큰 근육 속에 주사하는 방법뿐이다. 히드록시진은 정맥주입으로 투약하지 않는다. 메토클로프로마이드는 위 운동을 증가시키고 오심과 구토를 감소시키지만 졸음을 유발한다.

(5) 진정제

바비튜레이트 같은 진정제는 신생아에게 미치는 억제 효과가 길어지므로 보통 사용하지 않는다. 그러나 가진통이나 잠재기가 길어져 산모가 지쳐 있다면 휴식을 증진시키고자 약효가 짧은 종류의 바비튜레이트를 소량 투여할 수 있다.

이해하기

18. 마약성진통제의 주된 부작용은 무엇인가? 어떻게 하면 이것을 줄일 수 있는가?
19. 신생아에게 호흡저하가 왔을 때 가장 좋은 소생법은 무엇인가? 날록손은 성인에게 효과가 있는가?

이해하기 정답

18. 신생아의 호흡기 억제는 아편유사진통제(opioid analgesics) 사용의 일차적인 문제점이다. 태아에게 전달되는 양(약물에 따라 다르다)을 줄이기 위해, 용량에 대한 시간을 조절하고 수축이 시작될 때 마약성 진통제를 적은 용량의 정맥주사로 자주 제공함으로써 신생아 호흡기 억제 효과를 줄일 수 있다.
19. 날록손(Narcan)은 신생아를 산소화시키기 위한 초기의 방법인 bag and mask ventilation과 함께 아편유사약물에 의해 유도된 호흡기 억제를 되돌리기 위해 사용될 수 있는 약물이다. 날록손의 효과는 마약성진통제보다 짧기 때문에 간호사는 호흡기 억제(respiratory depression) 재발에 대비해 신생아를 관찰해야 한다.

4) 질 분만 마취

(1) 국소마취

회음을 국소마취제로 주사하는 것은 회음절개나 열상 치료 전에 시행한다. 국소주사는 자궁수축이나 질의 팽만에서 오는 통증에는 도움이 안 되고 회음절개나 열상에 해당하는 작은 부위에만 작용한다. 마취제를 주사한 후 약효가 발휘되기까지는 시간이 소요되며, 마취 효과가 시작되기 전에는 작열감이 온다. 국소주사는 산모나 신생아에게 부작용이 거의 없다.

(2) 음부신경 차단

음부신경 차단(pudendal block)은 회음절개와 질 분만을 위해 질 하부와 회음을 마취시키는 것이므로 자궁수축에서 오는 통증은 완화시켜 주지 못하며 산모는 압력도 느낄 수 있다. 음부신경차단은 매우 국소화된 부분마취로서 치과에서 하는 치아마취와 유사하다.

의사가 각 궁둥뼈가시(좌골극) 옆에 있는 음부신경에 국소마취제를 주사한 다음 회음을 국소마취제로 침윤시키는데, 이는 음부신경 차단이 이 부위를 완전히 마취시

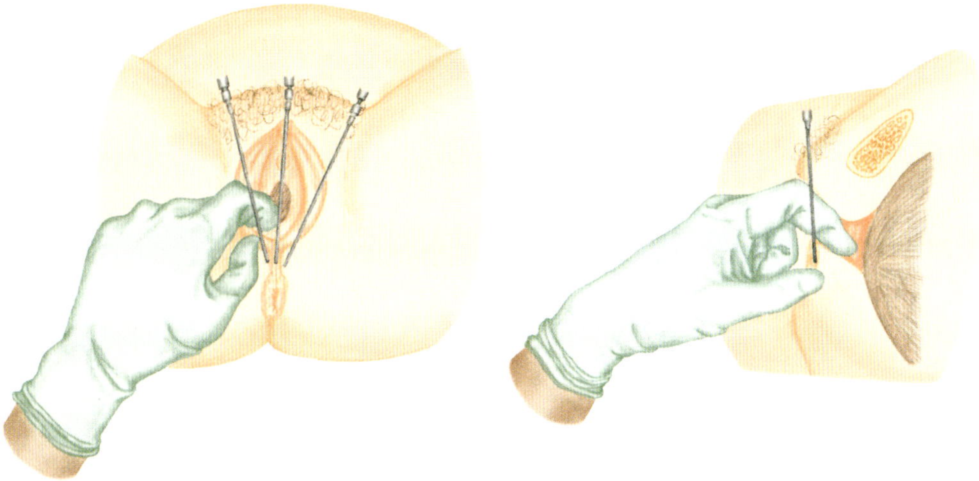

그림 13-14 출산 직전 회음절개 또는 출산 후 열상을 봉합하기 위한 국소마취는 회음을 무감각하게 만든다. 의사는 회음에 부채 같은 모양으로 주사를 놓으면서 손가락 하나를 질에 넣어 태아의 머리를 보호한다.

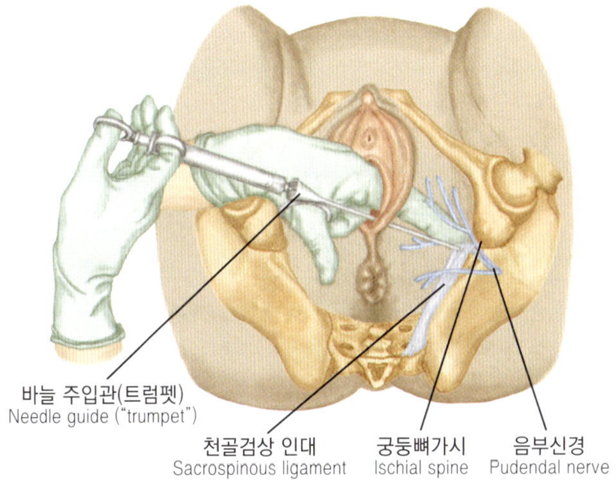

그림 13-15 음부신경 차단은 회음절개와 낮은 겸자 사용을 위한 마취를 제공한다. 바늘 주입관("트럼펫")은 음부 신경에 도달하기 위해 사용되는 긴 바늘로부터 산모와 태아의 조직을 보호한다. 긴 바늘에서 1.25cm만이 주입관 밖으로 나와 있다.

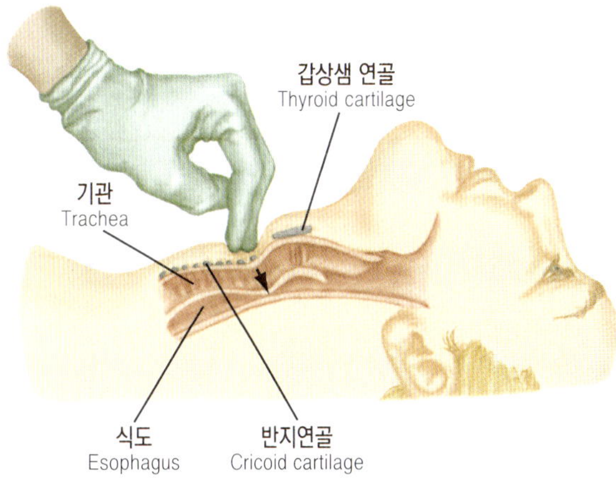

그림 13-16 반지연골누르기, 즉 셀릭 조작(Sellick's maneuver)은 산모가 전신마취를 위해 삽관되는 동안 토사물이 기관으로 들어가 는 것을 방지하기 위해 사용된다. 이것은 식도를 폐쇄하기 위해 반지연골에 압력을 가하는 것이다. 일단 커프가 있는 기관내관(cuffed endotracheal tube)이 성공적으로 삽입되고 나면 위분비물은 더 이상 기관으로 들어갈 수 없다.

키지 못하기 때문이다. 국소침윤에서처럼 주사 후 약효가 발휘되는 데는 약간 시간이 걸린다. 합병증은 독성 반응, 직장 천공, 좌골신경차단이 있다. 산모에게 독성이 없으면 태아도 영향을 받지 않는다.

(3) 전신마취

전신마취(general anesthesia)란 의식을 상실하면서 전신의 통증이 억제되는 것으로서, 질 분만에는 거의 쓰이지 않고 제왕절개에 사용된다. 제왕절개 시에 경막외차단이나 지주막하차단을 원하지 않거나, 할 수 없는 산모, 경막외차단이나 지주막하차단을 할 예정이었으나 수술용 마취에 적합하지 않은 상태일 수 있다. 임신 중 예기치 않은 시점에 급하게 응급시술을 위해 전신마취를 해야 할 때가 있는데, 예를 들면 사고나 가정폭력으로 인한 부상을 봉합하기 위해, 혹은 충수절제를 할 때이다.

방법. 마취를 유도하기 전에 산모는 3~5분 동안 산소를 마시거나 심호흡을 최소한 4번 한다. 이것은 빠른 마취과정 중 있을 수 있는 무호흡에 대비하여 산모와 태아의 산소저장량을 증가시키기 위함이다. 산모의 한쪽 밑에, 보통 오른쪽에(아니면 수술대가 기울어져 있다) 받침을 놓아 하대정맥이 압박되는 것을 피하고 태반혈류를 증가시킨다.

부작용. 전신마취에는 큰 심각한 부작용들이 있을 수 있다.

산모의 위장 내용물 흡인. 전신마취의 합병증은 산성을 띤 위장 내용물의 역류와 흡인이다. 음식물을 흡인하면 기도폐쇄가 일어날 수 있고, 산성 분비물을 흡인하면 화학적 손상, 즉 흡인성 폐렴(aspiration pneumonitis)이 발생한다. 폐가 손상된 후에는 감염이 따라 온다.

호흡저하. 호흡저하는 산모와 신생아 모두 발생하며, 마취 시작부터 탯줄을 자를 때까지 시간이 길수록 가능성은 더 높아진다.

자궁이완. 어떤 흡입 마취제는 자궁이완을 유발한다. 자궁내번(inverted uterus) 등을 복구할 때는 도움이 되기도 하지만 분만 후에 자궁이 이완되면 산후출혈이 발생한다.

부작용을 최소화하는 방법. 산모의 흡인 위험을 줄이거나 흡인이 일어났을 때 폐 손상을 줄이는 방법은 다음과 같다.

- 예정된 제왕절개처럼 수술이 예상될 때는 맑은 액체만 마시거나 금식(nothing-by-mouth, NPO)한다.
- 구연산 나트륨, 구연산(citric acid), 라니티딘(ranitidine), 시메티딘(cimetidine), 파모티딘(famotidine) 같이 위장의 pH를 높이고 분비물의 산도를 낮추는 약을 투여한다.
- 글리코피롤라트(glycopyrrolate) 같이 분비물을 줄이는 약을 투여한다.
- 메토클로프라미드(metoclopramide) 같이 위배출(gastric emptying)을 가속시키는 약을 투여한다.
- 기관삽관을 용이하게 하기 위해 반지연골누르기(Sellick maneuver)를 할 수 있다. 기관(trachea)을 반지연골에 대고 누른다(**그림 13-16**).

신생아 호흡저하를 방지하는 방법은 다음과 같다.

- 마취 시작에서부터 탯줄을 자를 때까지의 시간을 가능한 줄인다.
- 탯줄을 자를 때까지는 마취제와 진정제의 사용을 최소화한다.

마취 시작에부터 탯줄을 자를 때까지의 시간을 줄이기 위해 마취가 시작되기 전에 산모를 준비시키고 수술 전 마지막 피부준비를 끝내야 한다. 의사도 모든 준비를 끝낸다. 아기가 태어날 때까지는 마취를 약하게 하므로 산모는 수술대에서 약간 움직일 수도 있다. 의사는 탯줄을 클램프로 막는 즉시 마취를 더 깊게 한다.

이해하기

20. 출산 시 국소적인 통증완화법을 쓰는 주된 장점 두 가지는 무엇인가?
21. 경막외차단이나 지주막하차단의 주된 부작용은 무엇인가? 태아에게 어떤 영향을 줄 수 있는가? 어떻게 하면 이 영향을 줄일 수 있는가?
22. 경막외공간이나 경막내공간에 투여하는 마약성진통제의 흔한 부작용에는 어떤 것들이 있는가? 어떻게 하면 이 부작용을 줄일 수 있는가?
23. 전신마취의 주된 부작용에는 어떤 것들이 있는가? 그 위험을 줄일 수 있는 방법은 무엇인가?

이해하기 정답

20. 국소적인 통증관리의 두 가지 주요 이점은 여성이 통증 경감이 되고 각성된 상태로 남아 있을 수 있다는 점이다.
21. 경막외차단과 지주막하차단은 산모에게 저혈압을 유발할 수 있다. 혈압저하는 태아의 산소 공급을 위태롭게 하는 태반혈류 감소를 초래할 수 있다. 차단 전 정맥수액을 주는 것은 여성에게 이러한 효과를 감소시킨다. 덜 심각한 다른 부작용에는 방광 팽만, 분만 2기의 지연(경막외 차단), 요추천자로 인한 체위성 두통(대개 지주막하차단 만으로 일어남)이 있다.
22. 경막외 또는 경막내(intrathecal) 아편유사 진통제는 오심, 구토, 가려움증 또는 이러한 증상들이 합쳐진 증상들을 일으킬 수 있다. 또한 사용된 약물에 따라 지연된 호흡 저하(24시간까지)를 초래할 수 있다. 관리는 오심, 구토를 위한 프로메타진, 다이펜하이드라민, 날록손, 가려움증을 위한 날트렉손 그리고 약물에 따라 아편유사진통제가 투약되는 동안과 투약이 끝난 후 24시간까지 호흡감시와 맥박산소측정기 사용이 포함된다.
23. 산성 위 내용물의 흡인과 함께 산모에게 나타나는 역류는 전신마취의 잠재적인 주요 부작용이다. 맑은 액체로 섭취를 제한하고, 위의 산도를 높이기 위한 약을 투여하고, 위액 분비를 줄이거나 위를 비우는 속도를 줄이는 약물을 투약하고, 기관내관(endotracheal tube)이 삽입되는 동안 식도를 차단하는 윤상연골 누르기(Sellick Maneuver)를 함으로써 위험이 감소될 수 있다. 일차적으로 영아에게 나타나는 호흡저하는 수술 팀이 준비될 때까지 전신마취를 지연시키고 제대를 자를 때까지 마취 수준을 가능한 한 가벼운 수준으로 유지함으로써 최소화된다.

7. 간호과정의 적용: 통증완화

통증완화는 정상적인 분만에 방해가 되지 않으면서 합병증을 염두에 두고 행해져야 한다. 태아를 고려하는 것도 중요하다. 산모에게 중요한 두 가지 문제는 통증과 경막외 진통과 관련된 간호이다.

1) 사정

통증에 대한 사정은 입원 시 시작하여 분만과정 중 그리고 산후에까지 이어진다. 통증에 대한 사정은 다음과 같다.

- 어떤 통증완화법을 선호하는지
- 이전에 했던 수술과 마취의 종류, 마취에 어떤 문제가 있었는지
- 산모의 활력징후
- 태아심박수와 전자태아감시의 패턴
- 알레르기, 특히 마약성진통제, 치과 마취제, 요오드(피부 닦는 용액에 사용됨)에 대한 알레르기
- 경구로 섭취한 것: 마지막으로 먹은 시간과 내용물
- 통증의 증거: 아프다고 말함, 진통제를 요구함, 울음, 신음, 긴장된 자세나 표정 등 무언의 증거

(1) 진통 상황

일반적인 통증 사정과 산모에게 진통제를 원하는지 직접 물어본다. 잘 참는 성격의 여성은 통증에 대한 반응을 별로 보이지 않지만 질문해 보면 진통제를 원한다고 대답할 수도 있다.

통증을 사정할 때 산모가 사용하는 어휘를 명확히 확인한다. '통증'이 있냐고 물어보면 없다고 대답할 수도 있다. 그러나 분만통을 나타내는 다른 어휘들, 예컨대 '불편함', '생리통', '동통', '압박감'이라고 물으면 그렇다고 할 수도 있다. 통증을 표현하기 위해 모든 사람이 같은 표현을 사용하지는 않는다. 통증이 개인적인 경험이듯이 통증의 표현도 개인적이다.

산모에게 통증을 0-10 척도에서 평가해 보라는 것은 그녀의 통증 강도를 파악하는 데 도움이 된다. 0은 통증이 하나도 없는 것이고, 10은 상상할 수 있는 가장 심한 통증을 나타낸다. 통증완화법을 쓰기 전과 쓴 후에 이 척도로 통증의 정도를 물어서 그 효과를 파악한다.

많은 산모들이 통증에 대한 경험이 별로 없기 때문에 통증 척도를 사용하는 데 어려움을 겪는다. 진통이 진행되면서 통증이 더 커질 것을 예상하고 어떤 산모는 지금의 통증에 낮은 점수를 줄 수도 있다. 혹은 "상상할 수 있는 가장 심한 통증"이 어떤 것인지를 모르므로 10의 통증이 어떤 것인지를 모르겠다고 할 수도 있다. 이 방법의 통증평가는 사용된 통증완화법의 효과를 평가하는데 유용하다(Jones et al., 2015).

산모의 통증은 신체언어를 통해서도 드러난다. 울거나 신음하거나 버둥거리거나 비약물 통증완화법을 사용하지 못하는 경우에는 통증완화를 위한 도움이 필요하다(약물적 방법도 포함하여)는 것을 의미한다. 그러나 수축이 없을 때도 긴장을 풀지 못하는 것 같은 좀 더 미묘한 단서들도 산모가 통증을 감당하지 못하고 있다는 증거가 된다.

산모가 가장 적절한 통증완화법을 택할 수 있도록 산모의 진통상황을 파악한다. 어떤 약물적 방법을 쓸 것인지 선택해야 하는 시점이 오면 산모에게 물어본다. 이것은 앞으로 출산까지 시간이 얼마나 더 걸릴 것인지 추정되는 시간, 그 통증완화법이 효과를 발휘하는 데 걸리는 시간, 그리고 그 진통제의 약리작용에 달려 있다.

산모가 판단한 진통의 진행상황, 경부개대, 외관상의 수축강도에 근거하여 산모의 통증을 추정하지 않도록 주의한다. 경부가 2cm 개대된 산모는 통증이 적고 8cm 개대된 산모는 통증이 심할 것이라고 추측하지 않아야 한다. 비만한 여성은 복부 지방층이 두껍기 때문에 촉진이나 전자태아감시장치에 실제보다 수축이 약하게 나타날 수 있다. 진통의 진행이나 수축의 강도를 산모의 통증인지나 통증내성(pain intolerance)과 함께 보아서는 안 된다.

통증완화책에 대한 필요를 사정할 때 산모가 표현하는 것만 보고 판단해서는 안 된다. 조용한 성격의 산모는 말은 하지 않지만 약물을 원할 수도 있고 표현이 많은 여성은 오히려 비약물적 방법으로 충분할 수도 있다.

정상적인 분만에 맞지 않는 통증은 의사에게 보고한다. 분만통증은 때로 강해질 수는 있지만 수축과 함께 증가했다가 이완과 함께 감소해야 한다. 수축이 없을 때도 자궁이 나무 정도로 단단하거나 압통이 있는 것은 정상이 아니다. 강한 통증이 계속 지속되는 것도 정상이 아니다.

2) 문제 확인

수집된 자료분석을 통해 간호사는 산모의 잠재적인 문제를 파악하여 개별적 간호계획을 세워야 한다. 분만진통이 있을 것으로 예상되고 심한 진통을 호소하는 산모는 특히 통증과 관련된 간호가 요구된다. 자궁수축과 태아하강으로 인한 급성 통증이 중요한 문제가 될 수 있다.

3) 계획

통증은 개인적인 경험이며 분만 시에 예상되는 것이므로 기대되는 결과는 다음과 같다.

1. 산모는 분만 동안의 통증완화방법(약물적 · 비약물적 모두)을 만족스럽다고 말할 것이다.
2. 산모는 출산교실이나 간호사에게서 배운 호흡법과 이완법을 효과적으로 사용할 것이다.

4) 중재

분만 중 통증완화에 대한 간호는 통증완화를 방해하는 인자들을 줄이고 통증완화에 도움이 되는 인자들을 향상시키는 데 초점을 둔다. 간호사와의 지지적인 만남이 통증완화와 출산에 대한 전체적인 경험에 큰 도움이 된다.

(1) 이완을 증진시키기

간단한 주의로도 산모의 이완을 증진시킬 수 있다. 환경을 좀 더 편안하게 만들어 준다. 소음이 문제가 되면 그것을 차단하기 위해 음악이나 TV를 제안하고 따뜻한 담요, 시원한 천, 찜질팩이 편안함을 더해 주고 간호사가 신경써주고 있다는 것을 전달할 수 있다. 필요하면 침구를 교체하는 것도 산모를 편안하게 해 준다.

특히 산모가 긴장해 있고 금기가 없을 때에는 따뜻한 목욕이나 샤워를 제안한다. 일반적으로 진통 초기에는 보행이 도움이 되고 수치료은 본격적인 진통 때 더 효과가 있다. 진통이 둔화된 산모는 와류욕이나 샤워를 하면 유두가 가볍게 자극되어 뇌하수체후엽이 옥시토신을 분비하므로 수축이 좀 더 강화될 수 있다.

가능한 한 방해요인들을 줄여준다. 예를 들어, 질문이나 어떤 절차를 해야 할 때는 수축이 끝나기를 기다렸다가 실행한다.

(2) 외부로부터 오는 불편함 줄여주기

산모가 알레르기가 없고 병원방침에 어긋나지 않는다면 정맥주입 전에 리도카인(lidocaine)으로 그 부위를 마취시킨다. 생리식염수로 그 부위를 침윤시키는 것도 비슷한 효과를 발휘한다. 한 곳이 계속 압박을 받아 긴장이나 불편이 초래되지 않도록 정기적으로 자세를 바꾸도록 한다. 베개로 받쳐 주는 것도 도움이 된다.

방광이 팽만했는지 적어도 1시간에 한 번씩은 확인하고 많은 양의 수액이 들어가고 있으면 산모에게 2시간에 한번씩은 소변을 보라고 권장한다. 분만 중 처방에는 대부분 산모가 소변을 볼 수 없거나 방광이 가득 차 있으면 도뇨관을 삽입할 것이 포함되어 있다. 경막외차단을 하는 산모에게는 반복적으로 도뇨관을 삽입하는 일이 없도록 유치도뇨관이 삽입된다.

(3) 공포와 불안 줄여주기

정확한 정보는 심리적 충격을 감소시킨다. 산모에게 분만과 그 경과에 대해 설명한다. 분만 시간을 예측할 수는 없지만 분만과정이 제대로 진행되고 있는지 아닌지는 말해줄 수 있다. 경험있는 간호사가 산모에게 오는 강한 진통이 정상적인 것이라고 말해 주는 것만으로도 산모에게는 위안이 된다. 또 자신의 진통이 정상적으로 진행되고 있음을 안다면 더 큰 아픔도 참을 수 있는 힘을 얻게 된다.

문제가 발생하면 산모에게 정직하게 알려 준다. 대부분의 산모들은 문제가 있음을 감지할 수 있다. 그러나 그것이 무엇인지 모르면 더 불안해진다. 문제를 시정하기 위한 조치를 수행하고 이유를 설명해 주고 결과를 알려준다.

(4) 비약물적 방법을 사용하도록 도와주기

비약물적 방법이 산모와 아기에게 안전하고 효과적이라면 격려한다.

마사지. 태아감시장치의 벨트 때문에 복부 마사지는 할 수가 없다. 산모에게 복부의 다른 부위 혹은 허벅지를 마사지하라고 권한다. 간헐적 청진이나 간헐적 전자태아감시도 고려한다.

마찰을 줄이기 위해 파우더를 사용하고 산모에게 천골부위나 다른 부위를 눌러 줄 때 어느 부위가 가장 좋은지, 얼마만큼의 힘을 가해 주기를 원하는지 물어본다. 이것은 분만이 진행됨에 따라 변할 수 있고 나중에는 마사지가 도움이 되기보다는 불편한 것이 될 수 있으므로 산모의 의견을 정기적으로 확인한다.

정서적 지지. 산모가 심상을 사용하도록 도울 때는 낮고 부드러운 목소리를 사용한다. 산모를 진정시키기 위해 조용한 심상을 만들어 내려고 할 때는 귀 가까이에 대고 얘기하는 것도 도움이 된다. 응급상황 때에도 낮고 부드러운 목소리로 얘기하는 것이 산모를 침착하게 한다. 정서적 지지에는 음악도 도움이 된다.

호흡. 산모들은 진통 때 출산교실에서 배운 기법을 변형하거나 자신만의 기법을 고안해낸다. 산모에게 필요하면 기법을 바꾸지만 더 복잡한 기법은 이후에 사용하도록 남겨두라고 말한다. 만약 산모가 호흡법에 집중하기 힘들면 간호사나 보호자가 그녀와 눈을 맞추며 그 패턴을 따라 함께 호흡하는 것도 좋다.

산모가 빠르고 깊은 호흡을 계속하면 과호흡의 증상들(현기증, 손가락과 입술이 저리거나 무감각해짐, 손발연축)이 나타날 수 있다. 그럴 경우에는 종이봉지나 작은 수건 혹은 컵 모양으로 만든 자신의 두 손으로 입과 코를 가리고 거기에 숨을 불어넣도록 한다. 천천히 숨을 쉬라고 부드럽게 말한다.

호흡법을 배우지 못한 산모와 배우자에게는 입원할 때 호흡법을 가르친다. 산모가 자신에게 효과적인 호흡법을 고안해 내었다면 그대로 사용하게 한다.

이미 진통이 많이 진행되었고 통증완화책을 배우지 못한 산모를 가르칠 때에는 다음과 같은 지침을 따른다.

- 한 번에 한 가지만 가르친다.
- 수축이 없는 동안에 시범을 보인다.
- 산모와 함께 호흡법을 사용할 때는 눈을 마주친다.
- 분만에 대한 통제권을 산모에게 준다(예: 누구랑 함께 있고 싶은지, 어떤 기법을 사용할 것인지).
- 부드럽고 침착한 목소리로 말한다.

(5) 약물적 방법을 포함시키기

모든 약물적 방법에는 의사의 처방이 필요하다. 입원절차가 끝나면 산모에게 진통제를 원할 경우 어떤 것들이 있는지 말해준다. 이것은 그녀의 자신감을 해치지 않으면서 필요한 경우에 그녀가 설명에 입각한 선택을 할 수 있게 하기 위함이다. 진통제는 통증이 심해지기 전에 투여하면 매우 효과적이다.

산모에게 통증완화법에 대한 그녀의 선택은 최대한 존중하겠지만 분만의 경과가 어떻게 될지 예측하기란 쉽지 않다고 말해 준다. 그러므로 분만 중에 예상치 않은 일이 발생하면 산모가 택한 통증완화법이 적절치 않을 수도 있다. 어떤 약물적 방법도 그녀의 이해와 동의 없이는 사용되지 않을 것이라고 산모를 안심시킨다.

비약물적 방법이 효과가 없으면 다른 비약물적 방법을 사용해 보라고 하거나 그녀가 택할 수 있는 약에는 어떤 것이 있는지 말해 준다. 통증완화약물을 사용하기 위해 산모와 태아의 상태와 활력징후, 진통상황, 산모가 원하는 약을 의사에게 알린다. 산모가 계속적인 경막외차단을 받고 있을 때에 문제가 발생하면 의사에게 연락하고 사용된 통증완화방법과 관련된 간호사 주의사항을 숙지하고 있어야 한다.

부모가 알기를 원하는 것

이 약이 내 아이에게 어떤 영향을 끼칠 것인가?

산모와 남편들은 종종 진통제나 마취제가 아기에게 해가 되지 않는지 물어본다. 간호사는 그들에게 다음과 같이 정확한 지식을 제공함으로써 현명한 선택을 하도록 도울 수 있다.

- 당신이 감당할 수 없는 정도의 통증은 당신이나 아기에게 좋지 않고 이 특별한 사건을 즐겁지 않은 일로 만든다.
- 어떤 진통제나 마취제에도 위험이 따르지만 조심스러운 선택과 예방조치들로 이 위험들을 줄일 수 있다. 합병증이 생기면 시정조치들로 당신과 아기에게 가는 위험을 줄일 수 있다.
- 어떤 진통제는 당신의 아기가 태어났을 때 호흡을 느려지게 할 수 있지만 약의 용량과 시간을 잘 조절하면 이 위험을 줄일 수 있다. 필요하면 우리는 이 부작용을 역전시켜 줄 다른 약을 쓸 것이다.
- 경막외 마취나 척추마취는 당신의 혈압을 떨어뜨려 아기에게로 가는 혈류를 줄어들게 할 수 있다. 그러나 이것을 방지하기 위해 우리는 당신에게 정맥내 수액을 많이 투여한다. 또 수액으로 충분치 않으면 당신의 혈압을 높일 다른 약들도 사용할 것이다.
- 전신마취를 하면 아기가 태어났을 때 호흡이 느려질 수 있다. 이 위험을 줄이기 위해 우리는 모든 수술준비를 끝낸 다음에야 마취를 시작할 것이고 의사는 가능한 한 빨리 아기의 탯줄을 클램프할 것이다.

5) 평가

아무리 효과적인 진통법을 적용하여도 통증이 완전히 없을 수 없다. 산모가 통증을 통제할 수 있는 자신의 능력에 만족한다면 첫 번째 목표는 달성된 것이다. 아무리 열심히 연습했더라도 때때로 호흡법이나 다른 기법들을 사용하기 힘들 때가 있다. 간호사는 다음과 같은 질문들을 스스로에게 던져 볼 수 있다. 약물적이든 비약물적이든 통증완화법을 쓰기 전과 후의 산모가 평가한 통증정도에 어떤 변화가 있는가? 산모가 이 정도의 통증완화에 만족하는가?

8. 간호과정의 적용: 경막외 마취법

경막외 마취법은 효과가 좋으면서도 진정시키는 부작용이 없어서 널리 선택되는 방법이다. 경막외차단 마취법에는 많은 간호사정과 중재가 필요하다.

1) 사정

입원 사정을 할 때 경막외차단에 쓰일 수 있는 국소마취제나 기타 약들에 대한 알레르기를 조사해야 한다. 기준이 될 임부의 활력징후와 태아심박수를 측정한다. 경막외차단을 위해 바늘이 삽입될 부위에 피부감염이 없는지도 사정한다.

2) 진단

경막외 진통법으로 인한 가장 큰 위험은 임산부의 혈압저하와 상해의 가능성이다.

- 잠재적 합병증: 임산부의 저혈압과 그로 인한 태아의 저산소증
- 경막외차단의 다양한 효과들로 인한 감각과 운동 저하와 관련된 상해의 위험

3) 계획

적절한 목적 혹은 기대효과는 다음과 같다. (1) 산모의 혈압과 태아의 심박동수 양상이 경막외 마취 이후 변화가 없는 것, (2) 산모의 감각과 운동성이 감소되는 동안 외상으로 인해 치료받지 않는 것

4) 중재

(1) 임부의 저혈압

임부의 저혈압은 태반으로의 혈류를 감소시켜 태아에게 산소와 영양소가 잘 공급되지 못하게 하고 노폐물 제거를 어렵게 한다. 출산 기관은 경막외차단을 받는 산모의 간호를 위한 가이드라인들이 정해져 있다. 경막외차단을 시작하기 전에 처방된 수액을 최소한 500~1,000mL 투여한다. 차단이 시작될 때까지 처방받은 양이 전부 투입되지 않았다면 마취의에게 알린다.

마취의의 결정에 따라 산모는 앉거나 옆으로 누운 자세로 경막외차단을 받게 된다. 앉은 자세를 취할 때는 베개나 분만공을 껴안으면 바른 자세를 취하는 데 도움이 된다. 수축이 올 때는 마취의에게 말한다. 카테터가 삽입될 때 산모는 잠시 "전기쇼크" 같은 느낌을 받을 수도 있다. 경막외차단이 시작된 후에는 한쪽 엉덩이에 베개를 받쳐 주는 것처럼 하대정맥 압박을 피할 수 있는 자세를 유지한다.

진통제를 처음 주입한 후 15~20분 동안은 산모의 혈압과 맥박을 2~3분마다(혹은 병원방침대로) 측정하여 기준선과 비교한다. 전자태아감시를 계속 관찰한다. 기준선에서 20%, 혹은 수축기 혈압이 100mmHg 이하로 떨어지는 혈압저하는 주의를 요한다. 혈압의 감소량과 관계없이 태아심박수 감속이 동반되면 유의미한 것이다. 만약 혈압이 저하되면 하대정맥 압박을 피하는 자세를 유지하면서 수액의 주입 속도를 높인다. 저혈압이 수액 증가로 개선되지 않으면 의사는 에페드린(보통 5~10mg)을 처방한다. 혈압이 안정된 후에는 15분마다 측정한다. 맥박 산소측정계로 산모의 산소포화도가 95% 아래로 감소하는지 관찰한다. 대부분의 전자태아감시장치에는 자동 혈압계와 맥박 산소측정계가 부착되어 있다.

태아심박수를 계속 관찰한다. 산모가 저혈압의 징후를 보이기 전에 태반관류 감소의 징후가 먼저 나타난다. 태반관류 감소의 징후에는 태아의 빈맥(160bpm 이상)이나 서맥(110회/분 이하), 지연된 감소 혹은 후기 감퇴가 포함된다. 태아빈맥의 원인이 될 수도 있는 산모의 발열도 잘 관찰한다.

(2) 부상 방지

경막외차단이 다리의 감각과 운동성을 저하시키는 정도는 개인마다 다르다. 어떤 산모에게는 운동차단이 아주 경미하여 '걸어 다니는 경막외차단'이라 불린다. 하지만 이런 산모도 넘어짐을 방지하기 위해 혼자 걸어다니지 않도록 한다. 대부분의 산모들은 경막외차단을 시작한 후에는 감각이 저하되므로 침대에 눕거나 의자에 앉아 있게 한다.

1시간 간격으로 운동차단과 감각을 사정한다. 뚜렷한 변화나 증가는 카테터 이동이나 다른 합병증을 의미할 수 있으므로 마취의에게 보고한다.

감각이나 운동이 저하된 산모는 움직일 때 해부학적 자세를 유지한다. 같은 부위에 압력이 계속 가해지지 않도록 한다. 자세 변경은 산모의 불편감 감소뿐만 아니라 순조로운 분만의 진행을 위해 필요하다. 수술 시 뼈가 돌출한 곳에 패드를 대어 압력이 가해지는 것을 방지한다.

출산 후 배뇨 등의 이유로 보행이 필요할 때는 먼저 산모가 다리를 들어올리거나 움직일 수 있는지 사정한다. 산모의 다리의 힘이 어느 정도로 회복되었는지 확인하기

표 13-2 분만 중 통증완화를 위한 약물적 방법

방법과 용도	간호중재
마약성진통제(Opioid analgesics) 분만 중과 제왕절개 후의 통증을 위한 전신 진통제. 마약 사용과 수술 후에 나타날 수 있는 오심, 구토를 줄이기 위해 프로메타진 같은 보조제와 함께 쓰일 수 있음 수술 후에는 PCA* 펌프로 투여될 때가 많음	1. 입원 시 산모의 약물사용을 사정한다. 아편제 의존적인 산모에게는 길항작용과 대항작용이 섞인 진통제를 투여하면 안 된다(부토르파놀과 날부핀). 2. 신생아에게 다음과 같은 호흡저하의 징후가 나타나는지 관찰한다(특히 산모가 출생 전 4시간 이내에 마약성진통제를 투여받았을 때, 혹은 약효가 최고조에 달했을 때 혹은 분만 중에 여러 번 투여받았을 때). • 호흡을 시작하는 것이 지연되거나 정상적인 깊이와 속도의 호흡을 유지하는 것이 지연될 때 • 분당 30회 미만의 호흡속도 • 빈약한 근육긴장도, 힘없이 축 늘어짐 3. 구역을 위한 프로메타진 같은 보조제의 사용은 호흡저하를 심화시킬 수 있다. 4. 분만 중에 마약성진통제에 노출되었던 신생아를 위해 날록손을 준비해 둔다. 신생아 소생에서는 약물 투여 전에 호흡지원(주머니와 마스크로 하는)과 심장지원이 선행된다. 날록손 투여 후에는 호흡저하가 재발되는지 관찰한다.
경막외 마약성진통제(Epidural opioids) 분만 시: 운동차단은 감소시키고 진통효과는 높이기 위해 국소마취제와 섞어서 투여함 수술 후: 진정시키지 않으면서도 오래 가는 진통 효과를 주어 임산부와 아기가 좀 더 쉽게 교류하게 함	1. 경막외 차단 시에 감시해야 할 것들과 동일하다. 2. 마취의의 처방이 없으면 마약성진통제나 기타 중추신경계 저하제를 더 투여하지 않는다. 일반적으로 비스테로이드소염제나 경구용 진통제가 처방된다. 3. 투여되는 약에 따라 다르지만 호흡저하가 최고 24시간 후에 나타날 수도 있다. 24시간 동안 혹은 처방대로 호흡 속도와 깊이, 산소포화도, 각성도를 1시간 간격으로 관찰한다. 4. '크래시카트'에 있는 것 같은 날록손 0.4mg, 경구용 기도, 앰부백과 마스크를 즉각 사용할 수 있도록 준비해 둔다. 5. 가려움증이 나타나는지, 혹은 산모가 얼굴과 목을 긁는지 관찰한다. 일반적으로 수술 후 가려움증을 위해 처방된다. 그것으로 충분치 않으면 마취의에게 연락한다. 6. 유치도뇨관을 제거하고 나면 소변정체가 올 수 있다. 산모의 소변량이 충분한지 확인한다. 7. 오심이나 구토가 있으면 마취의에게 알린다. 8. 감각과 운동성이 돌아왔는지 사정해 보고 나서 보행을 허락한다.
경막내 마약성진통제(Intrathecal opioid analgesics) 대부분의 분만 1기에 산모를 진정시키지 않고도 진통 효과를 줌 감각신경이 들어가는 척수의 매우 가까이에 주입되므로 매우 소량만 투여해도 됨 분만 후기나 출산 자체에는 충분치 않음 종종 경막외차단과 병행하여 척추경막외병용진통법(combined spinal-epidural, CSE)으로 분만에 쓰임	1. 흔한 부작용인 가려움증, 구역, 구토가 나타나는지 관찰하여 마취의에게 보고하고 날록손이나 날트렉손 같은 길항제를 준비해 둔다. 2. 투여된 약에 따라 지연된 호흡 저하가 나타나지 않는지 관찰한다. 필요하면 맥박 산소측정계를 사용한다. 3. 임산부의 저산소화로 인한 비정상 태아심박수 양상이 나타나지 않는지 확인한다.
국소침윤마취제(Local infiltration anesthesia) 질 분만시 회음절개나 열상복구를 위해 회음을 마비시킴 분만통증을 완화시켜 주지는 못함 기계 분만에는 충분치 않음	1. 약, 특히 치과 마취제에 대한 알레르기를 사정한다. 이 약들은 치과 마취제와 같은 계통이기 때문이다. 2. 분만 후에 회음에 얼음찜질을 해 주면 부종과 혈종을 가라앉히고 통증을 덜어 준다.
음부신경 차단(Pudendal block) 질 분만을 위해 질 하부와 회음을 마비시킴 출산 직전에 시행되므로 분만통증의 해소에는 도움이 되지 않음 기계 분만을 위해 충분한 마취를 제공함	1. 국소침윤 때와 같은 중재를 사용한다. 바늘이 너무 긴 것을 보고 산모나 보호자가 놀랄 수도 있다(약 15cm). 질을 통과해서 음부신경에 닿으려면 길어야 하지만 신경이 있는 부위 근처에 삽입되는 것은 1.25cm 밖에 되지 않는다고 설명한다. 질이나 아기가 다치지 않도록 주입관이 사용될 것이라고 안심시킨다.

표 13-2 분만 중 통증완화를 위한 약물적 방법(계속)

방법과 용도	간호중재
경막외차단(Epidural block) 분만 시: 카테터를 삽입하여 진통과 질 분만 시 통증을 해소시킴(T10~S5 높이) 제왕절개 시: 진통 시에 이미 경막외차단을 했으면 차단의 높이를 올리면 됨(T4~T6 높이). 진통이 없었던 제왕절개에도 쓸 수 있음	1. 젖산이 함유된 링거액이나 생리식염수 같은 포도당이 첨가되지 않은 결정질용액을 따뜻하게 하여 산모에게 미리 수분을 공급한다. 일반적인 최소량: 진통과 질 분만에는 500~1000mL, 예정된 제왕절개와 출산 후 난관결찰에는 1,500~2,000mL 2. 태반관류를 향상시키기 위해 손으로 혹은 산모의 옆구리에 받침을 받쳐 자궁을 전위시킨다. 3. 차단이 시작된 후 5분 간격으로 15분 동안 혹은 새 용량을 더할 때마다 활력징후가 안정될 때까지 저혈압을 사정한다. 수축기 혈압 100mmHg 혹은 기준선에서 20% 이상의 하락, 창백, 발한과 같은 징후가 나타나면 마취의에게 알린다. 4. 태반관류장애의 징후가 나타나는지 보기 위해 태아심박수를 사정하고 다음과 같은 것이 보이면 마취의에게 보고한다: 빈맥(10분간 160bpm 이상), 서맥(10분간 110bpm 이하), 늦은 심박감소 5. 태반관류장애의 징후나 저혈압이 나타나면 첨가물이 들어가지 않은 정맥주입 수액의 주입속도를 높이고 산모를 옆으로 눕히고 페이스 마스크로 산소를 주입한다(분당 8~10L). 에페드린을 준비해 둔다(보통 경막외차단 트레이에 포함되어 있음). 6. 방광팽만을 관찰하고 산모가 소변을 보지 못하면 도뇨관을 사용한다. 7. 경막외차단으로 인한 다리의 운동성과 힘은 개인마다 차이가 있다. 산모나 간호사의 근육에 무리가 가지 않도록 이동할 때 도움을 받는다. 8. 감각과 운동성이 충분하면 산모에게 보행을 허락하되 첫 보행은 다른 사람이 부축해 주도록 한다.
지주막하차단(지주막밑차단, Subarachnoid block) 제왕절개 시: 경막외차단보다 효과가 약간 더 빠름 합병증이 있는 질 분만에는 거의 사용되지 않음 출산 직전에 시행되므로 분만통의 해소에는 도움이 되지 않음 경막외차단과 병행하여 척추경막외병용진통법(combined spinal-epidural, CSE)으로 쓰일 수 있음. "경막내 마약성진통제" 참조	1. 다음과 같은 중재들을 위해 "경막외차단"을 참조한다. • 정맥주입으로 미리 수분을 공급하기 • 자궁전위 • 혈압과 태아심박수 관찰 • 태반관류장애의 징후나 저혈압에 대한 간호 • 방광팽만에 대한 관찰과 중재 • 이동과 보행에 관한 주의 2. 척추마취두통(수직자세에서는 심해지고 누우면 없어지기도 하는 두통)을 관찰하여 마취의에게 알린다(혈액패치를 할 수도 있다). 3. 척추마취두통에 대한 간호중재: 침상안정, 금기가 아니면 경구용 액체 섭취를 늘인다. 경구용 카페인과 진통제를 준다.
전신마취(General anesthesia) 경막외차단이나 척추차단이 불가능하면 혹은 산모가 부위 마취를 원하지 않을 경우 제왕절개 시에 사용한다. 자궁내번(uterine inversion)의 복구 같은 응급절차에 필요할 수도 있다.	1. 입원 수속을 받을 때 마지막으로 먹은 음식의 종류와 시간을 물어본다. 2. 음식섭취를 맑은 액체로 혹은 처방받은 대로 제한한다. 수술 가능성을 의사에게 문의한다. 3. 마취의에게 진통 전이나 중에 먹은 것, 구토와 같은 것들을 보고한다. 4. 자궁을 전위시킨다("경막외차단"을 참조). 5. 구연산 나트륨이나 구연산(citric acid) 같은 처방받은 약을 투여한다. 6. 삽관 동안 반지연골을 계속 누른다(셀릭 조작). 7. 보호적인 반사(구역반사)가 회복되기 전에는 발관(extubation)하면 안 된다. 경구용 기도와 흡인장비를 즉시 사용할 수 있도록 준비해 두어야 한다. 발관 후에는 페이스 텐트나 페이스 마스크로 산소를 공급해 주어야 한다. 8. 수술 후 호흡저하에 대한 중재: 페이스 마스크로 양압산소를 공급한다, 산모가 깨어나서 각성할 때까지 맥박산소측정계로 산소포화도를 측정한다, 산소포화도가 95% 이하로 떨어지면 산모에게 심호흡을 몇 번 하게 한다. 마취의에게 알린다.

*CNS, Central nervous system 중추신경계; 정맥주입, intravenous(IV) 정맥내; PCA, patient-controlled analgesia 자가조절진통

위해 산모의 다리로 간호사의 손을 밀어 보게 한다. 경막외차단의 효과가 남아 있는 동안에는 산모가 보행할 때 동행하며 다리의 힘과 운동능력을 관찰한다. 기립성저혈압을 확인하기 위해 산모는 일어서기 전에 먼저 앉도록 한다. 기립성저혈압은 분만 중 사용한 통증완화법에 관계없이 모든 산모에게 나타난다.

5) 평가

기준선이 되는 산모의 혈압과 태아심박수를 경막외차단이 시작된 후와 비교한다. 경막외차단의 효과가 아직 남아 있는 동안 산모가 감각과 운동감소로 인한 외상을 겪지 않았다면 외상에 관련된 목표가 달성된 것이다.

9. 간호과정의 적용: 호흡위기

1) 사정

분만 중에는 전신마취를 해야 할 경우가 언제든지 발생할 수 있는데 가장 흔한 경우는 제왕절개이다. 산모가 마지막으로 섭취한 음식의 종류(고체인지 액체인지)와 시간을 기록한다. 산모가 마지막으로 음식을 섭취한 지가 아주 오래 되었다고 대답하면 좀 더 자세히 물어본다. 대부분의 마취의가 모든 산모의 위에 음식이 있다고 가정하고 그에 맞추어 전신마취를 유도하지만, 산모가 실제로 무엇을 먹었는지에 따라 문제를 좀 더 잘 예상하여 방지할 수 있기 때문이다.

2) 진단

수집된 자료의 분석을 통해 실제적이고 잠재적인 문제를 확인하고 개별적인 간호계획을 세워야 한다. 산모는 흡인에 의해 호흡위기에 빠질 위험이 높다.

3) 계획

전신마취 임신부는 흡인으로 인한 위험성을 관찰한다.

4) 중재

간호중재는 산모의 흡인 위험을 증가시키는 요인을 파악하고 흡인이나 폐 상해의 위험을 줄이기 위한 협력적 혹은 간호적 처치 등을 포함한다.

(1) 위험인자를 파악하기

입원 전과 입원 후의 모든 음식 섭취를 마취의에게 보고한다. 분만 중의 경구 섭취는 약, 물이나 얼음 같은 맑은 액체류, 맑은 과일 주스, 탄산음료, 맑은 차나 커피, 스포츠 음료, 아이스캔디, 딱딱한 무설탕 캔디로 제한한다(ACOG, 2013).

정상적인 분만에서도 산모의 경구 섭취에 관계없이 구토는 흔히 일어난다. 만약 산모가 구토하면 시간과 양, 특징(양, 색깔, 소화되지 않은 음식)을 기록한다.

(2) 흡인이나 폐 상해의 위험을 줄이기

산모의 폐 합병증을 줄이기 위해 간호팀과 의료팀이 협력한다.

(3) 수술 전의 간호

만약 수술이 예상되면 경구섭취를 제한한다. 구연산 나트륨, 구연산(비시트라), 글리코피로레이트(로비눌) 등 처방받은 약을 투여한다.

산모에게 관이 삽입되고 기관내 튜브의 커프가 부풀 때까지 식도를 차단하기 위해 숙련된 의사나 훈련받은 마취의의 보조자가 반지연골 누르기(셀릭 조작)를 한다. 커프가 있는 기관내 튜브가 성공적으로 삽관되면 위의 어떤 내용물도 기관으로 넘어오지 못하도록 차단해 준다. 반지연골 누르기의 효과에 대해서는 아직 더 연구가 필요하다(ASA, 2016; Tsen, 2014).

(4) 수술 후의 간호

의료기관마다 전신마취를 한 산모에 대한 삽관 전과 후를 기준으로 수술 후 간호지침이 있다. 산모에게 보호적인 후두반사가 돌아오면 관을 제거한다. 이것은 때로 수술대에서 옮겨지기 전에 일어난다. 흡인장비, 적절한 사이즈의 마스크를 갖춘 앰부 백은 수술실과 회복실, 병실에 배치한다. 전신마취에 사용되는 약제들은 호흡억제제이므로 산모가 깨어 각성할 때까지 마스크나 페이스 텐트로 산소를 2~5분 공급한다. 산소포화도측정기로 산소포화도를 감시한다. 산소포화도가 95% 이하로 떨어지면 심호흡을 몇 번 하게 한다. 심호흡은 또한 흡입 마취제를 제거하는 것을 도와주어 폐 분비물이 고이는 것도 줄여준다.

산모의 혈압, 맥박, 호흡을 15분 간격으로 1시간 동안 혹은 안정될 때까지 측정한다. 그 후에는 병원 방침에 따라 사정한다. 산소포화도측정기뿐만 아니라 산모의 피부색을 관찰하여 창백증이나 청색증이 나타나지 않는지 확인한다. 창백증은 쇼크를, 청색증은 저호흡을 의미하기 때문이다(ASA, 2016).

5) 평가

호흡위기의 중재는 일시적 고위험상황이므로 예방 가능하며 즉시 행해져야 한다. 목적은 산모가 수술 전후에 위 내용물을 흡인하지 않는 것이다.

개념요약

- 분만통증의 특성은 그것이 정상적인 것이고, 산모가 그것에 대비할 시간이 있다는 것이며, 아기의 출생과 함께 끝난다는 것이다.
- 지나치거나 완화되지 않는 통증은 산모와 태아에게 해가 될 수 있다.
- 통증이란 복합적인 신체적 · 심리적 경험이다. 그것은 주관적이고 개인적인 것이다.
- 대부분의 분만통에는 4가지 원인이 있다. 그러나 그 외의 신체적이고 심리적인 인자들이 이 원인으로 인한 통증을 더 증가시키기도 하고 감소시키기도 한다. 그 4가지 원인은 경부확장, 자궁허혈, 골반 구조물들의 압박과 당겨짐, 질과 회음의 팽만이다.
- 이완은 모든 다른 통증완화기법을 증진시킨다.
- 이완의 보조역할을 해 주는 비약물적 통증완화기법이 몇 가지 있는데, 그것은 피부자극, 수치료, 정신 자극, 호흡법이다.
- 임신으로 인한 생리적 변화가 임신부의 약에 대한 반응에 영향을 미친다.
- 임신부가 복용한 어떤 약이든(치료약, 남용된 약, 본초약제, 식물약제) 태아에게 영향이 미칠 수 있다. 태아에게 미치는 효과는 간접적일 수도 있고 직접적일 수도 있으며 그 지속시간도 성인과는 다를 수 있다.
- 산모에게 분만 중에 마약성진통제가 투여되었다면, 특히 신생아에게서 호흡저하가 나타나는지 관찰하여야 한다.
- 국소적 통증완화법의 주된 장점은 산모가 출산에 참여할 수 있다는 것이고 보호적인 기도 반사를 유지할 수 있다는 것이다.
- 간호사는 경막외차단이나 지주막하차단이 일으킬 수 있는 저혈압을 감시하고 예방하여야 한다.
- 산모가 저혈압을 가져올 수 있는 부위적 통증완화법을 받고 있다면 태반관류장애와 연관된 태아심박수의 변화가 나타나는지 감시하여야 한다.
- 경막내나 경막외 마약성진통제를 투여받은 산모에게서 감시해야 하는 주된 부작용은 오심, 구토, 가려움증, 지연 호흡저하이다.
- 전신마취를 하는 산모에게 나타날 수 있는 가장 큰 위험은 산성을 띤 위 내용물의 역류와 흡인이다.

참고문헌

American Academy of Pediatrics & American College of Obstetricians and Gynecologists (AAP & ACOG). (2012). Guidelines for perinatal care (7th ed.). Elk Grove Village, IL: Author.

American Academy of Pediatrics & American College of Obstetricians and Gynecologists (AAP & ACOG). (2014). Clinical report: Immersion in water during labor and delivery. Pediatrics, 133(4), 758–761.

American College of Obstetricians and Gynecologists (ACOG). (2015). Obstetric analgesia and anesthesia (ACOG Practice Bulletin No. 36, July 2002, reaffirmed 2015). Washington, DC: Author.

American Society of Anesthesiologists (ASA). (2016). Practice guidelines for obstetric anesthesia: An updated report by the American Society of Anesthesiologists Task Force on Obstetric Anesthesia and the Society for Obstetric Anesthesia and Perinatology. Anesthesiology, 124(2), 270–300.

Association of Women's Health, Obstetric and Neonatal Nurses (AWHONN). (2011). Nursing care and management of the second stage of labor: Evidence-based clinical practice guidelines (2nd ed.). Washington, DC: Author.

Association of Women's Health, Obstetric and Neonatal Nurses (AWHONN). (2013). Basic, high-risk and critical-care intrapartum nursing: Clinical competencies and education guide (5th ed.). Washington, DC: Author.

Association of Women's Health, Obstetric and Neonatal Nurses (AWHONN). (2014). Second stage of labor: Mother-initiated, spontaneous pushing. In Women's health and perinatal nursing care quality refined draft measures specifications. Washington, DC: Author.

Blackburn, S. T. (2013). Maternal, fetal, & neonatal physiology: A clinical perspective (4th ed.). St. Louis, MO: Saunders.

Chestnut, D. (2014). Alternative regional analgesic techniques for labor and vaginal delivery. In D. Chestnut, C. A. Wong, L. C. Tsen, D. N. K. Warwick, Y. Beilin, J. M. Mhyre, & V. Naveen (Eds.), (2014) Chestnut's obstetric anesthesia: Principles and practice (5th ed.). Philadelphia, PA: Saunders.

Creedon, D., Akkerman, D., Atwood, L., Bates, L., Harper, C., Levin, A., & Wingeier, R. (2013). Management of labor. Institute for Clinical Systems Improvement (ICSI). Bloomington, MN: Saunders.

Cunningham, F. G., Leveno, K. J., Bloom, S. L., Spong, C. Y., Dashe, J. S., Hoffman, B. L., Casey, B. M., & Sheffield, J. S. (2014). Williams obstetrics (24th ed.). New York: McGraw-Hill Medical.

Davies, R., Davis, D., Peace, M., & Wong, N. (2014). The effect of waterbirth on neonatal mortality and morbidity: A systematic review protocol. Joanna Briggs Institute of Systematic Reviews and Implementation Reports, 12(7), 1–8.

Douma, M. R., Stienstra, R., Middeldorp, J. M., Arbous, M. S., & Dahan, A. (2015). Differences in maternal temperature during labour with remifentanil patient controlled analgesia or epidural anesthesia: A randomized controlled trial. International Journal of Obstetric Anesthesia, 24(4), 313–322. http://dx.doi.org/10.1016/j.ijoa.2015.06.003.

Dozier, A., Howard, C., Brownell, E., Wissler, R., Glantz, J., Ternullo, S., & Lawrence, R. (2013). Labor epidural anesthesia, obstetric factors and breastfeeding cessation. Maternal & Child Health Journal, 17(4), 689–698. http://dx.doi.org/10.1007/ s10995-012-1045-4.

El-Wahab, N., & Fernando, R. (2014). Systemic analgesia: Parenteral and inhalation agents. In D. Chestnut, C. A. Wong, L. C. Tsen, D. N. K. Warwick, Y. Beilin, J. M. Mhyre, & V. Naveen (Eds.), Chestnut's obstetric anesthesia: Principles and practice (5th ed.). Philadelphia, PA: Saunders.

Hawkins, J. L., & Bucklin, B. A. (2017). Obstetric anesthesia. In S. G. Gabbe, J. R. Niebyl, J. L. Simpson, M. B. Landon, H. L. Galan, R. M. Jauniaux, D. A. Driscoll, et al. (Eds.), Obstetrics: Normal and problem pregnancies (7th ed.) (pp. 344–367). Philadelphia, PA: Saunders.

Huether, S. E., Rodway, G., & DeFriez, C. (2014). Pain, temperature regulation, sleep and sensory function. In K. L. McCance, S. E. Huether, V. L. Brashers, & N. S. Rose (Eds.), Pathophysiology: The biologic basis for disease in adults and children (7th ed.). St. Louis, MO: Mosby.

Joint Commission Online November 12, 2014. (2014). Revisions to pain management standards effective January, 2015. Retrieved from www. jointcommission.org/assets/1/23/jconline_November_12_14.pdf.

Jones, L. E., Whitburn, L. Y., Davey, M., & Small, R. (2015). Assessment of pain associated with childbirth: Women's perspectives, preferences and solutions. Midwifery, 31(7), 708–712. http:// dx.doi.org/10.1016/j.midw.2015.03.012.

Stewart, L. S., & Collins, M. (2013). Nitrous oxide as labor analgesia. Nursing for Women's Health, 16(5), 398–409. http://dx.doi. org/10.1111/j.1751-486X.2012.01763.x.

Sullivan, D. H., & McGuiness, C. (2015). Natural labor pain management. International Journal of Childbirth Education, 30(2), 20–25.

Tsen, L. C. (2014). Anesthesia for cesarean delivery. In D. Chestnut, C. A. Wong, L. C. Tsen, D. N. K. Warwick, Y. Beilin, J. M. Mhyre, & V. Naveen (Eds.), Chestnut's obstetric anesthesia: Principles and practice (5th ed.). Philadelphia, PA: Saunders.

Wong, C. A. (2014). Epidural and spinal analgesia/anesthesia for labor and vaginal delivery. In D. Chestnut, C. A. Wong, L. C. Tsen, D. N. K. Warwick, Y. Beilin, J. M. Mhyre, & V. Naveen (Eds.), Chestnut's obstetric anesthesia: Principles and practice (5th ed.). Philadelphia, PA: Saunders.

14

산과적 절차 및 간호

Nursing Care During Obstetric Procedures

학습목표

1. 유도분만의 정의, 적응증, 금기증을 설명할 수 있다.
2. 유도분만이 산부와 태아에게 미치는 영향을 설명할 수 있다.
3. 유도분만을 시행하는 산모에게 간호과정을 적용할 수 잇다.
4. 조작적분만법(태아회전술, 겸자분만, 흡인분만)의 정의를 설명할 수 있다.
5. 조작적분만법(태아회전술, 겸자분만, 흡인분만)이 산부와 태아에게 미치는 영향을 설명할 수 있다.
6. 조작적분만법(태아회전술, 겸자분만, 흡인분만)을 시행하는 산모에게 간호과정을 적용할 수 있다.
7. 제왕절개 분만의 적응증, 방법, 수술전후 간호를 계획하고 수행할 수 있다.
8. 제왕절개 후 분만(VBAC)을 시행하는 산모에게 전후 간호를 계획하고 수행할 수 있다.

주요용어

내회전술 internal version
아두(머리)골반불균형 cephalopelvic disproportion, CPD
양막절개술 amniotomy
외회전술 external cephalic version, ECV
유도분만 induction of labor
융모양막염 chorioamnionitis
전치맥관 vasa previa
전치태반 placenta previa
제대탈출 prolapse of the umbilical cord
제왕절개 후 질 분만 vaginal birth after cesarean, VBAC
태반조기박리 abruptio placenta
태아심박수 fetal heart rate, FHR
회음절개 episiotomy

1. 정상분만에서의 변화

정상적인 분만과정에서도 태아회전술, 분만 유도 또는 분만 촉진 등이 필요하다. 분만 과정은 자연스럽게 진행되지만 고위험 문제를 가진 산모와 태아는 특별한 처치가 필요하다.

이 장에서는 고위험 분만 처치를 시행할 때 필요한 간호를 학습한다.

1) 태아회전술

태위를 바꾸기 위해서는 외회전술(external cephalic version, ECV)과 내회전술(internal version) 중 하나를 사용한다. 각각은 다른 적응증과 다른 기법을 가지고 있는데 외회전술이 더 많이 사용된다.

(1) 적응증

외회전술. 외회전술의 목표는 둔위, 견갑위(횡위), 사위(oblique presentation)로부터 태아의 위치를 바꾸는 것이다. 회전이 성공적으로 이루어지면 질 분만의 가능성을 높여 제왕절개를 피할 수 있다. 연구에 의하면 진통이 시작될 무렵에 태아가 자연적으로 두위로 회전하는 경우도 있다(Cunningham et al., 2014). 대부분의 경우, 자연적인 회전이 임신 36~37주 사이에 일어난다고 한다(ACOG, 2016; Cunningham et al., 2014).

내회전술. 다태임신에서 이상태위는 일반적으로 제왕절개를 한다. 그러나 두 번째 쌍둥이의 질분만을 위해서는 내회전술을 사용할 때도 있다.

(2) 금기증

외회전술의 목표는 질 분만이므로 임부가 질식 분만을 할 가능성이 낮을 때는 시행하지 않는다. 외회전술이나 내회전술에서 금기증은 동일하다. 외회전술을 하면 안 되거나, 그 성공율을 감소시키는 모체의 상태는 다음과 같다(AAP & ACOG, 2012; Cunningham et al., 2014; Thorp & Laughon, 2014).

- 자궁기형으로 인해 태아회전을 위한 공간이 충분치 않으며, 또 그것이 비정상태위의 원인이 된 경우
- 이전에 자궁의 수직절개로 제왕절개를 한 경우는 자궁파열의 가능성이 큼, 자궁 안에 있는 태아를 조작하면 이전에 절개한 부위가 당겨져 파열될 수도 있음
- 태아가 4,000g 이상인 경우
- 태아의 크기와 엄마의 자궁 크기의 비율이 맞지 않을 때

태아 상태가 다음과 같을 때 태아회전은 금기이다.

- 전치태반. 자궁 안에 있는 태아를 조작하는 것이 출혈을 일으켜 아기와 산모를 위험하게 할 수 있다. 전치태반은 과도한 출혈을 일으킨 적이 없다 하더라도 아주 경미한 경우가 아니면 모두 제왕절개의 적응증이 된다.
- 다태임신은 태아 회전을 위한 자궁 내 공간이 충분하지 않기 때문에 태아회전술을 사용하지 않지만 첫 번째 태아가 두정위로 질분만이 됐을 경우에 두 번째 태아만출을 위해 외회전술을 할 수 있다.
- 양수과소, 양막파열, 태아의 목이나 몸에 제대가 감겨 있을 때(목의 탯줄, nuchal cord). 이런 상태에서는 태아를 회전시킬 수 있는 공간이 충분치 않아 제대 압박으로 인한 태아저산소증이 생길 수 있다.
- 태반순환부전. 자궁수축 시 태아의 회전이 자궁태반순환부전을 심화시켜 태아를 위험하게 할 수 있다.
- 태아의 머리가 엄마의 골반으로 진입했을 때

(3) 위험요소

외회전술은 임부나 태아의 위험성은 낮은 편이다. 태아심박수(FHR)가 변화하기는 하지만 금방 정상으로 돌아온다. 고위험 요인 중 하나는 제대가 태아의 목에 감겨 제대혈관이 압박되어 태아 저산소증을 초래하는 것이다. 또한 태아를 이동시키면서 태반을 박리시키게 되어 태반조기박리를 초래할 수 있다(Cunningham et al., 2014; Thorp & Laughon, 2014). 또 태아를 회전시키면 태아의 혈액이 모체의 혈액으로 유입되어 모체에게 용혈현상이 발생할 위험도 있다. 외회전술 때 태아가 위험해지면 제왕절개를 해야하거나 외회전술 후 태아가 비정상태위로 되돌아가는 경우 제왕절개의 위험이 높아진다.

(4) 기술

외회전술. 외회전술(ECV)은 만약의 경우 응급 제왕절개 분만을 할 수 있는 준비가 된 환경에서 시행한다(ACOG, 2016; Cunningham et al., 2014). 외회전술을 하기 전 태아의 건강과 태반의 기능을 평가하기 위해 비수축검사나 생물리학계수 검사를 한다. 만약 태아에게 비정상 징후가 나타나면 외회전술을 해서는 안 된다. 이미 생리적 예비력이 감소된 태아에게 외회전술은 스트레스를 증가시킬 수 있기 때문이다. 초음파검사로 태아의 재태연령과 태위, 양수양을 확인하고 시작하여야 한다(Cunningham et al., 2014).

외회전술은 다음의 이유로 하여 임신 37~39주 이후, 자궁수축이 시작되기 전에 시행한다.

- 분만예정일이 가까워지면서 태아가 자연적으로 두위로 회전할 수도 있다.
- 임신 37주 이전에 태아를 회전시키면 다시 비정상태위로 돌아갈 수도 있다.
- 임신 37주 이후에는 ECV로 태아 위험요인이 있는 상태에서 분만을 진행하더라도 조산아에게 발생하는 호흡부전증후군 같은 주요문제가 발생하지 않을 것이다.

태아를 회전시킬 때는 먼저 자궁이 이완되도록 터부탈린 0.25mg 같은 자궁수축억제제를 피하에 투여한다. 의사가 태아를 조작하는 동안 산모의 불편을 덜기 위해 경막외차단이나 척추마취를 사용하기도 한다. 초음파를 보면서 외회전술을 하고 외회전술을 2분마다 확인한다. 의사는 산모의 골반에 있는 태아의 둔위를 앞쪽이나 뒷쪽으로 살며시 돌려서 골반에서 내보낸다(ACOG, 2016; Thorp & Laughon, 2014)(그림 14-1).

필요하면 Rh 음성 임부의 Rh 감작을 예방하기 위해 외회전술을 하고 나서 Rh 면역글로불린(로감)을 투여한다.

외회전술이 성공하고 나면 즉시 유도분만을 하는 경우도 있고 자연적으로 진통이 시작되도록 기다리거나 시간이 지난 후 유도분만을 시행하기도 한다. 외회전술 후에는 전자태아감시로 태아의 상태를 확인한다.

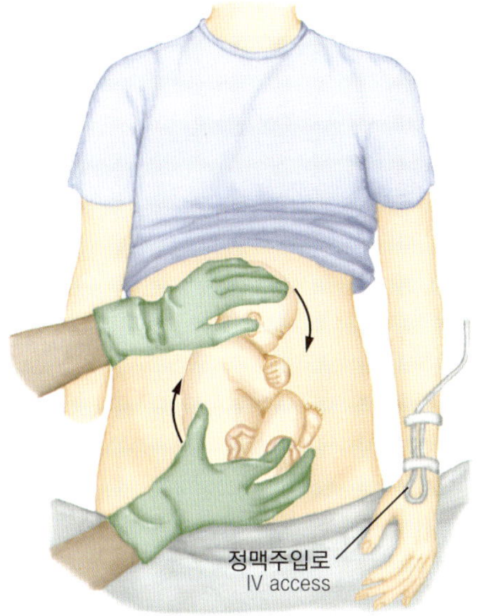

그림 14-1 외회전술(ECV). 필요하면 미리 정맥주입로(intra-venous, IV)를 확보해 둔다. 자궁수축억제제, 즉 자궁이완제로 터부탈린을 투여할 때는 피하에 투여한다.

내회전술. 내회전술은 흔히 행하지는 않지만 두정위로 있던 첫 쌍둥이가 태어난 다음 두 번째 쌍둥이 출산 시 행해지는 경우가 가장 많다. 의사가 한 손을 자궁에 넣고 한 손은 산모의 복부에 올리고 질 분만이 가능하도록 태아를 종위(longitudinal lie, 두정위나 둔위)로 돌리는 것이다(Cunningham et al., 2014).

(5) 간호중재

외회전술(ECV)을 받는 산모를 돌볼 때의 간호중재는 정보를 제공하고, 산모와 태아를 사정하고, 불안을 덜어주는 것이다.

정보 제공하기. 산모가 동의서에 서명하기 전에 의사는 외회전술을 하는 이유와 위험을 설명한다. 자궁수축억제제가 투여 예정이라면 그 목적과 이유도 설명한다. 터부탈린 같은 자궁수축억제제는 빈맥과 진전(tremors) 등의 부작용이 발생하며 이것은 외회전술이 끝나면 사라진다. 만약 경막외 마취나 다른 통증 조절을 위한 처치를 계획하고 있다면 시술자(마취전문의)가 임부에게 그 목적과 부작용을 설명하고 별도의 동의서를 작성한다. 간호사는 산모가 이 시술의 목적과 부작용, 합병증, 관련된 치료를 확인한다. 응급 제왕절개를 해야 하는 경우도 발생하므로 수술과 신생아 간호에 대한 동의서도 받아둔다.

산모와 태아의 건강 증진시키기. 응급수술을 시행해야 할 상황이 발생할 수 있으므로 질 분만이나 제왕절개술을 시행하는 임부에게 모든 정보를 사정한다. 응급 제왕절개에 대비하여 산모는 4시간 전부터 금식한다. 태아심박수가 비정상이 될 경우(카테고리 III) 약을 투여하거나 수액 공급을 할 수 있도록 정맥주입로를 확보한다.

산모의 활력징후를 측정하고 태아감시를 시작하여 기준선으로 삼을 수치들을 수집하고, 비수축검사나 생물리학계수(BPP)를 평가한다. 비정상적인 태아심박수가 나타나면 즉시 의사에게 보고한다. 시술 중에는 태아에게 서맥이 발생할 수도 있지만 시술 종료 후 정상으로 회복된다. 자궁수축억제제인 터부탈린을 피하에 주사하고 나면 6~15분 후에 약효가 시작되므로 혈압과 맥박을 5분 간격으로 확인한다(Thorp & Laughon, 2014). 또한 시술 중 초음파를 통해 회전상태를 확인하고 태아심박수를 주기적으로 측정한다.

시술 후에는 산모와 태아를 1시간 동안 관찰하여 활력징후가 기준선으로 돌아오는지 확인하여야 한다. 태아심박수가 입원 시와 동일한 수준으로 회복되거나, 서맥이 해결되거나, 태아심박수가 정상 수준으로 회복되면 안전 상태의 징후이다.

산모의 활력징후가 정상 기준선으로 돌아올 때까지 15~30분마다 재측정한다. 산모의 맥박이 120회/분 이상으로 올라가면 비정상이다. 태아회전술의 성공 여부와 상관없이 산모가 불편감을 호소하면 즉각적인 처치가 필요하다. 통증이 지속되면 태반조기박리 같은 합병증을 의심해 보아야 한다. 자궁을 이완시키기 위해 터부탈린을 투여했다면 산모에게 빈맥, 홍조, 두통이 최고 4시간까지 지속될 수 있다.

만약 시술 중 경막외차단이나 척추차단을 했다면 산모가 보행을 시작하기 전에 감각운동기능의 회복을 평가한다. 산모의 첫 보행 시에는 간호사가 보조해 주고, 필요하면 넘어질 위험없이 걸을 수 있을 때까지 계속 보조한다.

규칙적으로 수축이 오면 진통이 시작되었음을 암시한다. 산모의 질로부터 양수가 새어 나오면서 양막이 자연적으로 파열되는 경우도 있다. 필요하면 면역글로불린을 투여한다. 유도분만을 당일에 시행할 수 없거나 임부와 태아의 상태가 정상 수준이면 정맥주사는 제거할 수 있다.

외회전술을 시행한 임부는 분만예정일을 앞두고 있는

상태이므로 퇴원 전 진진통과 양수파막의 징후를 설명하고 병원에 내원해야 하는 상태를 인지할 수 있도록 교육한다.

정서적 지지. 태아회전의 성공 여부나 합병증 발생으로 인해 응급 제왕절개술을 시행할 수도 있다는 사실로 인해 임부는 불안을 느낀다. 또 성공한 후에도 태아가 원래의 태위로 되돌아가 질분만이 불가능해질 수 있으므로 산모는 여전히 불안해 한다. 예측할 수 있는 상태에 대한 두려움을 감소시키기 위해 간호사는 중재를 시행하는 동안 진행 경과를 산모에게 계속 알려준다.

산모가 태아의 상태에 대해 불안해하지 않도록 태아의 심박동수, 강도, 간격이 정상 수준임을 설명한다. 만약 서맥과 같은 문제가 발생하면 발생한 문제, 중재, 결과를 설명한다.

이해하기

1. 외회전술 전, 중, 후에 태아심박수를 관찰하는 것이 왜 중요한가?
2. 외회전술 후에는 왜 자궁수축을 감시하여야 하는가?

이해하기 정답

1. 외회전술이 시행되기 전에 시술을 하지 못하게 방해하는 안심할 수 없는 양상을 발견하고, 기준선을 확립하기 위해 태아심박수를 모니터링한다. 태아의 태위를 변경하는 동안 제대가 꼬인다면 발생할 수 있는 제대압박을 발견하기 위해, 외회전술을 하는 동안과 이후에 가능한 한 Doppler나 실시간 초음파로 태아심박수를 감시해야 한다. 성공적인 회전술 후에 유도분만이 시작된다면 태아심박수 사정이 계속될 것이다.
2. 외회전이 자궁수축이나 태반조기박리를 초래할 수 있기 때문에 있을 수 있는 진통 시작을 대비하기 위해 외회전술 후 자궁수축을 관찰한다. 그러므로 외회전술은 예정일 가까이에 시행된다.

2) 유도분만과 분만 촉진

분만의 유도(induction)와 촉진(augmentation)에는 자궁수축을 자극하기 위한 인위적인 처치들이 사용된다. 유도와 촉진 둘 다 같은 기술과 간호가 적용된다.

유도분만은 점점 더 일반적이 되어가고 있다. 유도율은 1990년에서 2010년까지 2배 이상 증가해 최고치인 23.8%에 이르렀다(Osterman & Martin, 2014). 국립 바이탈 통계 시스템 자료를 보면 20년 가까이 꾸준히 증가하다가 2015년 유도율 23.9%로 비율이 감소하고 있다(Osterman & Martin, 2014, National Center for Health Statistics-NCHS, 2017).

유도분만은 제왕절개 출산율 증가와 관련이 있다. 유도분만 과정은 분만 전 자궁경부 개대가 넓을수록 성공할 가능성이 높다.

(1) 적응증

유도분만은 임신을 유지하는 것이 임부나 태아의 건강에 위험을 초래하는 경우나 자궁수축과 질 분만이 안전하다고 판단될 때 시행한다. 태아의 상태가 유도분만을 지속할 경우 위험해질 수 있기 때문에 빠른 만출이 필요하다면 제왕절개를 선택한다. 유도분만이 필요한 경우는 다음과 같다(ACOG, 2015a; Thorpe & Laughon, 2014).

- 자궁내의 환경이 태아에게 위험할 때(예: 자궁내 태아 성장지연, 엄마와 태아의 혈액 부적합성)
- 만삭에 진통 없이 양수가 자연파수(spontaneous rupture of the membranes, SROM)되거나 임신이 37주 이하이지만 양수가 조기파수(premature rupture of the membranes, PROM) 되었을 때
- 과숙아
- 융모양막염
- 임신성 고혈압이나 만성 고혈압으로 인한 태반혈류의 감소
- 태반조기박리(박리 범위가 넓을 때에는 즉시 분만한다.)
- 임신을 지속했을 때 임부의 위험성이 높은 질환(예: 당뇨병, 고혈압, 신장질환, 폐질환, 심장질환)
- 자궁 내 태아사망

분만을 돕기 위해 유도분만을 시행하는 경우가 있지만 권장되지는 않는다. 그러나 이전에 급속분만의 경험이 있거나 병원에서 아주 먼 곳에 살 경우에는 아기가 통제되지 않는 상황에서 분만될 가능성이 있으므로 유도분만이 타당한 이유가 된다. 출산휴가에 맞추어 아기를 낳기 위한 것도 타당한 이유가 될 수 있다. 일부러 날짜를 정하여 유도분만이나 제왕절개를 할 때는 태아의 폐성숙도를 먼저 확인하는 것이 필수적이다.

산전검사 결과 태아가 아주 멀리 있는 병원에서만 치료 가능한 전문적인 치료를 받아야 하는 이상을 가진 것으로 밝혀질 때가 있다. 그런 경우에 산모는 그 병원으로 이동하여 유도분만이나 제왕절개를 시도한다.

진통이 자연적으로 시작되긴 하였지만 너무 느리게 진

행되거나 중단되었을 때는 충분한 수축이 오는 것 같아도 옥시토신에 의한 분만촉진을 고려한다. 샤워나 와류욕조(whirl pool)에서 유두를 자극하는 비약물적 방법도 분만촉진을 위해 사용될 수 있다.

(2) 금기증

진통이나 질 분만에 대한 금기증은 유도분만이나 분만촉진에도 금기증이 된다. 유도분만과 관련된 금기증이나 주의사항은 다음과 같다(ACOG, 2015a; Benirschke, 2014; Simpson & O'Brien–Abel, 2014; Thorpe & Laughon, 2014):

- 전치태반(placenta previa, 자궁 하부에 착상된 태반)은 분만 시에 출혈을 일으킨다.
- 전치혈관(vasa previa)은 태아 쪽의 탯줄 혈관들이 태반으로 들어가기보다는 양막낭 위에 뻗어 있는 상태이므로 양막이 파열되면 태아에게 출혈이 발생할 가능성이 있다.
- 제대탈출증의 경우 탯줄이 눌리는 것을 막기 위해 즉각 제왕절개를 한다.
- 태아의 태위 이상으로 인해 질 분만이 위험한 경우
- 태아의 선진부가 골반 입구보다 위에 있는 것은 아두골반불균형(cephalopelvic disproportion, CPD)이나 미숙아의 경우이다.
- 과거 자궁저부의 수술력을 가지고 있음[예: 고전적인 제왕절개나 자궁섬유양(fibroid)으로 인한 큰 수술]

다음과 같은 상태는 유도분만의 금기증은 아니지만 의사가 사전에 살펴보고 결정한다(ACOG, 2015b; Thorpe & Laughon, 2014).

- 이전에 자궁하부 횡단 제왕절개를 한 적이 있음
- 둔위(breech presentation, 질 분만이 더 위험할 수도 있음. 그러나 진통이 자연적으로 시작될 때 쯤에는 태아가 정상태위로 돌아설 수도 있음)
- 다태임신이나 양수과다로 인해 자궁이 과다팽창한 경우에는 자궁파열의 위험이 있다.
- 심장병이나 심한 고혈압 등 산모의 중증 질환
- 태아의 선진부가 골반 입구보다 위에 있는 아두골반불균형이나 미숙아의 경우
- 태아심박수가 비정상일 경우 자궁수축 강도가 증가되면 태반관류의 감소로 태아 스트레스가 심화된다.

(3) 위험요소

유도분만과 촉진분만의 위험은 다음과 같다(ACOG, 2015a; Cunningham et al., 2014; Simpson & O'Brien–Abel, 2014).

- 고긴장성자궁수축이 태반의 관류나 태아의 산소화를 감소시킨다. 자궁이 과다자극되면 태아심박수의 양상이 비정상으로 나타나는 경우도 있고 아닌 경우도 있다.
- 다태임신이나 양수과다로 인해 자궁이 과다팽만된 경우 자궁파열이 일어날 수 있다.
- 임부에게 수분 중독이 일어날 수 있다. 이러한 위험은 옥시토신을 희석하기 위해 저장성(hypotonic) 정맥 수액(intravenous, IV)이 분당 20mU(milliunits/min) 이상의 속도로 주입될 때 더욱 높아진다(Wing & Farinelli, 2012; Cunningham, Leveno, Bloom et al., 2010).
- 융모양막염이나 제왕절개 위험이 증가한다.

분만예정일 이전에 유도분만을 시행하면 제왕절개나 태아의 호흡기계 문제의 위험성이 증가된다. 유도분만을 시작할 때 비숍(Bishop) 점수가 5점 미만(경부가 분만을 위한 준비가 되지 않았다는 뜻임)인 산모는 5점 이상인 산모보다 제왕절개를 할 가능성이 더 높다. 약 25%의 유도분만은 특별한 의료적 이유없이 자발적 선택으로 시행되어 왔다. 어떤 이유이든 유도분만이 실패하여 제왕절개를 하게 될 위험도는 동일하다. 양막이 파열된 후 시간이 지연될수록 융모양막염의 위험성은 증가한다(Cunningham et al., 2014).

(4) 기술

분만의 유도와 촉진에 사용되는 방법에는 외과적인 것과 내과적인 것이 있다. 외과적 방법은 양막절개술이다. 양막을 파열시키면 자궁수축이 자극되고, 이때 경부가 준비되어 있다면 양막파열만으로도 충분히 분만이 유도되거나 촉진될 수 있기 때문이다. 내과적 방법이란 수축을 자극하기 위해 프로스타글란딘이나 옥시토신(oxitocin)을 단독 또는 병행하여 정맥주사하는 것이다.

의료진은 임신을 종결시키는 것과 임신을 유지하는 것 중 임부와 태아에게 위험성이 낮은 쪽을 선택한다. 만삭이 되지 않았고 태아의 폐가 성숙하지 않은 상태에서는 불가피한 이유가 아니면 유도분만을 하지 않는다. 유도

분만은 자궁수축 전 자궁경부의 연화 정도가 높을수록 유도분만 성공률이 높으므로 유도분만 전 자궁경부의 변화를 사정하여 분만의 가능성을 평가한다. 경부의 개대, 소실, 경도(consistency), 위치, 태아의 하강지점으로 경부가 분만에 대한 준비 정도를 평가하는 것이 비숍 채점방식(표 14-1)이다. 비숍 점수가 8을 넘으면 질 분만에 성공할 수 있는 가능성이 높다(ACOG, 2015a).

경부를 성숙시키기. 경부를 성숙(연화)시켜서 진통이 올 때 더 잘 개대되도록 하는 처치들이 유도분만의 보조수단으로 쓰인다. 이 처치들은 대부분 유도분만 전날에 시행한다(Cunningham et al., 2014).

내과적 방법. 경부를 성숙시키기 위해 프로스타글란딘 제제가 사용된다. 프로스타글란딘 E_2 제제(PGE_2)는 질에 삽입하는 젤, 경부에 삽입하는 젤, 또는 정한 시간동안 서서히 방출되는 질내 삽입물의 형태로 사용된다. PGE_2 제제는 태아감시장치, 응급실, 제왕절개 시설이 갖춰진 곳에서만 사용한다.

미소프로스톨(misoprostol)은 보통 위궤양에 사용되는 프로스타글란딘 E_1(PGE_1) 유사제이다. 미소프로스톨은 경부성숙과 유도분만에 모두 사용된다. 미소프로스톨은 효과도 좋을 뿐만 아니라 값도 싸고 상온에서도 안정하다(ACOG, 2015a; Cunningham et al., 2014; FDA, 2015). 그러나 제왕절개를 한 적이 있는 산모에게는 고긴장성 자궁수축의 위험이 있다(ACOG, 2015b; Simpson & O'Brien-Abel, 2014).

미소프로스톨 용량은 100μg, 200μg이 있다. 질에 넣을 때의 용량은 보통 25μg이므로 100μg를 1/4로 잘라 질의 상부에 넣는다. 경구용 100μg짜리도 효과가 있는 것으로 보고되고 있다(ACOG, 2015a; Cunningham et al., 2014).

프로스타글란딘의 부작용으로 고긴장성 자궁수축 가능성이 있으므로 태아감시장치, 응급처치 및 응급수술이 가능한 의료환경에서 투약한다. 젤 타입의 프로스타글란딘을 삽입할 때는 새어나오지 않도록 삽입 후 15~20분 동안 가만히 누워 있어야 한다. 태아심박수의 변화 상태를 관찰하기 위해 30분 이상 모니터하고 고긴장성자궁수축이 발생하지 않는지 관찰한다(ACOG, 2015a).

물리적 방법. 경부성숙을 위해 물리적 방법이 자주 쓰이지는 않지만, 가장 흔히 쓰이는 방법은 수분을 흡수하는 삽입물을 자궁경관에 넣어 부풀게 하여 자궁경관의 개대를 촉진하는 것이다. 이런 확장에 사용되는 물질은 다음과 같다.

- 딜라판(Dilapan): 합성물질
- 라미셀(Lamicel): 450g의 황산마그네슘이 함유된 합성 스펀지
- 라미나리아 텐트(Laminaria tents): 말린 해초로 만든 무균 상태의 원뿔모양 제제

경추 내측 자궁경부를 통해 경추관 카테터를 배치하고 아래쪽으로의 장력은 카테터를 대퇴부에 감거나 연결된 IV bag에 부착하여 발생한다(Cunningham et al., 2014; Simpson & O'Brien-Abel, 2014). 자발적 분만은 48시간 이내에 발생할 수 있으며 다른 유도 방법의 필요성을 줄일 수 있다(ACOG, 2015a; Simpson & O'Brien-Abel, 2014). 라미나리아를 자궁경부에 넣어 물을 흡수하고 부풀게 하여 자궁경부를 점차 확장시킨다. 배치에는 질경이 필요하며 번거롭고 불편할 수 있다(Cunningham et al.,

표 14-1 자궁경부를 평가하기 위한 비숍 채점방식*

	점수			
항목	0	1	2	3
개대	0cm	1~2cm	3~4cm	5~6cm
소실	0~30%	40~50%	60~70%	≥ 80%
태아의 하강지점	-3	-2	-1 혹은 0	+1 혹은 +2
자궁경부의 경도	단단함	보통	물렁함	
자궁경부의 위치	후방	중간	전방	

이 점수는 유도분만이 얼마나 용이한지를 보여준다. 비숍 점수가 높을수록 자궁수축 유도가 성공할 가능성이 높다. 왜냐하면 자궁경부에 성숙이라 불리는, 진통 전에 일어나야 하는 변화가 일어났다는 것을 의미하기 때문이다. 경산부는 비숍 점수가 5 이상이면, 초산부는 7 이상이면 유도분만에 성공할 수 있다. 출처: Bishop, E. H. (1964). Pelvic scoring for elective induction. Obstetrics & Gynecology, 24 (2), 266-268.

2014).

옥시토신 투여. 분만의 유도와 촉진에는 옥시토신을 사용한다. 옥시토신은 효과가 확실하며 조절 가능한 약이며, 다음 사항에 주의하면 옥시토신의 부작용을 줄일 수 있다.

- 옥시토신은 등장액(isotonic solution)에 희석하여 보조정맥주입로로 투여한다. 이것은 합병증이 발생할 경우에 즉시 중단하기 위함이다.
- 옥시토신을 main fluid에 삽입할 때는 혈관 주사 부위에서 가장 가까이에 있는 port에 삽입하는데 수액을 주정맥주입로로 바꾼 후 주입되는 옥시토신의 양을 최대한 줄이기 위함이다.
- 옥시토신은 천천히 시작하여 점진적으로 증가시키고 주입펌프를 사용하여 주입량을 정확히 조절한다. 주정맥주입로도 펌프로 주입량을 조절한다.
- 유도분만을 시작하기 전, 옥시토신 주입 시작 시, 분만진통 중에 자궁수축의 변화와 태아심박수를 지속적으로 관찰한다.

표 14-2 경부 성숙을 위해 사용되는 프로스타글란딘 제제

프로스타글란딘 젤[디노프로스톤(프레피딜)] Prostaglandin gel[Dinoprostone(Prepidil)]	질 삽입제[디노프로스톤(세르비딜)] Vaginal insert(Dinoprostone[Cervidil])	미소프로스톨(싸이토텍) Misoprostol(Cytotec)
용량*		
0.5mg를 경부에 바름, 6~12시간 후에 반복할 수 있음. 24시간 동안 경부에 바를 수 있는 권장 최대량은 1.5mg 질에는 2.5mg	10mg을 질에 최고 12시간까지 삽입해 둠 분만이 활성기에 접어 들거나 양막이 파열되거나 자궁이 과다자극되면 제거할 것	100μg를 1/4쪽으로 잘라 질에 넣음(약 25μg, 아래의 주의사항을 참고한다). 25μg를 3~6시간마다 반복함으로써 유도분만에도 사용될 수 있음. 50μg는 고긴장성 수축을 유발할 수 있음
고긴장성 수축이 나타날 때(비정상적 태아심박수에 관계없이)의 대처법		
산모를 좌측위로 눕힌다. 산소 마스크로 분당 8~10L의 산소를 공급한다. 터부탈린이나 황산마그네슘 같은 자궁수축억제제를 투여한다. 고긴장성 수축은 보통 젤을 바른 후 1시간 후에 시작된다. 질에 바르면 발생률이 더 높아진다.	디노프로스톤 젤과 동일. 삽입제를 제거한다. 고긴장성 자궁수축은 삽입제를 넣은 지 최고 9.5시간 후에 나타날 수 있다. 저용량으로 경부 내에 바르는 디노프로스톤 젤보다 발생률이 더 높다.	디노프로스톤 젤과 동일. 용량을 더 늘리거나 더 자주 넣으면 과도한 수축이 올 가능성이 더 높아진다. 여기에는 비정상적인 태아심박수 패턴이 동반되거나 동반되지 않을 수 있다.
옥시토신으로 유도분만을 시작해도 되는 시점		
옥시토신의 투여 간격은 정해지지 않았다. 경부에 바를 수 있는 총량인 1.5mg 혹은 질에 바를 수 있는 권장량인 2.5mg를 다 바른 후 6~12시간 후에 옥시토신을 투여함	삽입제를 제거한 후 30~60분 후	마지막 용량 후 적어도 4시간 후
주의사항과 비고		
24시간 동안 디노프로스톤 젤의 최대량을 1.5mg로 제한한다. 젤을 바른 후 15~30분 동안 산모는 자궁을 옆으로 전위시키고 누워 있어야 한다. 옥시토신(Pitocin) 같은 다른 급속분만제와 함께 쓰면 효과가 더 좋다. 마황의 긴장항진 효과를 증가시킨다. 천식, 고혈압, 녹내장, 신장이나 간의 심한 기능저하, 허혈성 심장질환을 가진 산모에게는 주의하여 사용해야 한다.	12시간 후에 혹은 분만이 활동기에 접어 들면 제거한다. 제거한 지 15분 이내에 유해 효과가 감소할 수 있다.	프로스타글란딘 제제들 중에 가장 비싸다. 미소프로스톨은 현재로서는 FDA로부터 위궤양 치료에 대해서만 승인을 받은 상태이나 경부성숙이나 유도분만에 널리 쓰이고 있다. 제조회사는 승인을 받을 생각이 없으나 ACOG는 경부 성숙을 위한 목적으로 쓰이는 것을 지지한다. 100μg 정은 눈금이 새겨져 있지 않다. 정확성을 기하기 위해 병원 약국이 20μg 용량을 만들어 준다. 다른 프로스타글란딘 제제들에 비해 간격이 1~2%밖에 안 된다. 이전에 제왕절개나 기타 자궁수술을 한 적이 있는 산모에게는 금기이다.

ACOG , American College of Obstetricians and Gynecologists; FDA, U.S. Food and Drug Administration.
* 태아의 사망시에는 용량을 더 높일 수도 있다.
출처: American Academy of Pediatrics(AAP) & American College of Obstetricians and Gynecologists(ACOG). (2012). Guidelines for perinatal care(7th ed.). Elk Grove Village, IL: Authors; American College of Obstetricians and Gynecologists (ACOG). (2009). Induction of labor. Practice Bulletin No. 107. Washington, DC: Author; Wing, D. A., & Farinelli, C. K.(2012). Abnormal labor and induction of labor. In S. G. Gabbe, J. R. Niebyl, & J. L. Simpson, et al.(Eds.), Obstetrics: Normal and problem pregnancies(6th ed., pp. 287-310). Philadelphia: Saunders.

약물 가이드-옥시토신(피토신)

분류

분만촉진제

작용

뇌하수체후엽에서 분비되는 자연 호르몬과 동일한 합성 화합물. 자궁의 평활근을 자극하여 자궁수축의 강도, 빈도, 지속시간을 증가시킨다. 임신기에는 옥시토신에 대한 자궁의 민감성이 점차 증가한다. 옥시토신은 혈관활성 작용과 항이뇨작용을 한다.

적응증

만기나 만기에 가까웠을 때 분만의 유도나 촉진. 산후출혈 억제, 출산 후에 단단한 자궁수축의 유지. 불가피유산이나 불완전 유산의 관리

용량과 경로

분만의 유도나 촉진

1. 피기백(piggy back)을 통한 정맥내 주입. 옥시토신 주입은 펌프로 조절해야 한다. 다양한 희석도의 옥시토신 용액이 사용될 수 있다. 60mU/mL이 편리하다. 주입펌프에 설정되어 있는 시간당 용량(mU)이 주입되는 분당 용량(mU)과 동일하므로 오류를 범할 위험이 줄어들기 때문이다. 60mU/mL의 옥시토신을 공급하는 흔한 용액은 (1) 옥시신 15U(1.5mL)에 250mL의 용액을 섞은 것 (2) 옥시토신 30U(3mL)에 500mL의 용액을 섞은 것 (3) 옥시토신 60U(6mL)에 1000mL의 용액을 섞은 것. 옥시토신 10~20U(1.5mL)에 250mL의 용액을 섞은 것 같은 더 낮은 농도도 사용될 수 있다. 오류를 줄이기 위해 약국에서 옥시토신 용액을 규격화하여 미리 혼합하여 줄 수도 있다.
2. American College of Obstetricians and Gynecologists(ACOG, 2009)에서 나온 옥시토신 투여 지침은 저용량과 고용량 옥시토신 분만 유도 프로토콜의 예가 된다. 권장량은 다음과 같다: (1) 분당 0.5~6mU으로 시작하여 (2) 15~40분 간격으로 분당 1~2mU씩 늘려감. 고용량 프로토콜은 분당 최고 6mU까지 늘려 갈 수 있다. 옥시토신 용량은 자궁의 반응과 부작용의 유무에 따라 결정한다. 더 높은 용량에서 시작하거나 용량을 더 많이 더 자주 올리면 자궁이 과다자극될 위험이 커진다. 진통 촉진에는 낮은 용량에서 시작하여 천천히 용량을 증가시키는 것이 필요하다.
3. 충분한 수축 양상에 규칙적으로 발생하고 경부가 5~6cm 확장되었으면 옥시토신을 비슷한 속도로 줄일 수 있다.

산후출혈의 억제

정맥내 주입: 1,000mL의 정맥수액에 10~40U을 희석한다. 주입속도는 자궁무력증을 억제할 수 있을 정도여야 한다. 분당 20~40U에서 시작하여 자궁의 반응과 산후출혈의 정도를 보며 속도를 증감한다. 출혈의 원인이 밝혀졌으면 그것을 교정해야 한다.

근육 내 주사

태반만출 후에 10U을 주사한다.

불가피 유산 혹은 불완전 유산

정맥수액 500mL에 10U을 희석하여 분당 10~20mU의 속도로 주입한다. 또는 경우에 따라 적절한 농도로 사용할 수 있다.

흡수

정맥 내는 즉각, 근육 내는 3~5분 소요됨

배출

간이나 소변으로 배출됨

금기와 주의

전치태반, 전치탯줄, 비정상적인 태아심박수 패턴, 비정상 태위, 제대탈출, 선진부가 골반 입구 위에 있음. 고전적인 혹은 다른 유형의 자궁 기저부 절개를 한 내력, 생식기 헤르페스의 활성감염, 골반 구조의 기형, 경부의 침윤성 암 등

유해반응

대부분이 약에 대한 과민성 혹은 과용량에서 비롯된다. 유해반응에는 고긴장성 자궁수축(빈축), 자궁혈류 장애, 자궁파열, 태반박리 등이 있다. 자궁긴장항진은 태아의 서맥, 태아의 빈맥, 태아심박수의 변이성 감소, 후기하강을 일으킬 수 있다. 자궁혈류감소는 태아의 질식을 일으킬 수도 있다. 급속분만으로 인해 태아나 모체가 외상을 입을 수도 있다. 옥시토신을 오래 투여하면 산모에게 수분정체가 일어나 수분중독이 올 수 있다. 드문 유해작용에는 저혈압(옥시토신을 정맥내로 급속주입할 때 발생함), 빈맥, 심부정맥, 거미상 혈관종 등이 있다.

약물 상호작용으로는 혈관 수축제, 마황과 함께 작용하여 일으키는 고혈압이 있다.

간호중재

분만 중

패턴이 정상인지 비정상인지 보기 위해 유도분만 전에 적어도 20분간 태아심박수를 사정한다. 레오폴드 촉진법이나 내진을 통해 태아가 두정위임을 확인한다. 비정상 패턴이 보이거나 두정위가 아니면 의사에게 알리고 초음파로 태위가 확인될 때까지 유도분만을 시작하지 않는다.

다음과 같은 효과적 진통 패턴을 확립하기 위해 자궁수축을 관찰한다: 수축빈도 2~3분, 지속시간 40~90초, 50~80mmHg의 강도(IUPC로 측정할 경우). 다음과 같은 고긴장성 자궁수축이 나타나는지 관찰한다: 수축과 수축 사이의 간격이 2분이 안됨, 이완기 간격이 30초가 안됨, 지속시간이 90~120초가 넘음, 이완기 긴장도가 20mmHg 이상 상승함(IUPC로 측정할 경우)

빈맥, 서맥, 변이성 감소, 후기하강 같은 비정상 패턴이 나타나는지 태아심박수를 관찰한다. 고긴장성 자궁수축이나 비정상 태아심박수가 나타나면 자궁수축을 감소시키고 태아의 산소화를 증가시키기 위해 다음과 같이 중재한다: 옥시토신 주입을 중단시킨다. 첨가물이 들어가지 않은 수액의 주입을 늘린다. 산모를 옆으로 눕힌다. 꼭 맞는 페이스 마스크로 분당 8~10L의 산소를 공급한다. 의사에게 어떤 유해작용이 있으며 어떤 간호중재를 했는지 결과는 어땠는지 알린다. 30~60분마다 혹은 용량을 늘릴 때마다 산모의 혈압과 맥박, 호흡수를 기록한다.

분만 후

자궁의 단단함, 높이, 편위를 관찰한다. 자궁이 물렁물렁(늪처럼)하면 단단해 질 때까지 마사지해 준다. 오로의 색, 양, 덩어리의 유무를 관찰한다. 자궁이 수축하지 않은 상태로 계속 있거나 오로가 선홍색이거나 큰 덩어리들이 섞여 있으면 의사에게 알린다. 산후통이 있는지 사정한다. 회복기 동안 활력징후를 15분마다 혹은 병원방침에 따라 사정한다. 수분정체나 방광팽만을 파악하기 위해 섭취 · 배설량과 호흡음을 감시한다.

불가피 혹은 불완전 유산

경련, 질 출혈물, 임신물이 나오는지 관찰한다. 간호수행에 준하여 산모의 활력징후, 섭취배설량을 관찰한다.

분만이 진행됨에 따라 자궁은 옥시토신에 더 민감해지고 분만 활성기(자궁경부가 5~6cm 확장되었을 때)에 진입하면 옥시토신의 주입용량을 감소시키고 양막이 파열된 후에도 옥시토신을 중단하거나 감소시킨다. 옥시토신의 사용 목적이 유도분만이 아닌 분만을 촉진하기 위한 것이라면 소량을 사용한다.

반복 유도분만. 산모의 경부가 준비되지 않았는데 유도분만이 필요하고, 당일에 꼭 출산을 해야 하는 것이 아니면 반복 유도분만을 한다. 이 경우 유도분만과 제왕절개 중 위험도를 비교한다. 반복 유도분만은 출산예정일이 지난 경우 시행한다.

반복 유도분만에서는 매일 8~10시간씩 2~3일 동안 옥시토신을 주입한다. 옥시토신을 주입한 첫날 진통에 진전이 없으면 주입을 중단하고 산모는 가벼운 식사를 한다. 그리고 그 다음날 다시 주입을 재개한다. 3일째 되는 날 산모가 아직 진통이 없는지 재평가한다.

비판적 사고연습 14-1

만삭에 이른 산모가 옥시토신으로 유도분만을 시행하고 있다. 경부는 4cm 개대, 100% 소실, 태아의 머리는 하강지점(station) 0에 있다. 수축은 단단하고 2분 간격으로 와서 100초 지속된다. 태아심박수는 기준선인 120~135bpm 근처에 있고 변이는 10bpm이다. 태아심박수와 모니터 패턴은 정상이다. 산모의 복부지방이 두꺼워서 간호사는 수축을 촉진해야 한다. 촉진해 보니 산모의 자궁이 다음 수축이 시작되기 전에 완전히 이완하지 않음을 발견한다.

질문

1. 이 사정 결과들을 어떻게 정확히 해석할 수 있는가?
2. 이 상황에서 적절한 간호중재는 무엇이며 그 이유는 무엇인가?

비판적 사고연습 14-1 정답

1. 간호사는 태아심박수와 양상을 고려해야 하고 자궁수축은 외부에서 감시되어야 한다. 하지만 자궁수축은 두꺼운 복부 지방 패드(pannus 또는 apron) 때문에 촉진하지 않고서는 감시하기 힘들다. 자궁수축의 빈도는 아직까지 매 2분 간격이다(10분 동안 5회 이하). 자궁수축의 지속시간은 90~120초로 정상 범위 안에 있다. 하지만 자궁이 결코 완전히 이완하지 않기 때문에 이완 시간은 불충분하다. 불충분한 자궁이완은 두 가지 방식으로 발견될 수 있다. (a) 매 120초의 빈도로 100초 동안의 수축에서는 단지 20초만 자궁의 이완시간이 일어난다는 의미이다. (b) 다음 수축이 시작할 때까지 자궁이 결코 완전히 이완하지 않는다는 것을 확인해 주는 자궁외부의 활성 감시를 방해할 수 있는 복부의 지방을 보상하기 위한 간호사의 촉진.
2. 현재 태아는 진통을 견디고 있지만 과도한 자궁수축과 완전한 이완부족이 계속된다면 태아의 산소화는 위태롭게 될 수 있다. 자궁의 자극을 감소시키기 위해 옥시토신 주입을 중단시키거나 줄인다. 충분한 체액 양을 유지하기 위해 필요한 만큼 기본적 정맥 수액을 증가시키고 최대한의 자궁혈류를 보장한다. 하대정맥 압박을 감소시키고 태반의 혈류를 증가시키기 위해 여성을 측위로 유지한다. 느슨한 안면 마스크로 산소를 8~10L/min 주어 그녀의 혈액 산소포화도를 증가시켜 태아에게 산소가 더 이용 가능하도록 한다. 과도한 자궁수축과 중재에 대한 사정에 대해 의사에게 신속하게 알린다. 간호사는 태아심박수 가속과 태아의 자연적인 움직임 또는 안심할 수 없는 징후나 불충분한 자궁이완의 지속을 위해 계속 관찰해야 한다.

(5) 간호중재

경부 성숙과 유도분만, 분만촉진 때 간호사는 합병증이 발생하지 않는지 관찰하고 필요한 조치들을 취한다. 임부에게 자궁촉진을 위한 약물을 투약할 경우 간호사는 더 면밀하게 대상자를 관찰한다. 간호사는 지침과 의사의 처방에 따라 옥시토신의 주입과 중단, 변경을 주의 깊게 판단한다.

태아의 반응 관찰. 옥시토신은 자궁수축을 자극하는데, 때로는 그 수축이 너무 강해질 수도 있다. 고긴장성 자궁수축은 태반의 혈류를 감소시켜(자궁태반기능부전) 태아의 산소와 노폐물 교환을 방해한다. 간호사는 유도분만이나 촉진을 하기 전 태아심박수가 태아의 심장패턴이 정상인지 확인한다. 태아심박수는 분만 1기에는 최소한 15분마다, 분만 2기에는 5분마다 기록한다(Macones, Hankins, Spong et al., 2008; Simpson, 2008a, b).

간호사는 고긴장성 자궁수축으로 인해 태반에서의 교환이 감소되었음을 의미하는 태아심박수 저하와 양상을 주의 깊게 관찰한다. 이러한 예로 태아의 서맥(만삭아의 경우 110bpm 이하), 빈맥(만삭아의 경우 160bpm 이상), 후기하강(수축이 정점을 지난 후에 심박이 느려짐), 심박동변이성의 감소(심박의 변동이 줄어듦)가 있다. 태반에서의 교환이 감소하는 것은 다른 원인이 있을 수도 있다(예: 산모의 저혈압, 산모의 당뇨병). 간호사는 산모와 태아를 주의깊게 사정하여 정확한 원인을 파악하고 중재한다.

만약 태아심박수가 비정상적인 양상으로 나타나거나 고긴장성 자궁수축이 있으면 자궁수축 감소와 태아의 산소화 증가를 위해 다음 중재를 수행한다.

1. 옥시토신의 주입을 감량하거나 중단하고 주정맥투입로의 수액주입량을 증가시킨다.
2. 산모를 똑바로 눕지 않게 한다(측위로 자세를 변경한다). 이는 하대정맥 압박을 방지하고 태반혈류를 증가

시키기 위함이다.

3. 산소마스크(face mask)로 100% 산소를 분당 8~10L/min로 공급한다. 이는 산모의 산소포화도를 증가시켜 태아가 이용할 수 있는 산소가 더 많아지게 하기 위함이다. 의사는 자궁수축을 감소시키기 위해 터부탈린이나 황산마그네슘을 처방할 수도 있다. 터부탈린 0.25mg을 피하주사하면 신속히 자궁수축을 감소시킬 수 있다.

산모의 반응 관찰. 간호사는 태아의 산소화를 감소시키고 자궁파열을 일으키는 고긴장성 수축을 사정한다. 수축의 강도, 빈도, 지속시간을 사정하고 자궁이완기의 긴장도를 사정하기 위해 수축과 수축 사이에 최소 30초 동안의 이완이 있는지 사정한다. 자궁활동은 태아심박수와 같은 빈도로 사정하여 기록에 남긴다. 고긴장성 자궁수축을 위해 할 처치는 앞에서 제시한 태아의 비정상적인 반응에 대한 세 가지 방법과 동일하다(ACOG, 2015c; Simpson & O'Brien-Able, 2014).

만약 옥시토신 주입이 중단되었다면 재주입 여부는 임부의 상태에 따라 달라진다. 수축과 태아심박수가 너무 강하거나 잦거나 길지 않은 상태에서 정상화되었다면 옥시토신 주입을 같은 용량 혹은 좀 더 낮은 용량으로 다시 시작한다. 옥시토신 주입이 40분 이상 중단된다면 임부의 체내 약리작용이 완료되었다고 판단해도 되기 때문이다. 따라서 시작했던 용량으로 재주입하되 초기 주입 시보다 서서히 용량을 증가시킨다. 이는 고긴장성자궁수축과 비정상적인 태아심박수 발생을 방지하기 위함이다.

반드시 기억해야 하는 것

고긴장성 자궁수축의 징후

- 수축이 90~120초 이상 지속됨
- 수축과 수축 사이의 간격이 2분이 안 되거나 수축과 수축 사이의 이완이 30초가 못 됨
- 자궁의 이완기 긴장도가 20mmHg 이상(IUPC로 측정 시)
- 분만 1기에서 최고 압력이 90mmHg 이상(IUPC로 측정 시)
- 몬테비디오 단위(자궁수축 강도를 측정하는 단위) 400 이상
- 고긴장성 자궁수축에 동반되는 태아심박수의 후기하강

고긴장성 자궁수축에 대한 간호행위

- 옥시토신 주입을 늦추거나 중단한다.
- 첨가물이 들어가지 않은 주정맥 주입로의 주입을 늘린다.
- 산모를 옆으로 눕힌다.
- O_2 마스크로 분당 8~10L의 산소를 공급한다.
- 의사에게 알린다.

매 30분마다, 옥시토신 용량을 늘릴 때마다 산모의 혈압과 맥박을 측정하여 기준선과의 변동을 확인하고, 감염 여부를 확인하기 위해 2~4시간 간격으로 체온을 측정한다(Simpson & O'Brien-Abel, 2014).

옥시토신을 투여하는 임부는 약물적·비약물적 통증관리법이 더 일찍 요구된다. 유도분만이나 촉진분만을 위한 옥시토신에 의한 수축은 종종 강도가 더 빨리 증가할 수 있기 때문이다. 경부를 성숙시키는 약물은 수축의 강도를 급속히 증가시키는 원인이다.

섭취·배설량(intake and output)을 기록해 두는 것이 수분중독의 전조가 되는 수분정체(fluid retention)를 관찰하는 데 도움이 된다. 수분중독의 징후와 증상에는 두

이해하기

3. 옥시토신을 투여할 때 산모와 태아의 안전을 위해 어떤 조치들을 취해야 하는가?
4. 분만을 유도하는 것이 아니라 촉진시킬 때는 옥시토신 투여가 어떻게 달라지는가?
5. 옥시토신 자극에 태아가 비정상적으로 반응한다는 것을 의미하는 징후는 어떤 것들인가?
6. 고긴장성 자궁수축의 징후에는 어떤 것들이 있는가?
7. 옥시토신에 의한 유도분만이 어떻게 산후출혈을 일으킬 수 있는가?

이해하기 정답

3. 안전한 옥시토신 분만유도 또는 증강을 촉진시키는 다섯 가지 주의사항에는 다음이 포함된다. a. 등장성 용액에 옥시토신 희석, b. 정맥주사 부위에 가장 가까운 비상가적 기본 정맥 유지 입구에 옥시토신을 편승시키기, c. 옥시토신 주입을 천천히 시작하기, d. 주입의 속도를 점차적으로 증가시키기, e. 자궁수축과 태아심박수 감시하기
4. 자궁수축이 중단되거나 비효과적이 되면 진통이 증강될 수 있다. 옥시토신으로 증강된 진통이 있는 여성은 자궁이 옥시토신의 효과에 더 민감하기 때문에 진통이 유도되고 있는 여성들보다 대체로 약물이 적게 필요하다.
5. 태아는 서맥, 빈맥, 늦은(후기) 태아심장박동감소(late deceleration) 또는 감소한 태아심박수 변동과 같은 안심할 수 없는 태아심박수 양상으로 특징지을 수 있는 옥시토신에 대한 유해작용이 있을 수 있다.
6. 심계항진(tachysystole) 또는 고장성 자궁활성의 징후는 자궁수축 지속시간이 90초보다 크거나 120초까지(또는 2분 간격으로 따로), 수축 사이 자궁의 불완전한 이완(휴식), 또는 휴식기가 30초보다 짧다. 내부 수축감시에서 심계항진은 분만 1기에 자궁휴식기 긴장도>20mmHg, 최고조일 때>90mmHg이거나 Montevideo unit이 400을 초과하여 태아 산소화가 떨어지고 불충분한 태반혈류를 초래하는 것이 증거로 나타날 수 있다.
7. 오래 지속된 옥시토신 주입은 지친 자궁이 태반 부위의 출혈되는 혈관들을 적절히 수축시킬 수 없기 때문에(자궁근무력증, uterine atony) 산후출혈에 이를 수 있다.

통, 눈이 침침함, 흐린 시야(blurred vision), 행동 변화, 혈압과 호흡의 증가, 맥박감소, 수포음(rales), 천명, 기침 등이 있다.

출산 후에는 자궁이완에 의한 산후출혈을 관찰한다. 산모가 옥시토신을 오래 투여 받았으면 산후 자궁근무력증(자궁이완, uterine atony)이 올 가능성이 더 높다. 이는 자궁근육이 이미 피로해져서 태반이 있던 자리의 혈관들을 압박할 만큼 효과적으로 수축을 할 수 없기 때문이다. 자궁이완의 증상은 물렁물렁한 자궁저부와 과다한 오로로 나타난다. 출혈은 저혈량 쇼크를 초래한다.

3) 외과적 질 분만

의사는 만출력이 약한 경우 흡입분만(vacuum extraction), 겸자분만(forcep extraction)이라고 불리는 외과적 질 분만을 행한다. 두 기법 모두 태아의 하강과 머리회전을 도와준다. 최근 겸자의 사용보다 흡입기의 사용이 증가하는 추세이다. 그러나 제왕절개율의 증가로 인해 겸자나 진공흡입기에 의한 질 분만은 감소하였다.

진공흡인기는 흡입을 사용하여 트랙션이 적용되는 동안 태아의 머리를 흡착한다(그림 14-2). 진공흡입기 사용은 겸자분만과 유사하며 다음의 경우 금기이다.

- 둔위, 안면위, 전액위
- 불완전하게 확장된 자궁경부
- 골형성부전증
- 혈액장애(예: 혈우병)
- 조산아

임신 34주 이하의 태아에게 진공흡입기를 사용할 경우 태아의 머리와 두피, 두개골 내의 혈관을 손상시킬 가능성이 크다. 흡입은 세 번 이상 시행할 수 없고, 그 후 겸자분만을 시도해서도 안 된다(ACOG, 2015d; Simpson & O'Brien-Abel, 2014; Thorp & Laughon, 2014).

겸자는 곡선으로 된 두 날이 중앙에서 잠기도록 되어 있는 금속도구이다. 용도에 따라 여러 가지 형태가 있다. 날(blade)은 개폐가 가능하여 태아의 머리 양쪽을 집을 수 있도록 되어 있다(그림 14-3). 태아의 머리가 날에 직접 닿지 않게 덧대주는 패드가 있고 둔위의 태아를 질 분만할 때 태아의 머리가 마지막으로 나오도록 도와주는 파이퍼 겸자도 있다. 진공흡입기와 겸자는 제왕절개 분만에도 사용할 수 있다.

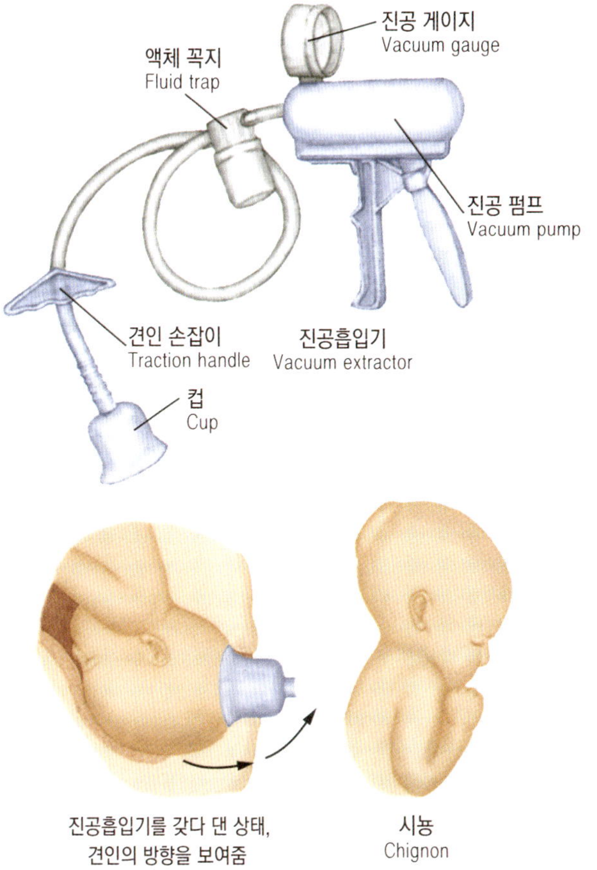

그림 14-2 진공흡입기에 의한 분만. 두혈종은 진공흡입기를 사용할 때 흡입 컵 밑에 생기는 두피부종이다.

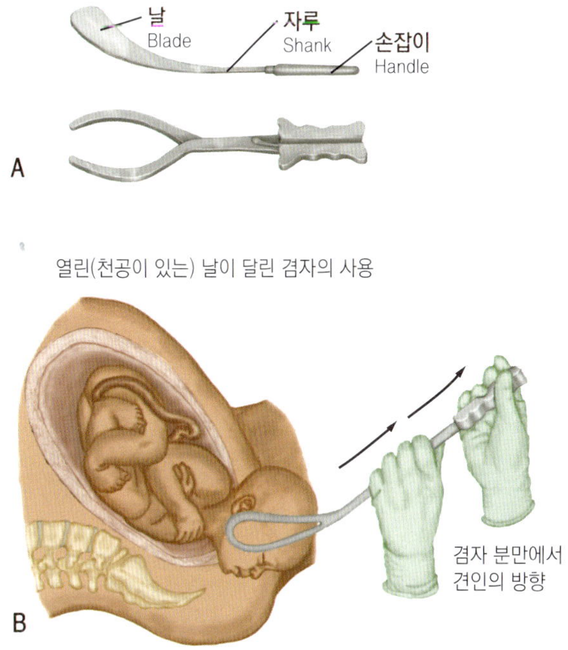

그림 14-3 산과에서 사용하는 겸자와 그 사용법. A: 단단한 날이 달린 Tucker-McLane 겸자. B: 겸자 분만에서 견인의 방향

(1) 적응증

태아나 산모의 안녕을 위해 분만 2기를 단축시켜야 할 때, 혹은 불필요한 외상을 초래하지 않고 질 분만에 도움이 될 경우에는 겸자나 흡입분만을 고려해 볼 수 있다. 모체의 적응증으로는 임부의 탈진, 태아하강을 위한 이차만출력의 부진, 심장이나 폐질환의 내과력 등이 있다. 태아의 적응증에는 비정상적인 FHR의 관찰, 태아선진부의 하강 및 회전의 부진, 태반부분박리 등이 있다.

(2) 금기증

주요 합병증은 모체나 태아의 조직적 외상이다. 합병증을 예방하기 위해서는 제왕절개술이 상대적으로 안전하며, 아두가 하강되지 않으면 질식 분만을 시도하지 않는다. 모체의 합병증으로는 질 열상, 혈종이다. 태아의 합병증으로는 반상출혈, 얼굴과 두피의 열상, 찰과상, 안면신경 손상, 두혈종, 모상건막하출혈, 두개내 출혈 등이다.

제왕절개는 산모와 태아의 조건들이 겸자나 흡입분만보다 더 빠른 분만이 요구될 경우에 선택한다. 이러한 조건은 심각한 태아 손상, 울혈성 심부전, 폐부종과 같은 급성 모성질환, 태아상태, 아두골반불균형 등이 있다.

(3) 합병증

산모의 합병증으로는 질 열상 및 혈종, 골반바닥장애, 항문괄약근장애, 감염 등이 있다(Simpson & O'Brien-Abel, 2014).

흡입분만은 회음열상과 산후의 요실금을 예방하기 위해 사용되기도 한다.

태아의 합병증은 진공흡입기가 닿은 곳에는 두혈종(encephalohematoma)이 발생한다.

(4) 기술

겸자나 흡입 분만을 위한 준비는 일반적인 질분만에 대한 준비와 비슷하다. 태위나 태향, 하강 정도를 확인한다. 겸자나 흡입분만을 하려면 양수가 파수되어야 하고 자궁경부가 완전히 개대되어야 한다. 임부에게는 통증완화를 위한 처치가 필요한데 일반적으로 경막외차단술 같은 부분적 차단을 사용한다.

겸자나 진공흡입기에 의한 분만은 태아의 머리가 골반에 어느 정도 진입되어 있는지와 아두만출을 위해 어느 정도의 회전이 필요한지에 따라 분류된다(AAP & ACOG, 2012; ACOG, 2015d; Simpson & O'Brien-Abel, 2014; Thorp & Laughon, 2014).

- 만출 시 외과적 질 분만: 태아의 머리가 회음부에 있어서 두피가 관찰되지만 음순의 분리와 질이 열리지 않는다. 이때 태아의 자세는 좌전방두정위(left occiput anterior, LOA), 우전방두정위(right occiput anterior, ROA), 좌후방두정위(left occiput posterior, LOP) 혹은 우후방두정위(right occiput posterior, ROP)이다.
- 외과적 개입 가능성이 낮은 질 분만: 태아의 선진부가 +2 하강지점이나 그 아래에 있다. 외과적 질 분만은 태아의 머리가 얼마나 회전해야 하는지에 따라 다시 세분된다. 필요한 머리회전이 45° 이하일 때는 좀 더 간단하다.
- 골반 중앙의 외과적 질 분만: 태아선진부의 하강 정도가 0(좌골극 높이에 있음, 즉 진입하였음)과 +2 사이에 있다.

의사는 태위와 태향, 선진부, 자궁의 개대 정도를 평가한다. 그후 겸자의 두 날을 태아의 양쪽 뺨과 두정골 위에 놓는다. 날이 제대로 놓였으면 그것을 중앙에서 잠근 다음 산모가 아래로 힘을 줄 때 골반 곡선을 따라 살며시 잡아당긴다. 회음이 태아의 머리로 인해 열상의 가능성이 있다면 회음절개를 한다. 의사는 태아의 머리가 다 나올 때까지 겸자를 쥐고 있을 수도 있고 만출 직전에 날을 빼낼 수도 있다. 아두는 일반적으로 질식 분만과 동일한 기전으로 만출된다.

진공흡입기를 사용할 경우에는 손으로 조작하는 펌프를 써서 태아의 후두부 중앙선에 진공컵을 붙인 다음 흡입한다. 겸자 분만에서와 마찬가지로 의사는 간헐적으로 견인을 한다. 진공을 해제하면 진공컵은 쉽게 떨어진다. 일반적으로 임상지침에서는 진공흡입 이용을 세 번 이하로 제한한다.

(5) 간호중재

겸자분만이나 흡입분만이 예상될 때 임부가 유치도뇨관을 하고 있지 않다면 유치도뇨관 삽입을 준비한다. 어떤 종류의 진공 컵이나 겸자를 사용할 것인지 확인하여 미리 준비한다. 흡입을 할 때는 압력계가 초록색 범위(안전선)를 초과하지 않도록 주의한다. 태아심박수를 관찰하고 100bpm 이하로 떨어지면 의사에게 보고한다.

분만 후에는 산모와 아기의 외상 여부를 관찰한다. 산

모는 질 벽에 열상이나 혈종이 발생할 수 있다. 질 벽의 열상에서 오는 출혈은 정상적인 오로보다 더 선명한 붉은 색을 띠고 좀 더 지속적으로 분출된다. 분만 후의 자궁저부는 보통 단단하다. 단단하지 않으면 자궁이완을 의심해 보아야 한다. 질 벽에 혈종이 있을 때에는 물렁물렁하다면 조절되지 않는 고강도의 통증이 발생한다. 음순과 회음의 부종이나 변색이 동반될 경우 처음 12시간 동안 냉찜질 해 주면 통증이 줄어들고 멍과 부종을 감소시킨다. 12시간 후에는 온찜질이 멍과 부종을 완화시키는 데 도움이 된다.

겸자가 닿은 부위의 신생아 피부는 붉고 약간 멍이 들 수도 있는데 특별한 치료를 요하지는 않는다. 아기는 저체온의 위험이 있으므로 냉찜질을 하지 않는다. 피부열상이 발생했다면 감염의 위험성이 높으므로 소독과 무균적인 관리를 한다. 안면 비대칭은 아기가 울 때에 특히 확연히 보이는데 안면신경에 손상이 왔음을 의미한다. 진공흡입컵이 닿은 곳에는 일시적인 산류(caput)나 두혈종(encephalohematomal)이 흔히 생긴다.

아기의 부모들은 겸자분만 후에 신생아의 뺨이 왜 멍들거나 빨간색이냐고 질문할 수 있다. 신생아의 연약한 피부가 겸자에 눌려 그런 것인데 자연스럽게 회복된다고 설명한다. 퇴원 전에 실제로 좋아지는 것을 지적해서 보여준다. 두피부종, 즉 두혈종에 대해서도 친절하게 설명하도록 한다.

4) 회음절개

출산 직전의 회음절개(episiotomy)는 산모의 고통을 덜어주고, 회음열상을 방지하며, 골반이 이완되어 이후 요실금이 생기는 것을 막아준다는 이유로 질 분만에서 의례히 행하는 일이었다. 그러나 그 적응증이 명확하지 않으므로 의사 자신이 판단해야 한다.

(1) 적응증

회음절개를 할 수 있는 상황은 다음과 같다(Cunningham et al., 2014).

- 출산 시 태아의 어깨가 산모의 치골결합 밑에 끼어 있는 어깨난산(shoulder dystocia)을 조속히 해결하기 위해
- 겸자분만이나 흡입분만의 경우
- 후두후방위(얼굴이 위로 향한) 자세의 태아를 출산할 때
- 작은 조산아가 태어날 때 아기의 머리에 가해지는 압박을 줄여주기 위해

(2) 위험요소

회음절개의 가장 큰 위험은 감염이다. 회음부에 자연적인 열상(tearing)이 발생하거나 회음절개술(episiotomy)을 시행하는 두 경우 모두 회음부의 통증이 발생한다. 하지만 회음절개의 경우에는 더 깊은 열상으로 확대되는 경향으로 인해 그 통증이 더 오래 간다. 회음통이 오래가면 성교를 재개하는데 방해되고 산모의 불편이 가중된다.

1980년대 이후의 자료에 따르면 정중앙회음절개(median episiotomy)는 중측방회음절개(mediolateral episiotomy)보다 더 넓은 부위의 3도 열상(항문~괄약근), 4도 열상(직장~괄약근)의 위험성이 높아 중측방회음절개술을 권고한다(Cunningham et al., 2014). 이전 출산 시 회음절개술을 시행한 산부는 분만 시 자연회음열상의 위험성이 높다.

(3) 기술

회음절개는 태아의 선진부인 머리가 직경 3~4cm 출현했을 때 시행한다. 중측방회음절개와 정중앙회음절개가 있는데 각각 장 · 단점이 있다(그림 14-4).

(4) 간호중재

간호사의 적절한 분만간호를 통해 회음절개를 시행하지 않거나 회음절개 부위를 최소화할 수도 있다. 산모가 힘을 줄 때 상체를 세운 자세를 유지하면 회음이 점차 늘어난다. 또한 밀어내고 싶은 욕구가 생길 때까지 힘을주지 않고 기다리면 골반 바닥의 연조직이 점차 팽만된다. 숨을 오래 참고 일시적으로 힘을 주는 것보다는 성문(glottis)을 열고 힘을 주는 방법이 회음근육의 이완(stretching)을 촉진시킨다.

산모가 임신 36주부터 분만 때까지 회음을 맛사지해 주고 스트레칭해 주면 출산 시에 회음의 외상을 줄일 수 있다는 연구 결과가 보고되었다. 30세 이상의 초산부가 매일 10분씩 회음 마사지를 꾸준히 시행하여 좋은 결과를 얻었다는 연구 결과도 있다(Albers & Borders, 2007).

회음절개와 회음열상에 대한 간호는 유사하다. 회음

정중앙회음절개
Median or Midline

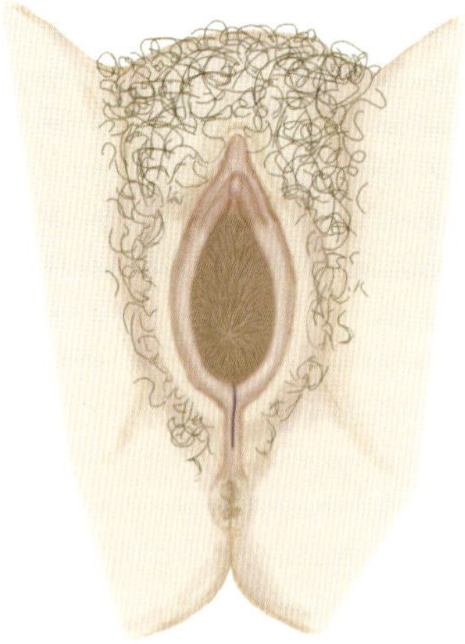

장점
출혈이 적음
흉터가 거의 없이 깨끗이 회복됨
중측방회음절개보다 산후에 통증이 덜 함

단점
열상이 항문 괄약근에까지 확대될 수 있음
회음의 길이가 항문 괄약근에 의해 제한을 받으므로 질 입구를 넓히는 데 제약이 있음

중측방회음절개
Mediolateral

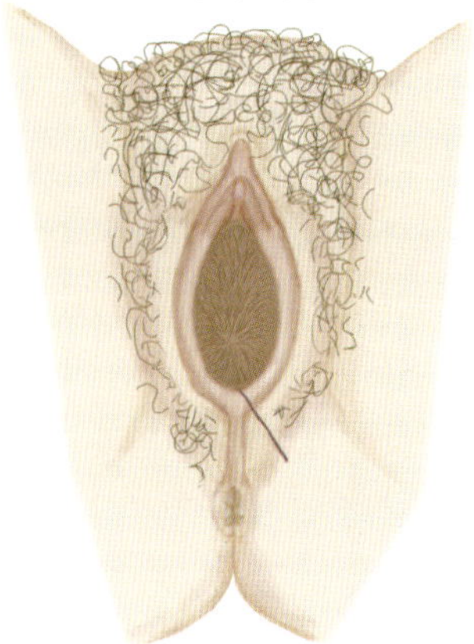

장점
질 입구가 더 넓어질 수 있음
회음절개가 항문으로까지 이어질 위험이 별로 없음

단점
출혈이 더 많음
산후에 통증이 더 심함
흉터가 더 많이 남음
성교통증이 오래 감

그림 14-4 회음절개의 유형

이해하기

8. 진공흡입기와 겸자 사용의 유사점과 차이점은 무엇인가? 이 도구들을 사용할 수 있는 횟수에 제한이 있는가?
9. 겸자분만이나 진공흡입기 분만이 예상될 때 간호사는 왜 도뇨관을 삽입하는가?
10. 정중앙 회음절개로 산모가 진공흡입기 분만을 한다. 어떤 간호중재가 산모를 좀 더 편하게 해 줄 수 있는가? 이 회음절개에 대해 어떻게 생각하는가?
11. 아기가 울 때 얼굴 모양이 비대칭이면 어떤 부상을 입었다는 의미인가?

에 혈종이나 부종이 없는지 관찰한다. 처음 12시간은 회음에 냉찜질을 해 주고, 12시간 후에는 온찜질이 도움이 된다.

5) 제왕절개 분만

1996년 이후 제왕절개는 모든 연령층에서 50% 증가하여 2009년의 통계에 따르면 제왕절개는 전체 분만 중에 32.9%를 차지하였다. 2015년 자료에 따르면 제왕절개 분만율은 2010년에 시작된 꾸준한 하향 추세를 이어갔고, 현재 출산율은 31.8%였다(Hamilton et al., 2015; NCHS, 2017).

제왕절개율 증가의 원인은 다음과 같다(Hamilton et al., 2015; Simpson & O'Brien-Abel, 2014; Thorp & Laughon, 2014):

이해하기 정답

8. 겸자와 진공흡입기는 산모를 돕기 위해 태아 머리의 회전, 만출, 또는 둘 모두의 견인을 돕기 위해 사용된다. 특수겸자(piper)는 둔위태위에서 뒤에 나오는 태아머리를 출산하기 위해 사용될 수 있지만, 진공흡입기는 두위에서만 사용될 수 있다. 겸자는 얼굴에 멍이 들거나 신경 손상과 같은 태아 손상을 초래할 수 있다. 진공흡입기는 두혈종(encephalohematoma)으로 불리는 인공적인 머리를 만들어 낸다. 흡입은 3번을 초과하지 않아야 하고 이후 질 출산에서 겸자가 시도되지 않아야 한다.
9. 겸자 사용 전 도뇨관 삽입은 팽만된 방광을 비우기 위해 사용된다. 방광 비우기는 방광 손상을 줄인다.
10. 회음절개술 후에 즉각적인 냉 적용은(첫 12시간 동안) 통증, 부종, 혈종의 형성을 줄인다. 간호사는 또한 질벽의 열창을 암시하는 지속적인 선홍색 출혈이 있는지 관찰해야 한다. 적어도 냉 적용 12시간 후에 온열 적용은 부종과 혈종의 해결을 촉진한다.
11. 울 때 비대칭적인 얼굴 모습을 가진 영아는 얼굴 신경손상이 있을 수 있고 대개 출산을 보조하기 위해 겸자가 사용될 때 일어날 수 있는 일시적인 상태이다.

- 초산부는 질 분만의 경험이 있는 경산부보다 제왕절개를 할 가능성이 더 높다.
- 첫 아기를 유도분만하는 산부는 제왕절개를 할 위험이 더 높다.
- 제왕절개술 경험이 있는 산모는 다음 출산에서도 질 분만을 시도하기보다는 제왕절개를 선호한다.

- 고령 출산에서는 제왕절개가 흔하다.
- 전자태아감시 후 태아의 상태에 관한 과도한 불안감이 제왕절개를 선택하게 한다.
- 아기가 둔위로 남아 있으면 제왕절개를 선택한다.
- 모체나 태아의 상태에 위험요인이 있다면 분만의 합병증 발생으로 인한 의료분쟁이 발생할 수 있으므로 의료진이 수술적 분만방법을 선택한다.
- 의학적 이유에서가 아니라 산모의 요청에 따라 제왕절개를 하는 경우도 있다.

유도분만을 하는 산모는 제왕절개를 할 위험이 2~3배 높아진다는 연구결과가 있다. 유도분만을 시작할 때 비숍점수가 5점 이하(경부가 아직 준비되지 않았다는 뜻)인 산모는 제왕절개를 할 가능성이 높아진다. 또 유도분만의 지연으로 인한 위험발생 시 제왕절개의 가능성이 높아진다. 유도분만 중의 약 25%는 뚜렷한 산과적 이유없이 선택적으로 행해진다. 유도분만의 원인이 의학적 이유 또는 선택적이었던 유도분만이 실패하여 제왕절개를 하게 되는 위험도는 동일하다(Simpson & O'Brien-Abel, 2014; Thorp & Laughon, 2014).

(1) 제왕절개 후의 질 분만

점점 증가하는 제왕절개율을 줄이기 위해서는 제왕절개 후의 질 분만(vaginal birth after cesarean, VBAC) 시행이 어렵지 않다는 것을 알리는 것이 중요하다. 이전에는 '한번 제왕절개는 영원한 제왕절개'라는 통념이 있었다. 그러나 이것은 근거를 찾아볼 수 없다(ACOG, 2015b; Cunningham et al., 2014).

VBAC는 분만진통이 진행되어 제왕절개술을 시행할 수 없는 임부들에게 시행되어 왔었으나 이제는 대부분의 제왕절개 시 하부횡단자궁절개가 사용되면서 분만을 진행해도 안전하다는 것이 인정되고 있다. VBAC는 제왕절개율의 비율을 낮추기 위한 방안이 되고 있다. VBAC에 대한 연구는 계속 활발히 진행 중이다(AAFP, 2015; ACOG, 2015b).

AAP와 ACOG(2012)도 VBAC를 지지한다. 하지만 제왕절개 후의 분만 진행 시에는 주의가 필요하다고 강조한다. 의료진이 임부에게 VBAC에 대해 설명할 때 부정적인 이유는 자궁파열의 위험성이 존재하기 때문이다. 이전에 자궁을 절개한 횟수가 많을수록 자궁파열의 위험성은 증가한다. 두 번의 제왕절개를 했던 산모는 세 번째 출산에서 VBAC를 신중하게 고려해야 한다.

VBAC에서 제왕절개술을 시행할 가능성이 있다. 여러 번의 제왕절개는 모든 수술에 공통되는 위험 외에도 전치태반(태반이 낮게 자리잡음), 유착태반(태반이 자궁벽에, 종종 이전의 절개부위를 따라 유착되는 것) 같은 태반 이상을 가져올 위험을 증가시킨다(AAFP, 2015; ACOG, 2015b; Cunningham et al., 2014). 그러므로 산모와 의사는 장점과 위험 모두를 고려해야 한다.

임부가 추후 분만 방법으로 질 분만에 대한 두려움을 가지는 이유는 VBAC이 성공할 확률도 있지만 작은 위험요인도 무시할 수 없기 때문이다. 다시 제왕절개를 예약하는 것이 더 간단하고 안전한 방법으로 생각될 수도 있다. 분만진통을 모두 경험하고 나서 제왕절개를 할 수 있다는 가능성이 염려될 수도 있다.

의사는 산전진찰 때 VBAC에 대해 미리 설명한다. 간호사는 설명들을 보충하고 오해를 바로 잡아주어야 한다. 그래서 산모가 VBAC를 선택하면 그것의 적절함과 질 분만의 장점(전체적으로 합병증이 더 적다는 점 등)을 강조해 주어야 한다. VBAC이 현실성 있는 대안일 경우 긍정적으로 얘기해 주되 제왕절개의 가능성을 인지시킨다.

(2) 적응증

지연된 질 분만이 모체나 태아에게 위험을 초래할 가능성이 있을 때 제왕절개술을 적용한다. 제왕절개 분만의 적응증은 다음과 같다(Cunningham et al., 2014; Simpson & O'Brien-Abel, 2014).

- 난산
- 아두골반불균형
- 즉각적인 분만을 요하는 고혈압
- 당뇨병, 심장질환, 경부암 등으로 분만진통의 과정을 견디는 것이 바람직하지 않을 때
- 활동성 생식기 헤르페스
- 이전의 자궁수술(예: 고전적인 제왕절개, 섬유성 종양의 제거)
- 태아심박수가 계속 비정상일 때
- 제대탈출
- 비정상 태위(예: 둔위, 횡위)
- 출혈이 있는 상태(예: 전치태반, 태반조기박리)

이전의 제왕절개가 반드시 제왕절개를 해야 하는 이유가 되지는 않는다. 이전에 제왕절개를 한 산모들은 대부분 자궁파열의 위험 때문에 다시 제왕절개를 선택한다. 지난번처럼 진통을 하다가 실패할까 봐, 혹은 산통을 피하기 위해 제왕절개를 선택하는 산모도 있다.

(3) 금기

제왕절개에 대한 절대적 금기증은 별로 없지만, 산모나 태아가 받을 이익보다 해가 더 많은 경우에는 제왕절개가 바람직하지 않다. 자궁 내 태아사망, 생존 불가능한 미숙아 분만, 임부의 혈액응고인자 결함 등의 경우가 해당된다.

(4) 위험요소

제왕절개는 가장 안전한 수술 중의 하나이지만 질 분만보다는 산모에게 더 위험하다. 산모에 대한 위험은 다음과 같다(Thorp & Laughon, 2014).

- 감염
- 출혈
- 요도의 감염이나 외상
- 혈전성 정맥염, 혈전색전증
- 마비성 장폐색
- 무기폐
- 마취 합병증

제왕절개 분만으로 영아에게 미칠 수 있는 위험은 다음과 같다(Thorp & Laughon, 2014).

- 우발적인 조산
- 폐액의 흡수 지연으로 인한 신생아의 일시적인 빈호흡
- 폐동맥고혈압이 신생아에게 지속됨
- 상해(예: 열상, 타박상, 골절, 그 외의 외상들)

분만예정일 이전의 분만 시 가장 높은 위험요인은 폐의 미성숙이므로 제왕절개를 시행할 때는 먼저 폐의 성숙도 검사를 한다. 제왕절개를 하기 전에 태아의 폐가 성숙하였다고 안심할 수 있는 기준은 다음과 같다(AAP & ACOG, 2012).

- 임신 20주에 비전자식 태아청진기로, 혹은 임신 30주에 도플러 태아청진기로 태아심박수 확인 기록이 있음
- 임상 검사를 통한 임신 양성결과를 확인한 날로부터 36주가 지남
- 임신 6~11주에 초음파로 측정한 머리에서 엉덩이까지의 길이(crown-rump length)에 따라 현재 임신 39주 이상임
- 임신 12~20주에 한 산전진찰에 근거하여 지금이 임신 39주 이상임

(5) 기술

준비. 제왕절개 전의 검사는 전혈구검사(CBC), 프로트롬빈 시간과 부분 트롬보플라스틴 시간 등은 응고검사, 혈액형 검사와 혈액 선별검사가 포함된다.

제왕절개에는 보통 경막외차단이나 척추경막외병용진통법[combined spinal-epidural(CSE) block]이 사용된다. 응급 제왕절개를 요하는 경우에는 전신마취가 가장 빠른 방법이다. 위 내의 산도를 조절하기 위해 파모티딘, 또는 구연산이 함유된 구연산 나트륨 같은 약을 투여한다. 위장과 폐의 분비물을 억제하기 위한 약물 외에는 수술 전에 특별히 투여되는 약이 없다.

수술 전 또 하나의 절차는 '타임 아웃(Time out)'인데 이것은 수술팀이 산모의 이름, 수술부위, 동의서를 확인하는 시간이다. 산모를 처음 만나는 의료진은 이때 자신을 산모에게 소개하기도 한다(Cunningham et al., 2014; Simpson & O'Brien-Abel, 2014).

태아 모니터링은 멸균액으로 산모의 복부를 소독하기 전까지(간헐적 청진이나 외부감시장치로), 혹은 후까지(내부감시장치로) 계속된다(AAP & ACOG, 2012). 산모의 한쪽 엉덩이 아래에 쿠션 등을 괴어주면 하대정맥 압박을 방지하고 태반 혈류를 증진시킬 수 있다.

제대를 클램프로 차단한 후에 정맥으로 투여할 1회분의 암피실린이나 세팔로스포린 같은 예방적 항생제도 준비한다. 이후 24시간 동안 항생제를 추가로 더 투여하는 경우가 흔한데 이는 수술 후의 감염을 예방하기 위함이다. 양막이 파열된 지 오래 되었거나 진통이 오래 지속되었으면 감염의 위험은 더 증가한다.

하부횡단(파넨슈틸 혹은 '비키니') 피부절개가 예정되어 있을 때는 치골 음모선의 약 8cm 위에서부터 치구까지, 즉 다리가 모이는 부위까지 제모한다. 윗허벅지 앞쪽의 체모도 제모한다. 수직절개 시에는 복부 윗쪽으로는 배꼽까지 제모한다. 일회용 면도날의 교체가 가능한 전기무선 면도기를 사용하면 제모 시 면도날로 발생하는 상흔으로 세균이 감염되는 것을 예방한다.

글상자 14-1 제왕절개 후의 질 분만

1. 산모의 80%가 질 분만에 성공한다.
2. 난산으로 인해 제왕절개를 했던 산모보다 둔위처럼 재발하지 않는 이유로 해서 제왕절개를 했던 산모가 VBAC에 성공할 확률이 더 높다.
3. 제왕절개 전이나 후에 한 번이라도 질 분만을 해 본 산모가 VBAC에 성공할 확률이 더 높다.
4. 진통이 자연적으로 오는 경우에 VBAC에 성공할 가능성이 더 높다.

VBAC를 하기에 적합한 경우, 그리고 필요사항

1. 자궁의 하부 횡단절개를 한 번 한 경우
2. 제왕절개를 두 번 했던 산모가 VBAC를 하면 자궁파열이 올 위험이 약간 있다.
3. 자궁에 다른 흉터(예: 섬유종 제거)나 자궁파열 과거력이 없어야 한다.
4. 태아의 크기에 적합한 골반
5. 응급 제왕절개를 해야 할 경우를 대비하여 의사, 마취의, 의료진이 대기하고 있어야 한다.

VBAC를 계획하는 산모에 대한 관리

1. 이전에 제왕절개를 했다고 해서 ECV가 불가능한 것은 아니다.
2. 경막외차단이나 마취가 가능하다.
3. 옥시토신으로 유도분만이나 분만촉진을 해도 된다. 프로스타글란딘 젤도 안전한 것으로 보인다. 미소프로소톨(사이토텍)은 사용하면 안 된다.
4. 전자태아감시(EFM)를 권장한다.

출처: American College of Obstetricians and Gynecologists. (2010). Vaginal delivery after previous cesarean birth. Practice Bulletin No. 115. Washington, DC: Author; and American Academy of Pediatrics & American College of Obstetricians and Gynecologists. (2012). Guidelines for perinatal care (7th ed.). Elk Grove Village, IL: Authors.

국소마취 후 수술 직전에 도뇨관을 삽입하는 것이 편리하며, 수술 시 방광손상 위험을 감소시킨다. 마취 전에 도뇨관을 삽입하는 것도 가능하다. 도뇨관은 수술 중과 수술 후에 소변 배출량을 정확히 파악하여 산모의 순환상태를 확인하는 데 도움이 된다. 또 산모가 안전하게 보행할 수 있을 때까지 화장실에 걸어가지 않아도 된다는 이점도 있다.

돌출된 뼈가 없는 부위에(주로 허벅지) 전기소작기(electrocautery)를 위한 접지 패드를 붙인다. 그 다음에는 산모의 양쪽 다리를 패드를 덧댄 억제대를 사용하여 수술대에 고정한다(Cunningham et al., 2014; Simpson & O'Brien-Abel, 2014; Witcher & Hamner, 2013).

복부의 피부를 소독액으로 소독하고 건조시킨 후 멸균포로 덮는다. 다른 수술에서와 마찬가지로 수술 부위의 중앙에서 바깥 쪽으로, 치골 부위에서 아래로 허벅지까지 원 모양을 그리며 피부를 닦는다. 복부의 섬유조직과 지방층을 절개부위로부터 고정시킬 OP site incise drape가 필요하다.

전신마취를 할 경우에는 마취를 하기 전에 모든 준비를 마쳐야 신생아가 마취에 노출되는 것을 최소화할 수 있다. 전신마취를 시작하기 전에 수술 팀은 손을 씻고 가운과 장갑을 끼고 드레이프를 덮는다.

절개. 피부 및 복벽절개와 자궁벽을 절개하는 두 번의 절개가 필요하다. 피부 절개에 사용되는 방법에는 두 가지가 있다. 하나는 배꼽에서 치골결합까지 이르는 정중앙 수직절개이고 또 하나는 치골결합 바로 위의 하부횡단절개이다(Cunningham et al., 2014)(그림 14-5).

자궁절개에는 하부횡단절개, 하부수직절개, 자궁상부에까지 이르는 전형적수직절개와 같은 세 가지 방식이 있는데 각각 장단점이 있다(그림 14-6). 이 중에서 다음 임신 때 파열의 위험이 가장 낮은 하부횡단절개가 가장 선호된다. 자궁절개와 피부절개의 방향이 동일하지 않을 수도 있다. 예를 들어, 피부절개는 수직으로 하고 자궁절개는 하부 횡단으로 하는 경우도 있다. 특히 산모가 비만하거나 이미 수직으로 된 흉터가 있을 때 수직절개를 한다.

태아가 매우 클 경우에는 하부횡단절개가 적합하지 않을 수도 있다. 자궁동맥과 정맥이 들어오는 부위가 자궁의 좌우측 하부이므로 하부횡단절개는 길이가 제한된다. 큰 혈관들을 건드리지 않고 큰 태아를 꺼낼 수 있을만큼 하부횡단절개를 넓게 하기가 쉽지 않기 때문에 태아가 매우 큰 경우에는 횡단절개와 수직절개를 함께(뒤집어 둔 "T"자 모양) 한다.

자궁의 전방하부에 위치한 전치태반의 경우 하부횡단절개와 하부수직절개가 불가능하여 고전적절개방식을 적용한다. 전형적수직절개방식인 수직절개는 다음 임신 시 자궁파열의 위험성이 있다.

(6) 제왕절개 분만의 순서

제왕절개 분만의 순서는 질 분만과 유사하다. 마취를 하고 산모를 드레이프로 덮은 후 의사가 절개를 한다. 전신마취의 경우 저용량으로 마취를 시행하고 태아만출 후 제대를 클램프로 조인 후에 마취 용량을 증가시킨다.

자궁벽에서 방광을 분리하기 위해 견인기(bladder retractor)를 사용하여 방광손상을 예방한 후 자궁절개를 시행하는 데 일반적으로 하부횡단절개법을 이용한다. 양막이 아직 파열되지 않았다면 날카로운 도구로 양막을 파열

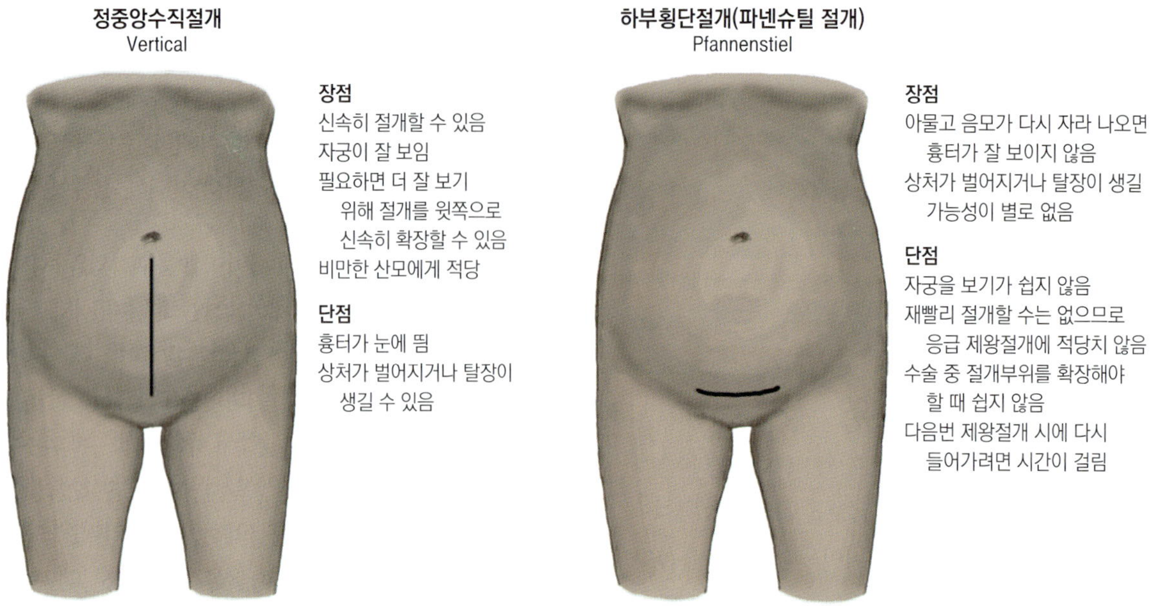

그림 14-5 제왕절개 분만을 위한 피부(복벽) 절개

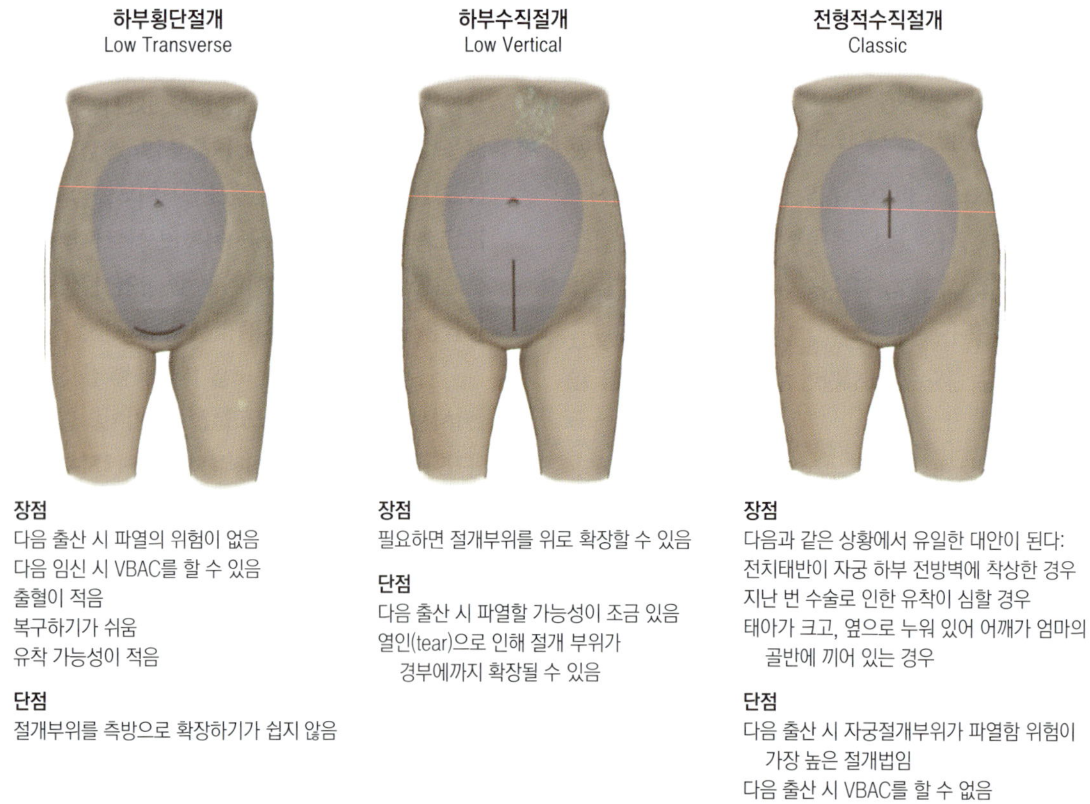

그림 14-6 제왕절개 분만을 위한 자궁절개. 자궁절개와 피부절개의 방향이 항상 같을 필요는 없다.

시키고 양수를 흡인해 낸다. 질 분만에서처럼 양수의 색, 냄새, 양을 살펴보고 양막파열 시간을 기록해 둔다.

의사는 자궁절개 부위를 통해 태아의 선진부를 만출시키고 태아만출을 용이하게 하기 위해 보조자가 자궁저부를 밀어줄 수 있다. 선진부가 머리인 경우 진공흡입기나 겸자를 이용한다.

아기의 얼굴을 닦고 호흡에 지장이 없도록 입과 코의 분비물을 흡인한다. 제대를 신속하게 클램핑한 후 절단하여 태아상태 확인을 위한 제대혈을 채취한다. 태아 만출 후 태반을 만출시킨다. 자궁수축으로 자궁회복을 유도하기 위해 옥시토신을 정맥으로 투약한다. 그 후 집도의는 자궁과 복벽의 절개부위를 각각 봉합하여 절개된 복부를 닫는다. 복부 봉합 전 식염수나 항생제 용액을 이용해 절개부위의 감염을 예방한다.

신생아 간호는 질 분만을 한 신생아와 동일하다. 수술 전 신생아의 예상 위험 상황에 대비하기 위해 소아과 전문의와 신생아 간호팀이 대기하고 있어야 하며, 신생아 소생장비를 갖춘 시설에서 수술을 진행한다. 고위험 상태에 대한 대비뿐 아니라 어떤 분만 상황에서도 신생아 의료팀은 신생아 소생술에 대한 준비가 되어 있어야 한다.

(7) 간호중재

제왕절개를 한 산모에 대한 간호는 상황에 따라 달라진다. 산모는 처음부터 제왕절개를 계획했을 수도 있고, 응급수술일 수도 있다. 산모들의 상황은 각각 다르다.

제왕절개 대상 임부에 대한 간호는 질 분만 대상 임부의 간호와 동일하지만 다른 부분도 있다. 예를 들면, 환자교육이 매우 중요하지만 응급을 요하는 제왕절개수술 대상 임부에게는 간단하게 시행하거나 생략하기도 한다.

정서적 지지. 정서적 지지는 분만 전에 시작하여 분만 후까지 이어져야 한다. 전에 제왕절개를 했던 산모는 원하던 질 분만을 하지 못함으로 인한 상실감, 죄책감, 자괴감을 간직하고 있을지도 모른다. VBAC 대신 다시 제왕절개를 택한 것에 대해 불안감을 떨쳐버리지 못하고 있을 수도 있다. 치료적 의사소통은 산모의 스트레스와 산모가 잘못 인지하고 있는 부분을 찾아내어 긍정적인 출산 경험을 증진시키는 데 도움이 될 것이다.

간호사는 임부의 이전 분만경험이나 제왕절개술에 대해 "지난번 아기를 낳을 때 경험을 이야기해 주세요."와

글상자 14-2 제왕절개 산모에 대한 간호

제왕절개 전에

1. 마지막으로 먹은 시간과 음식을 사정한다.
2. 알레르기를 사정한다. 약, 음식, 물질(예: 라텍스)에 대한 알레르기도 포함시킨다.
3. 복용한 약과 마지막으로 복용한 용량을 물어본다. 한방약제도 포함시킨다.
4. 수술, 마취, 수혈을 위한 동의서에 서명하게 한다.
5. 지시받은 검사실 검사를 한다.
6. 수술 전 교육을 한다. 수술실과 회복실에서 어떤 일이 있을지, 신생아 간호, 누가 있을지
7. 처방받은 정맥주입을 하고 국소마취를 위한 일시주사액을 적절한 때에 주입한다.
8. 예정된 절개 부위에 맞게 제모를 한다.
9. 위 분비물을 억제하기 위해 처방된 약을 투여한다.
10. 유치도뇨관을 삽입한다.
11. 산모를 수술실에 눕히고 만약 수술대가 평평하다면 한 쪽 엉덩이 밑에 받침을 괴어 자궁을 전위시킨다. 제왕절개가 예정되어 있는 산모는 수술실로 걸어갈 수도 있다.
12. 전기소작술을 위한 접지패드를 붙인다.
13. 복부를 멸균액으로 닦는다.
14. 신생아의 합병증이 예상되거나 이것이 병원 방침이면 신생아 진료 팀을 부른다.

회복기 동안

1. 마취에 관련된 중재를 시작한다. 맥박 산소 측정계, 산소투여, 심장 감시기
   a. 국소마취를 했으면 감각과 운동이 돌아왔는지 사정한다.
   b. 전신마취를 했으면 의식 정도를 사정한다.
2. 처음 1시간 동안은 15분 간격으로, 그 다음 1시간 동안은 30분 간격으로, 그 다음에는 산후병동으로 옮겨질 때까지 1시간 간격으로 상례적인 사정을 한다. 다음과 같은 것들을 사정한다.
   a. 활력징후, 산소포화도
   b. 심전도 양상
   c. 자궁저부의 단단함, 높이, 편위(수축이 제대로 되지 않았으면 마사지를 해 준다)
   d. 오로의 색, 양, 큰 덩이의 유무
   e. 소변의 색, 양, 카테터와 튜빙의 개통성
   f. 복부 드레싱의 배액
   g. 부위 차단의 경우 다리의 운동성 회복
3. 진통제가 필요한지 사정하고 처방을 받아 투여한다.
4. 금기가 없으면 매 시간 자세를 바꿔준다. 상례적 사정 때마다 산모에게 심호흡과 기침을 하게 한다. 감각이 돌아왔으면 기침하거나 자세를 바꿀 때 절개부위에 받치도록 작은 베개를 준다.
5. 수술 때 연속적 압박장치를 사용했으면 계속 사용한다.

같이 시작한다.

수술을 앞둔 임부에게 불안은 정상적인 반응이며, 제왕절개술 시행 대상 임부에게 경미한 불안은 수술과정 교육 시 집중력을 향상시켜 일정 부분 도움이 되기도 한다. 그러나 불안이 너무 심하면 집중에 방해가 된다. 응급제왕절개술을 시행하는 임부의 불안 정도는 매우 높으며, 계획된 제왕절개술을 시행하는 임부도 불안도가 높다.

의료진의 태도도 임부의 불안에 영향을 미칠 수 있다. 의료진이 침착하고 자신있는 태도로 대상자를 돌본다면 임부는 실력 있는 전문가가 자신을 돌보고 있다고 안심할 수 있으며, 조용하고 낮은 목소리톤은 임부의 마음을 차분하게 할 수 있다.

간호사와 보호자는 산모에게 정서적 지지를 제공할 수 있는 중요한 지지자이다. 간호사는 산모의 옆에 있어 주면서 그녀가 두려운 마음을 자유롭게 표현할 수 있도록 해 주어야 한다.

우리나라의 경우에는 대부분의 의료기관에서 보호자의 수술실 출입을 금하고 있지만 미국의 경우에는 부분마취의 경우 배우자나 보호자가 수술에 함께 참여할 수 있으며, 전신마취의 경우도 마취와 기도확보 처치가 마무리된 후 배우자를 수술실에 입실하도록 하여 분만하게 될 신생아와의 유대를 증진시키고 분만 과정에 배우자를 포함시키는 병원도 있다.

제왕절개수술이 진행되는 동안 간호사는 임부의 배우자나 가족에 대한 지지 간호도 시행한다. 남편도 임부만큼 불안도가 높음에도 불구하고 아내를 지지하기 위해 표현하지 못하고 억제하고 있을 수 있으므로 의료진은 남편에게 과도하게 안정을 위한 지지를 강요해서는 안 된다.

제왕절개가 산과병동에서는 흔히 있는 일이지만 산모와 그 가족에게는 흔히 있는 일이 아니다. 임부와 가족에게 걱정하지 말라고, 다 잘 될거라고 하는 말로 그들의 두려움을 대수롭지 않게 여기지 않아야 한다(특히 응급상황일 때).

분만 후 상태에 대한 질문에 잘 대답해 주어야 하며 산부와 가족의 질문 사항에 대해 확인하고 잘못 인지하고 있는 부분을 교정해 준다. 이러한 지지 간호는 분만 과정에 대한 이해를 돕고 산부와 가족이 분만을 긍정적인 경험으로 인지하도록 도와줄 것이다.

교육하기. 분만과 관련된 지식은 불확실한 예후에 대해 임부 자신이 분만에 대한 통제력을 가지고 있다고 인지함으로써 불안을 경감시킬 수 있다. 교육은 이해하기 쉬운 언어로 임부뿐만 아니라 가족도 대상이 되어야 한다.

간호사는 수술 전 준비인 제모와 유치도뇨관의 삽입, 정맥주사선 확보 등의 수술전 처치에 대해 설명한다. 유치도뇨관과 정맥주입로는 보통 분만 후 24시간 이내에 제거된다. 심부정맥혈전증(deep vein thrombosis, DVT)의 위험을 줄이기 위해 수술 중과 보행 전까지 혈전예방스타킹(TED hose)나 자동하지압박장치(sequential compression devices, SCD)를 사용할 수도 있다.

경막외차단이나 지주막하차단 같은 부분마취를 하는 산모는 수술 중에 마취 효과가 없어질 것을 두려워할 수도 있다. 산모는 압박되거나 당겨지는 것 같은 감각은 느낄 수 있지만 이것이 통증은 아니다. 마취의사가 수술 내내 그녀의 통증을 잘 관리하고 있을 것이라고 산모를 안심시킨다.

간호사는 임부에게 수술실의 환경에 대해 설명하고 수술의료팀의 인원을 설명해 주어 두려움을 느끼지 않도록 지지한다. 산모가 수술실에서 만나는 직원들은 산모에게 자기를 소개한다. 분만실 간호사가 수술 중에는 순환 간호사가 되어 익숙한 얼굴과 목소리로 산모를 안심시킬 수 있다. 수술실의 온도는 일반적으로 매우 낮으며, 수술대는 좁을 수 있다. 그러나 저체중아나 미숙아 분만이 예상될 때에는 수술실의 온도를 높인다.

보호자에게 수술의 종료 시기와 회복실에 가족이 입실할 수 있는 시기에 대해 미리 정보를 제공한다. 경막외 차단술을 미리 시행하지 않은 임부의 경우 수술실에 입실한 후 차단술과 유치도뇨관 삽입 후 가족을 면회한다. 응급수술이 아닌 경우 처치를 모두 하는 데 30~40분 정도가

글상자 14-3 수술적 산과 절차를 거치는 산모에 대한 간호진단

- 불안*
- 공포
- 통증, 급성
- 자발적 환기장애(산모 혹은 신생아)
- 흡인의 위험(전신마취)
- 상해의 위험*
- 저체온증(산모 혹은 신생아)
- 가족대처 향상을 위한 준비

*이 장에서 다루는 간호진단들

소요된다. 보호자에게 수술 준비가 되면 면회를 할 수 있도록 하겠다는 것과 설명한 시간보다 더 소요된다고 하더라도 문제가 발생한 것이 아니라고 설명함으로써 불안을 감소시킨다. 의료진은 준비 시간이 빠르게 지나간다고 생각하지만 배우자와 가족에게는 그 시간이 매우 길게 느껴질 수도 있다.

마취 후 회복실과 그 곳에서 사용되는 장비들 예컨대 맥박산소측정계, 자동혈압계, 심전도 모니터를 임부 부부에게 미리 설명해 준다. 일반적인 사정과 자궁저부와 오로에 대한 사정, 기침, 심호흡같은 수술 후 회복을 위한 중재에 대해서도 미리 교육한다. 임부의 안위감을 증진시키기 위해 통증 조절을 위한 투약, 자세잡기, 기타 중재들로 모든 노력을 다 할 것이라고 안심시킨다.

안전 간호 목표. 전신마취 상황이 발생할 수 있으므로 임부의 입원 전 구강섭취 상태를 언제, 무엇을 섭취하였는지 확인하여 기록으로 남긴다. 입원 후 분만진통 기간 동안 구강으로 섭취한 것도 구토 발생이 있었다면 반드시 주치의에게 보고한다. 제왕절개 수술이 예상되는 임부라면 처방된 약물 이외는 금식을 유지한다. 위장과 폐의 분비물을 억제하기 위한 약은 처방대로 투여한다.

임부의 이동이나 침상을 변경할 때는 손상이 발생하지 않도록 주의한다. 운동신경과 감각신경이 감소된 부분마취 상태에서는 더욱 그러하다. 돌출된 부위의 뼈에는 쿠션을 씌우고 좁은 수술대에서 임부가 낙상하지 않도록 허벅지에 교차로 안전대(억제대)를 적용한다. 한쪽 엉덩이 밑에 받침을 괴어 주거나 수술대를 기울여 주면 하대정맥이 압박되어 태반의 혈류가 줄어드는 일을 방지할 수 있다. 유치도뇨관에 연결된 소변 주머니를 다리 아래로 내려 중력에 의해 소변이 배출되도록 한다. 또 소변 주머니를 마취의사가 볼 수 있는 곳에 위치시켜 체액균형의 중요한 척도인 소변 배출량을 직접 확인하도록 한다.

수술 후에는 절개부위를 멸균수로 닦고 멸균 드레싱으로 덮는다. 산모에게 묻은 혈액과 양수를 닦아내고 침대로 옮긴다.

(7) 수술 후의 간호

제왕절개 분만산부의 간호는 질 분만을 한 산부와 동일하고, 복부절개부위에 대한 중재가 추가된다. 회복실에 입실하면 체온 및 활력징후를 측정하고 의료기관의 지침에 따라 처음 1~2시간 동안에는 15분 간격으로, 그 이후에는 30분 간격으로 활력징후를 사정한다. 수술실에서 사정해야 하는 항목은 체온 외 다음과 같다.

- 활력징후, 산소포화도, 호흡상태
- 부분마취를 했을 경우 운동신경과 감각신경이 돌아 왔는지
- 의식의 정도, 특히 전신마취를 했거나 진정제를 투여했을 경우
- 복부 드레싱
- 자궁의 단단한 정도와 위치(중앙에 있는지 한쪽으로 치우쳤는지)
- 오로(색깔, 양, 덩어리의 유무와 크기)
- 소변(색, 양, 다른 특징들)
- 정맥주입물(수액의 종류, 속도, IV 부위의 상태)
- 진통제의 필요 여부
- 자동하지압박장치

전신마취를 했을 경우 의식의 정도와 호흡상태(피부와 점막의 색깔, 호흡의 속도와 특징, 맥박산소측정기의 수치)를 관찰하는 것이 중요하다. 경막외 마약성진통제를 투여받은 경우 호흡 양상을 주의 깊게 사정한다. 마약성 진통제의 경우 무호흡을 유발할 수 있기 때문이다. 마약제제에 의한 호흡억제를 회복시키기 위해 날록손(나르칸)을 준비한다.

맥박, 호흡, 혈압, 산소포화도는 산모의 순환과 호흡상태에 대한 중요한 단서가 된다. 산소포화도가 95% 이하로 감소할 경우에 심호흡을 유도하면 산소포화도가 상승할 수 있으며, 분당 12회 이하의 호흡이 계속되는 것은 호흡억제를 의미한다. 폐의 분비물을 제거하는 데는 심호흡과 기침이 도움이 된다. 기침을 할 때 작은 베개를 절개부위에 받쳐 주면 통증이 완화된다. 2시간마다 자세를 변경하여 폐를 환기시키고, 폐 분비물의 배출을 용이하게 한다.

질 분만에서처럼 자궁저부의 위치와 단단함, 높이를 사정해야 한다. 부분마취가 풀린 후에는 자궁위치 사정이 산모에게 통증을 유발할 수 있지만, 제왕절개를 한 산모에게도 자궁이완증이 있을 수 있으므로 자궁위치 사정이 반드시 필요하다. 산모가 무릎을 구부리고 천천히, 그리고 깊이 숨을 쉬면 복근이 이완되어 간호사가 자궁저부를 사정할 때 통증이 완화될 수 있다. 자궁이 얼마나 단단한

지 보기 위해 간호사는 손가락을 저부 쪽으로 쓸어본다. 자궁이 단단하면 마사지를 해 주지 않아도 된다. 자궁저부를 사정할 때마다 드레싱 부위의 상태를 확인한다.

간호사는 오로와 소변량도 확인한다. 오로가 고여 있을 수도 있으므로 엉덩이와 허리 밑도 자세히 관찰한다. 제왕절개 하기 전 진통시간이 길었거나 겸자분만을 시도했었다면 혈뇨가 나올 수도 있으므로 혈뇨가 점차 감소되는지 유치도뇨관을 확인한다. 소변정체를 예방해야 방광팽만으로 인한 통증과 산후출혈을 예방할 수 있다. 소변배출량의 저하는 혈류저하 및 수분정체의 초기 징후임을 기억한다.

산부의 통증을 사정하여 약물적 통증완화가 필요한지도 확인한다. 경막외 마약성제제를 투약한 산부는 분만 후 약물적인 통증 중재가 필요하지 않을 수도 있다. 수술 다음날이 되면 보통 비경구용 진통제 대신 경구용 진통제를 쓰게 되는데 대개 이부프로펜 같은 비스테로이드성 소염제로 충분하다. 경막외차단법을 시행하지 않은 산모는 보통 통증자가조절장치(PCA)를 사용한다.

이해하기

12. 제왕절개에서는 왜 하부횡단절개가 선호되는가?
13. 제왕절개를 앞두고 있는 산모에게 수술실과 회복실에 대해 무엇을 교육해야 하는가?
14. 제왕절개를 한 산모에 대한 회복실 간호는 질 분만 산모에 대한 간호와 어떻게 달라져야 하는가?

이해하기 정답

12. 자궁의 하부횡단절개는 다른 두 수직절개보다 또 다른 임신에서 파열될 가능성이 적다. 하지만 수직절개를 사용하는 데에도 타당한 이유들이 있다.
13. 제왕절개 분만이 예측되는 여성은 수술실과 회복실에 관해 다음에 대해 교육되어야 한다.
    a. 피부 준비와 유치도뇨관 삽입과 같은 수술 전 절차
    b. 함께 있을 직원과 그들의 역할
    c. 좁은 테이블, 안전띠, 체위변경 조치들
    d. 언제 배우자와 지지자가 들어올 수 있는지
    e. 국소마취가 계획된다면 여성은 각성된 상태일 것이고 당기는 느낌과 압력을 느낄 수 있지만 통증은 느껴지지 않아야 한다. 전신마취가 계획된다면 마취 이전에 모든 준비가 되어야 하지만 여성이 잠들 때까지 수술이 시작되지 않을 것이고 수술 중 깨어나지 않을 것이다.
    f. 회복실에서는 산소 사용, 산소맥박측정기, 활력징후 측정을 위한 자동 혈압 커프, 자궁저부, 절개부위, 오로, 통증경감 욕구 등이 점검된다.
14. 제왕절개 분만을 한 여성은 활력징후와 오로사정에 관해서 질 분만을 한 여성과 비슷한 간호가 필요하다. 추가적인 간호는 산소포화도와 호흡상태, 유치도뇨관의 소변양 관찰, 수술절개선의 통증에 대한 욕구 관찰, 호흡기 간호(자세 돌리기, 기침, 심호흡)가 포함된다. 마취와 관련된 간호는 의식수준(기본적으로 전신마취가 사용된다면)과 운동과 감각이 돌아옴(기본적으로 경막외 또는 지주막하 차단이 사용된다면)을 관찰하는 것이 포함된다.

개념요약

- 양막절개의 주된 위험은 제대의 탈출과 압박이다. 양수가 분출할 때 태아의 선진부와 임부의 골반 사이에 탯줄이 끼어 압박될 수 있다.
- 양막이 파열된 후 시간이 지나면(24시간 이상 정도) 감염이 될 가능성이 높아진다.
- 유도분만이 주는 위험보다 임신을 계속하는 것이 태아와 산모에게 더 큰 위험을 줄 때는 유도분만을 한다. 산모나 태아에게 진통과 질 분만을 하면 안 되는 이유가 있을 때에는 유도분만을 하지 않는다.
- 옥시토신으로 자극된 자궁수축은 고긴장성이 되어 태반 관류를 감소시킬 수 있다.
- 둔위나 횡위에 있는 태아를 두정위로 돌려 질 분만을 촉진하기 위해 외회전술을 시행할 수 있다. 첫 번째 쌍둥이가 태어난 후 두 번째 쌍둥이의 태위를 바꾸기 위해 내회전을 할 수도 있다.
- 겸자나 진공 흡입기 분만의 주된 위험은 산모나 태아의 조직에 대한 외상이다. 산모가 입을 수 있는 외상은 질벽의 외상과 혈종이다. 아기가 입을 수 있는 외상은 반상출혈, 열상, 찰과상, 안면신경 손상, 두개내출혈이다.
- 정중앙회음절개는 중측방회음절개에 비하면 통증이 덜하지만 직장까지 확대될 위험이 있다
- 제왕절개에서 하부횡단절개가 선호되는 이유는 다음 임신 때 자궁이 파열될 위험이 가장 적기 때문이다. 피부절개는 자궁절개와 항상 같은 방향으로 해지는 것은 아니고 후에 자궁파열의 위험과도 관련이 없다.
- 어떤 산모들은 제왕절개를 하게 되었을 때 혹은 VBAC를 택할 수 있는데도 제왕절개를 택했을 때 죄책감이나 자격지심을 느낀다. 산모가 자신의 출산을 긍정적인 경험으로 간직할 수 있도록 치료적 대화법과 따뜻한 간호가 필요하다.

참고문헌

Academy of American Family Physician (AAFP). (2015). Planning for Labor and Vaginal Birth After Cesarean Delivery: Guidelines from the AAFP. Retrieved from www.aafp.org/afp.

American Academy of Pediatrics & American College of Obstetricians and Gynecologists (AAP & ACOG). (2012). Guidelines for perinatal care (7th ed.). Elk Grove Village, IL & Washington, DC: Author.

American Academy of Pediatrics & American Heart Association (AAP & AHA). (2016). Neonatal resuscitation textbook (7th ed.). Elk Grove Village, IL: Authors.

American College of Obstetricians and Gynecologists (ACOG). (2013). Prevention and Management of Obstetric Lacerations at Vaginal Delivery. ACOG Practice Bulletin 165. Washington, DC: Author.

American College of Obstetricians and Gynecologists (ACOG). (2015a). Induction of Labor. ACOG Practice Bulletin 107. Published 2009, reaffirmed 2015. Washington, DC: Author.

American College of Obstetricians and Gynecologists (ACOG). (2015b). Vaginal Birth After Previous Cesarean Delivery. ACOG Practice Bulletin 115. Published 2010, reaffirmed 2015. Washington, DC: Author.

American College of Obstetricians and Gynecologists (ACOG). (2015c). Management of intrapartum fetal heart rate tracing. ACOG Practice Bulletin 116. Published 2010, reaffirmed 2015. Washington, DC: Author.

American College of Obstetricians and Gynecologists (ACOG). (2015d). Operative Vaginal Delivery. ACOG Practice Bulletin 154. Washington, DC: Author.

American College of Obstetricians and Gynecologists (ACOG). (2016). External Cephalic Version. ACOG Practice Bulletin 161. Washington, DC: Author.

Association of Women's Health, Obstetric and Neonatal Nurses (AWHONN). (2008). Nursing care and management of the second stage of labor: Evidence-based clinical practice guidelines (2nd ed.). Washington, DC: Author.

Association of Women's Health, Obstetric and Neonatal Nurses (AWHONN). (2012). Go the Full 40. Retrieved from www.health4mom.org/wp-content/uploads/2015/03/Go-The-Full-40-Implementation-Toolkit_2015-1.pdf.

Bakker, P. C., Kurver, P. H., Kuik, D. J., & Van Geijin, H. P. (2007). Elevated uterine activity increases the risk of fetal acidosis at birth. American Journal of Obstetrics and Gynecology, 196(4), 313.e1–313.e6.

Benirschke, K. (2014). Multiple gestation: The biology of twinning. In R. K. Creasy, R. Resnik, J. D. Iams, C. Lockwood, T. Moore, & M. Green (Eds.), Creasy & Resnik's Maternal-fetal medicine: Principles and practice (7th ed.) (pp. 53–65). Philadelphia, PA: Saunders.

Bishop, E. H. (1964). Pelvic scoring for elective induction. Obstetrics & Gynecology, 24(2), 266–268.

Cunningham, F. G., Leveno, K. J., Bloom, S. L., Spong, C. Y., Dashe, J. S., Hoffman, B. L., & Sheffield, J. S. (2014). Williams obstetrics (24th ed.). New York: McGraw-Hill Medical.

Fenwick, L., & Simkin, P. (1987). Maternal positioning to prevent or alleviate dystocia in labor. Clinical Obstetrics and Gynecology, 30(1), 83–89.

Fraser, D. (2014). Newborn adaptation to extrauterine life. In K. R. Simpson, & P. A. Creehan (Eds.), AWHONN's perinatal nursing (4th ed.) (pp. 581–596). Philadelphia, PA: Lippincott Williams & Wilkins.

Freeman, R. K., Garite, T. J., Nageotte, M. P., & Miller, L. A. (2012). Fetal Heart Rate Monitoring (4th ed.) (pp. 85–111). Philadelphia, Lippincott Williams & Wilkins.

Hamilton, B. E., Martin, J. A., Osterman, M. J. K., Curtin, S. C., & Mathews, T. J. (2015). Births: Final data for 2014. National Vital Statistics Report, 64(12). Retrieved from www.cdc.gov/nchs/nvss/births.htm.

Hodnett, E. D., Gates, S., Hofmeyr, G. J., & Sakala, C. (2013). Continuous support for women during childbirth. Cochrane Database of Systematic Reviews, 2013(7), CD003766.

James, D. C. (2014). Postpartum care. In K. R. Simpson, & P. A. Creehan (Eds.), AWHONN's perinatal nursing (4th ed.) (pp. 530–580). Philadelphia, PA: Lippincott Williams & Wilkins.

Joint Commission. (2016). Retrieved from www.jointcommission.org/standards_information/jcfaqdetails.aspx?StandardsFaqId=995

Killion, M. M. (2015). Techniques for fetal heart and uterine activity assessment. In A. Lyndon, & L. U. Ali (Eds.), Fetal Heart Monitoring Principles and Practices (5th ed.) (pp. 85–124). Washington D.C: Kendall Hunt Publishing.

Lyndon, A., O'Brien-Abel, N., & Simpson, K. R. (2014). Fetal assessment during labor. In K. R. Simpson, & P. A. Creehan (Eds.), AWHONN's perinatal nursing (4th ed.) (pp. 445–492). Philadelphia, PA: Lippincott Williams & Wilkins.

Macones, G. A., Hankins, G. D., Spong, C. Y., Hauth, J., & Moore, T. (2008). The 2008 National Institute of Child Health and Human Development workshop report on electronic fetal monitoring: Update on definitions, interpretation, and research guidelines. Journal of Obstetric, Gynecologic, and Neonatal Nursing, 37(5), 510–515.

Martin, J., Hamilton, B., Osterman, M., Curtin, S., & Mathews, T. (2015). Births: Final data for 2013. National Center for Health Statistics, 64(1) Hyattsville, MD: National Center for Health Statistics.

Mercer, B. M. (2014). Premature rupture of the membranes. In R. K. Creasy, R. Resnik, J. D. Iams, C. Lockwood, T. Moore, & M. Green (Eds.), Creasy & Resnik's Maternal-fetal medicine: Principles and practice (7th ed.) (pp. 663–672). Philadelphia, PA: Saunders.

Miller, L. A., Miller, D. A., & Cypher, R. L. (2017). Mosby's Pocket Guide to Fetal Monitoring: A multidisciplinary approach (8th ed.) (pp. 75–102). St. Louis, MO: Mosby.

National Center for Health Statistics. (2017). Data File Documentations, Natality, 2015. Hyattsville, MD: Author.

Osterman, M. J. K., & Martin, J. A. (2014). Recent declines in induction of labor by gestational age. National Center for Health Statistics Data Brief. No. 155. Retrieved from www.cdc.gov/nchs/data/databriefs/db155.pdf.

Oxytocin: Drug Information. (2016). UpToDate. Retrieved from www.uptodate.com/contents/oxytocin-drug-information?-source=search_result&search=oxytocin.

Roberts, J. M., August, P. A., & Bakris, G. (2013). Task Force on Hypertension in Pregnancy. Washington D.C.: American College of Obstetricians and Gynecologists.

Roberts, L., Gulliver, B., Fisher, J., & Cloyes, K. G. (2010). The coping with labor algorithm: An alternative pain assessment tool for the laboring woman. Journal of Midwifery & Women's Health, 55(2), 107–116.

Roth, C., Dent, S. A., Parfitt, S. E., Hering, S. L., & Bay, R. C. (2016). Randomized control trial of use of the peanut ball during labor. The American Journal of Maternal Child Nursing, 41(3), 140–146.

Sheibani, L., & Wing, D. A. (2017). Abnormal labor and induction of labor. In S. G. Gabbe, J. R. Niebyl, J. L. Simpson, M. B. Landon, H. L. Galan, R. M. Jauniaux, D. A. Driscoll, et al. (Eds.), Obstetrics: Normal and problem pregnancies (7th ed.) (pp. 271–288). St. Louis, MO: Elsevier.

Simpson, K. R. (2013). Cervical ripening and induction and augmentation of labor (4th ed.). Washington D.C.: Association of Women's Health, Obstetric and Neonatal Nurses.

Simpson, K. R., & O'Brien-Abel, N. (2014). Labor and birth. In K. R. Simpson, & P. A. Creehan (Eds.), AWHONN's perinatal nursing (4th ed.) (pp. 343–444). Philadelphia, PA: Lippincott Williams & Wilkins.

Spong, C. Y., Berghella, V., Wenstrom, K. D., Mercer, B. M., & Saade, G. R. (2012). Preventing the first cesarean delivery: Summary of a joint Eunice Kennedy Shriver National Institute of Child Health and Human Development, Society for Maternal-Fetal Medicine, and American College of Obstetricians and Gynecologists Workshop. Obstetrics and Gynecology, 120(5), 1181–1193.

Thorp, J. M., & Laughon, S. K. (2014). Clinical aspects of normal and abnormal labor. In R. K. Creasy, R. Resnik, J. D. Iams, C. Lockwood, T. Moore, & M. Green (Eds.), Creasy & Resnik's Maternal-fetal medicine: Principles and practice (7th ed.) (pp. 673–706). Philadelphia, PA: Saunders.

Tussey, C. M., Botsios, E., Gerkin, R. D., Kelly, L. A., Gamez, J., & Mensik, J. (2015). Reducing length of labor and cesarean surgery rate using a peanut ball for women laboring with an epidural. Journal of Perinatal Education, 1(24), 16–24.

U.S. Department of Health and Human Services. (2010). Healthy People 2020. Reduce cesarean births among low-risk (full term, singleton, vertex presentation) women. Retrieved from www.healthypeople.gov/2020/topics-objectives/topic/maternal-infant-and-child-health/objectives.

U.S. Food and Drug Administration. (2015). Misoprostol (marketed as Cytotec) information (2015). Retrieved from www.fda.gov/Drugs/DrugSafety/PostmarketDrugSafetyInformationforPatientsandProviders/ucm111315.htm.

Wisner, K., & Ali, L. (2015). Documentation of fetal heart monitoring information. In A. Lyndon, & L. U. Ali (Eds.), Fetal Heart Monitoring Principles and Practices (5th ed.) (pp. 249–283). Washington D.C.: Kendall Hunt Publishing.

Wisner, K., & Gauthier, D. (2015). Maternal-fetal assessment. In A. Lyndon, & L. U. Ali (Eds.), Fetal Heart Monitoring Principles and Practices (5th ed.) (pp. 51–84). Washington D.C.: Kendall Hunt Publishing.

Witcher, P. M., & Hamner, L. (2013). Venous thromboembolism in pregnancy. In N. H. Troiano, C. J. Harvey, & B. F. Chez (Eds.), AWHONN High-risk & critical care obstetrics (3rd ed.) (pp. 285–299). Philadelphia, PA: Lippincott Williams & Wilkins.

Zwelling, E. (2010). Overcoming the challenges: Maternal movement and positioning to facilitate labor progress. MCN: American Journal of Maternal-Child Nursing, 35(2), 72–80.

제왕절개 분만

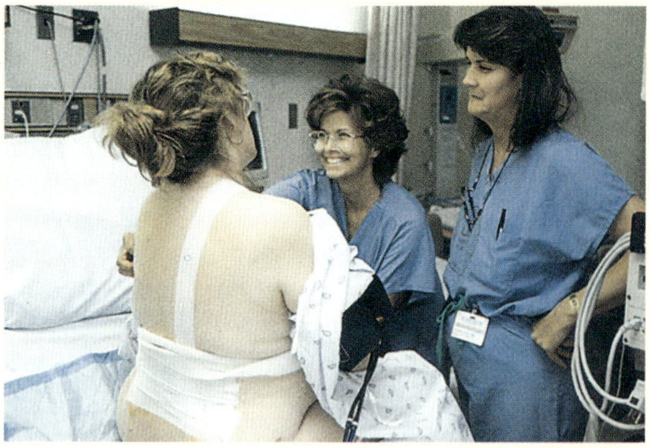

1. Vicky는 분만 활동기에 있다. 분만 중에 경막외 카테터로 진통제를 주입할 수 있다. 만약 수술이 필요해지면 경막외 마취를 할 수 있다. 경막외차단이 저혈압을 유발하는 위험에 대처하기 위해 그 전에 정맥내로 수액을 주입한다.

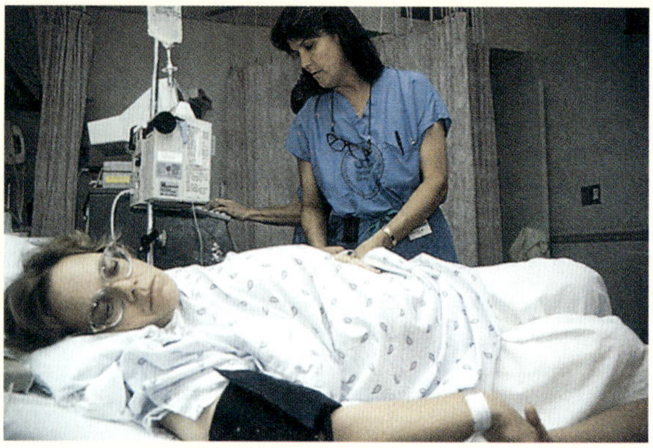

2. Vicky의 왼쪽 엉덩이를 괴어 자궁을 전위시킨다. 이것은 대동맥과 대정맥이 압박되는 것을 막아 태반관류를 향상시킨다. 경막외 차단이 시작될 때에는 혈압을 자주 측정해야 하므로 자동 혈압계가 혈압을 기록해 준다.

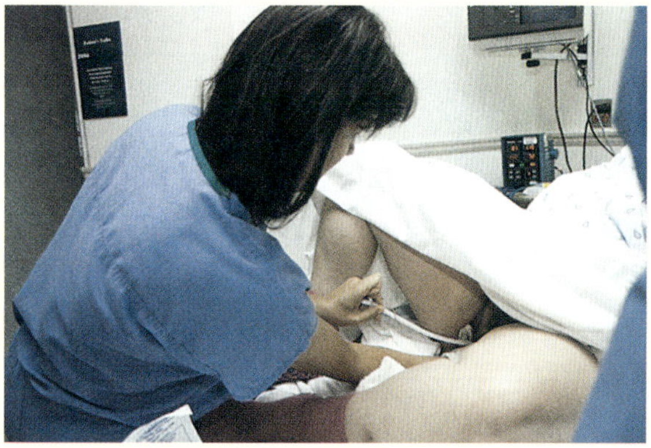

3. 양막이 파열된 후에 조산사가 태아의 두피에 나선 전극을 붙인다. 이것은 태아의 심박 추적에 정확성을 더하기 위해서이다.

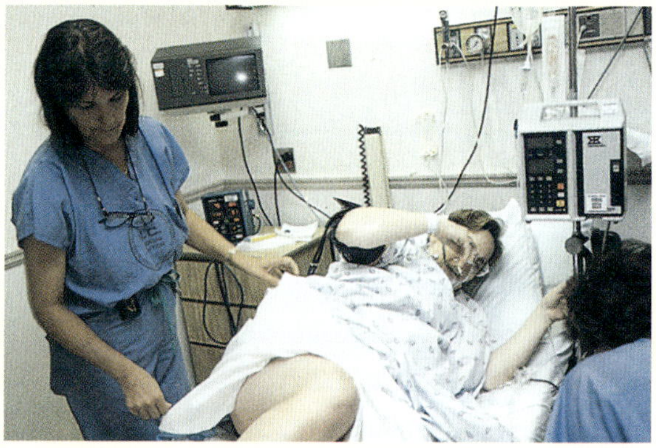

4. 태아 모니터 장치가 태아가 위기에 처해 있음을 의미하는 패턴을 보여 주므로 Vicky는 제왕절개 분만이 필요하다. 산모의 혈압, 맥박, 심장 리듬을 감시하는 장치들이 태아의 심박 양상에 영향을 미치는 모체쪽 인자들을 찾아낸다. 태아에게 최대의 산소를 공급하기 위해 Vicky는 페이스 마스크로 산소를 투여받고 있다.

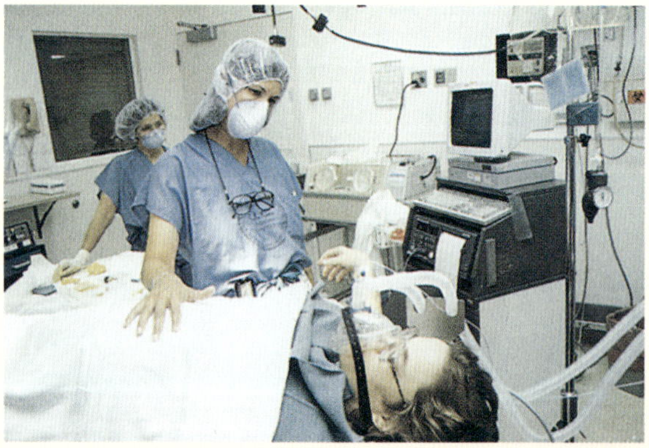

5. Vicky에게 수술 준비를 시키는 동안에도 태아감시장치와 엄마의 산소 투여는 계속되고 있다. 대부분의 질 분만에서처럼 가능하면 Vicky를 돌보았던 동일한 간호사들이 수술에 동참하여 그녀가 제왕절개 동안에도 같은 관계를 계속 유지할 수 있게 해 준다.

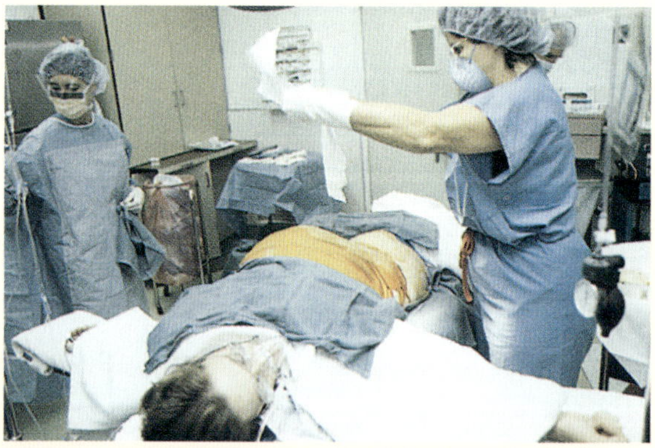

6. Vicky의 복부를 면도하고 수술을 위해 멸균액으로 피부를 닦아 준다. 수직절개가 예상될 때에는 배꼽 바로 위에서부터 두 다리가 만나는 곳까지 제모를 한다. 횡단절개(파넨슈틸 절개)가 예상될 때에는 위쪽 치골 음모선의 8cm 위가 위쪽 가장자리가 되도록 제모를 한다.

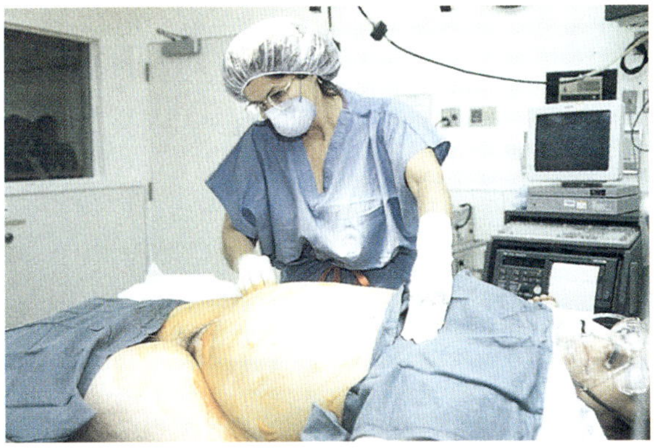

7. 요오드 용액으로 복부를 닦는데 절개 부위에서 시작하여 바깥 쪽으로 원을 그리며 닦아준다. 닦는데 사용한 스폰지가 중앙으로 돌아와서는 안 된다. 수술준비를 하는 동안에도 Vicky의 오른쪽 엉덩이 밑에 받침을 괴어 몸통이 약간 왼쪽으로 기울어지게 하여 태반으로의 순환을 증진시킨다. 절개를 하기 전에 태아의 내부 두피 전극을 제거하여 아기가 태어날 때 그것이 멸균상태가 아닌 질에서 멸균상태인 절개부위로 오는 일이 없도록 한다.

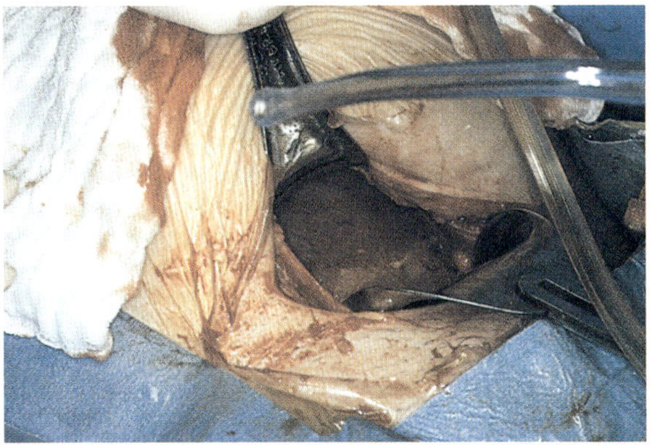

8. 파넨슈틸절개를 한 후에 의사는 자궁에 닿을 때까지 복부의 층을 젖히고 자궁을 하부횡단절개로 연다. 넓은 견인기로 엄마의 조직을 잡아 당겨 태아가 나올 수 있을 만큼 큰 구멍을 확보한다. 자궁을 절개할 때 혈액과 양수를 흡인한다.

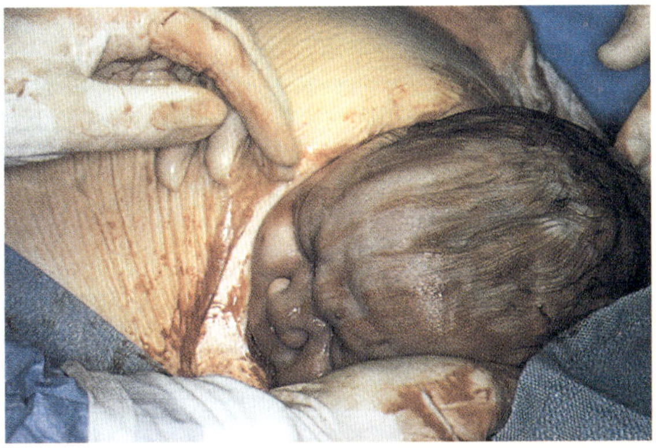

9. 절개 부위를 통해 먼저 태아의 머리를 꺼낸다. 이 시점에서는 피부색이 푸르스름해도 정상이다.

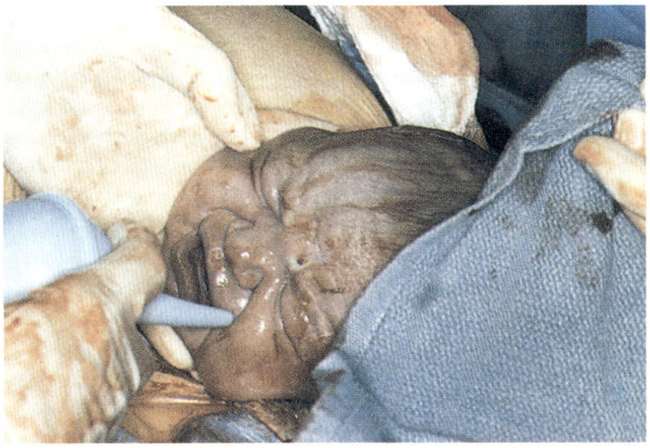

10. 머리가 나온 후에 아기가 첫 숨을 쉬기 전에 입과 코를 석션하여 혈액과 다른 분비물들을 제거한다. 석션을 할 때 아기는 얼굴을 찡그리는데 이것은 대개 산소화가 잘 되고 있다는 좋은 신호이다.

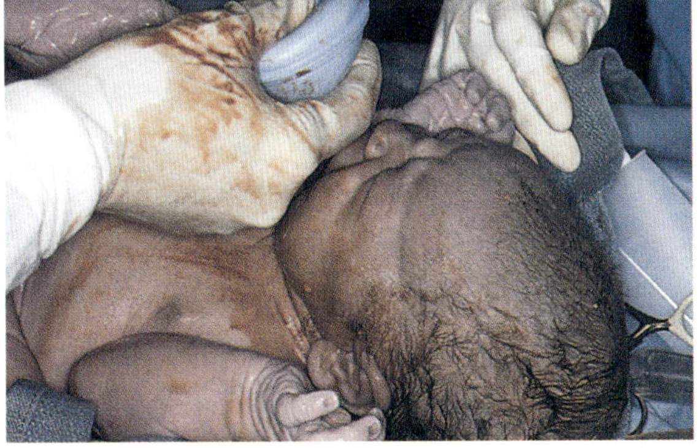

11. 아기가 다 나온 후에 석션을 더 해 준다.

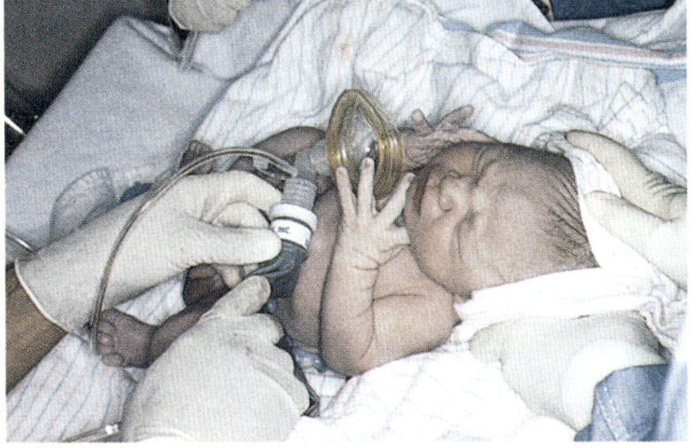

12. 아기에게 잠시 O_2 마스크로 산소를 보충해 준다. 산소화된 헤모글로빈의 비율이 높아졌으므로 아기는 출생 직후에 비해 분홍색으로 변해 가고 있다. 동시에 다른 간호사가 한냉자극을 방지하기 위해 아기를 말려준다. 한냉자극은 아기의 산소요구량을 증가시키기 때문이다. 아기를 다루는 간호사들이 혈액과 기타 분비물들로부터 자신을 보호하기 위해 장갑을 끼고 있는 것을 주목한다.

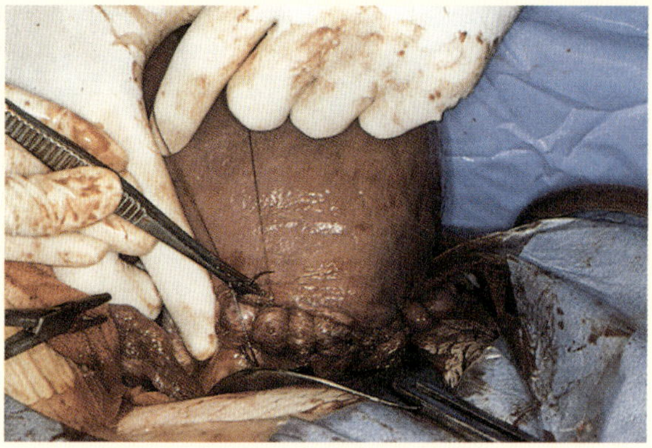

13. 자궁횡단절개의 근육층을 닫기 위해 꼼꼼히 봉합한다.

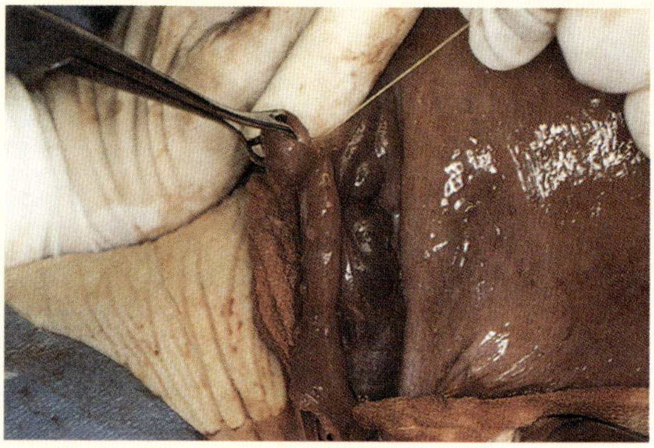

14. Vicky는 양쪽 난관결찰로 불임수술을 한다. 그 사이에 있는 연결부로 난관과 자궁을 구별한 다음 난관을 이중으로 묶어준다. 각 난관의 한 부분을 잘라내어 오른쪽 난관, 왼쪽 난관이라 표시한 별개의 컨테이너에 담아 병리검사실에 분석을 맡긴다.

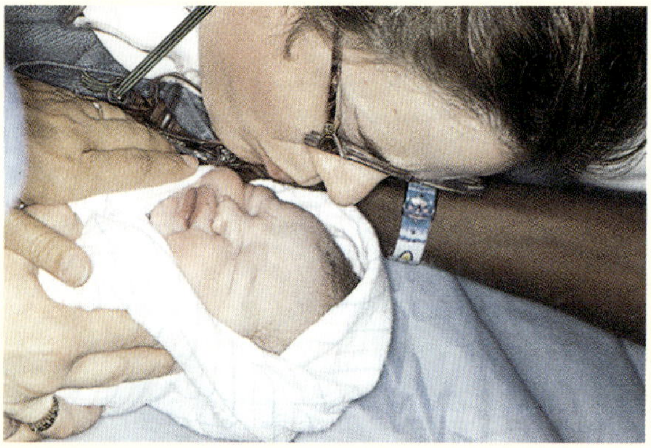

15. 산모의 외과적 처치가 진행되고 아기의 상태가 안정되자 Vicky는 처음으로 아기를 자세히 본다.

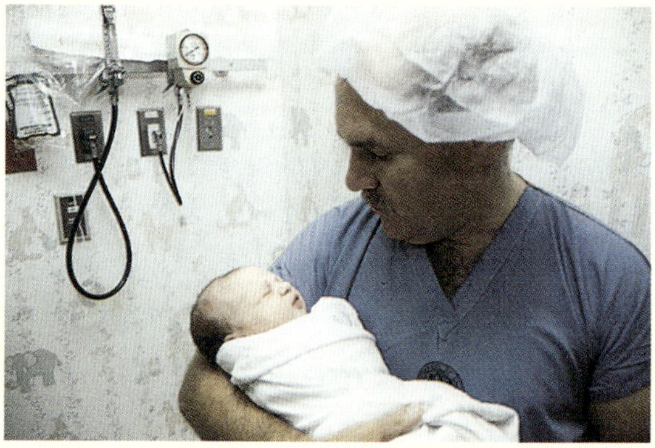

16. Vicky의 남편 Greg은 출산 직후에 갓난 아들을 안아본다.

PART 4

산욕기 간호

산욕기 생리적 적응

Postpartum Physiological Adaptations

학습목표

1. 자궁퇴축의 과정을 설명한다.
2. 오로 변화의 양상에 대해 설명한다.
3. 산후에 일어나는 생리적 변화를 설명한다.
4. 산욕기의 간호사정과 간호를 설명한다.
5. 산욕기 여성에게 간호과정을 적용한다
6. 산후운동의 중요성 및 방법을 이해한다.

주요용어

산후통 after pains
열상 laceration
오로 lochia
적색오로 lochia rubra
장액성오로 lochia serosa
백색오로 lochia alba
자궁퇴축 involution of the uterus
좌욕 sitz baths
혈전성 정맥염 thrombophlebitis
호만징후 Homan's sign
회음 간호 perineal care

1. 생리적 변화

분만 후 6주를 산후기(postpartum period) 혹은 산욕기라 부르며, 이 기간 동안 산모에게 많은 변화가 일어난다. 이 책에서는 생리적 변화와 심리적 변화를 별개의 장으로 구분하여 다루었으나 실제로 이것들은 동시에 일어나는 변화이다.

생리적 변화 중 대부분은 역행적, 즉 임신 전의 상태로 돌아가는 것이다. 그러나 젖분비의 시작 같은 점진적인 변화도 일어난다.

1) 생식기계

(1) 자궁의 퇴축

자궁의 퇴축(involution)이란 출산 후에 생식기관들, 특히 자궁이 임신 전의 상태와 크기로 돌아가는 변화를 가리킨다. 자궁의 퇴축에는 (1)근육섬유의 수축, (2)분해대사(세포들을 더 간단한 화합물로 바꾸는 과정), (3)자궁상피의 재생 과정이 포함된다. 퇴축은 태반이 만출되자마자 시작되는데, 태반 결합 부위의 혈관들 주위에 있는 자궁근육섬유들이 수축되어 단단해진다. 이 수축 덕분에 태반이 떨어져 나가면서 노출된 부위의 출혈이 억제된다. 몇달 동안 늘어나 있던 자궁근육섬유들이 수축하면서 이전의 모양과 크기를 되찾음에 따라 자궁이 작아지는 것이다.

자궁의 전체 세포수는 변함이 없지만, 단백질로 된 세포형질들이 분해대사를 겪으면서 각 세포의 크기가 줄어든다. 이 분해대사의 산물들은 혈액 속으로 흡수되어 질소노폐물로 바뀌어 소변으로 배출된다.

자궁상피의 내층도 분만 직후부터 재생을 시작한다. 자궁내막층의 바깥 부분은 태반과 함께 만출된다. 남아 있는 탈락막(decidua)도 2~3일 내에 두 층으로 분리된다. 첫 번째 층은 표면층이므로 오로(lochia)가 되고 나머지 자궁내막 분비샘이 포함된 기저층은 자궁내막으로 재생된다. 분만 후 2~3주가 지나면 태반이 있었던 부위를 제외하고는 모든 자궁내막이 재생된다(Blackburn, 2013).

태반이 있었던 부위의 재생은 좀 더 천천히 진행되어 약 6주가 소요된다. 분만 직후에 직경이 약 9cm인 이 부위는 탈락(decidua, 죽은 조직이 벗겨져 나감)이라는 과정에 의해 복구된다(Katz, 2012). 이 부위의 가장자리로부터 새 자궁내막이 자라나며, 태반이 떨어져나가고 나서 남은 탈락막 아래층의 분비샘과 조직들에 의해 재생된다(Cunningham, Leveno, Bloom et al., 2010). 이렇게 하여 자궁내막층은 임신 전처럼 매끄럽고 스펀지같은 형태를 회복하고, 제왕절개를 하지 않은 경우 자궁내층에는 흉터조직이 없다. 자궁내층에 흉터가 남게 되면 다음 임신 시 착상에 방해를 받을 것이다.

(2) 자궁저부의 하강

자궁저부의 위치를 확인함으로써 자궁의 퇴축이 정상적으로 진행되고 있는지를 알 수 있다. 분만 직후의 자궁은 큰 자몽 크기로 무게는 약 1,000g 정도이며, 자궁저부는 제와부 아래 2cm 정도에 위치하고 12시간이 지난 후에는 배꼽 높이 정도에 위치한다(Blackburn, 2013).

그 후부터 자궁저부는 매일 1cm씩, 즉 손가락 한 개 넓이씩 하강한다. 14일이 지나면 기저부가 완전히 내려와 골반강 안으로 들어가므로 더 이상 복부에서 촉진되지 않는다(**그림 15-1**)(Blackburn, 2013). 다태임신, 양수과다, 태아의 크기가 큰 경우에는 자궁저부의 하강이 좀 더 늦게 진행된다. 이처럼 퇴축이 정상적으로 진행되지 않는 경우를 퇴축부전(subinvolution)이라 한다. 퇴축부전은 산후출혈의 원인이 될 수 있다.

자궁저부의 하강은 배꼽을 기준으로 측정된다. 예를 들어 U-1, 혹은 ↓1은 기저부가 배꼽 아래 1cm(손가락 한 개 넓이)에서 촉진된다는 뜻이다. 1주일 내로 자궁의 무게는 약 500g으로 감소하고 4주가 되면 100g 이하가 된다(Cunningham et al., 2014).

(3) 산후통

원인. 산후통(afterpains)이라 불리는 간헐적인 자궁수축은 많은 산모들을 고통스럽게 한다. 이 산후통은 경산부일수록 더 심한데 그 이유는 자궁의 근육섬유들이 임신 때마다 반복적으로 늘어나면서 긴장성을 잃어버려 자궁이 수축과 이완을 반복하기 때문이다.

초산부의 자궁은 수축과 이완을 반복하지 않고 수축만을 계속하므로 산후통이 덜하다. 자궁이 지나치게 커졌던 산모나 혈괴가 아직 자궁에 남아 있는 산모는 산후통이 더 심할 수 있다. 산후통은 특히 수유 시에 더 심해진다. 유즙사출반사(milk-ejection reflex)를 자극하기 위해 뇌하수체 후엽에서 분비되는 옥시토신이 자궁근육에 강한 수축을 일으키기 때문이다.

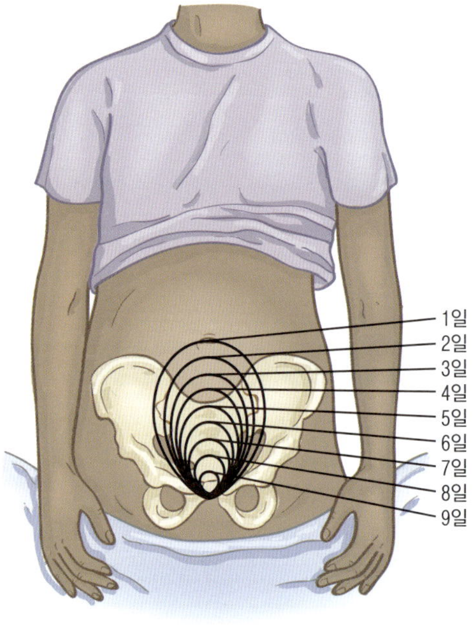

그림 15-1 **자궁의 퇴축.** 자궁저부의 높이는 하루에 1cm씩 하강하여 14일이 지나면 더 이상 촉진되지 않는다.

간호중재. 산후통을 감소시키기 위해 진통제가 사용된다. 수유를 하는 산모들은 진통제가 모유로 유입되어 신생아에게 유해할 것을 염려하여 진통제 사용을 꺼리지만 진통제로 산모가 편안함을 느끼고 이완되면 유즙사출반사가 촉진되므로, 진통제가 아기에게 미칠 수 있는 경미한 영향을 능가한다. 그러나 산모는 어떤 약이든지 의사에게 문의한 후에 복용하여야 한다.

작은 베개나 접은 담요를 배에 대고 엎드려 눕는 자세는 자궁을 계속 수축된 상태로 유지시켜 통증을 감소시킨다. 간호사는 산모를 안심시키기 위해 산후통은 3일이 지나면 빈도와 강도가 줄어들면서 저절로 사라진다고 설명해 준다(Cunningham et al., 2014).

오로. 오로(lochia)의 양과 색깔의 변화는 자궁퇴축이 정상적으로 진행되고 있는지에 대한 중요한 정보를 제공한다.

색깔의 변화. 분만 후 3일까지는 오로가 거의 혈액과 탈락막 세포, 점액으로 되어 있다. 이것은 검붉은색이거

표 15-1 오로의 특징

시간과 유형	정상적인 분비물	비정상적인 분비물
1~3일: 적색 오로	피와 작은 덩이들이 섞여 있음, 살 혹은 흙냄새가 남, 검붉은색 혹은 적갈색	큰 덩이들, 산모패드가 푹 젖음, 역한 냄새
3~10일: 장액성 오로	양이 줄어듦, 장액과 피가 섞여 있음, 분홍색이나 갈색을 띰	과다한 양, 역한 냄새, 붉은색이 계속되거나 재발함
10~14일(최고 3~6주까지): 백색 오로	흰색, 크림색, 연노란색, 양이 줄어듦	장액성 오로가 계속됨, 적색 오로로 되돌아감, 역한 냄새, 분비물이 계속됨

나 적갈색이므로 적색 오로(lochia rubra)라 불린다. 다른 상처의 표면에서처럼 적혈구가 그 부위에 침식해 들어가면서 출혈이 줄어든다. 그래서 오로는 붉은색에서 분홍색이나 갈색을 띠며, 이것은 장액성 오로(lochia serosa)라 불리는데 3~10일까지 나타나며 장액 삼출물, 적혈구, 백혈구, 경부의 점액으로 이루어져 있다. 10일이 되면 적혈구 성분이 감소하면서 오로는 희거나 옅은 노랑, 혹은 크림색이 되는데 이것을 백색 오로(lochia alba)라 한다. 백색 오로에는 백혈구, 탈락막세포, 상피세포, 지방, 경부점액, 박테리아가 들어 있다. 오로는 14일쯤에 멈출 수도 있고 3~6주까지 이어질 수도 있다(Blackburn, 2013; Whitmer, 2016).

양. 1시간 동안 산모패드에 묻은 오로의 양은 다음과 같은 명칭으로 기록된다.

- 극소: 산모패드에 묻은 오로가 2.5cm 이하일 때
- 미량: 산모패드에 묻은 오로가 10cm 이하일 때
- 중간량: 산모패드에 묻은 오로가 15cm 이하일 때
- 많음: 1시간 만에 산모패드가 푹 젖었을 때
- 과다: 15분 만에 산모패드가 푹 젖었을 때

산모패드의 흡수도가 제품마다 다르다는 점도 고려해야 한다. 분만 직후에는 오로의 양이 많으나 점차 감소한다. 제왕절개를 한 경우의 오로는 질 분만과 같은 단계를 밟지만 양은 질 분만의 경우보다 적은데, 그 이유는 수술 시에 의사가 자궁내막의 내층을 일부 제거하기 때문이다.

산모가 분만 후 처음으로 일어설 때는 오로가 많이 배출된다. 질에 고여 있던 혈액이 산모가 일어설 때 중력에 의해 아래로 흘러내리기 때문이다.

분만 후 7~14일 사이에 갑작스러운 출혈이 있는 경우도 있다. 이것은 태반이 있던 부위의 괴사세포들이 떨어지면서 나타나는 현상이다. 그러나 이 출혈이 1~2시간 이상 계속되면 의사에게 문의해야 한다(Isley & Katz, 2017).

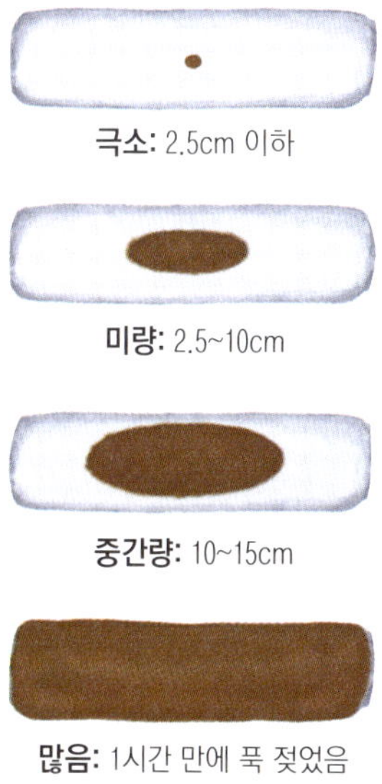

그림 15-2 산모패드에 묻은 오로의 양을 사정하는 기준

(4) 경부

분만 직후의 경부(cervix)는 확장, 부종, 타박상을 보인다. 또한 작은 열상들이 있을 수 있다. 하지만 회복도 빨라 1주일이 지나면 경부의 바깥 구멍이 직경 1cm로 줄어든다(Whitmer, 2016). 그러나 부종은 3~4개월까지 지속될 수 있다(Blackburn, 2013). 안쪽 구멍도 임신 전처럼 닫힌다. 그러나 바깥 구멍은 약간 열린 상태로 남게 되고 모양도 영구적으로 변화한다. 즉, 아기를 낳지 않은 여성의 경부 바깥 구멍은 둥근 모양이지만 출산경험이 있는 여성은 가늘고 긴 모양이다.

(5) 질

질(vagina)과 질 입구는 출산 시에 태아가 지나갈 수 있도록 크게 늘어난다. 분만 직후에는 질벽이 부어 있고 작은 열상들이 많으며, 질벽의 주름이 거의 없다.

주름은 3~4주가 되면 다시 생기지만 질의 상피가 회복되는 데는 6~10주가 걸린다. 질의 긴장도가 회복되고 크기가 줄어들기는 하나, 임신 전의 상태로 완전히 되돌아가지는 않는다(Blackburn, 2013).

산후에 질 점막은 위축된다. 질벽은 난소가 에스트로겐 생산을 재개하여야만 원래의 두께를 회복한다. 수유기에는 난소에서 배란이 억제되면서 에스트로겐의 생산이 잘 이루어지지 않으므로 모유수유를 하는 산모는 질이 건조하여 성교통(dyspareunia)을 느낄 수 있다.

(6) 회음

분만 2기에는 태아의 머리로부터 압박을 받아 골반저부의 근육들이 매우 늘어나고 얇아진다. 따라서 분만 후의 회음에는 부종과 타박상이 나타난다. 회음절개부는 2~3주가 지나면 비임부와 구별하기 어려울 정도로 회복된다. 그러나 완전히 회복되는 데는 4~6개월이 걸린다(Blackburn, 2013).

회음절개(episiotomy)는 질 입구에서 항문 쪽으로 똑바로 절개한 정중앙 절개일 수도 있고, 직장에서 멀리 오른쪽이나 왼쪽으로 치우쳐 절개한 중측방절개일 수도 있다. 중측방절개는 출혈과 통증이 더 많지만 절개부위가 열상이 될 위험을 줄여준다(Cunningham et al., 2010; Kilpatrick & Garrison, 2012).

분만 중에는 회음이 열상을 입을 수도 있다. 열상(laceration)과 회음절개는 연루된 조직에 따라 분류된다.

불편감. 회음절개 부위는 크지 않지만 다양한 활동(걷기, 앉기, 구부리기, 쪼그리기, 숙이기, 배뇨, 배변)에 회음의 근육이 사용되기 때문에 이 부위의 절개나 열상은 많은 불편감을 가져다준다. 게다가 임신기에 치질이 있었던 산모는 분만 2기 때 치질이 직장 밖으로 나와 더 큰 어려움을 겪을 수도 있다.

산욕기에는 회음의 외상, 회음절개, 열상뿐만 아니라 치질(hemorrhoids)로 인해 활동이나 배변에 지장을 받을 수 있다. 따라서 회음의 불편함을 덜어 주는 것이 간호사가 해야 할 중요한 일이다. 산모에게 냉찜질, 좌욕, 회음 위생, 마취연고, 진통제 사용을 설명한다.

(7) 배란과 월경의 감소

모유수유 여부와 관계없이 출산 후 몇 번의 생식주기 동안에는 배란이 일어나지 않는 경우가 흔하지만, 배란은 첫 월경이 있기 전에도 일어날 수 있다(Whitmer, 2011). 어떤 산모는 출산 3주만에 배란이 재개되기도 한다(Cunningham et al., 2010). 그러므로 수유를 하든, 하지 않든 성생활을 재개할 때는 피임법을 사용해야 한다. 수유를 하지 않는 산모의 40~45%가 출산 후 6~8주에 월경이 시작되고 75%는 12주에, 6개월이 되면 모든 산모가 월경을 재개한다(Whitmer, 2011).

수유는 배란과 월경의 재개를 늦춘다. 수유를 할 경우에는 월경이 빠르면 분만 후 12주에, 늦으면 18개월에 재개된다(Whitmer, 2011). 일반적으로 수유를 더 자주 하고 분유를 먹이지 않는 산모는 젖을 일찍 떼는 산모보다 월경과 배란을 더 늦게 재개한다(Kennedy, 2010). 수유를 자주 하고 분유를 먹이지 않는 산모도 6개월이나 그 전에는 피임을 시작해야 한다. 이때쯤에는 배란과 월경이 재개될 가능성이 높아지기 때문이다(Kennedy & Trussell, 2011).

(8) 유즙 분비

임신 중에는 에스트로겐과 프로게스테론이 수유를 위해 유방을 준비시킨다. 임신기에는 프로락틴도 증가하지만, 증가된 에스트로겐과 프로게스테론이 유즙 분비를 막는

글상자 15-1 산도의 열상

회음

회음의 열상은 연루된 조직의 정도에 따라 분류된다.

- 1도 열상: 질 점막 상피층이나 회음의 피부가 연루됨
- 2도 열상: 질 점막, 회음의 피부, 근막, 회음의 근육이 연루됨
- 3도 열상: 2도 열상과 같으나 외부 항문 괄약근까지 확대됨
- 4도 열상: 항문 괄약근과 직장 점막에까지 확대됨

요도 주위

- 요도 주위의 열상은 출산 후 배뇨에 어려움을 줄 수 있음
- 하루나 이틀 유치도뇨관이 필요할 수도 있음

질벽

- 질벽의 점막이 열상에 연루되었을 때

경부

- 경부의 열상은 출산 후 유의한 출혈의 원인이 될 수 있음

다. 태반이 만출되면 에스트로겐과 프로게스테론이 급격히 감소하면서 프로락틴이 출산 후 2~3일 만에 유즙 생산을 시작한다. 이렇게 하여 유즙 생산이 안정되면 그 후에는 영아의 흡유(sucking)와 유방의 유즙분출에 의해 생산이 계속된다. 다시 말해서 아기가 흡유를 많이 할수록 유즙 생산량이 증가한다.

유즙이 분출되는 데는 옥시토신이 필요하다. 이 호르몬은 흡유 시 유즙을 선방세포(acinar cell)에서 유관으로 짜내는 역할을 한다.

이해하기

1. 자궁의 퇴축에 관련되는 세 과정은 무엇인가?
2. 출산 후 자궁저부는 어느 정도로 하강할 것으로 예상되는가?
3. 산후통이 심할 것으로 예상되는 산모는 어떤 산모이며 간호적용은 무엇인가?
4. 적색 오로, 장액성 오로, 백색 오로의 외관상 차이는 어떠하며 예상되는 지속 기간은 어느 정도인가?

이해하기 정답

1. 자궁퇴축(involution)에 관여하는 세 가지 과정은 자궁근육 섬유의 수축, 자궁벽세포의 단백물질들의 자가분해와 용해, 자궁내막의 재생이다.
2. 자궁저부(fundus)는 출산 후 14일째에 복부에서 만져지지 않도록 하루에 1cm씩(약 한 손가락 폭) 하강할 것으로 기대된다.
3. 다산부는 자궁의 반복적인 늘어남으로 인해 지속적인 자궁수축이 더 힘들기 때문에 산후통을 경험할 것으로 예측된다. 자궁의 과팽창과 모유수유 또한 산후통을 유발한다. 산후통은 진통제로 치료된다. 엎드린 자세(복와위, prone position) 또한 통증 경감에 효과가 있다.
4. 적색 오로(lochia rubra)는 대부분 적색의 혈액으로 구성되고 1~3일 동안 지속된다. 장액성 오로(lochia serosa)는 분홍색에서 갈색으로 대개 3일째에서 10일째까지 지속된다. 백색 오로(lochia alba)는 하얗고 크림 같은 노란색이고 출산 후 3~6주까지 지속될 수 있다.

2) 심혈관계

임신 말기 30~45% 증가한 혈량으로 산모는 출산 시의 출혈을 큰 부작용 없이 견딜 수 있다. 질 분만에서는 최고 500mL, 제왕절개에서는 1,000mL 정도의 혈액이 손실된다.

(1) 심박출량

혈액손실에도 불구하고 산모의 심박출량은 다음과 같은 세 가지 이유, (1) 자궁태반관류에 있던 피가 심장으로 돌아오면서 혈류량이 늘어남, (2) 임신으로 커진 자궁이 혈관에 가하던 압박이 해소됨, (3) 여분의 세포외액이 혈관으로 들어옴으로 인해 분만 후에 잠시 증가한다.

증가된 심박출량은 분만 후 수일이 지나면 점차 감소되어 분만 후 6~12주가 되면 임신 전의 상태로 돌아간다(Blackburn, 2013).

(2) 혈장량

임신기의 필요에 의해 증가하였던 혈장량은 이뇨와 발한에 의해 여분의 양을 배출한다.

- 이뇨(diuresis, 소변의 증가)는 임신 때 프로게스테론 작용에 대응하고자 증가하였던 부신호르몬인 알도스테론의 감소로 일어난다. 이로써 나트륨 잔류가 줄어들고 액체의 배출이 가속화된다. 액체의 재흡수를 촉진하는 옥시토신이 감소하는 것도 이뇨에 영향을 미친다. 분만 후 2~5일에는 하루 소변량이 3,000mL에 이르기도 한다(Blackburn, 2013).
- 발한도 신체에서 남아도는 액체를 제거하는 데 기여한다. 그러나 산모에게는 발한을 불편하고 불안하게 생각할 수 있으므로 땀이 많이 나는 이유를 산모에게 설명해 주고, 샤워를 하거나 마른 옷으로 갈아입도록 도와준다.

(3) 혈액

산후에는 혈액 성분의 변화가 일어난다. 적혈구가 14,000~16,000/mm^{3}으로 증가한다(Cunningham et al., 2010). 분만 중과 분만 직후에는 백혈구가 30,000/mm^{3}까지 늘어나는 백혈구 증가증이 나타날 수도 있다. 대부분의 경우 감염으로 인한 것이 아니지만, 6시간 내에 백혈구가 30% 이상 증가하는 경우에는 감염을 의심해 볼 수 있다(Whitmer, 2011). 백혈구 수치는 분만 후 6일이 되면 정상으로 돌아간다(Blackburn, 2013).

혈장이 증가하면 혈구의 농도가 희석되어 적혈구 용적률이 낮아진다. 적혈구 용적률은 분만 후 4~6주가 되면 정상으로 돌아온다(Blackburn, 2013).

(4) 혈액 응고

임신 동안에는 혈장 섬유소원과 응고에 필요한 요소들이 증가하므로 임신부의 혈액은 응고(coagulation) 능력이 증가하여 과다출혈을 방지하는 데 도움이 되고, 대신 섬유소 용해력(혈액응고를 분해할 능력)은 감소한다. 분만 직후에는 섬유소 용해가 증가하지만 응고인자가 증가하므로 여전히 혈전이 생길 위험이 존재한다.

최근 분만 후 조기보행으로 인해 혈전정맥염(thrombophlebitis)이 많이 감소하긴 하였으나 산모들은 여전히 다른 사람들보다 혈전 형성의 위험이 높다. 특히 정맥류가 있는 산모, 혈전정맥염의 병력이 있는 산모, 제왕절개를 한 산모는 혈전 형성의 위험이 더 높으므로 다리를 자세히 관찰한다. 공기압박장치나 제왕절개 전에 예방을 위한 헤파린 투여는 혈전 방지에 도움이 된다(Bain et al., 2014).

3) 위장관계

분만이 끝나면 소화가 왕성해진다. 산모들은 대개 진통 중에 영양을 섭취하지 못하고 에너지를 소모했기 때문에 허기를 느낀다. 또 구강호흡과 분만 후의 발한으로 목마름을 느낀다. 간호사는 이를 예상하여 산모에게 분만 직후부터 음식과 음료수를 공급한다.

산욕기에는 여러 가지 이유로 변비가 찾아온다. 임신 중 프로게스테론의 영향으로 저하되었던 장의 긴장도와 운동성이 며칠간 여전히 부진한 상태로 남아 있기 때문이다. 이완된 복근도 변비와 가스팽만의 원인이 된다. 진통과 분만 동안에 음식이나 액체를 섭취하지 못했으므로 변이 작고 딱딱해진다. 회음외상과 회음절개, 치질로 인한 통증으로 배변에 지장을 받을 수 있다. 또한 통증을 예상하여 배변을 꺼리므로 변비가 심해지기도 한다. 철분은 변비의 또 다른 원인이 된다.

일시적인 변비는 복부팽만감과 가스를 유발하기는 하나 그리 해로운 것은 아니다. 산모들은 연화제나 하제를 처방받는다. 배변은 산후 8~14일이 되면 정상으로 돌아온다(Blackburn, 2013).

4) 비뇨기계

신장은 분만 후 4주가 되면 정상적인 기능을 회복한다(Whitmer, 2011). 임신 때 확장되었던 신우와 요관이 2~8주가 되면 정상으로 회복된다(Cunningham et al., 2010). 산후 며칠 동안 소변에 단백질과 아세톤이 포함되어 있을 수 있다. 아세톤은 분만 시 탈수가 되었음을 의미하고 경미한 단백뇨는 대개 자궁퇴축으로 인한 분해대사의 결과이다.

임신 중 일어난 변화들로 인해 산후의 방광 용적은 증가하고 긴장도는 감소해 있다. 출산 시에 태아의 머리가 방광 아래를 지나면서 방광, 요도, 요도구 주위의 조직이 외상을 입거나 부종이 생긴다. 그 결과 배뇨반사가 둔화되어 방광이 꽉 찼음에도 불구하고 산모가 요의를 느끼지 못할 수도 있다.

분만 후에는 이뇨작용으로 인해 방광이 빨리 채워진다. 따라서 소변량이 1회에 500~1,000mL나 되는 일이 흔하다(Blackburn, 2013). 그러나 산모는 여전히 방광의 과다팽만, 방광의 불완전한 비워짐, 소변정체 등의 합병증이 있다. 첫 질 분만, 부분마취, 분만 전의 도뇨관 삽입은 소변정체의 위험을 증가시키는 요인이 된다(Blackburn, 2013).

소변정체와 방광의 과다팽만은 요도감염과 산후출혈의 원인이 된다. 소변이 정체하면 박테리아가 번식할 시간을 주게 되므로 요도감염이 일어난다. 임신으로 인해 자궁의 인대들이 아직 늘어나 있는 상태에서 방광이 가득 차면 자궁이 위 또는 옆으로 밀리게 되고 자궁근육이 수축하는 데 지장을 받아(자궁이완증, uterine atony) 산후출혈을 초래한다(**그림 15-3**).

임신 동안과 출산 후에는 복압성요실금이 생길 수 있다. 산후 8주에는 약 1/3의 산모들이 요실금을 경험하지만 12주가 되면 약 15%로 줄어든다(Katz, 2012). 어떤 산모는 자연스럽게 또는 골반저운동을 통해 이 문제가 해소되기도 하고 어떤 산모는 이 문제가 계속되기도 한다.

5) 근골격계

(1) 근육과 관절

분만 후 하루나 이틀은 어깨, 팔, 목 등에 근육피로(muscle fatigue)나 근육통을 느낀다. 그 부위에 온찜질과 부드러운 마사지를 해 주면 혈액순환이 증가되어 근육이 이완될 수 있다.

분만 후 며칠 동안 릴렉신 호르몬이 감소하여 골반의 인대와 연골들이 임신 전의 상태로 되돌아간다. 이것이 엉덩이와 관절에 통증을 일으켜 보행과 운동에 지장을 준다. 간호사는 산모에게 이것은 일시적인 현상이며 의학적으로 문제가 없음을 설명한다.

(2) 복벽

임신기에는 커지는 태아를 수용하기 위해 복벽이 늘어나고 복근의 긴장도가 감소한다.

복부의 세로근이 임신기에 분리되는 경우도 있다(복

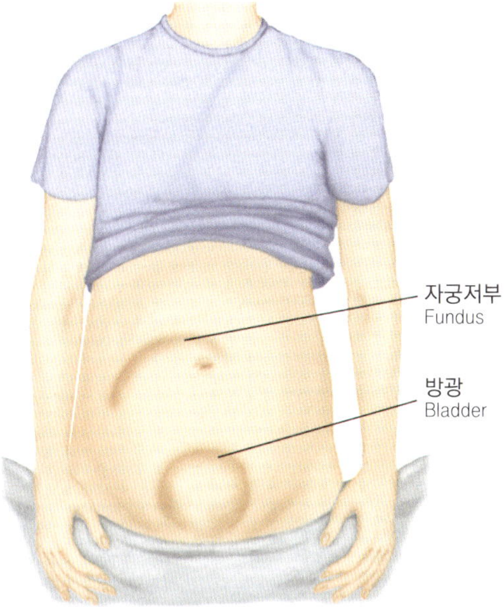

그림 15-3 방광이 가득 차면 자궁을 전위시켜 수축을 방해한다.

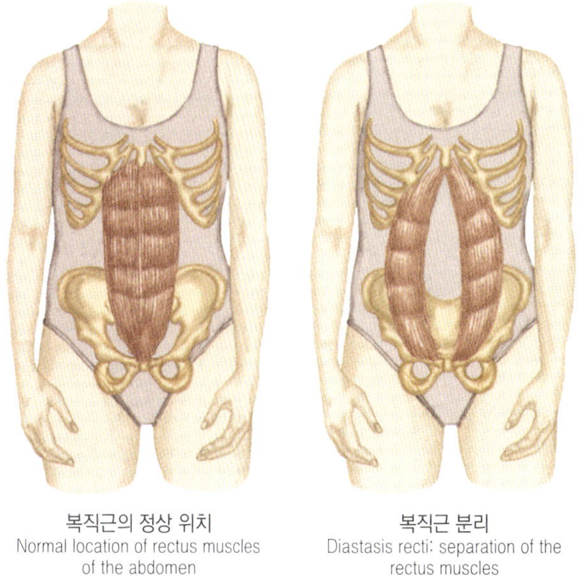

그림 15-4 복부의 세로근이 임신기에 분리되는 것을 복직근 이개라 한다.

직근 이개 분리, diastasis recti)(**그림 15-4**). 분리된 정도는 가벼운 경우도 있고 심한 경우도 있지만 보통 2~4cm이다(Whitmer, 2011). 복벽을 강화시키는 가벼운 운동이 도움이 될 수 있다. 복벽은 보통 분만 후 6주가 되면 정상 위치로 돌아온다(**그림 15-5**).

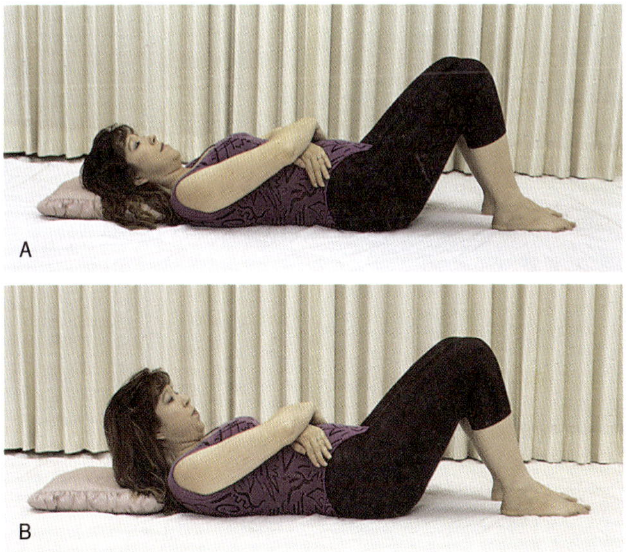

그림 15-5 분리된 복직근 회복을 위한 복부 운동. A: 숨을 들이마시고 복벽을 두 손으로 단단히 받쳐준다. **B:** 숨을 내쉬고 복근을 함께 당기면서 머리를 든다.

6) 피부계통

임신기에 일어났던 많은 피부변화는 호르몬의 증가로 인한 것이다. 분만 후 에스트로겐, 프로게스테론, 멜라닌세포자극 호르몬들이 감소하면서 피부는 점차 임신 전의 상태로 되돌아간다. 이 변화들 중에 가장 두드러진 것은 '임신 마스크'라 불리는 기미와 흑선이 옅어지고 없어지는 것이다. 또 에스트로겐의 증가로 인한 거미모반(spider nevi)과 손바닥의 홍반(palmar erythema)도 점차 사라진다.

임신기에 복부와 유방의 결합조직이 늘어나서 생긴 임신선(striae, 튼살)도 희미해진다. 하지만 완전히 없어지지는 않는다. 머리카락이 빠지는 것은 산모에게 근심거리가 되지만 이것은 임신 때 머리카락을 덜 빠지게 했던 호르몬의 변화가 원래대로 돌아가면서 일어나는 정상적인 반응이다. 탈모는 산후 4~20주에 시작되어 대부분 4~6개월에 증상이 호전되며, 늦어도 15개월에는 모발이 다시 자란다(Blackburn, 2013).

이해하기

5. 어제 분만한 산모의 백혈구 수가 16,000/mm^{3}라면 간호사는 걱정을 해야 하는가? 이유는 무엇인가?
6. 산모에게는 왜 소변정체의 합병증이 있는가? 소변정체로 생길 수 있는 두 가지 합병증은 무엇인가?
7. 출산 후에는 왜 과다색소침착이 약해지는가?

이해하기 정답

5. 백혈구 수치는 30,000/mm³까지 올라갈 수도 있지만 출산 후 정상적으로 평균 14,000~16,000/mm³로 회복된다. 여성이 열이 나거나 감염의 위험이 있다면 간호사는 6시간에 30% 넘게 증가되고 다른 감염의 징후가 있는 WBC 수치에 특히 유의해야 한다.
6. 산욕기 여성은 방광팽만이 있어도 소변을 보고 싶은 욕구가 저하되어 있고 여성의 방광이 유압(fluid pressure)에 덜 민감하기 때문에 요로감염의 위험이 있다. 출산으로 인한 외상과 국소마취의 잔여 효과로 또한 배뇨를 힘들게 만들 수 있다. 소변정체가 박테리아가 증식할 시간을 허용하므로 요로감염의 가능성이 더 높다. 꽉 찬 방광이 자궁근육을 이완시키면서 자궁이 제대로 위치하지 못하기 때문에 과도한 산후출혈이 일어난다.
7. 에스트로겐, 프로게스테론, 멜라닌세포 자극호르몬이 출산 후 빠르게 감소하기 때문에 과다색소침착(hyperpigmentation)이 감소한다.

7) 신경계

분만 후에는 피로와 불편함이 찾아온다. 산후통, 회음절개, 열상, 절개부, 근육통, 유방울혈(breast engorgement) 등이 산모에게 불편을 더해 주고 수면을 방해한다.

분만 시에 사용했던 진통제나 마취로 인해 다리의 무감각이나 현기증 같은 신경계의 변화가 일시적으로 일어날 수 있다. 이때 낙상을 예방하는 것이 가장 중요하다.

산모가 두통을 호소할 때는 면밀한 사정이 필요하다. 출산 첫 주에 편두통이 흔하며 이는 체액과 전해질의 불균형 때문이다. 극심한 두통은 흔하지는 않지만, 경막외마취로 인한 것일 수도 있다. 이 두통은 상체를 세우고 있을 때 가장 심하고 똑바로 누우면 완화된다. 이런 두통은 즉시 의사에게 보고한다. 시야가 흐려지고 눈이 부시고 단백뇨와 복통을 동반하는 두통은 자간전증을 의미한다.

산모들은 퇴원 후에도 심한 통증이 지속된다. 어떤 산모들은 통증 때문에 자신과 아기를 돌보기가 힘들다고 호소한다.

8) 내분비계

태반이 만출되고 나면 에스트로겐, 프로게스테론, 융모성선자극호르몬 같은 태반호르몬들은 급격히 감소한다. 산모가 수유를 하지 않으면 유즙 분비를 자극하는 뇌하수체 호르몬인 프로락틴은 14일 만에 임신 전의 상태로 돌아간다(American Society for Reproductive Medicine, 2014).

9) 체중감소

출산 시에 감량되는 체중은 4.5~5.8kg이다. 이것은 태아, 태반, 양수, 출혈량을 합한 것이다. 1주일이 지나면 이뇨 작용과 자궁퇴축, 오로의 결과로 2.3~3.6kg이 더 감량된다(Blackburn, 2013).

체중은 계속 줄어서 출산 후 3개월간 가장 많은 감량이 일어나게 된다. 임신 동안에 체중이 과도하게 증가한 산모가 아니라면, 분만 후 균형잡힌 식단을 잘 따른 산모라면 1년 이내에 증가된 대부분의 체중을 감소시킬 수 있다(Blackburn, 2013).

이해하기

8. 분유를 먹이는 산모는 월경이 언제 재개될 것이라고 예상해야 하는가? 모유수유를 하는 산모는?
9. 모유수유가 배란과 월경의 재개에 어떤 영향을 주는가?
10. 산모가 출산 시 감소되는 체중은 얼마 정도인가? 출산 일주일 후에는 얼마나 감량될 것으로 기대할 수 있는가?

이해하기 정답

8. 월경은 분유(formula)를 먹이는 산모의 40~45%에서 약 6~8주에, 75%에서 12주에, 모든 여성에게 6개월에 다시 시작될 것이다.
9. 모유수유는 배란과 월경이 돌아오는 것을 지연시킨다.
10. 여성들은 출산하는 동안 대략 4.5~5.8kg(10~13lb)가 빠진다. 여성들은 출산 후 첫 주가 끝날 때까지 2.3~3.6kg의 무게가 더 빠진다.

2. 산욕기 가족 간호

1) 산후 사정

합병증이 없는 질 분만의 경우에는 보통 48시간 만에 퇴원을 하고 제왕절개의 경우에는 96시간 만에 퇴원을 한다.

(1) 초기 사정

산욕기의 여성 간호 시에는 신생아의 소변, 대변, 혈액뿐만 아니라 산모의 초유, 모유, 오로 같은 체액에 접촉할 위험이 높아진다. 그러므로 혈액과 체액에 대한 표준적인 주의사항으로 질병통제예방센터(the Centers for Disease Control and Prevention, CDC)가 내놓은 권고사항들을 잘 지켜야 한다.

분만 후 사정은 분만 4기(출산 후 1~2시간)에 시작한다. 산모가 신체적으로 안정된 상태인지를 평가하기 위한 것인데 첫 사정내용은 다음과 같다.

- 활력징후
- 피부색
- 자궁저부의 위치와 단단한 정도
- 오로의 양과 색
- 회음(부종과 회음절개, 열상, 혈종)
- 통증의 유무, 정도, 부위
- 정맥내(Intravenous, IV) 주입: 수액의 종류, 주입속도, 첨가된 약의 종류와 양, 정맥주사선이 막히지 않았는지, 정맥주입 부위가 붉거나 붓거나 아프지 않은지
- 소변량: 마지막 배뇨나 도뇨관 삽입의 시기와 양, 도뇨관의 유무, 소변의 색과 특징
- 복부 절개부의 드레싱 상태
- 부분마취를 한 경우, 감각이 돌아온 정도와 움직일 수 있는지의 여부

(2) 의료기록 검토

첫 사정 결과 산모가 신체적으로 안정되어 있으면 산모의 의무 기록을 검토하여 산욕기에 합병증을 일으킬 만한 요인이 있는지 파악하여야 한다.

- 임신경력, 출산경력
- 분만의 시각과 종류(흡인, 겸자, 제왕절개)
- 열상이나 회음절개의 유무와 정도
- 마취나 투여된 약
- 당뇨병, 고혈압, 심질환 같은 주요 병력과 수술력
- 진통이나 분만 시 투여된 약 혹은 평소에 복용하는 약과 그 이유
- 음식이나 약에 대한 알레르기
- 신생아 수유 방법
- 아기의 상태

임상검사 자료도 검토한다. 산전의 헤모글로빈과 적혈구용적률, 혈액형과 Rh인자, B형간염 항원, 풍진에 대한 면역 여부, 매독검사, B군 연쇄구균의 유무 등은 특히 중요하다.

출혈과 감염에 대한 위험인자. 간호사는 산욕기에 가장 많이 일어나는 합병증인 출혈과 감염을 일으키는 위험인자가 있는지 주의 깊게 관찰한다.

면역글로불린의 필요. 산전기록과 신생아 차트를 보고 Rho(D) 면역글로불린이 필요한지 확인한다. 엄마가 Rh 음성이고 아기가 양성인데 엄마가 아직 감작화되지 않았을 경우에는 엄마에게 Rho(D) 면역글로불린을 투여한다. 산모의 몸이 항체를 만들어 다음 임신에 지장을 주는 것을 방지하려면 출산 후 72시간 내에 Rho(D) 면역글로불린을 투여하여야 한다.

예방접종.

풍진 백신. 산모는 출산 전 풍진에 대한 면역이 있는지를 확인하기 위해 풍진 항체 선별검사를 받는다. 만약 면역이 없으면 출산 후에 다음 번 임신을 위해 예방접종을 받도록 권고한다. 풍진은 태아에게 심각한 이상을 초래할 수 있기 때문이다.

임신부가 실수로 풍진 백신(rubella vaccine)을 맞았을 경우 태아에게 해가 된 사례가 보고된 적은 없지만, 풍진은 생백신이므로 이론적으로는 태아에게 해가 될 가능성이 있다(Centers for Disease Control and Prevention [CDC], 2016; Hamborsky, Kroger, & Wolfe, 2015). 그러므로 산모에게 풍진 백신을 맞고 나서 적어도 28일 동안은 피임을 해야 한다고 교육한다.

풍진 백신을 주사하기 전 산모에게 이 주사를 맞은 후 너무 빨리 임신하게 될 경우의 위험에 대해 알고 있다는 동의서에 서명하게 하는 병원도 있다.

백일해 백신. 대부분의 성인들이 아동기에 백일해 백

반드시 기억해야 하는 것

산욕기의 위험인자

출혈
- 다산(5번 이상)
- 자궁의 과다팽만(큰 아기, 쌍둥이, 양수과다)
- 급속분만(3시간 이하)
- 지연분만
- 태반이 남아 있음
- 전치태반, 유착태반, 태반조기박리
- 약물(자궁수축억제제, 황산마그네슘, 전신마취, 옥시토신의 오랜 투여)
- 수술적 절차(겸자분만, 흡인분만, 제왕절개)

감염
- 수술적 절차(겸자분만, 흡인분만, 제왕절개)
- 여러 번의 내진
- 지연분만
- 양막이 파열되고 시간이 오래 지났음
- 태반이나 잔류된 파편들을 손으로 적출
- 당뇨병
- 도뇨관 삽입
- 하부 생식관의 세균 감염

신을 접종하지만 그 약효는 시간이 지남에 따라 감소한다. CDC(2012)는 영아나 아동을 다루는 모든 성인들은 백일해 추가접종을 받을 것을 권장한다. 백일해 접종은 임신 중에 받아도 되고 출산 후에 받아도 된다. 백일해 백신(pertussis vaccine)은 보통 디프테리아, 파상풍 백신과 함께 접종한다. 최신정보는 CDC의 웹 사이트인 www.cdc.gov/vaccines에서 확인할 수 있다.

수두 백신. 임신부가 수두에 걸리면 태아나 신생아에게 심각한 감염과 합병증을 일으킬 수 있다. 그러므로 수두에 면역이 없는 산모는 출산 후 퇴원하기 전에 1차 접종을 받도록 권장한다. 산모에게 접종 이후 한 달간 임신하지 않도록 교육한다.

약물 가이드-풍진 백신

종류	약독화바이러스 백신
작용	전염성이 없는 변종 풍진(독일 홍역) 감염을 일으켜 풍진 바이러스에 대해 항체를 형성하게 한다.
출산여성에 대한 적응증	풍진에 대한 면역이 없는 여성에게 최소한 임신 28일 전 혹은 출산이나 유산 후에 접종한다. 이 백신은 풍진 감염과 그로 인한 태아의 심각한 선천성 이상을 방지해 준다.
용량과 경로	0.5mL 근육 내
흡수	잘 흡수됨
금기와 주의사항	면역이 억제된 사람, 임신부, 이 백신 성분에 민감성을 가진 사람, 중증 혹은 심한 질병을 가진 사람에게는 금기시된다. 약독화바이러스가 모유에 나타나서 아기에게 발진을 일으킬 수도 있지만 이것이 모유수유 중인 엄마에게 금기의 이유가 되지는 않는다. 이것을 Rho(D) 면역글로불린을 투여할 때쯤에 접종할 수는 있지만 6~8주 후에 면역이 생겼는지 검사해 보아야 한다.
유해반응	접종부위가 일시적으로 따끔함, 발열, 림프절병, 관절통, 일시적 관절염이 가장 흔하다.
간호중재	냉장보관할 것, 주어진 희석제로만 재구성할 것, 재구성해서 즉시 사용하고 8시간이 경과한 것은 버릴 것, 빛을 받지 않게 할 것, Rho(D) 면역글로불린을 투여할 때 접종하려면 의사에게 문의할 것, 임신부가 실수로 풍진 백신을 맞았을 경우 선천성 풍진 증후군을 가진 아기가 태어났다는 사례가 보고된 적은 없지만 산모에게 풍진 백신을 맞고 나서 적어도 28일 동안은 임신하지 말라고 교육할 것

출처: Atkinson, W., Wolfe, S., & Hamborsky, J. (Eds.). (2012). Epidemiology and prevention of vaccine-preventable diseases (12th ed.) Washington, DC: Public Health Foundation.

(3) 질 분만 후의 중요 간호사정

간호사는 병원 방침에 따라 분만 후 사정을 하는데, 예를 들면 다음과 같은 일정을 따른다.

- 분만 후 처음 1시간은 15분마다
- 그 다음 1시간은 30분마다
- 첫 24시간 동안 4시간마다
- 그 후에는 8~12시간마다

비정상 결과가 나오면 더 자주 사정하여야 한다. 특정한 문제가 발견되면 그에 따라 사정항목이 달라지겠지만 일반적으로 질 분만 후의 중요 간호사정에는 활력징후, 자궁저부, 오로, 회음, 방광과 배뇨, 유방, 다리가 포함된다. 제왕절개 후의 사정은 더 광범위하다.

활력징후.

혈압. 혈압(blood pressure)은 자세와 측정하는 팔에 따라 달라진다. 정확한 결과를 얻으려면 혈압을 매번 같은 팔에, 같은 자세로 측정한다. 분만 후의 혈압은 산전 혈압과 비교해서 어떤 변화가 있는지 평가한다. 통증이나 불안이 있을 때 혈압이 상승할 수 있다. 혈압이 140/90mmHg 이상이면 자간전증을 의심한다. 혈압이 떨어지는 것은 과다출혈에서 온 탈수나 혈량저하일 수도 있다.

기립성저혈압. 분만 후에는 복압이 급격히 감소하며 장기로 가는 혈관이 확장되므로 복부의 혈관들에 울혈이 일어나 산모가 누웠다가 앉으면 이완기 혈압이 15~20mmHg 정도 급격히 떨어진다. 이 때문에 산모는 일어설 때 현기증이 나거나 기절할 수도 있다.

저혈압은 혈량저하에 의해 발생한다. 분만 후의 혈압이 산전의 기준보다 많이 낮을 때는 출혈이 있는지 사정한다(자궁저부의 위치와 단단한 정도, 오로의 양, 빈맥).

맥박. 분만 후에는 분당 40~50회(beats per minutes, bpm)로 정의되는 서맥이 나타난다. 이것은 태반이 만출된 후에 전신순환으로 돌아오는 혈액량이 증가하며, 전신순환의 증가가 1회 박출량을 증가시켜 낮은 심박으로도 충분한 순환을 할 수 있기 때문이다.

빈맥은 통증, 흥분, 불안, 피로, 탈수, 혈량저하, 빈혈, 감염으로 인한 것이다. 빈맥이 있으면 통증의 정도, 혈압, 자궁의 위치와 단단함, 오로의 양, 분만 시의 출혈량, 헤모글로빈과 적혈구 용적률을 추가로 사정한다. 이 추가사정의 목적은 과다출혈 여부를 확인하고 즉시 중재를 취하기 위함이다.

호흡. 호흡(respiration)은 분당 12~20회의 정상범위를 유지해야 한다. 제왕절개를 한 산모, 흡연하는 산모, 상부호흡기도 감염에 잘 걸리거나 최근에 걸린 산모, 천식 혹은 황산마그네슘을 투여받고 있는 산모에게는 호흡음을 사정하는 것이 중요하다.

체온. 분만 후 24시간 동안은 체온이 38℃까지 올라가는 일이 흔한데 이것은 탈수로 인한 것이거나, 산후의 정상적인 백혈구 증가증으로 인한 것일 수 있다. 체온 증가가 24시간 이상 지속되거나, 38℃가 넘거나, 감염의 다른 징후가 있으면 의사에게 보고한다.

통증. 활력징후와 함께 통증(pain)의 특징, 부위, 정도를 사정한다. 간호사는 산후통이나 회음부의 불편함, 유방의 압통에 주의한다. 필요하면 처방된 진통제를 투여하고 진통제의 효과를 평가한다.

자궁저부. 자궁저부(fundus)의 위치와 단단한 정도(consistency)를 사정한다(**절차 15-1**). 정상적인 경우에는 자궁저부가 배꼽 높이에서 단단히 수축되어 있다. 만약 자궁이 배꼽보다 높거나 한쪽(주로 오른쪽)으로 치우쳐 있으면 방광이 팽창되어 있기 때문일 수도 있으므로 방광을 비운 다음 다시 측정한다.

자궁저부가 어디 있는지 알아내기 힘들거나, 자궁저부가 물렁거린다면 자궁내번(uterine inversion)을 방지하기 위해 자궁근육이 자극을 받아 수축하도록 부드럽게 마사지한다. 자궁이 이미 수축해서 단단해져 있으면 마사지를 해 주지 않아도 된다.

자궁이 수축을 계속하려면 자궁 안에 혈괴가 없어야 한다. 자궁을 마사지할 때 회음을 관찰하여 얼마나 큰 혈괴가 몇 개나 나오는지 관찰한다. 오로가 지나치게 많거나 큰 덩어리가 나오면 무게를 측정하여 혈액손실량을 확인해야 한다.

자궁을 수축시켜 산후출혈을 방지하기 위해 가장 일반적으로 투여하는 약물은 옥시토신이다.

오로. 오로의 양, 색, 냄새를 사정한다. 회음을 사정할 때 산모패드에 묻은 오로를 관찰한다. 자궁을 촉진하고 마사지할 때 질에서 나오는 분비물들도 관찰해야 한다.

- 오로가 끊임없이 똑똑 떨어지거나, 줄줄 흐르거나, 스며 나오는 것은 과다출혈을 의미하므로 즉각적인 조치가 필요하다.
- 자궁이 단단히 수축되어 있는데도 오로가 과다분비될 때에는 산도에 열상이 있음을 의미한다. 의사에게 알려야 한다.

오로에서 악취가 나는 것은 자궁내막이 감염되었다는 의미이므로 감염의 다른 징후인 열, 빈맥, 자궁의 압통, 통증 등을 사정한다.

오로가 없는 것도 감염의 징후가 될 수 있다. 제왕절개를 했을 경우 제왕절개 시 자궁강을 스펀지로 닦아 내는 과정에서 자궁내막의 일부가 제거되었기 때문에 오로가 미량에 그친다. 그러나 오로가 완전히 없을 수는 없다.

회음. 회음절개부 혹은 회음의 열상부위를 사정할 때는 다음과 같은 다섯 가지 징후(REEDA), 발적(redness, R), 부종(edema, E), 반상출혈(타박상, ecchymosis, E), 분비물(discharge, D), 치유 정도(approximation, A)를 관찰한다.

상처 부위의 발적은 상처에 대한 일반적인 염증반응이다. 그러나 심한 통증이나 압통을 동반한다면 감염의 신호이다. 반상출혈이나 부종은 조직이 손상되어 치유가 늦어지는 것이다. 상처에서 어떤 분비물도 나오지 않아야 정상이다.

배뇨. 산모는 방광이 가득 찼어도 요의를 느끼지 못할 수 있으므로 간호사는 방광이 팽만해졌는지 사정한다. 치골결합 위에 불룩 나온, 물렁거리고 움직여지는 덩어리 같은 것이 느껴지면 방광이 팽만한 것이다. 또 자궁이 위로, 그리고 옆으로 치우쳐 있거나 오로의 양이 많은 것도 방광팽만의 한 증상이다. 150mL 이하의 소변을 자주 보는 것은 소변정체를 의미한다. 배뇨가 잘 된 징후는 자궁이 중앙선에 단단히 자리 잡고 있으면서 방광이 촉진되지 않는 것이다.

분만 후 혹은 도뇨관을 뺀 후에는 두세 번 정도 소변의 양을 측정하여 방광 기능이 정상으로 돌아왔는지 확인한다. 300~400mL의 소변을 보면 보통 방광이 빈 것이다. 그러나 산모가 배출한 소변량에 관계없이 소변을 보기 전에 자궁이 전위(displacement)되어 있었으면 배뇨 후에 다시 자궁을 사정하여 방광이 빈 것을 확인하여야 한다. 절박뇨, 빈뇨, 배뇨통은 요로감염의 증상이므로 의사에게

절차 15-1 자궁저부의 사정

목적: 자궁의 위치와 단단한 정도를 알아보기 위함

1. 시작하기 전에 절차와 근거를 설명한다. 설명은 불안을 줄여주고 협력을 이끌어 낸다.
2. 소변을 본 지 오래 되었으면 방광을 비우라고 말해 준다. 방광이 팽만되면 자궁을 들어 올려 전위시킨다.
3. 산모를 똑바로 눕히고 무릎을 구부린다. 이것은 복근을 이완시켜 자궁저부의 위치를 정확히 파악하는 데 도움을 준다.
4. 깨끗한 장갑을 끼고 산모패드를 좀 더 밑으로 끌어내려 자궁을 촉진하면서 오로를 관찰한다. 체액과 접촉할 때는 항상 장갑을 끼는 것이 좋다.
5. 자궁저부를 촉진하는 반대편 손을 산모의 치골결합 위에 놓는다. 이것은 자궁하부를 떠받치고 고정시켜 준다.

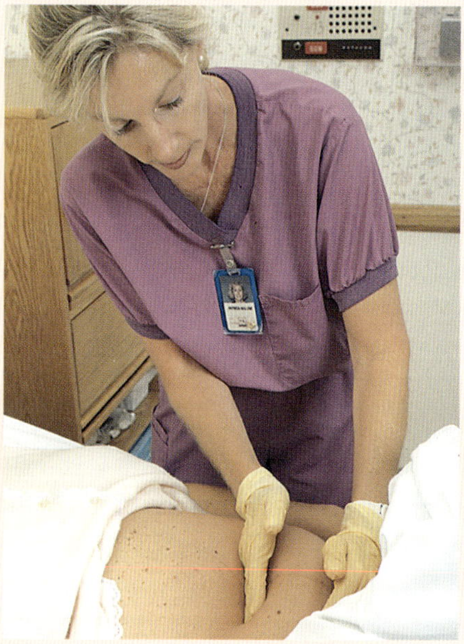

6. 촉진을 할 때는 손가락의 평평한 부분(손가락 끝이 아니라)을 사용해야 한다. 특히 제왕절개를 한 산모는 통증을 느낄 수도 있다.
7. 배꼽에서부터 시작하여 자궁저부가 만져질 때까지 부드럽게 촉진한다. 자궁저부는 중앙선의 배꼽 높이 정도에서 단단하게 느껴져야 한다. 산모가 비만하거나 복부가 팽만되어 있으면 자궁저부를 찾기가 어렵다. 촉진으로 자궁저부의 위치와 단단한 정도를 알 수 있다.
8. 자궁저부를 찾기가 힘들거나 자궁저부가 "늪 같으면(물렁거리면)" 촉진하는 반대편 손을 산모의 치골결합 위에 놓은 채 촉진하는 손으로 자궁저부를 단단해질 때까지 마사지해 준다. 촉진하는 반대편 손이 자궁저부를 떠받치고 고정시켜 마사지하는 동안 자궁내번이 일어나지 않게 해 준다. 촉각적인 자극에 대한 반응으로 자궁이 수축을 하여 과다출혈이 억제된다.
9. 물렁물렁한 자궁저부가 마사지로 단단해졌으면 꾹 눌러 덩어리가 나오게 한다. 그동안 계속 한 손으로 치골결합 바로 위(자궁하부)를 누르고 있어야 한다. 덩어리를 제거해야 자궁이 원활하게 수축할 수 있다. 자궁이 물렁물렁한 상태에서 덩어리를 만출시키려 하면 자궁이 내번될 수 있으므로 자궁저부가 단단해지기 전에는 덩어리를 만출시키지 않는다. 자궁이 단단할 때 자궁하부를 눌러 주어야 자궁내번을 방지할 수 있다.
10. 자궁저부가 배꼽보다 위나 아래에 있으면 당신의 손가락을 사용하여 배꼽과 자궁저부 사이의 간격이 손가락 넓이 몇 개만큼이나 되는지 사정한다. 손가락을 사용하면 그 간격을 센티미터 단위로 어림짐작할 수 있다.
11. 자궁저부의 경도와 위치를 기록으로 남긴다. 경도를 "자궁저부가 단단함", "자궁저부가 마사지로 단단해졌음", "물렁물렁함"처럼 기록한다. 자궁저부의 높이는 배꼽 위 혹은 아래 몇 센티미터, 즉 손가락 몇 개의 넓이로 기록해야 한다. 예를 들면 "자궁저부가 단단함, 중앙선, ↓1"(배 꼽 밑 손가락 한 개 넓이, 즉 1cm) 혹은 "가벼운 마사지로 자궁저부가 단단해졌음, U+2(배꼽 위 손가락 두 개 넓이, 즉 2cm), 오른쪽으로 전위되어 있음" 등이다. 이것은 의료진들 간에 정확한 의사소통을 증진시키고 비정상 결과를 찾아내어 조기 치료가 가능하게 한다.

표 15-2 자궁저부 사정과 간호중재

정상 결과	비정상 결과	간호중재
자궁저부가 단단히 수축되어 있음	자궁저부가 물렁물렁하고 "늪 같음", 수축되지 않았거나 찾아내기 힘듦	자궁하부를 떠받치고 단단해질 때까지 자궁저부를 마사지해 준다.
마사지를 멈추어도 자궁저부가 수축되어 있음	마사지를 멈추면 자궁저부가 수축되지 않고 물렁물렁해짐	한 손으로 자궁하부를 계속 떠받친 상태에서 다른 한 손으로 자궁저부를 단단해질 때까지 마사지해 준다. 그 다음 자궁저부를 꾹 눌러 덩이를 만출시킨다. 의사에게 알리고 자궁저부를 단단한 상태로 유지시키기 위해 처방받은 옥시토신이나 다른 약물을 투여한다.
자궁저부가 중앙선의 배꼽 높이에 있음	자궁저부가 배꼽 위에 있음, 중앙선에서 치우쳐 있음	방광이 비었는지를 사정한다. 방광을 비우기 위해 산모가 소변을 보도록 도와주거나 필요하면 도뇨한다. 방광을 비운 후에 다시 자궁저부의 위치와 경도를 사정한다.

보고하여야 한다.

유방. 분만 후 하루 이틀은 유방이 물렁거리고 압통이 없다. 그 후에는 산모가 수유를 하는지 여부에 따라 유방 변화가 달라진다. 산모가 인공수유를 하기로 결정했더라도 간호사는 유방을 사정한다. 예방조치에도 불구하고 유방울혈이 생길 수 있기 때문이다. 유방의 크기와 모양, 대칭성을 관찰한다. 유방의 크기와 성공적인 수유 사이에는 관계가 없다고 가르쳐 줘야 한다. 움푹 파지거나 피부가 두꺼워진 부분이 있는지도 시진한다. 드물기는 하나 종양의 징후일 수 있다.

유두가 납작하거나 함몰되어 있는지도 관찰한다. 이 경우에는 수유가 어렵다. 유두에 외상(붉음, 수포, 열창)이 있는지도 사정한다.

유방을 촉진하여 단단하거나 압통이 있는지 확인한다. 이것은 유즙을 생산하기 위해 혈관과 림프관의 순환이 증가하였음을 의미한다. 유방소엽들이 유즙을 생산하기 시작할 때 유방은 '울퉁불퉁하게' 느껴질 수도 있다.

유방사정은 유방관리와 모유수유 기법, 유방사정 기법을 교육할 수 있는 좋은 기회가 된다.

다리. 정맥류나 혈전정맥염이 있는지 다리를 사정한다. 혈전정맥염의 증상은 그 부위의 붉은색, 온기, 부종, 압통이다. 혈전으로 인해 발의 맥박이 폐색되는 경우도 있으므로 매번 사정한다.

호만징후. 간호사가 산모의 발등을 굽혔을 때 산모가 장딴지에 불편함을 느끼면 양성 호만징후(Homans' Sign)로서(**그림 15-6**) 이것은 심부혈전정맥염을 의미한다. 불편하게 느껴지지 않으면 음성징후이다. 양성 호만징후, 다리의 붉음, 압통, 온기는 의사에게 보고한다. 심부혈전정맥염이 있어도 호만징후가 음성으로 나오는 경우도 있으므로 주의한다.

부종과 심부건반사. 분만 후 여분의 간질액(사이질액,

절차 15-2 회음 사정

목적: 회음의 외상과 치유 상태를 사정함

1. 사람들을 내보내고 절차의 목적을 설명한다. 이것은 협조를 얻어내고 불안을 줄여준다.
2. 깨끗한 장갑을 끼고, 사정 시 발생할 수 있는 체액과의 접촉으로부터 보호해 주는 표준예방조치를 실행한다.
3. 산모에게 Sims 자세(모로 눕는 자세)로 다리 윗부분을 구부리도록 요청한다. 산모패드를 내리고 엉덩이 윗부분을 들어 올린다. 필요하면 회음부위를 시진하기 위해 손전등을 사용해도 좋다. 이 자세가 회음을 잘 보이게 해 주고 산모의 몸 아래에 숨겨져 있는 오로까지 볼 수 있게 해 준다. 조명이 있으면 더 잘 볼 수 있다.
4. 부종이나 타박상의 위치와 정도를 사정한다. 큰 타박상이나 비대칭적인 부종은 혈종이 생겼음을 의미할 수도 있다.
5. 회음절개부 혹은 열상부위에 발적, 부종, 반상출혈, 분비물, 치유 정도를 사정한다. 발적, 부종, 분비물은 상처가 감염되었음을 의미할 수 있다. 타박상이 크면 치유가 늦어질 수 있다. 합병증 없이 치유가 되려면 상처의 가장자리들이 서로 붙어있어야 한다.
6. 치질의 수와 크기를 관찰한다. 치질이 붓고 아프면 활동과 배변에 지장을 준다.

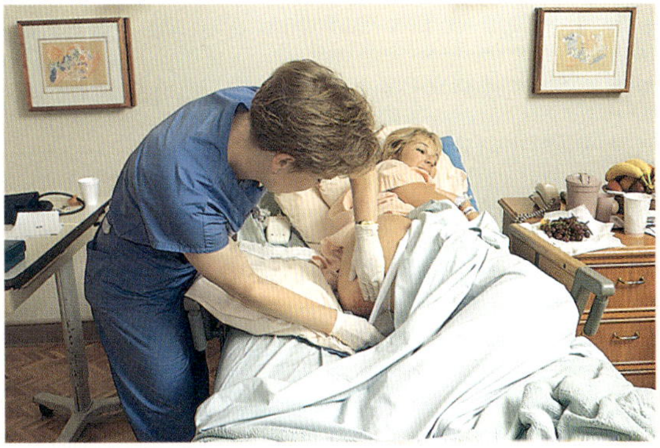

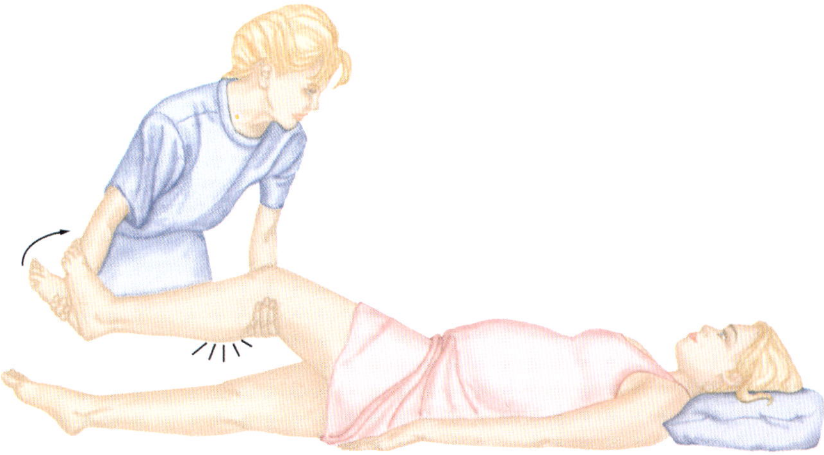

그림 15-6 간호사가 산모의 발등을 갑자기 굽혔을 때 산모가 장딴지에 불편함을 느끼면 양성 호만징후이다.

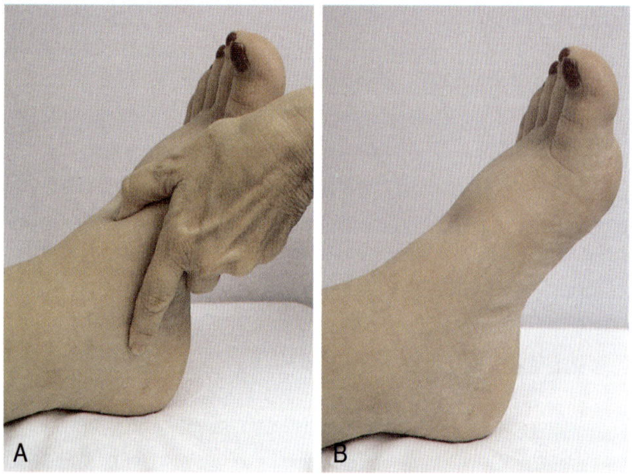

그림 15-7 발의 부종. A: 발을 눌러본다. B: 체액이 눌린 부위에서부터 인접한 조직으로 이동하면서 '함몰'이 나타난다.

interstitial fluid)이 배출되기까지 며칠 동안은 발이나 정강뼈 앞 부분에 부종이 있을 수 있다(그림 15-7). 이뇨작용이 가장 활발한 때는 분만 후 2~5일까지이다. 체액과 전해질의 균형이 임신 전의 상태로 돌아오는 것은 분만 후 21일쯤이다(Blackburn, 2013).

이해하기

11. 기립성저혈압의 원인은 무엇인가? 기립성저혈압의 전형적인 징후와 증상에는 어떤 것들이 있는가?
12. 빈맥이 있을 때는 무엇을 더 사정해야 하며 그 이유는 무엇인가?
13. 자궁마사지는 언제 필요한가? 마사지를 할 때 자궁을 어떻게 받쳐야 하는가?
14. 자궁이 단단히 수축되어 있는데도 과다출혈이 있으면 이것은 무엇을 암시하는가?

이해하기 정답

11. 기립성저혈압(orthostatic hypotension)은 출산 후 복부내압이 감소하여 내장혈관의 충혈로 초래된다. 증상과 징후에는 여성이 누워 있다가 앉거나 설 때 수축기 혈압이 15~20mmHg 떨어짐, 현기증, 어지럼증, 또는 실신이 포함된다.
12. 빈맥이 발견되면 원인을 발견하도록 돕기 위해 혈압 사정, 체온, 자궁저부의 위치와 단단한 정도, 오로의 양, 출산 시 추정된 혈액소실의 양, 헤모글로빈, 헤마토크릿, 통증의 정도에 대해 사정이 필요하다. 흥분, 통증, 불안, 피로, 탈수, 빈혈, 감염, 혈량저하는 빈맥을 초래할 수 있다.
13. 자궁이 단단히 수축되어 있지 않을 때 자궁마사지가 필요하다. 간호사는 마사지하는 동안 자궁을 붙들고 지지하기 위해 우세하지 않은 손을 여성의 치골결합 위에 둔다.
14. 자궁경부 또는 질의 열상은 심지어 자궁이 단단히 수축되어 있을 때에도 과도한 출혈을 초래할 수 있다.

심부건(deep tendon reflex)은 1+~2+여야 한다. 정상보다 빠르고 활동항진 상태인 반사(3+~4+)는 자간전증일 수 있으므로 의사에게 보고한다.

2) 분만 직후 간호

분만 직후의 산모간호는 산모의 생리적 안전, 통증 완화, 배뇨 증진, 건강교육에 중점을 둔다.

(1) 통증 완화

분만 후 회음의 통증을 가라앉히기 위해 냉찜질과 온찜질을 모두 사용한다.

냉찜질. 얼음은 혈관을 수축시켜 주므로 분만 직후에 사용하면 부종을 줄이고 그 부위를 무감각하게 만들어 주므로 도움이 된다. 아이스팩을 수건이나 종이로 싸서 회음에 대고 얼음이 녹을 때까지 두었다가, 새 팩으로 갈아줄 때는 10분간의 이완기를 두도록 한다. 안에 아이스팩이 내장된 산모패드도 있다.

경막외차단으로 아직 감각이 없는 산모는 주의가 필요하다. 냉화상을 입을 수도 있기 때문이다. 감각이 돌아올 때까지는 얼음을 단시간만 사용해야 한다(East, Begg, Henshall, Marchant & Wallace, 2012).

좌욕. 회음절개나 치질, 회음부 부종이 있는 산모에게 하루 2~4회의 좌욕(sitz baths)을 제공하는 병원들이 있다. 좌욕은 물의 계속적인 순환을 이용하여 외상을 입은 회음을 씻어주고 편안하게 해 준다. 24시간이 지난 다음에는 따뜻한 물이 순환을 촉진시키고 상처를 아물게 한다.

진통제. 산모에게 산후통과 회음통완화를 위해 진통제(analgesics)를 권장한다. 진통제에는 아세트아미노펜이 섞여 있는 것이 많다. 산모에게 24시간에 4g 이상의 아세트아미노펜을 복용하지 않도록 설명한다. 이부프로펜 같은 비스테로이드소염제도 항염증 효과가 있으므로 유용하다.

(2) 회음간호

질 분만과 제왕절개 분만 후 배뇨나 배변 후에 회음에 따뜻한 물을 흘려 주는 회음간호(perineal care)는 회음을 씻어주고 통증을 완화시키고 회음절개나 열상이 있는 부위의 감염을 막아준다. 물기는 닦아내지 말고 두드려서 말리는 것이 좋다.

반드시 기억해야 하는 것

방광팽만의 징후

- 자궁저부가 기준선(방광이 비었을 때 정한 기준선)보다 올라가 있음
- 자궁저부가 중앙선에서 한쪽으로 전위되어 있음
- 과다한 오로
- 방광이 아픔
- 치골결합 위로 방광이 융기해 있음
- 150mL가 안 되는 소변을 자주 봄(범람을 동반한 소변정체를 암시함)

비판적 사고연습 15-1

Lani는 어제 아침 제왕절개로 첫 아이를 분만한 이후 경과가 좋았다. 자가조절 진통법은 4시간 전에 종료되었다. 유치도뇨관도 3시간 전에 뺐고 1시간 전에는 진통제로 비코딘(하이드로코돈 5mg/아세트아미노펜 500mg) 2정을 복용했다. 그러나 그녀는 지금 통증 때문에 신음하고 몸을 움츠리며 진통제를 요청한다. 그녀는 도뇨관을 빼고 얼마 안 있어 남편의 부축을 받고 화장실에서 소변을 누었으나 양을 재지는 않았다고 한다. 그녀의 자궁저부는 배꼽보다 약간 위에 있고 약간 오른쪽으로 치우쳐 있다. 두꺼운 압박드레싱이 하복부를 덮고 있어서 방광을 촉진하기는 어려운 상태이다. Lani는 소변을 안 봐도 된다고 한다.

질문

1. 간호사는 무엇을 더 사정해야 하는가?
2. 간호사는 무엇을 해야 하는가?
3. 무엇이 Lani의 통증의 원인이 될 수 있는가?

비판적 사고연습 15-1 정답

1. 대상자가 예상했던 것보다 더 큰 통증이 있는지, 그 원인을 판단하기 위해 더 사정할 필요가 있다. Lani에게 통증의 등급을 매기기 위해 질문한다. 정확히 통증이 어디에 있습니까? 어떤 종류의 통증입니까? 쓰린, 압력이 느껴지는, 둔한 통증? 그녀에게 소변의 양을 질문한다. 일반적인 소변 양과 비교하여 양이 어떠한가? 이전에 사정한 것과 비교하여 얼마나 많은 양의 오로가 있는가?
2. 간호사가 생각하는 이전 소변양과 Lani의 소변을 보고자 하는 감각의 결핍에 상관없이 그녀가 배뇨할 수 있다면 화장실에 가는 것을 돕는다. 그녀가 배뇨한다면 적당한 양인지 양을 측정하고 배뇨 후 완화됨을 느끼는지 판단한다. 그녀가 소변을 볼 수 없고, 처방이 있다면 도뇨관을 삽입하여 배뇨시킨다. 만일 처방이 없다면 처방을 얻기 위해 의료진에게 전화한다.
3. 팽만된 방광이 Lani의 가장 큰 통증 원인일 것이다. 하지만 그녀는 아주 낮은 통증에 대한 내성을 가지고 있거나 다른 종류의 진통제를 필요로 할 수 있다. 하지만 이러한 경우에 Lani는 어제 수술을 했고 이후로 계속 진통제를 투여받았다. 낮은 통증 내성은 이미 발견되었을 것이다. 일부 수술 합병증이 있을 수 있다. 통증이 계속된다면 이 문제를 의사에게 의뢰한다.

국소약제. 마취 스프레이는 표면의 불편함을 덜어주고 보행을 좀 더 편안하게 해 준다. 산모에게 15~30cm 떨어져서 스프레이를 들고 회음에 분사하도록 한다. 회음간호를 한 다음 스프레이를 뿌리고 깨끗한 산모패드를 착용하도록 산모를 교육한다. 통증을 덜기 위한 수렴 찜질 패드는 치질에 직접 닿게 붙여야 한다. 치질에 하이드로코르티손 연고를 바르는 것도 통증완화에 도움이 된다.

앉는 요령. 산모에게 앉기 전에 엉덩이 양쪽을 가운데로 몰아서 하중을 엉덩이에 천천히 실은 다음 앉는 방법을 알려준다. 이렇게 하면 회음의 조직이 늘어나지 않으므로 외상을 입은 부위에 날카로운 충격이 가는 것을 막을 수 있다. 회음절개 부위에 체중 전체가 실리지 않도록 약간 옆으로 앉는 것도 도움이 된다.

(3) 배뇨 증진

산모들은 배뇨에 어려움을 겪는 경우가 많다. 이것은 회음의 부종과 외상, 방광의 유압에 대한 민감성의 감소로 인한 것이다. 보행이 가능해지면 산모를 부축하여 화장실에 데리고 가도록 한다. 첫 소변을 볼 때 혼자 있게 해 주고 충분한 시간을 주는 것이 중요하다. 회음의 근육을 이완시키고 요의를 느낄 수 있도록 도와줄 수 있는 방법에는 다음과 같은 것들이 있다.

- 산모가 이완될 수 있도록 진통제를 제공함
- 세면대나 샤워기에 물을 틀어, 산모의 손을 따뜻한 물에 담그고, 회음에 물을 끼얹어 줌
- 뜨거운 차나 산모가 좋아하는 음료수를 제공함
- 산모에게 빨대로 풍선을 불게 함
- 샤워할 때나 좌욕기에서 소변을 봐도 된다고 격려함

방광이 가득 차면 자궁을 들어올리고 전위시켜 자궁수축을 어렵게 한다. 이에 따른 자궁이완증(긴장도의 상실)은 산후출혈의 원인이 된다. 뿐만 아니라 방광에 소변이 정체되면 요로감염의 가능성도 높아진다. 그러므로 다음과 같은 경우에는 도뇨관을 사용한다.

- 소변을 볼 수 없음
- 방광이 촉진되고 소변량이 150mL 이하임
- 자궁저부가 올라가 있고 중앙선에서 한쪽으로 치우쳐 있음

도뇨관은 여러 번 삽입할수록 요로감염의 위험이 높아진다. 무균술을 사용한다 하더라도 도뇨관 삽입 시에 박

테리아가 방광 안으로 밀려 들어갈 수 있기 때문이다. 회음의 부종이 심하여 도뇨관을 한두 번 이상 삽입해야 할 경우에는 유치도뇨관을 삽입하여 24시간 동안 유지시키는 것이 더 안전하다.

(4) 음식과 수분 공급

산모에게는 진통과 분만으로 잃은 수분을 보충해 줄 액체가 필요하다. 산모의 일일 액체 섭취 권장량은 2,500mL이다.

입으로 액체를 삼키기 힘든 경우에는 수액 정맥주입이 필요하다. 제왕절개 직후에도 보통 얼음물을 먹을 수 있고, 병원마다 방침이 다르기는 하나 대부분 단기간 내에 식사를 할 수 있다.

대부분의 산모들은 왕성한 식욕을 보인다. 영양을 보충할 수 있는 식사와 간식을 제공한다.

(5) 혈전정맥염을 예방하기

혈전을 예방하기 위해서 분만 후 가능한 한 빨리 보행을 시작하도록 격려한다.

3) 제왕절개 후의 간호

2015년 미국에서의 출산 중 32%가 제왕절개 분만이었다(Martin, Hamilton, Osterman, Driscoll, & Mathews, 2017). 제왕절개를 한 산모는 출산으로부터의 회복뿐만 아니라 수술로부터의 회복도 필요하므로 특별한 간호가 필요하다. 우리나라의 경우 제왕절개 후 입원 기간은 보통 5~7일이다.

(1) 통증 완화

제왕절개 후의 산모 간호에서는 통증과 통증 완화책의 효과에 대한 사정이 중요하다. 이 산모들은 네 가지 점에서 여느 수술 환자와 다르기 때문이다. 첫째, 그들은 새로 태어난 아기와 교류하기 위해 깨어 있고 싶어 한다. 둘째, 그들에게 투여되는 진통제가 모유를 통해 아기에게 해가 될 것을 걱정한다. 셋째, 다른 수술 환자들에 비해 제왕절개 산모들은 더 많은 정보를 원하며 자신의 간호에 대한 통제권을 행사하기를 원한다. 넷째, 그들은 다른 질병 환자들에 비해 더 건강하다.

통증을 완화시키는 데는 여러 가지 방법이 사용될 수 있다. 자가통증조절(patient-controlled analgesia, PCA)이란 특별히 그 목적을 위해 고안된 펌프를 사용하여 낮은 농도의 마약성 진통제를 계속 정맥주입하는 것이다. 진통 효과가 충분치 않으면 산모는 버튼을 눌러 펌프로부터 그 진통제를 스스로 투여할 수 있다. 펌프는 정해진 시간 동안 일정량 이상의 약이 들어가지 못하도록 장치되어 있으므로 과량투여를 방지해 준다. 이로써 산모는 진통제가 필요할 때 간호사를 기다릴 필요없이 즉각적으로 통증을 완화시킬 수 있다. 이 마약성 진통제의 부작용은 호흡저하, 가려움, 오심과 구토, 소변정체 등이다. 자가조절경막외진통(patient-controlled epidural analgesia, PCEA)도 같은 방법으로 사용한다.

제왕절개가 끝난 직후 경막외공간이나 지주막하(거미막밑)공간에 주사하는 1회분의 마약성진통제(보존제가 들어가지 않은 모르핀이나 펜타닐)는 18~24시간 동안 진통효과를 준다. 이 약의 주된 부작용은 가려움과 메스꺼움이고 그 외에도 호흡저하, 구토, 소변정체가 올 수 있다. 산모가 추가적인 진통제를 필요로 할 때는 경구용 진통제를 사용한다. 때때로 근육 내에 주사하는 진통제가 필요할 수 있다.

(2) 사정

제왕절개를 한 산모에게는 분만 후 사정뿐만 아니라 수술 후 사정도 필요하다.

호흡수. 산모가 수술 후의 통증 때문에 경막외공간에 주입되는 마약을 투여받고 있다면 호흡을 자주 사정한다. 마약은 호흡중추를 저하시키기 때문이다. 호흡의 수나 깊이가 저하되어 산소포화도가 떨어지는지 감시하기 위해 18~24시간 동안 맥박산소측정기나 무호흡 감시기를 사용한다. 아편유사제로 인한 호흡 변화를 감시하기 위해 호기말 이산화탄소분압을 측정한다(end-tidal carbon dioxide monitoring)(Simpson, 2009). 이런 장치들은 호흡이 저하되면 경보음을 낸다.

경막외마취 중인 산모가 분당 12~14 이하의 호흡수, 혹은 95% 이하의 산소포화도를 보이면 간호사는 다음과 같은 조치를 취한다.

- 즉시 마취의사에게 알린다.
- 폐가 확장되도록 머리를 높여 주고 산모에게 심호흡을 격려한다.
- 산소를 공급하고 맥박산소측정기를 적용한다.
- 의사의 처방에 따라 날록손(naloxone) 같은 마약길항

제를 투여한다.

- 호흡저하가 재발하지 않는지 관찰해야 한다. 날록손의 약효는 30분밖에 되지 않기 때문이다.
- 날록손이 진통 효과를 감소시킬 수 있음을 기억한다.

호흡의 수와 깊이를 관찰하고 호흡음도 청진한다. 호흡저하와 부동자세로 인해 세기관지에 분비물이 고일 수 있기 때문이다.

복부. 복부의 모든 사분역에 정상적인 연동운동이 나타날 때까지 간호사는 장음을 청진하여 위장관 기능을 사정한다. 제왕절개 후에 마비성 장폐색이 오는 경우는 흔하지 않지만 간호사는 이런 징후가 나타나는지 관찰한다. 이런 징후에는 복부팽만, 장음이 없거나 약함, 방귀나 대변이 나오지 않는 증상 등이 포함된다.

수술 부위에 드레싱이 있다면 드레싱이 제자리에 있는지, 분비물이 있는지 관찰한다. 드레싱을 제거할 때 절개부위를 관찰하여 잘 접합되었는지, 발적이나 부종, 반상출혈, 분비물 등의 감염 징후는 없는지 관찰한다. 절개부를 봉합하는 데 스테이플 대신 국소 피부접착제를 사용하기도 한다(**그림 15-8**).

제왕절개 후에 자궁저부를 사정하는 것은 질 분만에서와 마찬가지로 중요하다. 하지만 사정할 때 복부의 절개부위 때문에 통증이 더해질 수 있으므로 부드럽게 촉진한다.

섭취 · 배설량. 정맥주입로가 막혀 있지는 않은지, 주입속도와 정맥주사 부위의 상태도 관찰한다. 침윤의 징후(정맥주사 부위의 부종이나 차가움, 통증)나 감염의 징후(발적이나 부종, 통증)가 보이면 의사에게 보고한다. 소변의 양, 색, 맑기의 정도도 관찰한다.

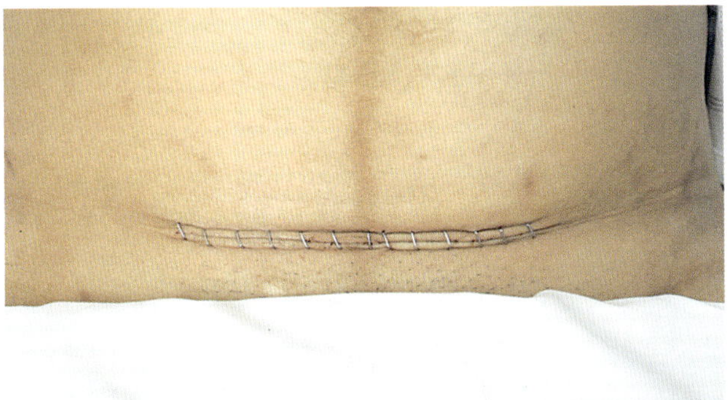

그림 15-8 위 제왕절개 부위는 스테이플로 봉합되었다. 붉은색이나 부종, 타박상(반상출혈), 분비물, 이개(가장자리 벌어짐) 등의 감염 징후가 없음에 주목한다.

(3) 중재

첫 24시간 동안. 제왕절개 출산부에 대한 간호는 여느 수술환자에 대한 간호와 유사하다.

통증 완화. 간호사는 진통제가 필요한지 규칙적으로 사정하여야 한다. 통증이 적절히 통제되어야 산모가 활동을 재개하여 혈전정맥염을 방지할 수 있고 상처도 빨리 아물기 때문이다. 경막외마취로 마약성진통제를 투여받고 있는 산모에게는 계속 호흡 상태를 사정한다.

부동자세로 인한 영향 극복하기. 제왕절개 산모는 첫 8~12시간 동안 침대에서 안정을 취한다. 기도에 분비물이 고이는 것을 막기 위해 돌아눕고, 기침을 하고, 적어도 2시간 간격으로 심호흡을 하여 폐를 확장시킨다. 기침을 할 때 복부에 작은 베개를 받쳐 주면 수술부위에 통증을 감소시킬 수 있다. 폐활량계(incentive spirometer)를 사용하면 호흡을 도와 폐가 강화되므로, 부동자세와 얕고 느린 호흡으로 인한 침강성 폐렴을 예방한다.

산모에게 침대에서도 자주 무릎을 구부리거나 발과 다리를 움직여주도록 교육한다. 이것은 말초순환을 개선시켜 혈전을 예방해 준다. 비만하거나 혈전에 대한 위험이 높은 산모에게는 다리에 혈류가 고이는 것을 방지하기 위해 공기압박장치를 사용할 수도 있다.

활동량은 점진적으로 늘려간다. 혈전의 위험을 줄이기 위해 24시간 내에 조금씩 보행을 시작한다.

안위감 제공. 산모는 옆으로 누울 때 등 뒤와 무릎 사이에 베개를 두면 근육긴장과 불편감을 감소시킨다. 적극적인 신체 간호(구강간호, 회음간호, 부분목욕, 깨끗한 침구제공)는 산모에게 편안함을 준다.

24시간 후. **평상시의 활동을 재개하기.** 제왕절개 후 24시간이 되면 몇몇 기능들이 정상으로 돌아와서 산모 자신의 몸을 돌보기가 수월해진다.

- 유치도뇨관과 정맥주입선이 제거된다.
- 드레싱도 제거된다. 스테이플도 퇴원 전에 제거한다. 그 자리에 접착제가 도포된 작은 밴드를 붙여주는 경우도 있다. 절개 부위가 옷과 마찰하지 않도록 비접착성 드레싱이나 산모패드를 붙이는 경우도 있고 그대로 노출시켜 두는 경우도 있다.
- 분만 다음날에는 부축을 받으며 보행을 하고 의자에도 잠깐씩 앉아 있을 수 있다.

- 장음이 들리거나 가스가 나오고 나면 식사도 맑은 액체류에서 부드러운 음식이나 일반식으로 바뀐다. 어떤 병원에서는 더 빨리 고형식으로 바꾸기도 한다.

간호사는 산모가 매일 보행과 활동량을 늘려가도록 격려하여야 한다. 분만 후 2일에는 샤워가 가능하다.

수유 도와주기. 제왕절개를 한 산모는 통증 때문에 영아를 돌보고 수유를 하는 데 어려움을 겪을 수 있다. 산모가 신생아에게 집중할 수 있도록 통증을 관리해 주는 것이 중요하다.

산모가 신생아를 안고 모유수유하기에 편한 자세를 찾도록 도와주어야 한다. 어떤 산모들은 모유수유 시 절개부위를 보호하고자 무릎에 베개를 놓고 안는 것을 좋아한다. 신생아가 절개 부위를 압박하지 않도록 신생아를 옆으로 눕히는, 즉 풋볼공처럼 안는 방식이 더 편할 수도 있다. 또한 옆으로 누이는 자세는 산모가 수유하면서 쉴 수도 있다.

복부팽만을 방지하기. 복부팽만도 통증의 한 원인이므로 이를 방지하거나 최소화하기 위한 방법은 다음과 같다.

- 조기이상
- 복근의 긴장과 이완을 반복
- 탄산음료와 빨대의 사용을 금할 것(장내에 가스를 축적시키기 때문)
- 골반 들어 올리기: 똑바로 누워 무릎을 구부린 자세에서 골반을 들어올리는 운동을 10회 반복한다. 하루에 수차례 반복한다.
- 의사가 처방하는 좌약은 연동운동을 촉진시켜 가스가 나오게 한다.

퇴원 교육. 제왕절개를 한 산모는 질 분만 산모들과 전반적으로 같은 교육을 받는다. 또한 수술 부위에 대한 관리와 의사에게 보고해야 할 징후에 대한 교육이 추가된다. 제왕절개를 한 산모들은 자가간호 시에도 지원이 필요하다. 그들은 출산뿐만 아니라 큰 수술에서도 회복되는 중이기 때문이다. 한 연구에 따르면 제왕절개 산모들은 출산 후 6~12개월에 극심한 피로를 호소하는 경우가 질 분만 산모들보다 더 빈번하다(Woolhouse, Perlen, Gartland et al., 2012).

이해하기

15. 제왕절개를 한 산모에게는 어떤 사정이 더 필요한가?
16. 어떻게 하면 침강성 폐렴을 예방할 수 있는가?
17. 복부팽만을 줄이거나 방지하기 위한 간호중재는 무엇인가?

이해하기 정답

15. 제왕절개 출산 후 산모에게 통증 사정, 잦은 호흡 사정, 폐음과 장음의 청진, 수술 상처와 드레싱 시진, 섭취량과 배설량에 대한 사정이 필요하다.
16. 침강성 폐렴(hypostatic pneumonia)은 잦은 자세 변경, 기침, 심호흡하기 그리고 잦은 보행으로 예방될 수 있다.
17. 복부근육 조이기와 이완하기, 탄산음료 제한과 마실 때 빨대사용하지 않기, 골반 들어올리기, 처방된 시메티콘(simethicone) 또는 항문좌약은 복부팽만을 예방할 수 있거나 최소화할 수 있다.

3. 간호과정의 적용: 자가간호에 대한 지식

1) 사정

간호사는 퇴원 전에 산모와 가족에게 다양한 것을 교육해야 한다. 출산에서 완전히 회복되지 못한 산모에게 단기간에 많은 것을 교육하는 것은 쉬운 일이 아니다.

교육을 시작하기 전에 그 가족이 필요로 하는 지식과 주된 우려를 파악한다. 다산부들은 자가간호에 대해 기억하고 있는 것도 많지만 다시 한번 복습시켜 주면 도움이 된다. 초산부들은 자가간호와 신생아 돌보기의 모든 것에 대해 걱정할 것이다. 그들에게는 좀 더 많은 교육과 연습이 필요하다.

2) 진단

산모들은 대체로 출산 후의 생리적 변화에 잘 적응하는 편이므로 간호도 병 위주가 아니라 건강 위주이다. 그러나 일부 초산부들은 자가간호에 대한 지식이 부족하므로 교육이 필요하다. 많은 산모들에게 적용되는 간호진단은 "자가간호, 합병증의 징후, 예방적 조치에 대한 지식부족과 관련된 비효과적 건강유지의 위험"이다.

3) 계획

이 간호진단에 대한 기대되는 결과는 다음과 같다. 산모는

- 퇴원(날짜)까지는 자가간호에 대한 교육을 이해했다는 것을 말로 혹은 시범으로 표현할 것이다.
- 퇴원할 때까지는 산모의 건강을 증진시키는 행동들에 대

한 이해를 말로 표현할 것이다.

- 퇴원할 때까지는 후속 진료의 계획과 의사에게 보고해야 하는 징후와 증상이 어떤 것인지 설명할 것이다.

4) 중재

(1) 교육 준비하기

교육을 시작하기 전에 산모에게 통증이 있는지 확인한다. 필요하면 진통제를 투여하여 산모가 통증 때문에 집중하지 못하는 일이 없게 한다. 교육을 계획할 때 식사나 신생아, 방문객들로 인해 방해받지 않는 시간을 선택한다.

(2) 교육 주제 정하기

산모와 의논하여 가장 필요한 주제들을 다루도록 교육을 계획한다. 산모의 관심을 유발하면 짧은 시간을 유용하게 쓸 수 있다.

(3) 자궁퇴축 과정 교육하기

산모에게 자궁퇴축, 오로를 사정하는 법, 자궁저부를 찾아내어 촉진하는 법 등을 교육한다. 비정상적인 징후(너무 오래 지속되는 오로, 적색 오로가 끝난 후에 나타나는 선홍색 오로, 자궁의 압통)가 나타날 때 산모는 이것을 인식하고 의사에게 보고해야 한다.

(4) 자가간호법 가르치기

손 씻기. 산모에게 유방을 만지기 전, 기저귀를 간 후, 배뇨와 배변 후, 산모패드를 만지기 전후, 신생아를 만지기 전에 항상 손을 씻어야 한다고 교육한다. 간호사가 모범을 보이면 부모들에게 이 교육이 강화될 것이다.

수유산모의 유방관리. 수유산모에게 유두를 비누로 씻지 않도록 교육한다. 몽고메리샘이 분비하는 자연 윤활제가 없어지기 때문이다. 젖을 먹이지 않을 때는 유두를 건조한 상태로 유지해야 조직이 손상되는 것을 막을 수 있고 유방이 커짐에 따라 유방을 잘 받쳐줄 수 있는 브라를 착용하는 것이 필요하다.

젖 분비를 억제하는 조치. 산모가 모유수유를 하지 않기로 결정했으면 젖 분비를 억제하는 조치들을 시작한다. 산모에게 유방이 물렁해질 때까지는 하루 24시간 스포츠 브래지어 등의 딱 맞는 브라를 착용하게 한다. 또 샤워할 때 따뜻한 물이 유두에 바로 떨어지지 않도록 하고 유방을 마사지하거나 유축기로 짜지 않도록 한다. 이런 요인들은 젖 분비를 자극하기 때문이다. 유방의 압통과 울혈은 분만 48~72시간이 되면 정상으로 돌아간다(Australian Breastfeeding Association, 2015).

수술 부위의 관리. 제왕절개로 분만했을 경우 산모는 수술 부위를 어떻게 관리해야 하는지에 대해 걱정될 것이다. 스테이플로 봉합했을 경우 퇴원 전에 제거한다. 접착띠로 봉합했을 경우 그대로 두며, 샤워가 가능하고 자연적으로 떨어질 것이라고 설명한다.

스테이플이나 접착 띠 대신 국소 피부접착제로 봉합하였을 경우 드레싱으로 덮여 있지 않고 샤워도 가능하다. 어느 경우든 수술 부위는 닫혀 있고 벌어질 염려가 없다고 설명해 준다. 수술 부위에는 배농이 없어야 정상이다. 수술 부위가 벌어지거나 배농이 증가하거나 악취가 나면 의사에게 보고하라고 교환한다.

회음관리. 회음을 청결하게 하는 가장 좋은 방법은 1일 2~3회 소독된 따뜻한 물로 좌욕하는 것이다.

회음을 두드려서 건조시킬 때 페이퍼 타월이나 멸균 물티슈를 사용한다. 건조시킬 때 대변으로 질 입구가 오염되지 않도록 앞에서 뒤로 두드리라고 교육한다. 소변이나 대변을 보고 난 후에는 항상 위의 방법으로 회음을 청결히 하고 산모패드를 교육한다.

평소에 산모패드를 쓰지 않던 산모에게는 올바른 사용법을 교육한다. 회음의 감염을 방지하려면 패드가 오염되지 않도록 다음과 같이 조심스럽게 다룬다.

- 패드를 교체하기 전후 손을 철저히 씻어야 한다.
- 사용하기 전의 패드는 원래의 봉투에 넣어 보관한다.
- 패드를 착용할 때 회음에 닿을 부분을 건드리지 않는다.
- 질과 회음의 오염을 방지하기 위해 산모패드는 앞에서 뒤로 착용하고 벗는다.
- 사용한 패드는 잘 싸서 뚜껑 덮인 쓰레기통에 버린다.

케겔운동(Kegel exercises). 모든 산모들은 케겔운동을 익혀야 한다. 이 운동은 질과 요도구멍 주위의 근육들을 강화시켜 분만 후에 근육들이 긴장도를 상실하는 것을 방지하여 요실금을 감소시켜 준다. 케겔운동은 질 주위의 근육들을 10초간 수축시켜(마치 소변을 보다가 중단하는 것처럼) 죄고 있다가 다시 10초간 이완시키는 것이다. 수축의 강도는 중간이나 거의 최대에 가까워야 하고 수축과 수축 사이에는 10초간 완전히 이완시킨다. 매일 수축과 이완의 싸이클을 하루 30회 이상 반복한다.

(5) 휴식 증진시키기

많은 산모들은 분만 후에 피로를 경험하는데 몇 주간 혹은 몇 달간 지속될 수 있다. 이 피로에는 여러 가지 원인이 있다. 산모들은 임신 3기에 잠을 제대로 못 잤고 분만으로 지쳐 있기 때문에 이미 피곤한 상태에서 산욕기에 접어들 때가 많다. 또한 출산 후 흥분과 행복감도 휴식을 방해한다. 그 밖에 많은 방문객들과 전화, 병원의 일과, 소음, 잦은 방해들, 병원이라는 낯선 환경도 휴식을 방해한다. 산후통, 회음절개나 수술부위에서 오는 통증, 근육통, 유방울혈(혈류증가, 부종, 젖으로 인한 부풀어 오름)도 산모의 불편과 수면방해의 원인이다.

질 분만의 경우 2일 후에, 제왕절개의 경우 5~7일 후에 퇴원하게 되는데 수면과 기력이 부족한 상태에서 집으로 가는 경우가 많다. 새로 부모가 된 사람들은 수면에 대한 그들의 필요와 아이를 돌봐야 하는 것 사이의 갈등을 어떻게 해결해야 할지 준비가 되어 있지 않은 경우가 많다. 부모가 되었다는 기쁨은 거기서 파생하는 피로와 좌절로 감소될 수 있다.

퇴원 후에 산후피로가 오래 지속되는 산모들을 전화로 평가한다. 빈혈, 감염, 갑상샘기능장애가 산후 피로의 원인이다. 이런 질환을 가진 산모 혹은 출산 2주 후에도 여전히 극심한 산후피로를 느끼는 산모들은 진단을 받고 필요하면 치료를 받는다.

병원에서 휴식. 산모가 충분히 휴식하며 아기와 편안한 시간을 가지는 것을 방해하지 않도록 최선을 다한다.

사정과 간호를 동시에 수행하고 산모가 깨어있는 시간(식사시간, 수유시간, 면회시간의 전이나 후)에 수행한다. 2인실은 같은 시간에 간호를 수행한다.

산모와 의논하여 낮잠 시간을 정하고 그 시간에는 전화와 방문객을 제안한다. 아기에게 젖을 먹이는 동안 쉴 수 있도록 옆으로 누워 젖 먹이는 자세를 권해준다. 조용한 환경과 부드러운 조명 또한 수면에 도움이 된다.

집에서 휴식. 자신의 신체적인 불편함과 신생아와 가족을 돌봐야 하는 상황이 첫 몇 주간 산모의 기력에 얼마나 큰 영향을 끼치는지를 설명해 준다. 피곤한 것이 정상이고 얼마간은 계속될 것이라는 것을 안다면 다른 데서 도움을 얻고 자신의 에너지를 비축할 방법들을 강구할 것이기 때문이다. 다음과 같이 기력을 보존하는 방법을 설명한다.

- 산모와 영아를 위주로 하는 편안하고 융통성 있는 일과를 유지한다.
- 영아가 잘 때는 가능한 한 자거나 쉰다.
- 식사는 간단하게, 식사 시간은 융통성 있게 계획한다.
- 방문객을 제한한다.
- 먹거리 장보기, 요리, 세탁, 집안일에 도움을 받는다.
- 산모가 낮잠 시간을 가질 수 있도록 가족이나 친구에게 육아를 부탁한다.
- 꼭 필요하지 않은 집안일은 미뤄둔다.
- 손이 많이 가는 큰 프로젝트는 미뤄둔다.
- 다른 자녀들을 돌보는 데 친구나 가족의 도움을 받는다.
- 취침 전에는 과식이나 격렬한 운동을 피한다.

가능한 한 신생아가 밤에 깨지 않고 푹 자는 패턴이 형성된 후에(보통 생후 3~4개월) 직장에 복귀한다. 신생아 돌봄으로 인한 변화에 적응하고 분만으로부터 회복하는데도 시간이 걸리기 때문이다. 첫 몇 주 동안은 카페인을 제한하거나 카페인이 없는 음료로 바꾸는 것이 좋다. 낮잠을 잘 수 없을 때는 이완운동(조용히 누워 있기, 목, 어깨, 팔, 다리, 발의 근육들을 번갈아 가며 조였다가 이완했다가 하기)을 한다.

산모에게 지치거나 역부족이라고 느끼기 시작하면 도움을 청하고 이런 감정들을 남편, 가족, 친구, 다른 산모들과 나누라고 격려해 준다.

신생아의 수면과 수유 일정. 많은 가족들은 첫 몇 주 동안 영아의 수면주기는 어떻게 되는지, 수유를 얼마나 자주 하는지, 신생아가 울 때는 어떻게 해야 하는지에 대한 정보가 필요하다. 신생아는 대부분의 시간을 잠으로 보내기는 하나 먹기 위해 2~3시간 간격으로 깬다. 밤에는 가능하면 아빠나 다른 사람이 아기를 돌봐주면 산모가 좀 더 수면을 취할 수 있다.

(6) 영양 상담

다이어트. 산모들이 체중이 생각만큼 빨리 감량되지 않아 속상해 하지만 그렇다고 칼로리 섭취를 심하게 제한해서는 안 된다. 산모에게 아기를 돌보는 데 필요한 시간과 에너지를 고려하여 충분한 열량을 섭취하고 엄격한 다이어트(diet)는 피하도록 교육한다.

산모들이 체중을 줄일 수 있는 방법은 탄수화물 섭취

를 줄이는 것이다. 하지만 식사를 거르거나 시간에 쫓겨 고지방 군것질이나 패스트푸드를 먹으면 지방 섭취가 증가한다. 단백질, 복합 탄수화물, 야채를 충분히 섭취하고 균형잡힌 저지방 식사를 하면 필요한 에너지와 영양소를 고르게 섭취할 수 있다.

(7) 규칙적인 배변을 증진시키기

변비를 예방하려면 점진적인 운동, 충분한 수분섭취, 식이섬유가 중요함을 강조한다. 하루 8잔 이상의 물을 마시는 것이 규칙적인 배변을 증진시키는 데 도움이 된다. 껍질이 있는 과일과 채소에는 섬유소가 풍부하며, 말린 자두는 천연 하제이다. 섬유소가 많은 음식은 통곡물(whole grain) 시리얼, 빵, 파스타가 있다.

변비를 극복하기 위해서는 규칙적인 배변 습관이 중요하다. 회음과 치질의 통증에는 좌욕과 하이드로코르티존 연고를 적용하면 회음 부위의 통증 완화와 배변을 원할하게 한다.

(8) 올바른 신체역학을 증진시키기

운동. 산욕기에는 운동(exercise)이 신체적 · 심리적으로 유익하다. 산후 초기에 할 수 있는 운동을 교육한다(**그림 15-9**). 분만 직후부터 하루에 두 번 이러한 경미한 운동을 다섯 번씩 반복한다. 산모가 힘이 생기면 조금씩 운동량을 증가시킨다.

적당한 운동은 유즙 분비에 방해가 되지 않으며 체중을 더 빨리, 더 많이 줄이는 데 도움이 된다는 사실을 알려준다. 산모들을 위해 아기를 동반할 수 있는 운동 프로그램도 있다. 그 중 걷는 것은 아주 좋은 운동이다.

제왕절개를 한 산모는 의사의 지시에 따라야 하며 제왕절개 후의 복부운동은 4주가 지나야 시작할 수 있다(James, 2008). 걷기처럼 덜 격렬한 운동이 도움이 된다. 통증이 올 때는 운동을 중지해야 한다.

허리 염좌의 예방. 몸을 구부리거나 앞으로 숙이지 않으면서 아기를 돌볼 수 있는 장소(식탁이나 화장대)를 이용하면 허리 염좌를 예방할 수 있다. 물건을 들 때는 등을 꼿꼿이 하고 쪼그리고 앉았다가 허리를 구부리지 말고 다리를 이용하도록 교육한다.

(9) 성생활 상담

부모는 성생활 재개와 피임에 대해 궁금해 한다. 산모는 피로, 통증, 임신에 대한 두려움, 아기에 대한 걱정, 자신이 매력이 없어졌다는 생각 등으로 인해 성욕이 둔화될 수 있다. 통증이 없으면 분만 2주 후에 성생활을 재개할 수 있다(Cunningham et al., 2014). 산욕기 초기와 수유기간에는 에스트로겐이 감소하여 질이 건조해질 수 있으므로 수용성 윤활제를 질에 발라 주면 성교 시 통증을 감소시킨다.

3~4도의 열상이나 회음절개를 한 산모는 치유에 시간이 더 걸릴 수 있으며 질이나 회음, 항문 괄약근에 열상을 입은 산모는 3~6개월 후에 성교를 재개한다는 연구결과도 있다(Buck, Amir, Cullinane, & Donath, 2014).

어떤 산모들은 수유기 때 유두가 민감해져서 성교 시 남편이 유두를 만지는 것을 원하지 않는다. 언제 성교를 재개할 수 있는지, 임신과 출산이 성생활에 어떤 변화를 가져오는지 질문하지 못하는 부부들이 많다. 간호사는 이것을 예상하고 필요한 정보를 제공한다.

(10) 산후 방문에 대해 교육하기

추후관리의 중요성을 강조한다. 이는 산후 회복이 제대로 되고 있는지를 평가하고 문제가 있으면 조기에 발견하여 치료하기 위해서이다. 또 피임과 다음 임신을 위한 상담의 기회도 된다. 임신기나 산욕기에 합병증이 있었던 산모는 좀 더 일찍 광범위한 추후관리가 필요하다.

(11) 의사에게 알려야 하는 징후와 증상에 대해 교육하기

다음은 의사에게 즉시 알려야 하는 징후와 증상이다.

- 발열
- 유방의 국부적인 발적, 부종, 통증
- 유방의 지속적인 압통
- 골반의 압박감이나 꽉 찬 느낌
- 없어지지 않는 회음통
- 빈뇨, 절박뇨, 배뇨 시의 쓰라림
- 오로의 비정상적인 변화(양의 증가, 선홍색이 재현됨, 덩어리가 나옴, 역한 냄새)
- 다리의 국부적인 붉은색, 압통, 부종, 온기
- 복부 절개부의 발적, 벌어짐, 부종, 악취가 나는 배액

(12) 재확인하기

교육할 내용을 잘 정리하여 시간 내에 모든 것을 가르치고 이해시킬 수 있도록 한다. 신생아 간호나 모유수유의 시

복식호흡

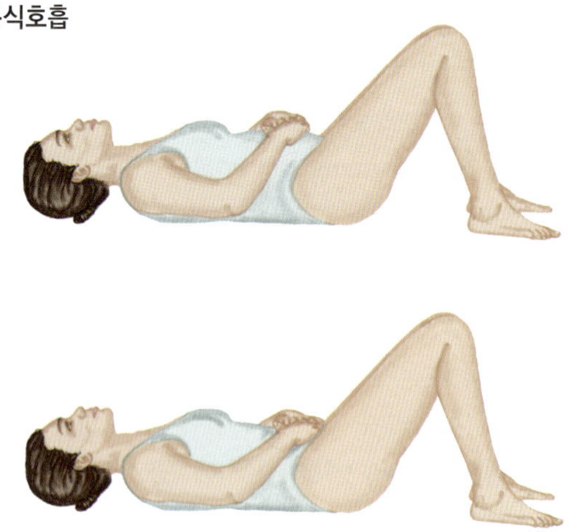

이것은 가장 간단한 운동 중의 하나여서 산후 첫날에 시작할 수 있다. 똑바로 누워 무릎을 구부린다. 코로 숨을 들이마시고 가능한 한 흉곽을 움직이지 말고 복부를 팽창시킨다. 그 다음 입으로 천천히 숨을 내쉬며 복근을 수축시킨다.

머리 들어올리기

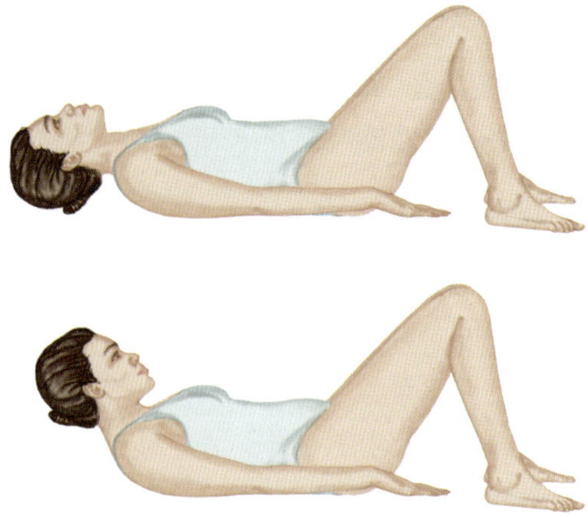

이 운동은 출산 후 며칠 내에 시작할 수 있다. 똑바로 누워 무릎을 굽히고 팔을 밑으로 뻗는다. 우선 숨을 깊게 들이마신 다음 머리를 서서히 들면서 숨을 내쉰다. 몇 초간 그 자세를 유지한 다음 이완한다.

변형된 윗몸 일으키기

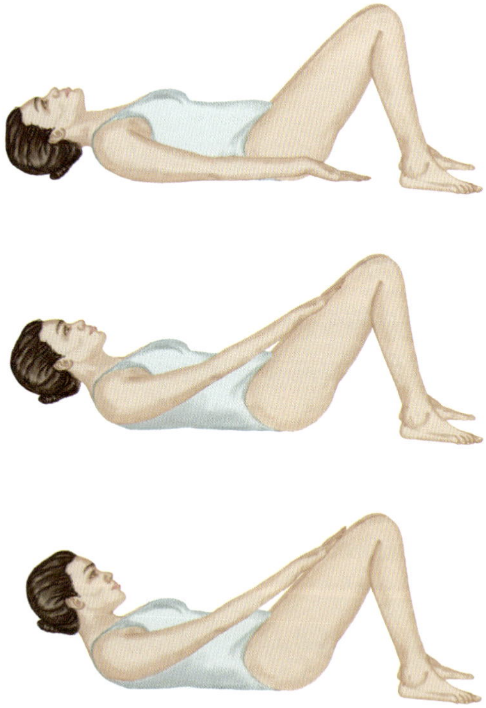

의사가 허락하면 머리 들어 올리기 운동을 변형된 윗몸 일으키기로 발전시켜도 된다. 몇 번을 반복할지는 의사의 지시에 따른다.
먼저 똑바로 누워 무릎을 굽히고 팔을 밑으로 뻗는다. 그 다음 손을 무릎쪽으로 뻗으면서 머리와 어깨를 든다. 허리는 바닥에 붙이고 등이 구부러지는 만큼만 어깨를 든다.

무릎과 다리 굴리기

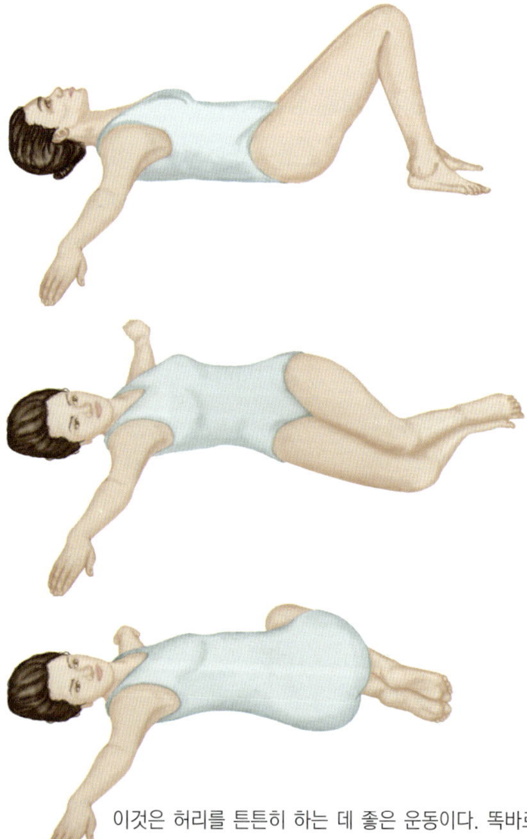

이것은 허리를 튼튼히 하는 데 좋은 운동이다. 똑바로 누워 무릎을 굽히고 발을 바닥에 붙인다. 어깨와 발은 움직이지 말고 무릎만 굴려 한쪽 옆의 바닥에 닿게 한 다음 반대쪽도 동일하게 실시한다. 5회 부드럽게 반복한다. 나중에 유연성이 증가하면 한쪽 무릎으로도 할 수 있다. 즉, 오른쪽 무릎을 왼쪽 바닥에 닿게 했다가 중앙으로 돌아온 후에 다시 왼쪽 무릎을 오른쪽 바닥에 닿게 하는 것이다.

그림 15-9 산후운동. 의사와 상담 후 운동을 시작해야 한다.

가슴운동

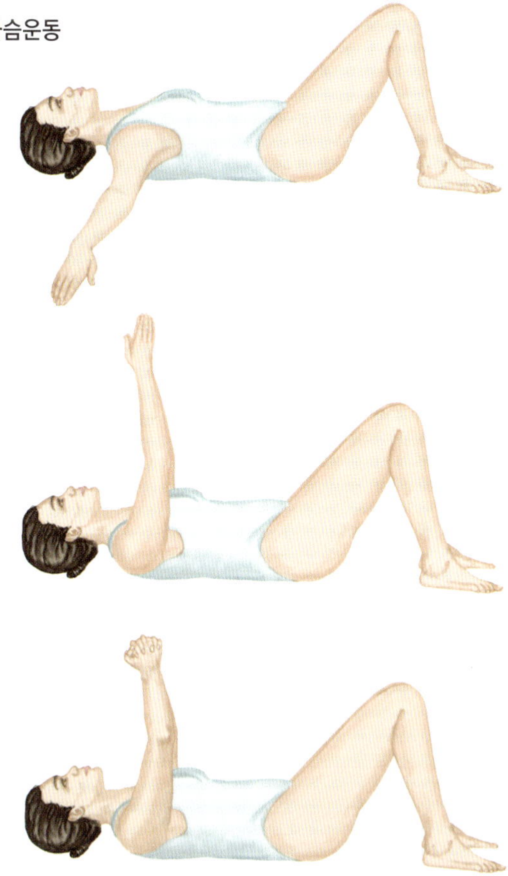

이것은 흉근을 강화시키는 데 좋은 운동이다. 똑바로 누워 팔을 옆으로 뻗은 다음 팔을 구부리지 말고 두 손을 가슴 위에 모은다. 몇 초 있다가 처음의 자세로 돌아간다. 처음에는 5회 반복하고 의사의 지시에 따라 횟수를 늘려 나간다.

등척성 운동(isometric exercise)도 근육의 힘과 긴장도를 증가시켜 준다. 가슴 위에서 팔꿈치를 굽혀 손을 깍지끼고 몇 초간 꽉 쥔다. 적어도 5회 반복한다.

그림 15-9 **산후운동.** 의사와 상담 후 운동을 시작해야 한다.(계속)

범을 보여주는 그룹 교육이나 원내 교실 같은 것을 사용하면 시간을 효율적으로 절약할 수 있다. 퇴원하는 부모들이 함께 모여 식사도 하고 퇴원 교육도 받고 질의응답 시간을 가지는 것은 좋은 예이다(Lucia & Mullaly, 2009).

개별적인 교육도 필요하다. 어떤 병원은 산전교실에서 분만 후 자가간호에 대한 교육을 실시한다. 퇴원 전에 간호사는 이것을 다시 한번 확인하고 주지시킨다.

(13) 교육에 대한 기록

다른 모든 간호행위들처럼 교육도 기록하는 것이 중요하다. 공인된 의료시설에서는 퇴원 교육을 하였고 환자가 이해를 표명했다는 것을 기록으로 남기는 것이 필수사항이다.

글상자 15-2 산후 퇴원 교육에서 다뤄야 하는 주제

- 자궁마사지
- 정상적인 오로를 구별하는 방법
- 자궁퇴축
- 회음 절개부의 관리
- 복부 절개부의 관리
- 수유하는 산모와 수유하지 않는 산모의 유방관리
- 배변 기능
- 배뇨 기능
- 영양
- 휴식
- 운동
- 성생활
- 피임
- 산후의 위험 징후
- 산후 진찰
- 약
- 정서적 반응과 산후우울증
- 아기 돌보기와 수유
- 가족들의 적응
- 이용할 수 있는 서비스

5) 평가

산모가 유방과 회음을 어떻게 위생적으로 관리해야 하는지 시범을 보일 수 있으면 자가간호를 할 수 있다는 증거가 된다. 식사, 운동, 휴식, 수면에서 건강을 증진시키는 법을 말할 수 있으면 이런 방법들을 이해했다는 것을 의미한다.

이해하기

18. 산모가 모유를 먹이지 않기로 결정할 때 어떻게 모유분비를 억제할 수 있는가?
19. 산모에게 퇴원 준비를 시킬 때 간호사가 직면하는 주된 문제는 무엇인가?
20. 산모의 퇴원 기준은 무엇인가?

이해하기 정답

18. 잘 맞는 브래지어나 스포츠브라 착용은 모유분비를 억제하도록 돕는다. 유방에 따뜻한 물이 직접적으로 닿는 것을 피하고 짜지 않거나 유방을 마사지 하지 않는 것 또한 중요하다.
19. 퇴원을 위해 부모들을 준비시키는 데 있어 짧은 시간에 충분한 정보를 제공하는 것이 주된 문제이다.
20. 퇴원 전 간호사는 산모가 합병증이 없고 모든 사정과 검사실 검사가 정상임을 확인해야 한다. 보행과 먹고 마실 수 있는 능력이 정상이어야 한다. 산모는 자가간호 지시, 합병증의 징후와 적절한 반응, 영아 돌봄에 대한 이해를 보여야 한다. 산후기 추후 진료가 예약되어야 한다. 여성은 퇴원 후 초기 기간 동안 충분한 지지를 받아야 한다.

4. 산후 퇴원, 퇴원을 위한 지역사회 간호의 기준

산모들은 몸이 회복되고 자신과 아기를 돌보는 법을 배우기 시작할 때 퇴원하게 된다. The American Academy of Pediatrics & American College of Obstetricians and Gynecologists (2012)가 정한 산모의 퇴원 기준은 다음과 같다.

- 합병증이 없고 사정결과(활력징후, 통증, 오로, 자궁저부, 소변량, 절개부, 보행, 먹고 마실 수 있는 능력, 정서적인 상태)가 정상이다.
- 혈액형, 헤모글로빈, 적혈구 용적률 등의 관련된 자료들을 검토하여 필요하면 Rho(D) 면역글로불린을 투여한다.
- 산모에게 자가간호, 비정상적 징후, 위험 징후와 증상에 대한 대처법에 대한 교육을 한다.
- 산모가 자신과 아기를 돌볼 수 있는 지식, 능력, 자신감을 보인다.
- 산모가 산후의 활동, 운동, 산후의 불편함들을 완화시키는 방법들에 대한 교육을 한다.
- 산후진료에 대한 예약이 되어 있다.
- 퇴원 후 몇 주간 도와줄 수 있는 가족이나 도우미가 있다.

분만 여성에 대한 사정과 중재는 대부분 분만 클리닉이나 외래진료에서 수행한다. 산모들은 출산으로부터 몸이 회복되지 않은 상태에서 퇴원을 하게 되므로 지역사회에서 이용할 수 있는 서비스에 대한 안내가 필요하다. 안내전화, 분만한 병원의 추후관리전화, 분만 후 외래 클리닉, 가정방문 등을 통해 산후 가족들에게 도움과 정보를 제공한다. 수유교실과 부모교실, '아기와 나' 산책이나 운동 프로그램, 산후 지지그룹 등도 이용 가능하다.

개념요약

- 자궁은 출산 후에 퇴축이라는 과정을 통해 임신 전의 크기와 상태로 돌아간다. 이것은 늘어난 근섬유들이 수축하고 늘어난 근육세포들이 이화작용을 통해 작아지고 자궁의 상피가 재생되는 것이다.
- 태반이 부착되었던 부위는 박탈이라는 과정에 의해 아물어 자궁내막이 매끈하고 흉터가 남지 않게 된다.
- 퇴축을 평가하는 방법은 자궁저부가 얼마나 하강했는지를 보는 것이다(하루에 약 1cm씩). 출산 후 14일이 지나면 자궁저부가 더 이상 복부에서 촉진되어서는 안 된다.
- 산후통, 즉 간헐적인 자궁수축은 많은 산모들에게 문제가 되는데 모유수유를 하는 다산부에게 특히 심하다.
- 질 분비물(오로)은 적색 오로(검붉은 혹은 적갈색)에서 장액성 오로(분홍 혹은 갈색계통)로 그 다음에는 백색 오로(희거나 크림색 혹은 옅은 노란색)로 예측할 수 있는 시간 차를 두고 진행된다. 오로의 양, 색, 냄새, 종류를 사정하여야 한다. 악취가 나면 자궁내막이 감염되었다는 의미이다.
- 질의 주름은 산후 3~4주가 되면 나타나지만 질의 상피가 정상으로 돌아 오는 데는 6~10주가 걸린다. 질은 크기가 줄어들고 긴장도를 회복한다.
- 기립성저혈압은 산모가 누웠다가 갑자기 일어설 때 발생한다.
- 빈맥은 통증, 흥분, 불안, 피로, 탈수, 저혈량, 빈혈, 감염에 의해 발생할 수 있다. 그러므로 과다출혈이 원인인지 알기 위해서는 다른 것들(오로, 기저부)을 더 사정해 보아야 한다.
- 산후에는 열이 없어야 한다. 그러나 분만 후 24시간 동안은 탈수와 백혈구 증가증으로 인해 체온이 높아질 수도 있다.
- 모유수유하는 산모는 에스트로겐의 감소로 인해 질이 건조하여 성교통을 경험할 수 있다.
- 치질과 회음의 외상은 통증을 유발하여 활동이나 배뇨, 배변에 지장을 초래할 수 있다.
- 자궁과 태반에 있던 피가 전신순환으로 돌아가고 자궁이 혈관에 가하던 압박들이 해소되고 혈관외액이 혈관 내로 이동함에 따라 심장박출량이 증가한다. 여분의 체액은 이뇨와 발한으로 배출된다.
- 산후에는 응고인자가 증가하므로 산모는 혈전이 생기기 쉽다. 이른, 그리고 잦은 보행이 혈전정맥염을 방지하는 데 도움이 된다.
- 분만 중에 음식과 수분 섭취의 감소, 활동량 감소, 근육과 장 긴장도의 감소, 배변 시 통증에 대한 두려움 등으로 인해 변비가 유발될 수 있다.
- 방광 용적의 증가와 배뇨반사로 인해 소변정체가 유발될

수 있다. 소변정체는 박테리아가 증식할 시간을 주어 요도감염을 유발할 수 있다.

- 방광이 팽만하면 자궁이 전위되어 자궁수축에 지장이 생겨 과다출혈이 생길 수 있다.
- 복근을 강화시키는 운동, 올바른 자세와 신체역학이 근골격계의 통증을 줄여줄 수 있다.
- 호르몬이 감소하면서 피부는 점차 임신 전의 상태로 돌아간다.
- 모유수유는 배란과 월경의 재개를 늦출 수도 있다. 그러나 첫 월경 전에도 배란이 있을 수 있으므로 모든 산모들은 가족 계획에 대한 지식이 필요하다.
- 유즙 분비를 억제하기 위해서는 스포츠 브래지어를 입고 유방에 대한 자극을 피해야 한다.
- 제왕절개 산모에게는 수술 후 사정과 간호, 그리고 산후 사정과 간호가 모두 필요하다. 대상자는 움직이지 못함과 통증의 문제를 겪을 수도 있다.

참고문헌

American Academy of Pediatrics & American College of Obstetricians and Gynecologists (AAP & ACOG). (2012). Guidelines for perinatal care (7th ed.). Elk Grove Village, IL: Author.

American College of Obstetricians and Gynecologists (ACOG). (2015). Committee Opinion. Physical activity and exercise during pregnancy and the postpartum period. Retrieved from www.acog.org.

American Society for Reproductive Medicine. (2014). Hyperprolactin emia(high prolactin levels) fact sheet. Retrieved from www.asrm.org.

Australian Breastfeeding Association. (2015). Lactation suppression. Retrieved from www.breastfeeding.asn.au/bfinfo/lactation-suppression.

Bain, E., Wilson, A., Tooher, R., Gates, S., Davis, L.J., & Middleton, P. (2014). Cochrane Database Systematic Reviews: Prophylaxis for venous thromboembolic disease in pregnancy and the early postnatal period. (5), CD001689. Retrieved from www.cochranelibrary.com.

Blackburn, S. T. (2013). Maternal, fetal, and neonatal physiology: a clinical perspective (4th ed.). St. Louis, MO: Saunders.

Buck, M. L., Amir, L. H., Cullinane, M., & Donath, S. (2014). Nipple pain, damage, and vasospasm in the first 8 weeks postpartum. Breastfeeding Medicine, 9(2), 56.62.

Callister, L. C. (2014). Integrating cultural beliefs and practices when caring for childbearing women and families. In K. R. Simpson, & P. A. Creehan (Eds.), AWHONN perinatal nursing (4th ed.) (pp. 41-70). Philadelphia: Wolters Kluwer Lippincott Williams & Wilkins.

Centers for Disease Control and Prevention. (2015). Pertussis. Retrieved from www.cdc.gov.

Centers for Disease Control and Prevention (CDC). (2016). Pregnancy and rubella. Retrieved from www.cdc.gov.

Cunningham, F. G., Leveno, K. J., Bloom, S. L., Spong, C. Y., Dashe, J. S., Hoffman, B. L., Sheffield, J. S. (2014). William' obstetrics (24th ed.). New York: McGraw-Hill Education, 668-683.

Doering, J. J. (2013). The physical and social environment of sleep in socioeconomically disadvantaged postpartum women. Journal of Obstetric, Gynecologic, and Neonatal Nursing, 42(1), E33-E43.

East, C. E., Begg, L., Henshall, N. E., Marchant, P. R., & Wallace, K.(2012). Local cooling for relieving pain from perineal trauma sustained during childbirth. Cochrane Database of Systematic Reviews (5), CD006304. Retrieved from www.cochranelibrary.com.

Giger, J. N. (2013). Transcultural nursing: assessment and intervention (6th ed.). St. Louis, MO: Mosby.

Hamborsky, J., Kroger, A., & Wolfe, C. (2015). Centers for Disease Control and Prevention. Epidemiology and prevention of vaccine-preventable diseases (13th ed.). Washington DC: Public Health Foundation.

Hamilton, B. E., Hoyert, D. L., Martin, J. A., et al. (2013). Annual summary of vital statistics: 2010.2011. Pediatrics, 131(3), 548-558.

Isley, M. M., & Katz, V. L. (2017). Postpartum care and long-term health considerations. In S. G. Gabbe, J. R. Niebyl, J. L. Simpson, M. B. Landon, H. L. Galan, R. M. Jauniaux, D. A. Driscoll, et al. (Eds.), Obstetrics: normal and problem pregnancies (7th ed.) (pp. 499-516). Philadelphia: Saunders.

Jones, M., Lewis, S., Parrott, S., Wormall, S., & Coleman, T. (2016). Restarting smoking in the postpartum period after receiving smoking cessation intervention: a systematic review. Addiction, 111(6), 981-990.

Kennedy, K. I. (2010). Fertility, sexuality, & contraception during lactation. In J. Riordan, & K. Wambach (Eds.), Breast-feeding and human lactation (4th ed.) (pp. 705-736). Boston, MA: Jones & Bartlett.

Kennedy, K. I., & Trussell, J. (2011). Postpartum contraception and lactation. In R. A. Hatcher, J. Trussell, A. L. Nelson, et al. (Eds.), Contraceptive technology (20th ed.) (pp. 483-511). New York: Ardent Media.

Liu, Y. Q., Petrini, M., & Maloni, J. A. (2015). 'Doing the month' Postpartum practices in Chinese women. Nursing & Health Sciences, 17(1), 5-14.

Martin, J. A., Hamilton, B. E., Osterman, M. J. K., Driscoll, A. K., & Mathews, T. J. (2017). Births: Final data for 2015. National vital statistics report: Vol 66, no 1. Hyattsville, MD: National Center for Health Statistics. 2017.

Mattson, S. (2015). Ethnocultural considerations in the childbear ing period. In S. Mattson, & J. E. Smith (Eds.), AWHONN core curriculum for maternal-newborn nursing (5th ed.) (pp. 61-79). St. Louis, MO: Mosby.

McCall-Hosenfeld, J., Phiri, K., Schaefer, E., Zhu, J., & Kjerulff, K. (2016). Trajectories of depressive symptoms throughout the peri- and postpartum period: Results from the first baby study. Journal of Women's Health.

Mercer, R. T. (1995a). Becoming a mother: Research on maternal identity from Rubin to the present. New York: Springer.

Mercer, R. T. (1995b). Predictors of maternal role attainment. Nursing Research, 34(4), 198.204.

Mercer, R. T. (2004). Becoming a mother versus maternal role attainment. Journal of Nursing Scholarship, 36(3), 226-232.

Mercer, R. T., & Ferketich, S. L. (1994). Maternal-infant attachment of experienced and inexperienced mothers during infancy. Nursing Research, 43(6), 344-351.

Mercer, R. T., & Walker, L. O. (2006). A review of interventions to foster becoming a mother. Journal of Obstetric, Gynecologic, and Neonatal Nursing, 35(5), 568-582.

Oladapo, O. T., & Fawole, B. (2012). Treatments for suppression of lactation. Cochrane Database of Systematic Reviews (9), CD005937. Retrieved from www.cochranelibrary.com.

Rubin, R. (1961). Puerperal change. Nursing Outlook, 9(12), 743-755.

Rubin, R. (1977). Binding-in in the postpartum period. MCN: American Journal of Maternal/Child Nursing, 6(1), 65-75.

U.S. Department of Labor, Bureau of Labor Statistics. (2016). Employment characteristics of families.2015. Retrieved from www. bls.gov.

Waugh, L. J. (2011). Beliefs associated with Mexican immigrant families' practice of La Cuarentena during postpartum recovery. Journal of Obstetric, Gynecologic, and Neonatal Nursing, 40(6), 732-741.

Whitmer, T. (2016). Physical and psychological changes. In S. Mattson, & J. E. Smith (Eds.), AWHONN core curriculum for maternal-newborn nursing (5th ed.) (pp. 301-314). St. Louis, MO: Mosby.

16

산욕기 사회심리적 적응

Postpartum Psychosocial Adaptations

학습목표

1. 산모와 가족의 사회심리적 적응상태를 사정한다.
2. 모성역할단계를 설명한다.
3. 모아애착 형성과정과 모아애착을 증진시키는 간호중재를 계획한다.
4. 산모와 가족에게 사회심리적 적응 증진을 위한 간호과정을 적용한다.
5. 출산에 대한 가족의 적응과정을 설명한다.
6. 적응에 대한 문화적인 영향을 설명한다.
7. 모성적응과 가족적응에 대한 간호과정을 적용한다.

주요용어

결속 bonding
산욕기 puerperal phase
상호의존기 letting-go phase
소극기 taking-in phase
애착 attachment
역할 갈등 role conflict
적극기 taking-hold phase

1. 사회심리적 적응

탄생만큼 가족의 구조와 기능이 급격하게 변화하는 사건은 없을 것이다. 아기가 태어나 가족의 일원이 되기까지 모든 가족구성원들은 각자의 역할에 적응하기 위해 노력해야 한다. 산모는 회복기를 거치면서 분만과 출산 동안 잃어버린 에너지를 보충하고, 산모로서의 역할에 자신감을 얻게 된다. 산모와 아버지 모두 임신 기간부터 시작된 신생아와의 애착과정을 지속하고, 형제자매들은 가족 구조 안에서의 새로운 위치에 적응해야 한다. 과거의 경험, 이용 가능한 지지체계, 문화와 같은 다양한 요인들이 가족의 적응에 영향을 미친다.

간호사의 역할은 산모와 신생아에 대한 간호뿐만 아니라 가족 전체의 건강과 행복을 돌보는 것이다. 특히 입원한 기간과 퇴원 후 초기 몇 주 동안 출산에 대한 가족의 적응에 관심을 기울인다. 가족의 구조에서 부모를 비롯한 가족들이 각자의 역할 변화에 적응하는 분만 후 12주를 산욕기 또는 4기(fourth trimester)로도 불린다.

1) 친숙해지는 과정

간호문헌들은 부모와 신생아가 어떻게 친숙해지고 생애에 걸쳐 지속되는 사랑, 관심, 깊은 헌신의 감정을 발달시키는지 그 과정을 설명하고 있다. 초기단계를 설명하기 위해 결속(bonding)과 애착(attachment)이라는 용어가 흔히 사용된다. 이 용어들은 가끔 혼용되지만, 의미는 각각 다르다.

(1) 결속

결속(bonding)은 부모가 신생아에게 일방적으로 느끼는 초기의 강렬한 끌림을 말한다. 결속은 신생아가 출생 후 첫 30~60분에 부모와 신체 접촉을 통한 상호작용을 할 수 있도록 허용되었을 때 더욱 강화된다. 이 시기의 신생아는 기민하고 조용한 상태로 부모를 똑바로 응시한다(그림 16-1).

결속을 위해 분만 후 신생아는 즉시 산모의 가슴 또는 배에 서로의 피부를 접촉하게 한다. 간호사는 부모가 신생아에 집중할 수 있도록 약물투여나 사정과 같은 처치를 보류한다.

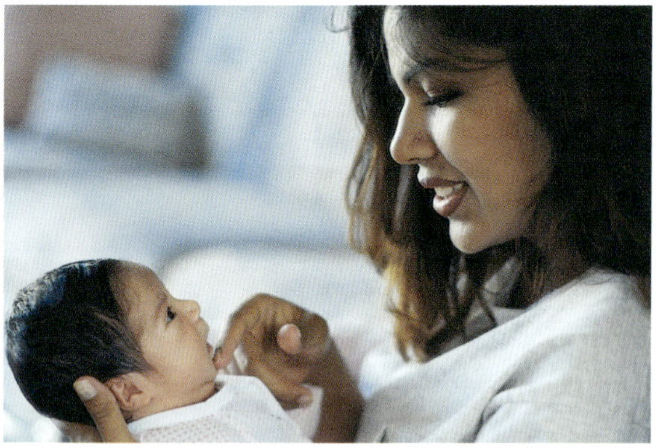

그림 16-1 초기의 예민한 기간에 신생아는 조용하고 기민하다. 신생아는 산모를 응시하고 산모의 음성과 접촉에 반응한다. 산모는 단지 손가락 끝으로만 신생아를 살짝 건드림으로써 접촉한다.

출산 후 초기의 지속적인 접촉은 부모와 신생아의 결속과 애착을 증진할 수 있다. 하지만, 산과 응급상황이나 신생아의 질병으로 인해 부모와 신생아의 초기 접촉이 제한된다 하더라도, 노력 여하에 따라 결속과 애착은 이후에도 일어날 수 있다.

(2) 애착

애착(attachment)은 부모와 신생아 사이에 즐겁고 만족스러운 상호작용을 통해 결속이 발전되는 과정이며 임신과 함께 시작되고, 분만 후 수개월 동안 지속된다. 신생아는 부모로부터 안락함, 음식, 안전을 제공받는다. 산모는 신생아 돌봄에 대한 책임을 받아들이고 앞으로의 과정에서 자신보다 신생아의 욕구를 더 우선시한다. 부모로서의 정체성을 확립하고 기쁨을 느낀다. 부모와 신생아 모두 출생 후에 그 무엇으로도 대신할 수 없는 관계가 된다.

애착은 시간에 따라 변화하는 진행적 · 발전적 과정으로, 순간적인 경우는 드물다. 첫 아기를 가진 부모의 애착행동은 아기를 가진 경험이 있는 부모의 애착행동과 크게 다르지 않다(Mercer & Ferketich, 1994). 즉, 애착은 상호 만족스러운 경험에서 생성된다. 따라서 산모가 분만 후 통증을 느끼거나 신체적으로 지쳐 있어도 통증 완화 후 신생아와의 초기 애착관계를 형성한다.

결속과는 달리 애착은 상호적이다. 애착은 부모와 신생아 양 방향으로 일어난다. 애착은 실제적인 것이든 지각된 것이든 신생아의 긍정적인 피드백에 의해 촉진된다. 예를 들면, 신생아가 부모의 손가락을 움켜잡는 파악반사는 '사랑해요'의 의미이다. 기민한 신생아는 상호애착행

> **반드시 기억해야 하는 것**
>
> ***상호애착행동***
>
> 신생아는 다음과 같은 능력이 있다.
>
> - 눈맞춤을 하고, 오랫동안 강렬한 상호 응시에 참여할 수 있다.
> - 눈을 움직이고 부모의 얼굴을 따라가려고 시도할 수 있다.
> - 부모의 손가락을 잡고 붙들고 있을 수 있다.
> - 부모 음성의 리듬과 패턴에 반응하여 동시에 움직일 수 있다.
> - 젖을 찾고 입을 가져다 대고 젖을 빨 수 있다.
> - 부모의 음성과 접촉에 의해 안락함을 느낄 수 있다.

동(reciprocal attatchment behaviors)이라고 불리는 반응 을 가지고 있다. 이러한 행동들은 일생동안 상호헌신으로 지속될 초기 애착과정에서 신생아가 해야 할 역할이다.

(3) 산모와의 접촉

모성 접촉과 같은 산모의 행동은 신생아가 탐색단계로 진행됨에 따라 빠르게 변화한다. 초기에 산모는 신생아를 안을 때 자신과 정면에서 눈맞춤을 할 수 있도록 얼굴을 마주보는 자세로 아기를 안는다. 신생아가 깨어나면, 그 둘은 오랫동안 서로를 바라보는 상호작용을 한다(그림 16-2).

신생아의 얼굴, 손가락, 발가락을 자신의 손끝만으로 부드럽게 만질 수도 있다. 이러한 탐색은 손끝으로 만지기(fingertipping)라고 불리는데, 일반적으로 초기 몇 분

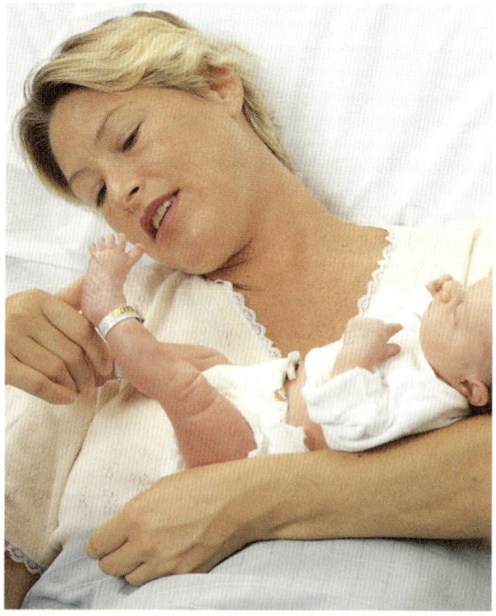

그림 16-2 주장하기 또는 결속하기(claiming or binding-in) 과정 동안 산모는 신생아의 구체적인 특징을 발견하고 그 특징들을 다른 가족구성원과 관련시킨다. 산모는 "긴 발가락이 나랑 똑같아."라고 말한다.

안에 일어난다.

손끝으로 신생아를 탐색한 후, 산모는 아기의 가슴과 다리를 손바닥으로 쓰다듬는다(그림 16-2). 그 다음, 산모는 자신의 손 전체와 팔로 신생아를 감싸 자신의 몸에 더 가까이 안을 것이다(그림 16-3). 산모가 신생아를 가까이 안고 아기의 머리카락을 쓰다듬고, 자신의 볼을 아기의 볼에 맞대면, 아기를 달래는 위안행동을 하기에 충분히 편안한 상태가 된다.

산모는 신생아의 특징적인 면을 구체적으로 찾아낼 것이다. "얼마나 반짝이는 눈을 가졌는지 보세요." 또한 신생아의 특징을 가족구성원과 연관시킬 것이다. "아버지의 턱과 코를 닮았어요"(그림 16-4). 이러한 인식 과정은 주장하기 또는 결속하기(claiming or binding-in)라고 불린다(Rubin, 1977).

(4) 언어적 행동

언어적 행동은 모성 애착의 중요한 지표이다. 대부분의 산모들은 높은 음조로 아기에게 말을 건넨다. 언어적 행동은 산모와 신생아의 초기 심리 관계를 반영한다. 간호사들은 산모와 신생아와의 상호작용을 관찰하고, 필요하다면 둘 사이의 초기 애착을 조성할 수 있는 상호작용을 교육하고 강화할 수 있다.

이해하기

1. 결속과 애착의 차이점은 무엇인가?
2. 모성의 접촉은 시간이 지남에 따라 어떻게 변화하는가?
3. 시간이 흐름에 따라 언어적 상호작용은 어떻게 달라지는가?

이해하기 정답

1. 결속은 신생아에 대해 부모가 느끼는 초기 끌림으로 설명된다. 애착은 부모와 신생아 사이의 인내하고, 사랑하는 관계의 발달이다. 애착은 점진적이고 신생아로부터의 반응을 필요로 한다.
2. 산모의 접촉은 탐색기에 손끝으로 만지는 것부터 쓰다듬고, 그런 다음 신생아를 감싸 안고, 그런 다음 달래는 행동을 한다.
3. 산모는 신생아를 '그것'에서 '그' 또는 '그녀'로 부르고 그런 다음 주어진 이름을 사용한다. 출산 전에 아기의 성별을 아는 부모들은 신생아를 출산 전부터 이름으로 부를 수 있다.

2) 모성 적응의 과정

(1) 산욕기

Rubin(1961)은 산모가 출산 동안 소모한 에너지를 보충하고 자신의 새로운 역할에서 위안을 얻는 회복기를 발견했다. 산욕기(puerperal phase)는 소극기(taking-in phase), 적극기(taking-hold phase), 이행기(letting-go phase)로 구분되는데, 이 단계는 모성 행동의 진행 변화를 관찰하는 한 가지 방법을 제공한다. 비록 이러한 용어들이 모성 사정을 위한 엄격한 지침으로 사용되어서는 안 되지만 이 단계는 간호사가 모성의 욕구를 사정하고 그러한 욕구들을 만족시키기 위해 중재하는 데 도움을 준다.

소극기. 소극기(taking-in phase) 동안 산모는 기본적으로 수분, 음식, 수면에 대한 욕구에 집중한다. 산모는 또한 신생아에 대한 세부사항을 다른 사람들이 결정하도록 두는 것처럼 보인다.

이 시기 산모는 출산 경험을 현실과 일치시키기 위해 전화통화나 방문객과의 대화에서 자신의 진통과 분만에 대해 지속적으로 이야기한다. 이러한 과정은 산모에게 임신이 종료되었고 이제 신생아는 분리된 한 개인임을 깨닫게 해 준다. 소극기는 대략 2일 동안 지속된다고 믿었지만 오늘날에는 하루 또는 그보다 더 적게 지속된다고 생각된다. 이 단계는 응급상황으로 제왕절개 분만을 한 경우 지연될 수 있다. 또한 분만 경험을 완전히 이해하는 데 어려움을 겪을 수 있고 분만 경험에 대한 부정적인 인식을 가질 수 있다. 제왕절개 분만을 하는 여성들은 그들의 신체적·심리적 욕구를 고려한 세심한 돌봄과 지속적인 관심이 필요하다.

적극기. 산모는 적극기(taking-hold phase) 동안 더 독립적이 된다. 산모는 자신의 신체 기능을 관리하는 데 대한 관심을 나타내고 자기돌봄을 책임진다. 산모가 편안함을 느끼고 자신의 신체에 대해 통제할 수 있을 때 신생아의 행동으로 자신의 관심을 돌린다. 산모는 신생아의 안녕과 전체성을 평가하기 위해 자신의 신생아를 다른 신생아와 비교한다.

적극기 동안 산모는 어머니로서의 불안을 말로 표현할 수 있다. 그녀는 자신의 돌봄 기술을 간호사들의 돌봄 기술과 비판적으로 비교할 수 있다.

간호사는 신생아를 돌볼 때 어머니의 역할을 해서는 안 된다. 대신 산모가 가능한 한 많이 돌봄을 행할 수 있도록 격려해야 한다. 아버지에게도 새로운 역할을 맡아 돌봄에 참여하도록 격려한다. 간호사들은 부모의 초기 돌봄이 어색하더라도 돌봄에 대한 시도마다 칭찬을 한다.

비판적 사고연습 16-1

Callie는 35세 초산부로 진통의 진행에 실패한 후 제왕절개로 Eloina를 출산했다. 그녀는 대체로 편안하지만 매우 피곤하다. 그녀의 남편 Xavier는 그녀의 진통과 출산 동안 함께 있었고 아버지가 된다는 사실에 흥분되어 있다. 그는 자신과 Callie가 아이를 키워본 경험이 없고 직업상 자신은 계속적인 출장이 요구된다는 걱정을 표현한다.

분만일에 Callie는 선뜻 관심과 위생에 관련된 도움을 받아들인다. 그녀는 돌아눕고, 기침하고, 숨을 깊게 쉬라는 간호사의 요청에 수동적으로 따른다. 그녀는 전화로 친구와 출산의 세부사항에 대해 이야기한다. 그녀는 Eloina를 자세히 살피고 얼굴과 손을 손끝으로 부드럽게 만진다. 그녀는 모유수유를 할 계획이라고 언급하고 신생아가 잠을 많이 자는 것에 대해 놀라워한다.

질문

1. 이 시기에 Callie의 우선순위가 되는 욕구는 무엇인가?
2. 그녀의 행동이 어떻게 달라졌는가?

수술 후 첫 날 Callie의 도뇨관과 정맥주입로는 제거되었다. Callie는 최소한의 도움으로 걸었고, 힘들지 않게 소변을 보았다. 그녀는 장의 기능에 대해 질문했고, 배변완하제 처방을 원했다. 그는 많은 시간을 아기에게 모유수유하면서 보냈다. 그녀는 Elonia가 모유를 잘 먹지 않아 실망하면서 모유수유상담가에게 질문했다.

질문

3. 현재 Callie에게 우선순위가 되는 욕구는 무엇인가?
4. 그녀의 행동이 어떻게 달라졌는가?

퇴원 전, Callie는 모유수유를 잘 했다. 신생아는 입을 젖에 잘 갖다 대고 매 수유 시 10~15분 동안 수유를 받았으며, Callie의 유두는 압통이나 외상의 징후가 없다. 그녀는 그 지역에 친척이 없고 그녀의 남편은 주말마다 출장을 간다. 그녀는 그녀 혼자서 잘 지내야만 한다고 말한다.

질문

5. Callie가 퇴원하기 전에 받아야 한다고 예측되는 지침은 무엇인가?
6. 어떤 간호중재가 그녀에게 가장 도움이 될 것인가?

이행기. 이행기(letting-go phase)는 산모와 아버지에게 때로 단념의 시간이 된다. 만일 그들에게 첫 번째 아이라면 부부는 신생아를 돌보지 않아도 되었던 자신들의 생활방식을 포기해야만 한다는 사실을 인정해야 한다.

일부 부모들은 그들이 상상했던 신생아의 체구, 성별, 특징이 일치하지 않아 실망하지만 환상 속의 이미지를 포기하고 실제 아기를 받아들여야 한다.

이러한 상실감들은 때로는 아주 미묘해서 관찰되지 않거나 인정할 수 없는 슬픔의 감정을 불러일으킨다. 하지만, 부모 모두 예기치 않았던 감정을 표현하고 일반적인 감정이라고 격려한다. 만일 산모가 아주 어리거나 계획된 임신이 아니라면 상실과 슬픔의 감정은 일시적인 것이다.

비판적 사고연습 16-1 정답

1. Callie의 우선시되는 욕구는 신체 간호와 안위이다. 또한 그녀는 출산 경험을 자신의 현실의 일부로 만들 필요가 있다. 출산에 대한 세부사항을 다시 이야기하고 제왕절개 출산으로 인해 완성하지 못한 정상분만의 상실감을 채워야 한다.
2. Callie는 소극기(taking-in phase)에 있다. 그녀는 손끝으로 탐색함으로써 자신의 "실제" 아기와 친숙해지고 있는 중이다. 이는 대개 산모에게 관찰되는 첫 번째 접촉이다.
3. Callie의 우선순위들은 자신의 신체 기능에 대한 조절을 맡고 그녀가 "적극적으로 주도하고" 아기에 대한 돌봄을 맡을 수 있도록 그녀의 간호를 관리하는 것이다.
4. Callie는 더 독립적이 되고 모유수유를 시작한다. 수유상담사의 도움을 요청함으로써 배울 준비를 보인다.
5. Callie에게 필요한 지침은 그녀가 여전히 충분한 휴식과 영양을 받는 동안 신생아에 대한 간호를 관리할 수 있는 방법에 초점을 두어야 한다. 유동성 있는 일정을 유지하고, 신생아가 쉴 때 휴식하고, 쉽고 영양가 있는 식사를 준비하는 것이 가장 중요한 요소들이다.
6. 그녀의 남편이 멀리 떠나 있는 동안 일부 지지를 제공할 수 있는 친구와 이웃들을 발견하여 그녀를 돕는 것이 가장 도움이 될 것이다. 이것이 가능하지 않다면 지역사회 자원을 위한 전화번호를 가지고 있어야 한다. 간호사에 의한 추후 가정 방문은 매우 도움이 될 것이다. 간호사는 산모와 신생아를 사정하고, 교육을 강화하고, 격려를 제공할 수 있을 것이다.

이 시기 동안 산모는 배우자와의 관계에 초점을 둔다. 산모는 업무에 복귀하기 위해서는 신생아에 대한 돌봄의 일부를 포기하고 돌봄제공자에게 일임해야 한다.

(2) 모성 역할 획득

모성 역할 획득은 산모가 신생아 돌봄에 대한 자신감을 성취하고 산모로서의 정체성에 익숙해지는 과정이다. 역할 획득 과정은 임신 동안에 시작되고 분만 후 몇 달 동안 지속된다.

모성 또는 부성 역할로의 전환은 다음 네 단계를 거친다(Mercer, 1995b).

1. 예측기(anticipatory stage)는 임부가 의사나 간호사-조산사를 선택하고 신생아를 출산할 장소를 선택할 때 시작된다. 임부는 출산 경험에 대해 조절한다는 느낌을 가지고 준비하기 위해 출산교실에 참여할 수 있다. 임부는 모성역할의 학습을 도와줄 역할 모델을 찾는다.
2. 공식기(formal stage)는 신생아의 분만과 함께 시작되어 4~6주 동안 지속된다(Mercer, 1995a). 이 단계 동안 주로 건강돌봄제공자, 가까운 친구, 부모 등 다른

사람들의 안내에 따라 행동한다. 이 시기의 주요 과업은 부모들이 신생아가 보내는 신호에 그들의 돌봄을 맞출 수 있도록 신생아와 친숙해지는 것이다.

3. 비공식기(informal stage)는 공식기와 겹치기도 하며, 산모가 신생아의 암시와 신호에 대한 적절한 반응들을 배울 때 시작된다. 산모는 신생아의 독특한 욕구에 따라 반응하기 시작하고 스스로에게 맞는 모성 역할을 발달시키기 시작한다.
4. 개인기(personal stage)는 모성 역할에 조화를 느끼고, 신생아돌봄을 즐기며, 신생아를 자신의 삶에서 중심에 두고 부모 역할을 내면화하는 시기이다. 산모는 부모의 역할을 수용하고 이 역할을 편안하게 느낀다.

여성이 산모되기에 적응했을 때 모성 역할 획득은 완성된다. 하지만, 그 과정은 산모인 내내 지속되기 때문에 산모가 되는 것이라고 불리는 것이 더 적합하다.

(3) 일상생활로의 복귀

Martell(2001)은 '출산 후 일상생활로의 복귀'로 초기 산후 변화에 대한 다른 관점을 제공한다. 이러한 관점은 여성이 산모로서의 삶을 조직함에 따라 신체 평가하기, 새로운 역할 획득하기, 새로운 가족되기의 세 단계로 나뉜다. 이 단계들은 뚜렷한 특징을 가지고 분리되어 있다기보다 연속적이다.

신체 평가하기. 이 단계는 산모가 신체적으로 느끼는 증상에 중점을 둔다. 산모는 유두와 회음 통증 같은 불편감에 대처해야 하고 흥분, 병원의 일상 그리고 신체의 불편에서 오는 피로감에 의해 수면을 방해받는다. 모유수유에 의한 신체 변화는 신체적인 자아를 더욱 자각하게 한다.

새로운 역할 획득하기. 새로운 역할 획득하기는 유능하게 되는 것, 자신감을 발달시키는 것, 부모가 신생아를 자신의 삶에 통합시키고 수용하는 것과 관련된다. 산모가 자신의 환경 내에 안착하려는 욕구가 있다면 가능한 한 빨리 병원에서 퇴원한다. 이 시기 동안 산모는 신생아와 함께 더욱 안전감을 느끼고 산모가 점차적으로 능력을 획득함에 따라 과거의 문제해결방법에 의존하던 방식에서 신생아 돌봄이라는 과업에 대해 편안함을 느끼고 느긋해진다.

산모는 분만 직후에는 자신의 부모다운 능력에 자신감이 없고 이용 가능한 도움을 받고자 한다. 그러므로 친정부모가 떠나거나 배우자가 직장으로 복귀하여 더 이상 즉각적인 도움을 받지 못할 때 초보 산모는 신생아를 혼자서 돌볼 수 있을지에 대해 걱정한다. 그러나 신생아의 체중이 증가하고 다른 사람의 도움 없이 신생아를 돌보고 달랠 수 있을 때 자신감이 생긴다.

산모는 신생아의 욕구를 충족시키기 위해 자신의 욕구와 활동을 변화시킨다. 적응 기간을 거친 후 산모들은 최소한의 변화로 자신의 일상적인 활동에 신생아를 통합시키는 방법을 찾는다.

새로운 가족되기. 산모는 신생아가 자신의 가족과 일상에 포함될 수 있도록 배우자와 다른 가족들의 관계를 변화시킨다. 다른 사람들로부터 도움을 받는 것에 감사하지만 자기 스스로 하는 것을 기뻐하고 새로이 발전된 가족과 함께 그들만의 시간을 보내는 것을 즐긴다.

(4) 재정립된 역할

산모는 특히 재정립된 역할에 대해 걱정하고 배우자와의 관계를 유지하는 데 집중한다. 산모는 배우자의 행동에 어떠한 변화가 있는지 관찰하고, 신생아에 대한 아버지의 상호작용에 몹시 민감하다. 아버지의 관점에서 보면 자신의 새로운 역할에 대한 불안이 가족에게 추가적인 부담이 된다. 직장과 가정에서의 요구 갈등, 소외감, 자신의 배우자와의 관계에 대한 걱정으로 더욱 어려움을 겪는다.

새로운 부모는 신생아의 출산 이전에는 필요하지 않던 책임과 업무를 분담해야 할 수도 있다. 이러한 과정은 신속하게 성취되고 일부 가족들에서는 불일치가 거의 일어나지 않는다. 그러나 다른 가족들에서는 역할 분담이 유동적이지 못하고 어떤 변화라도 긴장과 좌절의 원천이 될 수 있다.

간호사는 가족의 역할 재정립에 적극적으로 관여하지는 않지만, 가족들이 의사소통을 통해 그들의 감정과 걱정들을 표현하여 최소한의 스트레스만으로 변화할 수 있도록 돕는다.

(5) 역할 갈등

역할 갈등(role conflict)은 개인의 역할 책임에 대한 지각이 현실과 상당히 다를 때 나타난다. 예를 들면, 산모가 지각하는 자신의 책임은 신생아에게 대부분의 돌봄과 안위를 제공하는 것이지만 현실에서는 돌봄제공자에게 신생아를 맡기고 직장에 복귀해야 한다면 역할 갈등이 일어날 수 있다. 가능하다면 산모들은 부모 역할에 익숙해지고 신생아의 고유한 욕구를 이해할 때까지 직장 복귀를 연기해야 한다.

초산부들은 종종 신생아에 대한 애착이 얼마나 강할지 또는 일에 복귀하기 위해 신생아와 떨어지는 일이 얼마나 어려울지 깨닫지 못한다. 많은 산모가 돌봄제공자에게 신생아를 처음 맡길 때 강한 '분리 슬픔'을 경험하고 죄책감을 느낀다. 일부 산모들은 돌봄제공자가 신생아의 사랑을 대신 차지할 것에 대한 질투를 느낀다.

간호사들은 이러한 감정들을 인정하고 정상적임을 주지시킴으로써 산모를 안심시킬 수 있다.

(6) 모성의 주요 염려 사항

산모가 신생아를 돌보는 능력에 자신감이 생기고 신체적 불편감이 감소함에 따라 자신의 정서와 관련된 우려가 높아진다. 신체상의 변화와 산후우울증의 경험은 특히 중요하다.

신체상. 산모들은 임신 전의 정상적인 모습을 다시 찾을 수 있을지 매우 염려한다. 일부 산모들은 신체가 임신 이전의 모습을 되찾는 데 걸리는 시간과 체중 감소에 대해 비현실적인 기대를 가진다. 간호사는 체중 감소는 서서히 일어난다는 것을 강조해야 한다. 엄격한 칼로리 제한은 에너지 고갈과 면역 감소로 이어질 수 있다.

더불어, 간호사는 근육의 긴장을 회복하는 데 도움이 되는 걷기와 점진적인 운동 같은 안전한 활동들에 대해 교육해야 한다.

흡연. 많은 임부들이 태아의 건강을 보호하기 위해 임신 중 금연을 한다. 하지만 대다수의 산모들은 산후 6개월 내에 흡연을 재개한다. 재흡연을 유도하는 요인으로는 체중에 대한 걱정과 모유수유의 실패 등이다(Forest, 2009; Levine, Marcus, Kalarchian et al., 2010). 다른 요인으로는 우울, 흡연자와의 동거, 스트레스, 임신 동안만 금연하고자 한 계획 등이다. 신생아에게 모유수유를 하는 산모들은 26개월 이내에 흡연을 재개할 가능성이 적다(Kendzor, Businelle, Costello et al., 2010).

간호사들은 산전에 흡연을 중단했던 산모와 산욕기 동안 재흡연의 위험이 있는 산모들에게 자원을 제공하기 위해 흡연에 대해 상의한다. 일부 산모들은 흡연이 오로지 임신 동안에만 영향을 미친다고 생각할 수 있기 때문에 흡연으로 인한 신생아의 위험에 대해 설명하는 것도 도움이 될 수 있다.

치료적 의사소통술

신체상

Mary Kay는 48시간 전에 출산을 했다. 담당간호사 Audrey는 출산센터에서 Mary Kay가 퇴원하기 전 자기돌봄 조치들을 점검하고 있다.

Mary Kay: 저를 보세요. 아직도 임신한 것처럼 보여요. 그리고 남편은 저에게 통통이라고 불러요.

Audrey: 아기가 태어난 후 배가 납작해지기를 기대하고 있군요(이는 내용을 반영함으로써 여성의 걱정을 명확하게 해 준다).

Mary Kay: 글쎄요, 이전엔 한 번도 이렇게 배가 나왔던 적이 없었거든요. 아기를 낳고 나면 다 없어질 거라고 생각했어요. 제가 이렇게 살이 쪘다니 믿어지지가 않아요.

Audrey: 그 근육들이 늘어나는 데 9개월이나 걸렸다는 것을 기억하세요. 며칠 만에 다시 임신 전 상태로 돌아가리라고 기대할 순 없죠(이는 표현된 감정을 무시함으로써 의사소통을 막는다. 더 도움이 되는 반응은 Mary Kay의 고충을 인정하는 것이 될 것이고 감정이 표현될 때까지 정보 제공을 늦추는 것이다. 예를 들면, "실망이 많으시겠어요. 당신이 원한다면 도움이 될 운동들에 대해 상의해 볼 수 있습니다.").

이해하기

4. 소극기와 적극기에 산모의 행동은 어떻게 다른가?
5. 모성역할적응기에 산모와 아버지는 무엇을 포기하는가?
6. 부모들이 어떻게 역할 획득의 단계를 거쳐 나아가는가?
7. '일상생활로의 복귀'에 있는 단계들은 무엇인가?

이해하기 정답

4. 산모는 소극기(taking-in phase)에 일차적으로 자기 자신의 욕구에 집중한다. 여성은 때로 수동적, 의존적이고 자신의 출산 경험을 반복적으로 이야기한다. 적극기(taking-hold phase)의 여성은 더 독립적이 되고 배우기 위해 고조된 준비 태세를 보인다.
5. 모성역할적응기(letting-go phase)에는 부모들은 부모 역할을 떠맡기 위해 이전의 생활 방식들을 포기한다.
6. 예측기(anticipatory phase) 여성들이 출산에 대해 준비하면서 임신 동안 시작된다. 공식기(formal stage)는 아기와 친숙해질 때 출산과 함께 시작된다. 비공식기(informal stage) 동안 부모는 다른 사람의 지시에 따르기보다 그들 신생아의 유일한 단서(신호)에 반응한다. 개인기(personal stage)는 산모가 부모로서의 자신의 역할에 편안하게 느낄 때 달성된다.
7. "일상으로의 복귀"는 신체를 평가하고 안착하고 새로운 가족이 되는 것이 포함된다.

3) 가족 적응의 과정

신생아의 출생은 가족 내에서 역할과 관계의 재조직화를 요구한다. 이전에 아이가 없던 부부는 이제 새로운 구성원을 그들의 가족 단위에 통합시켜야 한다. 아버지는 신생아 돌봄을 위한 새로운 기술을 배우고 아버지로서의 새로운 역할에 적응한다. 형제자매는 가족 구조 내에서 새로운 입지에 적응해야 한다. 조부모의 기대와 참여는 아주 다양하다. 이처럼 각각의 가족구성원 모두가 영향을 받는다.

(1) 아버지

아버지가 발전시키는 신생아와의 결속은 몰두(engrossment)에 의해 촉진된다. 몰두는 신생아가 어떻게 생기고, 반응하고, 만지려는 욕구, 어떻게 안는지에 대한 아버지의 강렬한 관심이다. 많은 아버지들은 아기의 뚜렷한 특징에 대해 언급하고 아기를 자세히 본다. 아버지는 신생아에게서 강한 매력과 고양된 기쁨을 경험한다. 아버지의 애착행동은 아기가 깨어 있고, 눈맞춤을 하고, 아버지의 음성에 반응할 때 증가한다(그림 16-3).

많은 아버지들은 그들의 배우자와 함께 부모가 되기를 열렬히 기대한다. 하지만 그들은 신생아에게 돌봄을 제공하는데 자신감이 부족할 수 있고 신생아 돌봄의 지시와 시범에서 제외되는 것은 원하지 않는다. 아버지들은 다른 사람들이 자신에게 단지 산모를 지지하는 역할만을 기대한다고 느낄 수 있다. 간호사는 아버지가 더 자신감 있고 유능하게 느끼도록 돕기 위해 출산 직후 아버지를 아이 돌보기 활동에 참여시킬 수 있다.

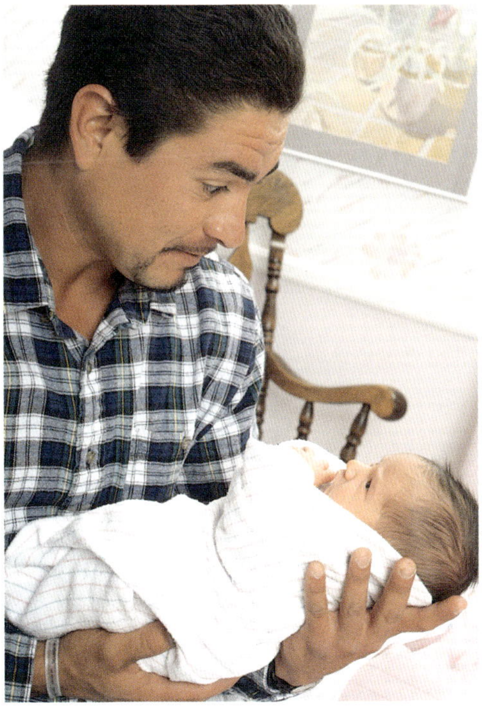

그림 16-3 신생아에 대한 아버지의 초기 행동은 모성의 행동과 일치한다. 아버지가 나타내는 강렬한 매료는 몰두라고 한다. 아버지와 신생아 사이의 눈맞춤이 나타난다.

(2) 형제자매

새로운 가족이 된 신생아에 대한 형제자매의 반응은 나이와 발달 수준에 따라 다르다. 유아는 대체로 분만에 대해 잘 알지 못한다. 유아는 신생아를 마주하면 부모의 사랑을 대신 차지하는 경쟁 상대로 보아 두려움을 느낀다. 유아들은 시간과 관심을 아기와 나눠 가져야 할 때 질투와 분노의 감정을 가진다. 일부 유아들은 특히 산모가 신생아를 안고 수유하고 있을 때 산모에 대해 적대적인 행동을 나타낸다. 수면 문제, 관심을 얻으려는 노력의 증가, 침대에 오줌싸기, 엄지손가락 빨기와 같은 유아기적인 퇴행이 흔하게 나타난다. 이러한 행동은 산모의 관심이 다른 아이에게로 가는 것을 관찰할 때 어린아이들이 느끼는 질투와 좌절 때문이다.

부모들은 유아의 강한 감정을 판단 없이 수용하고 사랑받고 있다는 아이의 감정을 계속 강화시키도록 교육받는다. 배변 훈련의 시작과 같은 일상에서의 변화에 대한 계획은 가족 적응이 될 때까지 연기한다. 예를 들어, 부모의 사랑에 대해 그들이 완전히 느끼기 전인 2세 아이에게 낯선 가족을 환영하라고 기대하는 것은 현실적이지 않다.

학령전기 형제자매는 만지는 것보다 보는 것으로 참여한다. 신생아 가까이에서 어느 정도 시간을 보내고 산모와 신생아에 대해서 이야기한다(그림 16-4). 많은 아동들은 더 쉽게 적응한다. 모든 형제자매들은 부모로부터 그들이 사랑받고 있고 중요한 존재라는 안심을 필요로 한다. 산전교육의 형제자매 교실은 이러한 적용이 용이하도록 도움이 된다. 형제자매들은 신생아와 상호작용할 수 있도록 산후 병동에 있는 산모를 방문할 수 있다. 부모, 방문객, 간호사들이 형제자매에게도 신생아와 같이 많은 관심을 줄 수 있도록 특별한 돌봄이 있어야 한다. 부모는 손위 형제자매인 것의 이점을 강조할 수 있고 형제자매의 나이에 따라 적절하게 신생아 돌봄에 참여할 수 있게 허용할 수 있다.

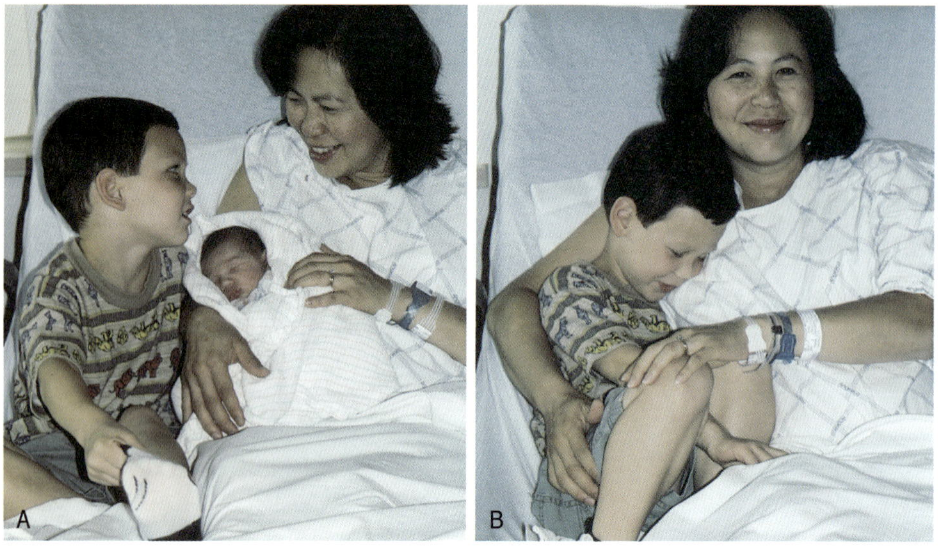

그림 16-4 A: 아이들은 때로는 신생아를 만지는 것을 주저하지만 신생아 가까이 있고 싶어 한다. B: 소년이 가장 좋아하는 자리에 있을 때 안도와 기쁨이 명백히 보인다.

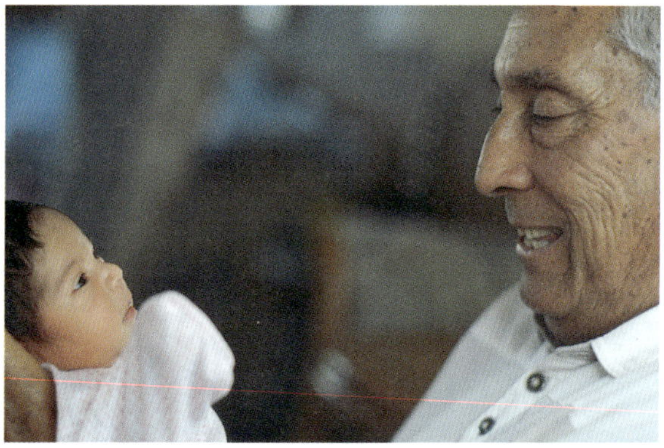

그림 16-5 조부모는 손주들과 강한 결속력(유대감)을 가질 수 있다.

(3) 조부모

손주들이 있는 조부모의 참여 여부는 많은 요인에 따라 다르다. 가장 중요한 요인 중의 하나는 근접성이다.

조부모의 역할에 대한 기대 또한 손주의 출생에 적응하는 요인이다. 많은 조부모들이 신생아의 양육과 돌봄에 온전히 참여하고자 애쓰지만 어떤 조부모들은 참여를 부담스러워 하기도 한다. 조부모의 참여 정도는 부모와의 갈등을 유발할 수도 있고 양쪽 가족에게 편안함을 줄 수도 있다.

4) 가족 적응에 영향을 주는 요인

수많은 요인들이 가족의 적응에 영향을 준다. 불편감과 피로와 같은 일부 요인들은 아주 흔하기 때문에 예측할 수 있다. 부수적인 요인들에는 신생아 욕구에 대한 지식, 신생아의 기대, 이전의 경험, 부모의 나이, 산모와 신생아의 기질이 포함된다. 제왕절개, 조산 또는 아픈 신생아, 한 명 이상의 신생아 출생과 같은 다른 사건들 또한 가족이 적응을 신속하고 용이하게 하는 데 영향을 준다.

(1) 불편감과 피로

분만과 관련된 산모의 불편감은 정상적으로는 출산 후 곧바로 해결되지만 신생아의 욕구에 초점을 두는 것은 어려울 수 있다. 신생아의 불규칙적인 생활패턴으로 숙면에 방해를 받는 첫 몇 주에서 몇 달간 산모의 피로가 지속된다. 부모는 신생아가 밤 동안 깨지 않고 수면을 하기 시작하는 생후 3~4개월이 되면 익숙한 생활패턴을 회복할 수 있고 피로도 감소한다.

반드시 기억해야 하는 것

적응에 영향을 미치는 요인

- 불편감이나 통증이 사라지지 않고 남아 있음
- 만성 피로
- 신생아의 욕구에 대한 지식
- 이용 가능한 지지체계
- 신생아에 대한 기대
- 이전의 신생아에 대한 경험
- 모성의 기질
- 신생아의 성격
- 다른 요인들: 제왕절개 출산, 조산 또는 아픈 신생아, 한 명 이상의 신생아 출생(쌍둥이 또는 세쌍둥이)

(2) 신생아 욕구에 대한 지식

부모는 자신들이 신생아를 달랠 수 있음을 발견할 때 강력한 보호 본능을 느낀다. 처음 부모가 되는 사람들은 어떻게 신생아를 돌봐야 하는지 확신이 없기 때문에 우는 신생아를 달래지 못하면 불안해진다. 또한 구체적인 제대간호 또는 포경수술과 수유에 대해 걱정을 한다. 모유수유는 산모와 신생아에게 모두 유익하지만 충분한 지식과 지지가 없는 부모들에게는 초기에 스트레스를 줄 수 있다.

일부 부모들은 신생아를 제대로 돌보지 못할까 두려워한다. 그들은 신생아가 울 때마다 반응하면 아기가 관심을 얻기 위해 울게 된다고 믿을 수 있다. 신생아들이 배고픔, 추위, 기저귀가 젖음, 안아주거나 부드러운 자극을 원해서 울 때 부모가 반응하는 것은 아이를 버릇없게 만들지 않는다고 부모들에게 교육한다.

(3) 이전의 경험

신생아에 대한 이전의 경험 또한 가족 적응에 영향을 미칠 수 있다. 다산부는 애착의 초기 탐색기에 많은 시간을 보내는 초산부에 비해 신생아에 대해 더 편안해 하고 애착행동을 더 일찍 나타낸다. 다산부는 예상되는 일들을 알기 때문에 신생아를 돌볼 때 더 편안해하지만 확장된 가족에 맞게 새로운 일상을 정립해야 한다. 산모는 배우자와 함께 할 시간을 가지는 것이 더 어려움을 발견한다. 다산부인 산모는 모든 가족구성원의 욕구를 만족시키기 위해 에너지를 소모하고, 시간과 수면 부족 때문에 초산부보다 가족과 친구의 도움을 더 필요로 할 수 있다. 다른 아이들이 있는 산모들에게는 자신을 위한 시간과 배우자와의 시간을 갖도록 권할 필요가 있다.

(4) 신생아에 대한 기대

신생아에 대한 비현실적인 기대도 적응에 영향을 준다. 신생아에 대한 경험이 거의 없는 부모들은 신생아의 외모에 실망하고 놀랄 수 있다. 그들은 신생아의 머리 형태, 얼룩덜룩한 반점이 있는 피부, 신생아 발진과 같은 신생아의 정상적인 특징들에 대해 받아들일 준비가 되어 있지 않을 수 있다.

간호사는 신생아의 정상적인 특징, 초기성장과 발달에 대해 교육한다. 간호사는 신생아의 행동에 대한 오해를 풀기 위해 부모들을 보조해야 한다. 예를 들면, 신생아는 위 용적이 작으므로 조금씩 자주 먹여야 한다. 초기 몇 주 동안 신생아들은 신경학적으로 불안정하여 밤 동안 지속적인 수면을 취할 수 없다. 산후 병원에 머무는 동안 산모가 신생아와 보내는 시간이 증가하는 것은 간호사가 산모를 돕는 동안 신생아의 신체적 특징뿐 아니라 신생아 돌봄에 대해서도 편안해질 수 있도록 추가적인 기회를 제공한다.

(5) 모성의 나이

자기 자신의 정체성을 확립하지 못한 십대들이 부모되기(parenthood)에 적응하는 것은 매우 어려운 일이다. 일반적으로 십대 부모는 나이가 많은 부모보다 아이에 대해 대화가 적고, 반응이 적고, 더 수동적이거나 애정이 약하다. 십대 산모는 신생아의 발달을 증진시키는 데 필요한 육아기술을 익히기 위해 특별한 도움이 필요하다.

(6) 모성의 기질

모성의 인격 특성은 애착에 큰 영향을 준다. 조용하고 배우는 능력에 있어 확신이 있고 불필요한 불안이 없는 산모는 산모되기의 요구에 더 쉽게 적응한다. 반면 흥분을 잘 하고, 자신이 없고, 불안해하는 산모는 이런 요구를 수용하는 데 더 어려움이 있다.

(7) 신생아의 기질

신생아의 기질 또한 모성의 적응에 영향을 끼친다. 조용하고, 달래기 쉽고, 안아주기를 즐기는 신생아는 부모에게 자신감과 유능한 느낌을 증대시킨다. 반대로, 달래기 어렵고 안아주어도 반응하지 않으며 짜증을 내는 신생아는 부모의 좌절감을 증가시키고 애착을 방해한다.

(8) 지지체계의 이용

강하고 일관성 있는 지지체계는 초산부의 적응에 영향을 주는 주요 요인이다. 특히 이미 아이가 있는 친구나 친척들은 처음 산모가 되는 사람들에게 중요한 역할 모델이다. 그들은 격려, 칭찬, 좋은 엄마라고 안심시킨다. 다른 사람들이 신생아가 특별하다고 생각하고 사랑과 애정을 보이는 것은 어머니가 되는 사람에게 매우 중요하다. 출산 후 일정 기간 동안 식사준비, 세탁, 쇼핑과 같은 가사일에 실제적인 도움이 필요할 수 있다.

산후 지지그룹을 이용하는 것은 초기 산모들의 걱정을

감소시킨다. 산후 지지그룹은 비슷한 경험을 하고 있는 여성들 간에 경험을 공유할 기회를 제공한다. 일부 그룹은 수유나 운동에 초점을 두지만 다른 지지그룹은 단순히 다른 부모와 상호작용하는 기회를 제공한다. 아버지들은 모든 모임에 함께하거나 가끔 참여한다.

(9) 다른 요인들

제왕절개 출산. 예측하지 못했던 제왕절개 출산은 부모의 적응을 더 어렵게 만든다. 제왕절개 출산은 산모에게 더 긴 회복 시간과 추가적인 불편감을 안겨 주고, 가족들에게 스트레스와 재정적 부담을 증가시킨다. 그러므로 회복에 대한 산모의 욕구와 신생아에 대한 애착이 간호계획에 고려되어야 한다.

조산아 또는 아픈 신생아. 조산아 또는 아픈 신생아는 신생아의 상태에 대한 부수적인 걱정을 초래한다. 이런 경우 장기간 부모와 아이의 분리가 요구되며 분리는 애착의 과정을 지연시키고 정상적으로 기능하는 가족에게 스트레스를 유발한다.

다수의 신생아 출산. 다수의 신생아 출산은 산모의 활동이나 휴식에 제한을 주는 고위험 임신을 수반한다. 산모는 조기진통 또는 다른 합병증으로 한 번 또는 그 이상 입원했을 가능성이 있고, 신생아들은 조산이나 건강 문제가 있을 수 있다. 산모가 예상했던 것보다 일찍 일을 중단해야 하고 분만과 의료비 지출 증가로 재정적인 부담이 발생할 수 있다. 더불어, 한 명 이상의 신생아 출생은 특히 다른 자녀가 있는 가족의 경우 가족관계를 더 복잡하게 만든다.

애착의 문제가 일어날 수 있으므로 신생아 중환자실에 있다면 초기에 부모와 자주 접촉하도록 해야 한다.

부모들은 신생아 각각의 고유한 특징을 알아가게 되면서 신생아와 개별적으로 애착 관계를 형성한다. 부모들은 각 신생아의 특징과 개별적인 반응에 주목하면서 구성단위의 일부이기보다 한 개인으로서 각각의 신생아를 관련시키기 위해 도움이 필요할 수 있다. 부모가 각 신생아와 따로 상호작용할 수 있도록 시간을 마련하는 것은 특히 초기에 친숙해지는 단계에서 중요하다.

산모들은 다수의 신생아에게 모유수유를 하는 경우 걱정할 수 있다. 모유량은 수요에 따라 증가하기 때문에 신생아에게 충분한 양의 모유를 공급할 수 있을 것이라고 산모를 안심시킨다.

> **이해하기**
>
> 8. 아버지가 "제 자리에 있지 않다, 속해 있지 않다."는 느낌을 받는다고 말할 때 이 말이 의미하는 것은 무엇인가?
> 9. 새로운 아기가 태어날 때 형제자매는 어떤 감정들을 경험할 수 있는가?
> 10. 다수의 신생아 출생이 부모의 애착에 미치는 영향은 무엇인가?

> **이해하기 정답**
>
> 8. 신생아의 간호에서 제외된 아버지들은 소외되고 불필요하다고 느낄 수 있다.
> 9. 형제자매들은 질투를 느낄 수 있고 그들이 신생아에게 부모의 사랑을 빼앗길 거라고 느낄 수 있다.
> 10. 다태임신 후에 각 신생아는 개별적으로 부모와의 애착을 형성하기 위한 시간이 허용되어야 한다. 재정적인 문제와 신생아의 건강에 대한 걱정은 애착을 방해할 수 있다.

5) 적응에 대한 문화적 영향

산욕기 간호 행위의 주요 목표는 산모에게 문화적 건강 신념, 가치 그리고 실제적인 간호를 각각 제공하는 것이다. 문화적 신념을 자각하고 가족 적응에 그것들의 중요성을 인정하는 것은 간호사들의 주된 과업이다. 산욕기는 산모와 신생아에게 불안정한 시기로 여겨진다(Mattson, 2015). 이 시기에 영향을 미치는 문화적 요인으로는 의사소통, 건강 신념, 식습관 등이 포함된다.

(1) 의사소통

간호사와 가족이 다른 언어로 말할 때 가족들의 이해 여부를 확인하는 것이 중요하다. 고개를 끄덕이거나 "예" 라고 말하는 것이 이해나 동의이기보다 예의의 신호일 수 있기 때문이다. 메시지를 받은 것을 확실히 하기 위해 간호사는 가족구성원에게 그들이 들은 것을 자신들의 언어로 다시 말해 보도록 요청해야 한다.

(2) 건강 신념

산모의 활동은 종종 출산 후 휴식과 회복을 하도록 일정 기간 동안 제한된다. 회복 기간은 다양하지만 러시아 여성들에게는 40일 정도이다(Callister, 2014). 라오스 여성들은 불이나 열기 가까이에서 자궁이 회복되도록 하기 위해 한 달 동안을 집에 머문다(Callister, 2014). 인도 여성들에게 40일 동안의 휴식은 매우 중요하다. 아메리카 원주민 여성들과 신생아들은 야외에 머물면서 20일 또는 제대가 떨어질 때까지 휴식을 취한다.

중국 여성들에게는 '출산한 달을 지키는 것'이 매우 중요하다.

동남아시아와 히스패닉 산모는 뜨거운 것과 찬 것의 균형이 깨지는 것을 피하기 위해 몸을 따뜻하게 유지해야 한다고 믿는다.

산모들이 산후에 목욕이나 샤워를 하지 않으려 할 때 간호사들은 위생에 대해 염려할 수 있다. 회음 청결은 일반적으로 수용 가능하다. 만일 좌욕을 해야 한다면, 간호사는 산모에게 그 이유를 설명하고 그녀는 좌욕하는 과정 내내 몸이 따뜻하게 유지된다면 동의할 수 있다. 씻을 기회는 제공되지만 그 결정을 내리는 것은 여성에게 달려 있다.

일부 문화에서 목욕은 산후 회복의 중요한 과정이다.

(3) 식습관

일부 문화적 식습관은 건강과 식이의 열-냉 이론에 중점을 둔다. 이러한 이론은 음식의 온도 또는 양념을 한 정도가 아니라 음식의 내재적 특성을 말한다. 예를 들면, 일부 아시아 여성은 산욕기에 닭, 고기, 생선을 조리한 뜨거운 음식만 먹어야 한다고 믿고, 일부는 출산 후 따뜻하고 짠 음식을 먹고 녹색과 채소와 과일을 피한다(Mattson, 2015).

여성이 출산 후에 전통적인 음식을 먹을 수 있도록 집에서 음식을 가져오는 것은 많은 문화에서 돌봄의 좋은 관습이다. 간호사는 이러한 관습을 격려하고 가족과 함께 어떤 식이제한이 있는지 상의해야 한다.

6) 가정과 지역사회 기반 간호

퇴원 후 산모와 신생아에게 간호를 제공하기 위해 최근 사용되는 방법들에는 전화 상담, 간호사가 관리하는 산후진료소, 가정 방문, 간호사가 발신자에게 정보와 안내를 제공하는 '아기 전화(baby line)'가 있다. 전화상담, 가정과 진료소 방문, 모유수유와 양육 교육을 포함한 폭넓은 심리사회적 지지는 정상 신생아의 재입원 발생률을 감소시키는 것으로 나타났다. 일부 프로그램에서는 산욕기에 있는 여성에게 지지를 제공할 때 산후 임산부 조언자(doula)나 전문보조원을 이용한다. 모든 방법들은 장단점이 있다.

2. 간호과정의 적용: 모성 적응

1) 사정

산욕기를 통한 산모의 진전, 산모의 기분, 산모와 신생아 간의 상호작용, 예측하지 못한 사건들과 같은 몇 가지 요인들이 모성의 적응에 영향을 끼친다(표 16-1).

2) 진단

육아는 한 명 또는 그 이상의 양육자가 양육 환경을 만들거나 지속하는 어려움을 경험할 때 변경될 수 있다. 그러므로 공통적인 간호진단은 피로, 불편감, 신생아 돌봄에 대한 지식 부족과 같은 다수 요인들과 관련된 부모 역할 장애의 위험이다(글상자 16-1).

3) 계획

이 간호진단에 기대되는 결과는 다음과 같다.

- 회복기로 나아감에 따라 편안함과 지지의 감정을 말로 표현할 것이다.
- 구체적인 날짜까지 점진적인 애착행동을 보여줄 것이다.
- 퇴원 시까지 신생아 돌봄에 참여할 것이다.

4) 중재

(1) 회복기 동안 산모 돕기

산모에게 '산모 되어주기'. 초기 소극기(taking-in phase)는 산모가 모성 적응의 더 복잡한 과업으로 전환하도록 돕기 위해 산모가 되어주는 시간이다. 산모는 출산 후 첫 몇 시간 동안 신체 간호와 안위에 대한 욕구가 증가한다. 산모가 좋아하는 음식을 충분히 제공해 준다. 침구류를 건조하게 유지하고 오한이 멈출 때까지 따뜻한 담요를 감싸주고, 회음 간호를 위해 따뜻한 물을 사용하는 것이 좋다.

살피고 보호하기. 초보 어머니는 자신을 살피고 보호하기 위해 간호사들에게 의존한다. 산모에게 방광을 비워야 함을 상기시키고 걸어 다니도록 돕는다. 산모의 안위 수준을 자주 사정하고 불편감이 심해지고 진통제 효과가 적어지기 전에 미리 진통제를 제공한다. 통증이 잘 조절되어 있으면 산욕기 과정이 더 매끄럽고 진통제가 더 효과적이기 때문에 진통제 요청을 지연시키지 않도록 산모에게 교육한다. 피로의 첫 징후가 있을 때 산모가 수면을 취

표 16-1 모성 적응에 대한 사정

사정	간호중재
산욕기의 진행	
소극기(수동적, 의존적) 적극기(자율적인, 정보를 찾는) 이행기(상상속의 아기 포기하기, 자신을 산모로 보기 시작함)	산모의 휴식에 대한 욕구, 진통과 출산에 대한 세부사항을 이야기하고 싶어하는 욕구, 신생아 돌봄 학습에 대한 준비가 되어 있는지 고려하고 자신에 대한 간호조절을 맡긴다.
산모의 정서	
기분과 에너지 수준, 눈맞춤, 자세, 안위	긴장된 신체 자세, 울음, 또는 불안(피로, 불편감, 산후우울 기분의 시작을 암시할 수 있음)
모성 적응에 영향을 주는 요인	
산모의 나이	산모가 18세 미만이라면 추가적인 지지가 필요할 수 있다. 초산부의 모성 적응은 산욕기 내내 천천히 진전되고 다산부보다 도움을 더 필요로 할 수 있다. 비정상 또는 신생아 사망에 대한 이전의 출산경험은 적응을 지연시킬 수 있다.
산모와 신생아의 기질	조용하고, 확신에 차 있고 불안이 없는 산모는 도움을 적게 필요로 한다. 달래기 어려운 신생아의 부모들에게는 교육이 더 필요하다.
다른 요인	제왕절개 출산은 불편감과 회복기간을 증가시킨다. 조산 또는 아픈 신생아, 한 명 이상의 신생아 출산은 애착의 문제가 일어날 수 있다.
신생아와의 상호작용	
모성의 접촉	손끝으로 접촉하기에서 감싸 안기와 다른 달래는 행동으로 진전된다.
언어적 상호작용	산모는 처음에 신생아를 "그것"이라고 부르지만 주어진 이름을 사용하고 아기의 구체적인 특징들을 발견하여 상호작용이 빠르게 진행된다.
신생아의 암시 또는 신호	신속하고, 부드럽고, 일관성 있는 반응은 부모 역할에 대한 점진적인 적응을 나타낸다.
육아에 대한 준비	
모유수유, 양육, 신생아 돌봄에 대한 교실	많은 산모들은 수업을 들은 후 더 준비되었다고 느끼고 돌봄에 더 일찍 참여한다.

글상자 16-1 산욕기의 간호진단

- 불안
- 여가활동 참여의 감소
- 슬픔*
- 비효과적 역할 수행
- 부모 역할 장애
- 임신과 출산 과정 향상을 위한 준비
- 애착 장애 위험*
- 모아관계 장애 위험*
- 가족 과정 기능장애*

*이 장에서 다루는 간호진단들

하도록 격려해야 한다.

출산 경험을 경청하기. 출산 경험의 세부적인 이야기를 경청할 준비를 하고 진통하는 동안 산모의 노력에 대한 진심어린 칭찬을 한다. 출산에 대한 여성의 지각을 판단하기 위해 개방형 질문을 사용한다. 경험에 대해 자신의 감정을 상의할 기회는 산모가 그 경험을 통합시키고 걱정들을 명확히 알게 해 준다.

산모의 신체적 안전을 위해 사정과 간호가 필요할 때 선택지를 제공하는 것은 매우 효과적인 방법이다. "잠깐만 양해해 주시겠어요? 제가 지금 곧 당신을 살펴봐야 합니다. 제가 지금 살피거나 아니면 10분 후에 다시 오겠습니다."

(2) 독립심 조성하기

산모가 더욱 독립적이 됨에 따라 가능한 한 산모의 간호에 대해 스스로 일정을 계획하게 한다. 보행 또는 샤워와 같은 간호의 수행을 산모가 계획할 수 있게 협력한다. 산모가 자기돌봄에 대한 책임을 맡도록 격려하고 이 시점에서 간호사의 역할은 보조하고 교육하는 것임을 강조한다.

(3) 결속과 애착 촉진하기

초기에 부모와 신생아의 무제한적인 접촉은 애착 과정 형성에 매우 중요하다. 대부분의 병원에서는 합병증 문제가 없다면 신생아들이 부모와 함께 병실에 머물게 한다. 방식은 산모-신생아 간호, 또는 양자 간호(dyad care)라고 부른다. 한 간호사가 산모와 신생아의 돌봄을 모두 책임지는 간호의 일환으로 결속에 대한 도움과 교육을 제공한다(그림 16-6). 산모는 자신이 할 수 있는 만큼 참여한다. 간호사들은 산모가 신생아에 대한 돌봄을 학습하고 점차적으로 모든 돌봄을 떠맡게 됨에 따라 보조하는 역할을 한다. 이는 간호의 지속성을 제공하고 부모가 퇴원을 준비하도록 돕는다.

- 발가락, 손가락, 신생아의 신체를 시진하기 위해 부모가 신생아를 감싼 것을 풀 때 보조한다. 시진으로 식별(identification)하게 하고 임신 동안 많은 부모들이 상상했던 환상 속의 아기를 대신할 '실제' 아기에 부모들이 친숙해지도록 조성한다.
- 얼굴을 마주보는 자세로 신생아를 안고 부모의 얼굴을 보기 위한 신생아의 능력에 대해 의논한다. 얼굴 대 얼굴 그리고 눈과 눈 접촉은 신생아와 부모 사이의 상호작용을 확립하는 첫 단계이다.
- 신생아의 상호적인 결속 활동을 주목하여 언급한다. "당신의 손가락을 어떻게 쥐는지 보세요.", "아기가 아직 당신을 보고 있어요."
- 부모가 신생아와 함께 그들이 원하는 만큼 시간을 보낼 수 있도록 격려한다. 이는 부모가 회복기 또는 친숙해지는 시기 동안 자신들만의 속도로 나아가도록 해준다.
- 산모가 신생아에게 모유수유를 하려고 계획한다면 신생아를 유방에 가까이 둘 때 산모를 보조한다. 필요하다면 많은 신생아들이 처음에는 유방에 입을 대지 않는다는 사실을 알려주어 산모를 안심시킨다. 조제유(formula)를 사용한다면 산모가 신생아를 안전하게 안을 수 있도록 돕는다.
- 신생아를 가까이 안고, 눈맞춤을 하고, 높은 음조와 달래는 어조로 신생아에게 말하는 행동의 본보기를 보여준다.
- 신생아의 특징들을 긍정적인 방식으로 주목하여 언급해준다. "그녀는 아주 작고 예쁜 손과 아름다운 눈을 가졌어요."
- 산모가 신생아 돌봄을 시작하기 전에 자신의 에너지를 보충해야 하기 때문에 휴식을 취할 충분한 시간과 안위를 제공한다.

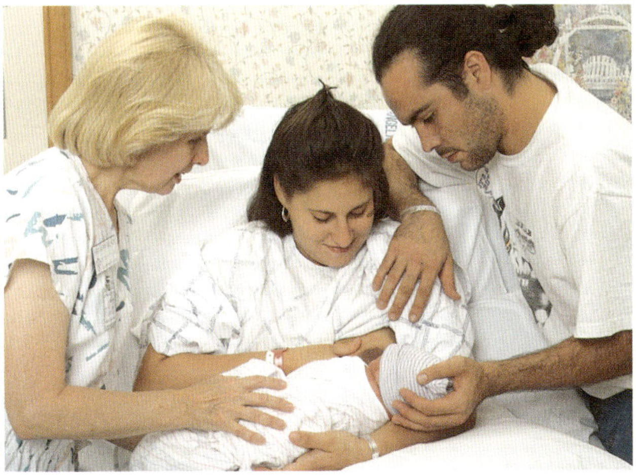

그림 16-6 신생아와 가족에 대해 교육함으로써 간호사는 부모가 자신의 신생아돌봄능력에 자신감을 가지도록 돕는다.

(4) 신생아 돌봄에 부모 참여시키기

신생아에 대해 돌봄을 제공함으로써 책임감과 양육의 감정을 발전시키는 것은 애착의 중요한 구성요소이다. 부모가 퇴원하기 전에 신생아에 대한 돌봄 능력에 자신감을 가지도록 해 준다.

임신 동안에 교육이 시작되지만 시간이 허락된다면 정보를 다시 점검하고 시범 보이기를 반복한다. 목욕과 같은 더 까다로운 절차로 나아가기 전에 제대를 간호하는 것과 같은 더 간단한 일부터 시범을 보인다.

기본 간호 교육방법에 대한 전 직원들의 의견 일치도 중요하다. 산모는 정보에 대한 확인을 하고자 하는데, 직원들 간의 정보가 다르면 신뢰를 잃고 혼란을 느낀다.

돌봄에 대한 제안은 부모들이 서투르다는 암시를 주지 않기 위해 재치있게 해야 한다. "전문가처럼 아기 트림을 시키는군요. 기저귀 가는 것에 대해 알려드릴 두 가지 작은 힌트가 있어요."

5) 평가

기대되는 결과는 산모가 독립적으로 자기돌봄을 수행하고 회복기를 통해 진행되는 동안 평안함과 지지의 감정을 말로 표현할 때 충족된다. 산모는 점진적으로 신생아를 감싸 안고, 신생아의 이름을 부르고, 신생아가 울 때 부드럽게 반응하는 것을 포함한 애착행동을 보여주어야 한다. 신생아 돌봄에 산모의 참여는 기저귀 갈기, 수유, 제대와 포경수술 간호가 포함된다.

3. 간호과정의 적용: 가족 적응

1) 사정

(1) 아버지

아버지들의 정서적 상태와 신생아에 대한 상호작용은 아버지가 산모를 일차적으로 지지하는 사람이기 때문에 특히 중요하다. 아버지가 산모와 신생아에 관련되어 있는가? 아버지는 신생아와 어떻게 상호작용하는가? 신생아의 특징과 돌봄에 대한 정보를 어느 정도 가지고 있는가? 배우자의 회복에 대한 기대는 무엇인가? 신생아에 대한 비현실적인 기대(밤 동안 깨지 않고 내내 자고, 웃고, 쉽게 달래지는)는 문제를 가져올 수 있다. 더불어 산모가 에너지와 성욕을 빠르게 회복하리라고 기대하는 경우 산모의 회복이 기대한 것보다 오래 걸리면 분노할 수 있다.

(2) 형제자매

형제자매의 나이와 신생아에 대한 그들의 반응에 주목해야 한다. 그들은 관심이 있고 도움이 되는가? 적대적이고 공격적인가? 형제자매의 행동에 부모가 어떻게 반응하는가?

(3) 지지체계

가족구성원들은 종종 강력한 지지체계를 제공하고 그들의 참여는 가족 적응에 중요하다. 조부모의 지지는 이용 가능하고 참여적인가? 형제자매가 가까이에 사는가? 그들의 지지는 새로운 부모에게 이용 가능한가? 가족들이 이용가능하지 않다면 누가 지지를 제공하는가? 도움을 제공하기 위해 어떤 준비가 있어야 하는가?

(4) 비언어적 행동

비언어적 행동은 똑같이 중요하다. 부모의 말은 그들의 행동과 일치하는가? 예를 들면, 산모는 신생아의 특징들에 만족을 이야기하지만 신생아의 신호에 느리게 반응하는가?

심리사회적 사정을 하는 동안 느낌과 결론을 확인한다. 이렇게 하는 가장 좋은 방법 중의 하나는 다음과 같은 질문을 하는 것이다. "신생아에 대해 얼마나 경험했나요?", "집에 가면 어떻게 할 계획인가요?", "친정어머니가 얼마나 오래 함께 지낼 수 있나요?"

정상적인 간호 동안 시간을 두고 질문들을 배치한다. 간호사가 한 번에 아주 많은 질문을 하여 산모가 추궁당하는 느낌을 받지 않게 해야 한다. **표 16-2**는 가족의 적응을 사정하여 나타낸 것이다.

2) 진단

가족 사정은 가족의 강점과 가족 적응을 촉진시킬 수 있는 간호중재가 필요한 영역을 발견하거나 가족 기능의 혼란을 예방해 준다. 가족의 기능을 잘 수행하던 가족이 아기 출생과 같은 구체적인 사건에서는 가끔 효과적으로 대처할 수 없게 된다. 타당한 간호진단은 "신생아의 욕구와 행동에 대한 지식부족, 가정에서 초기 몇 주 동안의 스트레스, 형제자매의 경쟁과 관련된 가족과정 기능장애"이다.

3) 계획

이 간호진단에 대한 목표와 기대 결과는 퇴원 후의 간호와 중복된다.

구체적인 날짜까지 가족은:

- 신생아의 욕구와 행동에 대한 이해를 말로 표현할 것이다.
- 가정에서 초기 몇 주 동안의 스트레스를 감소시키기 위한 방법을 발견할 것이다.
- 형제자매 간 경쟁을 감소시키기 위한 조치를 설명할 것이다.
- 외부 자원과 가족의 지지체계를 발견할 것이다.

4) 중재

(1) 신생아에 대해 가족 교육하기

대부분의 산모는 신생아 돌봄과 산후 체중 조절에 대한 정보를 수집하기 위해 인터넷을 활용한다.

신생아의 욕구. 일부 부모들은 신생아에 대해 비현실적인 기대를 가지고 있다. 부모들에게 신생아의 능력뿐 아니라 신생아의 정서적 · 신체적 욕구에 대한 정보를 제공한다. 예를 들면 신생아는 2~4시간마다 수유해야 하고 12~16주간은 밤에 자는 동안 여러 번 깬다고 설명한다.

신생아의 신호. 신생아가 관심을 필요로 함을 암시하는 울음이나 소동과 같은 신호에 신속하고 부드럽게 반응하는 것이 중요함을 이야기한다.

신생아가 충분한 상호작용을 했고 더 이상의 자극을 원하지 않을 때 나타내는 신호를 부모가 알아차리도록 돕는다. 다른 곳을 봄, 손가락을 벌림, 등을 구부림, 야단법석과 같은 회피 신호들은 신생아가 조용한 시간을 필요로

표 16-2 가족 적응 사정

사정	간호중재
가족 적응에 영향을 주는 신생아의 특성	
성별과 신생아의 크기	성별에 대한 실망 또는 작은 크기에 대한 걱정은 결속을 방해할 수 있다.
예기치 않은 특징들[머리혈종(cephalhematoma), 황달(jaundice), 두개주형(cranial molding), 신생아 발진(newborn rash)]	예기치 않은 외모나 행동을 부모가 이해할 수 있는 언어로 설명한다.
선천적 이상 또는 질병	상태를 부모에게 설명한다. 보조하고 간호를 배우도록 부모를 돕는다.
신생아의 행동(짜증을 냄, 쉽게 달래짐, 포옹)	다루기 쉬운 신생아들은 결속과 애착을 증가시킨다.
부모의 적응	
산모와 신생아에 대한 반응	아버지는 종종 산모에게 가장 중요한 지지를 제공한다. 아버지의 신생아 돌봄 참여는 양육자 역할의 수용을 암시한다.
신생아 돌봄에 대한 지식	아버지의 지식은 그가 필요로 하는 교육을 판단할 수 있게 한다.
신생아의 단서에 대한 반응(울음, 소동)	많은 아버지들은 신생아를 다루는 데 어색함을 느끼지만 신생아 돌봄에 능숙해지기를 원한다.
형제자매의 나이와 발달 수준	
형제자매의 반응	어린 아이들은 종종 신생아가 그들 대신에 부모의 애정을 차지할까 봐 두려워한다. 부모는 형제자매 간 경쟁에 대해 예측할 수 있도록 안내가 필요할 수 있다.
지지체계	
초기 몇 주 동안 도와줄 수 있는 가족 또는 친구들의 관심과 이용 가능성	가족들은 이용 가능한 지지를 발견하기 위해 도움이 필요할 수 있다.
가정에서의 첫 며칠 동안의 계획	부모가 지지와 휴식을 위해 계획을 세우도록 제안한다. '아기전화(baby line)', 산후 진료소, 지지그룹과 같은 자원들을 제공한다.
추후 진료 계획	산모와 신생아를 위한 진료 약속은 일반적으로 진료소나 건강 돌봄제공자와 2~6주 동안의일정이 계획된다.
문화적 요인	
간호에 영향을 줄 수 있는 문화적 신념과 관행	위생, 선호하는 식이, 신생아에 대한 일상적인 돌봄과 수유, 육아에 있어 배우자와 가족 의역할을 위한 문화에 따른 특이적인 간호가 계획될 수 있다.
건강 간호팀에 대한 기대	기대는 문화에 따라 다양할 수 있다.

함을 암시한다.

(2) 가족이 적응하도록 돕기

스트레스 감소에 대한 예측할 수 있는 안내 제공하기. 예측할 수 있는 안내를 제공하여 가족이 가정에서 첫 몇 주 동안의 요구들에 대한 계획을 세우도록 돕는다. 이 시기는 휴식에 대한 요구가 크지만 방해 받지 않고 수면을 취할 수 있는 시간은 최소한인 시기이다. 결과적으로 부모 모두에게 피로가 공통적인 문제이다. 간호사는 다음과 같은 중재를 한다.

- 첫 4~6주 동안의 우선순위는 산모와 신생아에 대한 돌봄임을 강조한다.
- 엄격한 스케줄과 깔끔한 환경을 유지하려는 노력은 가족 내의 긴장을 증가시키기 때문에 산모가 편안한 분위기와 융통성 있는 식사 일정을 계획하도록 권장한다.
- 산모는 신생아가 잘 때 수면을 취하도록 하고 아기를 돌보기 위한 에너지를 보존하도록 권장한다.
- 부모들이 친구들과 친척들에게 수면과 낮잠 시간을 알려주고, 다른 시간에 방문하거나 전화를 하도록 요청하라고 조언한다.
- 부모들에게 "방해하지 마시오."라는 팻말을 문에 걸어두도록 조언하고 휴식 동안 전화를 즉시 받을 수 있도록 자동응답기를 켜두라고 조언한다.
- 카페인을 함유하고 있어 수면을 방해할 수 있는 커피, 차, 콜라, 초콜릿을 제한한다.
- 특히 낮잠을 잘 수 없을 때 스트레스를 감소시키고 활기를 돋우기 위한 호흡 운동과 점진적인 이완 요법을 교육한다.
- 부모 모두 신생아가 더 나이가 들 때까지 지치게 만드

는 업무는 연기하도록 한다.

- 스트레스 대처의 첫 단계로 부모 간의 개방적인 감정 표현을 격려한다.
- 부모에게 건강한 영양과 여가의 필요를 상기시킨다.
- 부모들에게 요리, 청소, 장보기, 다른 아이들의 양육을 돌보는 일을 도와줄 조부모, 친척들, 친구들의 목록을 작성하도록 권한다.

아버지가 함께 양육하게 돕기. 교육할 때 아버지를 포함시킴으로써 신생아에 관여하도록 돕는다. 아버지가 기저귀를 갈 때, 아기를 달랠 때, 수유 또는 수유하는 산모를 도울 때 참여할 기회를 제공한다. 자주 칭찬과 격려를 제공한다.

형제자매 경쟁을 감소시키기 위한 방법 제공하기. 부모가 더 나이가 많은 아이들과 따로 시간을 갖도록 계획하게 한다. 잦은 칭찬, 사랑과 애정 표현은 아이들을 안심시킨다. 방문객들과 친척들이 오로지 신생아에게만 집중하지 말고 나이가 많은 아이들에게도 관심과 선물을 줄 것을 제안한다.

형제자매가 신생아를 향해 적대감을 표현하거나 더 어린아이 같은 행동으로 퇴행할 때 이해하면서 조용하게 반응하는 것이 중요함을 강조한다. 아이의 감정을 인정하고 지속적인 사랑에 대한 신뢰를 주어 안심시키는 것이 가장 중요하다.

특히 3세보다 나이가 많은 일부 아이들은 형이나 누나가 되는 것을 즐기고 신생아 돌봄에 그들이 포함시킬 때 잘 반응한다. 이러한 참여는 더 어린 아이들에게는 불가능할 수 있지만, 좋아하는 활동에 참여하기 위해 그들과 시간을 따로 내는 것이 부모에게 더 가치가 있을 수 있다.

자원들을 발견하기. 많은 가정에서 산모들은 하루하루 가사의 주요한 책임을 맡는다. 신생아의 출생으로 이러한 일은 더 어려워진다. 지나친 스트레스와 피로를 막기 위해 노동의 분담이 절충되어야 한다. 이러한 노동 분담은 가정에 있는 다른 아이들 또한 시간, 관심, 안위를 필요로 할 때 특히 중요해진다.

산모를 일차적으로 지지해 주는 사람은 종종 신생아의 아버지이지만, 확대가족의 구성원, 특히 할머니와 자매들 또한 중요한 지지를 제공한다. 주간돌봄센터, 육아교실, 수유 지지그룹은 많은 지역에서 이용 가능하다.

5) 평가

신생아의 울음과 소동에 신속하고 부드럽게 반응하고 정상적인 신생아 행동에 대한 수용을 말로 표현하는 것은 신생아의 욕구에 대한 부모의 이해를 보여준다. 휴식을 얻기 위한 계획을 고안해내고 형제자매의 불안을 줄이는 것은 스트레스와 형제자매의 경쟁을 줄이는 첫 단계이다. 가족, 이웃, 그리고 지역사회의 자원들을 발견하는 것은 가정에 있는 초기 몇 주 동안 가족의 욕구를 충족시키기 위한 가족 기능을 도울 수 있다.

개념요약

- 결속과 애착은 출산 전부터 시작되는 점진적인 과정으로 평생에 걸쳐 지속되는 깊은 사랑과 헌신이다.
- 간호사들은 초기에 부모와 신생아의 무제한적인 접촉과 애착 행동의 본보기를 제공함으로써 결속과 애착을 발전시킨다. 접촉은 신생아가 깨어있고 기민할 때 특히 중요하고 신생아는 부모들과 상호작용할 수 있다.
- 모성 접촉은 시간이 흐르면서 손끝으로 만지는 탐색에서 아기를 감싸 안는 것 그리고 마침내 폭넓은 안위 행동을 보여주는 것으로 진행된다.
- 언어적 행동은 모성 애착의 중요한 지표이다. 간호사들은 종종 신생아에게 말하는 방법의 본보기가 되고 언어적 자극에 대한 신생아의 자극을 주목하여 언급한다.
- 부모됨에 대한 모성의 적응은 소극기(taking-in phase), 적극기(taking-hold phase), 이행기(letting-go phase)로 이루어지는 점진적인 과정이다. 간호사들은 처음에 산모들에게 산모의 역할로 돌봐주고 그런 다음 산모가 준비됨에 따라 독립심을 발달시킴으로써 부모됨(parenthood)에 대한 모성의 적응과정에서 중요한 역할을 한다.
- 부모들은 대체로 편안함을 느끼기까지 역할 획득의 4단계(예측기, 공식기, 비공식기, 개인기)를 통해 나아간다. 그리고 자신들의 양육 행동을 신생아의 고유한 욕구에 맞춰 조직화할 수 있다.
- 산모는 자신의 신체를 평가하고 새로 태어난 아기에 안착하고 새로운 가족의 일부가 되는 단계들을 경험함에 따라 "새로운 정상 생활"을 발달시킨다.
- 많은 여성들은 돌봄제공자에게 자신들의 신생아를 맡기고 직장으로 복귀해야 할 때 역할 갈등을 경험한다. 간호사들은 그 갈등의 어려움이 적도록 예측되는 지침을 제공할 수 있다.
- 산후우울은 슬프고 불안정한 기분의 일시적이고 자기 제한적인 기간이다. 2주 이상 지속되지 않아야 한다.
- 아기의 출생은 가족 구조의 재조직화와 가족 책임의 재협상이 요구된다. 간호사들은 아버지가 신생아를 함께 양육하고 새로운 부모들이 가족의 자원들을 발견하도록 돕는다.
- 형제자매들은 부모의 애정을 신생아에게 빼앗길 것이라고 질투하고 두려워할 수 있다. 간호사는 형제자매 간의 경쟁을 감소시키는 방법들에 대한 정보를 제공함으로써 부정적인 감정을 줄일 수 있다.
- 산모에 대한 문화적 관심사에 대해 주목하는 것은 여성들이 문화적 · 신체적 · 심리사회적 욕구들을 충족시키도록 도울 때 중요하다.
- 간호사들은 가족들이 충족되지 않은 욕구들을 가지고 있는지, 퇴원 후 간호와 가정간호가 중복되는지 인식해야 한다.

참고문헌

Callister, L. C. (2014). Integrating cultural beliefs and practices when caring for childbearing women and families. In K. R. Simpson, & P. A. Creehan (Eds.), AWHONN perinatal nursing (4th ed.) (pp. 41–70). Philadelphia: Wolters Kluwer Lippincott Williams & Wilkins.

Mercer, R. T., & Ferketich, S. L. (1994). Predictors of maternal role competence by risk status. Nursing Research, 43(1), 38–43.

Mercer, R. T. (1995b). Predictors of maternal role attainment. Nursing Research, 34(4), 198–204.

Mattson, S. (2015). Ethnocultural considerations in the childbearing period. In S. Mattson, & J. E. Smith (Eds.), AWHONN core curriculum for maternal-newborn nursing (5th ed.) (pp. 61–79). St. Louis, MO: Mosby.

Rubin, R. (1961). Puerperal change. Nursing Outlook, 9(12), 743–755.

Rubin, R. (1977). Binding-in in the postpartum period. MCN: American Journal of Maternal/Child Nursing, 6(1), 65–75.

17

모유수유

Infant Feeding

학습목표

1. 유즙 분비의 기전과 유방 변화를 설명한다.
2. 모유수유의 중요성과 수유 방법을 설명한다.
3. 모유수유 저해 요인을 사정한다.
4. 모유수유 간호를 계획하고 수행한다.
5. 모유수유 결과를 확인한다.
6. 수유부 영양을 위한 간호를 계획한다.
7. 모유수유의 금기요인을 설명한다.

주요용어

락토제네시스 lactogenesis
모유 breast milk
모유수유 breast feeding
밀착 latch
성숙유 mature milk
영양분 nutrients
울혈 engorgement
유선염 mastitis
이행유 transitional milk
인공유 formulas
젖분출반사 milk-ejection reflex
초유 colostrum

신생아 수유는 양육에서 매우 중요한 부분이며 수유를 성공하면 산모는 크게 만족감을 느낀다. 산모들이 수유 방법을 선택하고 편안함을 느낄 수 있도록 돕는 것은 신생아의 영양학적 요구와 요구에 맞는 기술을 적용하는 중요한 간호행위이다.

1. 신생아의 영양학적 요구

1) 열량

만삭의 신생아는 모유수유 시 하루에 85~100kcal/kg이 필요하고 인공유로 수유 시 100~110kcal/kg이 필요하다. 신생아는 신체에 저장되어 있는 영양소를 소비하지 않고 수유를 통해 에너지 사용량을 채움으로써 성장을 할 수 있다.

정상 신생아에게 사용하는 모유수유와 인공유 수유는 60~65kcal/100mL이다. 태어난 직후 신생아는 자신의 체중에서 10% 정도가 감소할 수 있다(Halbardier, 2010; Jones, Hayes, Starbuck et al., 2011). 이 감소는 세포외액과 태변 배출의 정상적인 결과이며, 그리고 신생아가 필요한 것보다 더 많은 열량을 소모해서 나타난다. 신생아는 위이 용량이 작아 초기에는 수유 중에 잠이 들 수도 있다.

신생아가 체중의 7% 이상이 빠지거나, 체중 감소가 3일 이상 계속되거나, 만삭 신생아가 출생 시의 체중이 생후 10일까지 회복이 안 된다면 수유 문제를 확인해 보아야 한다(American Academy of Pediatrics [AAP] & American College of Obstetricians and Gynecologists [ACOG], 2012).

2) 영양소

신생아에게 필요한 영양소는 모유나 인공유 속의 탄수화물, 단백질, 지방으로 제공된다. 만삭의 신생아는 단순 탄수화물과 단백질을 잘 소화시킨다. 신생아에게는 소화효소인 췌장의 아밀라아제와 리파아제가 부족하기 때문에 복합 탄수화물과 지방은 잘 소화시키지 못한다. 비타민과 무기질은 모유나 인공유에서 공급된다.

3) 물

신생아는 어른에 비해서 크기 대비 많은 양의 액체를 필요로 하는데 영아들이 피부, 신장, 장에서 쉽게 수분을 잃기 때문이다. 신생아는 태어나서 3~5일 동안은 60~100mL/kg의 물이 필요하며 점차 증가하여 150~ 175mL/kg가 요구된다(글상자 17-1). 모유수유와 인공유 수유는 신생아에게 필요한 수분을 공급하기 때문에 추가적인 수분 공급은 필요하지 않다.

글상자 17-1 신생아의 일일 영양 요구량

열량
- 모유수유 시 85~100kcal/kg
- 인공유 수유 시 100~110kcal/kg

수분
- 태어나서 3~5일 동안은 60~100mL/kg가 필요하다가 점차적으로 150~175mL/kg가 된다.

2. 모유와 인공유 성분

1) 모유

모유(breast milk)는 인공유에 비해 장점이 많다. 모유의 영양성분은 신생아를 위해 적절히 구성되어 있으며 신생아의 요구에 맞게 다양한 영양분으로 변화한다. 모유는 감염을 막아주며 쉽게 소화된다. 모유에는 인공유에 없는 면역글로불린, 백혈구, 항산화물질, 효소, 그리고 성장에 필요한 호르몬이 포함되어 있다.

(1) 성분 변화

모유는 세 가지 양상으로 변화한다.

모유 생성 1단계(Lactogenesis I). 모유 생성 1단계는 임신 중에 시작되어 출산 후 며칠 동안 계속된다. 이 시기에 유방은 진득진득하고 노란 물질인 초유(colostrum)를 분비한다. 초유는 성숙유에 비해 단백질과 비타민 A와 미네랄이 많다. 이것은 특히 면역글로불린 A(IgA) 함유량이 높아서 신생아의 위장관계 감염을 예방한다. 초유는 장내에서 정상세균이 정착하도록 하여 장내에서 태변의 통과를 도와준다(Pletsch, Ulrich, Angelini, Fernandes, & Lee, 2013).

모유 생성 2단계(Lactogenesis II). 모유 생성 2단계는 출산 후 2~3일 후에 시작한다. 초유에서 점차적으로 성숙유(mature milk)로 바뀌는 이행유(transitional milk)는 약 10일에 걸쳐 나온다(Lawrence & Lawrence, 2016). 이 시기에는 나오는 모유의 양이 빠르게 증가한다. 면역글로불린과 단백질은 감소하고, 락토오즈와 지방 그리고 칼로리는 증가한다. 비타민의 양은 대략 성숙유와 같다.

모유 생성 3단계(Lactogenesis III). 성숙유가 모유 생성 3단계에서 이행유를 대체한다. 모유는 푸른빛을 띠고 초유처럼 끈적끈적하지 않기 때문에 어떤 산모들은 모유가 신생아들에게 영양분을 충분히 주지 못한다고 생각한다. 간호사는 산모에게 정상 모유의 양상에 대해 설명을 해 주어야만 한다. 성숙유는 약 65kcal/100mL의 열량과 신생아의 요구를 맞추는 충분한 영양소가 들어 있어 면역글로불린과 항박테리아 성분을 계속해서 제공한다.

(2) 영양분

모유에는 영양분이 풍부하며 신생아에 필요한 비율로 들어 있다.

단백질. 모유의 아미노산 농도는 태아의 요구와 신생아의 대사 능력에 맞는 정도이다. 모유에는 타우린이 많은데 그것은 담즙 결합체와 뇌 발달에 중요하다. 모유는 티로신과 페닐알라닌의 농도가 낮은데 신생아가 이를 소화시키는 효소가 부족하기 때문이다(Lawrence & Lawrence, 2016). 신생아 단백질은 태아의 미숙한 콩팥에 맞게 용질(콩팥에서 배출되는 질소 노폐물과 전해질)이 낮게 만들어진다. 카제인(casein)과 유장(whey)은 우유 속의 단백질이다. 부드러운 유장의 응유에 비해 카제인은 소화하기에 어렵고 용해되지 않고 크다(Riordan, 2016). 모유는 특히 수유 초기에는 카제인에 비해 유장의 성분이 많아서 쉽게 소화된다. 시중에 판매되는 인공유는 응유가 보다 쉽게 소화되도록 하기 위해서 유장의 양이 조정되어야만 한다. 인공유에 많이 들어 있는 단백질은 소화되지 않고 대변으로 나온다.

모유는 사람의 아기에게 맞게 만들어지므로 알레르기를 일으키지 않는 것으로 보이지만 산모가 먹은 음식이 알레르기를 일으키는 물질이 모유를 통해 전달될 수도 있다. 만일 영아가 엄마의 모유에 알레르기 반응이 있다면 문제의 물질을 규명하여 제거해야 할 것이다.

일반적으로 산모의 음식 중 알레르기 유발물질을 제거

하는 것이 영아에게도 알레르기를 막아주는지에 대한 연구는 확실하지 않다. 6주 이하의 영아가 배앓이를 한다면 최소 4개월은 모유수유만 하고 산모가 알레르기 유발 가능성이 있는 음식을 피하는 것을 권장한다(Riordan, 2016).

탄수화물. 락토오즈는 모유 속에 있는 주요 탄수화물이다. 이것은 칼슘의 흡수를 좋게 하고 뇌가 성장할 수 있는 에너지를 공급한다. 모유 속의 다른 탄수화물은 장의 산성화를 증가시키며 병원균의 증식을 지연시킨다(Riordan, 2016).

지방. 지방은 모유 열량의 50%를 차지한다(Riordan, 2016). 신생아는 우유 속의 지방보다 모유 속의 지방을 더 쉽게 소화시킨다. 모유 속 지방은 시간에 따라 양이 달라지며, 수유하는 동안, 수유 중간, 같은 날 혹은 다른 날에도 다르게 나타난다. 수유 후반부에 나오는 모유는 포만감을 주고 영아의 체중이 증가하는 데 도움을 준다.

트리글리세라이드(triglycerides)는 지방의 주요 성분이다. 콜레스테롤과 다중불포화지방산(docosahexaenoic acid, DHA), arachidonic acid(ARA) 같은 필수 지방산 역시 포함되어 있다. 이 영양분들은 시력, 뇌와 신경계의 성장에 중요하다.

비타민. 비타민 A, C, E는 인공유보다 모유가 더 높다. 모유 속의 비타민 D는 많지 않아 출생 후 며칠간 매일 400IU의 추가 공급이 권장된다(Wagner, Greer, & AAP Section on Breastfeeding and Committee on Nutrition, 2008; AAP & ACOG, 2012). 태양에 노출되지 않고 모유수유를 하는 아기와 어두운 피부색을 가진 아기는 특히 비타민 D 부족의 위험이 있다. 인공유에는 비타민 D가 들어 있기 때문에 인공유를 적절히 먹는 영아들은 비타민 D가 추가로 필요하지 않다.

모유 속의 수용성 비타민의 존재는 엄마가 먹는 것에 따라 다르다. 수유부가 채식주의자라면 영아는 비타민 B_{12} 보충이 필요하다.

무기질. 우유 속의 카제인 단백질은 철분 흡수를 방해한다. 모유 속의 철분 수치가 인공유보다 낮지만 5배 더 잘 흡수되어서 모유수유를 하는 아기는 철분 결핍이 거의 일어나지 않는다(Riordan, 2016).

모유만 먹는 만삭 영아는 출생 후 6개월 동안 필요한 양의 철을 보유하고 있다(Lawrence & Lawrence, 2016). 일반적으로 철은 영아가 고형 음식을 먹기 시작할 때 추가된다. 조산아는 철을 더 일찍 보충해야 한다. 인공유를 먹는 아기들은 철분 강화유를 먹어야 한다(AAP & ACOG, 2012).

나트륨, 칼슘, 인의 농도는 모유보다 인공유에서 높다. 따라서 인공유가 적절히 희석되지 않으면 신장에 과다한 용해 부담을 주게 된다. 또한 불소 보충물이 치아 건강을 증진시키기 위해 생후 6개월부터 주어질 수 있는데, 그 지역의 불소화 정도에 따라 다르다(AAP & ACOG, 2012).

효소. 모유는 소화를 도와주는 효소(enzymes)를 포함하고 있다. 탄수화물 소화에 필요한 췌장 아밀라아제는 신생아에게는 적지만 모유 안에는 들어 있다. 모유는 또한 지방 소화를 잘 되게 하는 리파아제를 포함하고 있다.

이해하기

1. 왜 대부분의 신생아는 출생 후 체중이 줄어드는가?
2. 초유, 이행유, 성숙유의 차이는 무엇인가?
3. 인공유와 모유의 차이점은 무엇인가?

이해하기 정답

1. 영아는 출생 후 불충분한 섭취와 태변과 세포외액의 정상적인 소실로 체중이 감소한다.
2. 초유(colostrum)는 단백질, 비타민, 무기질, 면역글로불린이 풍부하다. 이행유는 단백질과 면역글로불린이 덜 함유되어 있지만 유당, 지방, 칼로리는 초유보다 더 많다. 성숙유는 초유나 이행유보다 덜 풍부하게 보이지만 필요한 모든 영양분을 공급한다.
3. 모유의 영양분은 쉽게 소화될 수 있는 형태이고 신생아에게 요구되는 적합한 비율로 되어 있다. 조제유는 인간의 모유와 유사하도록 우유를 이용해 만든 것이다. 영아는 변경된 우유에 알레르기를 일으킬 수 있고 다른 종류의 조제유를 필요로 할 수 있다. 하지만 인간의 모유에는 알레르기가 있을 가능성이 없다.

(3) 감염 예방 요인

모유에 있는 여러 요소들은 신생아들이 감염되는 것을 막아준다. 비피더스 요소(bifidus factor)는 위장관계의 산성 환경을 만드는 데 도움을 주는 장내 유산균의 일부인 락토바실러스 비피더스(*Lactobacillus bifidus*)의 성장을 촉진시킨다.

모유 속의 백혈구 역시 감염을 막는 데 도움을 준다. 대식세포가 가장 풍부하며 라이소자임(lysozyme)과 락토페린(lactoferrin)을 분비한다. 라이소자임은 박테리아성 효소로 그람 양성균과 장내세균의 활동을 막는다. 락토페린은 철에 의존하는 박테리아 속의 철과 결합하여 그들의 성장을 억제하는 단백질이다. 이것 역시 젖 속의 철분이 보다 쉽게 흡수되도록 한다. 신생아에게 철분 보충제를 주는 것은 락토페린의 효과를 방해할 수 있다(Riordan, 2016).

면역글로불린은 초유에 가장 많지만 수유 기간 내내 존재한다. 조산아로 태어났을 경우 면역글로불린의 요구량이 더 높아진다. 모유의 림프구는 분비성 IgA(secretory IgA)를 만드는데 이것은 장 점막에 바이러스성, 세균성 침입을 막아서 장 감염의 기회를 줄인다. 모유를 먹는 영아들은 호흡기, 위장관계, 비뇨기계 감염과 중이염, 천식, 일부 암, 빈혈, 영아돌연사증후군(SIDS), 신생아 괴사성 장염(necrotinizing enterocolitis)이 적다(Lawrence & Lawrence, 2016).

(4) 모성 식이의 영향

모유의 지방산 성분은 산모가 먹는 것에 의해 영향을 받지만, 영양이 부족한 모유의 총 지방, 단백질, 탄수화물, 그리고 대부분의 전해질은 영양 상태가 좋은 산모로부터 나온 모유와 성분이 거의 같다. 그러나 모유의 수용성 비타민 수치는 산모가 먹고 비축하는 것에 영향을 받는다(Lawrence & Lawrence, 2011). 모유수유를 하는 산모는 자신의 건강과 에너지 수준을 유지하기 위해 균형 잡힌 식사를 하는 것이 중요하다.

2) 인공유

인공유(formulas)는 모유를 대체하거나 보충하기 위한 것이다. 인공유는 '모유 대체물' 혹은 '인공 모유'라고도 불리는데 생산자들이 모유 속의 성분과 가능한 한 일치하도록 조제하고 있다. 그러나 정확한 일치는 불가능하다. 인공유의 성분은 모유의 중요 성분이 발견될 때마다 개량화되고 있다.

(1) 우유

가공되지 않은 우유(전유, 저지방 우유, 지방이 없는 우유)는 12개월 미만의 아기들에게는 권장되지 않는다. 그것은 단백질, 칼륨, 염소, 나트륨의 함량은 너무 높고 필수 지방산, 비타민 E, 철, 아연, 그리고 다른 영양 성분이 부족하다(Grodner, Escott-Stump, & Dorner, 2016).

대부분의 상업적인 인공유의 재료는 가공된 우유이다. 생산자들은 신장의 용해 부담을 줄이기 위해 단백질 성분을 줄여서 신생아용 인공유를 만들어낸다. 포화지방산은 제거되고 식물성 지방산으로 대체된다. 비타민과 다른 영양분이 모유 성분과 유사하도록 추가된다. 철분은 모든 인공유에 포함되어야 한다(AAP & ACOG, 2012).

(2) 특수 인공유

갈락토오스혈증(galactocemia)이나 락타아제 결핍 영아 또는 채식주의 가족의 영아에게는 두유가 주어질 수 있다. 두유는 콩단백질에서 추출한 것이며 아미노산이 포함되어 있다. 우유에 알레르기가 있는 영아의 50%는 두유에도 알레르기가 있다(Nguyen & Kerner, 2009). 단백질 가수분해 인공유가 알레르기가 있는 영아에게 더 적합하다. 또한 흡수장애(malabsortion disorder)가 있는 영아들에게도 이 인공유가 사용된다. 아미노산 인공유는 단백질 가수분해 인공유에 적합하지 않은 영아에게 사용된다.

조산아들은 열량이 더 높은 농축 인공유가 필요할 수 있다. 다른 영양분의 수정도 이루어질 수 있다. 즉, 조산아에 맞도록 인공유에 대한 성분 강화가 요구될 수도 있다. 락토오즈가 없는 인공유는 락토오즈를 수용하지 못하는 영아에게 락토오즈 대신 주로 글루코오스를 사용한다. 페닐알라닌이 낮은 인공유는 페닐알라닌 소화효소가 결핍된 페닐케톤뇨증(PKU)을 가진 환아에게 사용된다.

3. 수유 방법 선택 시 고려사항

많은 여성들이 신생아가 태어나기 전에 수유 방법을 선택한다. 어떤 산모들은 임신 후반기까지 어떤 수유 방법이 가장 적합한지 결정하지 못할 수 있다. 간호사는 결정을 하지 못한 부모가 수유 방법을 결정하고 수유에 대한 확신을 가지도록 도와주어야 한다.

간호사는 수유 방법을 결정하지 못한 산모들에게 모유수유가 엄마와 영아에게 도움이 된다는 것을 설명해야만 한다. 그러나 간호사는 수유에 대한 엄마의 감정에 민감해야 한다. 간호사는 대부분의 환경에서 수유 방법으로 가장 좋은 모유수유를 격려해야만 하지만, 일단 결정이 내려지면 엄마가 선택한 방법을 지지해야 한다. 초산부는 자신의 수유 능력이 엄마로서의 능력을 반영한다고 느낄 수 있어 정서적으로 상처받기 쉽다. 그러므로 간호사는 기본적으로 엄마가 선택한 수유 방법에 대해 교육하고 지지해 주어야 한다.

1) 모유수유

산모와 영아에게 많은 이점이 있기 때문에 산모들은 모유수유를 선택한다(글상자 17-2). 영아의 적절한 성장과 발달을 제공하는 차원에서 인공유 수유가 모유수유와 같을 수 없다는 인식이 점차 확대되고 있다. 미국소아과학회(AAP)는 영아들이 출생 후 6개월은 모유수유만 할 것을 추천한다. 모유수유는 최소한 영아에게 보충 음식이 추가되는 12개월이 될 때까지 이루어지는 것이 좋다(AAP, 2012).

2) 인공유 수유

부모는 여러 가지 이유로 인공유 수유를 선택한다. 어떤 산모들은 모유수유에 당황하고 자신의 가슴을 성적인 부분으로만 생각한다. 많은 산모가 모유수유를 한 친구들이나 친척들이 거의 없다. 산모는 엄격한 수유 시간표를 유지해야 한다고 느낄 수 있고 수유 때마다 영아가 얼마나 먹는지를 정확히 알지 못하는 것이 불편하다고 느낄 수 있다. 부모가 모유수유에 대해 지지하지 않을 수도 있다. 모유수유 대신 인공유 수유를 선택하는 가장 큰 이유는 모유수유에 대한 이해와 교육의 부족이다.

글상자 17-2 모유수유의 장점

영아

- 알레르기가 발생률이 낮다.
- 면역 성분이 감염을 막아준다.
- 신생아 괴사성 장염, 호흡기계, 비뇨기계, 위장관계의 감염이 줄어든다.
- 당뇨, 천식, 비만, 일부 암, 영아돌연사증후군(SIDS)이 적어진다.
- 신생아의 특별한 영양적 요구를 맞추고 있다.
- 영양적 · 면역적 성분이 태아의 요구에 따라 바뀐다.
- 잘 흡수되는 영양분으로 되어 있어 쉽게 소화된다.
- 단백질, 지방, 탄수화물이 가장 이상적인 비율로 들어 있다.
- 물완선하고 잠재적으로 위험한 희석 가능성이 없다.
- 오염되지 않을 것 같고, 박테리아의 성장이 줄어들며, 물의 공급에 의해 영향을 받지 않는다.
- 과식이 거의 없다.
- 변비가 생기지 않는다.

산모

- 옥시토신 분비가 강화되어 자궁을 수축하게 한다.
- 생리가 지연되어 혈액 손실이 적어진다.
- 배란 시작이 지연된다.
- 일부 암의 발생이 줄어든다.
- 산모가 회복을 촉진시키는 균형 잡힌 식사를 한다.
- 잦은 피부 간의 접촉은 유대를 강화한다.
- 편리성: 씻어야 할 젖병이 없고, 인공유를 사거나 준비하거나 데울 필요가 없다.
- 경제성: 인공유와 젖병을 살 비용이 들지 않고 준비하는 데 시간을 쓸 필요가 없다.
- 영아들의 의료비 지출이 줄어든다.
- 여행이 보다 쉬워진다: 준비하고, 들고 가고, 냉장하고, 소독해야 할 젖병이 필요 없다.

3) 혼합 수유

어떤 부모들은 모유와 인공유의 혼합수유를 더 선호한다. 의료적 지침이 없다면, 영아가 태어난 지 3~4주 후 수유가 안정이 될 때까지는 인공유 수유를 연기하는 것이 좋다. 모유수유 중인 영아에게 인공유를 주는 것은 모유수유 횟수와 모유분비를 줄임으로써 성공적인 모유수유 가능성이 적다(AAP & ACOG, 2012; Newton, 2017). 산모가 혼합 수유를 선택했다면 간호사는 지지를 통해 영아가 일부라도 모유수유의 혜택을 받을 수 있게 해야 한다.

산모는 모유의 부족한 양 만큼 인공유를 줄 수도 있고, 아기돌보미가 영아와 함께 있을 때 인공유를 줄 수도 있다. 어떤 엄마들은 이렇게 하면 더 오랜 시간 동안 아기와 떨어져 있게 되지만, 그들이 즐기는 아기와의 친밀감을 가질 수 있고 모유수유를 계속하게 하는 체력적인 장점이 있다고 느낀다. 모유와 인공유 모두 젖병에 담아 수유할 수 있다.

4) 수유 선택 요인

여러 가지 요인들이 수유 방법을 결정하는 데 영향을 준다. 수유 방법 선택을 위해 여성들을 교육시킬 때 고려되어야 하는 요인들은 다음과 같다.

(1) 다른 사람들로부터의 지지

가족구성원들과 친구들은 그들의 결정 과정을 나눌 것이다. 지지체계를 가진 여성은 지지체계를 가지지 않은 여성에 비해 모유수유를 더 선택하고 더 오래 지속하는 것 같다(Brand, Kothari, & Stark, 2011). 여성의 남편과 조부모들은 여성이 모유수유를 할 것인지 말 것인지에 중요한 영향을 준다. 모유수유를 해 본 친구로부터의 조언도 수유 결정에 영향을 줄 수 있다. 가족으로부터 지지가 적고 실망을 느낀 여성은 수유를 하는 데 더 어려움을 느끼는 것 같다. 어떤 산모는 배우자의 반대 때문에 모유수유를 선택하지 못한다.

영아 돌봄에 배우자의 참여가 중요하지만 수유에 대해서는 불가능하다. 간호사는 영아 돌봄에 배우자가 참여할 수 있는 다른 방법, 예를 들어 안아주기, 흔들어 주기, 영아 목욕시키기 등을 제시할 수 있다. 모유수유의 장점을 가족구성원들에게 교육시키는 것은 그들의 격려와 지지도 이끌어내는 것이다.

모유수유 정보를 제공하는 산전교실은 여성이 모유수유를 결정하는 데 도움이 될 수 있으며 성공할 것이라는 확신을 주는 데 도움이 될 것이다. 배우자들도 산전교실에 참석해서 발생할 수 있는 어려움에 대처하도록 돕는 기술을 배울 수 있다. 아버지만을 위한 모유수유 교실도 가능하다. 수유 컨설턴트가 이끄는 출산교실과 초산부를 위한 지지 모임들에 참석한 여성들은 모두 출산 후 6개월 시점에 높은 모유수유율을 보여준다(Haroon, Das, Salam, Imdad, & Bhutta, 2013).

여성의 건강을 돌봐주는 사람으로부터의 지지는 모유수유를 결정하는 데 영향을 미친다(Newton, 2017). 산모가 간호사들로부터 받는 지지는 선택한 수유 방법에 대해 편안함을 느끼는지 아닌지에 중대한 영향을 미친다. 출산 시설을 떠나기 전에 모유수유를 할 수 있는 자신의 능력에 대한 확신을 가지지 못한 산모는 집에서 어려움을 겪게 되면 모유수유를 지속하지 않는 경우가 많다.

(2) 문화

문화적 영향도 수유 방법의 선택에 영향을 미친다. 모유수유를 많이 하는 여성들은 아시아인들, 태평양 섬 지역 사람들, 그리고 히스패닉들이다. 낮은 모유수유율을 보이는 여성들은 비히스패닉계 흑인들이다(Callister, 2014; CDC, 2016b).

간호사들은 특히 모유수유를 하기를 원하는 다른 문화의 여성들을 돕는 방식에 주의를 기울여야 한다. 동남아시아, 히스패닉, 아랍 여성들은 출산 시설에서 모유수유를 하는 것을 주저하며 집에 와서 젖이 돌 때까지 기다린다. 멕시코 여성들은 영아에게 모유수유를 하기 전에 초유를 짜내 버릴 수도 있다. 이러한 행동은 초유의 가치에 대한 이해 부족뿐 아니라 출산 시설에서 다른 사람들 앞에서 모유수유를 하는 것에 대한 부끄러움 때문이다. 라오스에서 온 여자들은 초유가 설사를 일으킨다고 믿는다. 간호사들은 영아에게 초유를 주는 것의 중요성을 산모들에게 교육시켜야 한다.

퇴원 이후에 모유수유를 시작하려고 하는 일부 산모들은 초유의 배변 기능에 대한 설명을 듣고나면 출산 시설에 있는 동안 도움을 받으면서 모유수유를 하는 것을 잘 받아들인다. 모유수유는 산모와 영아 모두 배움의 과정에 참여해야 하며 이것은 도움이 있을 때 가장 잘 이루어질 수 있다. 간호사는 산모가 퇴원 전에 모유수유를 하도록 하여 수유 방법을 배우도록 도울 수 있다.

만일 산모가 퇴원 후에 모유수유를 하겠다고 하면 간호사는 가정에서 산모에게 필요한 것이 무엇인지 가르쳐 주고 필요할 때 도움을 받을 수 있는 곳을 알려줄 수 있다. 수유에 대한 문화적 가치는 다른 건강 관련 영역에서와 같이 존중되어야 한다.

(3) 직업

출산 직후 직장에 복귀해야 하는 경우 수유 방법에 대해 걱정할 수 있다. 직장이나 학교로 돌아가는 것이 모유수유가 중단되는 주요한 이유가 된다. 산모는 처음부터 인공유를 선택하거나, 인공유를 주기 전에 짧은 기간만 모유수유를 하거나, 모유와 인공유로 혼합 수유를 할 수도 있다.

간호사는 산모가 직장으로 복귀했을 때도 모유수유를 계속하도록 격려하고 그 장점에 대해 설명해야 한다. 모유수유를 한 아이들이 질병에 걸리는 경우가 적다는 것은 아픈 아이를 돌보기 위해 산모들이 직장을 쉬는 일도 적다는 것이다. 이것은 모유수유를 하는 가족들뿐 아니라 고용주에게도 이로운 것이다.

수유 방법 선택, 모유수유, 유축기의 사용, 모유의 저장에 대한 실제적인 정보를 제공함으로써 산모가 좀 더 오랜 시간 모유수유를 하도록 도울 수 있다. 일하는 수유부를 위한 홍보물이나 책이 특히 도움이 된다. 수유전문가에게 연결하여 산모가 퇴원한 후 계속적인 교육과 지지를 받도록 해준다.

(4) 의료진의 지식

모든 출산 시설의 의료진들이 여성들에게 모유수유를 하는 방법과 정확한 정보를 가르치는 것이 중요하다. 수유부들을 도울 수 있도록 동일한 기본 지식과 기술을 갖게 도와주는 교육 프로그램이 효과적이다(Siggia & Rosenburg, 2014).

(5) 기타 요인

다른 요인들 역시 여성들의 결정에 영향을 미칠 수 있다. 모유수유와 관련된 지식과 과거의 경험이 중요하다. 여성들이 공공장소에서 모유수유를 하는 것을 걱정하는 이유는 대부분 부끄러움 때문이다. 여성, 영아, 아이들을 위한 특별 보충 영양 프로그램의 도움을 받는 여성들, 고등학교 미만의 교육을 받은 여성들, 시골에 살거나 미국의 동남부에 사는 여성들은 다른 여성들에 비해 모유수유율이 낮다(USDHHS, 2011a). 임신 1기에 산전간호를 받기 시작하면서 모유수유만 하겠다는 의지를 표현한 경우 더 많이 모유수유를 한다. 비만인 여자들은 병원에서 머무는 동안 절반 정도만 모유수유를 하는 것 같다(Thompson et al., 2013).

이해하기

4. 모유의 성분 중 감염을 막아주는 성분은 무엇인가?
5. 인공유는 어떤 종류가 있는가?
6. 수유 방법을 선택함에 있어서 여성에게 영향을 주는 요소는 무엇인가?

이해하기 정답

4. 모유는 장내 정상균주(intestinal flora), 백혈구, 용균성의 리소자임(lysozyme), 세균에 있는 철을 결합하는 락토페린(lactoferrin), 그리고 면역글로불린(immunoglobulin)을 확립하기 위한 비피더스인자(bifidus factor)를 함유하고 있다
5. 인공유(formula)에는 우유로 만든 조제유, 콩으로 만든 또는 가수분해된 조제유, 특별한 요구를 가진 영아 또는 조산아를 위한 조제유가 있다.
6. 배우자로부터의 지지, 가족과 친구들, 문화적 영향, 경제 활동 여부, 수유 방법에 대한 지식과 교육이 수유 방법에 대한 여성의 선택에 영향을 줄 수 있다.

4. 정상적인 모유수유

유방의 해부학적, 생리학적인 내용은 4장에서 다루었고 임신 기간 중의 유방의 변화는 6장에서 다루었다(그림 3-8, 그림 6-3 참조).

1) 임신 중 유방의 변화

유방은 임신 초반기에 모유 생산을 준비하기 위해 변화한다. 유관(duct), 소엽(lobules), 선방세포(alveoli)가 에스트로겐, 프로게스테론, 몸젖샘자극호르몬(somatomammotropin, hCS), 프로락틴(prolactin)에 대한 반응으로 발달한다. 프로락틴의 수치는 높지만 유즙의 생산은 에스트로겐, 프로게스테론, 몸젖샘자극호르몬에 의해 방해를 받는데, 이 호르몬들은 프로락틴에 대한 유방의 반응을 억제한다. 초유는 임신 16주까지 생성된다.

유방 크기가 커지는 것과 같은 변화는 유방이 수유 준비를 위한 호르몬 자극에 적절히 반응하고 있는 것이다. 임신 기간 중 유방에 변화가 없는 여성은 수유가 더 어려울 수 있다. 수유전문가를 찾아가는 것이 도움이 될 수 있다(Lawrence & Lawrence, 2016).

2) 모유 생산

모유는 복잡한 과정을 통해서 선방세포에서 생산되는데 그 과정을 통해서 산모의 혈류에서 나온 물질이 모유로 다시 만들어진다. 모체의 아미노산, 글루코오스, 지방, 효소, 백혈구, 그리고 다른 물질들이 영아에게 필요한 영양분을 만드는 데 사용된다.

모유는 유선(젖샘)의 분비세포로부터 생성되어 근상피세포의 수축으로 인해 유관(alveolar lumen) 안으로 들어간다. 이후 유즙은 유선을 따라 유두(nipple)까지 이동하게 된다. 영아가 모유수유를 하는 동안 유관을 누르면 유즙이 유두까지 흐르게 된다(Blackburn, 2013).

3) 출산 시 호르몬 변화

(1) 프로락틴

출산 시 태반 호르몬의 상실은 프로락틴(prolactin)의 수치와 효과를 높이는 결과를 초래하게 되어 유즙의 생산을 활발하게 한다. 빨기에 의한 촉각 자극과 유방에서 초유 혹은 모유를 비우는 것은 프로락틴 수치를 계속 높게 유지시킨다. 프로락틴은 빨기 자극이 있을 때와 밤에 가장 높게 분비된다(Lawrence & Lawrence, 2016). 프로락틴은 초기 몇 개월 동안은 높은 상태를 유지하다가 점차 줄어든다.

(2) 옥시토신

옥시토신(oxytocin)은 유두에 오는 자극에 대한 반응으로 증가하고 젖분출반사(milk ejection reflex) 혹은 사출반사(let-down reflex)를 유도하고, 선방세포에서 유즙을 만들어낸다. 수유를 하는 동안 젖분출반사는 여러 번 일

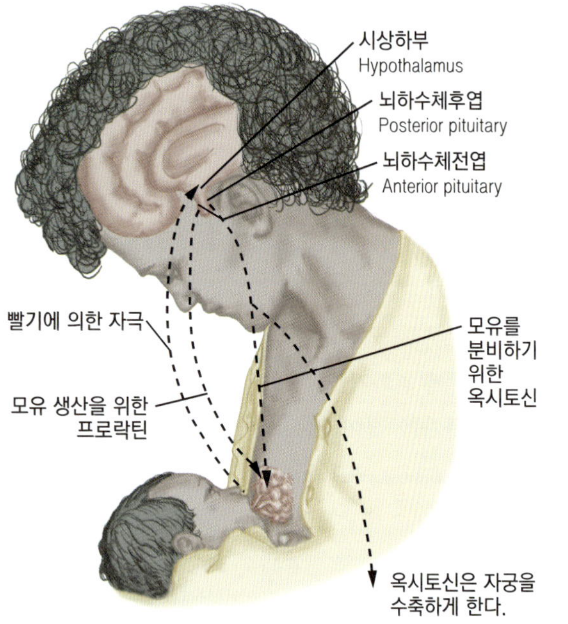

그림 17-1 모유 생산에 대한 프로락틴과 옥시토신의 효과. 영아가 유방을 빨기 시작하면 신경자극이 시상하부로 전달되어 뇌하수체전엽이 프로락틴을 분비하여 모유 생산을 늘린다. 빠는 것은 뇌하수체후엽의 옥시토신을 분비하게 하여 사출반사를 일으키는데 이는 유방으로부터 모유가 나오게 한다. 옥시토신은 자궁을 수축하게 하여 자궁의 회복을 돕는다.

어난다. 어떤 산모들은 사출반사 동안 유방 감각의 변화를 경험한다.

산모가 자신의 아이에 대해 보고 듣고 생각할 때, 옥시토신이 증가하고 사출반사가 생기며 유즙이 분비되기도 한다. 통증이나 휴식 부족은 옥시토신 분비를 저해한다. 옥시토신은 자궁을 수축시키며 자궁출혈을 감소시킨다(그림 17-1).

4) 모유 생산 유도

유방에 주어지는 적절한 자극과 빨기 혹은 유축기로 젖을 짜내면 프로락틴의 생성이 유도된다. 이 '수요와 공급'의 효과는 수유 내내 계속된다. 잦은 빠른 모유수유는 유방에서 프로락틴 수용기를 증가시킬 수 있어서 모유가 더 효과적으로 생산되게 한다. 따라서 모유수유에 대한 요구가 많아질수록 더 많은 유즙의 생산이 가능하게 된다.

5) 수유를 위한 유방의 준비

임신 기간 중 수유에 대한 준비를 서서히 한다. 유방에 비누 사용을 피해야 하는데 비누가 유방의 몽고메리 결절에서 분비되는 오일 성분을 제거할 수 있기 때문이다. 유방을 굴리

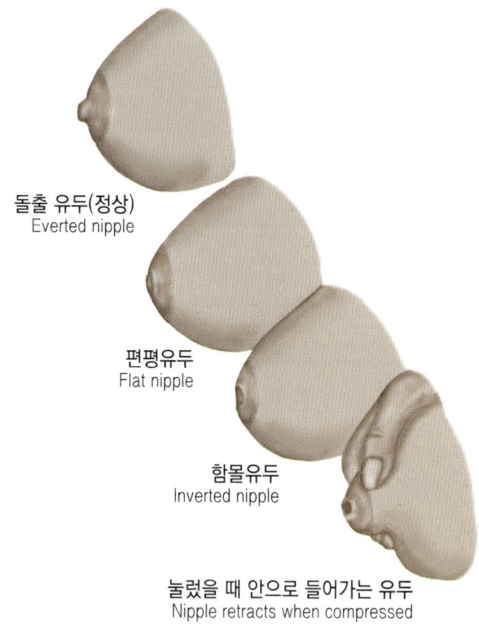

그림 17-2 정상적인 유두와 영아가 접근했을 때 어려움을 겪을 수 있는 유두의 유형

는 것, 잡아당기는 것, 딱딱한 유두를 문지르는 것은 출산 후 유두의 통증을 감소시키지 못하며, 오히려 자극은 옥시토신을 분비하며, 자궁수축을 가져온다.

유방은 임신 기간 중에 편평유두(flat nipple)인지 함몰유두(inverted nipple)인지 관찰되어야 한다(그림 17-2). 정상적인 유두는 앞으로 튀어나와 있다. 편평유두는 유륜처럼 부드럽지만 손가락 사이에 두고 굴리는 자극이 없으면 돌출된 형태를 유지하지 못 한다. 함몰유두는 유방 조직 속으로 유두가 거꾸로 들어가 있다. 두 경우 모두 영아가 유두에 접근(latch)하는 것을 더 어렵게 한다.

어떤 유두는 정상인 것 같지만 영아의 입으로 유두를 눌렀을 때 안으로 들어간다. 엄지와 검지로 유두를 눌러봄으로써 유두 분출이 정상적인지 혹은 안으로 향하는지 알 수 있다.

임신 초기에 들어가 있는 것처럼 보이는 유두가 임신 말기가 가까워오면서 좋아질 수도 있다(Wambach & Genna, 2016). 편평유두 또는 함몰유두에 대해 유두덮개가 도움이 되는지에 대해서는 논란이 있다. 일부 여성들에게 도움이 된다는 것을 발견했지만, 다른 사람들은 그것이 모유수유의 움직임을 줄이고 유두가 나오는 것을 돕지 않는다고 보고하였다(Lawrence & Lawrence, 2011; Riordan & Wambach, 2016).

유두보호기는 임신 후반기와 출산 후 수유 중간에 사용한

다. 유두 부분이 개방된 덮개를 브래지어 안에 넣는다. 덮개가 유륜에 약간의 압력을 가해서 유두가 튀어나오게 한다. 수유 전 몇 분 동안 유방을 끌어올리는 것은 유두가 돌출되게 하는 데 도움이 되며 수유에 보다 효과적일 수 있다.

이해하기

7. 사출반사와 젖의 생산에 있어서 빨기의 효과는 무엇인가?
8. 임신 중에 유방 준비는 무엇을 해야 하는가?

이해하기 정답

7. 빨기(suckling)는 옥시토신의 분비를 유발하고 사출반사를 일으킨다. 빨기와 유방에서 모유를 비우는 것은 프로락틴(prolactin)의 분비를 유발하여 모유생산을 증가시킨다. 그러므로 더 자주 신생아가 모유수유를 할수록 더 많은 모유가 생산된다. 수유가 자주 이루어지지 않으면 프로락틴 분비와 모유 생산을 감소시킨다.
8. 임신동안 모유수유를 위해 유두가 편평하고 함몰유듀인지 발견하는 것이 중요하다. 유두에 비누를 사용해서는 안 된다.

5. 간호과정의 적용: 모유수유

1) 사정

모유수유 과정에서 엄마와 영아를 모두 사정한다. 모유수유를 사정하기 위해 다양한 점수 평가 도구가 개발되고 있지만 어떤 것도 완벽하게 만족스럽지는 않다. 주로 사용되는 것은 LATCH 모유수유 사정 도구이다(표 17-1).

(1) 엄마 사정

유방과 유두. 유방과 유두의 상태 그리고 도움을 줄 필요가 있는지를 결정하기 위해 모유수유에 대한 엄마의 지식을 사정한다.

임신 후반기에 수유를 방해할 수도 있는 문제를 명확히 하기 위해 유방과 유두를 검사한다. 출산 전에 이러한 사정이 되지 않았으면, 첫 번째 수유가 되기 전에 유방과 유두를 검사한다. 편평유두인지 함몰유두인지 알기 위해

표 17-1 LATCH 점수 도구

	0	1	2
L 밀착(Latch)	영아는 너무 졸려하고 거부한다. 일관된 들러붙음이 없다.	반복된 시도 후에 지속적으로 들러붙고 빠는 것이 가능하다. 영아의 입에 대고 유두를 잡고 있어야만 한다. 영아가 빨도록 자극을 해야 한다.	유방을 잡고 있다. 혀를 아래로 내리고 있다. 입술이 테두리를 만들고 있다. 빨기에 리듬이 있다.
A 삼키는 소리가 들리지 않음 (Audible swallowing)	없다.	자극이 있으며 약간 들린다.	자연스럽고 간헐적이다(24시간 이내인 경우). 자연스럽고 자주 들린다(24시간 이후인 경우).
T 유두의 유형(Type of nipple)	함몰	편평	돌출(자극 후)
C 편리함(유방과 유두) [comfort(breast or nipple)]	울혈 갈라져 있음, 피가 남, 커다란 물집, 멍이 든다. 심하게 불편하다.	차 있다. 붉거나 작은 물집이 있거나 멍이 들어 있다. 약함에서 중간 정도로 불편하다.	부드럽고 압통이 없다.
H 잡고 있음(자세) [Hold(positioning)]	완전한 도움(간호사가 영아를 잡고 있어야 한다)	최소한의 도움(예: 침대의 머리 쪽을 올려주거나, 지지를 위해 베개를 대줌) 한 쪽을 가르쳐 주고 엄마가 다른 쪽을 해 본다. 의료진이 잡고 있다가 엄마에게 넘긴다.	간호사의 도움이 필요하지 않다. 엄마는 자세를 잡을 수 있고 영아를 잡을 수 있다.

* 간호사는 모유수유와 관련하여 도움의 필요성을 사정하고 기록하기 위해 LATCH 점수 체계를 이용할 수 있다. 각 사정 영역은 0~2점이다. 7점 이하는 엄마가 수유를 하는 데 더욱 도움이 필요하다는 것을 말해 준다.

Modifi ed from Jensen, D., Wallace, S., &Kelsay, P. (1994). LATCH: A breastfeeding charting system and documentation tool. Journal of Obstetric, Gynecologic, and Neonatal Nursing, 23(1), 27-32. Reprinted with permission of Sage Publications.

치료적 의사소통술

모유수유에 대한 불안

두 번째 아기를 제왕절개로 출산한 산모가 간호사에게 첫 아이를 일주일간 모유수유 한 후에 인공유 수유로 바꾸었는데, 그 이유가 모유가 충분하지 않아서라고 말한다. 아기는 잠이 많은데 때때로 젖을 먹는다. 산모의 유방은 울혈되어 있고 유두가 아픈 상태이다.

산모: 난 정말로 아기에게 젖을 먹이고 싶지만 그런 노력을 할 필요가 있는지 모르겠어요. 유방이 아프고 아기가 충분한 젖을 먹을 수 있을지 모르겠어요. 아마도 다시 인공유 수유를 해야만 할지도 모르겠어요.

간호사: 정말 낙담하고 있는 것 같네요!(표현한 감정을 반영하여)

산모: 제 딸에게 젖을 주지 못했을 때 정말 절망했어요. 저는 아이에게 모든 것을 주고 싶었어요. 그러나 아기는 울음을 멈추지 않았고 그래서 인공유 수유를 했죠.

간호사: 정말 힘들었겠어요!(표현한 감정을 반영하여)

산모: 정말 끔찍했고 지금 저는 또 실패를 할 것 같아요. Luis는 자주 젖을 먹으려 하지 않을 것이고 저는 오후에 집으로 가요.

간호사: 그러니까 집에서 일어날 일이 걱정이군요(엄마의 걱정을 명확히 한다).

산모: 집에서 젖을 안 먹으면 어떻게 하죠? 뭘 해야 할지 모르겠어요.

간호사: 모유수유가 항상 쉬운 건 아니에요. 엄마와 아기 모두 방법을 배워야 하고 시간과 인내심이 필요해요. 아기가 지금 배가 고파 보여요. 시도해 보실래요? 당신과 함께 있으면서 질문에 답을 해 줄게요(현실적인 격려와 기술에 있어서 도움을 준다).

산모: 멋진데요! 아마도 이제 할 수 있을 것 같아요!(교육하기 전에 산모가 낙담과 절망을 표현하게 함으로써 간호사는 산모에게 모유수유를 얼마나 중요하게 여기는지 알 수 있다. 산모는 낙담했음에도 불구하고 자신이 인정되었음을 느낀다.)

유두의 돌출을 사정한다.

출산 후 계속되는 사정은 유방의 꽉 차 있음과 유방의 울혈(engorgement)을 알아차리는 것을 포함한다. 꽉 차 있음은 유방이 부어오른 것으로 혈액과 림프 순환이 증가해서 나타난 결과이며 수유 초반에 나타날 수 있다. 이것은 수유가 지연되거나, 너무 짧게 되거나, 충분히 되지 않으면 울혈로 진행될 수 있다. 유방이 부드러운지 꽉 차 있는지, 울혈되어 있는지 알기 위해 촉지를 할 수 있다.

부드러운 유방은 뺨처럼 느껴진다. 유방에 젖이 차거나 혹은 '돌면' 유방은 약간 단단해지는데 이를 '차 있음'으로 기록한다. 울혈은 충혈(cogestion)이며 혈류의 증가, 림프순환 저하로 인한 부종, 수유를 하고 있는 동안에 젖이 축척되는 것이다. 울혈된 유방은 팽팽하고 피부가 빛이 나고 단단하고 상처받기 쉬운 상태이다. 유방 안에 홍조, 압통, 덩어리가 있는지 기록해둔다. 울혈된 유방은 보통 출산 시설에서 퇴원할 때까지는 잘 나타나지 않는다.

붉거나 멍들어 있거나 물집이 있거나 갈라졌거나 출혈이 있는지 유두를 사정한다. 유방이 단단한 정도와 시기를 사정한다. 유두에 문제가 있는 엄마의 모유수유 기술을 평가한다.

지식. 처음으로 모유수유를 하는 산모는 질문이 많을 수 있고 처음 시도할 때 상당한 지도가 필요할 수도 있다. 이전에 간호를 받았다면 지식을 더 가지고 있겠지만 어떤 면은 잊어버렸을 수도 있고 마지막 아기를 수유한 이후 유용해진 현재의 정보를 모르고 있을 수도 있다. 모든 간호사들이 산모에게 일관된 정보를 주는 것이 중요하다. 일관되지 않은 정보는 수유방법을 배우려는 산모를 혼란스럽게 한다.

(2) 영아의 수유 행동

모유수유를 시작하기 전에 수유를 받게 될 영아의 준비상태를 사정한다(글상자 17-3). 영아는 깨어 있어야 하고 배가 고파야 한다. 깊게 잠들어 있는 영아에게 수유를 하려고 시도하는 것은 산모와 영아 모두에게 당황스러운 일이다. 손을 빨고 빰이나 입 옆쪽을 만졌을 때 따라오고 입맛을 다시고 입을 손으로 가져가는 움직임은 일반적인 배고픔의 신호이다. 울기 전에 수유를 해야 하는데 울음은 배고픔을 알려주는 늦은 신호이기 때문이다. 울고 있는 영아는 수유를 할 준비가 되기 전까지 진정시켜 두어야 한다. 수유하는 동안 문제점을 계속 사정하도록 한다.

글상자 17-3 영아가 배고프다는 신호

- 핥고 빠는 행동
- 입맛 다심
- 따라옴
- 손을 입으로 가져가는 행동
- 손을 빰
- 증가된 움직임
- 울기(늦은 신호)

2) 진단

경험이 있거나 없거나 산모들은 성공적인 모유수유를 위해 정보가 필요하다. 모유수유를 하는 데 있어서 산모의 자신감은 성공을 하는 데 중요한 결정 요인이 될 수 있다. 그러므로 간호사는 '산모의 자신감 결여로 인한 비효과적 모유수유의 위험성'이라고 간호진단을 내려서 여성이 자신감을 높일 수 있도록 도와주고 이유식을 빨리 시작하지 않도록 도와주어야만 한다.

3) 계획: 기대되는 결과

위의 간호진단에 의한 기대되는 결과는 다음과 같다.

1. 영아는 퇴원 전에 대부분의 수유에서 각 수유당 10~15분 혹은 그 이상 동안 빨기를 하여 수유를 할 것이다.
2. 산모는 퇴원 전에 배운 대로 수유 기술을 보여줄 수 있을 것이다.
3. 산모는 퇴원 전에 모유수유에 대해 만족감과 자신감을 말로 표현할 것이다.

4) 중재

중재는 간호사가 모유수유를 하는 모든 산모와 그들을 지지하는 사람들에게 제공해야 하는 교육에 중점을 둔다. 경험이 없는 산모들은 자세한 교육이 필요할 수 있다. 경험이 있는 산모들에게는 종종 그들이 이전에 사용하였던 기술에 대해 다시 알려주거나 명확하게 해 주는 것이 필요하다.

(1) 첫 번째 모유수유 돕기

산모와 아기가 모두 안정된 상태라면 출산 후 1시간 이내에 모유수유를 할 수 있도록 간호사들이 산모를 격려해야 한다. 캐나다에서는 출산 후 30분 이내에 모유수유를 시작한다(Morin, 2009; AAP & ACOG, 2012).

AAP는 모든 영아들이 출산 후 즉시 그리고 산모에게서 첫 번째 모유수유를 받을 때까지 산모와 피부 접촉을 하는 것을 추천한다(AAP, 2012). 이 시간에 영아들은 말똥말똥하게 있으며 많은 아기들이 젖을 먹기 시작한다. 다른 아기들은 코를 비비고 핥고 간혹 젖을 빨 수도 있다. 출산 후 산모의 몸 위에 놓여진 아기는 모유수유를 한다.

분만 후 한 시간 이내의 모유수유를 시작하면 산후 2~4주 시점과 2~4달 시점에서 보다 높은 모유수유율을 나타낸다(DiFrisco, Goodman, Budin et al., 2011; Schanler, 2009). 모든 모유수유는 모유 생산을 자극하며 더 많이 빨게 하고 모유수유 기간을 길게 할 수 있다. 이 시기의 수유는 또한 초기 유대감 형성을 높인다. 산모는 출산 직후 아기가 젖을 먹는 것을 보고 매우 기뻐한다.

산모가 옆으로 눕거나 반쯤 일어나 앉게 도와준다. 어떻게 유방을 잡는지 보여 주고 영아를 위한 적당한 자세를 보여준다. 지식의 강화를 위해서 다음 시간에 교육이 반복되어야 한다. 수유를 하는 영아의 반응을 관찰하고 문제가 있음을 보여주는 청색증(cyanosis)이나 숨 막힘(choking) 같은 증상을 관찰한다. 처음 몇 번의 수유 시에는 잠시 동안 엄마와 함께 있으면서 발생할지도 모르는 문제를 확인해 주도록 한다.

(2) 수유 기술 가르치기

산모와 영아의 자세. 산모와 영아는 모두 적절한 수유를 위해 제대로 자리를 잡아야 한다. 수유를 시작하기 전에 산모를 가능한 한 편하게 해 준다. 필요하면 진통제를 제공해도 좋다. 통증과 어색한 자세는 사출반사를 방해할 수도 있고 산모를 피곤하게 할 수도 있다. 간섭을 하지 말고 혼자 있게 하여 기술을 배우는 데 집중하게 해 준다.

요람 자세, 풋볼(혹은 클러치) 자세, 교차 요람 자세 그리고 옆으로 누운 자세 등이 일반적이다(그림 17-3~그림 17-6). 편안함을 높이기 위해서 엄마의 등 뒤 그리고 배의 절개 부위가 있다면 베개를 놓아서 팔을 지지하게 한다. 어깨는 이완되어 있어야 하며 구부린 자세가 되어서는 안 된

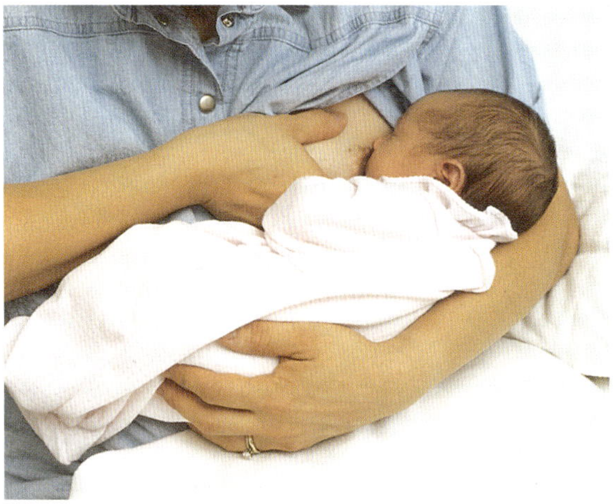

그림 17-3 요람 자세. 엄마가 아이의 머리를 유두쪽으로 향하게 하고 팔로 아이의 몸을 지지한다. 엄마의 다른 손은 유방을 잡는다. 아이가 자세를 잡으면 베개나 담요를 엄마의 팔 아래에 놓고 지지할 수 있다.

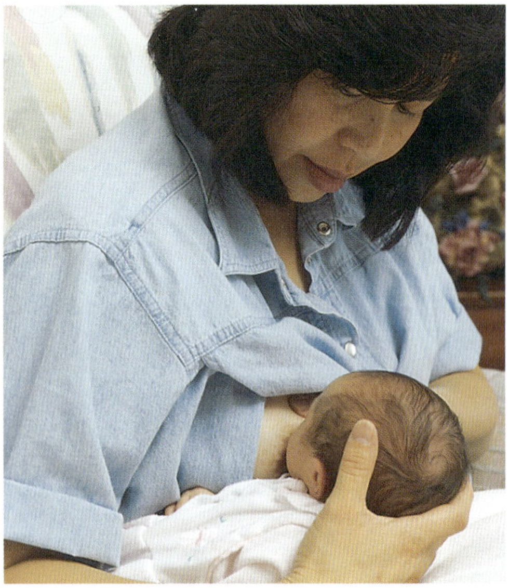

그림 17-4 풋볼 혹은 클러치 자세. 산모가 영아의 머리와 목을 손 안에 잡고 있고, 영아의 몸은 엉덩이를 받치고 있는 베개 위에 있다. 이 방법은 산모가 유방 위에 있는 영아 입의 위치를 볼 수 있게 하고 영아의 머리를 통제할 수 있게 하며, 특히 유방이 무거운 경우에 도움이 된다. 이 자세는 복부절개에 대한 압력을 피할 수도 있다.

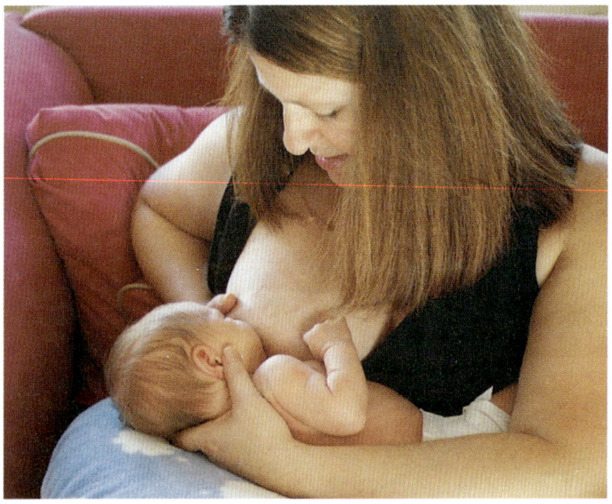

그림 17-5 교차 요람 자세 혹은 변형된 요람 자세. 조산이나 쇄골 골절이 있는 영아에게 도움이 된다. 산모는 영아의 머리를 유아가 수유하는 가슴의 반대 손으로 잡고 있으며 팔뚝으로 영아의 몸을 지지하고 있다. 다른 손은 유방을 잡고 있다. 산모는 영아의 머리가 유방으로 가게 하며 수유를 하는 동안 가슴 위의 입을 볼 수 있다.

다. 영아를 유두 높이로 올리고, 유두가 당기거나 긴장되지 않게 하기 위해서 접은 담요나 베개를 사용할 수 있다.

영아의 코, 뺨, 턱이 약간 유방에 닿고, 머리와 몸은 얼굴 쪽이 직접적으로 유방을 향해야 한다. 영아가 유방에 닿기 위해 고개를 돌려야 한다면, 삼키는 것이 어려울 것이다. 목은 굴곡되어 있어야 하는데 과다하게 신전되어

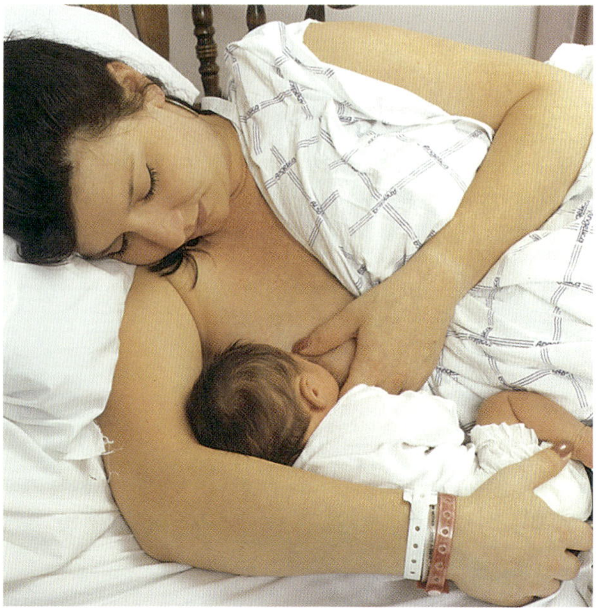

그림 17-6 옆으로 누운 자세: 회음절개술이나 복부절개로 인한 상처 부위를 피하고 산모가 수유하는 동안 쉴 수 있게 한다. 산모는 옆으로 누워서, 머리를 아래 쪽의 팔 위에 두거나 영아 주변에 놓는다. 위쪽에 있는 손과 팔은 유방 옆에 있는 영아의 자세를 잡는 데 사용하며 가슴을 잡고 있는다. 영아의 입이 젖을 먹기 위해 벌어졌을 때 산모는 영아를 끌어당겨서 입에 유두를 넣게 한다. 영아가 움직일 때 복부절개 부위를 보호하기 위해 작은 담요나 수건을 놓을 수 있다.

있는 것도 삼키는 것을 어렵게 한다. 영아의 몸은 일직선이 되어 있어서 귀, 어깨, 엉덩이가 직선으로 되어 있어야 한다.

손의 위치. 손의 위치 또한 중요하다. 팔머(palmar) 혹은 "C"자 손 자세인 경우 산모는 자신의 유방의 위쪽은 엄지손가락으로 잡고 있고 나머지 손가락은 유방을 받치고 있다. 새끼손가락은 가슴 벽 쪽에 있고 다른 손가락들은 유방을 지지하고 있다(그림 17-7). 손가락들은 유륜 뒤에 있어야 하며 가슴을 눌러서 유두 끝이 위로 향하게 되면 영아는 적절히 빨지를 못할 것이다.

어떤 여성들은 "V"로 잡는다. 그들은 두 번째와 세 번째 손가락을 유방을 지지하기 위해 사용한다. 유륜 뒤에 손가락을 놓는 것에 주의해야 하는데, 그렇지 않으면 손가락이 젖은 유륜 위로 미끄러지며 영아 입이 놓이는 것을 방해할 것이다. 엄마는 처음 몇 주 동안 유방 무게가 영아에게 부담스럽지 않도록 잡고 있어야 한다. 영아가 모유수유에 익숙해지면 엄마는 더 이상 유방을 잡고 있을 필요가 없다.

산모는 수유를 하는 동안 영아가 숨을 쉴 수 있는지 걱

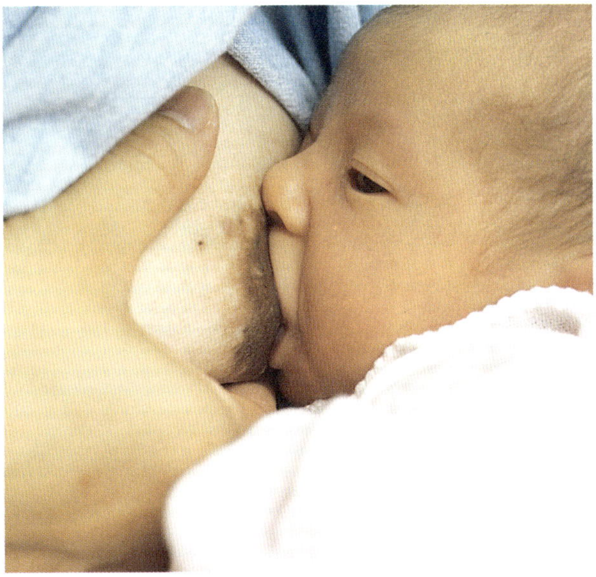

그림 17-7 가슴 위에 있는 "C" 자세의 손: 산모의 엄지 손가락은 유방의 위쪽에 있고 나머지 손가락은 아래에서 유방을 받치고 있다. 새끼 손가락은 가슴 벽 쪽에 있고 다른 손가락들은 유방을 지지하고 있다. 영아의 입술이 넓게 벌어져 있는 것에 주목해야 한다.

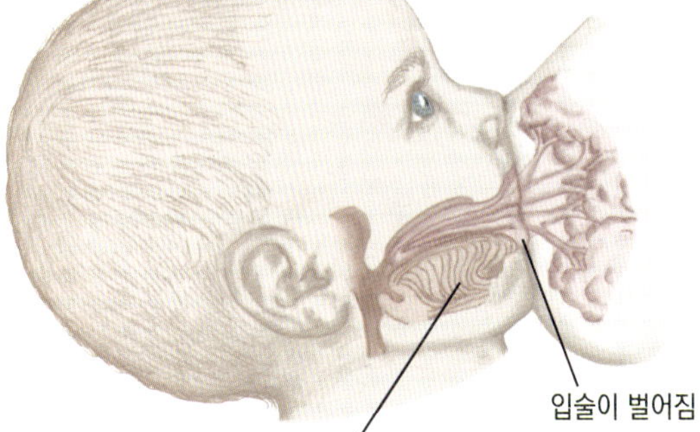

그림 17-8 젖 먹기 중인 영아의 입 위치. 유두와 유륜은 영아의 입안에 위치하고 잇몸은 유두 대신 유륜을 누른다. 혀는 아래 잇몸과 가슴 사이에 있고 입술은 나팔꽃 모양으로 바깥쪽으로 벌어져 있다.

정되겠지만, 영아 코 근처의 유방 조직을 누를 필요는 없다. 그것은 영아의 입 속 유방의 위치를 적절치 않게 하고 유두를 무는 것을 방해하고 젖의 흐름을 방해한다.

엄마의 유방이 무거워 아기의 코가 유방에 묻히지 않는다면 영아의 수유는 막히지 않는다. 영아가 수유하는 동안 숨 쉬는 것이 걱정이라면 보통 영아의 엉덩이를 더 엄마 가까이에 두고 영아의 몸을 수평이 되게 들어올리는 것으로 충분하다.

밀착하는 기술(Latch-on Techniques). 영아가 엄마 유방에 밀착할 수 있게 하는 기술을 엄마에게 가르친다. 영아는 깨어 있어야 하며 배가 고파야 한다. 말을 하고 껴안는 것이 자고 있는 영아를 깨우고 흥분되어 있는 영아를 진정시키는 데 도움이 될 수 있다.

밀착을 떼어내기(Eliciting Latch-on). 영아가 유방 쪽으로 향하게 한 후에 엄마가 유방을 잡아서 영아의 입술 위를 유두로 훑도록 한다. 배고픈 영아는 보통 입을 벌리지만, 어떤 영아들은 입 주위를 몇 분간 치는 것이 필요하다. 영아가 입을 크게 벌리기 전까지는 유방을 넣어서는 안 되는데 그러지 않으면 영아가 유두 끝을 누르게 되어 통증과 상처를 만들게 되고 젖의 흐름이 적어지게 된다.

영아가 입을 크게 벌리고 혀가 아래로 내려가고 잇몸이 앞으로 오면 엄마는 재빨리 영아를 몸 쪽으로 당겨서 영아를 유륜에 밀착시켜야 한다. 벌린 입의 각도는 약 120~160° 정도가 되어야 한다(Smith & Riordan, 2010).

입의 위치(Position of the mouth). 유방 위의 영아 입의 위치를 사정한다(그림 17-8). 영아의 입은 유두 꼭지에서 2.5~3.8cm 깊이로 입의 뒤쪽이 끌어당겨져 유륜의 위에 있어야 한다(Lawrence & Lawrence, 2011). 이것은 영아가 유두만 빠는 것을 막아주어 유두가 아파지거나 불충분한 젖 공급이 되지 않게 해 준다. 이것은 또한 잇몸이 유관 위에 있게 하여 잇몸이 유방을 누를 때마다 젖이 입 속으로 들어가게 한다.

영아의 아랫입술을 부드럽게 잡아당겨서 혀의 위치를 사정한다. 혀는 앞쪽으로 나와 있어야 하며 유방 아래 컵 모양으로 있어야 하고 아래 잇몸 위에 있어야 한다. 입술은 바깥쪽으로 펼쳐져 있어야 한다. 아랫입술이 말려 있지 않게 해야 하는데 이는 유두 아래쪽이 찰과상을 입을 수 있기 때문이다.

수유 양상. 영아가 수유 양상을 엄마에게 가르친다. 영양가 있는 젖 먹기(nutritive suckling, 빨기) 동안 영아는 부드럽게 빠는데 중간에 휴식을 취하면서 계속 움직인다. 영아는 빨 때마다 삼키거나 여러 번 빤 후에 삼킬 수 있다. 거의 혹은 아무 젖도 못 삼키는 영양가 없는 젖 먹기는 종종 영아가 잠이 들 때 생긴다. 파닥거리면서 고르지 못한 턱의 움직임은 영양가 있는 젖 먹기를 알려주는 삼키기가 없다.

산모에게 젖분출반사에 대해 설명해 주어야 한다. 대부분의 엄마들은 사출이 될 때 유두가 저린 느낌을 알고 있다. 이 반사는 수유 중에 여러 번 일어난다. 그녀는 새로운 사출이 더 빨리 젖을 내보낼 때마다 영아들이 더 빨리 삼키기 시작한다는 것을 볼 것이다. 반사가 일어나면 반대쪽 유두에서 젖이 분비될 것이다.

산모는 때때로 영아들이 유방에서 유즙을 공급받고 있는지 궁금할 것이다. 부드러운 "카"나 "아" 소리는 영아가 초유나 젖을 삼키고 있음을 알려준다.

모유수유 중 잠깐씩 쉬는 것은 정상이다. 엄마들에게 다시 빨게 하기 위해서 입 속에서 유방을 움직이지 않도록 주의를 준다. 입 속에서 유방을 움직이면 영아가 물고 있던 유두나 유륜을 놓치게 되거나 유두를 깨물어서 아프게 할 수도 있다. 필요하다면 영아를 깨우기 위해 젖을 빼고 다시 시작할 수 있다.

유방으로부터 떼어내기. 유방으로부터 영아를 떼어놓는 방법을 엄마에게 교육한다. 빠는 것을 멈추게 하기 위해 잇몸 사이 입의 구석에 어머니의 손가락을 넣음으로써 유방에 상처를 주지 않으면서 재빨리 유방을 뺀다. 또 다른 방법은 영아의 입 근처에 있는 유방 조직을 손가락으로 눌러서 영아가 빨기를 그만하면 떼어내는 것이다.

수유 빈도. 모유는 인공유에 비해 소화 속도가 두 배 빠르기 때문에 영아는 보통 24시간 동안 8~12번, 1.5~3시간 간격마다 모유수유를 한다(Blackburn, 2013). 출산 직후는 영아의 위 용적이 적기 때문에 수유를 자주 한다. 모유 생산을 담당하고 영아가 빠는 동안 분비되는 양이 증가하는 프로락틴에 대한 설명을 해 주는 것이 잦은 수유와 모유의 공급에 대한 이해를 도울 것이다. 수유 사이의 기간이 길어지는 것은 유방 울혈의 가능성을 증가시킨다.

수유 시간과 각 수유 사이의 시간은 영아들마다 다를 수 있다. 여러 번의 수유가 연달아 되는 것(때때로 '연달아 하는 수유')은 수유 사이의 간격이 길어서이다. 연달아 하는 수유는 집에 가서 영아가 입맛이 생기는 이틀 혹은 삼일째에 혹은 몇 주가 더 지난 후에 일어날 수 있다(Academy of Breastfeeding Medicine [ABM], 2009). 잦은 수유가 필요한 영아들은 사실 정상임에도 불구하고 엄마로 하여금 젖이 부족하다고 생각하게 할 수 있다. 젖먹이기에 엄격한 시간표가 필요하지는 않으며 영아가 원할 때 수유하는 것을 권유한다.

수유 시간. 한때는 유두가 상처를 입는 것을 막기 위해 초기 수유가 유방당 몇 분으로 제한되었다. 그러나 유방당 시간보다는 부적절한 자세가 유두에 상처를 입힌다. 수유가 너무 짧을 때 영아는 초유나 젖을 거의 혹은 전혀 못 먹게 된다. 출생 후 얼마 안 된 며칠 동안은 젖분출반사(사출반사)가 있으려면 5분 정도 걸릴 수 있다.

일반적으로 어머니는 영아가 수유 시간을 정하도록 할 수 있다. 영아는 어떤 기간 동안은 활기차게 젖을 빨아야만 한다. 삼키는 소리 없이 뚝뚝 끊어지고 영양가 없는 젖빨기를 하고 있을 때 어머니는 영아를 트림시킨 후 다른 쪽에서 수유를 하게 해야 한다. 영아가 만족하였을 때는 빠는 양상이 달라지고 잠이 들 수도 있다.

적당한 수유 시간을 알 수 없는 수유부들에게 처음에는 각 유방당 약 10~15분 동안 수유하고 영아가 활발하게 빠는 시간보다는 더 수유하도록 알려준다(Schanler, 2009; AAP & ACOG, 2012). 수유 시간이 다양할 수는 있지만, 회당 평균 20분 미만, 하루에 8회 미만의 초기 수유는 충분하지 않을 수 있다(Riordan & Hoover, 2010). 수유 시간은 다음 며칠 후 영아의 요구가 증가하면서 늘어난다. 영아가 적절히 자세를 잡게 한다면 수유 시간이 더 길어지고 유두에 상처가 생기지는 않는다는 것을 교육한다.

전유(처음 나온 젖, 영아의 갈증을 풀어주는 처음에 나오는 물과 같은 젖)와 후유(나중에 나온 젖, 수유의 끝에 나오는 젖)의 차이를 설명해 주어야 한다. 후유에 지방이 더 많고, 배가 부르며, 체중이 증가하게 한다. 너무나 짧게 수유를 하는 것은 영아가 후유를 못 먹게 하여 체중 증가를 더디게 한다.

수유하는 동안에 가슴을 여러 번 앞뒤로 흔드는 것은 영아가 먹을 수 있는 전유의 양을 증가시키지만 후유의 양은 감소시킨다. 어머니는 유방에 같은 자극을 주기 위해 처음 물리는 유방을 수유 시마다 바꾸어주어야 한다.

문제 예방. 모유수유를 시도하지만 인공유 수유로 바꾸어야 하는 어려움에 봉착한 엄마들은 여러 달 동안 죄책감과 실망을 느낄 수 있다. 간호사는 여러 가지 방법으로 초기 문제들을 예방하는 데 도움을 줄 수 있다.

교육. 여성들이 일단 출산 시설을 떠나게 되면 그들은 모유수유에 대해 충고를 받을 사람이 없게 된다. 출산 시설에 있는 짧은 체류 기간 동안 집중적인 교육을 하여 퇴원 후 문제를 예방하는 것을 도와주고 엄마가 영아에게 수유를 할 때 생각하는 질문에 답을 해 주도록 한다.

자세와 기술을 향상시킬 수 있는 방법을 제안한다. 퇴원 후 일어날 수 있는 일반적인 문제에 대해 이야기하고 해결책을 제시해 준다. 홍보물이나 DVD는 또 하나의 교육 수단이다. 그러나 사용하기 전에 정보가 정확한지, 인공유에 대한 광고가 들어 있지는 않은지 점검해 보아야 한다. 출산 시설이 강좌, 전화, 지지 단체, 가정 방문 등을 제공한다면 서비스에 대해 설명해 준다.

간섭을 최소화하기. 산모가 수유를 잘 하고 있다면 간섭을 최소화해야 한다. 수유가 끝날 때까지 방문객을 기다리게 할 것인지 물어본다.

도움이 필요할 때 간호사에게 알리기 위해 호출 벨을 사용하라고 말해 두는 것이 좋다.

인공유 보충제. 의료적 지침이 없다면 병원에서 인공유 보충제(formula supplementation)를 사용하지 않도록 한다. 처음 72시간 동안 어떠한 보충제도 사용하지 않는 것은 Association of Women's Health, Obstetric, and Neonatal Nurses (AWHONN, 2013)에서 지정한 질 높은 간호이다. 보충제는 모유수유의 성공을 감소시킬 수 있는데 모유수유와 유즙의 생산을 줄이기 때문이다(AAP & ACOG, 2012; Schanler, 2012). 인공유로 보충을 하는 것이 밤에 잠을 더 자게 하는 데 필요한 것은 아니라는 것을 교육시킨다. 모유수유를 하는 영아들은 모유의 적절한 섭취를 방해하는 물이나 설탕물이 필요하지 않다.

모유 부족 시의 수유. 인공유로 빨리 이유를 하는 주요 이유 중의 하나는 '모유의 공급이 충분하지 않다'라는 부모의 인식 때문이다. 유즙을 생성하고 모유수유에 대한 긍정적인 자세와 확신을 가지고 있는 어머니는 모유 부족으로 빨리 이유를 하지 않는다. 모유수유의 정상적인 과정과 수유모의 능력에 대해 보다 확신을 가질 수 있도록 돕기 위해 문제를 다루는 방법을 설명해 준다.

부모들에게 삼키기와 빨기를 사정하는 방법을 가르쳐 준다. 영아가 충분한 젖을 먹었는지를 확인하기 위해서 젖은 기저귀의 수를 세어 보라고 말해 준다. 매일 소변과 대변의 횟수, 수유 시각과 걸린 시간을 기록하기 위해 간단한 차트가 사용될 수 있다.

영아는 생후 3일까지 하루에 최소 3~4회의 젖은 기저귀를 교환하고, 3~4회의 대변을 보아야만 한다. 이 시기 이후 정상적인 모유수유 영아는 매일 4회 이상의 변을 보아야 한다(Lawrence & Lawrence, 2016). 변은 5일째까지는 노란색이어야 한다(Smith, 2016). 4일째까지는 최소 6장의 젖은 기저귀가 나와야 한다.

잘 자란 아기의 체중 증가를 사정할 때 모유 섭취 역시 측정될 수 있다. 태어난 후 첫 번째 체중 감소 다음에 영아들은 매일 20~30g씩 늘어난다(Keane, 2016).

모유의 공급이 줄어드는 일반적인 이유는 영아에 의한 효과적이지 못한 빨기, 자주 이루어지지 않거나 짧게 이루어지는 수유, 엄마의 피곤, 엄마의 갑상샘기능저하, 조산 혹은 후기조산, 에스트로겐을 포함한 경구피임약과 같은 약물의 복용 때문이다.

이전에 여성이 젖을 공급하기 위해 많은 양의 액체를

어머니들이 알기를 원하는 것

내 아기가 충분한 젖을 먹고 있는가?

다음의 경우라면 아기는 충분한 젖을 먹고 있는 것이다.

- 당신은 아기가 수유 중에 자주 삼키는 소리를 듣는다. 그 소리는 부드러운 "카"나 "아" 소리이다.
- 당신은 영양가 있는 빨기를 한다는 것을 안다: 가끔 쉬면서 하는 부드러운 빨기와 삼키기의 연속이다. 이것은 아기가 잠이 들거나 젖을 먹지 못하는 짧고 끊어지는 빨기와는 다르다. 처음 며칠이 지나면 새로운 사출반사가 있을 때마다 유두가 저려오는 것을 느낄 수 있을 것이다. 이 감각은 영아가 양이 늘어난 젖을 먹는 것이 가능하기 때문에 보다 영양가 있는 빨기 다음에 느껴진다.
- 유방이 수유 중에는 더 부드러워진다[유방이 충분한 젖을 가지고 있기 위해서는 단단할(울혈되어 있을) 필요가 없다].
- 아기의 입 속에서 젖을 볼 수 있거나 때로는 유방에서 뚝뚝 떨어진다.
- 하루에 8~12번 수유를 한다. 더 자주 수유를 할수록 더 많은 젖이 만들어진다(처음에는 수유를 시작하는 시간을 적어 기록을 해 둔다. 일단 수유하는 것이 정착이 되면 시간을 자세히 기록하는 것은 필요하지 않다. 아기가 수유 시간이 언제인지를 알려 줄 것이다).
- 아기는 탄생 후 처음 이틀 동안은 하루에 최소 1~2개, 3일째까지는 최소 3~4개, 4일째까지는 최소 6개의 젖은 기저귀를 만들어 낸다. 일회용 기저귀는 매우 흡수력이 좋아서 그것이 젖었는지 아닌지를 알기가 어려울 수 있다. 확신이 없다면 적은 양의 소변이라도 알아차릴 수 있게 휴지나 조그마한 솜을 기저귀 안에 넣어둔다. 소변은 어두운 노란색이 아니라 밝은 노란색이어야 한다.
- 아기는 3일째까지는 하루에 최소한 3~4회의 장 운동이 있어야 하고, 그 시기 이후에는 하루에 4회 정도 변을 보아야 한다. 변은 5일째까지는 노란색이어야 한다.
- 아기가 수유 후에 만족한 것 같다. 아기는 대부분의 수유 후에 조용히 깨어있거나 최소한 1시간가량 잠이 든다(가끔 부산스럽게 구는 것은 이상한 것이 아니고 아기가 충분한 젖을 먹지 못했다는 것이 아니다).
- 아기의 성장을 확인할 수 있는 지표는 체중 증가이다.

마셔야 한다고 교육을 받았더라도 액체의 섭취는 엄마의 갈증을 해소시킬 정도와 소변의 색이 밝은 노란색을 유지할 정도면 적당하다.

유방이 부드럽기 때문에 수유부는 처음 며칠 동안은 모유의 양을 알아차리지 못하고 모유가 적거나 거의 없다고 믿을 수도 있다. 이때 영아에게 수유 전후로 인공유를 주게 됨으로써 오히려 모유 생산을 줄일 수 있다. 모유 생산을 늘릴 필요가 있는 엄마에게는 더 자주 수유를 하게 하고 수유 전에 유축기를 사용하도록 교육한다.

문제가 지속되면 수유부를 수유전문가에게 연결시켜 준다. 수유전문가는 출산 시설과 지역사회에 있을 수 있으며 모유수유 기술과 특별한 문제에 관해 도와줄 수 있다.

가족으로부터 도움 받기. 아버지는 어머니가 모유수유를 할 때 자신들이 도울 수 있는 것이 없다고 생각하기 쉬우므로 아버지가 어떻게 참여할 수 있는지에 대한 제안을 해준다. 배고픔의 초기 신호를 어머니가 인식하도록 도와줘서 어머니가 수유를 준비하도록 해준다. 아버지들은 영아의 기저귀를 갈아주고 달래놓음으로써 영아가 수유를 받을 수 있도록 도와줄 수 있다. 어머니가 영아의 자세를 잡도록 도와주고 수유 후에 트림을 시키는 것은 지지를 해 주는 또 다른 방법이다. 다른 영아를 돌보는 것, 집안일을 도와주는 것, 빠른 우유 공급을 위해 때로는 영아에게 젖병을 주는 것은 어머니가 보다 많은 휴식을 취하게 하는 것이다(Mitchell-Box & Braun, 2012).

자신감 증대. 영아에게 모유수유를 하는 여성의 능력을 칭찬하고 강화할 수 있는 모든 기회를 활용한다. 엄마가 수유를 하는 것에 대한 영아의 긍정적인 반응을 지적한다. 배고프다는 신호 알아차리기, 자세잡기, 들러붙음과 돌봄에 대한 다른 측면에서 그녀가 이루는 발전에 대해 언급한다. 간호사의 지지와 격려는 수유부가 보다 확신을 가질 수 있도록 도와줄 것이며 모유수유를 더 오래 하도록 할 수 있다.

정보 제공받기. 여성이 원래 멈추려고 했던 시기보다 더 빨리 모유수유를 중단하는 이유는 유두 통증, 밀착과 관련된 문제, 모유의 공급이 부족했다는 생각, 직장으로의 복귀 등이 있다.

5) 평가

중재에 대한 평가는 출산 시설에 머무는 동안 계속되어야만 한다. 퇴원 전에 대부분의 경우 수유 때마다 10~15분간 모유수유를 한다. 여성은 수유 기술을 정확하게 보여주어야만 하며 모유수유에 대한 만족과 능력에 대한 확신을 말로 표현해야 한다. 만족과 확신은 집에서 모유수유를 할 것인지 안 할 것인지에 대한 중요한 결정 요인이 된다.

이해하기

9. 간호사는 초기 수유기에 모유수유가 정착되도록 어떻게 도와줄 수 있는가?
10. 수유의 빈도와 지속 시간에 대해 간호사는 엄마에게 무엇을 가르쳐야 하는가?

이해하기 정답

9. 간호사는 산모가 처음부터 모유수유를 시작하도록 영아가 유방에 자리를 잡고 산모가 자신의 손을 위치시키는 방법을 보여줌으로써 모유수유에 적응하도록 돕는다. 간호사는 또한 영아가 유방에 입을 갖다 대도록 돕고, 유방에 대해 입의 위치를 사정하며, 삼킴을 점검하고, 유방에서 영아를 바르게 떼어내도록 도울 수 있다.
10. 산모는 영아를 1.5~3시간마다(하루 8~12번) 한쪽에 약 10~15분 동안 또는 영아가 원한다면 더 오래 수유해야 한다. 수유 시간은 다양할 수 있지만, 효과적인 젖먹이는 적어도 평균 20분이어야 한다.

6. 일반적인 모유수유 문제

어머니들은 문제가 생기기 전에 출산 시설에서 퇴원을 하므로 간호사는 어머니들에게 일반적인 문제들을 어떻게 예방하고 다루는지를 가르쳐야 한다. 어머니가 퇴원 후 발생한 문제에 대해 도움을 구할 때 간호사는 어머니에게 문제 해결을 위해 무엇을 했는지, 무료의 혹은 대안 치료를 했는지를 물어 보아야만 한다. 어떤 치료의 안정성이 확인되어야 한다.

어머니는 젖의 생산을 늘리기 위해 다른 약초를 사용했을 수도 있다. 이런 치료에 대한 연구는 불충분하므로 도움이 될 수도 있는 어떤 물질도 사용하기 전에 돌봄제공자에게 정보를 확인해 보아야 한다.

문제는 아기에게 일어날 수 있는 것과 어머니와 관련된 것으로 나눌 수 있다.

1) 영아의 문제

성공적인 모유수유를 하기 위해서 아기와 관련된 문제에 정확한 주의를 기울여야 한다.

> **! 주의사항**
>
> 모유수유에 문제를 가진 아기의 신호
> - 수유 후 5분 내에 잠이 듦
> - 모유수유를 거부함
> - 혀를 내밈
> - 쩝쩝 혹은 딸깍거리는 소리
> - 빰이 들어감
> - 수유 시 밀착시킬 때 입을 크게 벌리지 못 함
> - 아래 입술이 말려들어 있음
> - 턱의 짧고 끊어지는 움직임
> - 삼키는 소리가 들리지 않음
> - 인공유 수유

(1) 졸려하는 영아

출생 후 처음 며칠 동안 영아는 예상한 것보다 더 오래 잠을 자고 짧은 시간 수유를 한 후에 유방을 물고 잠이 든다. 영아에게 출산 과정이 피곤했을 수 있으며 배고픔에 대해 인식과 반응을 적절히 하지 못하고 있을 수 있다.

간호사들은 엄마들에게 수유 중에 잠자는 영아를 어떻게 깨울 것인가를 보여 주어야 한다. 영아들이 완전히 깨어 있는 상태로 수유를 시작한다면 그들은 수유가 끝날 때 깨어 있을 것 같다. 엄마들에게 다양한 행동 상태를 설명해 주는 것은 영아에 대해 더 많이 이해할 수 있게 도와주고 수유 시도가 언제 가장 성공할 것인지를 알게 해 준다.

수유 중에 영아가 잠들면 간호사는 영아가 충분히 수유를 했는지, 수유를 위해 더 깨어 있어야 하는지, 평소보다 더 빨리 수유를 다시 해야 하는지를 평가해야 한다. 깨우는 기술이 부드러워야 한다는 것을 강조하는 것이 중요하다. 엄마는 영아에게 과도하게 자극적인 기술을 사용하는 것은 피해야 하는데 수유는 즐거운 느낌과 관련이 있어야 하기 때문이다. 계속해서 과도하게 자거나 잘 먹지 못하는 영아는 심도 있는 평가가 필요하다. 잘 먹지 못하는 것은 패혈증과 같은 합병증의 초기 증상일 수 있다.

(2) 유두 혼란

유두 혼란(nipple confusion 또는 nipple preference)은 젖병으로 수유를 했던 영아가 젖병 수유에 필요한 혀의 움직임과 모유의 빨기를 혼동했을 때 생길 수 있다. 어떤 영아들은 모유수유를 거부하거나 입에서 유방을 밀어내는 혀의 움직임을 사용할 수도 있다.

입과 혀의 움직임은 모유수유와 인공수유가 다르다. 모유수유 동안 영아는 연구개 근처에 유두를 잡아두기 위해 빨아들이기를 사용한다. 혀는 아래 잇몸 너머로 혀를 내밀어서 유두와 유륜 주변에 컵 모양을 만든다. 아래 턱이 압력을 줄 때마다 혀는 유방에 압력을 가하여 관으로부터 젖이 나오게 하여 영아의 입 속으로 들어간다.

젖병으로부터 수유를 하기 위해서 영아는 인공유가 천천히 나오게 하고 숨막힘을 막기 위해서 혀로 꼭지를 눌러야만 한다. 이 계속적인 흐름은 젖병이 거꾸로 들려졌을 때 인공유가 계속 떨어지는 것을 보면 알 수 있다. 영아의 입술은 유두를 제 위치에 잡고 있을 필요가 없기 때문에 이완되어 있다. 만일 영아가 모유수유 동안 똑같이 앞으로 내민 혀의 움직임과 이완된 입술을 사용한다면 유방은 입 밖으로 나오게 된다.

간호사는 정상적인 모유수유 중에는 인공유 수유를 하지 않도록 해야 한다. 모유수유 시간이 줄어들면 프로락틴과 젖의 생산이 줄어들게 된다. 인공유는 소화되는 데 시간이 오래 걸리고 영아는 약 4시간 동안은 다시 배가 고프지 않게 된다. 수유 사이의 시간이 늘어나는 것은 유방에 대한 자극을 제한하게 되어 울혈을 초래할 수 있다.

어떤 부모들은 인공 젖꼭지가 도움이 된다고 하지만, 인공 젖꼭지를 일찍 사용하는 것은 빠는 것의 문제와 이유의 시기를 더 당기는 것과 관련이 있다. 가짜 젖꼭지는 영아돌연사증후군을 줄이기 위한 한 가지 방법으로 제안되지만, 모유수유가 잘 정착이 될 때까지 첫 달 동안은 사용되지 않는다(AAP, 2015a).

(3) 빨기 문제

빠는 것의 문제는 영아의 입 속에서 유두가 잘 자리잡지 못했을 때 발생할 수 있다. 빰이 들어가 있고 쩝쩝거리거나 딸깍거리는 소리는 혀로 빨거나 유두만 빤다는 사실을 나타낸다. 어떤 영아들은 입을 크게 벌리지 않고 유두의 끝만 빤다.

손가락을 영아의 입 속에 넣는 것은 빨기를 사정하는 데 도움을 준다. 영아가 빨 때마다 혀의 움직임이 느껴져야 한다. 혀를 내밀고 있는 영아들은 인공 젖꼭지 사용에 의해 혼돈을 겪을 수 있는데 문제가 해결될 때까지 사용하지 말아야 한다.

혀는 유방 아래에서 컵 모양을 만들고 있어야 하며 아

래 잇몸을 덮고 있어야 한다. 영아가 혀를 유두의 끝에 놓는 경향이 있다면 손가락 하나를 입 속에 넣고 들러붙기 전에 혀를 아래로 놓는 것이 효과적일 수 있다. 영아가 들러붙기 전에 입을 크게 벌리도록 돕는 것은 빨기를 좋게 할 수 있다. 좀 더 복잡한 빨기의 문제는 수유전문가로부터의 도움이 필요할 수 있다.

(4) 영아 합병증

영아의 합병증은 모유수유에 거의 방해가 되지 않을 수도 있지만 오랜 기간 동안 모유수유를 못 하게 할 수도 있다.

황달(jaundice). 영아의 황달(고빌리루빈혈증, hyperbilirubinemia)은 모유수유를 방해하지는 않는다. 영아가 광선 치료를 받고 있을 때도 보통은 수유를 위해 빛을 제거할 수 있다. 적절한 수유를 하는 것이 황달을 가진 영아를 돌보는 데 더 중요하다. 치료를 위해 사용하는 열과 빛 때문에 피부로부터의 수분의 손실이 커져서 탈수를 초래할 수 있다.

광선 치료를 받는 영아들은 모유수유 섭취를 적게 만들 수 있는 물을 주어서는 안 된다. 불충분한 모유수유로 인한 장 운동의 감소는 장벽에서 혈류 쪽으로 빌리루빈 재흡수가 이루어지게 하고 미성숙한 간의 활동을 증가시킨다. 잦은 모유수유는 대변 보는 횟수를 증가시켜서 빌리루빈의 배출을 돕고 적절한 단백질과 수분을 공급한다. 어떤 경우 보충 인공유가 필요할 수도 있지만 보통은 모유수유가 계속되어야 한다(ABM, 2010).

미숙아(prematurity). 조산아가 태어난 직후 모유수유를 못 한다면 엄마는 모유수유를 유지하기 위해 유축기를 어떻게 사용하는지에 대한 격려와 지도가 필요하다. 모유는 면역학적 · 영양학적 이로움으로 미숙아 성장에 도움이 된다. 또한 괴사성 소장결장염과 조산으로 인한 심각한 합병증을 막거나 최소화한다. 어머니가 아기를 집으로 데려오지 못한다 할지라도 어머니가 영아를 돌보고 있다는 느낌을 주는 데도 도움이 된다.

간호사는 집으로 가져갈 멸균된 용기를 제공하여야 하며 신생아실의 특별한 요구를 알려 주어야 한다. 용기에는 영아의 이름, 짜낸 날짜와 시간이 붙어 있어야 한다.

조산아나 모유수유에 문제가 있는 신생아들은 보조적인 수유기구 사용에 잘 반응한다. 수유기구에는 유방에 부착하는 작은 플라스틱 대롱이 달린 모유 용기가 있다. 신생아가 모유수유를 시작하면 젖은 유방과 용기 양쪽에서 나와서 영아의 섭취량을 늘리고 빨기를 계속하고자 하는 동기를 높인다. 영아가 체중이 늘고 수유 능력이 증가하면 장치의 사용을 완전히 중단할 때까지 점차적으로 줄인다.

미숙아에게 모유를 주는 여성들은 모유 강화제와 같은 추가물이 사용될 때 모유가 잘못되었다고 느낄 수 있다. 그들에게는 모유는 영양을 공급하고 감염을 막는 데 중요하지만 영아의 성장이 빠를 때 더 많이 필요한 영양분이 있다는 것을 알려준다.

후기 조산아(임신 34~36주에 태어난 아기)는 수유에 어려움이 있을 수 있다. 후기 조산아는 만삭의 영아처럼 보이지만 미숙하다. 빨기, 삼키기, 숨쉬기의 조합이 잘 안 될 수 있으며, 만삭의 영아에 비해 더 졸려할 수 있다.

수유전문가는 산모에게 후기 조산아의 특별한 요구를 교육하는 데 참여해야만 하고 수유의 효과에 대해 관찰해야만 한다(AWHONN, 2010; Radke, 2011). 영아는 축구공을 잡는 것과 같이 머리를 지지하면서 자세를 잡아주어야 한다. 돌봄제공자는 퇴원 후 1~2일 안에 영아의 체중, 적절한 수유, 황달을 확인해야 한다. 수유에 문제를 가지고 있는 영아들은 생후 40주까지 체중을 확인해야만 한다.

(5) 질병과 선천적인 결함

구개열(입천장갈림증, cleft palate)과 같은 영아의 질병과 선천적인 결함은 수유에 문제를 일으킬 수 있다. 엄마가 처음에 수유를 할 수 없다면 모유수유가 가능할 때까지 수유를 지속하기 위해 도움이 필요하다. 도와줄 수 있는 그룹에게 연결을 해 주는 것이 도움이 된다.

2) 어머니의 문제

이른 수유 중재는 어머니가 일반적인 유방의 문제를 극복하는 데 도움을 줄 수 있다.

(1) 일반적인 유방의 문제

울혈, 유두 상처, 편평하거나 함몰 유두, 막힌 관, 유선염(유방 감염, mastitis)이 유방과 관련된 일반적인 문제들이다.

울혈(engorgement). 많은 여성들이 일시적으로 유방

이 붓고 차는 것을 경험하는데 젖의 생산이 증가하기 시작하거나 젖이 도는 출산 후 72~96시간에 절정을 이룬다(Lawrence & Lawrence, 2016). 정상적이고 일시적인 울혈은 혈량의 증가인 충혈, 젖의 축적, 부종의 결과이다. 이것이 모유수유를 방해해서는 안 된다.

울혈은 수유가 지연되거나, 너무 짧거나, 드물 때 문제가 될 수 있다. 울혈된 유방은 부어오르고 단단하고 따가워서 움직임에서도 통증을 느낀다. 유륜은 너무 단단해져서 영아가 수유를 위해 누를 수 없을 수 있다. 울혈된 유륜은 유두를 납작하게 만들어서 영아가 입 뒤쪽으로 유두를 끌어당기는 것을 어렵게 한다. 울혈은 유두 상처, 유선염, 모유수유의 중단까지도 초래할 수 있다.

간호사는 모유수유를 일찍 시작하고 자주 수유하여 울혈을 막을 수 있도록 도와주어야 한다. 수유부에게 가능한 한 밤에도 모유수유를 하도록 하여 유방을 정기적으로 비울 것을 권장한다. 물과 인공유의 사용은 권장하지 않는다.

유두 통증(nipple pain). 유두 통증은 모유수유 초반기에 흔하다. 젖이 차기 전에 조직이 늘어나고 관을 빨기 시작하면 수유를 시작할 때 1분 이하의 통증이 생길 수 있다. 유두 통증은 처음 1주간은 흔한데 3~6일째에 가장 심하고 곧 해결된다(Smith, 2016). 유두 균열은 지속적인 통증을 초래한다. 상처를 입은 유두는 빨갛고, 갈라져 있고, 물집이 잡혀 있거나 피가 난다(그림 17-9). 유두의 상처는 독립적인 간호중재로 치료될 수도 있다. 유방 조직의 붉음, 고름 배출, 열은 유선염 혹은 유방 농양이므로 항생제 치료가 필요하다.

부적절한 자세와 밀착 기술, 비누의 사용, 젖은 유방패드를 오래 사용하여 축축해짐, 자극적인 크림은 유두 통증을 가져온다. 유축기를 너무 오래 사용하거나 높은 압력으로 빨아들이는 것도 상처를 만들 수 있다.

! 주의사항

모유수유에 문제가 있는 신호

- 단단하고 따가운 유방
- 아프고 빨갛고 갈라지고 물집이 생기고 피가 나는 유두
- 편평하거나 들어간 유두
- 유방 한쪽이 부분적으로 붓거나 아픔
- 열, 몸살, 불쾌감

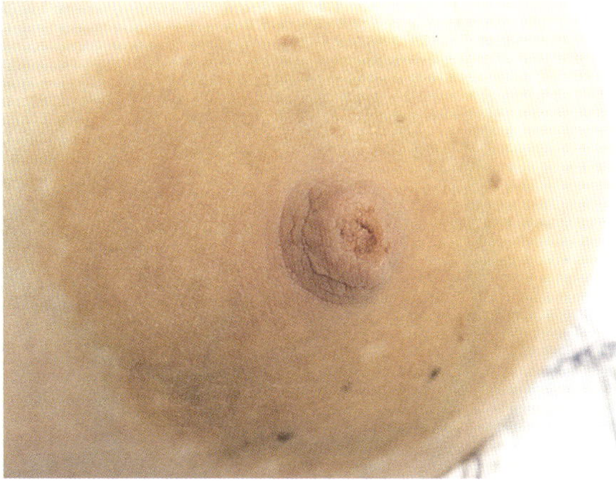

그림 17-9 유두 균열

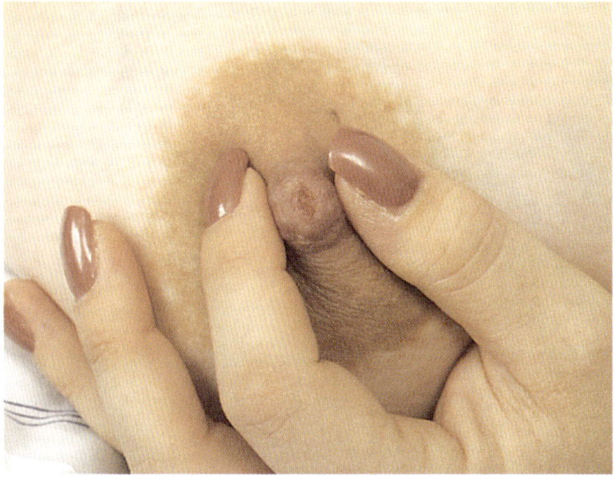

그림 17-10 편평한 유두를 굴려 곧게 만들어 들러붙기를 한다.

편평유두와 함몰유두(Flat and Inverted Nipples). 비정상 유두는 가능한 임신 중에 발견되어야 하지만 중재는 출산 후에 이루어질 수 있다. 수유 바로 전에 유두를 굴리는 것은 편평한 유두가 좀 더 곧게 서게 하여 영아가 보다 잘 물게 한다(그림 17-10). 수유 전 몇 분간 유축기를 사용하거나 유방 보호대를 사용하면 들어가 있는 유두를 나오게 할 수 있다.

막힌 관(Plugged Ducts). 비록 유관이 막히는 정확한 이유는 알 수 없지만 울혈, 수유를 놓치는 것, 꽉 조이는 브래지어가 관련이 있을 수 있다. 부분적인 부종과 따가움이 있을 수 있고 단단한 부분이 만져질 수 있다. 작고 하얀 부분이 유두에 있을 수 있다. 유방마사지, 작은 수유, 온찜질과 다양한 수유체위가 도움이 된다(그림 17-11). 열을 가하고 모유수유를 하는 것이 도움이 된다. 영

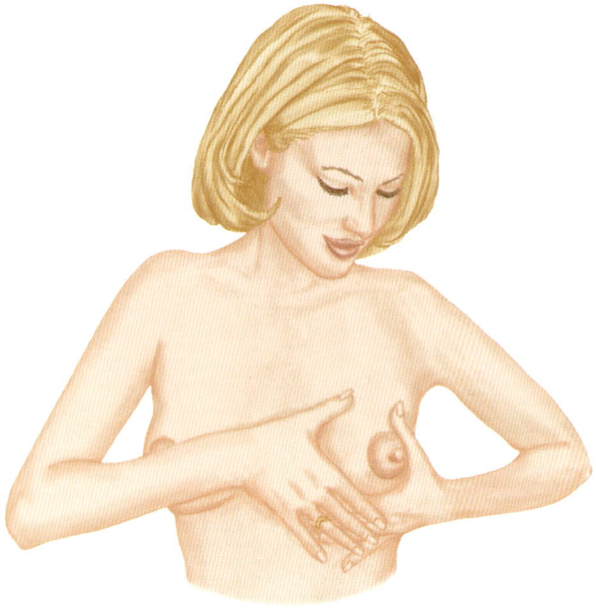

그림 17-11 유방을 마사지하기 위해서 어머니는 손가락으로 유방을 감싸고 손을 가슴 벽에 둔다. 손가락이 겹칠 때까지 부드럽게 손을 앞쪽으로 밀어낸다. 모든 유방 조직을 다 할 수 있도록 손의 위치를 이동시킨다. 손가락 끝으로 유방의 모든 부분을 돌아가면서 마사지하는 것도 도움이 된다.

아의 코와 턱을 덩어리와 일직선에 놓는 것은 그 부분의 배출을 증가시킬 것이다(Orr, 2011). 막힌 관(plugged ducts)은 적절히 치료하지 않으면 유선염으로 발전한다. 유선염은 발열, 몸살, 불편감과 함께 국소적인 통증을 초래한다.

(2) 어머니의 질병

어머니가 아플 때 모유수유를 중단할 필요는 거의 없다. 어머니의 상황이나 복용한 약 때문에 모유수유가 일시적으로 중단되어야 한다면, 어머니가 원할 경우 모유수유를 다시 시작할 때까지 간호사는 유축기 사용을 도와야 한다. 갑작스런 수유 중단은 유선염을 초래할 수도 있다.

(3) 모유에 전달되는 약

어머니가 복용한 약은 어느 정도 모유로 들어가지만 대부분 소량만 들어가므로 수유기 동안 안전하다고 할 수 있다. 그러나 어떤 약은 젖의 생산을 방해하기도 한다. 그러므로 처방약과 처방전 없이 구입한 약 모두 돌봄제공자의 허락을 받아야 한다. 일부 약들은 영아에게 주는 악영향 때문에 다른 것으로 대체된다. 만일 어머니가 영아에게 좋지 않은 약을 먹어야만 할 때는 유축기를 사용해야 한다. 일단 약이 혈액에서 제거되면 모유수유를 시작할 수 있다. 어떤 약은 수유 후에 복용하거나 수유 사이의 간격이 긴 밤에 복용하면 영아에게 해를 끼치지 않을 것이다.

모유수유 금기 사례. 어머니에게 영아로 전염될 수 있는 심각한 질병이 있는 경우에는 모유수유가 금기시된다. 아편 중독 때문에 메타돈이나 뷰프레노프린을 투여하는 여성들은 소량만이 모유로 전달되기 때문에 모유수유가 허용된다(ACOG, 2016). 다른 유형의 약물 중독, 급성의 치료되지 않은 결핵, 인체면역결핍바이러스(HIV) 감염, 갈락토오스혈증, 어머니의 화학치료(chemotherapy), 영아에게 안전하지 않은 약을 먹어야만 하는 어머니들은 모유수유가 허락되지 않는다.

A, B, C형간염을 가지고 있는 어머니도 모유수유를 할 수 있다. B형간염을 앓고 있는 어머니의 아기는 B형간염 백신과 면역글로불린을 맞아야 한다. 헤르페스 바이러스 감염증은 어머니가 가슴에 병변이 없고 철저한 손 씻기를 한다면 모유수유가 가능하다(AAP & ACOG, 2012; Stettler et al., 2011; Holt et al., 2011). 흡연 여성은 모유수유를 할 수 있지만 가능한 금연을 해야 하고 영아 주변에서 흡연해서는 안 된다.

이해하기

11. 간호사는 졸려하는 영아의 어머니에게 어떤 깨우기 기술을 가르쳐야 하는가?
12. 젖병을 빠는 것과 유방을 빠는 것은 어떻게 다른가?
13. 울혈된 유방이 있는 어머니에게 간호사는 어떤 도움을 줄 수 있는가?
14. 유두가 아픈 어머니에게 간호사는 어떤 충고를 해야만 하는가?

이해하기 정답

11. 졸린 영아를 깨우기 위해 영아의 담요를 벗기고, 영아에게 말을 걸고, 기저귀를 갈고, 영아의 등을 문지르고, 아기를 피부 대 피부로 놓고 유방 위로 초유가 나오게 짜낸다.
12. 젖병 빨기는 우유의 흐름을 느리게 하기 위해 젖병의 젖꼭지에 대해 혀를 밀어내는 것이 요구된다. 유방에서 젖먹이는 잇몸이 유륜을 압박하도록 유두를 입의 더 안쪽으로 끌어당기는 것이 요구된다.
13. 울혈이 된 유방을 가진 산모를 돕기 위해 간호사는 수유를 자주 하고, 열과 냉을 적용하고, 마사지하고, 유륜을 부드럽게 만들기 위해 모유를 짜내도록 격려할 수 있다.
14. 간호사는 궤양이 생긴 유두를 가진 산모에게 영아를 유방에 바르게 위치시키도록 확인하고, 영아의 자세를 다양하게 하고, 유두를 찜질할 것을 조언한다.

모유수유를 하는 어머니들이 알기를 원하는 것

일반적인 모유수유 문제에 대한 해결책

문제: 졸려하는 영아

영아들은 수유 시작 후에 졸려하거나 잠시 잠이 든다.

예방

- 감은 눈꺼풀을 통해 보이는 눈의 움직임, 얼굴 약간 돌리기, 빨기, 기지개 켜기, 몸 전체의 움직임 증가와 같은 아기가 깨어나려고 하는 신호를 찾아본다.
- 그런 신호를 보면 부드럽게 아이를 깨운다. 말을 걸고, 영아의 팔과 다리를 부드럽게 움직이고, 수유를 하기 전에 잠시 놀아준다.
- 아기의 담요를 풀고 기저귀를 갈아준다. 담요를 아기에게 단단히 둘러서 감싸는 것은 종종 잠자는 것을 도와주는 진정시키는 기술이다. 수유를 시작할 때 담요와 셔츠를 그대로 두고 자신의 가슴에 아기의 피부가 닿게 한다. 당신의 몸과 모유수유를 시작한 후에 두 사람 모두 위로 풀어 헤쳐져 있는 담요가 적당한 온기를 줄 것이다.

해결책

수유 동안 아기가 잠을 자고 5분 미만으로 젖을 먹는다면

- 아기의 머리와 뺨을 부드럽게 문지르거나 입 근처를 톡톡치거나 아기가 깨어 있는지 확인하기 위해 위치를 살짝 바꿔본다.
- 유방에서 아기를 떼어놓는다. 위가 찬 느낌을 줄 수 있는 공기 방울이 위로 올라가도록 영아의 등을 문질러준다. 중추신경계를 자극하고 아기를 깨우기 위해 등을 문지른다.
- 기저귀를 갈아준다.
- 옷을 벗기고(기저귀는 제외) 당신의 피부에 아기를 접촉시킨다(아직 이렇게 하지 않았다면).
- 유두에 초유 몇 방울을 짜서 묻혀 둔다. 유두가 가까이 갔을 때 아기는 초유를 맛보고 빨기를 다시 시작한다.
- 미온수로 적신 수건으로 아기의 얼굴을 부드럽게 닦아주어서 아기가 깨어나는 것을 돕는다.
- 몇 가지의 부드러운 방법으로 아기가 깨어나지 않는다면 더 오래 자는 것이 필요할 수 있다. 영아가 30분 정도 더 자게 두었다가 다시 시작한다. 아기가 잠이 얕아져서 쉽게 깨울 수 있을 것 같은 신호를 관찰한다.

문제: 유두 혼란

젖병을 이용하던 신생아는 수유 중 유두를 밀어내고 약하게 빨아들인다. 모유수유에서의 흡입 방법과 젖병 수유에서의 흡입 동작을 혼란스러워한다.

예방

- 반드시 필요한 경우가 아니면 젖병과 가짜 젖꼭지 사용을 피한다. 필요하다면 가능한 한 빨리 중단시킨다.
- 밤에는 인공유를 주지 않는다. 나중에 수유상의 문제를 가져올 가능성이 있기 때문에 더 자게 하는 것은 필요가 없다.
- 건강한 신생아에게는 필요하지 않기 때문에 모유수유 전후로 인공유를 주는 것을 피한다. 그것은 영아의 위를 팽창시켜서 간격이 오래 "벌어지게" 한다. 인공유를 주는 것은 모유수유를 다시 시작하기 전까지 영아가 더 오래 기다릴 수 있게 하여 젖의 생산을 줄인다.

해결책

- 젖병 수유와 가짜 젖꼭지 사용을 멈추어서 영아가 젖병 빨기보다 유방 빨기에 익숙해지도록 한다. 더 자주 젖을 먹여서 젖의 생산을 자극하고 아기가 무엇을 해야 하는지 배우게 한다.

문제: 들러붙는 것을 어려워함

영아들이 유두의 끝을 빨고 입을 크게 벌리지 못한다.

예방

- 영아가 혀를 아래로 앞쪽으로 내밀면서 입을 크게 벌릴 때까지(마치 커다란 샌드위치를 베어 무는 것처럼) 영아의 입의 뒤쪽에 유방을 넣지 않는다. 그런 뒤 아기를 유방에 갖다 댄다.
- 필요하다면 영아의 턱을 부드럽게 아래로 끌어내려서 영아가 입을 더 크게 벌리도록 돕는다.
- 유두가 입 속의 유륜에서 3cm 정도 떨어져 입의 뒤쪽에 있는지 확인한다.

해결책

- 영아가 유두 끝을 빨고 있고, 영아의 뺨이 패인 것을 발견하고, 입맛을 다시고, 훌짝거리고, 딸깍거리는 소리를 들었다면 수유를 중단하고 다시 시작한다. 짧게 끊어지는 턱의 움직임은 영아가 잠이 들 거라는 것과 다 먹었다는 것을 의미한다.
- 당신이 생각하기에 영아가 더 젖을 먹어야 한다면, 깨워서 다시 시작하는 것이 좋다.

문제: 울혈

울혈로 인해 산모의 유방은 단단하고 따갑다.

예방

- 낮과 밤에 2~3시간 간격으로 영아에게 모유수유를 한다. 밤이든 낮이든 젖병을 주지 않는다. 그렇게 하면 울혈의 위험성이 커지기 때문이다. 수유 사이에 균등하게 4시간을 기다리는 것도 울혈의 위험을 높이지만 자주 모유수유를 하는 것을 막을 수 있다.

해결책

- 부종과 통증을 줄이기 위해 수유 사이에 차가운 팩을 유방에 댄다. 상업 적으로 파는 차가운 팩이나 얼린 수건, 냉동 채소 포장품, 으깬 얼음으로 채운 비닐 봉지로 만든 비싸지 않은 차가운 팩을 사용한다. 피부에 대기 전에 수건으로 차가운 팩을 감싸준다. 층 사이에 으깬 얼음을 넣은 일회용 기저귀도 사용될 수 있다.
- 어떤 여성들은 차가운 양배추 잎을 쓰는 것이 도움이 된다는 것을 안다. 여성들이 사용하는 방법에 대한 연구는 엇갈리는 결과를 보여 준다(Lawrence & Lawrence, 2011; Riordan & Hoover, 2010).
- 수유하기 바로 전에 따뜻한 물로 적신 천이나 일회용 기저귀로 열을 전 달한다. 각 유방에 기저귀를 올려 놓고 끈을 묶어서 제자리에 있게 하고 흘러내리지 않게 한다. 아니면 따뜻한 샤워를 해서 열이 젖의 흐름을 자극하게 한다.
- 수유 전과 수유 중에 마사지를 해서 사출반사를 자극하여 아기가 보다 쉽게 젖을 먹게 한다. 샤워 중에 유방을 마사지하는 것은 편안함을 주고 수유 준비를 돕는다.
- 유륜이 울혈이 되어 있고 단단해 아기가 들러붙기 어렵다면 손이나 유축기로 젖을 약간 짜낸다. 또는 부드러운 압력을 유륜에 가해서 부어 오른 것이 유방으로 들어가게 하거나 유륜을 부드럽게 만들어서 영아가 들러붙게 한다. 유륜이 부드러워지면 수유를 시작한다.

모유수유를 하는 어머니들이 알기를 원하는 것(계속)

일반적인 모유수유 문제에 대한 해결책

- 1.5~2시간 간격과 같이 수유를 더 자주 한다.
- 편안함을 위해 낮과 밤 동안에 지지해 줄 잘 맞는 브래지어를 착용한다.
- 수유 전에 좀 더 편하게 만들어줄 처방된 진통제를 먹는다.

문제: 아픈 유두

유두가 아프고 갈라져 있고, 물집이 있고, 피가 날 수 있다.

예방

- 입 속에 유륜을 충분히 넣을 수 있도록 해서 유두가 모유수유 중에 잇몸에 눌리지 않도록 영아를 유방에 위치시킨다.
- 자주 모유수유를 해서 울혈을 막는다. 울혈 때문에 유륜이 영아가 물기에 너무 단단하게 되었다면 유륜을 부드럽게 하기 위해 충분한 젖을 짜낸다.
- 자세를 다양하게 해서 유두가 눌리는 부분을 바꾸어 준다.
- 비누는 보호 기름을 제거하고 건조하게 만들기 때문에 유두에 비누를 사용하지 않도록 한다.
- 흐르는 젖 때문에 유방 패드를 사용한다면 피부 자극을 막기 위해 젖기 전에 제거해야 한다. 습기를 머금기 때문에 플라스틱 라인이 있는 패드는 사용하지 않는다. 상업적인 유방 패드보다 비싸지 않고 빨 수 있는 대체품으로 손수건이나 면으로 된 천 조각을 쓴다.

해결책

- 수유 전 온찜질은 젖이 더 빨리 흐르게 하는 데 도움이 될 것이다. 유두 를 부드럽게 하기 위해 수유 사이에 하도록 한다.
- 사출반사를 시작하게 하기 위해 수유 전 적은 양의 젖을 짜낸다.
- 덜 아픈 유방 먼저 수유를 시작한다. 사출반사가 시작되면 두 번째 유방에서 젖이 더 빨리 흐른다.
- 수유하는 중에 영아가 쉴 때 젖의 흐름을 좋게 하기 위해 유방을 마사지한다.
- 수유 중에 자세를 다양하게 한다. 영아의 코와 턱이 유두 부위와 직접 적 으로 닿도록 하는 것이 수유 중에 가장 긴장을 준다.
- 유두 보호대(자신의 원래 유두 위에 맞는 인공 유두)는 어떤 경우에는 도움이 된다. 수유 컨설턴트는 당신이 일시적으로 그것을 사용하는 것을 도와주어야 한다.
- 유방 크림에 민감할 수도 있고 자극을 받을 수도 있다. 라놀린을 쓰려고 했다면 알레르기나 농약을 막기 위해 순수 라놀린만 사용한다. 수유 전에 닦아내야만 하는 크림은 상처를 더 만들 수 있다. 하이드로젤이 유두를 부드럽게 하기 위해 사용될 수 있다. 초유나 젖이 회복을 시키는 성분이 있기 때문에 수유 후에 유두에 바르도록 한다.
- 수유용 브래지어를 풀고 수유 사이에 유두를 공기에 노출시킨다.
- 유방에 뜨겁고 가렵고 콕콕 찌르는 느낌이 있다면 유두에 감염을 일으킬 수 있는 아기의 입 속에 아구창, 이스트 감염이 있는지 본다. 산모와 아기 모두를 치료하기 위해 돌봄제공자에게 전화를 하여 약을 받는다.
- 이완하기 위해 수유 전에 처방받은 약을 먹는다.

문제: 편평유두 또는 함몰유두

어머니의 유두가 편평하거나 들어가 있고 아기가 그것을 입 속에 빨아들이는 데 어려움을 겪는다.

예방

없다.

해결책

- 어떤 여성들은 유두가 튀어나오는 데 도움이 되는 가슴덮개를 브래지어 안에 입는다.
- 모유수유를 시작하기 전에 엄지와 검지 사이에 유두를 넣고 돌려서 유두가 나오게 돕는다.
- 수유를 하기 바로 몇 분 전에 유축기를 사용한다. 유축기가 유두가 곧아지도록 한 뒤에 바로 아기를 유방에 갖다 댄다.
- 유방 보호대는 들어가 있는 유두에 영아가 들러붙게 하기 위해 수유 컨 설턴트의 도움을 받으며 잠시 사용할 수 있다.

(4) 유방수술 과거력

유방재건, 확장, 다른 수술을 한 여성은 수유를 하는 데 어려움이 있다. 사용된 수술 기술과 유방 조직의 양에 따라 유두에 젖을 생산하고 전달하는 능력이 달라진다. 수술이 자연스러운 경로, 관, 혈액 공급을 막을 수도 있다. 어떤 여성은 문제 없이 모유수유를 할 수도 있다. 유방이 충분한 양의 젖을 만들 수 없을 때는 젖의 공급을 돕기 위해 펌프질을 하거나 보조 기구를 사용하여 모유수유를 할 수도 있다.

(5) 직업

어떤 여성들은 출산 후 6주 이상 집에 머물지만 어떤 사람들은 더 일찍 직장으로 복귀해야 한다. 미리 계획을 세우면 모유수유를 효과적으로 병행할 수 있다. 모유수유 교실과 지지그룹은 일과 수유를 함께 하는 방법에 대한 실질적인 충고를 해줄 수 있다.

직장으로 복귀하기 1~2주 전에 하루 1~2회 유축기를 사용하여 유방에 펌프질하는 것을 연습하고 냉동 모유를 약간 비축해 둔다. 이것은 기술을 배워야만 한다는 스트레스와 직장생활에 적응하는 동안 충분한 젖을 보유하고 있어야 한다는 걱정을 덜어 준다. 직장으로 돌아가기 2주 전부터 때때로 인공유 수유를 하는 것은 혼합수유를 좀 더 자연스럽게 한다.

직장 생활을 하는 대부분의 수유부들은 점심 때나 휴

식 시간에 두세 번 유축기를 사용한다. 어떤 수유부들은 휴식 시간에는 울혈을 막기 위해 짧은 시간(5분)만 유축기를 사용하고 식사 시간에는 좀 더 오래 유축기를 사용한다.

모유는 돌봄제공자가 다음 날 사용할 수 있게 냉장보관되어야 한다. 수유부가 일하러 가기 바로 전과 집으로 돌아왔을 때 모유수유를 하는 것이 수유 간격을 최소화한다. 저녁과 주말에 자주 수유를 하는 것은 젖의 공급에 도움이 된다.

어떤 엄마들은 일하는 동안은 인공유를 수유하고 집에서는 모유수유를 선택한다. 일하는 시간 동안의 수유는 점차적으로 줄이고 젖병으로 대치하는 것을 준비해야만 한다. 비록 전체적인 모유의 공급은 줄었다 하더라도 아침과 저녁 때 모유수유는 계속될 수 있다.

(6) 모유 짜내기와 저장

모유를 짜내어야 할 때 간호사는 어머니를 도와 손으로(그림 17-12) 혹은 유축기(그림 17-13)로 짜낼 수 있게 한다.

손으로 짜내기. 손으로 짜내는 것은 다른 장비 없이 될 수 있지만 유축기처럼 효과적이지는 않다. 손으로 짜내는 것과 수동형 펌프는 가끔 다른 수유를 위해 젖을 비축해 두고자 하는 엄마나 유륜이 울혈되어 있어서 영아가 물지 못하는 엄마에게 유용하다.

유축기의 사용. 장기간 젖을 짜내려는 수유부는 전기 유축기를 사용해야 한다. 배터리를 사용하는 유축기는 작아서 들고 다닐 수 있고, 단기간 사용하기 때문에 상대적으로 저렴하다. 병원의 전기 유축기는 가정에서 사용할 수 있게 임대할 수 있다. 그것은 손으로 하는 유축기나 배터리를 사용하는 유축기에 비해 효과적이며 엄마가 장기간 펌프를 사용할 계획이 있을 때에 해당된다. 한 번에 양쪽을 펌프질하려는 엄마에게는 이중 펌프가 가능한데 시간도 절약되고 모유 분비도 증가시킨다.

출산 후 영아에게 모유수유를 할 수 없는 산모는 최소한 6시간 내에 유축기의 사용을 시작해야 한다(Spatz, 2016). 산모는 모유수유를 할 계획이라면 영아가 젖을 빠는 것처럼 하루에 적어도 8번은 펌프질을 해야 한다. 지속시간은 대략 15~20분은 되어야 한다.

산모는 펌프를 사용하기 전에, 손을 씻어야 한다. 펌프질 전의 유방 마사지와 온찜질은 젖의 흐름을 수월하게 한다. 펌프질을 하는 중에 유방을 마사지하는 것은 각 시간 동안 얻어지는 젖의 양을 늘린다. 아침 첫 모유수유 전후의 펌프질은 종종 가장 많은 젖을 만들어 낸다. 펌프질하는 동안 이완되어 있으면 양이 증가하지만 긴장이나 불편감이 있으면 나오는 양이 줄어든다. 수유부가 긴장하면 나오는 양이 줄어들기 때문에 바쁘다고 느끼지 않도록 펌프질하는 데 충분한 시간을 주어야 한다.

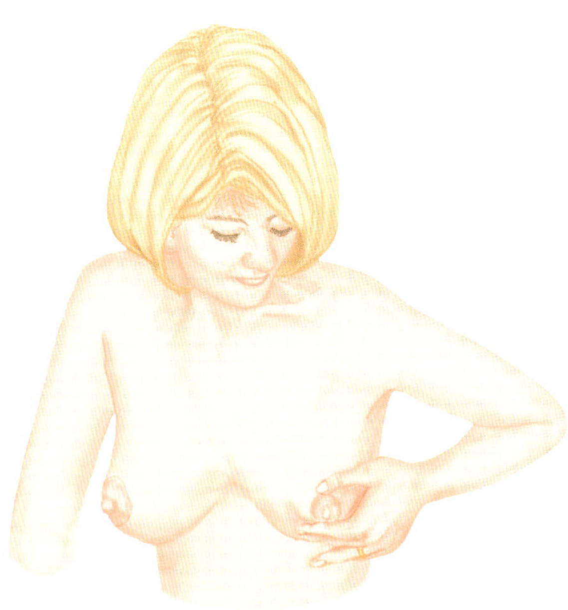

그림 17-12 유방으로부터 젖을 짜내기 위해서 산모는 손가락을 유두 바로 뒤에 놓는데 엄지가 위에 있고 나머지 손가락들이 유방을 지지한다. 조직은 가슴 벽으로 뒤쪽으로 압력을 받는다. 그런 뒤 엄지와 나머지 손가락들이 함께 유두 쪽으로 향한다. 이것은 관을 누르고 젖이 흐르게 한다. 이런 행동은 영아가 빨도록 자극하기 위해 반복된다. 유륜 주변으로 손가락을 움직이는 것은 모든 부분을 누르게 되는 것이고 유방으로부터 우유가 나오게 한다. 누르는 것은 상처를 내지 않게 부드럽게 되어야 한다. 짜내기 전에 온찜질과 마사지를 하는 것은 젖의 흐름을 돕는다.

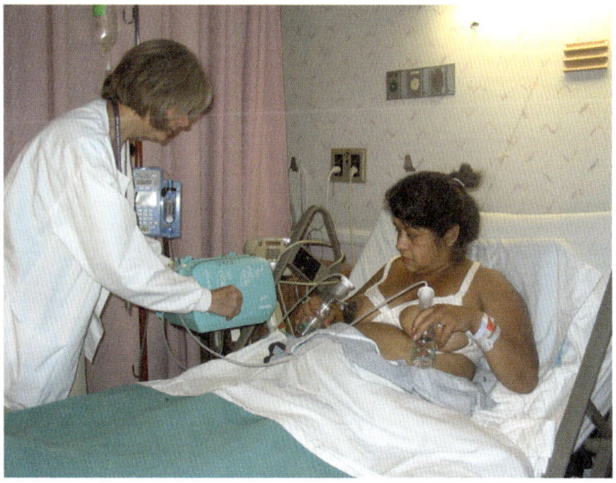

그림 17-13 간호사가 산모의 유축기 사용을 돕고 있다.

펌프질 전에 유방을 촉촉하게 해 놓는 것은 빨아들이기를 돕는다. 빨아들이는 강도는 처음에는 낮게 해두었다가 필요하면 점차적으로 높인다. 너무 강한 음압은 유방에 상처를 입힌다.

모유의 공급이 더 필요한 여성은 오래 하는 것보다는 자주 하는 것이 더 효과적이다. 펌프는 사용 후마다 지침에 따라 청소되어야 한다.

모유의 저장. 모유는 깨끗한(입원해 있는 영아에게는 무균의) 유리나 단단한 폴리프로필린 용기에 밀봉하여 보관해야 한다(Spatz, 2016). 유두 부분은 저장하는 동안 용기를 덮기 위해 사용되지 말아야 하는데 미생물의 오염 가능성이 있기 때문이다.

냉장되지 않은 신선한 모유는 일반적으로는 펌프질 후 3~4시간 안에 사용되어야 한다. 매우 깨끗한 환경하에서는 6~8시간 이내가 적당하다. 모유는 냉장고에서 보통 상황에서는 4℃ 정도 이하에서 72시간 보관될 수 있으며, 매우 깨끗한 환경에서는 5~8일 보관할 수 있다(ABM, 2010). 냉동한 것보다는 신선한 혹은 냉장한 모유가 영아에게 주어지는 것이 좋다(Spatz, 2016).

모유는 −17℃ 이하에서 냉동하여 보관한다. 12개월까지 보관이 가능하지만 6개월 안에 사용되어야 한다(ABM, 2010). 모유는 1회 분량씩 냉동되어야 한다. 용기에는 날짜가 기록되어야 하며 가장 오래된 것을 먼저 사용한다. 새롭게 펌프질한 모유는 이전에 펌프질한 모유에 추가되어서는 안 된다.

모유는 흐르는 물로 해동하거나 데울 수 있다. 해동을

수유부들이 알기를 원하는 것

일반적인 모유수유 문제에 대한 해결책

적절한 젖의 생산을 확신시키기

생산되는 젖의 양은 유방이 받는 빨기의 양에 달려 있으므로 엄마는 한 명 이상의 아기를 위해 충분한 양의 젖을 생산할 수 있다. 자주 모유수유를 하는 것(2~3시간마다)이 젖의 생산을 늘리는 데 도움이 된다. 한 아기가 빠는 힘이 약하다면 각 영아에게 유방을 번갈아 빨게 해서 젖의 생산을 보다 균일하게 자극할 수 있다.

유축기 사용하기

영아가 모유수유를 할 준비가 되어 있지 않다면 젖의 공급을 증가시키기 위해 유축기를 사용하고 그들이 젖빨기에 대한 준비가 되면 젖을 준다. 깨어 있는 동안은 2~3시간마다, 밤에는 한두 번 펌프질을 한다. 매일 8~12회, 15~20분 동안 펌프질을 한다. 펌프질을 하는 데 쓰는 시간을 줄이고 젖의 생산을 늘리기 위해 이중 펌프를 사용할 수 있다.

한 아기가 다른 아기(들)보다 준비가 더 빨리 되었다면 그 아기에게 먼저 젖을 먹이고 젖의 생산을 자극하기 위해서 수유가 끝날 때마다 양쪽 유방을 펌프질한다. 다른 방법은 영아가 한 쪽 유방에서 젖을 먹게 하고 동시에 다른 쪽 유방은 유축기를 사용한다.

동시에 혹은 각각 수유하기

아기를 각자 수유하거나 한 번에 두 명의 영아에게 수유할 수 있다. 동시에 하는 모유수유는 수유 시간을 줄일 수 있지만 두 명의 영아가 동시에 깨어 있어야 한다. 처음에는 영아의 자세를 잡는 데 도움이 필요하다. 한 명씩 수유를 하는 것은 도움이 필요 없으며 각 아기의 일정에 맞추면 되지만 일과 중 더 많은 부분이 수유하는 데 사용될 것이다. 처음에는 영아들을 따로따로 수유하는 것이 필요하지만 각 영아들이 유방에서 수유하는 것을 잘 하게 되면 동시 수유를 시작하도록 한다.

동시 수유를 위해 영아 자세 잡기

두 명의 아기를 동시에 모유수유하기 위해 다양한 자세를 사용한다. 적절한 높이로 영아들을 올리기 위해 밑에 베개를 두고 위치를 유지한다. 편안하게 만들기 위해 산모의 팔 아래와 등 뒤에 베개를 둔다.

- 축구공(클러치) 잡기 자세: 영아의 머리를 넓적다리 위에 두고 엄마의 몸을 따라 둔 베개로 영아의 몸을 지지한다. 손을 각 영아의 머리 밑에 두고 영아를 유두로 데려간다.
- 축구공 잡기 그리고 요람 자세: 한 영아를 넓적다리를 가로 질러 놓은 베개 위에 요람 자세로 둔다. 다른 아기는 엄마의 몸을 따라 놓은 베개 위에 축구공 잡기 자세로 둔다. 일단 영아들이 자리를 잡으면 한 명 그리고 그 다음 아기가 유방에 들러붙게 한다.
- 열십자 잡기 자세: 넓적다리 위에 베개를 놓고 각 영아들을 요람 자세로 둔다. 영아의 다리들이 서로 열십자로 겹쳐 있다.

추적하기

특히 아기 각자에게 수유를 하는 경우 각 아기가 언제 얼마나 많이 먹었는가를 기록한다. 매일 각 아기의 젖은 기저귀와 변을 보는 횟수를 기 록한다. 영아들의 섭취가 적당하다면 아기들은 적절히 하루에 최소 6번의 소변과 4번의 대변을 보아야 한다.

당신은 선택을 한다면 각 아이에게 유방을 바꾸지 않고 하나의 유방만 지정해 줄 수 있다. 엄마들은 자주 한 아이가 젖을 빠는 유방을 수유 때마다 유방에 대한 자극이 유사하게 되게 하기 위해 바꾼다. 24시간마다 유방을 바꾸어주는 것이 기억하기가 더 쉬울 것이다.

자신 돌보기

잘 자고 충분한 휴식을 취하는 것이 중요하다. 가족과 친구들에게 도움을 요청한다. 가능한 한 당신을 소중히 보살피고 할 수 있다면 집 치우는 것과 다른 사람을 위해 요리하는 것을 그대로 둔다. 이 시기에 당신의 중요한 책임은 당신과 새 아기들을 돌보는 것이다.

이유 시기의 결정

모유수유는 많은 이점이 있고 원하는 만큼 오래 모유수유를 할 수 있다. 오직 당신만이 언제 당신 아기의 젖을 떼는가를 결정할 수 있다. 이유를 하겠다고 결정을 하기 전에 모유수유를 계속해야 하거나 이유를 시작해야 하는지에 대한 이유를 살펴본다.

하기 위해 처음에는 차가운 물로, 이후에 따뜻한 흐르는 물이나 따뜻한 물을 담은 용기 안에서 데운다. 냉장고 안에서 해동한 것은 24시간 안에 사용되어야 하고 다시 냉동되어서는 안 된다.

모유는 전자레인지로 데워서는 안 되는데 전자레인지의 열이 고르지 않기 때문이다. 용기는 차갑지만 모유는 뜨거울 수 있기 때문에 영아는 화상을 입을 수 있다. 해동된 모유는 잘 섞일 수 있도록 부드럽게 여러 번 위아래를 뒤집어 주어야 한다. 1회 수유로 다 사용되지 않고 남은 모유는 1시간 이내에 버려야 한다.

(7) 다태아 출산 후의 수유

한 명 이상의 아기를 낳은 어머니들은 모유수유에 성공하기 위해서 질문이 많을 것이고 간호사와 가족구성원들로부터의 도움과 지지가 필요하다. 어머니에게 그녀의 모유 공급이 요구사항에 적당하며 영아에게 줄 수 있을 정도로 충분하다는 것을 설명한다. 젖의 공급을 유지하기 위해 2~3시간마다 모유수유를 하는 것이 중요하다. 영아가 처음에 모유수유를 하지 못 한다면 유축기의 도움이 필요할 것이다.

산모가 동시에 두 명의 영아를 수유하기로 결정했다면 간호사는 영아들은 축구(클러치) 자세, 요람 자세 혹은 두 가지 혼용으로 자세를 잡게 돕는다. 산모는 잘 먹고 충분히 휴식을 취하고 가족과 친구들로부터 도움을 요청하도록 격려되어야 한다.

(8) 이유(젖떼기)

엄마들은 때때로 가족과 친구들의 젖떼기에 견해나 압력에 민감한 경우가 있다. 영아의 이유(젖떼기, weaning)를 하는 '올바른' 시간이란 없다. AAP는 모유수유는 단지 최소 6개월은 하고 고형식을 첨가해 1년 이상 모유수유를 계속하라고 제안한다(AAP, 2012). 산모들은 여러 가지 이유로 영아의 젖을 뗀다. 간호사는 산모들이 젖떼기에 대하여 정보가 있는 상태에서 결정을 할 수 있도록 정보를 제공하여야 하며 일단 결정이 이루어지면 지지해야 한다. 짧은 기간 동안의 모유수유도 영아에게는 많은 이로움을 준다고 설명하는 것이 걱정을 덜어주는 것이다.

엄마는 울혈을 피하면서 천천히 젖떼기를 진행하는 계획을 세우고 영아가 젖병과 컵에 점차적으로 적응하도록 하기 위해서 간호사의 도움이 필요할 수 있다. 젖을 떼는 데 서두르지 않은 엄마는 아마도 영아들이 주도적으로 하도록 둘 것이다. 하루에 한 번의 수유를 건너뛰고 또 한 번 건너뛰기 전에 몇 일 혹은 몇 주를 기다리는 것은 엄마와 영아가 변화에 좀 더 쉽게 적응하게 한다. 너무 빨리 젖을 떼는 것은 유관을 막히게 하고 유선염을 일으킬 위험을 높인다. 생후 1년 이내 젖을 뗀 영아들은 소의 젖 대신에 철분 강화유를 먹어야 한다(AAP & ACOG, 2012).

모유수유를 하는 어머니들이 알기를 원하는 것

어떻게 이유를 하는가

진행하는 법

점진적인 이유가 당신과 당신 아기에게 가장 좋다. 갑작스런 이유는 당신에게는 울혈과 유선염을 초래할 수 있고 당신의 아기는 화가 나게 할 수 있다. 당신들 모두 이 변화에 천천히 익숙해질 필요가 있다.

- 한 번에 한 회의 수유만 건너뛴다. 이것을 계속 빠는 것이 필요한 어린 영아에게는 젖병으로 대체를 한다. 영아들은 일반적으로 젖병으로 마시는 것보다 컵으로 많이 마시지 못 한다. 그들은 영양적 요구를 채우기 위한 충분한 젖을 마시기 위해 젖병이 필요하다. 컵 사용하는 것을 배운 좀 더 나이가 든 영아는 젖병이 전혀 필요하지 않을 수 있다. 인공유가 영아의 요구에 더 잘 맞기 때문에 영아가 최소한 1살이 될 때까지 우유보다 인공유를 사용하는 것이 좋다.
- 처음에는 낮 동안의 수유를 뺀다. 아기가 수유에 거의 관심이 없을 때 빼고 그 다음에는 다른 때에 뺀다.
- 다른 수유를 뺄 때까지 며칠을 기다린다. 이것은 당신의 젖 생산이 적응하도록 시간을 주는 것이며 아기가 변화를 받아들이도록 시간을 주는 것이다.
- 아기가 좋아하는 수유를 가장 마지막에 뺀다. 많은 영아들은 특히 아침과 잠자는 때의 수유를 좋아한다.
- 이유 시기에 피곤하거나 아프거나 다쳤을 때 영아가 다시 젖을 먹기를 원한다는 것을 알아둔다. 이것은 때로는 '편한 모유수유'라고 불린다. 몇 분간의 모유수유가 아기를 편안하게 할 수 있다.

(9) 가정 돌봄

많은 영아들이 출산 시설에서 퇴원하기 전까지 모유수유를 잘하지 못해서 체중 증가 실패, 탈수, 과빌리루빈혈증 등의 위험에 놓이게 된다. 울혈과 유두의 통증 문제는 퇴원 후에 더 생기는 것 같다. 이런 가족들은 퇴원 후에 가정, 진료소, 사무실을 방문하는 동안 간호사의 지속적인 도움이 필요하다(그림 17-14). 영아는 출산 후 3~5일째나 퇴원 후 72시간 이내에 의사나 다른 돌봄제공자가 봐야 하며 퇴원 후 초기에 생길 수 있는 문제를 사정하기 위해 2~3주 후에 다시 확인되어야 한다(Noble, 2012; AAP & ACOG, 2012).

엄마는 영아가 갑자기 더 자주 젖을 달라고 하는 것 같

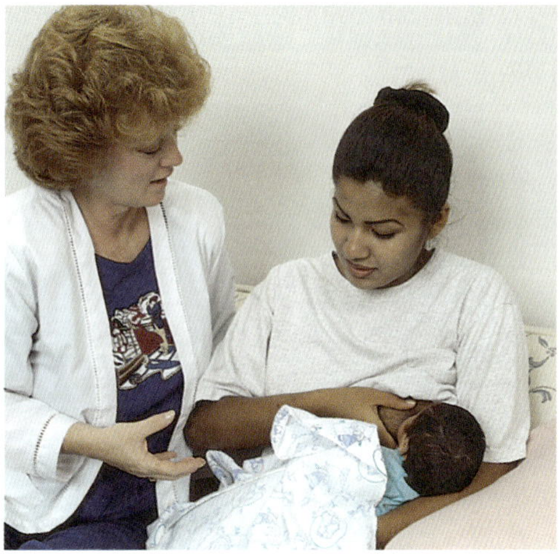

그림 17-14 간호사가 진료소를 방문한 수유부의 손 위치를 제안하고 있다.

아서 걱정이 될 것이다. 그녀는 자신이 충분한 양의 모유를 생산하고 있지 못 하다고 생각할 수도 있다. 간호사는 엄마들에게 이런 행동은 영아들이 빠른 성장을 하고 있음을 보여 주는 것이라고 알려 줄 수 있다. 출생 후 대략 10일째, 2주일째, 3주일째, 6주일째, 6개월째에 급속한 성장이 있을 것이다(Grodner et al., 2016).

이해하기

15. 일을 하면서 수유를 하는 엄마들에게 무엇을 가르쳐야 하는가?
16. 엄마들은 이유에 대해 무엇을 알아야 하는가?

이해하기 정답

15. 일을 하면서 모유수유를 하려고 계획하는 산모는 유축기의 사용, 올바른 모유 저장방법, 여성의 모유공급을 유지하는 방법에 대해 교육받아야 한다.
16. 이유에는 정확한 시간이 없다. 최소 1년간의 모유수유가 권장된다. 젖을 떼는 일은 엄마가 유방 충혈을 피하도록 돕고 영아가 적응하도록 돕기 위해 점차적으로 시행되어야 한다.

7. 간호과정의 적용: 인공수유

인공수유는 모유수유에 비해 지식과 기술이 덜 필요하지만 경험이 없는 부모들은 종종 질문이 많으며 인공유의 정확한 사용을 배우는 데 도움이 필요할 수 있다. 비록 모유수유가 대부분의 상황에서 더 낫지만 간호사는 인공유 수유를 결정한 산모를 지지해야 한다.

1) 사정

수유 과정에서 엄마와 영아 모두 사정한다.

(1) 엄마의 지식

젖병 수유에 대한 엄마의 지식을 사정한다. 이전에 영아에게 수유를 해 보았는지, 질문이 있는지 물어본다. 처음 그리고 계속적으로 수유를 하는 동안 기술을 관찰한다. 그녀가 어느 부분에서 자신이 없는지 알기 위해 아기와 젖병을 잡는 법, 트림시키는 기술을 주의 깊게 본다.

(2) 영아의 수유 행동

영아가 어떻게 먹는지와는 상관없이 똑같은 영아의 배고픔 신호를 알려 준다. 영아가 제정신이 아닐 때까지 기다리는 것은 너무 많이 먹게 해서 공기를 과다하게 삼키게 하거나 숨막히게 할 수 있다. 문제를 알아내기 위해 영아의 빠는 방법을 사정한다.

2) 진단

부적절한 인공유 준비와 수유 기술은 영아에게 해를 입힐 수 있기 때문에 인공유 수유를 하는 엄마에게 적절한 간호진단은 '엄마의 인공유 준비와 수유 기술에 대한 지식 부족과 관련된 (영아의) 비효과적 건강 유지'이다.

3) 계획

엄마는 수유 중에 영아와 젖병을 잡는 데 정확한 기술을 보여 줄 것이고, 어떻게 인공유를 준비해야 하는지와 수유 빈도를 정확하게 이야기할 것이다.

4) 중재

(1) 인공유에 대한 교육

엄마는 사용하고 준비하기 위해 인공유의 유형에 대해 알아야 한다.

인공유의 유형. 의사나 간호사는 엄마가 사용할 인공유를 처방할 수 있다. 영아들은 철분 강화유를 먹어야 한다. 인공유는 세 가지 유형으로 구입할 수 있다. 바로 사용할 수 있는 인공유, 농축 액체 인공유, 분말 인공유이다.

바로 사용할 수 있는 인공유(Ready-to-Use Formula). 바로 사용할 수 있는 인공유는 젖병 안에 들어 있어서 빠는 부분만 붙이거나 깡통에 들어 있어서 젖병에 직접 넣는 것이 있다. 이것은 희석될 필요가 없다. 인공유를 젖병에 넣기 전에 용기를 흔들어야 한다. 이러한 인공유는 여행을 할 때, 인공유 혼합이 어려울 때, 물의 공급이 제대로 될지 의심스러울 때 실용적이다. 용기가 개봉되기 전까지 냉장 보관은 필요 없다. 개봉되면 냉장 보관되어야 하며 48시간 이내에 사용해야 한다.

농축 액체 인공유(Concentrated Liquid Formula). 부모에게 어떻게 농축된 액체 인공유를 희석시키는지 설명해 준다. 농축된 액체 인공유와 같은 양의 물을 혼합한 후 각 수유 때마다 필요한 양만큼 젖병에 붓는다. 깡통이 개봉되면 냉장고에 보관해야 하고, 48시간 이내에 사용해야 한다(AAP, 2015b).

분말 인공유(Powdered Formula). 분말 인공유는 경제적이며 특히 모유수유를 하는 엄마가 때때로 젖병으로 수유를 하고자 할 때 유용하다. 보통 가루 한 숟가락이 젖병에 있는 물 60mL에 첨가된다. 한 번 사용할 분량이 들어 있는 가루 포장이 외출을 할 때 편리하다. 가루 인공유는 무균이 아니기 때문에 조산아나 면역력이 약한 영아에게는 추천되지 않는다.

인공유는 가루가 용해되고 균일하게 혼합되어야 한다. 각 수유 때마다 새로운 인공유가 준비되어야 하며 즉시 사용되거나 48시간만 냉장 보관이 가능하다. 가루 인공유는 뚜껑이 있는 상태로 보관되어야 하고 개봉 후 4주 이내에 전부 사용되어야 한다.

! 주의사항

인공유는 체액과 전해질의 불균형을 막고 영아의 체중과 신장이 증가하도록 하기 위해서 적절히 희석되어야 한다. 적혀 있는 정보를 정확하게 따르는 것이 중요하다.

- 바로 사용할 수 있는 인공유: 희석 없이 사용한다.
- 농축된 인공유; 동량의 물로 희석한다.
- 가루로 된 인공유: 물 60mL에 한 숟가락씩 혼합한다.

장비. 여러 가지 유형의 젖병과 젖꼭지가 있다. 엄마들은 유리 혹은 플라스틱 젖병 혹은 단단한 용기에 맞는 플라스틱 덧입힘 장치를 사용할 수 있다. 젖병과 젖꼭지의 선택은 개인의 취향에 달려 있다.

준비. 산모와 인공유 준비에 대해 이야기한다. 준비를 위한 장비, 우유, 물이 오염이 되면 감염이 일어날 수 있다. 인공유를 혼합할 때 라벨에 붙어 있는 지침을 따르는 것이 중요하다는 것을 강조한다. 인공유의 부적절한 희석은 영아에게 위험할 수 있는 영양 불충분, 소금 농도의 불균형, 과다한 신장 용질 부담을 초래할 수 있다.

어머니는 하나의 젖병 혹은 24시간 동안 쓸 젖병을 준비할 수 있다. 물이 안전하다면 정상적인 신생아에게 살균 인공유와 장비는 필요하지 않다. 그러나 인공유와 섞이는 모든 물은 1분 동안 끓여야만 한다. 더 오랫동안 끓이는 것은 물에 있는 전해질이 너무 농축되기 때문에 권장되지 않는다(Kleinman, 2009).

젖병과 젖꼭지는 잘 닦기 위해 솔을 이용하여 뜨겁고 거품이 있는 물로 씻고 헹군 후 공기건조를 할 수 있다. 식기세척기에서 닦을 수도 있다. 인공유와 물을 젖병에 부은 후 뚜껑을 씌운다. 물, 액체 혹은 가루 인공유 비율이 정확하게 지켜져야 영아에게 질병이 발생하는 것을 예방할 수 있다는 것을 강조한다.

만일 물이 안전한지 의심스럽다면 무균 혹은 터미널 방법을 사용한 살균법이 필요하다. 두 가지 방법 모두에서 모든 장비는 시작 전에 잘 씻고 헹궈야 한다. 무균법에서 그 과정에 필요한 장비는 살균기나 깊은 팬 안에서 10~12분간 끓인다(Nickols-Richardson, 2015). 인공유를 희석하는 물은 따로 끓여야 한다. 젖병은 살균된 집게로 조립된다. 인공유와 끓인 물을 더해 젖병의 뚜껑을 닫고 필요할 때까지 냉장 보관한다.

25분간 끓인 후 젖병을 식힌다. 그 뒤 뚜껑을 꽉 닫고 젖병을 냉장고에 넣는다. 준비된 젖병은 24시간 이내에 사용해야 한다(AAP, 2015b).

(2) 수유 기술 설명하기

자세 잡기. 요람 자세와 같이 반좌위의 경우 부모에게 어떻게 영아의 자세를 잡는지 보여준다. 이렇게 하면 얼굴과 얼굴을 마주보게 되어서 영아를 가까이 잡게 된다. 젖꼭지는 인공유로 계속 가득 차 있어서 영아가 과다한 공기를 삼키지 않도록 젖병을 잡고 있는다(그림 17-15). 수유 때마다 반대 팔에 영아를 두는 것은 수유하는 동안 다양한 시각적 자극을 준다.

트림 시키기. 처음 며칠 동안 영아는 15mL의 인공유를 먹을 때마다 트림 혹은 '공기 빼기'를 해야 한다. 점차적으로 영아는 트림을 하기 전에 더 많은 인공유를 먹게 되고 수유를 하는 중간 정도에 트림을 해야 한다. 어깨에 영아를 놓고 혹은 앉은 자세에서 영아의 등을 가볍게 두드리

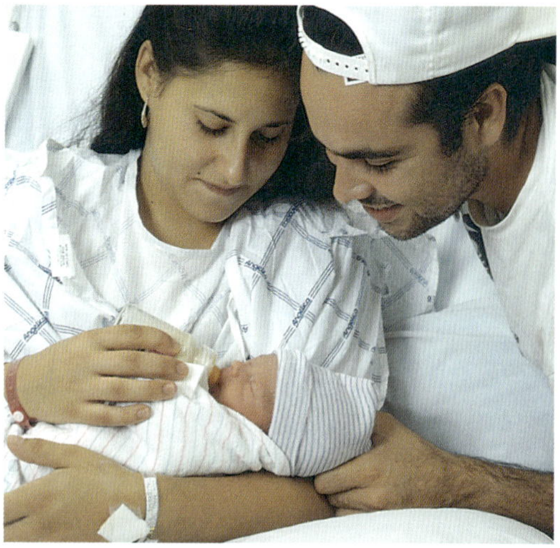

그림 17-15 어머니가 젖병으로 수유를 하는 영아를 가까이 안고 있다. 젖병은 항상 젖꼭지가 인공유로 차 있도록 잡고 있는다. 아버지가 격려를 하고 있다.

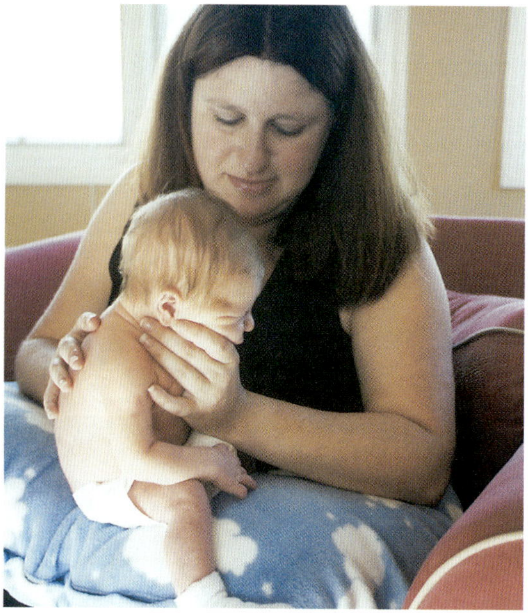

그림 17-16 어머니가 안은 자세에서 영아를 잡고 트림을 시키고 있다. 어머니는 한 손으로 머리와 가슴을 지지하고 다른 손으로는 부드럽게 등을 두드리고 있다.

거나 쓰다듬는 동안 머리를 지지하면서 어떻게 트림을 시키는지 부모에게 보여준다(그림 17-16).

빈도와 양. 부모에게 3~4시간마다 수유를 하지만 엄격한 일정은 피하고 영아로부터의 신호를 알아차리라고 교육한다. 배고픔의 신호는 모유수유를 하는 영아와 같다. 젖병 수유를 하는 영아는 처음에는 한 번에 15~45mL를 먹다가 처음 며칠이 지난 후에는 24시간에 360~720mL를 먹는다는 것을 설명해 준다(Jana & Shu, 2011).

주의사항. 어머니에게 전자레인지에 인공유를 데우지 않도록 교육한다. 전자레인지에 인공유를 데우면 전체 인공유의 온도가 균일하지 않게 된다. 인공유는 따뜻한 물이 들어 있는 용기 안에 넣고 5~10분 정도 데워준다. 엄마에게 인공유의 젖병에서 몇 방울을 팔의 안쪽에 떨어뜨려 보아서 온도를 확인해 보도록 권한다.

때때로 인공유의 주입 속도가 영아에게는 너무 빠를 수 있다. 이런 일이 일어나면 영아는 숨이 막히고, 토하려고 하고, 씩씩거리고, 인공유를 흘린다. 어떤 영아는 충분히 숨을 쉬기 위해 멈추지도 않고 빤다. 쉬는 시간을 주기 위해서 어머니는 인공유의 흐름을 멈추게 하기 위해서 아기를 앞쪽으로 밀어야 한다.

젖병을 받쳐두지 말라고 부모들에게 주의를 준다. 받쳐두는 것은 영아에게 구토가 일어나고 수유 시에 하게 되는 잡기와 껴안기를 하지 않게 되면 질식의 가능성을 높인다. 어떤 어머니들은 젖병을 받쳐 놓고 영아를 침대에 둔다. 이것은 단지 사레를 증가시킬 뿐 아니라 인공유가 입 안에 가득하게 만든다. 이에 인공유가 오래 닿아 있게 되면 박테리아가 자라서 일단 이가 나기 시작하면 충치가 된다. 중이염 역시 젖병을 물고 자고 받쳐놓은 젖병으로 수유를 받는 영아에게 흔하다.

부모는 준비한 인공유를 다 먹이려고 영아를 달래지 않아야 한다. 과량의 수유는 구토와 과도한 체중 증가를 유발하기 때문이다. 인공유는 빠르게 박테리아가 자라기 때문에 한 번의 수유를 다음을 위해 아껴둘 필요가 없다. 1시간 이내에 사용되지 않은 인공유는 버려야 한다.

영아의 다양성. 영아는 수유 선호가 다르다. 어떤 영아는 거부하면서 젖병으로 수유한다. 어떤 영아는 데워진 혹은 차가운 인공유를 더 좋아한다. 졸려하는 영아의 엄마는 모유수유를 하는 수유부들에 대해 기술되어 있는 아기 깨우기 기술을 똑같이 사용할 필요가 있다.

유두 끝의 각도를 맞춰서 구개를 비비는 것은 대부분의 영아들의 빨기 반사를 촉진한다. 가장 효과적인 방법을 찾는 것은 인내와 끈기가 있어야 한다.

5) 평가

어머니는 수유 중에 젖병과 아기를 똑바로 안고 있어야만 한다. 또한 인공유 준비와 수유의 양과 빈도를 정확하게 묘사할 수 있어야 한다.

이해하기

17. 인공유 수유에 대해 엄마가 궁금해 하는 것은?
18. 왜 어머니는 젖병을 지지해 두는 것을 피해야 하는가?

이해하기 정답

17. 어머니는 이용 가능한 조제유의 유형, 올바로 준비하는 방법, 수유의 양과 회수, 수유 기술에 대해 질문을 할 수 있다.
18. 젖병을 괴는 것은 우유로 인한 흡인의 위험이 있다. 지지된 젖병을 물고 잠이 든 영아들에서 귀의 감염이 더 많고, 치아가 나올 때 충치가 발생할 수 있다.

개념요약

- 모유수유를 하는 영아는 매일 85~100kcal/kg가 필요하며, 인공유 수유를 하는 영아는 100~110kcal/kg이 필요하다. 그들은 출생 후 며칠 후에 체중이 감소할 수도 있는데 그 이유는 불충분한 섭취와 세포 외액과 태변의 정상적인 손실 때문이다.
- 임신 시기에 모유 생성 1단계는 초유의 분비와 함께 시작되고, 모유 생성 2단계는 출생 후 2~3일째에 이행유가 생기면서 시작된다. 모유 생성 3단계는 성숙유가 이행유를 대체했을 때이다.
- 초유는 단백질, 비타민, 전해질과 면역글로불린이 풍부하다. 이행유는 초유와 성숙유 사이에 나타난다. 성숙유는 계속해서 면역글로불린과 항박테리아 요소를 제공한다.
- 모유는 비율에 있어서 신생아가 요구하는 영양분을 가지고 있고 쉽게 소화된다. 대부분의 시판용 인공유는 모유와 유사하게 만든 소의 젖이다.
- 모유는 정상 장내 박테리아가 생성되게 하고 감염을 막는 요소들을 가지고 있다. 그것들에는 비피더스, 백혈구, 라이소자임, 락토페린, 면역글로불린이 포함되어 있다.
- 다양한 상업용 인공유가 있다. 가감된 인공유, 콩 기반 혹은 가수분해 인공유, 조산아를 위한 인공유 혹은 특별한 문제를 가진 아기들을 위한 인공유가 있다.
- 미국소아과학회는 처음 6개월간은 모유수유만을, 영아가 12개월 혹은 그 이상이 될 때까지는 보충 음식을 첨가시킨 모유수유를 권장한다.
- 엄마의 모유수유 방식에 영향을 미치는 요인들은 각 방법에 대한 지식, 가족과 친구들의 지지, 문화적인 영향, 고용 상태이다.
- 모유수유는 옥시토신 분비를 가져와서 사출반사를 시작하게 한다. 또한 프로락틴 분비를 하게 하여 젖의 생산을 증가시킨다.
- 수요와 공급의 원칙이 모유수유에도 해당된다. 유즙생성은 영아가 자주 빨면 증가한다. 모유수유가 멈추면 프로락틴이 감소되고 결론적으로 유방의 선방세포들이 젖의 생산을 중단한다.
- 편평유두나 함몰유두는 임신 중에 확인되어야 한다. 유두를 강화시키는 크림이나 방법은 필요하지 않다.
- 간호사는 어머니의 지식과 유방과 유두의 상태를 사정해야 한다. LATCH 점수는 문제를 확인하는 데 사용될 수 있다.
- 간호사는 어머니가 일찍 수유를 시작하게 하고, 유방에 영아가 자세를 잡게 돕고, 손을 어떻게 두어야 하는지 보여 주어서 모유수유를 시작할 수 있게 도울 수 있다. 간호사는 어머니에게 영아가 유방에 들러붙게 돕는 법, 유방에 입에 위치를 잡은 것을 사정하는 법, 유방에서 영아를 떼어내는 법을 교육시켜야 한다.
- 어머니는 영아를 하루에 8~12회, 각 유방당 효과적인 빨기를 위해 평균 최소 10~15분간 혹은 영아가 만족할 때까지 수유를 한다.
- 졸려 하는 영아를 깨우는 기술은 담요 풀기, 영아와 엄마의 피부 접촉하기, 아기에게 말 걸기, 기저귀 갈기, 영아의 등 쓰다듬기, 유방에서 초유 짜내기이다.
- 영아가 젖병을 빨 때 아기들은 인공유의 흐름을 천천히 하기 위해 젖꼭지를 혀로 밀어야만 한다. 모유를 흡유할 때는 입 안 깊숙이 젖꼭지를 두고 잇몸이 유륜을 누르게 한다.
- 간호사는 여성이 자주 수유를 하게 하고, 뜨겁고 차가운 것을 대게 하고, 유방 마사지를 하고, 유륜을 부드럽게 하기 위해 젖을 짜내게 하여 울혈된 유방에 도움을 줄 수 있다.
- 간호사는 유두가 아픈 수유부에게 유방에 영아가 위치하고 있는 것을 확인하는 법을 가르쳐 줄 수 있다. 엄마는 유방에 있는 영아의 위치를 다양하게 바꾸어 모유를 주고

유두에 따뜻한 찜질을 해야 한다. 또한 유두를 공기 중에 노출시켜야만 한다.

- 직장에 나가면서 모유수유를 하려고 하는 수유부에 대한 교육은 손이나 펌프로 모유를 짜내는 것과 젖을 적절하게 보관을 하는 것이다.
- 인공유를 사용하는 어머니는 가능한 한 인공유의 유형, 정확한 준비, 수유 기술에 대한 정보가 필요하다.
- 인공유는 지침에 따라 정확하게 희석되어야 하고 전자레인지를 이용해서는 안 된다.

참고문헌

Academy of Breastfeeding Medicine (ABM). (2011). ABM Clinical Protocol #10: Breastfeeding the late preterm infant (34 0/7 to 36 6/7 weeks gestation) (First revision June 2011). Breastfeeding Medicine, 6(3), 151-156.

Academy of Breastfeeding Medicine (ABM) Protocol Committee. (2009). ABM Clinical Protocol #3: Hospital Guidelines for the Use of Supplementary Feedings in the Healthy Term Breastfed Neonate, Revised 2009. Breastfeeding Medicine, 4(3), 175-283.

Academy of Breastfeeding Medicine (ABM) Protocol Committee. (2010). ABM Clinical Protocol #8: human milk storage information for home use for full-term infants (original protocol March 2004; Revision #1 March 2010). Breastfeeding Medicine, 5(3), 127-130.

American Academy of Pediatrics. (2015a). AAP publications reaffirmed or retired. Pediatrics, 135(4), e1105.e1106. http://dx.doi.org/10.1542/peds.2015-0339.

American Academy of Pediatrics (AAP). (2015b). Feeding and nutrition: Storing prepared formula. Retrieved www.healthychildren.org/English/ages-stages/baby/feeding-nutrition/Pages/Sterilizing and-Warming-Bottles.aspx.

American Academy of Pediatrics & American College of Obstetricians and Gynecologists (AAP & ACOG). (2012). Guidelines for perinatal care (7th ed.). Elk Grove Village, IL: Author.

American Academy of Pediatrics (AAP) Section on Breastfeeding.(2012). Policy Statement: Breastfeeding and the use of human milk. Pediatrics, 129(3), e827-e841.

American College of Obstetricians and Gynecologists (ACOG). (2016). Published 2012, reaffirmed 2016. Committee opinion number 524: Opioid abuse, dependence, and addiction in preg nancy. Obstetrics & Gynecology, 119, 1070-1076.

Association of Women's Health, Obstetric and Neonatal Nurses (AWHONN). (2013). Women's health and perinatal nursing care quality draft measures specifications. Washington, DC: Author.

Association of Women's Health, Obstetric and Neonatal Nurses (AWHONN). (2015). Breastfeeding: An official position state ment of the Association of Women's Health, Obstetric and Neo natal Nurses. Journal of Women's Health, Obstetric and Neonatal Nurses, 44(1), 145-150.

Baby Friendly, USA. (2016). Find Facilities. Retrieved from www. babyfriendlyusa.org.

Bartick, M. C., Schwarz, E. B., Green, B. D., Jegier, B. J., Reinhold, A. G., Colaizy, T. T., Stuebe, A. M. (2017). Suboptimal breast feeding in the United States: Maternal and pediatric health outcomes and costs. Maternal & Child Nutrition, 13(1). http://dx.doi.org/10.1111/mcn.12366.

Blackburn, S. T. (2013). Maternal, fetal, and neonatal physiology (4th ed.). Philadelphia, PA: Saunders.

Callister, L. C. (2014). Integrating cultural beliefs and practices when caring for childbearing women and families. In K. R. Simpson & P. A. Creehan (Eds.), AWHONN's Perinatal Nursing(4th ed.) (pp. 41.70). Philadelphia, PA: Lippincott Williams & Wilkins.

Centers for Disease Control and Prevention (CDC). (2016a). Breastfeeding report card.United States, 2016. Retrieved from www.cdc.gov/breastfeeding/pdf/2016breastfeedingreportcard.pdf.

Centers for Disease Control and Prevention (CDC). (2016b). Progress in increasing breastfeeding and reducing racial/ethnic differences.United States, 2000.2008 births. Retrieved from www.cdc.gov/breastfeeding/resources/breastfeeding-trends.htm.

Fonseca, M. J., Severo, M., Barros, H., & Santos, A. C. (2014). Determinants of weight change during the first 96 hours of life in full-term newborns. Birth: Issues in Perinatal Care, 41(2), 160.168.

Grodner, M., Escott-Stump, S., & Dorner, S. (2016). Nutritional foundations and clinical applications: A nursing approach (6th ed.). St. Louis, MO: Mosby.

Haroon, S., Das, J. K., Salam, R. A., Imdad, A., & Bhutta, Z. A. (2013). Breastfeeding promotion interventions and breastfeed ing practices: A systematic review. BMC Public Health, 13(Suppl.3), S20. http://dx.doi.org/10.1186/1471-2458-13-S3-S20. Epub 2013 Sept 17.

Hoover, L. (2016). Perinatal and intrapartum care. In K. Wambach & J. Riordan (Eds.), Breastfeeding and human lactation (5th ed.) (pp. 227.272). Burlington, MA: Jones and Bartlett.

Janke, J. (2014). Newborn nutrition. In K. R. Simpson & P. A. Creehan (Eds.), AWHONN's Perinatal Nursing (4th ed.) (pp. 626-661). Philadelphia, PA: Lippincott Williams & Wilkins.

Jensen, D., Wallace, S., & Kelsay, P. (1994). LATCH: A breastfeeding charting system and documentation tool. Journal of Obstetric, Gynecologic, and Neonatal Nursing, 23(1), 27-32.

Joint Commission. (2011). Speak up: What you need to know about breastfeeding. Retrieved from www.jointcommission.org/assets/1/18/breastfeeding_final_7_19_11.pdf.

Keane, V. (2016). Assessment of growth. In R. M. Kliegman, R. E. Stanton, J. W. St. Geme, et al. (Eds.), Nelson textbook of pediat rics(20th ed.) (p. 87). Philadelphia, PA: Saunders.

Lawrence, R. A., & Lawrence, R. M. (2016). Breastfeeding: a guide for the medical profession (8th ed.). Philadelphia, PA: Elsevier.

Moore, E. R., Anderson, G. C., Bergman, N., & Dowswell, T. (2013). Early skin-to-skin contact for mothers and their healthy newborn infants. Cochrane Database of Systematic Reviews, 16(5), CD003519. http://dx.doi.org/10.1002/14651858.CD003519.pub3.

Moran, D. E., & Kallam, G. B. (2015). A new beginning: Your personal guide to postpartum care. Arlington, TX: Customized Communications, Inc.

Muraro, A., Halken, S., Arshad, S. H., Beyer, K., Dubois, A. E., Du Toit, G., Sheikh, A. (2014). EAACI Food Allergy and Anaphylaxis Guidelines: Primary prevention of food allergy. Allergy, 69(5), 590-601.

Newton, E. R. (2017). Breastfeeding. In S. G. Gabbe, J. R. Niebyl, J. L. Simpson, M. B. Landon, H. L. Galan, R. M. Jauniaux, D. A. Driscoll, et al. (Eds.), Obstetrics, normal and problem pregnancies (7th ed.) (pp. 518.547). New York: Churchill Livingstone.

Nickols-Richardson, S. M. (2015). Nutrition for normal growth and development. In E. D. Schlenker & J. Gilbert (Eds.), Williams' essentials of nutrition and diet therapy (11th ed.) (pp. 274-303). St. Louis, MO: Mosby.

Pletsch, D., Ulrich, C., Angelini, M., Fernandes, G., & Lee, D. S. (2013). Mothers' "liquid gold": A quality improvement initiative to support early colostrum delivery via oral immune therapy to premature and critically ill newborns. Nursing Leadership, 26, 34-42.

Prescott, S. L., Pawankar, R., Allen, K. J., Campbell, D. E., Sinn, J. K., Fiocchi, A., Lee, B. (2013). A global survey of changing patterns of food allergy in children. World Allergy Organization Journal, 6(1), 21.

Riordan, J. (2016). The biologic specificity of breastmilk. In K. Wambach & J. Riordan (Eds.), Breastfeeding and human lacta tion (5th ed.) (pp. 121.169). Burlington, MA: Jones and Bartlett.Siggia, G., & Rosenberg, S. (2014). Does breastfeeding education of nurses increase exclusive breastfeeding rates in a large academic medical institution? JOGNN: Journal of Obstetric Gynecologic & Neonatal Nursing, 43(1), S38.

Smith, L. (2016). Postpartum care. In K. Wambach & J. Riordan (Eds.), Breastfeeding and human lactation (5th ed.). Burlington, MA: Jones and Bartlett. 272-218.

Spatz, D. (2016). The use of human milk and breastfeeding in the neonatal intensive care unit. In K. Wambach & J. Riordan (Eds.), Breastfeeding and human lactation (5th ed.) (pp. 469-522). Burlington, MA: Jones & Bartlett.

Thompson, L. A., Zhang, S., Black, E., Das, R., Ryngaert, M., Sullivan, S., & Roth, J. (2013). The association of maternal pre-pregnancy body mass index with breastfeeding initiation. Maternal and Child Health Journal, 17(10), 1842-1851.

U.S. Department of Health and Human Services (DHHS). (2010). Healthy People 2020. Washington, DC: Author.

U.S. Department of Health and Human Services (DHHS). (2011). The Surgeon General's call to action to support breastfeeding. Washington, DC: U.S. Department of Health and Human Services, Office of the Surgeon General.

U.S. Department of Labor. (2010). Break time for nursing mothers. Retrieved from www.dol.gov/whd/nursingmothers/.

Wambach, K., & Genna, C. W. (2016). Anatomy and physiology of lactation. In K. Wambach & J. Riordan (Eds.), Breastfeeding and human lactation (5th ed.) (pp. 121.169). Burlington, MA: Jones and Bartlett.

Wambach, K., Domain, E. W., Page-Goertz, S., Wurtz, H., & Hoff man, K. (2016). Exclusive breastfeeding rates among Mexican American Women. Journal of Human Lactation, 32(1), 103-111. http://dx.doi.org/10.1177/0890334415599400.

Whipps, M. D. M. (2017). Education attainment and parity explain the relationship between maternal age and breastfeeding duration in U.S. mothers. Journal of Human Lactation, 33(1), 220-224.

World Health Organization (WHO). (2007). Safe preparation, storage and handling of powdered infant formula: Guidelines. Geneva: Author.

World Health Organization (WHO). (2015). Breastfeeding advocacy initiative: For the best start in life. WHO reference number: WHO/NMH/NHD/15.1. Retrieved from www.who.int/nutrition/publications/infantfeeding/breastfeeding_advocacy_initiative/en/.

출생 직후 신생아 간호

Care of the Normal Newborn

학습목표

1. 분만직후 신생아 건강상태를 평가한다.
2. 분만직후 신생아간호(호흡유지, 체온조절, 제대간호, 신분확인)를 계획하고 수행한다.

주요용어

고빌리루빈혈증(황달) hyperbilirubinemia
비타민 K vitamin K
영아돌연사증후군 sudden infant death syndrome, SIDS
예방접종 vaccination
저혈당증 hypoglycemia
체온조절 thermoregulation
태변 meconium
탯줄 간호 cord care
혈당 blood glucose
황달 jaundice

1. 신생아 초기 간호

생후 초기 간호에는 아프가 점수 측정과 아기를 사정하고 안정시키는 것이다. 출생 직후의 간호는 분만간호에서 논의되었다. 일단 아기의 상태가 안정되면 예방적 약물들이 투여된다.

간호사는 아기의 피부에 혈액과 양수가 묻어 있으므로 첫 목욕을 시킬 때까지는 신생아와 접촉할 때는 언제나 장갑을 착용하고 간호를 해야 한다. 첫 목욕 이후는 체액과 접촉할 때에만 장갑을 착용하면 된다.

1) 비타민 K 투여

신생아는 장내 정상세균총의 발달이 불충분하여 장에서 비타민 K를 합성할 수 없다. 따라서 신생아는 출혈성 질환(비타민 K 결핍성 질환)에 쉽게 노출되므로 비타민 K를 투여해 주어야 한다. 출생 후에 비타민 K를 일회용량으로 한 번만 근육내로 주사해 주면 아기가 스스로 비타민 K를 합성할 때까지 출혈성 질환을 예방할 수 있다. 비타민 K는 보통 생후 1시간 이내에 주사하지만 신생아가 첫 모유수유가 끝낼 때까지 기다려도 된다(American Academy of Pediatrics

약물 가이드-비타민 K_1(피토나디온)

종류	지용성 비타민, 항 출혈제
다른 명칭들	아쿠아메피톤, 코나키온, 메피톤
작용	간이 혈액응고를 위해 제2(프로트롬빈), 7, 9, 10인자를 만들도록 촉진한다. 장내 정상세균총균이 자리잡을 때까지 장에서 생산되지 않는 비타민 K를 공급한다.
적응증	비타민 K 결핍성 출혈(신생아 출혈질환)의 치료와 예방
신생아의 용량과 경로	예방용으로 생후 1시간 이내에 0.5~1mg(1mg/0.5mL를 가지고 있는 용액의 0.25~0.5mL)을 근육에 한 번 주사한다. 분만실에서 수유를 하고나서 주사해도 된다.
흡수	근육 내에 주사하면 바로 흡수된다. 1~2시간 후에 효과가 나타남. 간에서 대사된다.
부반응	주사 부위에 홍반, 통증, 부종, 아나필락시스, 용혈, 고빌리루빈혈증, 특히 조산아에서나 많은 용량을 투여할 때
간호중재	투여하기 직전까지 약이 빛에 노출되지 않도록 해야 분해와 약효상실을 방지할 수 있다. 비타민 K 결핍 징후(어느 부위에서나 있을 수 있는 여러 가지 형태의 출혈)가 나타나는지 감시하고, 포경수술을 하기 전에 영아가 비타민 K를 맞았는지 확인해야 한다.

약물 가이드-에리트로마이신(erythromycin) 안연고

종류	항생제
다른 명칭	일로티신 안연고
작용	세균의 단백질 합성을 억제함, 정균제
적응증	임균에 대한 예방. 임균에 감염된 엄마에게서 태어난 아기의 신생아 안염을 예방한다. 엄마가 감염된 것이 밝혀지지 않았더라도 모든 아기에게 투여하도록 법으로 제정되어 있다.
신생아의 용량과 경로	생후 1시간 이내에 0.5% 에리트로마이신 연고를 "리본"처럼 1cm 길이로 양쪽 눈의 아래쪽 결막낭에 바른다.
부반응	쓰라림. 가려움. 과민하게 반응하면 24~48시간 지속되는 화학적 결막염이 발생할 수 있다. 일시적으로 시야가 흐려질 수 있다.
간호중재	씻어 내지 않도록 한다. 1분 후에 눈 바깥에 묻은 것은 닦아내도 되고, 과민반응이 오는지 살펴본다.

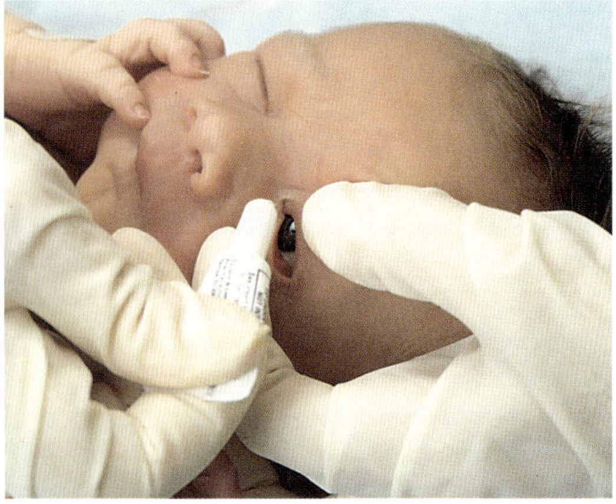

그림 18-1 안연고 투여. 간호사는 장갑을 끼고 아기의 눈에 묻은 혈액이나 태지를 부드럽게 닦아낸다. 그 다음 손가락 하나와 엄지를 윗 눈꺼풀과 아래 눈꺼풀에 가까이에 대고 안와를 살짝 눌러 눈을 뜨게 한다. 연고가 담긴 튜브를 수평으로 잡고 안쪽 눈구석에서 바깥 눈구석으로 연고를 리본처럼 짜서 결막낭에 들어가게 한다. 튜브가 눈에 닿지 않게 하여야 한다. 튜브를 재사용하지 않는다.

[AAP] & American Academy of Obstetricians and Gynecologists [ACOG], 2012).

2) 눈 간호

산모가 임질에 감염되었을 경우를 대비하여 신생아 안염에 대한 예방적 치료도 필요하다. 에리트로마이신(erythromycin) 0.5% 안연고가 가장 흔히 쓰이지만, 테트라사이클린(tetracyclin) 1% 안연고도 무방하다. 흔히 임질과 함께 발병하는 클라미디아는 국소 항생제로는 효과를 볼 수 없다(AAP & ACOG, 2012).

안연고를 바르면 아기의 눈이 잠시 흐려지므로 어떤 부모들은 아기와 첫 유대감을 형성하는 동안 잠시 안연고 투여를 미룬다. 이때는 안연고 투여를 생후 1시간 후 혹은 분만실에서의 첫 모유수유 후로 연기해도 된다(AAP & ACOG, 2012).

안연고를 바르고 난 몇 시간 후 눈에 경미한 염증을 보이는 아기도 있다. 눈에서 분비물이 나오면, 그것이 고름인 경우에는 감염이 아닌지 주의 깊게 관찰해야 한다. 의사는 배양검사를 지시할 수도 있다. 분비물이 나왔다면 멸균 식염수와 면봉으로 제거해야 한다. 만약 엄마에게서 감염이 되었다면 아기에게 항생제 추가 처방이 필요하다. 안연고에 의한 예방적 항생제만으로 감염이 완전히 예방되지는 않기 때문이다(**그림 18-1**).

2. 간호과정의 적용: 심호흡

태아에서 신생아로 옮겨가는 과정 중 잠시 심장과 호흡 상태(cardiorespiratory status)에 문제가 생길 수도 있다.

1) 사정

신생아에게 태아기에서 신생아로의 변화 과정에 어려움이 있는지를 사정한다. 심박동수, 맥박, 호흡, 호흡음의 특징에 주목한다. 빈호흡, 견축, 벌렁거리는 코, 창백하거나 청색증, 그렁거림, 시소(see-saw)호흡, 비대칭적인 흉곽운동을 포함한 호흡곤란의 징후들이 나타나는지를 살펴보고 필요시에는 혈압도 측정한다.

2) 진단

폐에 있던 액체는 출생 후 흡수되거나 기도로 나오는 분비물의 형태로 제거되어야 한다. 이것은 태어나자마자 즉각 이루어지지 않으므로 처음에는 잠시 호흡기에 문제가 있을 수 있다. 이 문제에 관한 간호진단은 '과다한 기도의 분비물과 관련된 비효과적인 기도 청결'이다.

3) 계획: 기대되는 결과

이 간호진단에 대한 기대되는 결과는 다음과 같다.

1. 신생아는 분당 30~60회의 정상 호흡수로 기도 개방을 유지할 것이다.

2. 신생아는 어떤 호흡곤란의 징후도 보이지 않을 것이다.

4) 중재

(1) 자세잡기와 분비물 흡인하기

신생아를 똑바로 눕히고 머리는 가운데 두거나 한쪽으로 기울인다. 신생아의 코나 입에 있는 분비물은 망울주입기를 사용하여 제거한다. 코를 흡인할 때 신생아가 헐떡거려 입에 있는 분비물이나 점액이 기도로 흡인될 수 있기 때문에 코보다 입을 먼저 흡인해 준다. 그 다음에 코를 부드럽게 흡인하되 꼭 필요할 때만 실시한다. 섬세한 조직들이 흡인으로 인하여 외상을 입어 비강통로에 부종이 생길 수 있기 때문이다.

망울주입기를 침대의 신생아머리 옆에 두어서 필요할 때는 언제든지 사용할 수 있도록 해야 한다. 부모들에게도 사용법을 가르쳐 주고 퇴원 시 망울주입기를 제공해 집에서도 필요하면 사용할 수 있게 해 준다(절차 18-1 참조).

더 깊은 곳에 있는 분비물을 제거하기 위해서 기계적 흡인을 해야 한다면, 기도의 조직들이 손상을 입지 않도록 작은 크기의 카테터를 사용한다. 한 번에 5초 이상 흡인하지 않도록 하고 최소한의 음압만을 사용해야 외상, 성대문연축(laryngospasm), 서맥을 방지할 수 있다. 흡인 장치는 카테터를 뺄 때에만 작동시켜야 한다.

(2) 계속적으로 간호하기

신생아가 병원에 있는 동안 문제가 발생하지 않는지 감시해야 한다. 두 번째 반응기는 신생아가 엄마와 둘만 있을 때 발생할 수도 있다. 간호사는 이때의 역류나 구토, 잠깐의 청색증이 정상이라는 것을 알고 있지만 엄마에게는 무서운 일일 수도 있다.

이 단계에 신생아가 흔히 보이는 행동에 어떻게 반응해야 하는지를 부모에게 가르쳐 주도록 한다. 엄마에게 망울주입기 사용법과 필요시 간호사를 부르는 법을 알려 준다. 신생아에게 문제가 발생하는지 자주 확인하고 부모가 망울주입기를 잘 사용하는지를 사정해야 한다.

5) 평가

정상 신생아는 생후 몇 시간이 지나면 기도를 청결히 하는 데 별 어려움을 겪지 않는다. 다음과 같은 경우에는 기대되는 결과가 성취된 것이다.

- 호흡수가 분당 30~60회이다.
- 신생아가 호흡곤란의 징후를 보이지 않는다.

3. 간호과정의 적용: 체온 조절

1) 사정

출생 직후 신생아의 체온을 측정하고 그 후에는 병원이 정한 일정대로 측정한다. 일반적으로 체온이 안정되는 두 시간 동안은 30분마다 측정한다. 그리고 4시간 후에 다시 한 번 측정하고 그 후에는 병원 방침에 따라 8~12시간마다 반복 측정한다. 체온이 비정상이면 더 자주 측정해야 한다.

2) 진단

신생아는 안정적인 체온을 유지하는 데 일시적으로 어려움을 겪을 수 있다. 그러므로 적절한 간호진단은 "환경적 온도 변화에 대한 미숙한 적응과 관련된 비효과적인 체온조절의 위험"이다.

3) 계획

이 간호진단에 대한 기대되는 결과는 신생아의 액와체온이 정상 범위인 36.5~37.5℃를 유지하는 것이다.

4) 중재

(1) 열 손실 예방하기

출생 전 사전 준비. 아기가 태어나기 전에 예방적 조치를 시작한다. 첫 사정 때 사용할 복사온열기를 적절한 온도로 맞춰둔다. 이렇게 해야 아기의 몸이 체온을 유지하는 데 과도한 산소와 포도당을 쓰지 않게 된다. 온열기가 충분히 달구어지도록 출생 전에 미리 켜둔다.

출생 즉시 체온 간호 제공. 태어나자마자 신생아를 엄마의 배 위에 눕혀 피부접촉에서 오는 온기를 얻게 하거나, 온열기로 아래에 눕혀 분만실의 차가운 온도를 상쇄시킨다. 신생아 사정은 아기가 엄마의 복부에 누운 상태에서 해도 된다. 엄마와 아기가 안정되어 있고 엄마가 젖을 먹이고 싶어하면 먹여도 된다. 태어나자마자 엄마와 피부접촉을 하는 아기가 적절한 체온을 유지할 가능성이 더 높다(Haxton, Doering, Gingras et al., 2012).

증발에 의한 열 손실을 막기 위해서는 신생아가 태어나자마자 신속히 따뜻한 타월로 물기를 닦아주어야 한다.

절차 18-1 망울주입기의 사용

목적: 신생아 입과 코의 분비물과 역류된 음식을 제거하여 기도의 개방을 유지하기 위함

1. 신생아의 머리를 옆으로 돌린다. 이렇게 하면 액체가 낮은 쪽에 있는 뺨에 고이게 된다.
2. 주입기를 입에 넣기 전에 벌브를 압착시킨다. 이렇게 하면 주입기로부터 공기가 빠져 나가 흡인력이 생긴다(주입기가 입에 들었을 때는 벌브를 압착시키지 말아야 한다. 벌브 안에 있던 분비물이 아기의 입으로 다시 나오게 된다).
3. 주입기의 끝을 신생아의 입 한쪽의 잇몸과 뺨 사이로 부드럽게 넣어야 한다. 주입기를 목 뒤로 곧장 넣으면 구역반사를 자극하여 역류가 일어날 수도 있고, 미주신경이 반응하여 빈맥과 무호흡이 일어날 수도 있으므로 주의해야 한다.
4. 벌브가 신생아의 입에 있는 동안 벌브를 서서히 놓는다. 그 후 벌브를 입에서 뺀 다음 몇 번 압착하여 비워내고 다시 사용한다. 벌브를 놓으면 분비물을 빨아들인다. 다음 사용을 위해서 벌브 안은 비워 둔다.
5. 입을 먼저 흡인하고 코는 필요할 때만 흡인한다. 신생아들은 코를 흡인하면 숨을 헐떡일 때가 많은데 이때 입안에 분비물이 있으면 그것을 흡인할 수도 있다.
6. 코는 필요한 경우에 살짝만 흡인한다. 코가 외상을 입으면 부종과 비도 폐색이 올 수 있다. 비도가 막히면 호흡에 어려움이 발생한다.

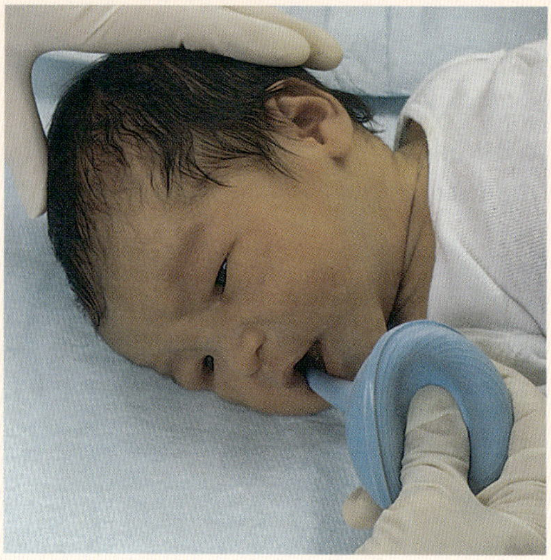

특히 머리카락의 물기를 잘 닦아야 한다. 신생아는 머리가 차지하는 표면적이 크므로 머리카락이 젖어 있으면 열 손실이 커진다. 타월이나 담요가 젖으면 곧바로 따뜻하게 마른 것으로 바꿔주어야 한다. 아기가 온열기 아래에 있지 않을 때는 모자를 씌우고 온열기 아래에 있을 때는 모자를 벗긴다. 모자가 열 전달을 방해할 수 있기 때문이다.

신생아를 온열기 아래에 눕힐 때 온도를 36~36.5℃로 맞춰준다(Brown & Landers, 2011). 이렇게 하면 온열기가 아기의 피부온도를 정상 범위로 유지시켜 준다. 체온계의 탐촉자를 신생아의 복부에 부착시켜 두면 온열기가 신생아의 체온을 계속 감시하고 이를 반영하게 된다. 신생아의 피부 온도가 적절하게 유지되는지를 자주 확인한다.

지속적으로 체온저하 예방. 신생아와 접촉하는 모든 물건은 데워서 사용하여 신생아의 체온이 그곳으로 전도되지 않게 한다. 신생아가 입을 옷이나 청진기도 미리 데워서 사용한다. 만약 손이 차갑다면 신생아와 접촉하기 전 따뜻한 물에 손을 미리 데운다.

추운 날씨에 복사에 의한 열 손실을 막으려면 아기의 침대를 벽이나 창문에서 떨어진 곳에 두어야 한다. 아기 주변의 물건이나 공기가 따뜻할 때는 이 점을 잊어버리기 쉽지만 이런 것들도 열 손실의 근원이 될 수 있다는 것을 기억하면서 아기의 침대를 배치해야 한다.

신생아를 사정하거나 돌볼 때는 꼭 필요한 부위 외에는 필요 이상으로 몸을 노출시키지 않도록 한다. 기저귀를 교체할 때도 상체는 가리도록 한다. 신생아의 몸을 담요로 싸고 머리에는 모자를 씌워준다.

(2) 체온을 회복시키기

체온이 정상이었던 아기가 저체온을 보이면 필요한 간호조치를 해야 한다. 액와체온이 낮으면 어떤 간호사는 심부체온을 알고자 직장체온을 측정하기도 한다. 그러나 오한이 없는 열 생산은 심부체온이 떨어지기 전에 이미 시작된다. 심부체온 저하는 신생아의 열 생산 자원이 이미 바닥났음을 의미한다. 그러므로 심부체온이 저하하기 전에 중재를 해야 한다.

먼저, 눈에 보이는 원인을 찾아본다. 신생아를 싼 담요가 느슨해졌을 수도 있고 기저귀나 옷이 젖어 있을 수도 있다. 방이 너무 추울 수도 있고 아기 침대가 에어컨 가까이에 놓여 있을 수도 있다. 이런 원인들은 쉽게 바로 잡을 수 있다.

체온이 약간만 떨어졌을 때는 신생아의 기저귀를 채우고 모자를 씌운 다음 엄마의 피부와 아기의 피부가 닿도록 눕히는 것만으로도 충분하다. 이 피부 접촉은 엄마의 체열을 이용하여 신생아의 체온을 회복시키는 데 있어 매우 효과적이다. 담요로 신생아와 엄마 둘 다를 덮어 준다.

피부 접촉이 가능하지 않다면 옷을 더 입힌다. 옷 하나를 더, 아래에서 위로 거꾸로 입혀 소매 부분에 다리를 넣

는다. 신생아를 담요로 싸고 또 다른 담요로 한 번 더 싸서 그 사이에 갇힌 공기로 절연 효과를 얻을 수 있다. 신생아를 침대에 눕힌 다음 또 다른 담요로 덮어주고 모자를 씌운다. 침구도 사용 전에 보온기에 미리 데워두면 좋다.

체온의 큰 하강, 즉 피부 접촉으로 한 시간 만에 체온이 개선되지 않으면 다른 조치가 필요하다. 이런 경우에는 아기를 온열기 아래에 눕힌다. 체온이 많이 떨어진 경우에는 신생아의 체온을 천천히 올리도록 온도를 조절해야 한다. 체온을 너무 급격히 올리면 무호흡 같은 합병증을 유발할 수 있기 때문이다(Gardner & Hernandez, 2016).

(3) 광범위하게 사정하기

신생아의 체온이 떨어질 때는 항상 광범위한 사정이 필요하다. 호흡수를 측정하고 호흡곤란의 징후가 있는지도 관찰해야 한다. 비전율성 열 생산은 산소 소모를 증가시키기 때문이다.

신생아는 체온이 낮아지면 열을 생산하기 위해 더 많은 산소와 포도당을 사용하게 되므로 체온이 떨어질 때는 병원 방침에 따라 혈당 체크를 하거나 모유 또는 조제유(분유)를 먹인다. 따뜻한 젖을 먹이면 신생아의 체온을 높이는 데 도움이 된다. 이런 조치들로도 효과가 없으면 의사에게 알려야 한다. 체온이 안정될 때까지 신생아를 온열기 아래나 인큐베이터에 눕히고 면밀히 관찰한다. 저체온은 감염의 징후일 수 있으므로 패혈증의 징후가 있는지를 찾아봐야 한다.

5) 평가

아기의 체온이 정상 범위 내로 유지되었으면 체온이 안정되었다고 볼 수 있다.

이해하기

1. 왜 모든 신생아에게 예방적 약물을 투여하는가?
2. 간호사는 어떻게 하면 신생아의 열 손실을 예방할 수 있는가?

이해하기 정답

1. 신생아는 비타민 K에 의존적인 출혈을 예방하기 위해 비타민 K를 투여받는다. 신생아 안염을 예방하기 위해 눈에 항생제 연고를 바른다.
2. 간호사들은 신생아의 체온 유지를 위해 아기의 몸을 물기 없어 유지하고 담요를 덮어주며, 표면 또는 차가운 물체, 외풍, 바깥의 창문과 벽을 멀리하도록 부모에게 교육함으로써 신생아에서 발생할 수 있는 열 손실을 예방할 수 있다.

4. 간호과정의 적용: 간기능

생후 초기의 간 기능에 대한 사정과 간호는 혈당과 빌리루빈 결합에 관련된 것이다.

1) 혈당

(1) 사정

저혈당증(hypoglycemia)의 위험인자와 징후에 대해 모든 신생아들을 사정해야 한다.

(2) 진단

혈당이 40~45mg/dL 이하(혹은 병원에서 정한 수치 이하)인 신생아에 대한 간호진단은 "잠재적 합병증: 저혈당증"이다.

(3) 계획: 기대되는 결과

저혈당증에 대한 간호중재의 목표는 수립되지 않았다. 이 문제는 의사와 간호사 간의 협력이 필요하기 때문이다. 병원 방침은 대개 간호사가 저혈당에 대한 중재를 먼저 시행하고 추후에 의사에게 알리도록 하고 있다. 간호중재는 다음과 같다.

1. 저혈당의 징후를 사정한다.
2. 의사에게 저혈당을 알리거나, 병원 방침에 따라 중재를 한 후 의사에게 알린다.
3. 저혈당을 최소화하기 위한 중재를 시행한다.

(4) 중재

안전한 혈당 수준 유지. 저혈당아의 수유는 병원 방침이나 의사의 처방을 따른다. 흔히 포도당 선별검사에서 신생아가 40~45mg/dL 이하의 혈당을 보일 때에는 포도당이 더 이상 고갈되지 않도록 수유를 한다. 저혈당이 심한 신생아에게는 포도당을 신속히 공급하기 위해 정맥영양을 공급하기도 한다.

대부분의 신생아는 모유나 조제유(분유)를 먹이는 것으로 충분하다. 신생아에게 포도당 물만 먹이는 것은 권장되지 않는다. 급격히 증가된 포도당이 인슐린 생산도 증가시켜 결과적으로 혈당을 더 저하시키기 때문이다. 모유나 조제유(분유)는 적정 혈당이 오래 지속되게 하는 포도당을 공급해 준다.

산모의 첫 수유를 도와준다. 엄마가 통증이나 분만으

로 기진맥진하여 신생아에게 바로 젖을 먹일 수 없으면 우선 조제유(분유)를 먹이고 다음 번부터 모유를 먹이도록 한다. 조제유(분유)를 먹이는 엄마에게 신생아를 잡는 법과 우유병을 다루는 법에 대해 도움을 주도록 한다. 저혈당증이 있는 신생아에게는 즉시 젖을 먹여야 한다고 설명해 준다.

혈당검사 재측정. 저혈당증을 보인 신생아는 혈당이 안정될 때까지 면밀히 관찰해야 한다. 병원 방침에 따라 포도당 선별검사를 다시 해도 된다. 의사에게 신생아의 상태를 계속 알린다. 혈당이 계속 낮으면 원인을 찾아보아야 한다. 신생아를 집중치료실로 옮겨 혈당이 안정될 때까지 정맥영양을 공급할 수도 있다.

기타 돌봐야 할 점. 다른 합병증도 관찰하여야 한다. 포도당이 충분치 않은 신생아는 체온이 저하되고, 체온이 저하하면 비전율성 열 생산을 위해 산소를 소비하여 호흡곤란이 올 수 있다. 부모들은 아기의 발꿈치를 여러 번 찌르는 것을 보고 속상해 할 수도 있다. 그러므로 적절한 혈당을 유지하는 것이 얼마나 중요하며 왜 검사와 수유를 자주 해야 하는지를 설명해 주어야 한다. 아기에게 요구되는 혈당을 공급하기 위해 배운 대로 수유를 하도록 권한다. 혈액검사 계획과 검사를 중단할 수 있는 기준은 어떻게 되는지를 이야기해 준다.

(5) 평가

저혈당에 대한 협력적 중재를 평가하기 위해서 아기의 반응을 평가하고 저혈당 징후의 유무를 평가한다. 혈당은 40~45mg/dL로 유지된다.

2) 빌리루빈

신생아들은 흔히 빌리루빈 수치가 증가하므로 이것이 중재가 필요한 상황인지 아닌지에 주의를 기울여야 한다.

(1) 사정

아기의 콧등이나 흉골을 손가락으로 눌렀다가 뗀 후의 피부가 어떤 색깔인지를 보면서 황달(hyperbilirubinemia)을 사정한다. 이때 피부색이 하얀색이면 황달이 없고 노란색이면 황달이 있을 수 있다. 8~12시간마다 활력징후와 함께 황달을 사정한다. 황달이 신체의 어느 부위까지 나타났는지를 사정한다. 황달을 눈으로만 사정해서는 고빌리루빈혈증의 정도를 정확히 알 수 없으므로 황달이 있어 보이는 모든 아기에게 경피적(transcutaneous), 또는 혈청 빌리루빈 수치를 측정해 본다. 그 결과를 이전 수치와 비교해 보고, 아기의 나이에 적절한 평균치와도 비교해 본다.

(2) 진단

고빌리루빈혈증은 퇴원 후에도 발생할 수 있다. 이 상황에 대한 간호진단은 "고빌리루빈혈증에 대한 부모의 지식부족과 관련된 신생아 황달의 위험성"이다.

(3) 계획: 기대되는 결과

이 진단에 대한 기대되는 결과는 다음과 같다.

1. 부모는 황달을 예방하거나 감소시키는 방법을 알게 될 것이다.
2. 퇴원 후 황달이 생기거나 악화되면 부모는 아기가 치료를 받도록 한다.

(4) 중재

고빌리루빈혈증의 발생 위험이 높은 신생아를 식별한다. 미숙아에 대해 특별히 주의를 기울여야 한다. 부모들은 아기에게 황달이 발생할 위험이 크다는 것을 모를 수도 있기 때문이다. 부모에게 황달의 의미를 설명하고 피부의 색깔 변화를 어떻게 사정하는지 설명한다.

배변은 빌리루빈 수치를 떨어뜨린다. 젖을 충분히 먹여서 배변을 유도하는 것이 중요하다고 부모에게 알려준다. 신생아가 잘 먹지 못한다면 그 이유를 파악하고 적절한 중재를 해야 한다. 엄마에게 신생아가 자더라도 깨워서 젖을 먹이고, 잘 빨지 못하는 아기에게도 인내심을 가지고 좀 더 오랫동안 젖을 물리도록 하며, 어느 정도가 충분한 수유량인지 교육한다. 또 황달인 아기에게 물을 먹이는 것은 배변을 자극하지 않으므로 피해야 한다고 가르쳐 준다.

아기가 모유를 먹고 있다면 아기의 빠는 힘을 사정하고 아기를 안는 법과 다른 기법들을 엄마가 잘 알고 있는지를 평가한다. 모유수유를 하는 엄마에게 24시간 동안 적어도 8~12번, 그리고 충분히 오래 젖을 물려야 한다고 교육한다.

퇴원 후에 아기가 황달이 더 심해지거나, 잘 먹지 못하거나 적당한 횟수의 배뇨(생후 4일 후부터는 하루 6번 이상)나 배변(조제유를 먹는 아기는 하루 최소한 1번, 모유를 먹는 아기는 하루 최소한 4번)을 하지 못한다면 다시 의사를 찾아오라고 권고한다.

소아과 진료 예약을 하고 반드시 진료를 받아야 함을 강조한다. 집에 가져갈 수 있는 황달에 대한 교육자료를 제공한다.

산후진료나 가정방문 때도 아기에게 황달이 있는지 점검한다. 황달의 정도를 알기 위해 경피 빌리루빈검사나 혈청 빌리루빈검사를 할 수 있다. 황달을 식별하는 방법 및 배변과 배뇨의 중요성을 다시 한 번 강조한다. 퇴원 후에 부모들이 갖는 의문점들에 대해서도 답해 준다.

모유수유황달이 발생할 경우에 하루나 이틀 모유수유를 중단해야 하는 엄마는 걱정이 될 것이다. 산모에게 모유가 부족해서 그런 것이 아니라는 것과 산모의 젖이 아기에게 해롭지 않다는 것을 알려주어 안심시키고, 아기가 조제유를 먹는 동안 젖이 마르지 않도록 유축기로 계속 젖을 짜내도록 교육한다.

(5) 평가

간호사가 아기를 면밀히 관찰하고 부모를 잘 교육시키면 아기에게 발생할 수 있는 고빌리루빈혈증을 예방할 수 있고 고빌리루빈혈증이 있으면 조기에 발견되어 적절한 치료를 받을 수 있다. 부모는 황달의 징후, 예방법, 집에서의 관리법을 말할 수 있다.

이해하기

3. 신생아가 저혈당 증세를 보일 때 간호사는 어떻게 해야 하는가?
4. 신생아 황달을 예방하기 위한 중재에는 어떤 것들이 있는가?

이해하기 정답

3. 신생아가 저혈당의 징후를 보일 때 간호사는 혈당과 체온을 재고, 신생아에게 수유를 하면서 다른 합병증의 징후들을 관찰하기 위해 기관의 정책에 따라야 한다.
4. 황달을 예방하기 위한 중재들은 모유수유에 어려움을 가진 산모가 수유를 잘 할 수 있도록 도와주고, 황달을 식별하는 방법을 부모에게 교육하고, 영아가 잘 수유를 하고 있음을 확인하는 것이 포함된다.

5. 기타 사정과 간호

포괄적 사정은 8시간마다, 혹은 병원에서 정한 일정대로 해야 하지만 간호사는 항상 아기의 상태에 변화가 있는지 주시해야 한다. 활력징후가 비정상으로 나올 때에는 더 자주 사정하여야 한다. 하루에 한 번씩 아기의 체중 변화를 기록해 두어야 한다.

1) 피부 간호

피부에 새 반점이 생기거나 이미 있던 반점에 변화가 있는지 사정해야 한다. 피부긴장도를 사정하기 위해 복부나 가슴의 피부 약간을 집어 올렸다 놓고 제자리로 돌아가는 속도를 지켜본다. 정상 신생아의 경우는 피부가 텐트처럼 일어나 있지 않고 즉시 제자리로 돌아간다. 피부가 원상으로 회복되지 않으면 탈수가 있음을 의미한다.

2) 목욕

출생 후에 신생아의 체온이 안정되자마자(36.7℃ 이상의 체온) 몸에 묻은 혈액과 양수를 제거하기 위해 목욕을 시켜야 한다. 태지도 완전히 제거해야 한다. 될 수 있으면 빨리 목욕을 시켜야 신생아가 엄마의 혈액과 그 혈액으로 전달되는 균에 노출되는 것을 방지할 수 있다. 목욕은 주사나 발꿈치 혈

근거기반실무

신생아의 첫 목욕

체온조절은 신생아, 특히 미숙아에게 중요한 문제가 된다. 아기를 목욕 시킬 때는 증발에 의한 열 손실로 인해 체온이 저하될 수 있다. Loring, Gregory, Gargan 등(2012)은 생후 첫 목욕이 후기 미숙아(34주에서 37주 미만에 태어난 아기)들의 체온조절에 미치는 영향에 대한 연구를 시행하였다.

저자는 신생아실에 있는 건강한 100명의 후기 미숙아들을 대상으로 무작위 대조시험을 하였다. 이 아기들은 모두 건강하고 합병증이나 체온 조절에 문제가 있었던 적이 없는 아기였다. 이들을 무작위로 두 그룹으로 나누어 50명에게는 통목욕을, 50명에게는 스펀지 목욕을 시켰다. 목욕은 외풍을 막기 위해 문을 닫고 가온기 아래에서 시행되었다. 목욕물의 온도는 37.8~39.9℃로 맞추었다. 통목욕은 아기의 어깨 아래를 물에 담그고 실시하였다. 목욕시간은 10분 이하로 제한하였다.

목욕을 시킨 다음 아기의 몸에 있는 물기를 잘 닦아 주고 따뜻한 면으로 싼 다음 기저귀를 채우고 옷과 모자를 입힌 다음 따뜻한 담요 두 개로 다시 쌌다. 아기의 겨드랑이로 체온을 목욕 10분 전, 10분 후, 30분 후에 측정하였다. 목욕 후에 액와체온이 36.5℃일 경우에는 아기를 다시 가온기 밑에 눕혔다.

목욕 후에 체온을 측정해 본 결과 통목욕을 한 아기는 체온의 변화가 덜 한 것으로 나타났다. 목욕 10분 후와 30분 후에 그들의 체온은 스펀지 목욕을 한 아기들보다 더 따뜻한 것으로 나타났다.

후기 미숙아에 대한 이 연구결과가 정상 신생아에게도 적용될 것이라고 생각하는가? 당신의 병원에서는 아기들을 어떻게 목욕시키는가? 당신이 아기를 목욕시킬 때 열 손실을 최소화하기 위해 사용할 수 있는 방법들은 무엇인가?

참고문헌

Loring, C., Gregory, K., Gargan, B. et al. (2012). Tub bathing improves thermoregulation of the late preterm infant. Journal of Obstetric, Gynecologic, and Neonatal Nursing, 41 (2), 171-179.

액채취 같은 침습적 절차를 하기 전에 시켜야 한다. 이 과정에서 신생아의 피부에 있는 균들이 신생아의 조직이나 혈류 속으로 들어갈 수 있기 때문이다. 목욕을 시키기 전에 주사나 혈액채취 등 피부를 통해 침습적 처치를 해야 한다면 그 부위를 먼저 잘 씻어주어야 한다.

신생아를 욕조에 담가서 목욕시키는 것도 무방하다. 연구에 따르면 통목욕이 감염을 증가시키거나 탯줄이 치유되는 것을 방해하지 않는다고 한다. 게다가 신생아는 스펀지 목욕보다는 통목욕 시에 체온을 유지하기 더 쉽다. 아기의 체온 유지를 위해서는 38~40℃인 물에 어깨까지 물에 담그는 것이 좋다(Association of Women's Health, Obstetric and Neonatal Nurses [AWHONN], 2013).

스펀지 목욕(젖은 스펀지나 수건으로 몸을 닦아 주는 것)을 시킬 때는 체온을 유지시키기 위해 온열기 아래에서 할 수 있다. 재빨리 목욕을 끝내고 증발에 의한 열 손실을 막기 위해 아기의 몸에 있는 물을 완전히 닦아 주어야 한다. 머리를 감길 때는 머리에 말라 붙은 혈액을 떼어내기 위해 빗질을 해 준다. 아기의 머리를 빗겨 주면 머리카락이 더 빨리 마른다.

머리카락이 다 마르고 체온이 이전 수준으로 돌아갈 때까지 온열기 아래에 아기를 둔다. 아기에게 옷을 입히고 따뜻한 담요 두 개로 아기를 싸고 모자를 씌운 다음 온열기를 제거한다. 신생아의 체온이 잘 유지되고 있는지 확인하기 위해 1시간 이내에 다시 체온을 체크해 본다.

신생아를 목욕시킬 때 부모가 보는 앞에서 목욕시키면 목욕법을 가르쳐 주는 좋은 기회가 될 뿐만 아니라 신생아의 특징을 지적해서 보여줄 수 있는 기회가 된다. 부모에게 안전을 위한 주의사항을 가르칠 수 있는 좋은 기회이기도 하다.

한 번 목욕시키고 나면 퇴원 때까지 전신목욕은 다시 시키지 않아도 된다. 기저귀를 교환할 때나 우유가 역류됐을 때 피부를 닦아 주면 된다. 병원 방침에 따라 맑은 물이나 순한 비눗물을 사용하도록 한다.

3) 탯줄 간호

출생 후 몇 시간 동안은 탯줄에서 혈액이나 삼출물이 나오는지 체크하여야 한다. 고름, 발적이나 부종은 감염이 있음을 의미한다. 탯줄은 출생 직후부터 마르기 시작하여 2~3일 내에 갈색에 가까운 검은색이 되었다가 10~14일 내에 떨어진다.

근거중심 실무지침들은 필요할 때는 탯줄을 물로 씻고 건조시켜 청결한 상태로 유지하는 것이 가장 좋은 관리법임을 보여 준다. 이렇게 자연스러운 관리가 탯줄을 더 빨리 떨어지게 하고 감염의 위험을 줄여준다(AWHONN, 2013). 기저귀를 접어서 탯줄에 닿지 않게 하면 탯줄이 소변에 오염되지 않고 건조한 상태로 유지될 수 있다. 탯줄의 끝이 말랐으면 탯줄집게(clamp)는 생후 24시간에 제거한다. 탯줄 기저부가 아직 촉촉하더라도 끝이 건조하고 빳빳하면 더 이상 출혈의 위험이 없기 때문이다(그림 18-2).

4) 기저귀 부위 씻어 주기

기저귀를 교환할 때에는 신생아의 체액과 접촉하기 때문에 깨끗한 장갑을 끼는 것이 중요하다. 태변은 매우 짙고 끈적거려서 피부에 묻으면 잘 떨어지지 않는다. 기저귀 부위를 씻어 줄 때는 맑은 물이나 순한 비누 용액을 사용한다. 시중에 판매하는 기저귀용 물티슈를 사용할 경우에는 세제나 알코올 성분이 함유되지 않은 것이어야 한다(AWHONN, 2013).

5) 수유 도와주기

간호사는 아기가 잘 먹고 있는지, 부모들이 자신이 택한 수유방법을 잘 사용하고 있는지 확인하여야 한다. 모유수유를 하는 아기에게는 이것이 특히 중요하다. 첫 수유를 시작할 때 관찰해 보고 수유 중에 한 번 더 점검해 보면, 간호사가 문제를 파악하는 데 도움이 될 것이다.

6) 아기를 재울 때의 자세

부모들은 아기를 어떤 자세로 눕혀야 하는지 알 필요가 있다. 아기를 엎드려 재우는 것은 영아돌연사증후군(sudden infant death syndrome, SIDS)의 위험을 증가시킨다. AAP Task Force on Sudden Infant Death Syndrome (2016)는 부모들에게 아기를 똑바로 눕혀 재우는 것이 영아돌연사증후군(SIDS)의 위험을 최소화하는 방법이라고 교육할 것을 권고한다. 옆으로 누이는 것도 권장할만하지 못하다. 아기가 스스로 굴러서 엎드려 잘 수 있기 때문이다. 간호사가 아기를 어떤 자세로 재우는지 부모에게 시범을 보이는 것이 중요하다. 간호사가 병원에서 아기를 엎드려 재우는 것을 보면 부모들은 그래도 된다고 생각하고 집에서도 그렇게 따라 할

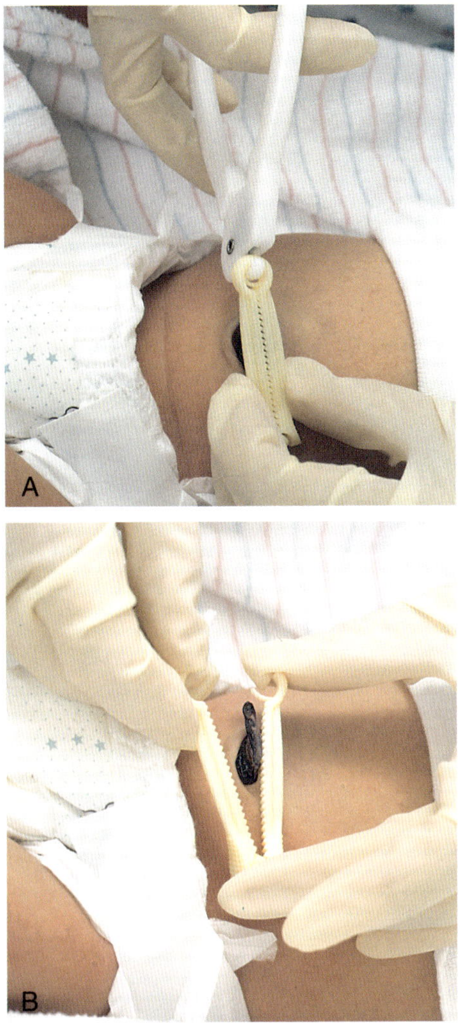

그림 18-2 탯줄 끝이 말랐으면 탯줄집게를 뺀다. A: 집게를 잘라서, B: 제거한다.

것이기 때문이다.

또한 푹신한 침구는 아기의 호흡에 방해가 되므로 피하고 바닥이 단단한 침대를 사용하도록 교육한다. 아기를 다른 사람과 함께 한 침대에 재워서는 안 된다. 그러나 아기 침대를 부모와 같은 방에 두고 재우는 것은 권장할 만하다. 아기를 재울 때 고무젖꼭지를 물리는 것도 권장할 만하다. 그러나 모유수유를 하는 아기의 경우에는 엄마의 젖꼭지에 익숙해 질 때까지 고무젖꼭지 사용을 1개월 정도 연기하는 것이 좋다. 신생아를 재울 때 주변 온도가 너무 높지 않도록 한다(AAP Task Force on Sudden Infant Death, 2016; Jana & Shu, 2015).

7) 아기의 머리 모양을 잡기 위한 자세

아기가 계속 똑바로 누워 있으면 뒤통수가 납작해지거나 비대칭이 될 수 있다. 아기들은 아직 골격이 완전히 발달하지 않아서 두위의 형태가 자세에 따라 바뀔 수 있다.

머리가 납작해지지 않게 하는 방법은 깨어 있는 동안에 아기를 하루에 몇 번씩 엎드려 눕히는 것이다. 이 시간은 아기가 놀고 부모와 교류할 수 있는 좋은 기회가 되기도 한다. 아기가 엎드려 있는 시간에는 늘 누군가가 지켜보고 있어야 하고 잠이 들면 똑바로 눕혀 주어야 한다.

신생아는 방의 중앙이나 문 쪽을 향해 고개를 돌리는 경향이 있다. 그러므로 아기를 재울 때는 그 반대쪽을 보도록 눕혀야 한다. 자세를 바꿔 주어야 압력을 받는 부위도 달라지기 때문이다. 젖병으로 먹일 때에도 양쪽을 바꿔가면서 안아야 머리의 압력을 받는 부위를 바꿔 줄 수 있다.

8) 아기 보호하기

간호사의 주된 역할은 아기를 안전하게 보호하는 것이다. 이것은 (1) 아기가 뒤바뀌지 않고 항상 자기 부모에게로 가도록 하기, (2) 아기가 유괴되지 않도록 방지하기, (3) 감염을 예방하거나 징후를 초기에 발견해 내기, (4) 아기를 떨어뜨리지 않도록 예방하기와 같은 것들을 포함한다.

(1) 아기 확인

아기가 엉뚱한 부모에게 가는 일이 없도록 아기, 엄마, 보호자를 확인하는 방법들이 사용된다. 이런 실수가 일어나면 부모와 아기의 유대 형성에 문제가 있을 수 있고 감염에 대한 노출이 커지며, 병원에 대한 신뢰도가 떨어질 뿐만 아니라 소송을 당할 수도 있다.

전자장치나 이름이 인쇄되어 있는 인식표(팔찌나 발찌)가 사용된다. 이 전자장치는 아기가 병원의 어느 영역 이상을 벗어나면 경보음이 울리도록 되어 있다. 또 경보음이 울리면 모든 문이 자동으로 잠기는 병원도 있다. 아기가 부모와 잠시라도 떨어졌다가 다시 돌아갈 때는 아기가 뒤바뀌는 일이 없도록 부모나 보호자의 인식표(이름표)와 아기의 인식표를 대조해야 한다.

아기를 확인하는 또 다른 방법은 아기의 족문과 엄마의 지문, 혹은 아기의 사진을 찍는 것이다. 모반(birthmarks)이나 다른 특징들도 간호기록지에 자세히 기록해 두어야 한다. 후에 필요하면 탯줄 혈액을 이용한 DNA 검

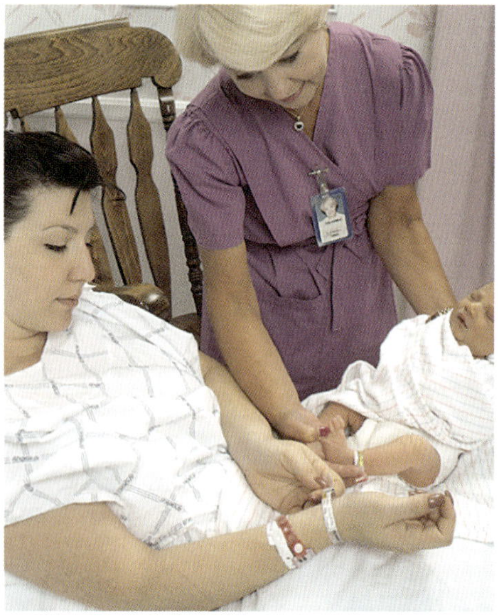

그림 18-3 간호사가 아기의 인식표와 엄마의 인식표를 대조해 보고 있다.

사도 할 수 있다.

(2) 감염 예방

신생아는 감염에 대한 저항력이 취약하므로, 예방이 중요하고 부모들에게도 이를 교육시켜야 한다.

간호사는 근무를 시작하면 손과 팔을 철저히 씻어야 한다. 아기를 돌보기 전과 후에도 반드시 손을 씻어야 하고, 한 아기를 돌본 후 다른 아기를 돌봐야 하는 경우는 손을 새로 씻고 돌보아야 한다. 한 아기의 감염이 빠르게 다른 아기에게로 옮겨 갈 수 있기 때문이다.

손이 많이 더럽지 않을 때는 비누 대신 다른 살균 세정제를 사용하여도 무방하다. 이런 세정제는 각 산모의 방과 병원 전체에 비치되어 있어야 한다.

교차 감염을 방지하기 위해 각각의 신생아 용품은 그 아기를 위해서만 사용해야 하고 보관도 따로 해야 한다.

간호사는 부모와 방문자들에게 아기를 만지기 전에 손을 꼭 씻으라고 교육시켜야 한다. 또 감기나 기타 감염을 가진 사람은 방문을 삼가토록 가르쳐야 한다.

엄마가 감염이 되어 있으면 신생아가 엄마와 함께 있는 것이 안전한지 의사가 결정한다. 아기와 엄마는 같은 균을 공유할 때가 많지만 실제로 엄마가 아플 때는 엄마의 전염성이 없어지고 아기를 돌볼 수 있을 때까지 아기는 신생아실에서 돌보는 것이 나을 수도 있다. 엄마의 체온이 그것을 결정하는 중요한 지표가 된다. 물론 엄마와 아기의 격리는 애착 형성에 지장이 되지 않도록 최대한 짧게 해야 한다.

간호사는 아기를 돌보고 사정하는 동안 감염 징후를 주의해서 관찰해야 한다. 신생아의 감염 징후는 매우 미묘해서 큰 영아나 아동들과 다를 수 있다. 예를 들면 열이 나는 대신에 체온이 떨어질 수 있다. 잘 먹지 못하고 기면상태를 보이며 특별한 이유 없이 무호흡을 보이기도 한다. 이유 없는 행동변화도 기록으로 남기고 원인을 찾아보아야 한다. 물론 눈, 탯줄, 포경수술 부위에서의 배농 같은 명백한 감염 징후도 있다.

(3) 낙상 예방

아기를 떨어뜨리는 일은 주로 밤에 엄마가 아기에게 젖을 먹일 때 일어난다. 피곤한 엄마가 아기를 젖을 먹이다가 아기를 잡고 있던 힘이 약해지면서 아기가 침대에서 떨어지는 것이다. 간호사는 몹시 피곤한 엄마를 도와주고 졸릴 때는 아기를 아기침대에 눕히라고 권해야 한다.

이해하기

5. 신생아의 감염을 예방하는 가장 중요한 방법은 무엇인가?

이해하기 정답

5. 신생아와 접촉하는 직원과 모든 사람들의 꼼꼼한 손 씻기는 신생아의 감염을 예방하기 위한 가장 중요한 방법이다.

9) 예방접종

B형간염도 아동기 예방접종 목록에 포함되어 있다. 만성이나 급성 B형간염이 있는 산모의 아기는 출생 시에 엄마의 혈액에 노출되어 감염될 수 있다. 이렇게 감염된 아기는 만성간염으로 발전해 간암이나 심각한 간질환에 걸릴 위험이 높다.

이런 아기에게는 백신과 B형간염 면역글로불린을 둘 다를 투여하여야 한다. B형간염 면역글로불린은 생후 12시간 이내에 투여되는데 이것은 아기가 스스로 항체를 만들 때까지 수동적 면역을 제공해 준다. 백신은 아기가 그 질환에 더 노출되지 않도록 항체형성을 촉진시킨다. 두 번째와 세 번째 예방접종은 퇴원 후 소아과에 가서 받을 수 있도록 부모에게 알려준다.

엄마가 감염되지 않은 아기도 B형간염 예방접종을 받는

약물 가이드-B형간염 백신(Hepatitis B Vaccine)

종류	백신
다른 명칭들	엔제릭스B, 리콤비박스 HB
작용	B형간염 감염에 대한 면역화
적응증	B형간염균에 노출되었거나 노출되지 않은 아기의 B형간염 예방
신생아의 용량과 경로	**리콤비박스 HB:** 5μg **엔제릭스B:** 10μg B형간염의 첫 번째 예방접종은 퇴원 전에 한다. 두 번째 접종은 생후 1~2개월에 한다. 세 번째 접종은 6~18개월에 한다(첫 번째 접종 후 최소 한 16주가 지나서).
B형간염 항원이 음성인 엄마의 아기	평소의 상례를 따른다.
B형간염 항원이 양성인 엄마의 아기	생후 12시간 이내에 백신을 B형 간염 면역글로불린과 함께 투여하며, 각각 다른 부위에 주사한다. 그 후의 두 번째와 세 번째 접종은 통상적인 상례를 따른다. 세 번째 접종까지 마친 후에 B형간염에 대한 항원 항체검사를 한다.
B형간염 항원이 음성인지 양성인지 모르는 엄마의 아기	생후 12시간 이내에 백신을 주사하고 나서 엄마를 검사한다. 엄마가 항원이 있으면 가능한 한 빨리, 그리고 생후 1주일이 되기 전에 B형간염 면역글로불린을 주사한다. 그 후 두 번째와 세 번째의 접종은 통상적인 상례를 따른다. 전방 측면 허벅지의 근육 내로 주사한다.
흡수	천천히 흡수되며 엄마의 항체에 영향을 받지 않는다.
금기증	효모에 대한 과민증
부작용	주사 부위의 통증이나 발적, 열, 피로, 두통
간호중재	작은 병(바이알)에 담겼을 때는 잘 흔들어서 사용한다. 감염된 엄마의 아기에게는 생후 12시간 이내에 주사한다. 정맥이나 피부에 주사하지 말아야 한다. 부모의 동의를 먼저 받도록 한다.

다. 이 경우에는 퇴원 전에 받을 수도 있고 퇴원 후에 소아과 병원에서 받을 수도 있다. 출생 전후의 진료에 대해 국가가 정한 표준은 모든 영아가 퇴원 전에 간염 예방조치를 받도록 권장한다(National Quality Forum, 2009). 두 번째와 세 번째 예방접종은 퇴원 후 소아과에 가서 받을 수 있도록 부모에게 알려준다.

약물 가이드-B형간염 면역글로불린

종류	면역글로불린
다른 명칭들	HBIG, 헵B감마지, 하이퍼헵
작용	B형간염에 대한 항체와 수동적 면역 제공
적응증	B형간염 항원이 양성인 엄마의 아기 간염 예방
신생아의 용량과 경로	가능한 한 생후 12시간 이내에, 적어도 1주일은 넘기지 않게 0.5mL을 투여한다. 전방 측면 허벅지에 근육 내로 주사하고 정맥에 주사하지 않도록 한다.
흡수	천천히 흡수됨
금기증	알려진 바 없음
부작용	주사부위의 통증이나 압통, 두드러기, 아나필락시스
간호중재	흔들거나 정맥에 주사하지 않는다. 간염 백신을 생후 12시간 이내에 주사해야 한다. 간염 백신과 면역글로불린은 각각 다른 부위에 주사한다.

이해하기

6. 출산병원에서 해 줄 수 있는 예방접종에는 무엇이 있는가?

이해하기 정답

6. 첫 번째 B형간염 백신(hepatitis B vaccine)은 출산시설에서 감염되지 않은 산모의 영아뿐만 아니라 B형간염에 감염된 산모에게도 투여된다. B형간염 면역글로불린(hepatitis B immune globulin)은 감염된 산모의 영아에게 투여될 수 있다.

개념요약

- 출생 직후에는 비타민 K 결핍성 출혈(신생아 출혈 질환)과 신생아 안염에 대한 예방이 필요하다. 그것은 비타민 K 주사와 에리트로마이신 안연고로 가능하다.
- 신생아는 기도를 청결히 하는 데 있어서 도움이 필요할 수도 있다. 올바른 자세와 흡인, 밀착된 관찰이 필요할 수도 있다.
- 간호사가 신생아의 열 손실을 방지할 수 있는 방법은 물기를 잘 닦아주고 덮어 주는 것, 신생아가 차가운 물체나 표면에 닿지 않게 하는 것, 외풍이 들어오는 문이나 창에서 아기를 멀리 두는 것 등이 있다.
- 간호사는 실제의 혹은 잠재적인 저혈당증을 파악하여 적절한 중재를 하여야 한다.
- 황달에 대한 중요한 중재는 황달의 유무를 사정하는 것, 아기를 잘 먹이는 것, 부모에게 상태를 설명하는 것이다.
- 영아돌연사증후군을 예방하기 위해서는 아기를 똑바로 눕혀 재우라고 가르쳐야 한다. 아기가 깨어 있고 지켜보는 사람이 있을 때는 엎드려 두어도 된다.
- 간호사는 엄마와 아기가 떨어질 때마다 그들의 인식표(팔찌나 발찌)를 확인함으로써 아기가 뒤바뀌는 것을 예방할 수 있다.
- 감염을 예방하는 가장 좋은 방법은 의료진과 신생아를 접촉하는 모든 사람들이 손을 철저히 씻는 것이다.
- 간호사는 부모를 만나는 모든 경우를 교육의 기회로 삼아야 한다.

참고문헌

Ambalavanan, N., & Carlo, W. (2016). Jaundice and hyperbilirubinemia in the newborn. In R. M. Kliegman, B. E. Stanton, J. W. St. Geme, & N. F. Schor (Eds.), Nelson textbook of pediatrics (20th ed.) (pp. 871–875). Philadelphia: Saunders.

American Academy of Pediatrics & American College of Obstetricians and Gynecologists (AAP & ACOG). (2012). Guidelines for perinatal care (7th ed.). Elk Grove Village, IL: Authors.

Blackburn, S. T. (2013). Maternal, fetal, and neonatal physiology: A clinical perspective (4th ed.). St. Louis, MO: Saunders.

Carlo, W. A. (2016a). Physical examination of the newborn infant. In R. M. Kliegman, B. E. Stanton, J. W. St. Geme, & N. F. Schor (Eds.), Nelson textbook of pediatrics (20th ed.) (pp. 794–797). Philadelphia: Saunders.

Carlo, W. A. (2016b). Routine delivery room and initial care. In R. M. Kliegman, B. E. Stanton, J. W. St. Geme, & N. F. Shor (Eds.), Nelson textbook of pediatrics (20th ed.) (pp. 798–799). Philadelphia: Saunders.

Carlo, W. A. (2016c). Transition to pulmonary respiration. In R. M. Kliegman, B. E. Stanton, J. W. St. Geme, & N. F. Shor (Eds.), Nelson textbook of pediatrics (20th ed.) (pp. 848–849). Philadelphia: Saunders.]

Empey, K. M., & Kolls, J. K. (2014). Neonatal pulmonary host defense. In R. J. Martin, A. A. Fanaroff, & M. C. Walsh (Eds.), Fanaroff and Martin's neonatal-perinatal medicine: Diseases of the fetus and infant (10th ed) Vol. 2. (pp. 1711–1744). St. Louis, MO: Mosby.

Fraser, D. (2014). Newborn adaptation to extrauterine life. In K. R. Simpson & P. A. Creehan (Eds.), AWHONN perinatal nursing (4th ed.) (pp. 581–595). Philadelphia: Lippincott Williams & Wilkins.

Gardner, S. L., Enzman-Hines, M., & Nyp, M. (2015a). Respiratory diseases. In S. L. Gardner, B. S. Carter, M. Enzman-Hines, et al. (Eds.), Merenstein & Gardner's handbook of neonatal intensive care (8th ed.) (pp. 565–643). St. Louis, MO: Mosby.

Goodwin, M. (2014). Abdomen assessment. In E. P. Tappero, & M. E. Honeyfield (Eds.), Physical assessment of the newborn: A comprehensive approach to the art of physical examination (5th ed.) (pp. 105–114). Santa Rosa, CA: NICU Ink.

Jobe, A. H. (2014). Lung development and maturation. In R. J. Martin, A. A. Fanaroff, & M. C. Walsh (Eds.), Fanaroff and Martin's neonatal-perinatal medicine: Diseases of the fetus and infant (10th ed.) Vol. 2. (pp. 1075–1092). St. Louis, MO: Mosby.

Lo, S. F. (2016). Reference intervals for laboratory tests and procedures. In R. M. Kliegman, B. E. Stanton, J. W. St. Geme, & N. F. Schor (Eds.), Nelson textbook of pediatrics (20th ed.) (p. 3464). Philadelphia: Saunders.

Pan, D. H., & Rivas, Y. (2016). Jaundice. In T. K. McInery, H. M. Adam, D. E. Campbell, et al. (Eds.), Textbook of pediatric care (2nd ed.) (pp. 1615–1625). Elk Grove Village, IL: American Academy of Pediatrics.

Rozance, P. J., McGowan, J. E., Price-Douglas, W., et al. (2015). Glucose homeostasis. In S. L. Gardner, B. S. Carter, M. Enzman-Hines, et al. (Eds.), Merenstein & Gardner's handbook of neonatal intensive care (8th ed.) (pp. 337–359). St. Louis, MO: Mosby.

Rozance, P. J., & Rosenberg, A. A. (2017). The neonate. In S. G. Gabbe, J. R. Niebyl, J. L. Simpson, Landon, H. L. Galan, E. R. M. Jauniaux, & W. A. Grobman (Eds.), Obstetrics: Normal and problem pregnancies (7th ed.) (pp. 468–498). Philadelphia: Saunders.

Stoll, B. J., & Shane, A. L. (2016). The T lymphocytes, B lymphocytes, and natural killer cells. In R. M. Kliegman, B. E. Stanton, J. W. St. Geme, & N. F. Shor (Eds.), Nelson textbook of pediatrics (20th ed.) (pp. 911–912). Philadelphia: Saunders.

Kaplan, M., Wong, R. J., Sibley, E., et al. (2014). Neonatal jaundice and liver disease. In R. J. Martin, A. A. Fanaroff, & M. C. Walsh (Eds.), Fanaroff and Martin's neonatal-perinatal medicine: Diseases of the fetus and infant (10th ed) Vol. 2. (pp. 1443–1496). St. Louis, MO: Mosby.

Kapur, R., Yoder, M. C., & Polin, R. A. (2014). The immune system. In R. J. Martin, A. A. Fanaroff, & M. C. Walsh (Eds.), Fanaroff and Martin's neonatal-perinatal medicine: Diseases of the fetus and infant (10th ed) Vol. 2. (pp. 761–885). St. Louis, MO: Mosby.

Kamuth, B. D., Thilo, E. H., Deacon, J., & Hernandez, J. S. (2015). Neonatal hyperbilirubinemia. In S. L. Gardner, B. S. Carter, M. Enzman-Hines, et al. (Eds.), Merenstein & Gardner's handbook of neonatal intensive care (8th ed.) (pp. 531–552). St. Louis, MO: Mosby.

Kubicka, Z., & Little, G. (2016). Common metabolic disturbances in the newborn. In T. K. McInery, H. M. Adam, D. E. Campbell, et al. (Eds.), Textbook of pediatric care (2nd ed.) (pp. 960–969). Elk Grove Village, IL: American Academy of Pediatrics.

1권 요점정리

1장 여성건강간호의 이해

Maternity and Women's Health Care Today

- Technologic advances, increasing knowledge, government involvement, and consumer demands have changed maternity care in the United States.
- Family-centered maternity care, which is based on the principle that families can make decisions about health care if they have adequate information, has greatly enhanced the role of nurses.
- Women must make many decisions about childbirth, including choosing a birth attendant, a birth setting, a support person for labor, and the type of educational classes to attend.
- An emphasis on patient safety, quality of care, patient safety bundles, and women's Health and Perinatal Nursing Care Quality measures, has balanced efforts for cost containment in the modern health care system.
- Reduced lengths of stay make it more difficult for the nurse to provide information regarding self-care and infant care to the woman who is recovering from the fatigue and discomfort of birth.
- Infant mortality rates have declined dramatically in the last 50 years. However, the United States continues to have a higher infant and maternal mortality rate than manyother developed nations, and disparity of mortality rates across ethnic groups is still wide.
- The professional nurse should function as a communicator, patient and family educator, collaborator, patient advocate, researcher, and manager.
- Registered nurses with advanced education and licensure are prepared to provide primary care for women and children as certified nurse-midwives and nurse practitioners.
- Perinatal clinical nurse specialist roles include expert direct care, consultation, systems leadership, collaboration, coaching, research, and ethical decision making.
- Nurses should base their practices on the evidence generated by research. Professional journals are the best sources for the latest research.
- Nurses should refine their critical thinking abilities by examining their own thought processes for flaws that could lead to inaccurate conclusions or poor clinical judgments.
- The nursing process begins with assessment and includes analysis of data that may result in the identification of patient problems. Nurses are legally accountable for identifying and managing these problems.

2장 모성과 여성건강에서의 간호사 역할

The Nurse's Role in Maternity and Women's Health Care

- Registered nurses with advanced education are prepared to provide primary care for women and children as certified nurse-midwives and nurse practitioners.
- Perinatal clinical nurse specialist roles include expert direct care, consultation, systems leadership, collaboration, coaching, research, and ethical decision making.
- Nurses must be adept at communication techniques and communication blocks to meet their responsibilities as educators and counselors.
- A major nursing responsibility covered in this book is to provide information on women's health issues.
- Nurses must use the principles of teaching and

learning to fulfill the role of educator.

- Nurses must refine their critical thinking abilities by examining their own thought processes for flaws that could lead to inaccurate conclusions or poor clinical judgments.
- The nursing process begins with assessment and includes analysis of data that may result in nursing diagnoses. Nurses are legally accountable for identifying and managing these problems independently.
- Collaborative problems are usually physiologic complications that require both physician-prescribed, and independent, or nurseprescribed, interventions.
- Nurses must base their practices on the evidence generated by research. Professional journals are the best sources for the latest research.

3장 사회적, 윤리적, 법적 문제

Social, Ethical, and Legal Issues

- Families vary in their structures and patterns of functioning.
- Functional families are characterized by open communication, flexibility in role assignments, and adult agreement on basic principles of parenting, resiliency, and adaptability.
- Culture is the sum of beliefs and values that are learned, shared, and transmitted from generation to generation in a specific group of people.
- Dominant Western cultural values may influence the thinking and action of nurses in the United States but may not be shared by culturally diverse childbearing women and their families.
- Professional nurses are expected to provide culturally competent care, which requires an awareness of, sensitivity to, and respect for the diversity of patients served.
- Health care disparity is a major social issue that underlies adequacy of health care resources, access to prenatal care, government programs to increase health care to indigent women and children, and health care rationing.
- Multiple factors are associated with intimate partner violence, which is deliberate, severe, and generally repeated in a predictable cycle that often causes severe physical harm (or death) to the woman.
- Perinatal nurses should screen for intimate partner violence and provide appropriate education and resources. Human trafficking, also called trafficking of persons, is the recruitment and movement of individuals for the purpose of exploitation. Sex and labor trafficking are the most common forms.
- Women and children of childbearing age make up the majority of reported cases of human trafficking, with the average age of entry into sex trafficking reported to be between 12 to 14 years of age.
- Ethical dilemmas are a difficult area of practice and are best solved by applying common ethical methods and principles and the steps of the nursing process.
- When ethical principles of beneficence, nonmaleficence, autonomy, and justice result in ethical dilemmas, the nursing process may be used to guide ethical decision making.
- Punitive approaches to ethical and social problems may prevent women from seeking adequate prenatal care.
- Nurses are expected to perform in accordance with nurse practice acts, standards of care, and agency policies.
- Nurses can help defend malpractice claims by following guidelines for informed consent, refusal of care, and documentation and by maintaining their levels of expertise.
- Complete and timely documentation is the best evidence that the standard of care received by a patient was met.
- Continuing pressures on optimal nursing practice include use of unlicensed assistive personnel and short lengths of stay.

4장 생식기 해부생리

Reproductive Anatomy and Physiology

- Initial prenatal development of the reproductive organs is similar for both males and females. If a critical part of the Y chromosome is not present at conception, female reproductive structures will develop.

- During puberty the reproductive organs become fully functional, and secondary sex characteristics develop.
- Puberty begins approximately 6 months to 1 year earlier in girls than in boys, although the early growth spurt in girls makes it seem they begin puberty much earlier compared with boys.
- Females are generally shorter than males at the completion of puberty because they begin their growth spurt at an earlier age and complete it more quickly than boys.
- Girls often do not ovulate in early menstrual cycles, although they can ovulate even before the first cycle. Therefore a girl can become pregnant before her first menstrual period if she is sexually active.
- The onset of puberty is more subtle in boys than in girls, beginning with growth of the testes and penis.
- Boys may have nocturnal emissions of seminal fluid, which may be distressing if the boy has not been educated that these events are normal and expected.
- At birth, a girl has all the ova she will ever have. New ova are not formed after birth; most are depleted when the woman reaches the climacteric.
- The female reproductive cycle is often called the menstrual cycle. It includes changes in the anterior pituitary gland, ovaries, and uterine endometrium to prepare for a fertilized ovum. The character of cervical mucus also changes during the cycle to encourage fertilization.
- Breast size is unrelated to glandular tissue or the quantity or quality of milk a woman can produce for her infant after birth. Breast size is primarily related to the amount of fat present.
- For normal sperm formation, a man's testes must be cooler than his core body temperature.
- Seminal fluids secreted by the seminal vesicles, the prostate, and the bulbourethral glands nourish and protect the sperm, enhance their motility, and ensure most sperm are deposited in the vagina during sexual intercourse.

5장 임신부를 위한 영양관리

Nutrition for Childbearing

- Nutritional education during the childbearing period may have long-term positive effects on the mother, the infant, and the entire family.
- Weight gain during pregnancy is an important determinant of fetal growth. Poor weight gain in pregnant women is associated with low-birth-weight and small-for-gestational age infants. Excessive weight gain may lead to increased birth weight, gestational diabetes, labor complications, and postpartum weight retention.
- The recommended weight gain during pregnancy for women of normal prepregnancy weight is 11.5 to 16 kg (25 to 35 lb). The amount is greater for women who are underweight or who carry more than one fetus, and it is less for overweight and obese women.
- The pattern of weight gain is also important. The woman should gain 0.5 to 2 kg (1.1 to 4.4 lb) during the first trimester and 0.35 to 0.5 kg (0.8 to 1 lb) per week thereafter.
- The recommended increase in daily energy intake during pregnancy is 340 calories in the second trimester and 452 calories in the third trimester. Calorie increases should be attained by choosing foods high in nutrient density to meet the other needs of pregnancy.
- Protein should be increased to 71 g daily during pregnancy, which is 25 g more than nonpregnancy needs.
- Women may not eat enough foods high in vitamins and minerals to meet recommendations.
- Fat-soluble vitamins (A, D, E, K) are stored in the liver. Excess consumption may result in toxic effects.
- Daily intake of water-soluble vitamins and folic acid is necessary because excesses are not stored but excreted.
- Minerals that may not be consumed at recommended amounts during pregnancy are iron and calcium. Iron is often added as a supplement and calcium is added for women with low intake.

- Vitamin-mineral supplements should be used carefully to prevent excessive intake and toxicity. Increased intake of some nutrients interferes with use of others.
- Pregnant women should drink approximately 8 to 10 cups of fluids each day. They should eat 7 to 9 oz of whole grains, 3 to 3.5 cups of vegetables, 2 cups of fruits, 3 cups of the dairy group, and 6 to 6.5 oz of protein foods daily.
- Culture can influence diet during pregnancy. The nurse should learn whether a woman follows traditional dietary practices and whether her food practices are consistent with good nutrition.
- Both Asian and Hispanic dietary practices include the importance of yin and yang (cold and hot) foods. The nurse should know which foods are acceptable at what times.
- Low-income women may not have enough money or knowledge to meet the nutrient needs of pregnancy. Nurses should refer them for financial assistance and nutritional counseling.
- Pregnant vegetarians may need help choosing a diet with adequate nonanimal sources of nutrients.
- Lactose-intolerant women should increase calcium intake from foods other than milk, such as calcium-rich vegetables.
- Abnormal prepregnancy weight, anemia, eating disorders, pica, multiparity, substance abuse, closely spaced pregnancies, and multifetal pregnancies are all nutritional risk factors that warrant adaptations of diet during pregnancy.
- Adolescents may skip meals and eat snacks and fast foods of low nutrient density. They are subject to peer pressure that may decrease their nutritional intake.
- Lactating women need an additional daily intake of 330 calories during the first 6 months, with the remaining 170 calories drawn from maternal stores. During the second 6 months of breastfeeding, an added daily intake of 400calories is needed.
- Lactating women should avoid alcohol and excess caffeine.
- The postpartum woman who does not breastfeed should resume her prepregnant caloric intake and eat a well-balanced diet to enhance recovery from childbirth. Weight loss should be accomplished slowly and sensibly.

6장 임신기 적응

Maternal Adaptations to Pregnancy

- Pregnancy causes a predictable pattern of uterine growth. In general, the uterus can be palpated halfway between the symphysis pubis and the umbilicus at 16 weeks of gestation, at the level of the umbilicus at 20 weeks, and at the xiphoid process by 36 weeks.
- Thick mucus fills the cervical canal and protects the fetus from infection caused by bacteria ascending from the vagina.
- Plasma volume expands faster and to a greater extent than red blood cells, resulting in a dilution of hemoglobin concentration. This physiologic anemia (pseudoanemia) does not reflect an inadequate number of red blood cells.
- Although blood volume increases, blood pressure is not elevated during normal pregnancy.
- The gravid uterus partially occludes the vena cava and aorta when the mother is supine, causing supine hypotensive syndrome. This can be prevented or corrected if she assumes a lateral position.
- During the last trimester, the uterus pushes the diaphragm upward. To compensate, the ribs flare, the substernal angle widens, and the circumference of the chest increases.
- Slight hyperventilation and decreased airway resistance allow increased oxygen needs to be met.
- Increased progesterone level is associated with relaxation of smooth muscles, resulting in stasis of urine and increasing the risk for urinary tract infections and constipation.
- Increased renal plasma flow causes increased glomerular filtration rate and effectively removes additional metabolic wastes produced by the mother and the fetus but often results in "spilling" of glucose and other nutrients into urine.

- Increased blood flow to the skin reduces heat generated by the increased metabolic rate.
- Forms of hyperpigmentation during pregnancy include melasma and linea nigra.
- Striae gravidarum occur from separation of connective tissue fibers.
- Increased estrogen and human chorionic gonadotropin and decreased gastric motility are associated with nausea in early pregnancy. Morning sickness will not harm the fetus and usually ends by 10 to 12 weeks.
- The expanding uterus causes progressive changes that can lead to muscle strain and backache during the last trimester.
- Progesterone maintains the uterine lining for implantation, prevents uterine contractions during pregnancy, and helps prepare the breasts for lactation.
- Presumptive and probable signs of pregnancy may be caused by conditions other than pregnancy and cannot be considered positive or diagnostic signs. Positive signs can have no other cause.
- Maternal psychological responses progress during pregnancy from uncertainty and ambivalence to feelings of vulnerability and preparation for the birth of the infant.
- As the fetus becomes real, usually in the second trimester, maternal focus shifts from the self to the fetus and the woman turns inward to concentrate on the processes taking place in her body.
- Sexual activity varies among couples and may be culturally influenced. It is safe throughout pregnancy if no complications are present.
- Changes in the maternal body during pregnancy may result in a negative body image that affects sexual responses. This change may be especially troubling if the couple does not discuss emotions and concerns related to the changes in sexuality.
- Making the transition to the role of mother involves mimicking the behavior of other mothers, role play, fantasizing about the baby, developing a sense of self as mother, and grieving the loss of previous roles.
- To complete the maternal tasks of pregnancy the woman must seek safe passage for herself and the infant, gain acceptance from significant persons, and learn to be giving while forming an attachment to the unknown child.
- Paternal responses change throughout pregnancy and depend on the ability to perceive the fetus as real, gain recognition for the role of parent, and create a role as involved father.
- The most powerful reality boosters for the expectant father during pregnancy are hearing the fetal heartbeat, feeling the fetus move, and viewing the fetus on an ultrasound.
- In primitive cultures, couvade refers to pregnancy-related rituals performed by the father. Today, it refers to a cluster of pregnancy-related symptoms experienced by the father.
- The response of grandparents to pregnancy depends on their ages and beliefs about the role of grandparents as well as the number and ages of other grandchildren.
- The response of siblings to pregnancy depends on their ages and developmental levels.
- Completing the developmental tasks of pregnancy may be more difficult for multiparas because they have less time, experience more fatigue, and must negotiate a new relationship with the older child or children.

7장 출산교육

Birth Education

- The preconception, interconception, or initial prenatal visit includes a complete history and physical examination to determine potential risks to the mother and fetus and obtain baseline data for a plan of care.
- Assessment of risk for problems is performed at each prenatal visit because pregnancies considered low risk in early pregnancy may later become high risk.
- Multifetal pregnancies impose greater physiologic changes than a single-fetus pregnancy and require extra vigilance to detect possible complications.
- Families need information related to self-care, health promotion, and coping with the common discomforts of pregnancy.

- Nurses use the nursing process and critical-thinking skills to assist the parents to make necessary changes in lifestyle.
- Education for childbearing helps couples become knowledgeable consumers and active participants in pregnancy and childbirth.
- Many classes are available for pregnant women and their support persons. Preconception and early pregnancy classes emphasize ways to have a healthy pregnancy.
- Classes conducted in later pregnancy focus on preparation for childbirth, breastfeeding, and early parenting.
- Classes for partners and siblings help all family members prepare for the birth.
- Education, relaxation, breathing, and conditioning are used to increase coping ability for childbirth.
- Having a labor partner or support person increases a woman's satisfaction with childbirth.

8장 태아발달

Conception and Prenatal Development

- The purpose of gametogenesis is to produce ova and sperm with half the full number of chromosomes, or 23 unpaired chromosomes. When an ovum and sperm unite at conception, the number is restored to 46 paired chromosomes.
- The female has all the ova she will ever have at 30 weeks of prenatal life. No other ova are formed after this time.
- One primary oocyte can mature into one mature ovum with 23 unpaired chromosomes (22 autosomes and 1 X chromosome).
- Males can continuously produce new sperm from puberty through the rest of their life, although fertility gradually declines after age 40 years.
- One primary spermatocyte can result in production of four mature sperm. Two of the mature sperm have 22 autosomes and 1 X sex chromosome. Two have 22 autosomes and 1 Y sex chromosome.
- The male determines the baby's gender because sperm carry either an X or a Y sex chromosome. The female contributes only an X chromosome to the baby.
- The basic structures of all organ systems are established during the first 8 weeks of pregnancy. During this period, teratogens may cause major structural and functional damage to the developing organs.
- The fetal period is one of growth and refinement of already established organ systems. Teratogens are less likely to cause major structural damage to the fetus but may cause major functional damage.
- The placenta is an embryonic or a fetal organ with metabolic, respiratory, and endocrine functions.
- Transfer of substances between mother and embryo or fetus occurs by four mechanisms: simple diffusion, facilitated diffusion, active transport, and pinocytosis.
- Most substances in the maternal blood can be transferred to the fetus.
- The fetal membranes contain the amniotic fluid, which cushions the fetus, allows normal prenatal development, and maintains a stable temperature.
- The umbilical cord is the lifeline between the fetus and the placenta. Two umbilical arteries carry deoxygenated blood and waste products to the placenta for transfer to the mother's blood. One umbilical vein carries oxygenated and nutrient-rich blood to the fetus. Coiling of the vessels and enclosure in Wharton's jelly reduce the risk for obstruction of the umbilical vessels.
- Three fetal circulatory shunts are needed to partially bypass the fetal liver and lungs: the ductus venosus, foramen ovale, and ductus arteriosus. These structures close functionally after birth but are not closed permanently until several weeks or months later.
- Multifetal pregnancy may be monozygotic or dizygotic. Twins are the most common form of multifetal pregnancy.
- Examination of the placenta and membranes alone cannot conclusively establish whether multiple fetuses are monozygotic or dizygotic.
- Dizygotic twins are more likely to occur in certain families and racial groups and especially in mothers older than 40 years and women who take fertility treatments to induce ovulation.

9장 산전 태아사정

Antepartum Fetal Assessment

- There are two categories of prenatal testing. Screening detects or identifies individuals who are at risk for an abnormality or disease. Diagnostic testing identifies or confirms a diagnosis and is the most accurate test.
- First-trimester screenings incorporate maternal serum results of human chorionic gonadotropin and pregnancy-associated plasma protein-A with ultrasound nuchal translucency measurement to identify chromosomal anomalies. Nuchal translucency greater than 3.0 to 3.5 mm is associated with trisomy 21.
- Second-trimester multiple-marker screening is performed between 15 and 22 6/7 weeks of gestation and is used to report a woman's risk for trisomy 21, trisomy 18, and open neural tube defects.
- Measurements of maternal serum human chorionic gonadotropin, alpha-fetoprotein, inhibin A, and unconjugated estriol 3 are calculated with gestational age, maternal weight, ethnicity, presence of diabetes, and number of fetuses.
- Chorionic villus sampling is an invasive procedure performed at 10 to 13 weeks of gestation. Information about chromosomal, metabolic, and genetic disorders is obtained from chorionic villus samples.
- Amniocentesis is an invasive procedure in which amniotic fluid is removed for prenatal diagnosis, fetal lung maturity status, and as a therapeutic measure for abnormal amniotic fluid volume.
- Amniocentesis is performed at 15 weeks of gestation and above.
- Ultrasound is widely used during pregnancy for a variety of indications to determine various fetal and placental conditions and as an adjunct to other fetal surveillance tests and procedures, such as amniocentesis.
- The primary goal of antepartum fetal testing is to decrease risk for permanent neurologic injury or stillbirth in high-risk pregnancies.
- Types of antepartum fetal testing include fetal movement counting, nonstress test, biophysical profile, modified biophysical profile, and fetal Doppler flow ultra sound.
- A simple evaluation tool for fetal well-being is maternal perception of fetal movement.
- Fetal activity becomes reduced when the fetus becomes hypoxic, to conserve energy and oxygen. If this occurs, women are advised to seek further evaluation.
- Accelerations in the fetal heart rate are a reflection of normal autonomic regulation and an intact central nervous system and is predictive of the absence of fetal metabolic acidemia.
- Nonstress tests are a form of antepartum fetal testing in which the presence or absence of fetal heart rate accelerations is assessed.
- Contraction stress tests evaluate fetal heart rate response to uterine contractions. Healthy oxygenated fetuses are able to tolerate temporary disruptions in oxygenation, whereas compromised fetuses will demonstrate fetal heart rate decelerations.
- Biophysical profiles assess fetal heart rate reactivity and four biophysical characteristics: fetal breathing movements, gross fetal movements, muscle tone, and amniotic fluid amount.
- A modified biophysical profile consists of a nonstress test and measurement of amniotic fluid volume.
- Fetal Doppler flow ultrasound is a method of measuring blood flow patterns in fetal circulation. Flow that is normal is associated with adequate fetal oxygenation. Absent or reversed flow is abnormal and is associated with a poor fetal prognosis.

10장 분만 중 태아감시

Intrapartum Fetal Surveillance

- The goal of intrapartum fetal heart rate surveillance is to assess adequacy of fetal oxygenation so timely and appropriate steps can be taken when necessary to optimize perinatal outcomes.
- The placenta functions as an extracorporeal fetal support system. Critical placental tasks that assist with fetal growth, development, and oxygenation include functioning as a fetal lung for respiratory exchange,

kidney for excretion, gastrointestinal tract for nutrition, and skin surface for heat exchange. The placenta also plays a vital role in metabolism, endocrine secretion, immunologic safeguards, and as a protective structure against some medications and viruses that are considered harmful.

- Uteroplacental circulation starts with maternal blood flow into the intervillous space through the spiral arteries. Exchange of oxygen and nutrients take place in the intervillous space as maternal blood bathes the chorionic villi. Simultaneously, maternal blood carrying away carbon dioxide and fetal waste products drain from the intervillous spaces through endometrial veins and returns to maternal circulation.
- Adequate fetal oxygenation depends on the absence of an interruption in the oxygenation pathway because oxygenated maternal blood must flow from the environment to the fetus via the maternal lungs, heart, vasculature, uterus, placenta, and umbilical cord to provide oxygenated blood to the fetus.
- Two approaches to intrapartum fetal heart rate surveillance include intermittent ascultation and palpation or electronic fetal monitoring. Each type has advantages and limitations.
- Intrapartum fetal assessment consists of the assessment and evaluation of fetal status during labor using standardized definitions.
- Two physiologic principles about fetal heart rate changes caused by interrupted oxygenation are important. Fetal oxygenation involves (1) oxygen transfer from the environment to the fetus and (2) the fetal response to any interruption of oxygen transfer.
- A standardized approach to fetal heart rate management is referred to as the ABCD approach. This includes: "A" to assess the oxygen pathway and identify the cause of FHR pattern changes, "B" to begin corrective measures, "C" to clear obstacles to delivery, and "D" to determine a delivery plan.
- A direct method of assessing the level of fetal oxygenation during the intrapartum period is to perform umbilical cord blood gas sampling.
- Suggested frequency of assessment and documentation of FHR and UA during the intrapartum period are directed by nursing professional organizations and institutional policies. At a minimum, documentation should include admission evaluation of the woman and fetus, ongoing systematic maternal-fetal assessments using standardized definitions for FHR and UA, corrective measures used during labor and the maternal-fetal response, communication with the woman and support system, and interactions with providers.

11장 분만과정

Processes of Birth

- Labor contractions are intermittent, which allows oxygen, nutrients, and waste products to be exchanged between maternal and fetal circulations during the interval between contractions.
- The upper uterus contracts actively during labor, maintaining tension to pull the more passive lower uterus and cervix over the fetal presenting part. These actions result in cervical effacement and dilation.
- Maternal vital signs are best assessed between contractions because alterations in the woman's blood pressure and pulse rate may occur during a contraction.
- Hyperventilation may occur if the woman breathes deeply and rapidly. Its manifestations include tingling of the hands and feet, numbness, and dizziness.
- The fetal heart rate and rhythm respond rapidly to events occurring during labor.
- Several occurrences during late pregnancy and labor aid the newborn in making adaptations to extrauterine life: reduced production of fetal lung fluid and increased absorption of lung fluid into the interstitium of the fetal lungs; expulsion of fluid from upper airways during the compression forces of labor; and increased catecholamine secretion by the fetal adrenal glands to stimulate cardiac contraction and breathing, speed clearance of remaining lung fluid, and aid in temperature regulation.
- Four interrelated components affecting the process of birth are the powers, passage, passenger, and psyche. Presentation and position further describe the relation

of the fetus (passenger) to the maternal pelvis (passage).

- The exact reasons for the beginning of labor are unknown, but several maternal and fetal factors seem to have a role. These include fetal adrenal gland production of cortisol increase in the ratio of estrogen to progesterone; increased uterine oxytocin receptors and gap junctions; and stretching of the uterus and cervix.
- As labor approaches, the woman may notice one or more premonitory signs preceding its onset: increase in frequency and intensity of Braxton Hicks contractions, lightening, increased vaginal secretions, bloody show, a spurt of energy, and weight loss.
- The conclusive difference between true labor and false labor is that progressive effacement and dilation of the cervix occur with true labor.
- The four stages and phases of labor are characterized by different physiologic events and maternal behaviors: first stage, cervical dilation and effacement; second stage, expulsion of the fetus; third stage, expulsion of the placenta; and fourth stage, maternal physiologic stabilization and parent–infant bonding.
- Normal labor is characterized by consistent progression of uterine contractions, cervical dilation and effacement, and fetal descent.

12장 분만 시 간호

Nursing Care During Labor and Birth

- Some women do not have symptoms typical of true labor. They should enter the birth center for evaluation if they are uncertain and have concerns other than those listed in the guidelines.
- The childbearing family's first impression on admission to the intrapartum unit is important to promote a therapeutic relationship with caregivers and a positive birth experience.
- Initial intrapartum assessments quickly evaluate maternal and fetal health and labor status.
- The fetus is the more vulnerable of the maternal–fetal pair because of complete dependence on the mother's physiologic systems.
- The normal fetal heart rate at term averages 110 to 160 beats per minute. Other reassuring signs include regular rhythm, presence of accelerations, absence of decelerations, and presence of moderate variability.
- A maternal supine position can reduce placental blood flow because the uterus compresses the aorta and inferior vena cava (aortocaval compression).
- General comfort measures promote the woman's ability to relax and cope with labor.
- Regular changes in position during labor promote maternal comfort and help the fetus adapt to the pelvis.
- Prolapse and compression of the umbilical cord are the primary risks of amniotomy. As the fluid gushes out, the cord can become compressed between the fetal presenting part and the woman's pelvis.
- Infection is more likely to occur when membranes have been ruptured for a long time (e.g., 24 hours or longer).
- The nurse must be alert for signs of impending birth: The woman may state, "The baby's coming," make grunting sounds, and bear down.
- Induction of labor may be done if continuing the pregnancy is more hazardous to the maternal and fetal health than the induction. It is not done if a maternal or fetal contraindication to labor and vaginal birth exists.
- Oxytocin-stimulated uterine contractions may be excessive, decreasing placental perfusion.
- External cephalic version is done to promote vaginal birth by changing the fetal presentation from a breech or transverse lie to a cephalic presentation. Internal version sometimes is used to change presentation of a second twin after the birth of the first twin.
- Trauma to maternal and fetal tissue is the primary risk associated with use of forceps and vacuum extraction. Possible trauma to the mother includes vaginal wall laceration and hematoma. Trauma to the infant may include ecchymoses, lacerations, abrasions, facial nerve injury, and intracranial hemorrhage.
- The median episiotomy is less painful but more likely to extend into the rectum than the mediolateral episi-

otomy.

- The preferred uterine incision for cesarean birth is the low transverse incision because it is least likely to rupture in a subsequent pregnancy. The skin incision does not always match the uterine incision and is unrelated to the risk for later uterine rupture.
- Some women have feelings of guilt and inadequacy if they have a cesarean birth or if they choose not to try VBAC when given that choice. Therapeutic communication and sensitive, family-centered care are essential to help them achieve a positive perception of their birth experience.
- The priority nursing care of the newborn immediately after birth is to promote normal respirations, maintain normal body temperature, and promote attachment.
- The priority nursing care of the mother after birth is to assess for hemorrhage and promote firm uterine contraction, promote comfort, and promote parent–infant attachment.

13장 분만 통증관리

Pain Management During Childbirth

- Childbirth pain is unique because it is normal and self-limiting, the woman has time to prepare for the pain, and the pain ends with a baby's birth.
- Excess or poorly relieved pain may be harmful to the mother and fetus.
- Pain is a complex physical and psychological experience. It is subjective and personal.
- Four sources of pain are present in most labors, but other physical and psychological factors may increase or decrease the pain felt from these sources. These sources are cervical dilation, uterine ischemia, pressure and pulling on pelvic structures, and distention of the vagina and perineum.
- Relaxation enhances all other pain management techniques.
- Several nonpharmacologic pain management techniques supplement relaxation cutaneous stimulation, hydrotherapy, mental stimulation, and breathing techniques.
- Physiologic alterations of pregnancy may affect a woman's response to medications.
- Any drug the expectant mother takes, whether therapeutic or abused, including herbal or botanical preparations, also may affect the fetus. Fetal effects may be direct or indirect, and their durations of action may be different from those in an adult.
- The nurse should observe for respiratory depression, primarily in the newborn, if the mother has received opioid analgesics during labor.
- The major advantages of regional pain management methods are that the woman can participate in the birth and that she retains her protective airway reflexes.
- The nurse should monitor and take actions to prevent maternal hypotension that may result from an epidural or subarachnoid block.
- If the woman receives a regional pain management technique that carries the risk for maternal hypotension, the nurse should observe for fetal heart rate changes associated with impaired placental perfusion.
- The primary adverse effects that should be monitored in the woman who receives epidural or intrathecal opioids are nausea and vomiting, pruritus, and delayed respiratory depression.
- Regurgitation with aspiration of acidic gastric contents is the greatest risk for a woman who receives general anesthesia.

14장 산과적 절차 및 간호

Obstetric Procedures

- Some women do not have symptoms typical of true labor. They should enter the birth center for evaluation if they are uncertain and have concerns other than those listed in the guidelines.
- The childbearing family's first impression on admission to the intrapartum unit is important to promote a therapeutic relationship with caregivers and a positive birth experience.
- Initial intrapartum assessments quickly evaluate maternal and fetal health and labor status.
- The fetus is the more vulnerable of the maternal–fetal pair because of complete dependence on the moth-

er's physiologic systems.

- The normal fetal heart rate at term averages 110 to 160 beats per minute. Other reassuring signs include regular rhythm, presence of accelerations, absence of decelerations, and presence of moderate variability.
- A maternal supine position can reduce placental blood flow because the uterus compresses the aorta and inferior vena cava (aortocaval compression).
- General comfort measures promote the woman's ability to relax and cope with labor.
- Regular changes in position during labor promote maternal comfort and help the fetus adapt to the pelvis.
- Prolapse and compression of the umbilical cord are the primary risks of amniotomy. As the fluid gushes out, the cord can become compressed between the fetal presenting part and the woman's pelvis.
- Infection is more likely to occur when membranes have been ruptured for a long time (e.g., 24 hours or longer).
- The nurse must be alert for signs of impending birth: The woman may state, "The baby's coming," make grunting sounds, and bear down.
- Some women do not have symptoms typical of true labor. They should enter the birth center for evaluation if they are uncertain and have concerns other than those listed in the guidelines.
- The childbearing family's first impression on admission to the intrapartum unit is important to promote a therapeutic relationship with caregivers and a positive birth experience.
- Initial intrapartum assessments quickly evaluate maternal and fetal health and labor status.
- The fetus is the more vulnerable of the maternal–fetal pair because of complete dependence on the mother's physiologic systems.

- The normal fetal heart rate at term averages 110 to 160 beats per minute. Other reassuring signs include regular rhythm, presence of accelerations, absence of decelerations, and presence of moderate variability.
- A maternal supine position can reduce placental blood flow because the uterus compresses the aorta and inferior vena cava (aortocaval compression).
- General comfort measures promote the woman's ability to relax and cope with labor.
- Regular changes in position during labor promote maternal comfort and help the fetus adapt to the pelvis.
- Prolapse and compression of the umbilical cord are the primary risks of amniotomy. As the fluid gushes out, the cord can become compressed between the fetal presenting part and the woman's pelvis.
- Infection is more likely to occur when membranes have been ruptured for a long time (e.g., 24 hours or longer).
- The nurse must be alert for signs of impending birth: The woman may state, "The baby's coming," make grunting sounds, and bear down.

- Induction of labor may be done if continuing the pregnancy is more hazardous to the maternal and fetal health than the induction. It is not done if a maternal or fetal contraindication to labor and vaginal birth exists.
- Oxytocin-stimulated uterine contractions may be excessive, decreasing placental perfusion.
- External cephalic version is done to promote vaginal birth by changing the fetal presentation from a breech or transverse lie to a cephalic presentation. Internal version sometimes is used to change presentation of a second twin after the birth of the first twin.
- Trauma to maternal and fetal tissue is the primary risk associated with use of forceps and vacuum extraction. Possible trauma to the mother includes vaginal wall laceration and hematoma. Trauma to the infant may include ecchymoses, lacerations, abrasions, facial nerve injury, and intracranial hemorrhage.
- The median episiotomy is less painful but more likely to extend into the rectum than the mediolateral episiotomy.
- The preferred uterine incision for cesarean birth is the low transverse incision because it is least likely to rupture in a subsequent pregnancy. The skin incision does not always match the uterine incision and is unrelated to the risk for later uterine rupture.

- Some women have feelings of guilt and inadequacy if they have a cesarean birth or if they choose not to try VBAC when given that choice. Therapeutic communication and sensitive, family-centered care are essential to help them achieve a positive perception of their birth experience.
- The priority nursing care of the newborn immediately after birth is to promote normal respirations, maintain normal body temperature, and promote attachment.
- The priority nursing care of the mother after birth is to assess for hemorrhage and promote firm uterine contraction, promote comfort, and promote parent–infant attachment.

15장 산욕기 생리적 적응

Postpartum Physiological Adaptations

- After childbirth the uterus returns to its nonpregnant size and condition by involution.
- The site of placental attachment heals by a process of exfoliation, which leaves the endometrium smooth and without scars.
- Involution can be evaluated by measuring the descent of the fundus (~1 cm/day). By about the 14th day after childbirth the fundus should no longer be palpable abdominally.
- Afterpains, or intermittent uterine contractions, cause discomfort for many women, particularly multiparas who breastfeed.
- Vaginal discharge (lochia) progresses from lochia rubra (dark red or red-brown) to lochia serosa (pink or browntinged) to lochia alba (white, cream, or light yellow) in a predictable timeframe. Lochia should be assessed for amount, type, and odor. Foul odor suggests endometrial infection.
- Orthostatic hypotension occurs when the mother moves from the supine to standing position quickly.
- Tachycardia may be caused by pain, excitement, anxiety, fatigue, dehydration, hypovolemia, anemia, or dehydration. Additional assessments (e.g., lochia, fundus) are required to determine whether excessive bleeding is the cause.
- The postpartum woman should be afebrile, but her temperature may be higher during the first 24 hours after delivery because of dehydration and leukocytosis.
- Hemorrhoids and perineal trauma can cause a great deal of discomfort and interfere with activity and bladder and bowel elimination.
- Cardiac output increases when blood from the uterus and placenta returns to the central circulation, uterine pressure on the vessels decreases, and extracellular fluid moves into the vascular compartment. Excess fluid is excreted by diuresis and diaphoresis.
- Increased clotting factors predispose the postpartum woman to thrombus formation. Early, frequent ambulation helps prevent thrombophlebitis.
- Constipation may occur from decreased food and fluid intake during labor, reduced activity, decreased muscle and bowel tone, and fear of pain during defecation.
- Increased bladder capacity and decreased sensitivity to fluid pressure may result in urinary retention. Stasis of urine allows time for bacteria to grow and can lead to urinary tract infection. A distended bladder displaces the uterus and can interfere with uterine contraction and cause excessive bleeding.
- Exercises to strengthen the abdominal muscles, good posture, and body mechanics may reduce musculoskeletal discomfort.
- Breastfeeding may delay the return of ovulation and menstruation, but ovulation may occur before the first menses. All mothers need information about family planning.
- After cesarean birth, the woman requires postoperative and postpartum assessments and care. She may have problems with immobility and discomfort.

16장 산욕기 사회심리적 적응

Postpartum Psychosocial Adaptations

- Bonding and attachment are gradual processes that begin before childbirth and progress to feelings of love and deep devotion lasting throughout life.
- Nurses foster bonding and attachment by providing early, unlimited contact between the parents and in-

fant and modeling attachment behaviors.

- Maternal touch changes over time as many mothers progress from exploratory "fingertipping" to enfolding and finally demonstrating a full range of comforting behaviors.
- Verbal behaviors are important indicators of maternal attachment. Nurses often model how to speak to the infant and point out the infant's response to the verbal stimulation.
- Maternal adjustment to parenthood is a gradual process involving restorative phases of taking-in, taking-hold, and letting-go. Nurses play a valuable role in the process by first "mothering the mother" and then fostering independence as the mother becomes ready.
- Parents usually progress through four stages of role attainment anticipatory, formal, informal, and personal before they attain a sense of comfort and can structure their parenting behaviors to mesh with the infant's unique needs.
- Postpartum blues is a temporary, self-limiting period of tearfulness and mood instability. It should not last longer than 2 weeks.
- The birth of a baby requires reorganization of family structure and renegotiation of family responsibilities. Nurses can assist the partner in co-parenting the infant and help the new parents identify family resources.
- Siblings may be jealous and fearful that they will be replaced by the newborn in the affection of the parents. Nurses can lessen the negative feelings by providing information about ways to reduce sibling rivalry.
- Attention to cultural concerns of postpartum women is important in helping them meet cultural, physical, and psychosocial needs.

17장 모유수유

Infant Feeding

- Full-term breastfed infants need 85 to 100 kcal/kg (39 to 45 kcal/lb) and formula-fed infants need 100 to 110 kcal/kg (45 to 50 kcal/lb) daily. They may lose weight in the first few days after birth as a result of insufficient intake and normal loss of extracellular fluid and meconium.
- Lactogenesis I begins during pregnancy and continues after birth with the secretion of colostrum. Lactogenesis II begins 2 to 3 days after birth when transitional milk appears. Lactogenesis III is the time when mature milk replaces transitional milk.
- Colostrum is rich in protein, vitamins, minerals, and immunoglobulins. Transitional milk appears between colostrum and mature milk. Mature milk continues to provide immunoglobulins and antibacterial components.
- Breast milk has nutrients in proportions required by the newborn and in an easily digested form. Most commercial formulas are cow's milk adapted to simulate human milk, but cannot fully replicate breast milk.
- Breast milk contains factors that help establish the normal intestinal flora and prevent infection. These include bifidus factor, leukocytes, lysozymes, lactoferrin, and immunoglobulins.
- A variety of commercial formulas are available. They include modified cow's milk formula, soy-based or hydrolyzed formulas, and formulas for preterm infants or those with special problems.
- The American Academy of Pediatrics recommends exclusive breastfeeding for the first 6 months and continued breastfeeding with the addition of complementary foods until the infant is 12 months old or longer.
- Factors that influence the mother's choice of feeding method include knowledge about each method, support from family and friends, cultural influences, and employment.
- Suckling at the breast causes release of oxytocin, which triggers the let-down reflex. It also causes the release of prolactin, which increases milk production.
- The principle of supply and demand applies to breastfeeding. Milk production increases when the infant feeds frequently. When breastfeeding ceases, prolactin is decreased and eventually the alveoli of

the breasts stop producing milk.

- Flat and inverted nipples should be identified during pregnancy. Creams and methods to toughen the nipples are not necessary.
- The nurse should assess the mother's knowledge and the condition of her breasts and nipples. The LATCH score can be used to identify problems.
- The nurse can help the mother establish breastfeeding by initiating early skin-to-skin contact and breastfeeding, assisting her to position the infant at the breast, and showing her how to position her hands. The nurse should teach the mother how to help the infant latch onto the breast, assess the position of the mouth on the breast, and remove the infant from the breast.
- The mother should feed the infant with hunger cues 8 to 12 times per day, watching for nutritive sucking, audible swallowing, and infant satiety.
- Wake-up techniques for sleepy infants include unwrapping the blankets, placing the infant skin to skin with the mother, talking to the infant, changing the diaper, rubbing the infant's back, and expressing colostrum onto the breast.
- When infants suck from a bottle, they must push the tongue against the nipple to slow the flow of milk. When they suckle at the breast, they position the nipple far into the mouth so that the gums compress the areola.
- The nurse can help the woman with engorged breasts by encouraging her to nurse frequently, apply cold compresses, massage the breasts, and express milk to soften the areola.
- The nurse teaches the mother with sore nipples how to check the positioning of the infant at the breast. The mother should vary the position of the infant at the breast and apply breast milk and warm-water compresses to the nipples.
- Teaching for the mother who plans to work and breastfeed includes expression of breast milk by hand or pump and proper storage of the milk.
- Mothers who use formula need information about the types of formula available, correct preparation, and feeding techniques.
- Formula should be diluted exactly according to directions. It should not be heated in a microwave.

18장 출생 직후 신생아 간호

Care of the Normal Newborn

- Nurses assess newborns immediately after birth to detect serious abnormalities. If no problems are detected with a quick assessment, a more comprehensive examination is performed after parent-infant attachment and initiation of breastfeeding.
- Assessment of cardiorespiratory status includes history, airway, color, heart sounds, pulses, and blood pressure.
- Because they are safer, axillary temperatures are preferred to rectal temperatures.
- Molding of the head is normal during birth and may cause the head to appear misshapen. Caput succedaneum (localized swelling from pressure against the cervix) or a cephalohematoma (bleeding between the periosteum and the bone) may be present.
- Measurements are an important way to learn about growth before birth. Abnormal measurements alert the nurse that complications may occur.
- Reflexes are an indication of the health of the central nervous system. Asymmetry or retention of reflexes beyond the time when they should disappear is abnormal.
- Early signs of hypoglycemia include jitteriness, poor muscle tone, respiratory distress, sweating, low temperature, and poor suck.
- In performing heel sticks to obtain blood samples, the nurse must choose the site carefully to avoid injury to the bone, nerves, or blood vessels of the heel.
- The initial feeding provides information about the neonate's ability to coordinate sucking, swallowing, and breathing and tolerance to feeding.
- Newborns pass the first stool within 12 to 48 hours of birth. Absence of stool for 48 hours may indicate an obstruction.
- The newborn's first void occurs within 12 to 48 hours. Infants may void only one or two times during the

first 2 days and at least six times daily by the fourth day.

- Marks on the skin should be documented, including location, size, color, elevation, and texture. Because marks can be upsetting, they should be explained to the parents.
- The gestational age assessment provides an estimate of the infant's age from conception. It alerts the nurse to possible complications related to age and size.
- Prophylaxis against vitamin K–deficiency bleeding (hemorrhagic disease of the newborn) and ophthalmia neonatorum is necessary shortly after birth. It is provided by an injection of vitamin K and use of erythromycin ophthalmic ointment.
- Newborns may need help with clearing the airway. Positioning, wiping secretions from the nose and mouth or suctioning, and close observation may be necessary.
- Nurses can prevent heat loss in newborns by keeping them dry and covered, avoiding contact between newborns and cold objects or surfaces, and keeping newborns away from drafts and exterior windows and walls.
- The nurse should identify actual or potential hypoglycemia and intervene appropriately.
- Important interventions for jaundice are to assess for its presence, ensure the infant is feeding well, and explain the condition to the parents.
- Parents should be taught to place infants supine for sleep to prevent sudden infant death syndrome. Infants should have supervised periods of lying prone while awake each day.
- The nurse should prevent mistaken identification of infants by checking the mother's and infant's identification whenever they have been separated.
- Parents and nurses should work together to prevent infant abductions. Parents should know how to identify hospital staff. Nurses should be alert for suspicious behavior.
- Infection can be best prevented by scrupulous handwashing by staff and all who come in contact with newborns.
- Reasons parents may choose circumcision are to decrease the risk of certain conditions, for religious reasons, parental preference, or lack of knowledge about care of the foreskin.
- Parents reject circumcision because of belief that uncommon conditions do not necessitate surgery and pain in infants and concerns about the complications that can occur.
- Risks of circumcision include hemorrhage, infection, unsatisfactory cosmetic effect, urinary retention, urethral stenosis or fistulas, adhesions, necrosis, injury to the glans, and pain during and after surgery.
- Infants who are circumcised should have pain relief provided. Dorsal penile nerve block along with nonpharmacologic methods of pain relief such as oral sucrose are often used.
- Parents of uncircumcised infants should be taught not to retract the foreskin until it becomes separated from the glans later in childhood.
- Parents of circumcised infants should be taught signs of complications and how to care for the area.
- Every nursing contact with parents should be used as an opportunity to teach.

찾아보기

ㅈ